新刊
海外藏
中医古籍
传世珍本

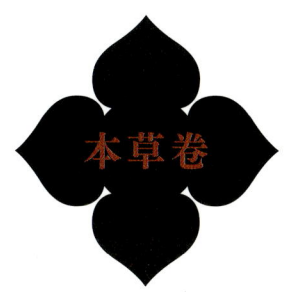

本草卷

证治本草　明隆庆五年刻本
本草纂要　明隆庆六年刻本

"十四五"时期国家重点出版物
出版专项规划项目

主　编

王旭东　陈丽云

湖南科学技术出版社·长沙

一个艰涩的标题，表达中国传统文化的精深和玄奥，也是向读者宣告，古代文字的功力是研究中医药古籍的必备素养。现在，了解传统文化的人越来越少了，整理中医古籍的人越来越难了，读懂中医古籍所需的知识越来越远离现代人的知识结构了。

虽然标题生涩，但熟知典籍的文化人却都知道，这两句话的内容全都来自典籍。"玄珠"者，典出赤水玄珠，喻古籍之珍贵，寻求之不易；"象罔"者，本心之谓，非名利、非功利者也。"华胥"者，传说中的理想国，亦即振兴中医的追求和愿望；"踣迍"者，不顺利，蹉跎前行之意，是说古代文献研究注定不是一条坦途。"兔爰"则来自《诗经·兔爰》，意寓悲凉伤感，犹如中医文献研究者现实之下的无奈和坚守，在努力工作外，剩下的也只能读读古书，寻求一丝伤怀叹惜的共情。

尽管古人留下来的文献与现代人的知识结构渐行渐远，尽管当前中医界崇尚和奉行的是西医的认知标准和科学实验，但中医古籍是中华民族的智慧结晶和医学知识的源头活水，作为业界共识，甚至以法律形式坚定地铆进了大部分中医人的骨血之中。因而，凭着一腔情怀而甘心青灯黄卷的文献工作者，也更加坚定了自己初始的信念，一次又一次地继续深耕和发掘，视野也越来越广阔。直至21世纪初，文献工作者们开始走向世界，在本土之外更为广阔的空间里，探寻自己祖先们散失在世界各地的遗产，搜求到越来越多的海外中医药古籍。

海外收藏的中医药古籍到底有多少

这个问题似乎无解，因为世界那么大，中国人那么多，中国历史那么久，世界的变化那么复杂，作为文化传播和生活实用兼具的中医药古籍，可能被华人和喜爱中国文化的任何人带到任何地方。凭借目前的人力、物力、财力，我们没有办法搜寻地球的每一个角落。或许地球上某个小镇的图书馆，某位名不见经传的收藏家，某位祖上行过医的海外华人，他们的家中都有可能静悄悄地藏着一两部中国古代医书……尽管如此，我国的学者们还是竭尽所能，找到多少是多少，获取了不同程度的成果。

比较有代表性的数据，是2000年国家科技部国家科技基础性工作专项项目"国内失传中医善本古籍的抢救回归与发掘研究"所得到的统计数据，这是中国近代以来最大的一次海外中医善本古籍调查工作。由马继兴教授、郑金生教授带领的项目课题组，通过两年多的努力，在11个国家、2个地区的137家图书馆寻访调研，共发现所藏中医古籍27 250种。课题组复制了其中266种宋元明清善本医籍达174 152页。该项目于2003年2月21日通过专家组验收（《中国中医药信息杂志》2003年10卷4期47页）。

此外，有关中医药古籍文献种类的调查报告有很多，但是数据出入很大，上文介绍的科技部项目成果验收情况，在另一篇报道中，中医古籍种类变成了31 250种，比上一篇报道多出4 000种（《世界中西医结合杂志》2013年8卷4期425页）。

以上两组数据说明了不同来源的统计之不可信。由于目前被查的国家和地区还很少（上述项目亦仅涉及11个国家和2个地区），只有全球国家和地区总数的1/20，而所涉藏书单位、收藏家更是寥寥无几，并非网罗殆尽，巨细无遗。众所周知，仅我国近邻，东亚的日本、韩国、朝鲜、蒙古、东南亚的新加坡、马来西亚、泰国、缅甸、越南、柬埔寨、菲律宾、老挝、印度尼西亚，这些地方华人聚居，汉语流行，中华文化非常普及，尚且未能全部调研，遑论全球？因此，很难给出海外收藏的中医药古籍总数。

海外收藏中医药古籍的国家以日本为重头，其藏书量和善本数直追中国。仅日本国立公文书馆内阁文库所藏中医古籍，据日本茨城大学人文学部真柳诚教授、黑龙江中医药大学工铁策教授的调查研究，该文库共藏有清代以前汉医药书籍1 632种、11 591册，去除重复版本及抄本，有书目956种。其中，不见于中国中医科学院图书馆的元明古籍多达306种（《中华医史杂志》1998年4月28卷2期65页）。美国、欧洲国家、东南亚国家也是收藏中医书籍相对较多的国家。

有关海外收藏的研究，相关论文已不少见，在此不赘。

笔者近数年走访过一些国家，职业惯性也促使自己对此加以关注。在有限的范围内，大约了解到一些概况，结合相关报道，再经分析考查，估计海外分布的中医药古籍有2 000～3 000种，由于明清时期的复本较多，其总量还是比较可观的，其册数可能达到5万册以上。其中国内失传的中医药古籍有三四百种（不含抄本）。

中医药古籍散落在海外的主要原因

一、捐赠

捐赠包括政府之间的互赠礼物，慈善家、收藏家、政治家、外交家的私人捐赠。获得捐赠最多的当属美国国会图书馆的中文藏书。该馆目前馆藏中文图书达105万余册，是除中国本土外收藏中文书籍最多的图书馆。因为1867年美国国会通过了国际书籍交换法案，两国开始互相赠书，当时的同治皇帝回赠了《本草纲目》《梅氏丛书》等10种共933册中文古籍。此后，清政府向美国赠送中文图书以联络感情已成惯例。例如，慈禧太后亲赠哥伦比亚大学斯塔尔东亚图书馆5 000多册；清政府感激美国退还庚子赔款而赠送《古今图书集成》5 044册和其他善本1 900册；1904年清政府赠送了参展美国圣路易斯万国博览会的全部图书，等等。较大规模捐赠图书的个人也有不少，如美国首任驻华特使顾盛捐赠全部藏书、驻华外交官柔克义的捐赠、容闳赠送耶鲁大学善本1 000余册……其他欧美国家亦如是。近代欧美驻华外交官在华工作期间，或获赠，或购置中国古籍，回国后赠送本国相关藏书机构。

二、购买

20世纪初，美国政府鼓励购置中文图书，1910—1940年代施永格和恒慕义等曾在中国和日本大力搜购古籍。一些国家的采购工作还得到中国政府的首肯甚至支持。例如，1917年中国留美学者江亢虎回国探亲，美国国会图书馆馆长具函中国政府，请求协助征集各地方志。

美国普林斯顿大学葛思德东亚图书馆收藏的中医药古籍最多，有367种，其中一些国内已失传。葛思德是商人，患眼病不得治，用河北定州眼药，意外获愈。遂钟情于中医，开始出资购买中医书，逐渐扩展到经史子集各部古籍，形成了规模较大的葛思德东亚图书馆。

日本各地所藏大量中医药古籍，从总体上看，也是以购买的方式为多。例如，下文将要涉及的弘治定本《本草品汇精要》。

流散海外的中医药善本，有一些确实是通过购买的方式获取，但是在特定的历史条件下，却是乘人之危，落井下石，中国古籍被以极低的价格"贱卖"。其中最具代表性的莫过于"皕（bì）宋楼事件"。

笔者复制的宋版中医药古籍《新刊图解素问要旨论》八卷、《伤寒总病论》六卷、《新刊晞范句解八十一难经》八卷、《重校证活人书》十八卷（为朱肱亲自校正刊行）等宋元珍本，国内无缘得见，现仅存孤本于日本静嘉堂。而静嘉堂所藏，则来自清代著名藏书家陆心源之皕宋楼。这些珍贵图书从浙江湖州飘零海外，成为日本"重要文化财"，是中国古籍收藏历史上不堪回首的屈辱史。

浙江湖州陆心源皕宋楼、江苏常熟瞿氏铁琴铜剑楼、山东聊城杨氏海源阁、浙江杭州丁氏八千卷楼，是我国明清时期的著名私人藏书楼，并称为"四大藏书楼"。而陆心源所藏，以宋、元版本数量之众，价值之高，在海内无与伦比，为世人所瞩目。陆心源对此亦颇为自豪。他以"皕宋"作楼名，表面上指收藏的宋版书有200种之多，"皕"为概数，实际上远不止于此。这在"一页宋版一两金"的清末，不仅经济价值无与伦比，更是收藏家历史、文化、社会地位和身份、名誉的标志。此外，陆心源"皕宋"楼名，还隐含着另一层深意，即针对另一位著名藏书家黄丕烈的著名藏书楼"百宋一廛楼"，不仅攀比，更在标榜炫耀，自矜自高，尽显得意洋洋之态。

陆氏藏书多得自上海郁松年宜稼堂，其中大部分为汪士钟艺芸书舍所收乾嘉时苏州黄丕烈士礼居、周锡瓒水月亭、袁廷梼五砚楼、顾之逵小读书堆等四大家之旧藏，极为珍贵。尽管陆心源费尽心机，耗尽钱财，但儿孙却不争气，其子陆树藩未能继承父亲学业，转而经商，可惜经商无术，不得不出售前辈藏书，遂致皕宋楼日渐衰败。即便如此，至清末光绪年间皕宋楼藏书售出时，藏书数仍有4 000种共20万卷。

光绪三十三年（1907）六月，陆树藩经商失利，在日本人岛田翰（1879—1915，字彦桢，东京都人）的游说之下，将家中藏书中最精华的15万卷售予日本岩崎氏三菱财团静嘉堂文库，售价仅10万元。消息传出，国内学子及藏书界极为感慨和震动，全国学术界为之震惊，将其称作"皕宋楼事件"。近代学者董康赴日访书日记《书舶庸谭》有如下评述："古芬未坠，异域长归，反不如台城之炬；绛云之烬，魂魄犹长守故都。"在如此海量的珍贵古籍加持下，日本静嘉堂文库因此成为国际汉学重镇。该文库共有18种古籍被列为日本"重要文化财"，而陆心源之宋元版藏书就占16种之多，由此可见皕宋楼藏书的文献价值。亦可见国家孱弱对文化遗产的保护之软弱无力，令人扼腕痛心。

三、战争

美国国会图书馆藏有一批日本运来的中文古籍，约1 000种（其中包括中医药书）。第二次世界大战结束后，日本是战败国，美国占领军没收了日本外务省、陆军省、海军省、内务省等机构大量文献资料书刊，加上经济困难，民生凋敝，民间售卖家藏古籍以换取粮米，驻日美军司令麦克阿瑟借此收购到这些古籍，当作战利品运回华盛顿，于20世纪50年代初入藏国会图书馆。

第二次世界大战后美国不仅在日本大量购买中文古籍，同样也在中国广泛收购。例如，哈佛燕京图书馆在北平大量购买图书，仅保留的购书发票就多达十余箱（被粘贴并装订成册）。这种情况下的购买都与第二次世界大战有关。

四、攫掠

最具代表性的事件，当属敦煌西域出土文献，多达数十万件的珍贵文物分别收藏于俄罗斯、英国、法国、美国、日本等境外国家，其获取方式可以用掠夺来形容，而元凶则是列强国家派来的传教士、探险队、考察团。而这些文献中，包括国内失传的极其珍贵的典籍，如藏于日本的《小品方》《黄帝内经明堂》《本经集注》等。

五、翻刻

在中外文化交流中，中华文化圈内的邻国不满足于购买等途径获取中医药古籍，为了获得更大范围内的传播和盈利，开始了自己刻印刊行的自产模式。日本的"和刻本"，已经具备了自成一体的出版体系。朝鲜、越南等东亚、东南亚国家，历史上都有自己刊行中医药古籍的习惯。而在各国自己刊行书籍的过程中，一些国内失传的古医书，亦因翻刻而得以存世。

六、抄录

日本的江户写本十分有名，也是海外中医药文献留存的重要方式。不只是江户时期，日本人抄录中医药古籍，唐代已经形成规模。例如，日本的《康平本伤寒论》，早于北宋治平二年（1065）校正医书局进呈定本，最大限度地保留了宋本之前的样貌。由于抄写年代为北宋之初，故底本应是唐代传入日本的《伤寒论》古本。此本保留了汉代竹简书写的形制，不仅抄本的书写格式严格遵守简牍格式，还以不同格式（旁注、嵌注等）将后人编次整理的内容标注列出，而这些内容在传世本《伤寒论》中已经与正文融合，后世读者已无法看到，也无法分辨。就这一点来看，《康平本伤寒论》具有极高的文献价值。

目前越南存有300多种古医书，但刻本不足50种，其他都是手写抄录。

七、走私

历史上中医药古籍外流不包括走私一途，因为过去没有走私概念。这是近年来文物走私形成的新的流散手段。在各类文物中，医药古籍也在其中。据报道，我国少数民族古籍文献是走私者盯上的目标。

八、其他

海外获取中医药古籍的途径非常复杂，一些珍贵古籍的获取方式匪夷所思。例如，抗日战争中，日军烧杀抢掠，为避免古籍文物蒙难，当时采用异地转移的方式以避难，北平图书馆曾将精挑细选的地方志、善本、手抄本、地图手稿、《永乐大典》等2 720种共100箱，辗转运到美国，寄存在国会图书馆亚洲部。从此一去不复返，成了别人家的珍宝。

海外收藏的中医药古籍，其来源非常复杂，常常各种因素混杂，缘由交错。例如，欧美国家获得的捐赠中，有属于购买后捐赠、有属于遗产捐赠、有属于掠夺所得捐赠。极其珍贵的《永乐大典》嘉靖抄本，则是清政府腐败，官员偷盗、转售海外，英法联军及八国联军劫掠等多种原因，导致2万多卷的鸿篇巨制荡然无存。

海外藏中医药古籍的价值

从目前所能接触的古籍原貌来看，流散海外中医药书籍最有价值的是国内失传的部分，因为国内无存，国外仅有，其文物价值、学术价值、艺术价值自然不言而喻。其次则是国内虽有存世，但是善本却在国外，其版本价值抬高了身价。例如，《新编类要图注本草》四十二卷，南宋建安余彦国的励贤堂刊本，国内仅存残本，而日本宫内厅书陵部却藏有两部同一版本者。

其中亦有一些明清古籍，尽管国内未见存世版本，但却是没有学术价值的赝品。从这个角度看，部分中医药古籍失传，不是无缘无故，而是自然淘汰的结果。

现介绍几种海外遗珍，展示其珍贵之处：

一、美国国会图书馆藏《本草纲目》金陵本

目前金陵本《本草纲目》仅存世七部，而美国国会图书馆的最为珍贵[1]。

该本初由我国流入日本，再由日本传入美国。其珍贵之处在于：

1. 初刻初印本。品相基本完好，浅黄色竹纸印刷，部分被蛀。另外，在现存金陵本中缺页最少。

2. 传承有序，源流清晰，藏主均为著名学者。书首有四方朱印，按时间顺序应为："八卷氏"、"三品三避险书斋藏书"、"出云国藤山氏藏书记"（以上均为篆文）、"俳谐书二西精舍第一主萩原乙彦记"（楷书）。其中"三品三"为《易经》中的"井卦"。以上四印均为日本藏书家私印。此书最后一个藏主萩原乙彦（1816—1883），是19世纪日本著名作家，著有《造化机论》等书。前三位藏主则为江户时代人物。

3. 该藏本书首王世贞序言有藏主标注的日文片假名注音。

4. 藏本经日本著名本草学家森立之（1807—1885）校读，留有眉批朱笔校字和校注题款。例如，卷十三有"辛巳八月二十六日一读过，七十九翁枳园"，下钤"立之"朱印；卷十四有

---

[1] 尚志钧. 《本草纲目》版本简介 [J]. 安徽中医学院学报，1988，7（4）：45-49.

"一读过，加朱笔。森立之"。

森立之，字立夫，号枳园，医号养足，江户人，精于本草，长于考证，以"54年辑录《神农本草经》"而著名。这几款校读记录弥足珍贵，为该藏本加分不少，抬高了身价，在文物价值、文化价值和历史价值上超出了其他藏本，使其成为现存金陵版中最为珍贵者。

二、美国国会图书馆藏《本草纲目拾遗》刘履芬抄本

该书为钱塘赵学敏所辑。学敏撰《利济十二种》，凡百卷，《纲目拾遗》其一也。是书有同治十年（1871）张应昌校刻，应昌跋云："鲍氏汇刻书目亦载十二种之目，但有传抄本，皆未刻。至嘉庆末年，传抄本则只有是编与《串雅》二种，其十种已不传。且是编每药品下论列各条，颠倒错乱，眉目不晰。余因访知杭医连翁楚珍藏其稿本，假阅乃先生手辑未缮清本者。初稿纸短，续补之条，皆黏于上方，黏条殆满，而未注所排序次，故传抄错乱耳。余乃按其体例，以稿本校正排比传抄本之误，然后各条朗若列眉，还其旧观。原稿本仍归返连翁。迫庚申寇乱，翁家原稿本亡失，余编缮此本，幸携带仅存。"这段论述介绍了现存传世版本抄录于《利济十二种》本，而藏于美国国会图书馆的这部抄本，则出身不凡，应是同治本的母本。

刘履芬（1827—1879），字彦清，一字泖生，号沤梦，祖籍浙江江山，随父客居江苏苏州。幼承家教，又从名儒王韫斋学文，工诗词，通晓音律，为文渊雅深厚。清道光二十六年（1846），入国子监为太学生。咸丰七年（1857），捐户部主事。光绪五年（1879），代理嘉定知县，因为民雪冤与两江总督沈葆桢不洽，含愤自杀。巡抚吴元炳闻其为民雪冤而死，从厚殓恤。著作有《古红梅阁集》《鸥梦词》。

刘氏生平性嗜书籍，遇善本不惜重金全力求购，有不能购者，则手自抄录，每日抄数十张，终日伏案抄写。所居有书屋名"古红梅阁"，书籍环列，箧满架溢，藏书富一时。编有《古红梅阁书目》，著录图书400余种。与藏书家叶昌炽为忘年交，交谊颇深。卒时，其子年幼，书不能传，亦流散。后来叶昌炽、章钰、潘景郑、叶景葵等藏家均有其旧藏之本。藏书印有"江山刘履芬彦清氏收藏""莎厅课经""彦清珍秘"等。

刻本为同治十年（1871），刘履芬则于1879年去世，抄本之年应在此前。

三、日本杏雨书屋藏《本草品汇精要》明弘治彩绘本

该书即明弘治帝（孝宗）命宦官刘文泰编撰的明代彩绘本《本草品汇精要》。该书于弘治十八年（1505）绘制完成，因为是手绘本，仅有一部，称为"弘治定本"，献给皇上。时值弘治帝驾崩，刘文泰等因医获罪，书存于内府，未予刊刻，仅供皇室浏览。直至民国十二年（1923），故宫失火，原书流落民间。后被收藏家郭葆昌之子郭昭俊携至香港，由日本著名学者冈西为人（《医籍考》作者）作中介，被杏雨书屋出资购买收藏至今。该书图画部分精工细描，工笔重彩，绚丽非常，不惜工本。文字秀丽端庄，豪华无比，美轮美奂。其艺术价值远超学术价值，颇受喜爱。

李约瑟《中国科学技术史》称："十六世纪中国有两大天然药物学著作，一是世纪初的《本草品汇精要》，一是世纪末的《本草纲目》，两者都非常伟大。而前者的名声和影响之所以低于后者，只是因为它从未出版过。"

《中国医学大辞典》主编谢观称："(《本草品汇精要》)搜采之广，较《本草纲目》为多，而分类去取之谨严，又较《纲目》为精审。综其大体，实驾于《本草纲目》之上，可谓集中国药物学之大成矣。"

意大利著名东方文化学者卡罗·罗伦泽亚称："《御制本草品汇精要》不仅是一部关于医疗艺术的书籍，而且也可以认为是一部关于自然史的百科全书。它是一种在中国都罕见的精美手抄本。"

四、法国巴黎国家图书馆藏《本草补》康熙刻本

该书乃中医药史上第一部，也是唯一一部由西方学者撰集的本草著作，约成书于清康熙三十六年（1697）。作者石铎琭（Pedro de Pinuela，1650—1704），号振铎，墨西哥人。全书共收录药物13种，分为三类：一为香草、臭草，是方济各会传教士由西方引种中国，"今携种来，可以遍植"。二为非全草类的吕宋果、避惊风石、椴树皮、保心石、吸毒石、日精油。吕宋果来自菲律宾，避惊风石来自西班牙，椴树皮来自西洋多国，保心石既有天然生成亦有人工制造，吸毒石、日精油则是来自异邦的成品制剂，其配方所用药料多为西域所生。三为域外本土均有，但我国"知其为大药者鲜矣"，即国内虽有却很少有人知道其良好功效者，共5种，分别为薄荷、蒌叶、芥蓝、马齿苋、金丝草（烟叶）。上述13种药物及其配方可用于治疗多种疾病，如腹痛、心痛、疟疾、胃痛、头痛等，亦可治刀枪所致外伤以及痈疖疥疮等外科疾病，亦有接骨或愈合伤口者，祛风寒解燥热者，或用于强身健体。书中药物制剂简单，使用方便，符合传教士职业特点。

序者刘凝（1620—1725），江西南丰人，社会名流，一生未得功名，因仕途不得志而皈依天主教。序言称：石氏遵循方济各会宗旨，将医药作为媒介，作为传播教义之辅助手段，并未有著书之意。经刘氏劝导并协助，方有付诸剞劂之举。书中所载药物，确实丰富了传统本草品种和临床疾病防治。但成书之后流传不广，著录仅见清代藏书家赵魏（1746—1825）《竹崦庵传钞书目》："《本草补》一卷，西士石铎琭述，计二十六页。"国内无传本存世，以至于现代著名史学家范行准先生"访求多年，渺无所得"。虽未访得原书，但范先生却给出很高评价："自邓玉函、罗雅谷诸人所译《人身说概》《人身图说》为西洋初次传入之两部解剖生理学书，而《本草补》则为西洋传入药学之嚆矢，与邓、罗之书可称鼎足而三。"评价依据应是来自清代赵学敏《本草纲目拾遗》，因赵氏引用了《本草补》全部内容，方能令后世学者得见具体情由。

21世纪初，国内学者甄雪燕、郑金生于法国巴黎国家图书馆发现此书，并复制回国，但至今未见影印出版。中国中医科学院图书馆虽有复制本，但《馆藏中医古籍目录》中未见著录，而将其列入《馆藏中文书目》之现代书籍之中，并未作为古籍对待，给读者检索查阅造成了困难。另外，因采录时间为2002年之前，彼时复制手段不足，导致书影质量不佳，为黑白图像。此次重新获取了全彩高清图像。

除了上述刻本之外，中国台北利氏学社2002年出版之《罗马梵蒂冈档案馆藏明清天主教文

献》第12册中亦收录该书全部内容，因此，《本草补》实际上有两个版本。本丛书采用法国巴黎国家图书馆所藏之清康熙三十六年本为影印底本。

五、因学术价值不高而流失的中医古籍

在寻访海外古籍过程中，也发现不少学术价值不高，为求名或求利而出书的品种。以现代人的观点，这些古籍本身就没有存在的价值。因此，一些古籍的失传有其先天不足而难以存活的原因。

例如，《本草定衡》十三卷，明万历刻本。该书作者题为龚廷贤之父龚信，但该书疑点甚多。如《中国医籍考》称"龚氏（廷贤）本草定衡，医藏目录十三卷，未见"，将作者认作"龚廷贤"。其次，是书卷首将《本草纲目》张鼎思序、夏良心序以及李建元"进《本草纲目》疏"等文之"本草纲目"统统改为"本草定衡"，甚为奇怪，其中原因不得而知。书中内容也是抄录拼凑，没有新意。虽然国内失传，亦无著录，但没有任何阅读价值。

明代中期之候，刻书业发展，书坊林立，书商为竞争而欺售，达到不择手段的地步，抄袭、改写、摘录、类编，甚或拼凑、截取，无所不用其极，典型的如"二层楼"形式，上层刻上《药性赋》，下层刻上方剂书，其实就是两本书的合刻，再改头换面，换作者之名。即便名著《本草纲目》，崇祯时金陵本原版被新安程嘉祥摄元堂收购，李时珍全家姓名竟然被全部篡改，全部换上程家人姓名："新安婺源县后学程嘉祥少岐甫校正重刻，赐进士出身中宪大夫江西袁州府知府前刑部郎中伯程汝继简阅，山东济南府邹平县儒学教谕叔程升校正，徽州府儒学廪知程士玉同校，歙县门人宋宗殷惟存甫同阅。"附图作者改题为："新安婺源县后学程嘉祥集，徽州府儒学廪生程士玉、徽州府歙县门人宋宗殷仝校。"此类书籍，受到时人唾弃也是非常正常的。

几点思考

海外藏中医药古籍的研究工作给了我们强烈的震撼和启示，甚为感慨。对于历史、现实和将来，文献工作者希望：

一、国强

历史告诉我们，国力强大，文明昌盛，就具备了保护文化遗产的基本实力。

二、法制

以法律的手段保护中医药古籍，是现代文明的标志。如果有法规制度限制，皕宋楼的宝藏就不会被贱卖，《本草品汇精要》也不能走出国门。

三、选择

在海外古籍回归的工作中，必须以专业的标准有所选择。

四、自尊

目前出版界片面理解著作权法，甚至有人提出以"物权"取代著作权，自设门槛，私利为先，限制古籍的流通和阅读，甚至海外藏书者自认无权的情况下，强行赋予对方授权权限，阻

碍中医药古籍的传播和利用。对此，行政主管部门必须干预。

本丛书的选书原则

承前所述，海外遗存的中医药古籍数量甚为可观，不可能也无必要尽数影印、录写、校勘后出版。我们此次选编，其基本考量，是具有文物价值、学术价值、版本价值、艺术价值的珍贵古籍。

一、国内佚失无传者

在众多学者的努力下，在东亚、欧美等地发现了一大批国内失传的中医药古籍。我们对于"失传"的判断，是以《全国中医图书联合目录》《中国中医古籍总目》两部目录学权威著作的著录为准。凡是这两部目录中未曾著录者，均视为失传，在这些书目中挑选精品刊出。例如，《大观本草炮制》六卷，国内无藏本，但日本国立国会图书馆藏有该书卷一、卷二、卷四、卷六，我们又在德国柏林图书馆找到一个版本，其中有该书卷三，以此配补，成为目前最全者。

二、国内有存世者，但版本较为珍贵者

有一部分中医药古典文献，由于学术价值高，历代的普及程度也很高，历代不断翻刻重印。但早期版本流失，致使学术研究素材不足，历史承续缺乏证据，对此，本丛书挑选具有较高版本价值的书籍予以影印校录。例如，清代汪昂的《本草备要》，国内存世版本多达百余，但都是清康熙三十三年（1694）后的《增订本草备要》，未见康熙二十二年（1683）刊印的未"增订"的原本。此次我们选择了日本内阁文库公文书馆所藏清康熙二十二年初刊延禧堂藏版，为学术界弥补《本草备要》未增订前的版本缺失。

三、虽版本珍贵，但受到其他条件限制，无法收录者，则割爱

前述《本草纲目》金陵本，虽然美国国会图书馆所藏者最为珍贵，但同一版本国内藏有两部，而且近年来各大出版社多次影印、排印，加上篇幅太大，故不予收录。

四、学术价值不高者则不予收录

上文已经提及，明清时代书商取利而滥印者，虽国内失传，亦不予收取。

以上遴选书目的原则，有可能导致各卷次品类的不均衡，凡是国内有藏原则上不收取，但我国是中医发源地，流散于外的终究不如国内收藏的多。此外，海外文化界对中医古籍亦有偏好。例如，15世纪以来，西方国家对药物学兴趣颇高，本草类古籍相对偏多，且收藏状态亦佳，故可供回归者亦多。此外，中医各科的发展本身也不一致。例如，针灸学古籍历史上一直处于不受重视状态，国内针灸古籍也很少，海外所藏亦相应不多。因此，本丛书所收，在保证国内未刊行的先决条件下，可供出版者，各类品种多寡不一，且以珍稀为贵，不在整齐划一。

寻找海外散落的中医药古籍是一项长期的工作，相信在未来漫长的历史进程中，会有更多珍贵的文献被发现。我们将会持续关注，并尽量刊出，以助力中医药事业的传承和发扬。

关于文本录写的文字处理

本丛书刊行海外藏中医药珍本古籍的目的，是给中医药行业从业人员提供国内未刊行的海外藏本原始图像，同时给现代读者一个方便阅读的通行文字读本，故采用影校对照的形式排版。上半部分为底本高清书影，下半部分是以现代汉字录写校注的排印文本。

录写校注部分，采用现代规范简体汉字，并对原文加以现代标点。对于古今变异的汉字，以方便现代读者阅读为原则，避免烦琐考证和繁复注释。在录写、校注底本文字时，对其中异文，采用以下原则处理：

1. 以校勘为主，注释为辅。底本文字与他本之异文尽量校出，以展示该书传承过程中的变化。但底本中因抄写致误的明显错别字，则予以径改，不出校记，尽量减少注释；而对于个别冷僻字词，在版面允许的情况下加以注音和解释。这是因为版面有限，无法对所有疑难字词进行全面解释，如有不懂或难懂之处，可通过查阅工具书来解决。本丛书的读者大多具有较深的中医学基础知识和医古文阅读能力，过多注释则反为鸡肋。

2. 异体字、古字、俗写字统一以规范字律齐，不出注解。本丛书底本中有大量不规范用字（这也是所有中医古籍中常见的现象），如"仁"写作"人"（如桃仁、杏仁），"己""已""巳"不分，"稿""藁""槁"互用，"以"写作"巳"（如以前、以上），"肢"写作"支"（如四肢），"蓄"写作"畜"（如蓄水），"太"写作"大"（如太阳），"少""小"不分，"纳""内"、"燥""躁"、"辨""辩"、"斑""班"混用等，而药名、方名则有大量省写、略写，如"桂枝"写作"圭支"，"桔梗"写作"吉更"。此类显而易见之不规范字，均直接律正为规范简体汉字。对于专用词中的繁体字，则保留原貌，不予简化，如"癥瘕"，不简化为"症瘕"。

3. 引文。原书引文一律不加引号。引文经著者变化剪裁而实质上没有重要差别的，一律不动，不加校记。其中与原意不合之处，据原文校改且加校记。如义可两存者，则不予改动，只加校记。

4. 古书原为竖排繁体字，今改为简体横排，故原书中提示前述内容的方位词"右"全部改为"上"。

影校对照的出版方式，最能考究整理者之功力，若是识读不精，则上部之书影如影随形，随时可以映照字误。反之，若是校录者出现错误，读者可以从影印的书影看到原貌，不至于受校录者错误的误导。

编纂者

2024年国庆

目录

[明] 陆之杞 辑 朱蕴菡 校注

明隆庆五年刻本

证治本草

《证治本草》十四卷，明陆之杞辑，阮自嵩校刊。全书十四卷，分上、中、下三部。书首有隆庆五年阮自嵩序、陆之杞自叙，随后为分部目录。上部一卷，为全书总论，撷取《神农本草》《素问》《灵枢》以及李东垣等名家之说，及辨五脏六腑、六淫七情、补泻苦欲、主客胜复之理，以彰本草法象精微之妙。中部共十卷，以病统药，共列病证有诸风、头痛、身痛、痿痹、寒证、热证、狂证、黄疸、妇人诸证、小儿诸证、辟谷不饥等97种病证，附证16种，病证下分别介绍该病常用药物，每药条下节选名家药论，诸如张洁古《医学启源》《珍珠囊》、李东垣《药性赋》、王海藏《汤液本草》、朱丹溪《本草衍义补遗》、成无己《伤寒明理论方药》、徐彦纯《本草发挥》、王节斋《本草集要》等，参互考订，有的附以有效方剂，部分药物加入陆氏自己心得和发明，出示陆氏经验单方。此类编排，诚如作者所述"临病一阅，凡草本菜果米谷禽兽虫鱼金石之能疗厥疾者，与不可犯者，了然在目"，尤其适合临证选药。下部共三卷，论述药性要旨，阴阳气味，寒热温平，升降浮沉，及产何地，采何时，异名同类，畏恶、反杀、良毒、同类之义，以备因病制方考究之便。

陆之枢，号一航老人，桐城（今安徽桐城县）人，生卒年不详，曾任太医。该书阮自嵩序称："陆君性颖敏，少习举子业，试弗遂，叹曰：昔文正公尝自祷云：不为良相，愿为良医……乃究心歧黄，探索奥义，其治病也，随机应变，取效如神，名动当时。"陆氏曾治明代著名文学家、鲁府长史钱元善（字仁夫，号存庵，桐城人）患衄，"始焉涓滴，继焉滂涌，少塞之，即口眼泛滥莫可遏"，诸医束手，家人惶惶，陆氏认为是劳极气虚，以独参汤疗之，愈。其医术可见一斑。据自序，陆氏另著有《证治发挥》《伤寒论抄》《方脉摘要》《运气直指》等，均失传。校刊者阮自嵩，字思竹，号白云山人，安徽桐城人。明嘉靖三十五年进士。授刑部主事。执法不阿，屡触权贵，尤为奸相严嵩所忌恨，谪沔阳州判，以官银抵欠赋，脱二百余人于狱；又囙景干府阉人夺民田之案，调濮阳州判。均田赋，平苦役，万民拥戴。官至沧州知府，以忤当道归。

该书未见明清著录，惟《四部总录医药编·补遗》有简要介绍，并摘录三则书序。按该书为当时名医陆之枢精心之作，"易十余稿，历九寒暑"，内容切于实用，虽论述多摘引前人，然编排有序，检索方便，"非敢绍诸大家之统，抑聊以便援拯者，详证点药，按方投治，而取之不竭，无复散漫疏略之虞"，是一部中规中矩、方便实用的临床用药工具书。刻工精良，文字端庄，印刷清晰，更有明代著名清官阮自嵩、文学大师钱元善序言加持，虽未及王世贞之于李时珍，亦应助其声名远扬。然书成后毫无影响，《本草纲目》等后出本草书未见引用，陆氏其他著作皆一并失传，其中缘由令人生疑。考明代中期党争激烈，内阁争权，士人惶惶度日，学术著作随政治集团兴衰而命运悬殊，一些珍贵医书亦随之命舛当时，如《本草品汇精要》之胎死腹中。该书是否因此而消隐，尚需学界考证。总之，该书之学术价值、版本价值，不应如此隐晦。目前可见传世者仅有孤本一部，藏于美国，其首页有藏家手题"此本稀见之"五字，足见其稀觏。本书采用美国国会图书馆藏明隆庆五年（1571）刻本影印校录。

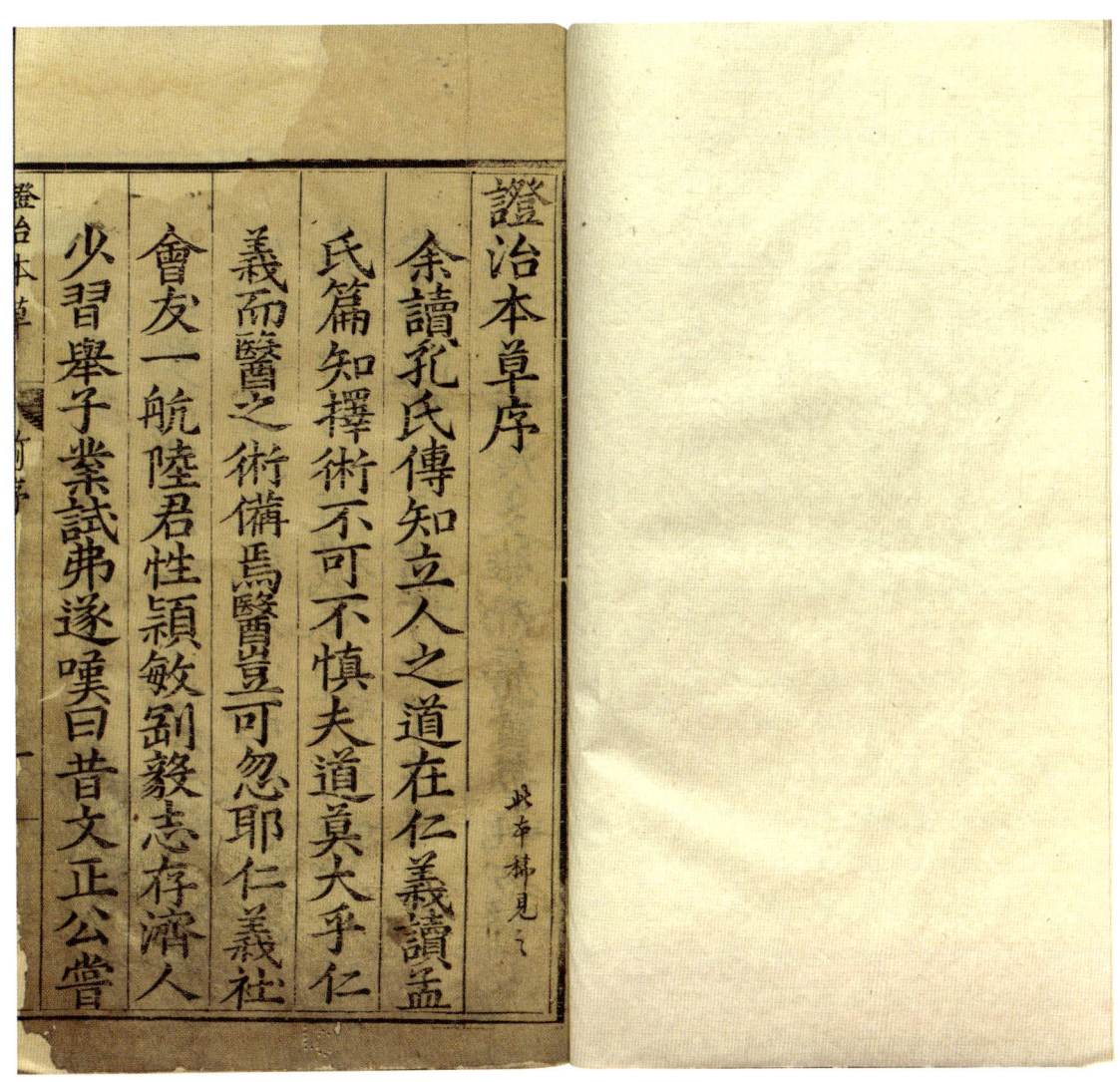

证治本草序

　　余读孔氏传知立人之道在仁义，读孟氏篇知择术不可不慎。夫道莫大乎仁义，而医之术备焉，医岂可忽耶！仁义社会友[1]一航陆君，性颖敏刚毅，志存济人，少习举子业，试弗，遂叹曰：昔文正公尝

---

① 友：通"拔"。

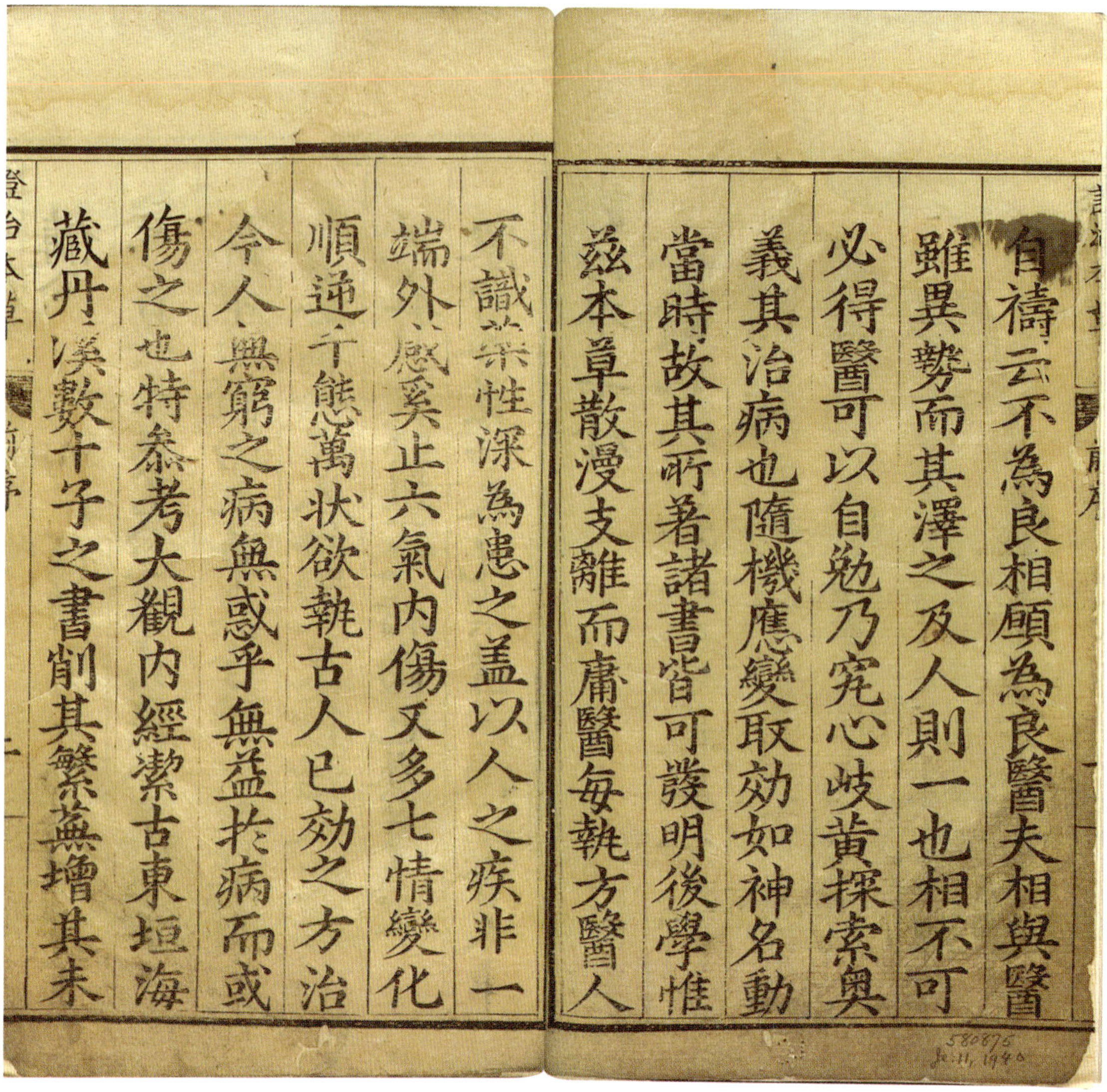

自禱云不為良相願為良醫夫相與醫
雖異勢而其澤之及人則一也相不可
必得醫可以自勉乃究心岐黃探索奥
義其治病也隨機應變取効如神名動
當時故其所著諸書皆可發明後學惟
玆本草散漫支離而庸醫每執方醫人
不識藥性深為患之盖以人之疾非一
端外感奚止六氣内傷又多七情變化
順逆千態萬狀欲執古人已効之方治
今人無窮之病無惑乎無益於病而或
傷之也特參考大觀内經潔古東垣海
藏丹溪數十子之書削其繁蕪增其未

自祷，云不为良相，愿为良医。夫相与医虽异势，而其泽之及人，则一也。相不可必得，医可以自勉，乃究心岐黄，探索奥义，其治病也随机应变，取效如神，名动当时，故其所著诸书皆可发明后学，惟兹本草散漫支离，而庸医每执方医人，不识药性，深为患之。盖以人之疾非一端，外感奚止六气，内伤又多七情，变化顺逆，千态万状，欲执古人已效之方，治今人无穷之病，无惑乎，无益于病而或伤之也。特参考大观内经、洁古、东垣、海藏、丹溪数十子之书，削其繁芜，增其未

備分證類輯以便檢閱首引經傳以發
其旨終萃要義以俟其覈分上中下三
部命名證治本草其子獻之舊遊余門
持卷屬余序余讀之反復活人之要瞭
然在目真醫學之指南也養老慈幼之
家當各置一卷況業醫者流乎會人爭
相手錄仍請余校梓以廣其傳庶幾家
知而戶識也噫仁矣夫陸君之用心也
其志文正公之志者乎夫佐君弘化以
壽國脉相之道也君臣佐使以植民命
醫之道也是書出而罹病者罔不恃有
援生之具業醫者猶探囊取物以活乎

备，分证类辑，以便检阅。首引经传以发其旨，终萃要义以俟其核，分上、中、下三部，命名证治本草。其子献之旧游余门，持卷属余序，余读之，反复活人之要了然在目，真医学之指南也。养老慈幼之家，当各置一卷，况业医者流乎！会人争相手录，仍请余校梓以广其传，庶几家知而户识也。噫！仁矣！夫陆君之用心也，其志文正公之志者乎！夫佐君弘化以寿国脉，相之道也。君臣佐使以植民命，医之道也。是书出而罹病者，罔不恃有援生之具业医者，犹探囊取物以活乎！

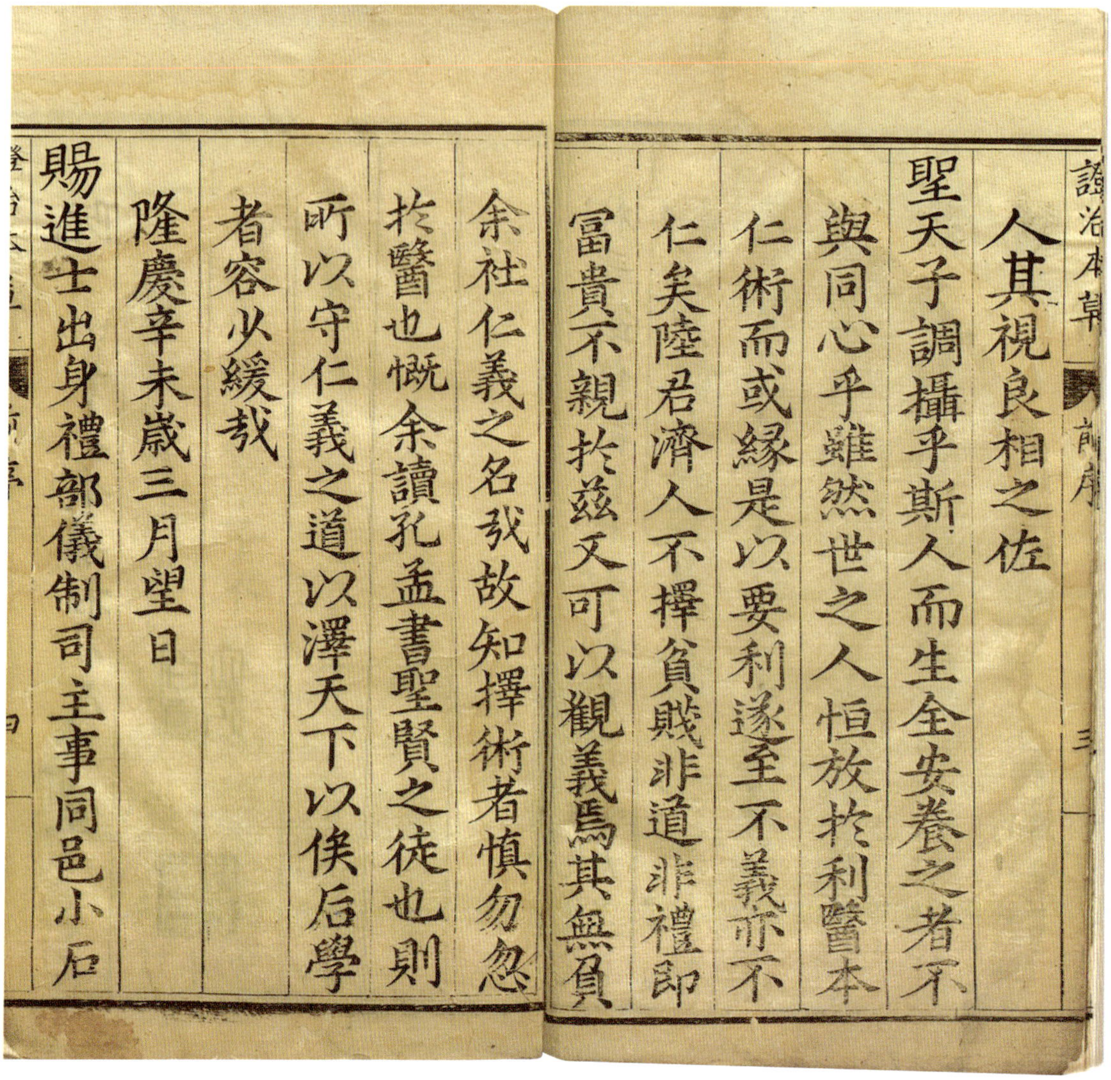

人其視良相之佐
聖天子調攝乎斯人而生全安養之者不
與同心乎雖然世之人恒放於利醫本
仁術而或緣是以要利遂至不義亦不
仁矣陸君濟人不擇貧賤非道非禮即
富貴不親於茲又可以觀義焉其無負

余社仁義之名哉故知擇術者慎勿忽
於醫也慨余讀孔孟書聖賢之徒也則
所以守仁義之道以澤天下以俟后學
者容少緩哉
隆慶辛未歲三月望日
賜進士出身禮部儀制司主事同邑小石

人其视良相之佐。圣天子调摄乎斯人而生全赡养之者，不与同心乎！虽然世之人恒放于利，医本仁术，而或缘是以要利，遂至不义亦不仁矣。陆君济人不择贫贱，非道非礼，即富贵不亲于兹，又可以观义焉。其无负余社仁义之名哉！故知择术者慎，勿忽于医也。慨余读孔孟书圣贤之徒也，则所以守仁义之道以泽天下，以俟后学者容少缓哉！

隆庆辛未岁三月望日

赐进士出身 礼部仪制司主事 同邑小石

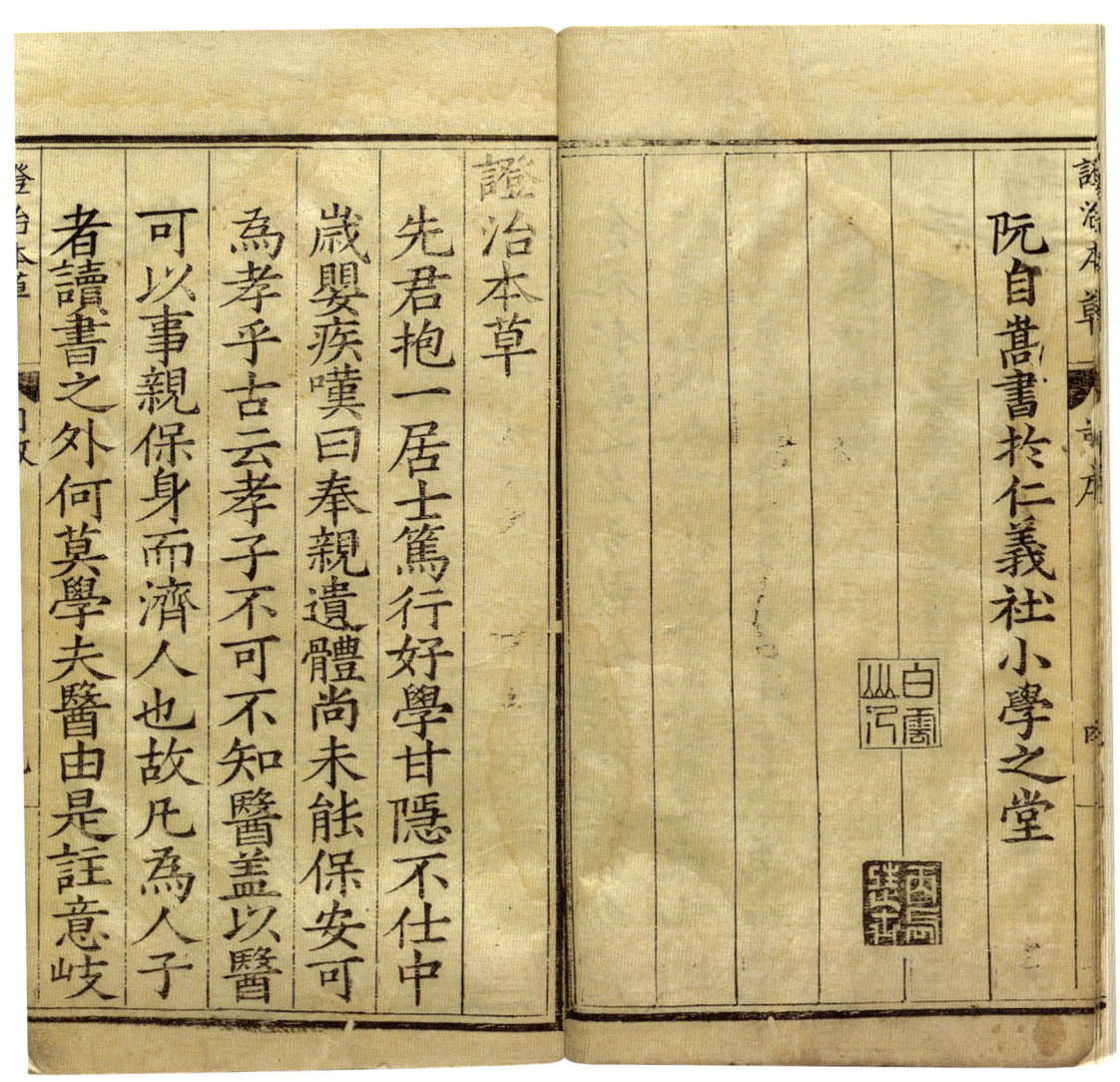

阮自嵩书于仁义社小学之堂

证治本草

先君抱一居士，笃行好学，甘隐不仕。中岁，婴疾叹曰：奉亲遗体尚未能保，安可为孝乎！古云孝子不可不知医，盖以医可以事亲，保身而济人也。故凡为人子者，读书之外，何莫学夫医。由是注意岐

論鈔方脈摘要運氣直指皆可以便初
學至於古方病證分門列灋不為不備
獨本草繁襍重復未見有類述者尤為
缺典假如臨病據方治之罔驗欲求主
治品物增損用之無可措手也余屢懲
斯失遂搜集潔古東垣海藏丹溪聊攝

黃自攝之餘以及人之貧困賴以生活
者益多故著有脩真衛生諸編藏于家
枕蚤歲孤志於達而未遂迺遡先人之
訓棄儒就醫窮素難及張劉李朱之蘊
始知醫家之書汗牛充棟其可法者猶
多舛錯未易研覽爰輯證治發揮傷寒

黄，自摄之余，以及人之贫困赖以生活者益多，故著有修真卫生诸编藏于家。枕蚤岁①，孤志于达而未遂，乃遡②先人之训，弃儒就医，穷《素》《难》及张、刘、李、朱之蕴，始知医家之书汗牛充栋，其可法者犹多舛错，未易研览，爰③辑证治发挥、伤寒论钞、方脉摘要、运气直指，皆可以便初学，至于古方病证，分门列法④，不为不备。独本草繁杂重复，未见有类述者，尤为缺典。假如临病据方，治之罔验，欲求主治，品物增损，用之无可措手也。余屡惩斯失，遂搜集洁古、东垣、海藏、丹溪、聊摄⑤、

①蚤岁：早年。指年少之时。蚤，通"早"。
②遡：同"溯"，追溯。
③爰：于是。
④灋：同"法"。
⑤聊摄：成无己，金代著名医家，聊摄（今山东聊城）人，后世尊称为"聊摄"。

用誠節齋諸子之編如本草啟源珠珠
囊湯液衍義發揮集要諸書參互考訂
間亦竊附已意詳略序次分證類集及
萃羣方擇古之至人今之明醫以至愚
之經驗單方又綴之各藥條下臨病一
閱凡草木菜菓米穀禽獸虫魚金石之
能療厥疾者與不可犯者了然在目誠
醫家之樞機病家之水火也凡十卷為
中部又取本草首論素問靈樞諸子之
說及辨五臟六淫補瀉苦欲主客勝復
之理以彰本草瀉象精微之妙凡一卷
為上部又取藥性要旨陰陽氣味寒熱

用诚、节斋①诸子之编，如《本草启源》《琜②珠囊》《汤液衍义》《发挥集要》诸书，参互考订，间亦窃附己意，详略序次分证类集及萃群方，择古之至人、今之明医，以至愚之经验单方，又缀之各药条下临病一阅，凡草木、菜果、米谷、禽兽、虫鱼、金石之能疗厥疾者，与不可犯者，了然在目，诚医家之枢机、病家之水火也。凡十卷为中部，又取本草首论《素问》《灵枢》诸子之说，及辨五脏六淫③补泻苦欲，主客胜复之理，以彰本草法象精微之妙。凡一卷为上部，又取药性要旨、阴阳气味、寒热

①节斋：王纶，明代医家，字汝言，号节斋，慈溪（今属浙江）人。著有《本草集要》《名医杂著》等。
②琜：同"珍"。
③淫：原作"滛"，"淫"之俗字。下文径改。

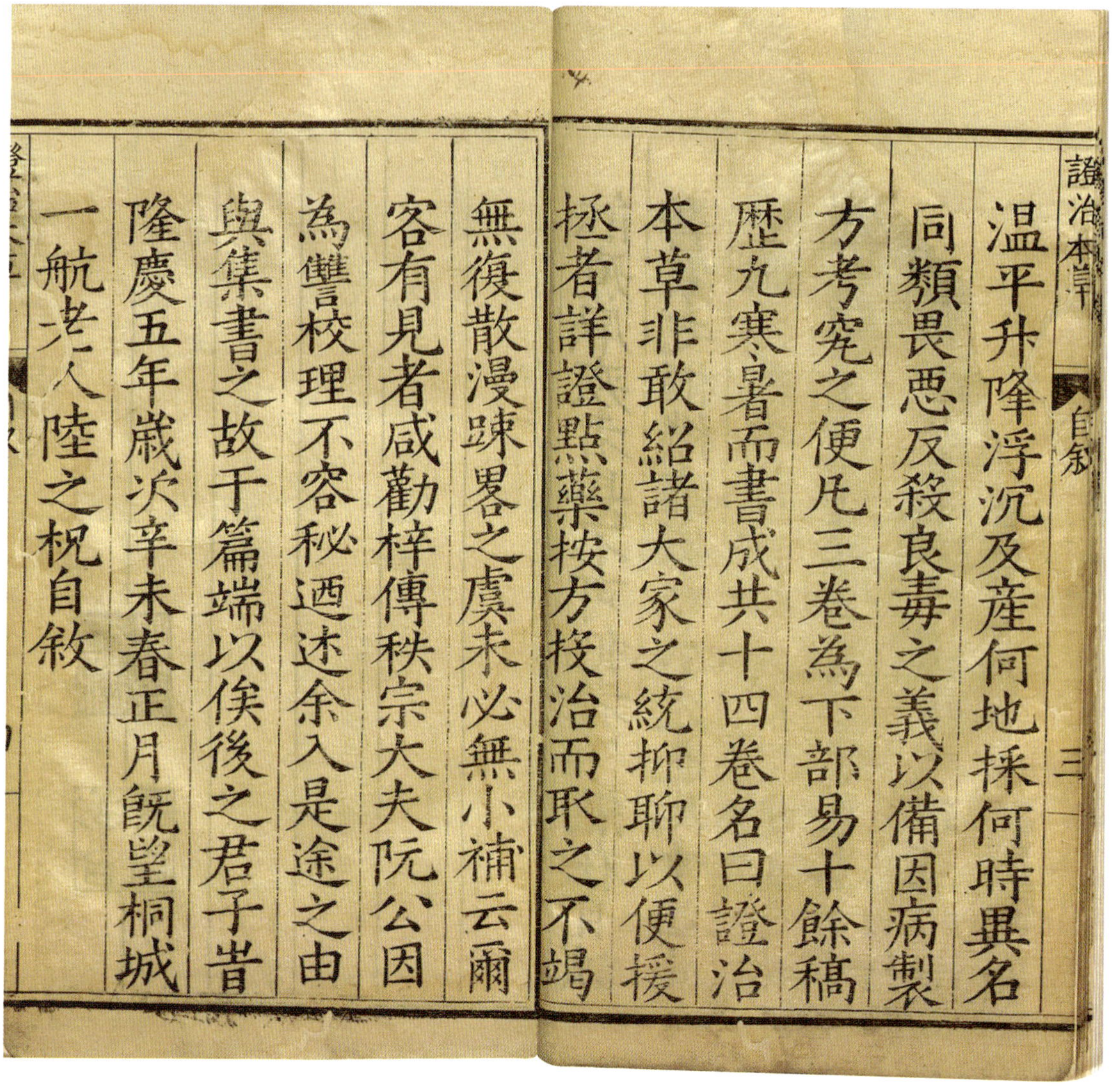
證治本草　自叙　三

温平升降浮沉及産何地採何時異名同類畏惡反殺良毒之義以備因病製方考究之便凡三卷為下部易十餘稿歷九寒暑而書成共十四卷名曰證治本草非敢紹諸大家之統抑聊以便援拯者詳證點藥按方投治而取之不竭無復散漫疎畧之虞未必無小補云爾客有見者咸勸梓傳秩宗大夫阮公因為讐校理不容秘迺述余入是途之由與集書之故于篇端以俟後之君子旹隆慶五年歲次辛未春正月既望桐城一航老人陸之柷自敘

温平、升降浮沉，及产何地采何时、异名同类、畏恶、反杀、良毒之义，以备因病制方考究之便。凡三卷为下部。易十余稿，历九寒暑而书成，共十四卷，名曰证治本草。非敢绍诸大家之统，抑聊以便援拯者详证点药，按方投治而取之不竭，无复散漫疏略之虞，未必无小补云尔。客有见者，咸劝梓传。秩宗大夫阮公因为雠校理不容秘，乃述余入是途之由与集书之故于篇端，以俟后之君子。

时隆庆五年岁次辛未春正月既望[1]

桐城一航老人陆之柷自叙

①既望：周历以每月十五、十六日至廿二、廿三日为既望。后称农历十五日为望，十六日为既望。

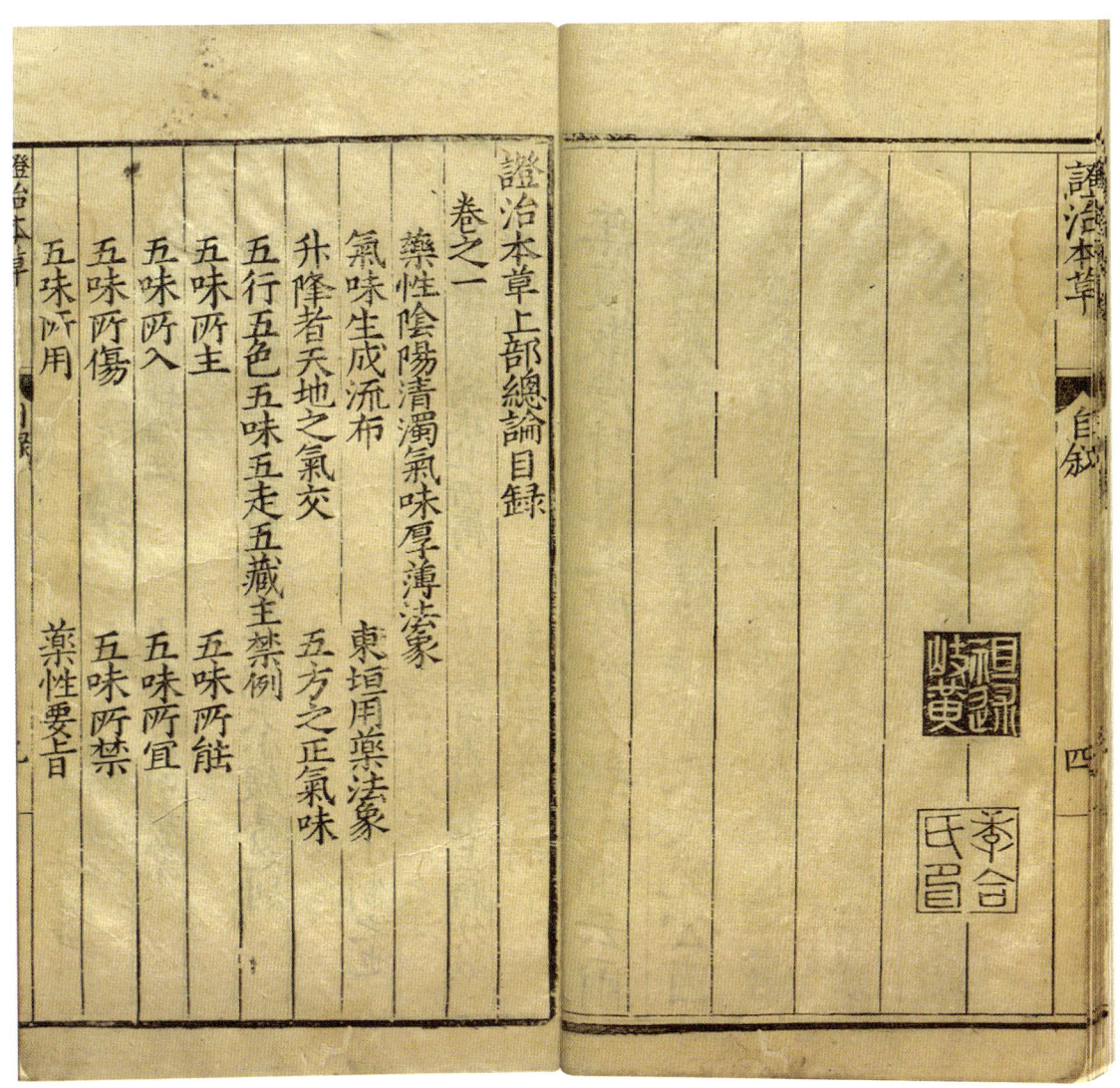

证治本草上部总论目录

卷之一

---

[1]五方……胜例：据正文补。

①法象：底本版蚀，据正文补。

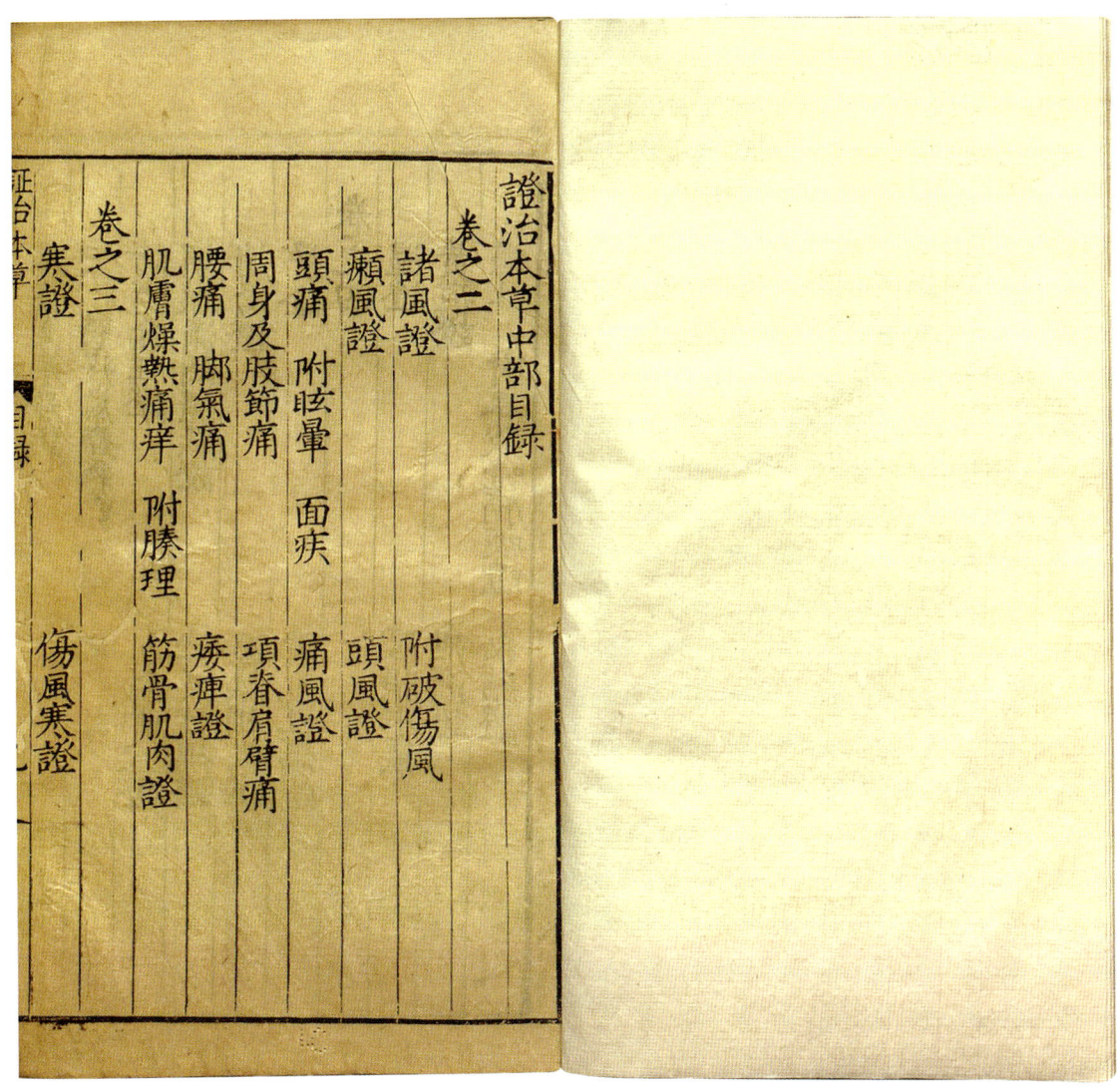

证治本草中部目录[1]

---

①证治本草中部目录：此后所有目录原置于正文卷之二前，据文序乙正。
②治诸风证药：原作"诸风证"，据正文补。以下目录均据正文径改。

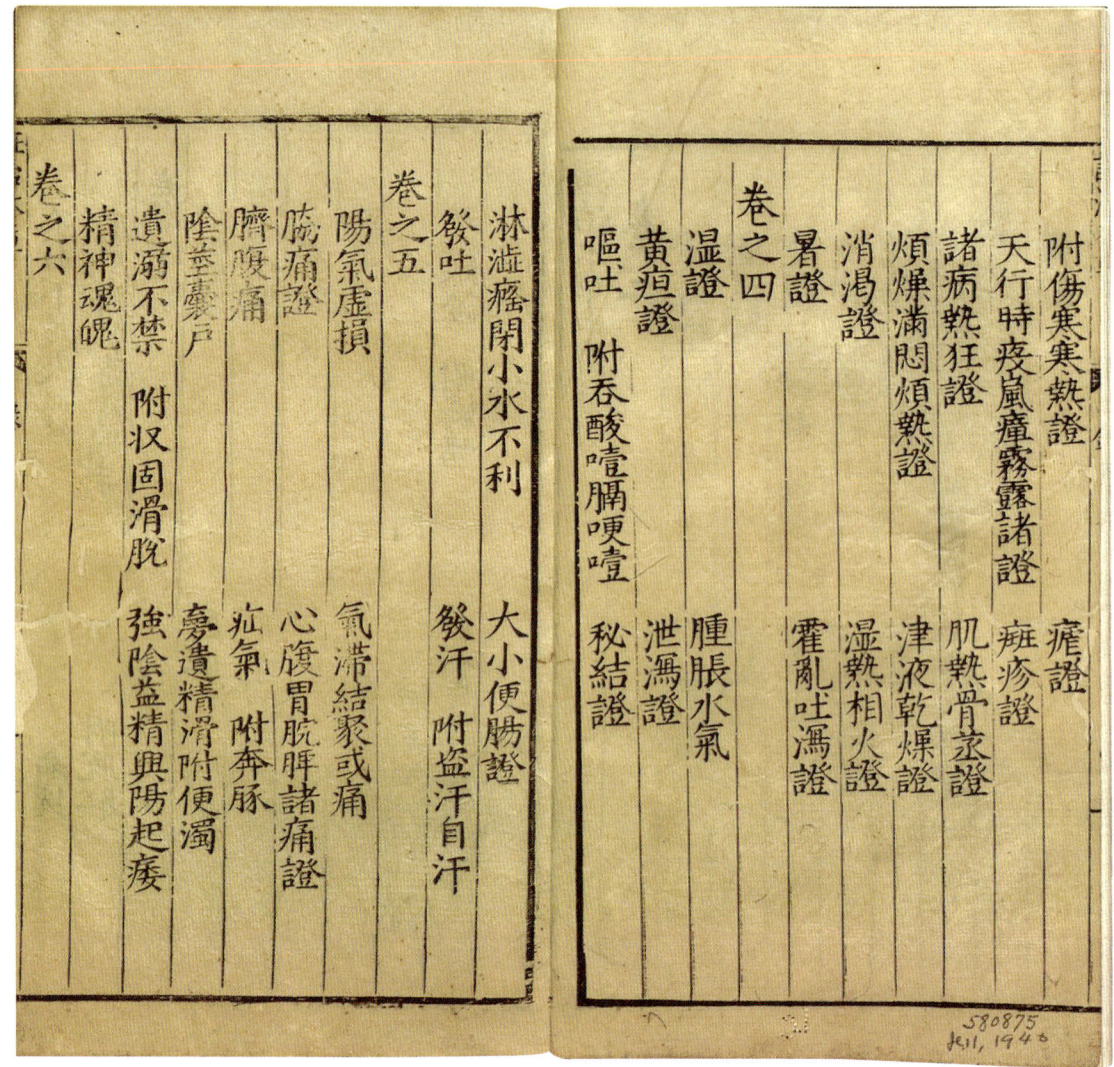

附傷寒熱證　瘧證
天行時疫嵐瘴霧露諸證　癍疹證
諸病熱狂證　肌熱骨蒸證
煩燥滿悶煩熱證　津液乾燥證
消渴證　濕熱相火證
暑證　霍亂吐瀉證

卷之四
濕證　腫脹水氣
黃疸證　泄瀉證
嘔吐　附吞酸噎膈哽噎　秘結證

淋澀癃閉小水不利　大小便勝證
發吐　發汗　附益汗自汗
卷之五
陽氣虛損　氣滯結聚或痛
脇痛證　心腹胃脘脾諸痛證
臍腹痛　疝氣　附奔豚
陰莖囊戶　夢遺精滑附便濁
遺溺不禁　附收固滑脫
精神魂魄　強陰益精興陽起痿
卷之六

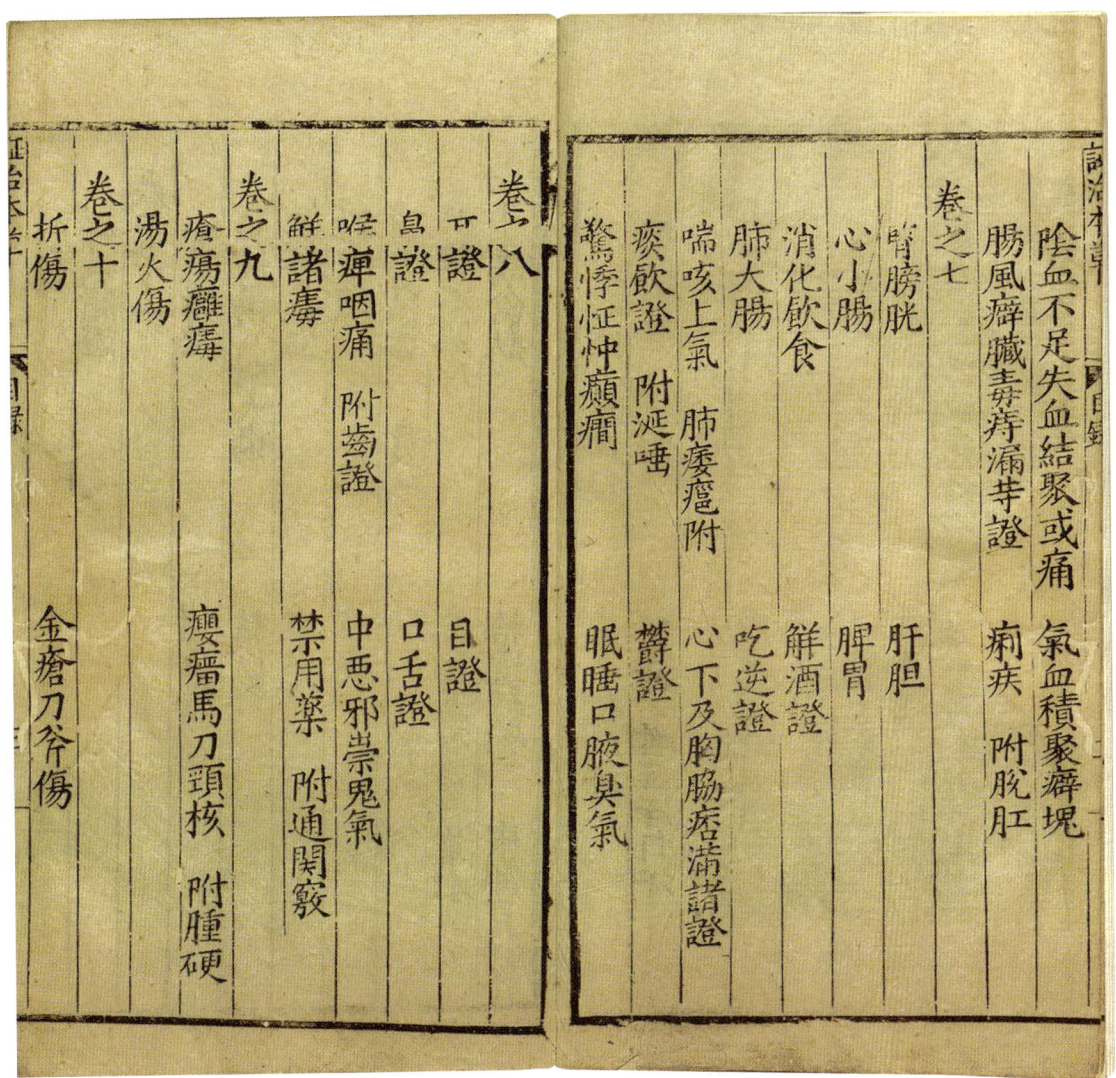

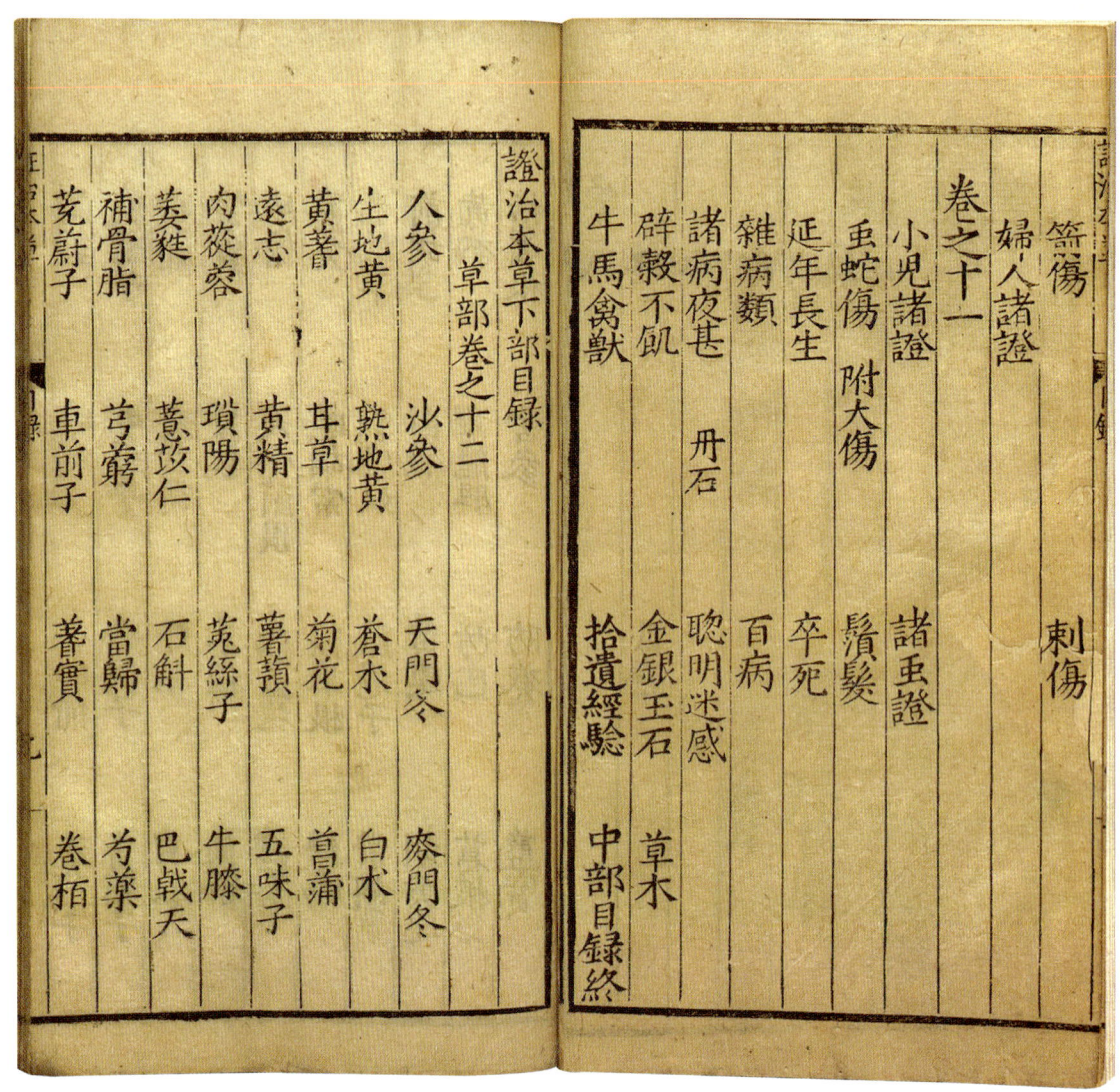

治箭伤药类
　　治妇人诸证药类

附刺伤

卷之十一

证治本草下部目录

草部卷之十二[①]

①草部：此下目录原置于"卷之十二"前，据体例乙正。下同。

草部卷之十三

附子	乌头	天雄	侧子
半夏	天南星	何首乌	萆薢
葫芦巴	白头翁	阿魏	木香
威灵仙	仙茅	白附子	高良姜
茴香子	零陵香	肉豆蔻	白豆蔻
草豆蔻	红豆蔻	缩砂密	荜澄茄
使君子	芦荟	京三棱	蓬莪茂
大黄	葶苈	泽泻	山慈菰根
旋覆花	石龙蒭	通草	瞿麦
百合	紫草	萱草根	灯心草
酸浆	石韦	海藻	泽兰
昆布	甘遂	大戟	泽漆
莞花	芫花	商陆	牵牛子
蓖麻子	海金沙	白兔藿	徐长卿
大青	荠苨	钩吻	常山
蜀漆	狼毒	牙子	鬼臼
续随子	鹤虱	蚤休	预知子
水蓼	络石	营实	蛇床子
王不留行	败酱	恶实	白药

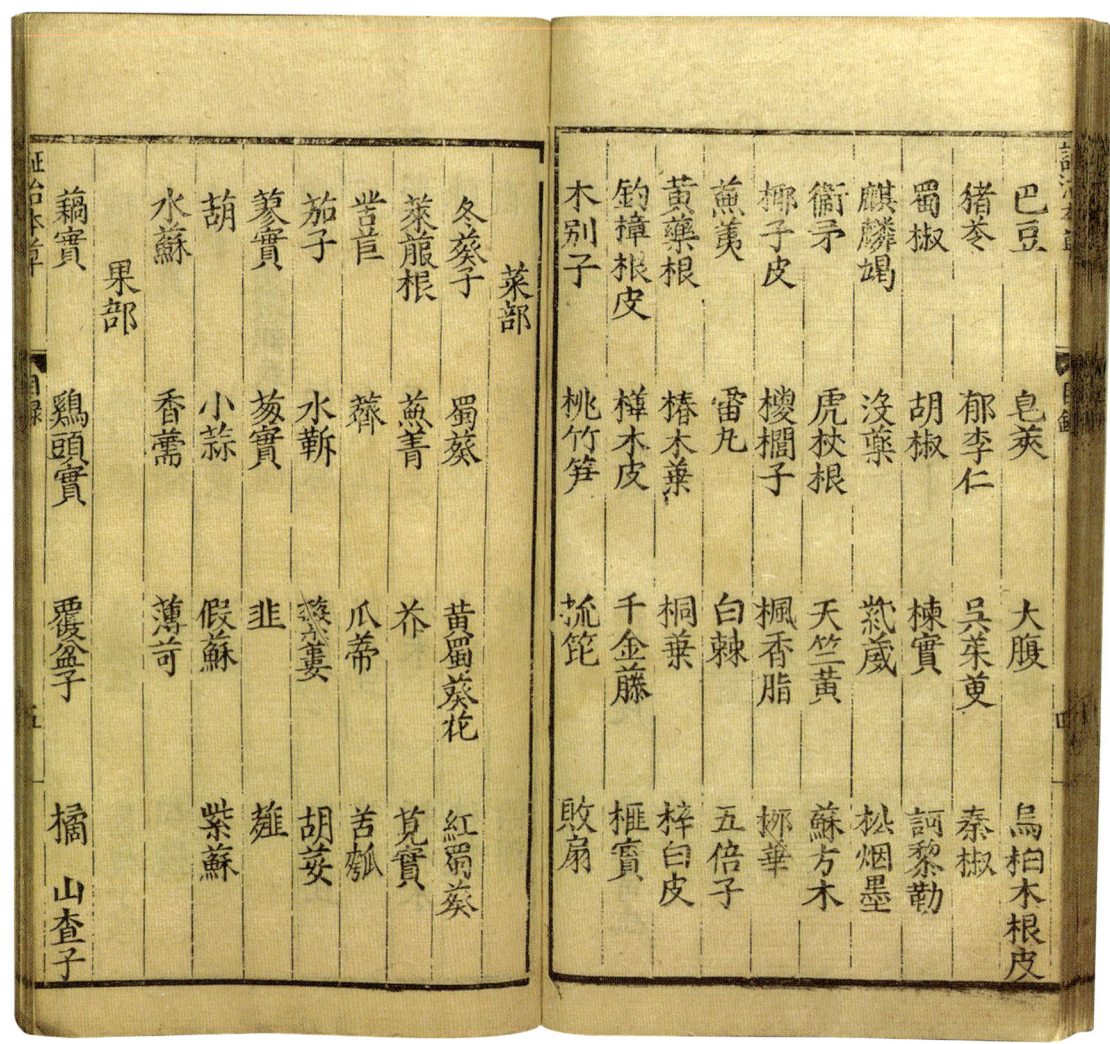

巴豆　　皂荚　　大腹　　乌桕木根皮　　猪苓　　郁李仁　　茱萸　　秦椒　　蜀椒
胡椒　　楝实　　诃黎勒　　麒麟竭　　没药　　紫葳　　松烟墨　　卫矛　　虎杖根
天竺黄　　苏方木　　椰子皮　　棕榈子　　枫香脂　　柳华　　芜荑　　雷丸　　白棘
五倍子①

菜部

冬葵子　　蜀葵　　黄蜀葵花　　红蜀葵　　莱菔根　　芜菁　　苋实　　芥②　　苦苣
瓜蒂　　茄子③　　苦瓠　　水芹　　蘩蒌　　胡荽　　葱实　　薤④　　韭　　荠⑤
葫　　小蒜　　蓼实⑥　　假苏　　水苏　　紫苏⑦　　香薷　　薄荷

果部

藕实藕、荷鼻、莲花　　鸡头实　　覆盆子　　橘　　山楂子⑧

①五倍子：此下原有"黄药根、椿木叶、桐叶、梓白皮、钓樟根皮、桦木皮、千金藤、榎实、木别子、桃竹笋、梳篦、败扇"共十二味药名，因正文中无对应文字，故删此十二个药名。
②芥：原置于"芜菁"之后，据正文乙正。
③茄子：原置于"苦瓠"之后，据正文乙正。
④薤：原置于"韭"之后，据正文乙正。
⑤荠：原置于"苦苣"之后，据正文乙正。
⑥蓼实：原置于"胡荽"之后，据正文乙正。
⑦紫苏：原置于"水苏"之前，据正文乙正。
⑧山楂子：原置于"橘"之后，据正文乙正。

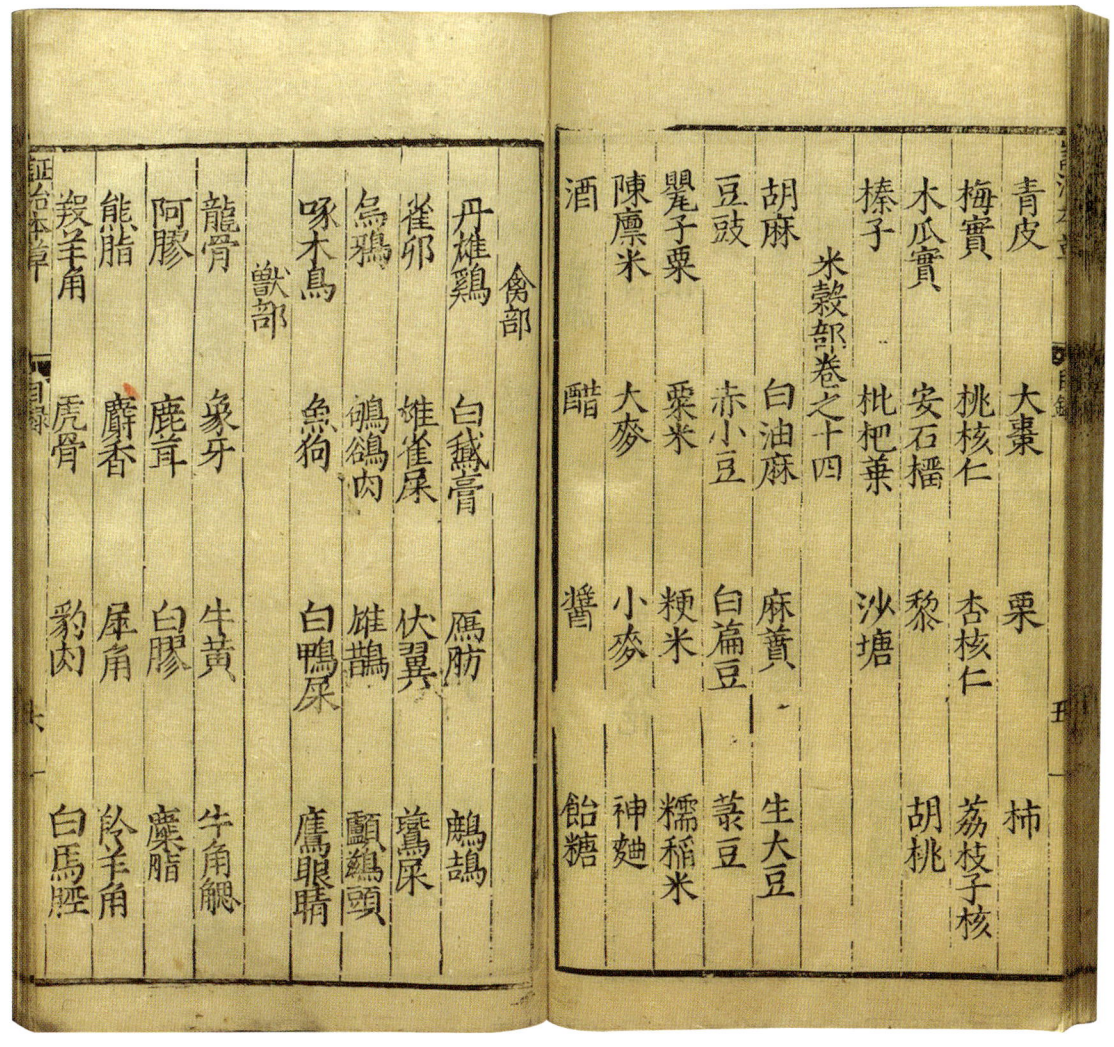

青皮　　大枣　　栗　　柿　　梅实　　桃核仁桃花、桃兔、桃蠹、桃叶　　杏核仁

荔枝子核　　木瓜实　　安石榴　　梨　　胡桃　　榛子　　枇杷叶　　沙糖

米谷部卷之十四

胡麻　　白油麻　　麻蕡　　生大豆大豆黄卷　　豆豉　　赤小豆　　白扁豆①　　绿豆

罂子粟　　粟米　　粳米　　糯稻米　　陈廪米　　大麦　　小麦　　神曲　　酒

醋　　酱　　饴糖

禽部

丹雄鸡　　白鹅膏　　雁肪　　鸍鹕　　雀卵　　雄雀屎　　伏翼　　燕屎　　乌鸦

白鸭屎　　鸲鹆肉　　鹰眼睛②　　雄鹊　　鸬鹚头　　啄木鸟　　鱼狗

兽部

龙骨　　象牙　　牛黄　　牛角䚡　　阿胶　　鹿茸　　白胶　　麋脂　　熊脂

麝香　　犀角　　羚羊角　　羖羊角　　虎骨　　豹肉　　白马胫

①白鸭屎：原置于"鱼狗"之后，据正文乙正。

②鹰眼睛：原置于"禽部"末，据正文乙正。

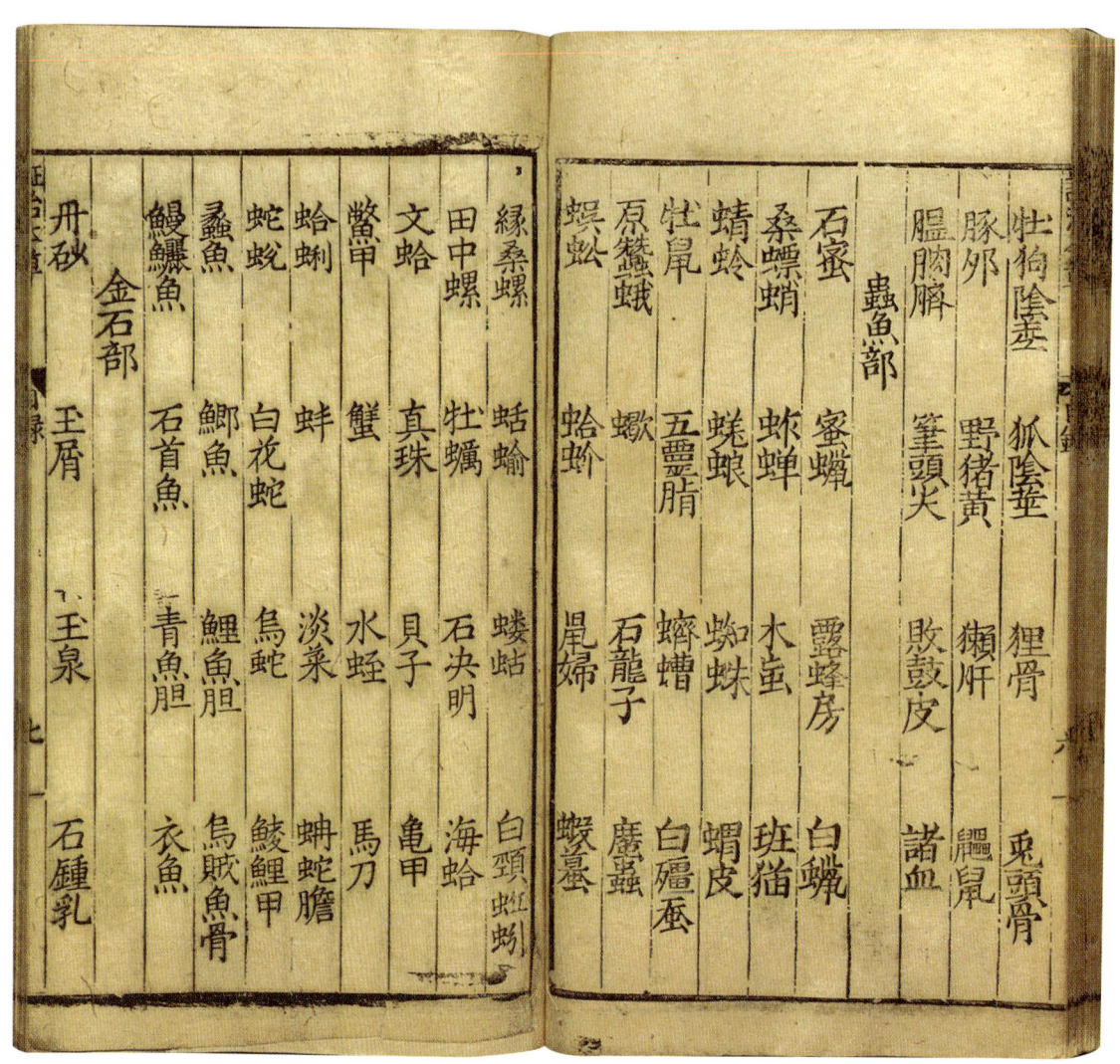

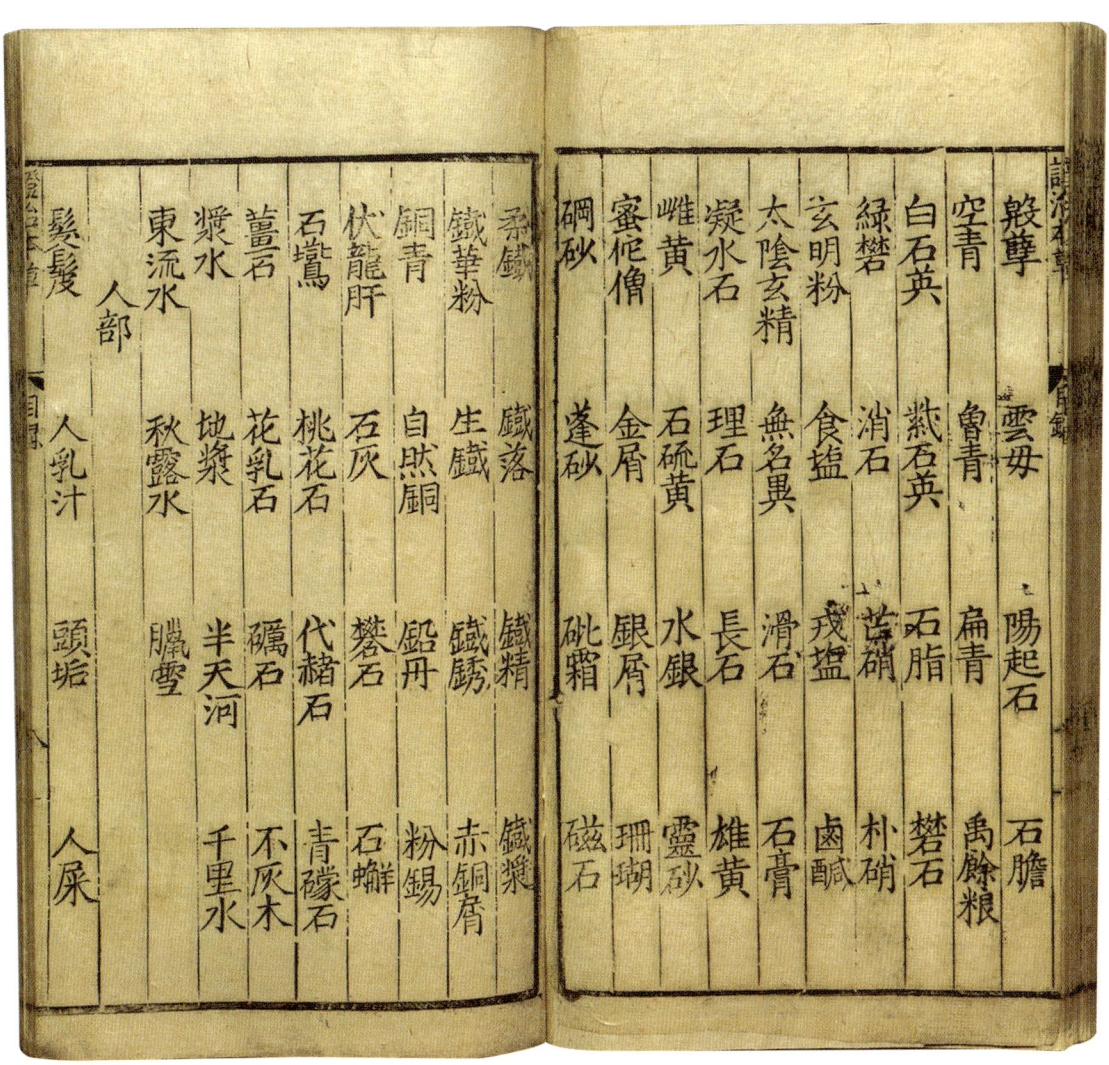

殷孽　　云母　　阳起石　　石胆　　空青　　曾青　　扁青　　禹余粮　　白石英

紫石英　　石脂　　矾石　　绿矾　　消石　　芒硝　　朴硝　　玄明粉　　食盐

戎盐　　卤碱　　太阴玄精　　无名异　　滑石　　石膏　　凝水石　　理石　　长石

雄黄　　雌黄　　石硫黄　　水银　　灵砂　　密陀僧　　金屑　　银屑　　珊瑚

硇砂　　蓬砂　　砒霜　　磁石　　柔铁　　铁落　　铁精　　铁浆　　华粉　　生铁

铁锈　　赤铜屑　　铜青　　自然铜　　铅丹　　粉锡　　伏龙肝　　石灰　　礜[1]石

石蟹　　石燕　　桃花石　　代赭石　　青礞石　　姜石　　花乳石　　砺石

不灰木　　浆水　　地浆　　半天河　　水[2]千里水、东流水、秋露水　　腊雪

人部

发鬓　　人乳汁　　头垢　　人屎

---

①礜：原作"矾"，据正文改。
②水：原缺，据正文补。

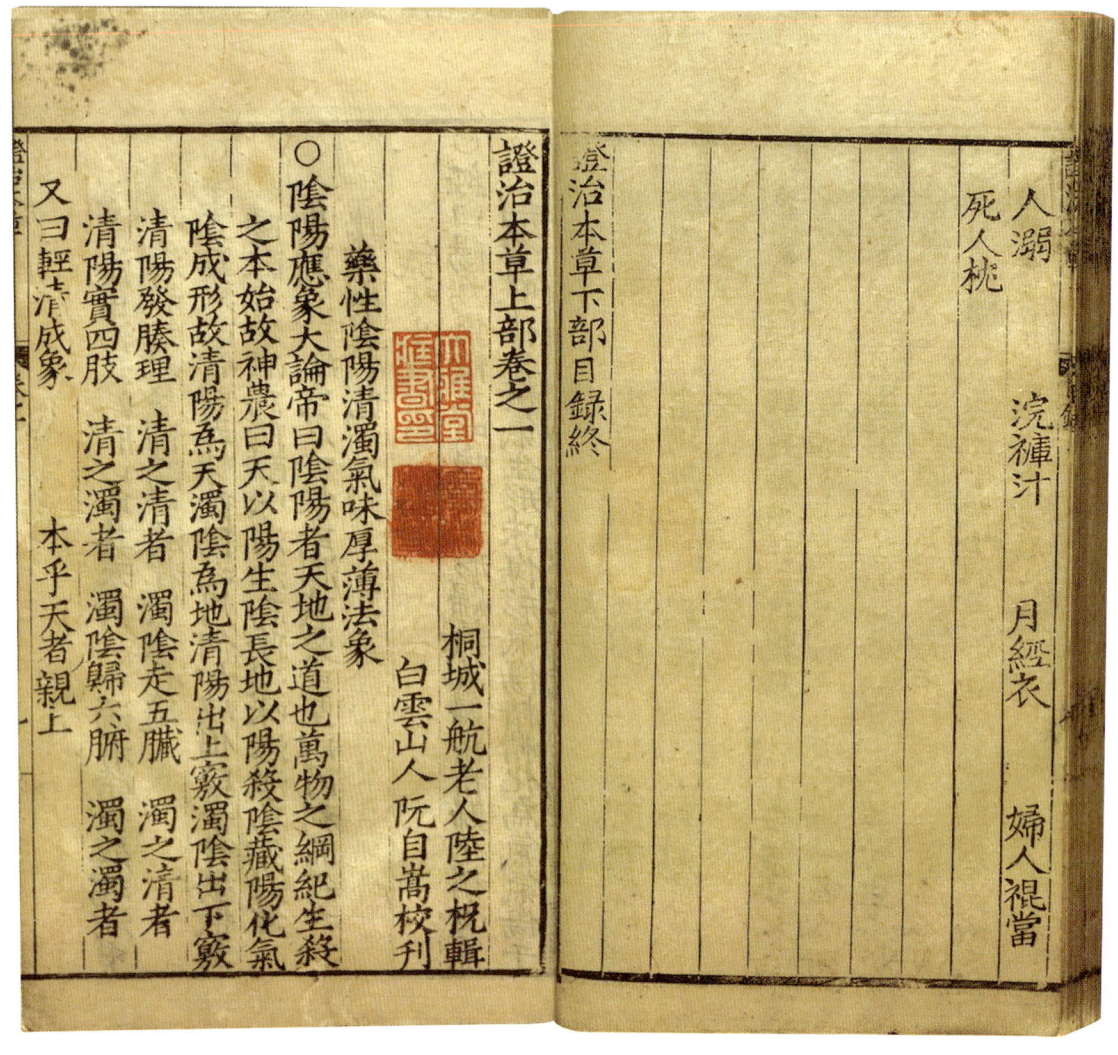

证治本草上部卷之一

桐城一航老人陆之枳辑

白云山人阮自嵩校刊

药性阴阳清浊气味厚薄法象

○《阴阳应象大论》帝曰：阴阳者，天地之道也，万物之纲纪，生杀之本始。故神农曰：天以阳生阴长，地以阳杀阴藏。阳化气，阴成形，故清阳为天，浊阴为地，清阳出上窍，浊阴出下窍。

清阳发腠理，清之清者。浊阴走五脏，浊之清者。清阳实四肢，清之浊者。浊阴归六腑，浊之浊者。

又曰：轻清成象，本乎天者亲上。

重浊成形，本乎地者亲下。

清中清者，清肺以助其天真。清中浊者，荣华腠理。浊中清者，荣养于神。浊中浊者，坚强骨髓。

○《至真要大论》帝曰：五味阴阳之用，何如？岐伯曰：辛甘发散为阳，酸苦涌泄为阴。咸味涌泄为阴，淡味渗泄为阳。六者，或收或散，或缓或急，或燥或润，或软或坚，以所利而行之，调其气使之平也。

气味生成流布

○经曰：阳为气，阴为味。味归形，形归气；气归精，精归化。精食气，形食味；化生精，气生形。味伤形，气伤精，精化为气，气伤于味。阴味出下窍，阳气出上窍。味厚为阴，薄为阴之阳；气厚为阳，薄为阳之阴。味厚则泄，薄则通；气薄则发泄，厚则发热。壮火之气衰，少火之气壮；壮火食气，气食少火；壮火散气，少火生气。天食人以五气，地食人以五味。五气入鼻，藏于心肺，上使五色修明，音声能彰。五味入口，藏于肠胃，味有所藏，以养五气，气和而生，津液相成，神乃自生。

东垣用药法象

○天有阴阳，风寒暑湿燥火，三阴三阳上奉之。

温凉寒热，四气是也。温热者，天之阳也。凉寒者，天之阴也。此乃天之阴阳也。

○地有阴阳，金木水火土，生长化收藏下应之。

辛甘淡酸苦咸，五味是也。皆象于地。辛甘淡者，地之阳也。酸苦咸者，地之阴也。此乃地之阴阳也。

气之厚者，为阳中之阳。气厚则发热，辛甘，温热是也。气之薄者，为阳中之阴。气薄则发泄，辛甘淡平，凉寒是也。味之厚者，为阴中之阴，味厚则泄，酸苦咸寒是也。味之薄者，为阴中之阳，味薄则通，酸苦咸平是也。

人乃万物中之一也，独阳不生，独阴不长，须禀两仪之气而生化。圣人垂世立教，不能浑说，必当分析，以至理而言，则阴阳相附不相离，其实一也。呼则因阳出，吸则随阴入。

升降者天地之气交

○茯苓，淡，为在天之阳也。阳当上行，何谓利水而泄下。经云：气之薄者，乃阳中之阴。所以茯苓利水而泄下，然而泄下亦不离乎阳之体，故入足太阳。

○麻黄，苦，为在地之阴也。阴当下行，何谓发汗而升上。经云：味之薄者，乃阴中之阳。所以麻黄发汗而升上，然而升上亦不离乎阴之体，故入手太阴。

○附子，气之厚者，乃阳中之阳。故经云：发热。

○大黄，味之厚者，乃阴中之阴。故经云：泄下。

○粥，淡，为阳中之阴，所以利小便。

○茶，苦，为阴中之阳，所以清头目。

五方气味脏志生主伤胜例

东方生风，风生木，木生酸，酸生肝，肝生筋。肝主目，在声为呼，在志为怒，怒伤肝，悲胜怒，风伤筋，燥胜风，酸伤筋，辛胜酸。

南方生热，热生火，火生苦，苦生心，心生血。心主舌，在声为笑，在志为喜，喜伤心，恐胜喜，热伤气，寒胜热，苦伤气，咸胜苦。

中央生湿，湿生土，土生甘，甘生脾，脾生肉。脾主口，在志为思，思伤脾，怒胜思，湿伤肉，风胜湿，甘伤肉，酸胜甘。

西方生燥，燥生金，金生辛，辛生肺，肺生皮毛。肺主鼻，在声为哭，在志为忧，忧伤肺，喜胜忧，热伤皮毛，寒胜热。辛伤皮毛，苦胜辛。

北方生寒，寒生水，水生咸，咸生肾，肾生骨。肾主耳，在声为呻，在志为恐，恐伤肾，思胜恐，寒伤血，燥胜寒，咸伤血，甘胜咸。

五方之正气味

东方甲风乙木，其气温，其味甘，在人以肝胆应之。

南方丙热丁火，其气热，其味辛，在人以心、小肠、三焦胞络应。

中央戊湿，其本气平，其兼气温凉寒热，在人以胃应之。

中央己土，其本味咸，其兼味辛甘酸苦，在人以脾应之。

西方庚燥辛金，其气凉，其味酸，在人以肺大肠应之。

北方壬寒癸水，其气寒，其味苦，在人以膀胱肾应之。

五行五色五味五走五藏主禁例

東方之木，其色青，其味酸，其藏肝，肝主筋。木曰曲直，曲直作酸，酸走肝。肝病人，毋多食酸。

南方之火，其色赤，其味苦，其藏心，心主血。火曰炎上，炎上作苦，苦走心。心病人，毋多食苦。

西方之金，其色白，其味辛，其藏肺，肺主氣。金曰從革，從革作辛，辛走肺。肺病人，毋多食辛。

北方之水，其色黑，其味鹹，其藏腎，腎主骨。水曰潤下，潤下作鹹，鹹走腎。腎病人，毋多食鹹。

中央之土，其色黃，其味甘，其藏脾，脾主肉。土曰稼穡，稼穡作甘，甘走脾。脾病人，毋多食甘。

五味所主

辛主散，酸主收，甘主緩，苦主泄，鹹主軟，淡主滲。

五味所能

辛能散結，能潤燥，能橫行。鹹能軟堅，能止之。酸能收緩，能收散，能束之。淡能利竅，能滲泄。苦能燥濕，能堅軟，能直行，能發之。甘能緩急，能上行，能發之。

五味所入

《宣明五氣論》曰：五味所入。酸入肝，苦入心，甘入脾，

東方之木，其色青，其味酸，其藏肝，肝主筋。木曰曲直，曲直作酸，酸走肝。肝病人，毋多食酸。

南方之火，其色赤，其味苦，其藏心，心主血。火曰炎上，炎上作苦，苦走心。心病人，毋多食苦。

西方之金，其色白，其味辛，其藏肺，肺主气。金曰从革，从革作辛，辛走肺。肺病人，毋多食辛。

北方之水，其色黑，其味咸，其藏肾，肾主骨。水曰润下，润下作咸，咸走肾。肾病人，毋多食咸。

中央之土，其色黄，其味甘，其藏脾，脾主肉。土曰稼穑，稼穑作甘，甘走脾。脾病人，毋多食甘。

五味所主

辛主散，酸主收，甘主缓，苦主泄，咸主软，淡主渗。

五味所能

辛能散结，能润燥，能横行。咸能软坚，能止之。酸能收缓，能收散，能束之。淡能利窍，能渗泄。苦能燥湿，能坚软，能直行，能发之。甘能缓急，能上行，能发之。

五味所入

《宣明五气论》曰：五味所入。酸入肝，苦入心，甘入脾，

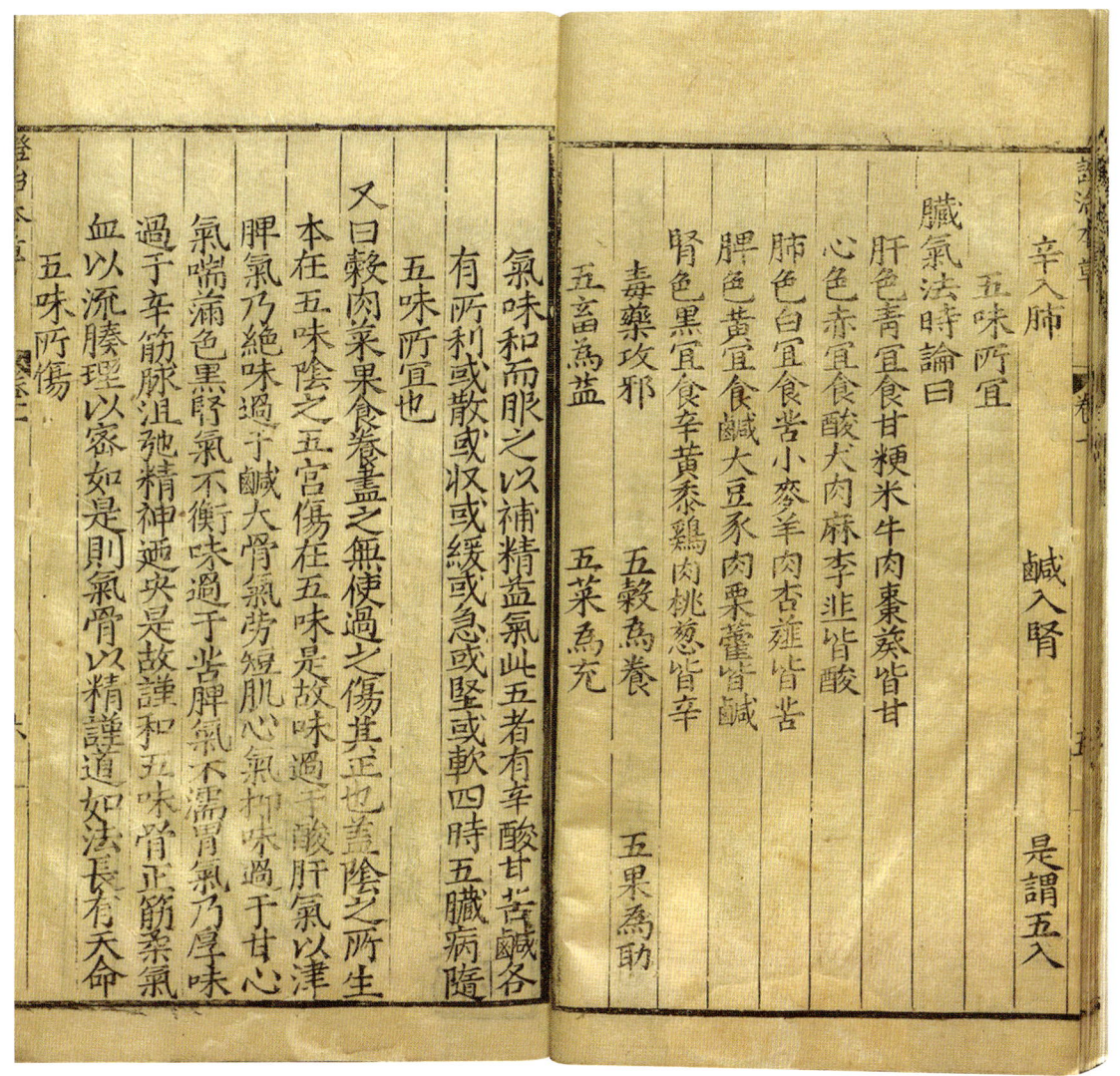

辛入肺，咸入肾，是谓五入。

五味所宜

《脏气法时论》曰：

肝色青，宜食甘。粳米、牛肉、枣、葵，皆甘。

心色赤，宜食酸。犬肉、麻、李、韭，皆酸。

肺色白，宜食苦。小麦、羊肉、杏、薤，皆苦。

脾色黄，宜食咸。大豆、豕肉、栗、藿，皆咸。

肾色黑，宜食辛。黄黍、鸡肉、桃、葱，皆辛。

毒药攻邪，五谷为养，五果为助，五畜为益，五菜为充。

气味和而服之，以补精益气。此五者，有辛、酸、甘、苦、咸，各有所利，或散或收，或缓或急，或坚或软。四时五脏，病随五味所宜也。

又曰：谷、肉、菜、果，食养尽之，无使过之，伤其正也。盖阴之所生，本在五味。阴之五宫，伤在五味。是故味过于酸，肝气以津，脾气乃绝；味过于咸，大骨气劳，短肌，心气抑；味过于甘，心气喘满，色黑，肾气不衡；味过于苦，脾气不濡，胃气乃厚；味过于辛，筋脉沮弛，精神乃央。是故谨和五味，骨正筋柔，气血以流，腠理以密，如是则气骨以精。谨道如法，长有天命。

五味所伤

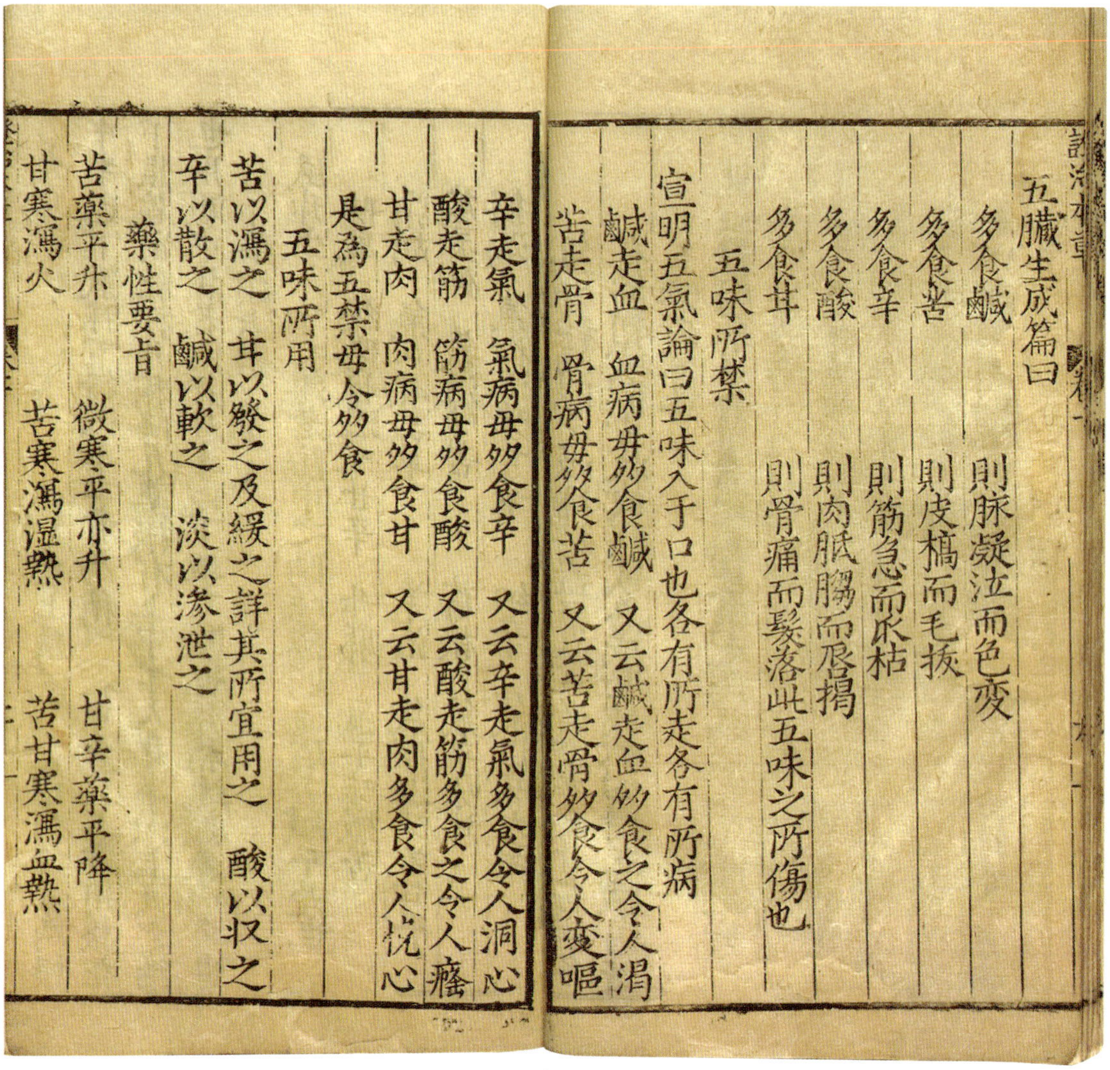

五臟生成篇曰

多食鹹　則脉凝泣而色變
多食苦　則皮槁而毛拔
多食辛　則筋急而爪枯
多食酸　則肉胝䐬而唇揭
多食甘　則骨痛而髮落此五味之所傷也

五味所禁

宣明五氣論曰五味入于口也各有所走各有所病
鹹走血　血病毋多食鹹　又云鹹走血多食之令人渴
苦走骨　骨病毋多食苦　又云苦走骨多食令人變嘔

辛走氣　氣病毋多食辛　又云辛走氣多食之令人洞心
酸走筋　筋病毋多食酸　又云酸走筋多食之令人癃
甘走肉　肉病毋多食甘　又云甘走肉多食令人悅心
是為五禁毋令多食

五味所用

苦以瀉之　甘以發之及緩之（詳其所宜用之）酸以收之
辛以散之　鹹以軟之　淡以滲泄之

藥性要旨

苦藥平升　微寒平亦升　甘辛藥平降
甘寒瀉火　苦寒瀉濕熱　苦甘寒瀉血熱

《五脏生成篇》曰：

多食咸，则脉凝泣而色变。多食苦，则皮槁而毛拔。多食辛，则筋急而爪枯。多食酸，则肉胝䐬而唇揭。多食甘，则骨痛而发落。此五味之所伤也。

五味所禁

《宣明五气论》曰：五味入于口也。各有所走，各有所病。咸走血，血病毋多食咸。又云：咸走血，多食之令人渴。苦走骨，骨病毋多食苦。又云：苦走骨，多食令人变呕。辛走气，气病毋多食辛。又云：辛走气，多食令人洞心。酸走筋，筋病毋多食酸。又云：酸走筋，多食之令人癃。甘走肉，肉病毋多食甘。又云：甘走肉，多食令人悦心。是为五禁，毋令多食。

五味所用

苦以泻之，甘以发之，及缓之详，其所宜用之。酸以收之，辛以散之，咸以软之，淡以渗泄之。

药性要旨

苦药，平升。微寒，平亦升。甘辛药，平降。甘寒，泻火；苦寒，泻湿热。苦甘寒，泻血热。

大凡藥根之在土中者中半已上氣脈上行以生苗者為根中半已下氣脈下行以入土者為稍病在中焦與上者用根在下焦者用稍根升稍降凡藥根有上中下人身半以上天之陽也用頭中焦者用身身半以下地之陰也用稍述類象形者也

藥類法象

風升生　味之薄者陰中之陽味薄則通酸苦鹹平是也

防風　純陽性溫味甘辛
升麻　氣平味微苦
柴胡　氣平味苦平
羌活　氣微溫味苦甘平
威靈仙　氣溫味苦
葛根　氣平味甘
獨活　氣微溫味甘辛
細辛　氣溫味大辛
桔梗　氣微溫味甘辛
鼠黏子　氣平味辛
白芷　氣溫味大辛
蔓荊子　氣清味辛
藁本　氣溫味大辛
川芎　氣溫味辛
天麻　氣平味苦
秦艽　氣微溫味苦辛平
荊芥　氣溫味苦辛
麻黃　氣溫味甘苦
前胡　氣微寒味苦
薄荷　氣溫味苦辛

熱浮長　氣之厚者陽中之陽氣厚則發熱辛甘溫熱是也

黑附子　氣熱味大辛
烏頭　氣熱味大辛
乾薑　氣熱味大辛
乾生薑　氣溫味辛
良薑　氣熱味辛本味甘辛
肉桂　氣熱味大辛

大凡药根之在土中者，中半以上，气脉上行以生苗者为根；中半以下，气脉下行以入土者为稍。病在中焦与上者，用根；在下焦者，用稍。根升稍降，凡药根有上、中、下：人身半以上，天之阳也，用头；中焦者用身，身半以下，地之阴也。用稍述类象形者也。

药类法象

风升生。味之薄者，阴中之阳；味薄则通，酸、苦、咸、平是也。

防风，纯阳，性温，味甘辛。升麻，气平，味微苦。柴胡，气平，味苦，平。羌活，气微温，味苦甘，平。威灵仙气温，味苦。葛根，气平，味甘。独活，气微温，味甘辛。细辛，气温，味大辛。桔梗，气微温，味甘辛。鼠黏子，气平，味辛。白芷，气温，味大辛。蔓荆子，气清，味辛。藁本，气温，味大辛。川芎，气温，味辛。天麻，气平，味苦。秦艽，气微温，味苦辛，平。荆芥，气温，味苦辛。麻黄，气温，味甘苦。前胡，气微寒，味苦。薄荷，气温，味苦辛。

热浮长。气之厚者，阳中之阳；气厚则发热，辛、甘，温热是也。

黑附子，气热，味大辛。乌头，气热，味大辛。干姜，气热，味大辛。干生姜，气温，味辛。良姜，气热，味辛，本味甘辛。肉桂，气热，味大辛。

桂枝　氣熱味甘辛
丁香　氣溫味辛
木香　氣熱味苦辛
白豆蔻　氣熱味大辛
吳茱萸　氣熱味苦辛
延胡索　氣溫味辛
紅藍花　氣溫味辛

草豆蔻　氣熱味大辛
厚朴　氣溫味辛
益智仁　氣熱味大辛
川椒　氣熱溫味大辛
茴香　氣平味辛
縮砂　氣溫味辛
神麴　氣大暖味甘

濕化成　戊濕其本氣平其兼氣溫涼寒熱在人以胃應之
巳土其本味鹹其兼味辛甘酸苦在人以脾應之

黄芪　氣溫平味甘
人參　氣溫味甘

甘草　氣平味甘
熟地黄　氣寒味苦
白术　氣溫味甘
陳皮　氣溫味微苦
藿香　氣微溫味甘辛
莪术　氣溫味苦辛
阿膠　氣微溫味甘辛
杏仁　氣溫味甘苦
桃仁　氣溫味甘苦
蘇木　氣平味甘　一作味鹹酸

當歸　氣溫味辛　一作味甘
半夏　氣微寒味辛平
蒼术　氣溫味甘
青皮　氣溫味辛
檳榔　氣溫味辛
京三稜　氣平味苦
訶子　氣溫味苦
大麥蘖　氣溫味甘
紫草　氣寒味苦

桂枝，气热，味甘辛。草豆蔻，气热，味大辛。丁香，气温，味辛。厚朴，气温，味辛。木香，气热，味苦辛。益智仁，气热，味大辛。白豆蔻，气热，味大辛。川椒，气热温，味大辛。吴茱萸，气热，味苦辛。茴香，气平，味辛。延胡索，气温，味辛。缩砂，气温，味辛。红蓝花，气温，味辛。神曲，气大暖，味甘。

湿化成。戊湿，其本气平，其兼气温凉寒热，在人以胃应之。

巳土，其本味咸，其兼味辛甘酸苦，在人以脾应之。

黄芪，气温平，味甘。人参，气温，味甘。甘草，气平，味甘。当归，气温，味辛，一作味甘。熟地黄，气寒，味苦。半夏，气微寒，味辛平。白术，气温，味甘。苍术，气温，味甘。陈皮，气温，味微苦。青皮，气温，味辛。藿香，气微温，味甘辛。槟榔，气温，味辛。莪术，气温，味苦辛。京三棱，气平，味苦。阿胶，气微温，味甘辛。诃子，气温，味苦。杏仁，气温，味甘苦。大麦蘖，气温，味甘。桃仁，气温，味甘苦。紫草，气寒，味苦。苏木，气平，味甘，一作味咸酸。

燥降收　氣之薄者陽中之陰氣薄則發泄辛甘淡平寒涼是也

茯苓　氣平味甘

澤瀉　氣平味甘

豬苓　氣寒味甘苦淡

滑石　氣寒味甘

瞿麥　氣寒味苦平

車前子　氣寒味甘

燈心草　氣平味甘

五味子　氣溫味酸

桑白皮　氣寒味苦酸

天門冬　氣寒味微苦

白芍藥　氣微寒味酸

麥門冬　氣寒味微苦

犀角　氣寒味苦酸

烏梅　氣平味酸

牡丹皮　氣寒味苦

地骨皮　氣寒味苦

枳殼　氣寒味苦

琥珀　氣平味甘

連翹　氣平味苦

枳實　氣寒味苦

木通　氣平味甘

寒沉藏　味之厚者陰中之陰味厚則泄酸苦鹹寒是也

大黃　氣寒味苦

黃蘗　氣寒味苦

黃芩　氣寒味苦

黃連　氣寒味苦

石膏　氣寒味辛

草龍膽　氣寒味大苦

生地黃　氣寒味苦

知母　氣寒味苦辛

防己　氣寒味大苦

茵陳　氣微寒味苦平

朴硝　氣寒味苦辛

瓜蔞根　氣寒味苦

燥降收。气之薄者，阳中之阴，气薄则发泄，辛、甘、淡、平、寒凉是也。

茯苓，气平，味甘。泽泻，气平，味甘。猪苓，气寒，味甘苦淡。滑石，气寒，味甘。瞿麦，气寒，味苦平。车前子，气寒，味甘。灯心草，气平，味甘。五味子，气温，味酸。桑白皮，气寒，味苦酸。天门冬，气寒，味微苦。白芍药，气微寒，味酸。麦门冬，气寒，味微苦。犀角，气寒，味苦酸。乌梅，气平，味酸。牡丹皮，气寒，味苦。地骨皮，气寒，味苦。枳壳，气寒，味苦。琥珀，气平，味甘。连翘，气平，味苦。枳实，气寒，味苦。木通，气平，味甘。

寒沉藏。味之厚者，阴中之阴，味厚则泄，酸、苦、咸、寒是也。

大黄，气寒，味苦。黄蘗，气寒，味苦。黄芩，气寒，味苦。黄连，气寒，味苦。石膏，气寒，味辛。草龙胆，气寒，味大苦。生地黄，气寒，味苦。知母，气寒，味苦辛。防己，气寒，味大苦。茵陈，气微寒，味苦平。朴硝，气寒，味苦辛。瓜蒌根，气寒，味苦。

牡砺，气微寒，味咸平。玄参，气寒，味咸苦。山栀子，气寒，味苦。香豉，气寒，味苦。川楝子，气寒，味苦平。地榆，气微寒，味苦甘。

六气淫胜气味分治例

○《内经》曰：天地之气，内淫而病。治之奈何？曰：诸气在泉。

风淫于内，治以辛凉，佐以苦甘，以甘缓之，以辛散之。热淫于内，治以咸寒，佐以甘苦，以酸收之，以苦发之。湿淫于内，治以苦热，佐以酸淡，以苦燥之，以淡泄之。火淫于内，治以咸冷，佐以苦辛，以酸收之，以苦发之。燥淫于内，治以苦温，佐以甘辛，以苦下之。寒淫于内，治以甘热，佐以苦辛，以辛润之，以苦坚之。

○天气之变，治之奈何？曰：司天之气。

风淫所胜，平以辛凉，佐以苦甘，以甘缓之，以酸泻之。热淫所胜，平以咸寒，佐以苦甘，以酸收之。湿淫所胜，平以苦热，佐以酸辛，以苦燥之，以淡泄之。湿上甚而热，治以苦温，佐以甘辛，以汗为故而止。火淫所胜，平以咸冷，佐以苦甘，以酸收之，以苦发之，以酸复之。热淫同。燥淫所胜，平以苦温，佐以酸辛，以苦下之。寒淫所胜，平以辛热，佐以苦甘，以咸泻之。

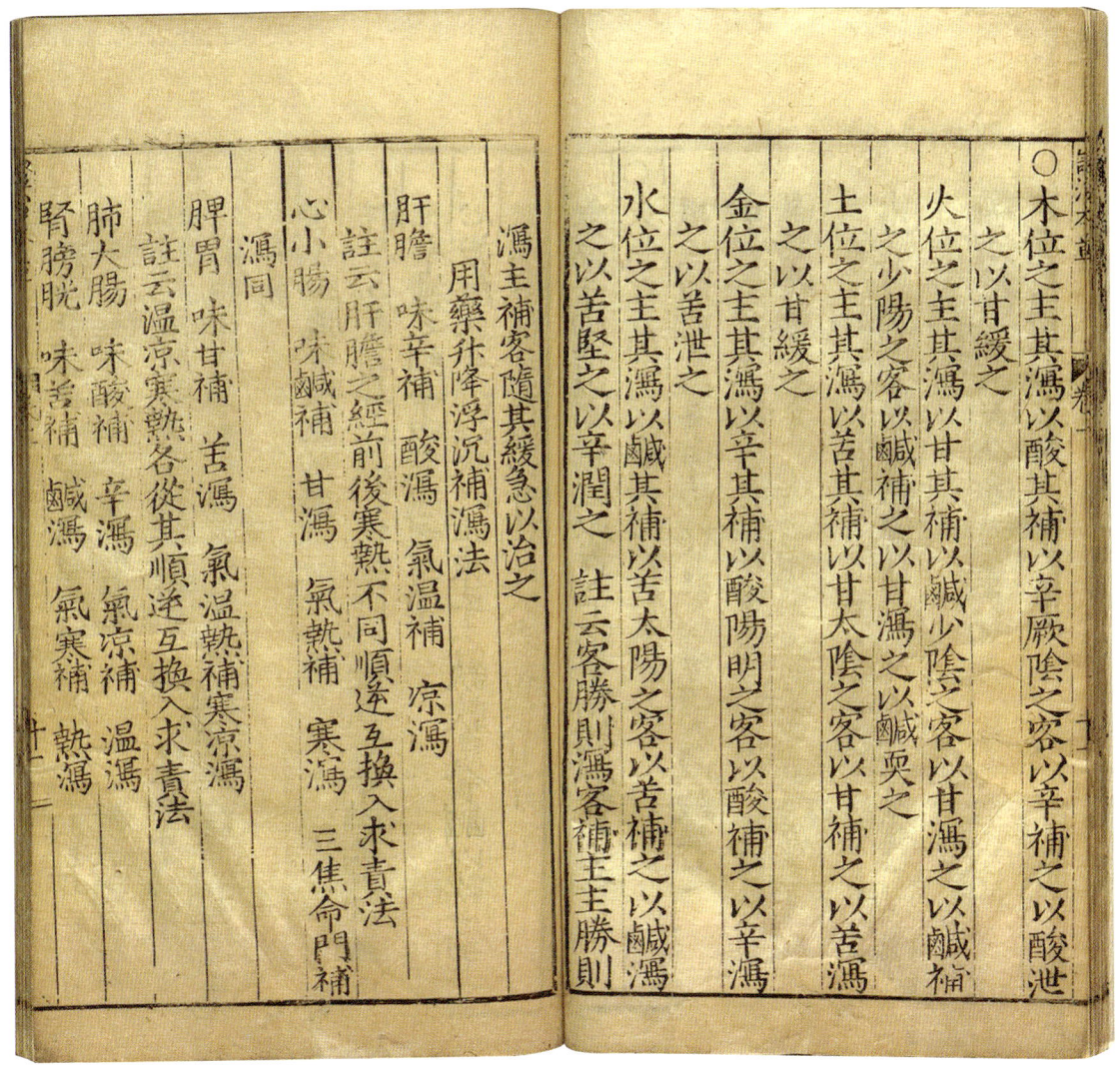

木位之主，其泻以酸，其补以辛。厥阴之客，以辛补之，以酸泄之，以甘缓之。

火位之主，其泻以甘，其补以咸。少阴之客，以甘泻之，以咸补之。少阳之客，以咸补之，以甘泻之，以咸软之。

土位之主，其泻以苦，其补以甘。太阴之客，以甘补之，以苦泻之，以甘缓之。

金位之主，其泻以辛，其补以酸。阳明之客，以酸补之，以辛泻之，以苦泄之。

水位之主，其泻以咸，其补以苦。太阳之客，以苦补之，以咸泻之，以苦坚之，以辛润之。注云：客胜则泻客补主，主胜则泻主补客。随其缓急以治之。

用药升降浮沉补泻法

肝胆，味辛补，酸泻，气温补，凉泻。

注云：肝胆之经，前后寒热不同，顺逆互换，入求责法。

心、小肠：味，咸补甘泻。气，热补寒泻。三焦命门补泻同。

脾、胃：味，甘补苦泻。气，温热补、寒凉泻。

注云：温凉寒热，各从其顺逆互换，入求责法。

肺、大肠：味，酸补辛泻。气，凉补温泻。

肾、膀胱：味，苦补咸泻。气，寒补热泻。

五脏更相平也，一脏不平，所胜平之，此之谓也。故云：安谷则昌，绝谷则亡。水去则荣散，谷消则卫亡。荣散卫亡，神无所居。又仲景云：水入于经，其血乃成，谷入于胃，脉道乃行。故血不可不养，卫不可不温。血温卫和，荣卫将行，常有天命矣。

五脏苦欲补泻法

肝苦急，急食甘以缓之，甘草。肝欲散，急食辛以散之，川芎，以辛补之，细辛，以酸泻之，芍药。○心苦缓，急食酸以收之，五味子。心欲软，急食咸以软之，芒硝，以咸补之，泽泻，以甘泻之，人参、黄芪、甘草。○脾苦湿，急食苦以燥之，白术。脾欲缓，急食甘以缓之，甘草，以甘补之，人参，以苦泻之，黄连。○肺苦气上逆，急食苦以泻之，诃子皮，一作黄芩。肺欲收，急食酸以收之，白芍药，以辛泻之，桑白皮，以酸补之，五味子。○肾苦燥，急食辛以润之，黄柏。肾欲坚，急食苦以坚之，知母，以苦补之，黄柏，以咸泻之，泽泻。

五脏虚实补泻法

肝虚，以生姜、陈皮之类补之。经曰：虚则补其母，水能生木，肾乃肝之母。肾水也，苦以补肾，熟地黄、黄柏是也。如无他证，钱氏地黄丸主之。实，则白芍药泻之。如无他证，钱氏泻青

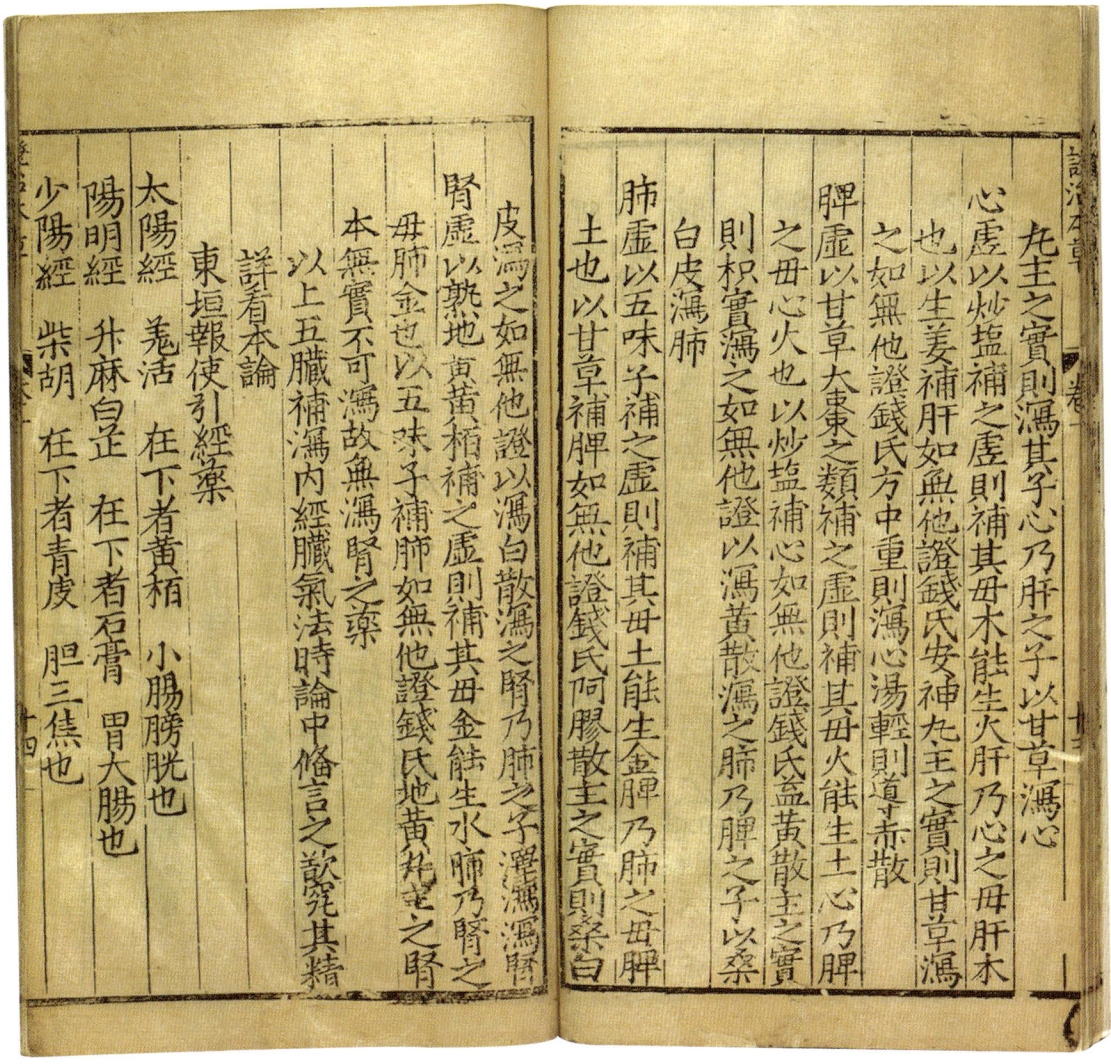

丸主之。实，则泻其子。心乃肝之子，以甘草泻心。

心虚，以炒盐补之。虚则补其母，木能生火，肝乃心之母。肝木也，以生姜补肝。如无他证，钱氏安神丸主之。实，则甘草泻之。如无他证，钱氏方中重则泻心汤，轻则导赤散。

脾虚，以甘草、大枣之类补之。虚则补其母，火能生土，心乃脾之母。心火也，以炒盐补心。如无他证，钱氏益黄散主之。实，则枳实泻之。如无他证，以泻黄散泻之。肺乃脾之子，以桑白皮泻肺。

肺虚，以五味子补之。虚则补其母，土能生金，脾乃肺之母。脾土也，以甘草补脾。如无他证，钱氏阿胶散主之。实，则桑白皮泻之。如无他证，以泻白散泻之。肾乃肺之子，泽泻泻肾。

肾虚，以熟地黄、黄柏补之。虚则补其母，金能生水，肺乃肾之母。肺金也，以五味子补肺。如无他证，钱氏地黄丸主之。肾本无实，不可泻，故无泻肾之药。

以上五脏补泻，《内经·脏气法时论》中备言之。欲究其精详，看本论。

东垣报使引经药

太阳经，羌活；在下者黄柏，小肠、膀胱也。

阳明经，升麻、白芷；在下者石膏，胃、大肠也。

少阳经，柴胡；在下者青皮，胆、三焦也。

太阴经，足脾，白芍药；手肺，桔梗也。

少阴经，足肾，知母；手心，黄连、独活也。

厥阴经，青皮；在上者柴胡，肝、心胞络也。同少阳。

以上十二经之的药也。出《发挥》。

括曰：小肠膀胱属太阳，藁本羌活是本乡。三焦胆与肝胞络，少阳厥阴柴胡强，集要多川芎。阳明大肠兼足胃，葛根白芷升麻当。太阴肺脉中焦起，白芷升麻葱白乡。脾经少与肺经异，升麻芍药白者详。少阴心经独活主，肾经独活加桂良。通经用此药为使，更有何病到膏肓。

此括出《汤液》。

论君臣佐使法

○《至真大要论》曰：方制君臣何谓也？岐伯曰：主病之谓君，佐君之谓臣，应臣之谓使，非上、中、下三品之谓也。注云：用药为君者最多，为臣者次之，佐使者又次之。药之于证，所主同者则各等分也。

又云：凡药之所用者，皆以气味为主。补泻在味，随时换气。主病者为君，假令治风者，防风为君；治上焦热，黄芩为君；治中焦热，黄连为君；治湿，防己为君；治寒，附子之类为君。兼见何证，以佐使药分治之。此制方

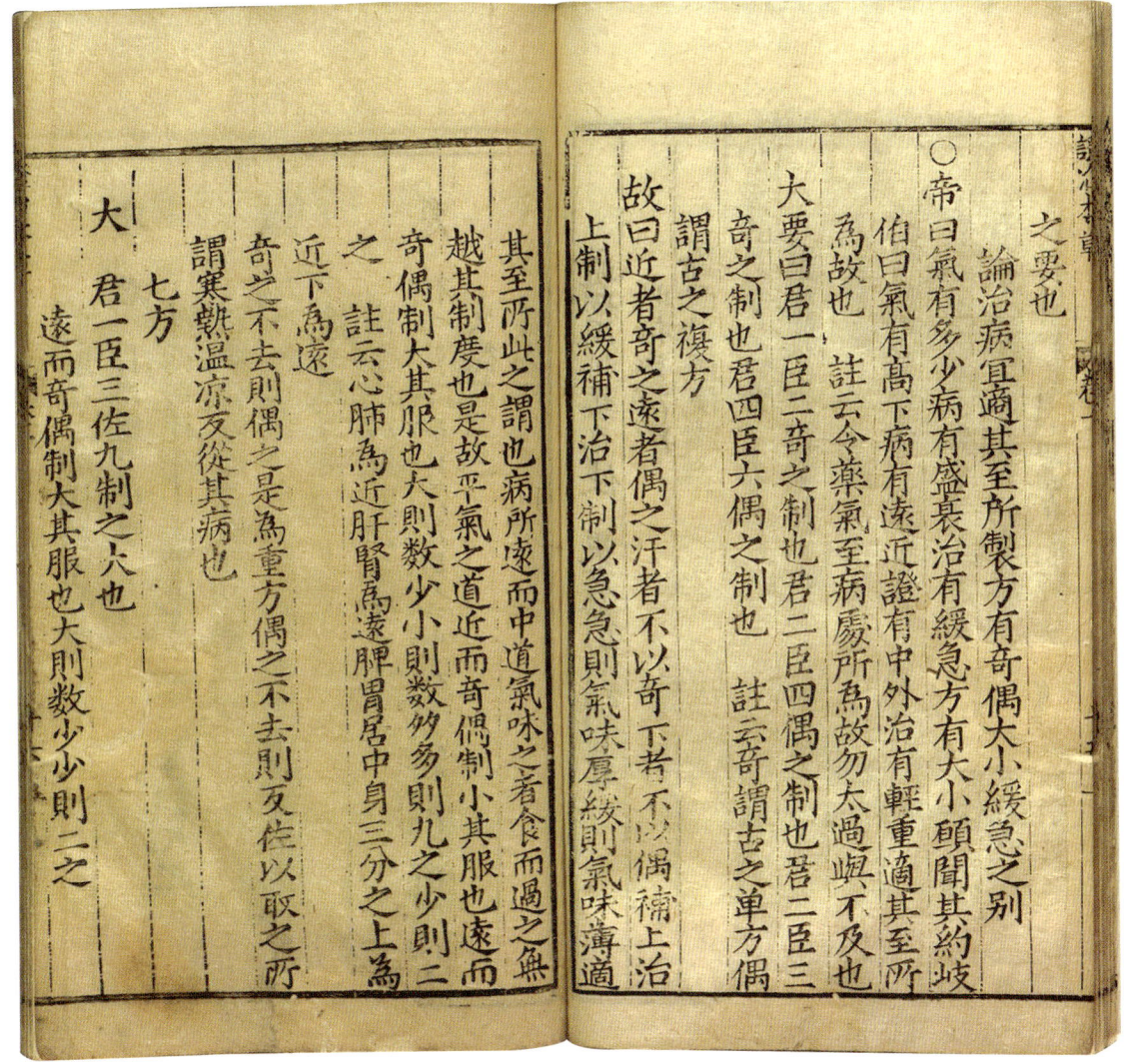

之要也。

论治病宜适其至所制方有奇偶大小缓急之别

○帝曰：气有多少，病有盛衰，治有缓急，方有大小，愿闻其约。岐伯曰：气有高下，病有远近，证有中外，治有轻重，适其至所为故也。注云：令药气至病处所为故，勿太过与不及也。《大要》曰：君一臣二，奇之制也；君二臣四，偶之制也；君二臣三，奇之制也；君四臣六，偶之制也。注云：奇谓古之单方，偶谓古之复方。

故曰：近者奇之，远者偶之，汗者不以奇，下者不以偶。补上治上制以缓，补下治下制以急。急则气味厚，缓则气味薄，适其至所此之谓也。病所远而中道气味之者，食而过之，无越其制度也。是故平气之道，近而奇偶制小其服也，远而奇偶制大其服。大则数少，小则数多，多则九之，少则二之。注云：心肺为近，肝肾为远，脾胃居中，身三分之，上为近，下为远。

奇之不去则偶之，是为重方。偶之不去，则反佐以取之。所谓寒热温凉，反从其病也。

七方

大　君一臣三佐九，制之大也。

远而奇偶，制大其服也，大则数少，少则二之。

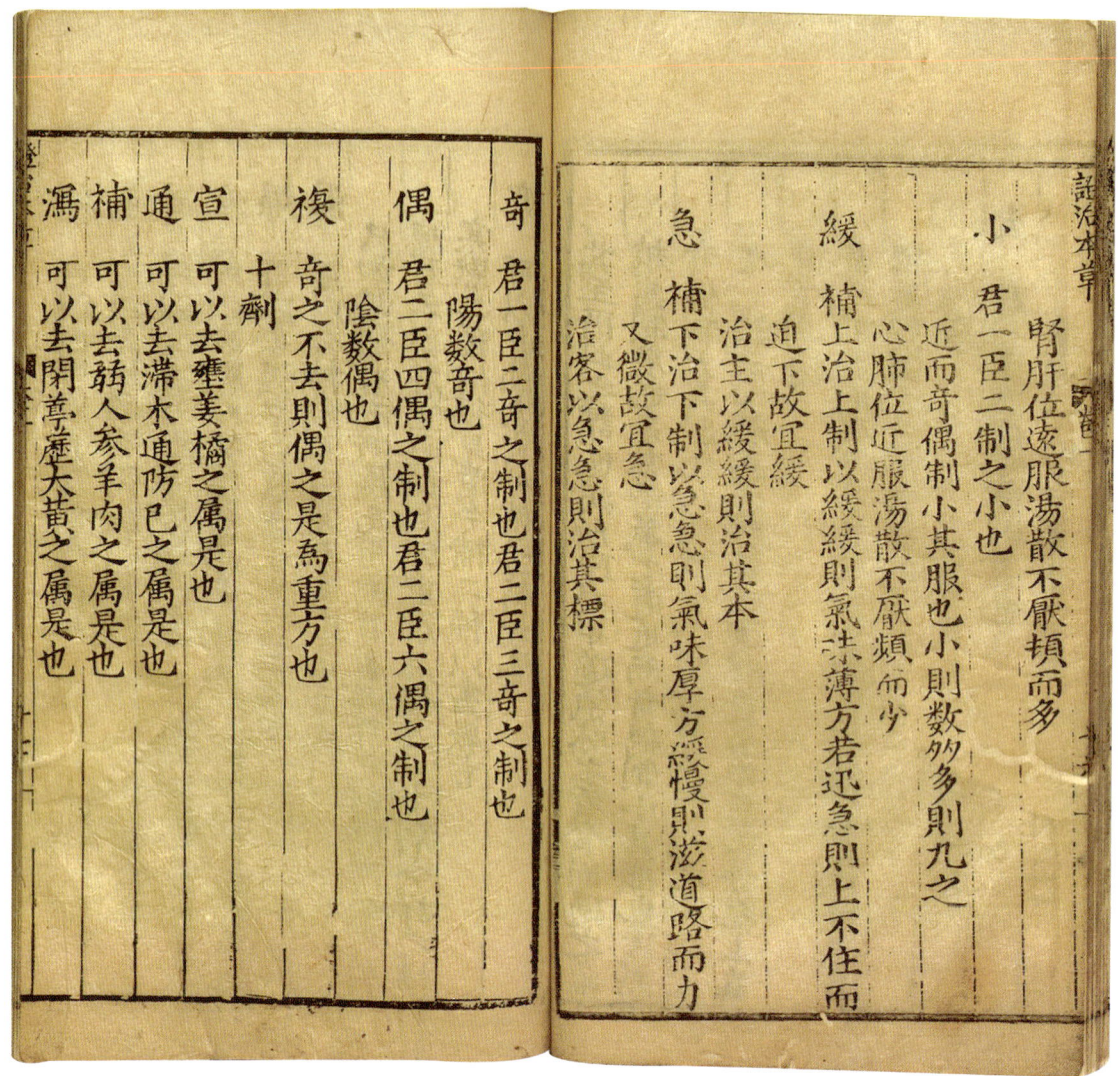

肾肝位远，服汤散，不厌顿而多。

小　君一臣二，制之小也。

近而奇偶制小其服也，小则数多，多则九之。

心肺位近，服汤散，不厌频而少。

缓　补上治上制以缓，缓则气味薄。方若迅急，则上不住而迫下，故宜缓。

治主以缓，缓则治其本。

急　补下治下制以急，急则气味厚。方缓慢，则滋道路而力又微，故宜急。

治客以急，急则治其标。

奇　君一臣二，奇之制也。君二臣三，奇之制也。阳数，奇也。

偶　君二臣四，偶之制也。君二臣六，偶之制也。阴数，偶也。

复　奇之不去则偶之，是为重方也。

十剂

宣　可以去壅，姜、橘之属是也。

通　可以去滞，木通、防己之属是也。

补　可以去弱，人参、羊肉之属是也。

泻　可以去闭，葶苈、大黄之属是也。

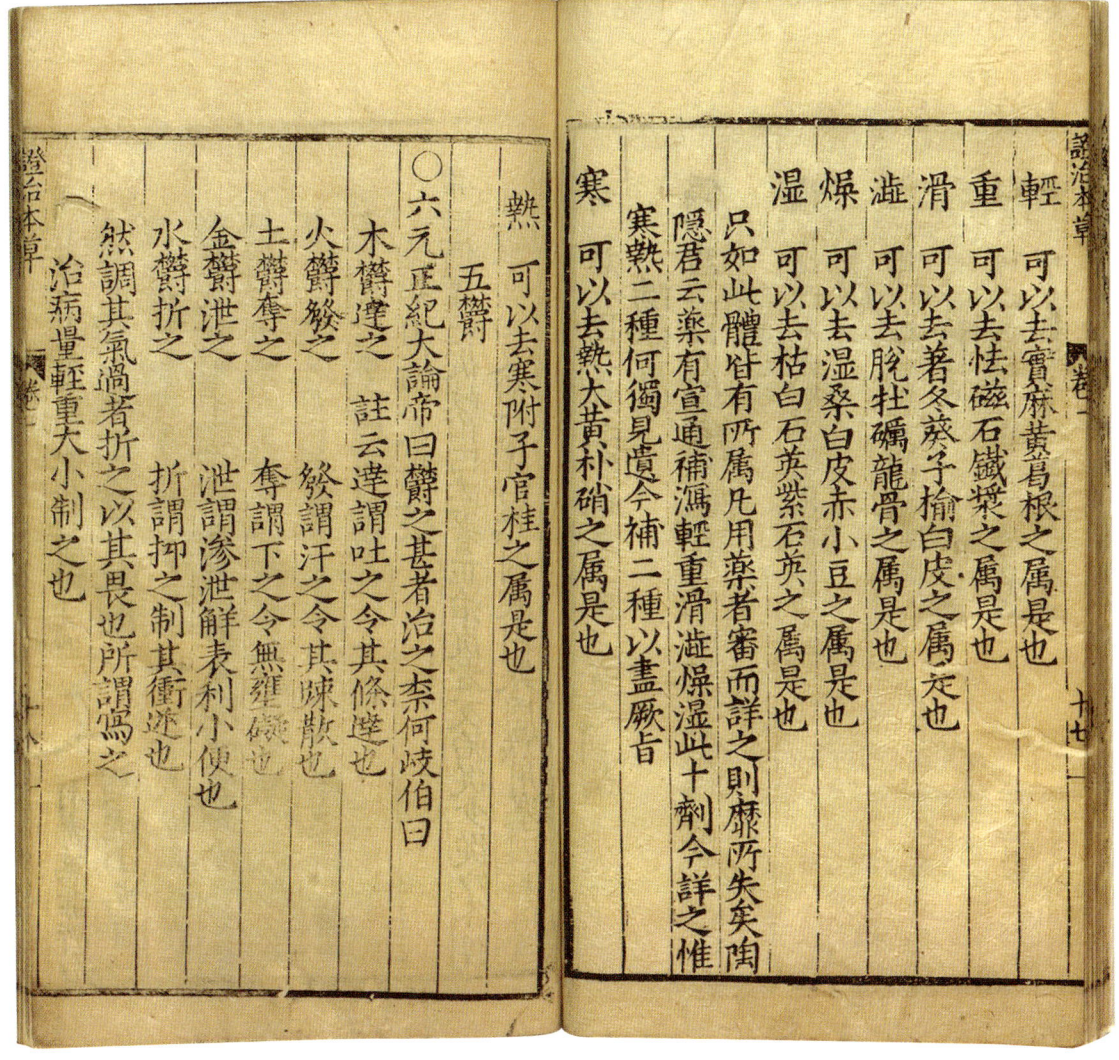

轻　可以去实，麻黄、葛根之属是也。○重　可以去怯，磁石、铁浆之属是也。

滑　可以去着，冬葵子、榆白皮之属是也。○涩　可以去脱，牡砺、龙骨之属是也。

燥　可以去湿，桑白皮、赤小豆之属是也。○湿　可以去枯，白石英、紫石英之属是也。

只如此体，皆有所属。凡用药者，审而详之，则靡所失矣。陶隐君云：药有宣、通、补、泻、轻、重、滑、涩、燥、湿，此十剂。今详之，惟寒热二种，何独见遗，今补二种以尽厥旨。

寒　可以去热，大黄、朴硝之属是也。

热　可以去寒，附子、官桂之属是也。

五郁

《六元正纪大论》：帝曰：郁之甚者，治之奈何？岐伯曰：

木郁达之。注云：达谓吐之，令其条达也。○火郁发之。发谓汗之，令其疏散也。○土郁夺之。夺谓下之，令无壅碍也。○金郁泄之。泄谓渗泄，解表利小便也。○水郁折之。折谓抑之，制其冲逆也。

然调其气，过者折之，以其畏也，所谓写[1]之。

治病量轻重大小制之也

---

[1]写：通“泻”。

○帝曰：有毒无毒，何先何后，愿闻其道。岐伯曰：有毒无毒，所治为主，适大小为制也。请言其制。君一臣二，制之小也；君一臣三佐五，制之中也；君一臣三佐九，制之大也。寒者热之，热者寒之，微者逆之，甚者从之，坚者削之，客者除之，劳者温之，结者散之，留者行之，燥者濡之，急者缓之，散者收之，损者益之，逸者行之，惊者平之，上之下之，摩之浴之，薄之劫之，开之发之，适事为故。

治病有逆从反正之法

○帝曰：何谓逆从？岐伯曰：逆者正治，从者反治。从少从多，各观其事。帝曰：反治何谓？曰：热因寒用，寒因热用，塞因塞用，通因通用。必伏其所主，而先其所因。其始则同，其终则异。可使破积，可使溃坚，可使气和，可使必已。

治病有中外先后之法

○帝曰：病之中外，何如？岐伯曰：从内之外者调其内，从外之内者治其外。注云：各绝其源。

从内之外而盛于外者，先调其内而后治其外。从外之内而盛于内者，先治其外而后调其内。注云：先除其根属，后削其枝条。

中外不相及则治主病。注云：中外不相及，自各一病也。

论治寒热病求其所属

○帝曰論言治寒以熱治熱以寒而方士不能廢繩墨而更其道也有病熱者寒之而熱有病寒者熱之而寒二者皆在新病復起奈何曰諸寒之而熱者取之陰熱之而寒者取之陰所謂求其屬也

帝曰服寒而反熱服熱而反寒其故何也岐伯曰治其王氣是以反也

曰不治王而然者何也曰不治王氣屬也夫五味入胃各歸所喜攻酸先入肝苦先入心甘先入脾辛先入肺鹹先入腎久而增氣物化之常也氣增而久天之由也

帝曰論言熱無犯熱寒無犯寒予欲不遠熱不遠寒奈何岐伯曰發表不遠熱攻裏不遠寒

曰不發不攻而犯寒犯熱何如曰寒熱內賊其病益甚

曰願聞無病者何如曰無者生之有者甚之

曰生者如何曰不遠熱則熱至不遠寒則寒至寒至則堅否腹滿痛急下利之病生矣熱至則身熱吐下霍亂癰疽瘡瘍瞀鬱注下䐜脹嘔鼽衄頭痛骨節變肉痛溢血泄淋閉之病生矣曰治奈之何曰時必順之犯者治以勝

論藥有毒無毒去病分數

○帝曰有毒無毒服有約乎岐伯曰病有久新方有大小有毒無毒固宜常制矣大毒治病十去其六常毒治病十去其

○帝曰：论言治寒以热，治热以寒，而方士不能废绳墨而更其道也。有病热者寒之而热，有病寒者热之而寒，二者皆在，新病复起，奈何？曰：诸寒之而热者，取之阴；热之而寒者，取之阳，所谓求其属也。

帝曰：服寒而反热，服热而反寒，其故何也？岐伯曰：治其王气，是以反也。

曰：不治王而然者，何也？曰：不治王气属也。夫五味入胃，各归所喜攻，酸先入肝，苦先入心，甘先入脾，辛先入肺，咸先入肾，久而增气，物化之常也，气增而久，天之由也。

帝曰：论言热无犯热，寒无犯寒。予欲不远热，不远寒，奈何？岐伯曰：发表不远热，攻里不远寒。

曰：不发不攻，而犯寒犯热何如？曰：寒热内贼，其病益甚。

曰：愿闻无病者，何如？曰：无者生之，有者甚之。

曰：生者，如何？曰：不远热则热至，不远寒则寒至。寒至则坚否，腹满，痛急，下利之病生矣。热至则身热，吐下，霍乱，痈疽，疮疡，瞀郁注下，瞤瘛肿胀，呕，鼽衄头痛，骨节变，肉痛溢血泄，淋闭之病生矣。曰：治奈之何？曰：时必顺之，犯者治以胜。

论药有毒无毒去病分数

○帝曰：有毒无毒，服有约乎？岐伯曰：病有久新，方有大小，有毒无毒，固宜常制矣。大毒治病，十去其六；常毒治病，十去其七；小毒治病，十去其八；无毒治病，十去其九。谷肉果菜，食养尽之，无使过之，伤其正也。不尽，行复如法。

又曰：必先岁气，无伐天和。无伐化，无违时，必养必和，待其来复。

又曰：大积大聚，其可犯也，衰其大半而止，过者死。若用毒药疗病，先起如黍米，病去即止，不去倍之，不去十之，取去为度。

经曰：形不足者，温之以气；精不足者，补之以味。其高者，因而越之；其下者，引而竭之；中满者，泻之于内；其有邪者，渍形以为汗；其在皮者，汗而发之；其慓悍者，按而收之；其实者，散而泻之。审其阴阳，以别柔刚。阳病治阴，阴病治阳，定其血气，各守其乡，血实宜决之，气虚宜制引之。

帝曰：夫子数言热中消中，不可服膏粱、芳草、石药，石药发瘨①，芳草发狂。夫热中消中者，皆富贵人也。今禁膏粱，是不合其心，禁芳草、石药，是病不愈，愿闻其说。岐伯曰：夫芳草之气美，石药之气悍，二者其气急疾坚劲，故非缓心和人，不可以服此二者。帝曰：不可以服此二者，何以然？曰：夫热气慓悍，药气亦然，二者相遇，恐内伤脾。脾者，土也，而恶木。服此药者，至甲乙日更论。

药味宜专精

尝夏月治一人，年五十余，中气本弱，病伤寒八九日，医者见其②热

①瘨：同"癫"。
②见其：原脱，据《汤液本草》卷二补。

甚以涼藥下之又食梨三四枚痛傷脾胃四肢冷時發昏
憒予診其脉動而中止有時自還乃結脉也心亦悸動吃
噫不絕色變青黃精神減少目不欲開倦臥惡人語笑以
灸甘草湯治之成無己云補可去弱人參大棗之甘以補
不足之氣桂枝生姜之辛以益正氣五臟痿弱榮衛涸流
濕劑所以潤之麻仁阿膠麥門冬地黃之甘潤經益血復
脉通心是也加以人參桂枝急扶正氣生地黃減半恐傷
陽氣剉一兩劑服之不效予再候之脉證相對莫非藥有
陳腐者致不效乎再市藥之氣味厚者煎服其證減半再
服而安凡藥之昆蟲草木產之有地根葉花實采之有時

失其地則性味少異矣失其時則氣味不全矣又況新陳
之不同精粗之不等倘不擇而用之其不效者醫之過也
內經曰司歲備物氣味之精專也修合之際宜加謹焉

論用藥必本四時

凡用藥若不本四時以順為逆四時者是春升夏浮秋降
沉乃天地之升降浮沉化者脾土中造化也是為四時
之宜但言補之以辛甘溫熱之劑及味之薄者諸風藥是
也此助春夏之浮升者也此便是瀉秋收冬藏之藥也在
人之身乃肝心也但言之以酸苦寒涼之劑并淡味滲泄
之藥此助秋冬之降沉者也在人之身乃肺腎也用藥者

甚，以凉药下之，又食梨三四枚，痛伤脾胃，四肢冷，时发昏愦[1]。予诊其脉，动而中止，有时自还，乃结脉也。心亦悸动，吃噫不绝，色变青黄，精神减少，目不欲开，倦卧，恶人语笑，以灸甘草汤治之。成无己云：补可去弱。人参、大枣之甘，以补不足之气；桂枝、生姜之辛，以益正气。五脏痿弱，荣卫涸流，湿剂所以润之。麻仁、阿胶、麦门冬、地黄之甘，润经益血，复脉通心是也。加以人参、桂枝，急扶正气，生地黄减半，恐伤阳气。剉一两剂，服之不效。予再候之，脉证相对，莫非药有陈腐者，致不效乎？再市药之气味厚者，煎服，其证减半，再服而安。凡药之昆虫草木，产之有地；根叶花实，采之有时。失其地，则性味少异矣；失其时，则气味不全矣。又况新陈之不同，精粗之不等，倘不择而用之，其不效者，医之过也。《内经》曰：司岁备物，气味之精专也。修合之际，宜加谨焉。

论用药必本四时

凡用药，若不本四时，以顺为逆。四时者，是春升、夏浮、秋降、冬沉，乃天地之升降浮沉。化[2]者，脾土中造化也，是为四时之宜。但言补之以辛甘温热之剂，及味之薄者，诸风药是也。此助春夏之浮升者也，此便是泻秋收冬藏之药也。在人之身，乃肝心也。但言之以酸苦寒凉之剂，并淡味渗泄之药，此助秋冬之降沉者也。在人之身，乃肺肾也。用药者，

①愦：原作"愦"，据上下文意改。
②化：此下原衍"化"字，据理删。

因此法度则生，逆之则死。纵令不死，危困必矣。

制方之法

　　夫药有寒、热、温、凉之性，酸、苦、辛、咸、甘、淡之味，各有所能，不可不通也。药之气味不比同时之物，味皆咸，其气皆寒之类是也。凡同气之物，必有诸味，同味之物，必有诸气，互相气味，各有厚薄，性用不等，制其方者，必且明其为用。经曰：味为阴，味厚为纯阴，味薄为阴中之阳；气为阳，气厚为纯阳，气薄为阳中之阴。然味厚则泄，薄则通；气薄则发泄，厚则发热。又曰：辛甘发散为阳，酸苦涌泄为阴，咸味涌泄为阴，淡味渗泄为阳。凡此之味，各有所能。然辛能散结润燥，苦能燥湿坚软，咸能软坚，酸能收缓收散，甘能缓急，淡能利窍。故经曰：肝苦急，急食甘以缓之。心苦缓，急食酸以收之。脾苦湿，急食苦以燥之。肺苦气上逆，急食苦以泄之，肾苦燥，急食辛以润之，开腠理，致津液通其气也。肝欲散，急食辛以散之。心欲软，急食咸以软之。脾欲缓，急食甘以缓之。肺欲收，急食酸以收之。肾欲坚，急食苦以坚之。凡此者，是明其气味之用也。若用其味，必明其气之可否用；其气，必明其味之所宜。识其病之标本脏腑，寒热虚实，微甚缓急，而用其药之气味，随其证而制其方也。是故方有君臣佐使，轻重缓急，君臣大小反正逆从之制也。主治病者为君，

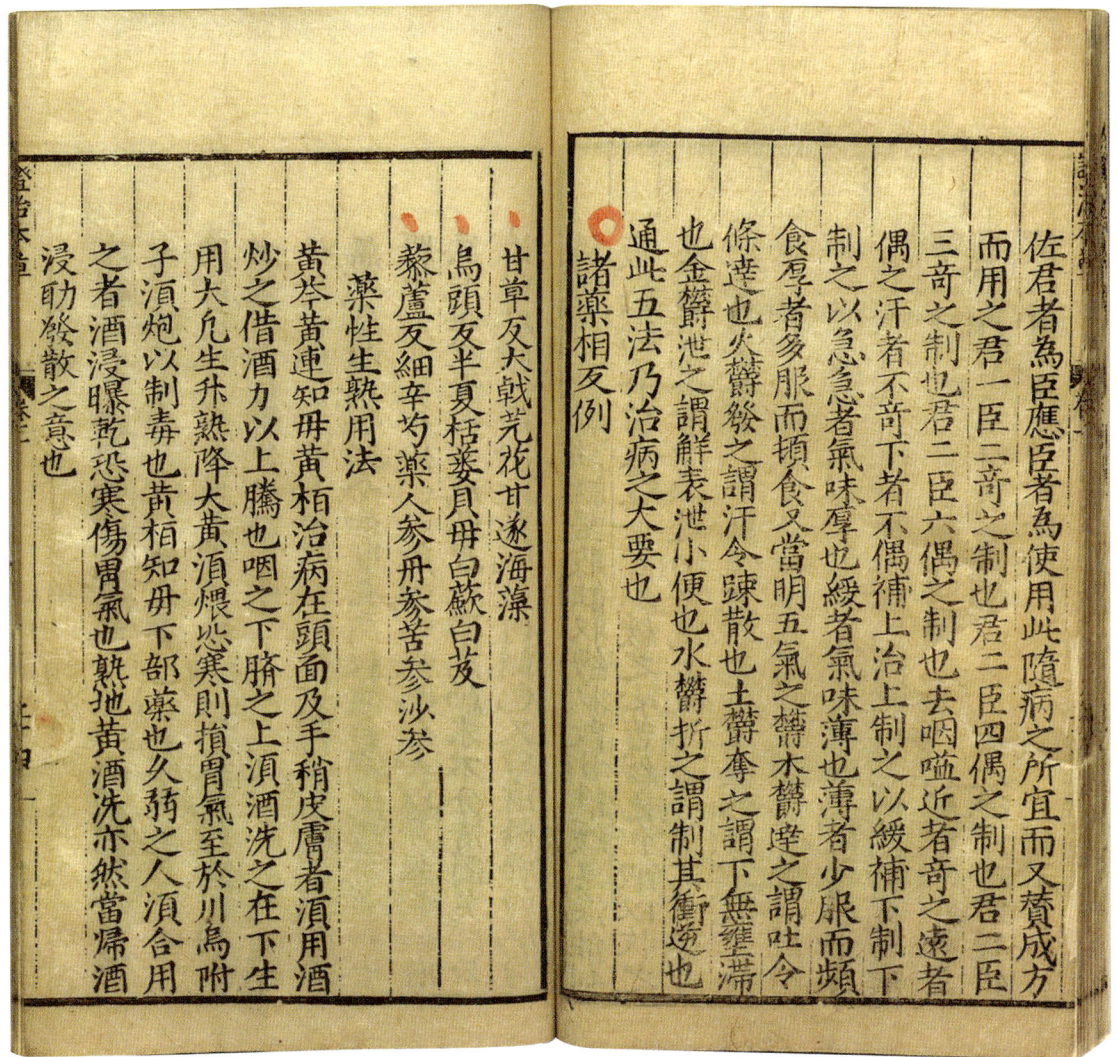

佐君者为臣，应臣者为使，用此随病之所宜，而又赞成方而用之。君一臣二，奇之制也；君二臣四，偶之制也；君二臣三，奇之制也；君二臣六，偶之制也。去咽嗌，近者奇之，远者偶之。汗者不奇，下者不偶。补上治上，制之以缓；补下制下，制之以急。急者，气味厚也；缓者，气味薄也。薄者少服而频食，厚者多服而顿食。又当明五气之郁，木郁达之，谓吐令条达也；火郁发之，谓汗令疏散也；土郁夺之，谓下无壅滞也；金郁泄之，谓解表泄小便也；水郁折之，谓制其冲逆也。通此五法，乃治病之大要也。

诸药相反例

甘草反大戟、芫花、甘遂、海藻。

乌头反半夏、栝蒌、贝母、白蔹、白及。

藜芦反细辛、芍药、人参、丹参、苦参、沙参。

药性生熟用法

黄芩、黄连、知母、黄柏，治病在头面及手稍皮肤者，须用酒炒之，借酒力以上腾也。咽之下、脐之上，须酒洗之。在下生用。大凡生升，熟降。大黄须煨，恐寒则损胃气。至于川乌、附子，须炮以制毒也。黄柏、知母，下部药也，久弱之人，须合用之者，酒浸，曝干，恐寒伤胃气也。熟地黄，酒洗亦然。当归酒浸，助发散之意也。

制药类

药性有宜丸者、宜散者、宜水煮者、宜酒渍者、宜膏煎者，亦有一物兼宜者，亦有不可入汤酒者，并随药性。

汤者，荡也，去大病用之。散者，散也，去急病用之。圆者，缓也，不能速去之，舒缓而治之也。

仲景言：剉如麻豆大，与㕮咀同意。夫㕮，咀，古之制也。古者无铁刃，以口咬细，令如麻豆，为粗药煎之。使药水清饮于腹中，则易升易散也，此所谓㕮咀也。今人以刀器剉如麻豆大，此㕮咀之易成也。若一概为细末，不分清浊矣。经云：清阳发腠理，浊阴走五脏，果何谓也。又曰：清阳实四肢，浊阴归六腑。㕮咀之药，取汁，易行经络也。若治至高之病，加酒煎去湿以生姜，补元气以大枣，发散风寒以葱白，去膈上痰以蜜，开痰结以生姜汁。

细末者，不循经络，止去胃中及脏腑之积。气味厚者，白汤调；气味薄者，煎之和粗[1]服。

丸药去下部之疾者，极大而光且圆；治中焦者，次之；治上焦者，极小。稠面糊，取其迟化直至下焦。或酒取其散，或醋取其收。犯半夏、南星，欲去湿者，以生姜汁。稀糊为丸，取其易化也；水浸宿炊饼，又易化；滴水丸，尤易化。炼蜜丸者，取其迟化而气循经络也。蜡丸者，取其难化，旋旋取效也。

○凡丸药，有云如细麻者，即胡麻也。如黍粟亦然，以十六黍为

①粗（zhā渣）：同"渣"。

一大豆。如大麻子者，准三细麻也。如胡豆者，即今青班豆也，以二大麻子准之。如小豆者，今赤小豆如大豆者，以二小豆准之。如梧桐子大者，以二大豆准之。

○凡丸散药，亦先细切，暴燥，乃捣之。有各捣者，有合捣者。其润湿药，如天门冬、地黄辈，皆先切，暴，独捣令遍碎，更出细擘，暴干。若逢阴雨，微火烘之，既燥，少停，冷乃捣之。又湿药，燥皆大[1]耗，当先增分两，须得屑乃秤之。

○凡筛丸药，用重密绢令细。若筛散草药，用轻疏绢。凡筛丸散药毕，更合于白中，以杵捣之数百过，色理和同为佳。

用药类

○凡汤酒膏中用诸石，皆细捣之，以新绵别裹纳中。

○凡煮汤，欲微火令小沸。其水数，依方多少。大略二十两药，用水一斗，煮取四升，以此为準。然利汤欲生，少水而多取汁；补汤欲熟，多水而少取汁。服汤宜小沸，热易下，冷则呕涌。

○凡膏药中有雄黄、朱砂辈，皆别捣，细研如面，须绞膏毕乃投中，以物疾搅，至于凝，勿使沉聚在下不调也。有水银者，于凝膏中搅令消散。胡粉亦然。

○凡汤中用麻黄，皆先别煮两三沸，掠去其沫，更益水如本数，乃纳余药。用细核物，打破之。细花子物，完用之。诸虫，

---

[1] 大：原作"火"，据《千金要方·卷一》改。

先微灸之。惟螵蛸当中破灸之。芒硝、饴糖、阿胶皆绞汤毕，内汁中，更上火二三沸，烊尽乃服之。

○凡用蜜，皆先火煎，掠去其沫，令色微黄，则九经久不烂，掠之多少，随蜜精粗。

○凡汤中用麝香、犀角、鹿角、羚羊角、牛黄、蒲黄、丹砂，须熟如粉，临服纳汤中，搅匀服之。

○凡诸汤用酒，皆临熟下之。

煎药类

病人服药必择人煎药，能识煎熬制度，须令亲信恭诚至意者煎药。铫器除油垢腥秽，必用新净甜水为上，量水大小，斟酌以慢火煎熬分数。用纱滤去粗，取清汁服之，无不效也。

服药类

在上不厌频而少，在下不厌顿而多。少服则滋荣于上，多服则峻补于下。

病在胸膈以上者，先食后服药；病在心腹以下者，先服药而后食。病在四肢血脉者，宜空服而在旦；病在骨髓者，宜饱食而在夜。

治病例

凡欲治病，先察其源，先候其机。五脏未虚，六腑未竭，血脉

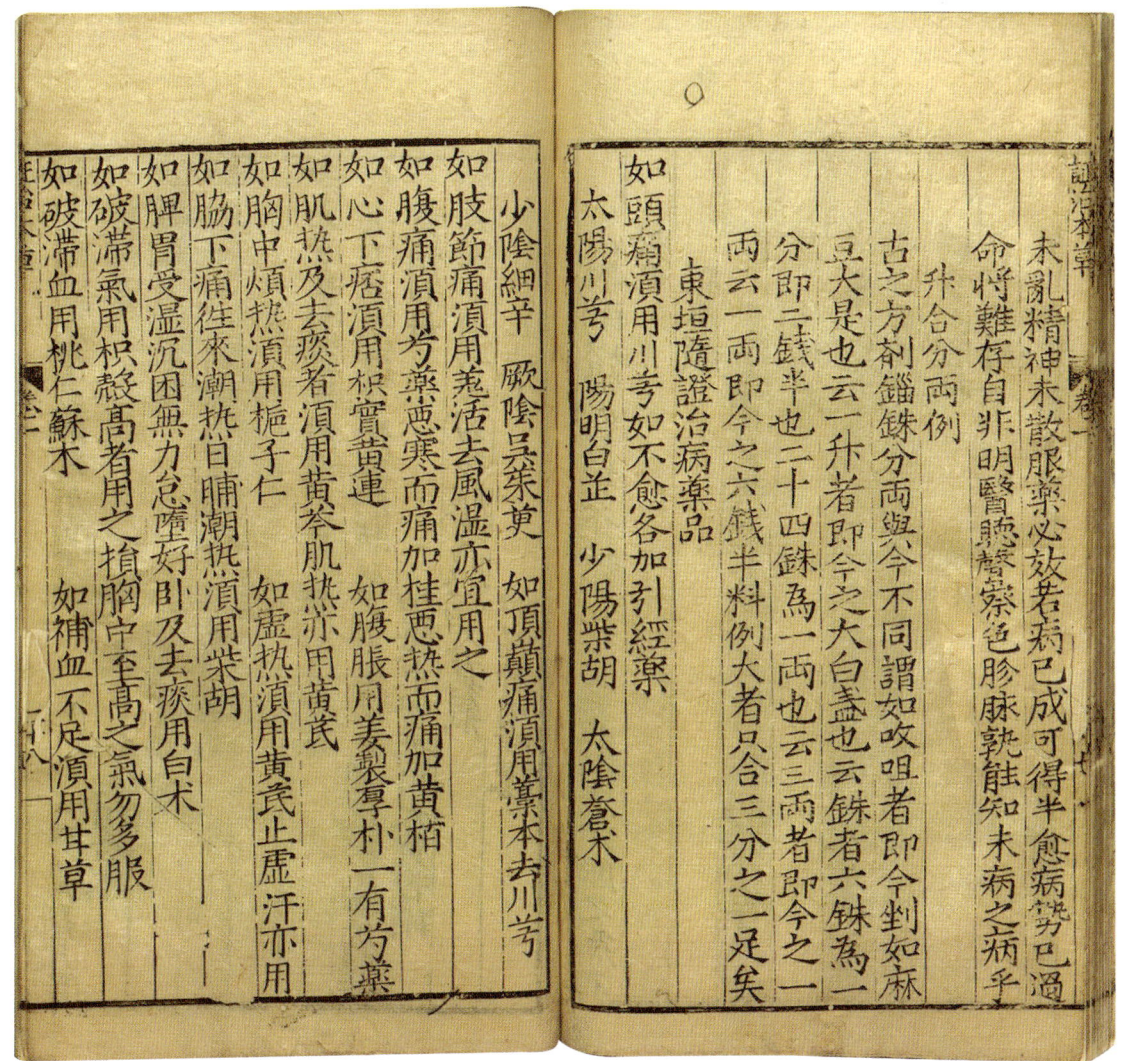

未乱，精神未散，服药必效。若病已成，可得半愈；病势已过，命将难存。自非明医，听声察色诊脉，孰能知未病之病乎！

升合分两例

　　古之方剂，锱铢分两与今不同。谓如咬咀者，即今㕮如麻豆大是也。云一升者，即今之大白盏也。云铢者，六铢为一分，即二钱半也。二十四铢，为一两也。云三两者，即今之一两。云一两，即今之六钱半。料例大者，只合三分之一足矣。

东垣随证治病药品

　　如头痛，须用川芎；如不愈，各加引经药。〇太阳川芎，阳明白芷，少阳柴胡，太阴苍术，少阴细辛，厥阴吴茱萸。如顶巅痛，须用薹本，去川芎。

　　如肢节痛，须用羌活，去风湿亦宜用之。

　　如腹痛，须用芍药。恶寒而痛，加桂；恶热而痛，加黄柏。

　　如心下痞，须用枳实、黄连。如腹胀，用姜制厚朴，一有芍药。

　　如肌热及去痰者，须用黄芩，肌热亦用黄芪。

　　如胸中烦热，须用栀子仁。如虚热，须用黄芪，止虚汗亦用。

　　如胁下痛，往来潮热，日晡潮热，须用柴胡。

　　如脾胃受湿，沉困无力，怠堕好卧及去痰，用白术。

　　如破滞气，用枳壳，高者用之。损胸中至高之气，勿多服。

　　如破滞血，用桃仁、苏木。如补血不足，须用甘草。

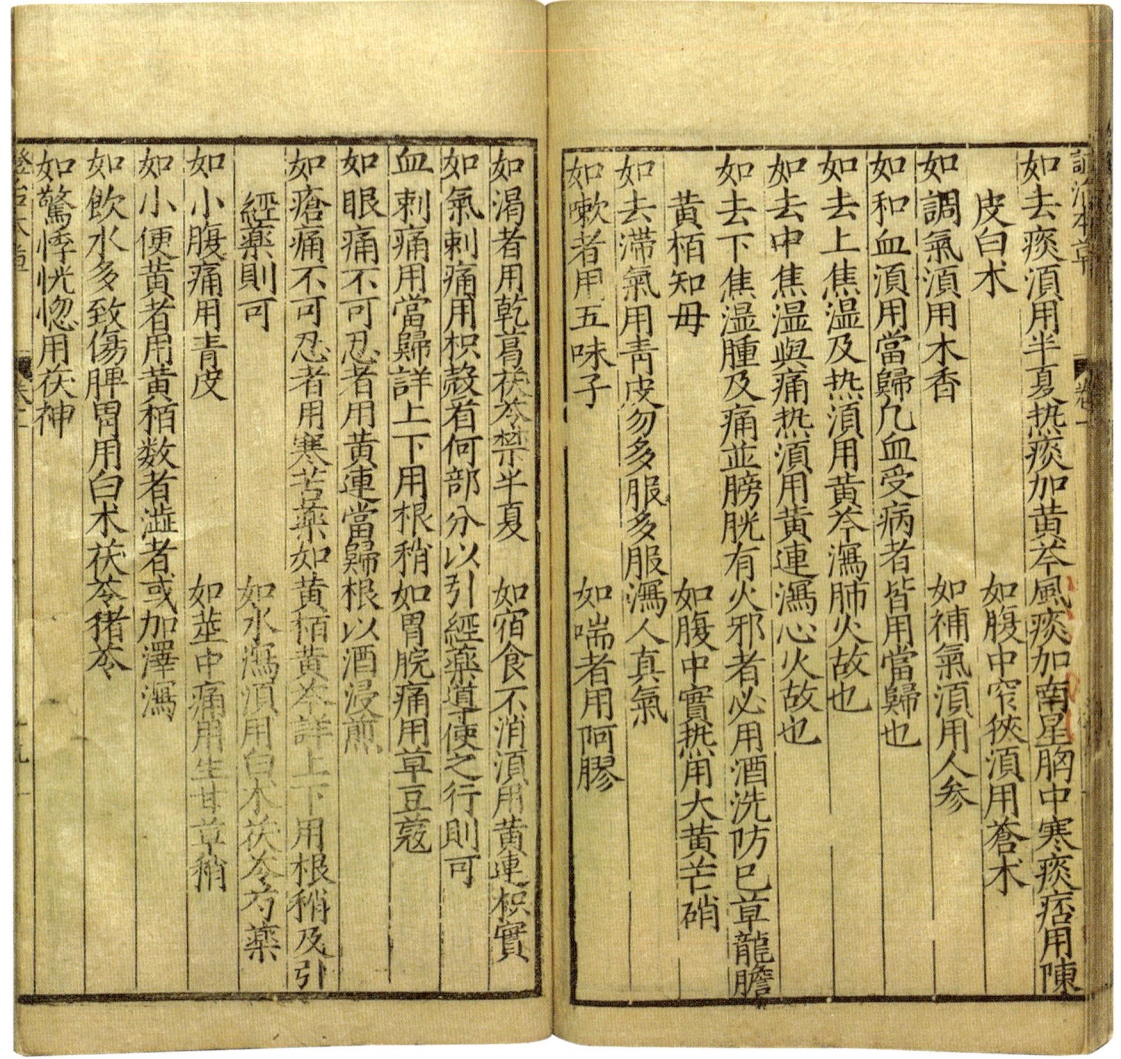

如去痰，须用半夏。热痰，加黄芩；风痰，加南星；胸中寒痰痞，用陈皮、白术。如腹中窄狭，须用苍术。

如调气，须用木香。如补气，须用人参。

如和血，须用当归。凡血受病者，皆用当归也。

如去上焦湿及热，须用黄芩，泻肺火故也。

如去中焦湿与痛热须用黄连泻心火故也。

如去下焦湿肿及痛，并膀胱有火邪者，必用酒洗防己、草龙胆、黄柏、知母。如腹中实热，用大黄、芒硝。

如去滞气，用青皮，勿多服，多服泻人真气。○如嗽者，用五味子。如喘者，用阿胶。

如渴者，用干葛、茯苓，禁半夏。如宿食不消，须用黄连、枳实。

如气刺痛，用枳壳，看何部分，以引经药导使之行则可。

血刺痛，用当归，详上下，用根稍。如胃脘痛，用草豆蔻。

如眼痛不可忍者，用黄连、当归根，以酒浸煎。

如疮痛不可忍者，用寒苦药，如黄柏、黄芩，详上下，用根稍及引经药则可。如水泻，须用白术、茯苓、芍药。○如小腹痛，用青皮。如茎中痛，用生甘草稍。

如小便黄者，用黄柏；数者、酸涩者，或加泽泻。

如饮水多致伤脾胃，用白术、茯苓、猪苓。○如惊悸恍惚，用茯神。

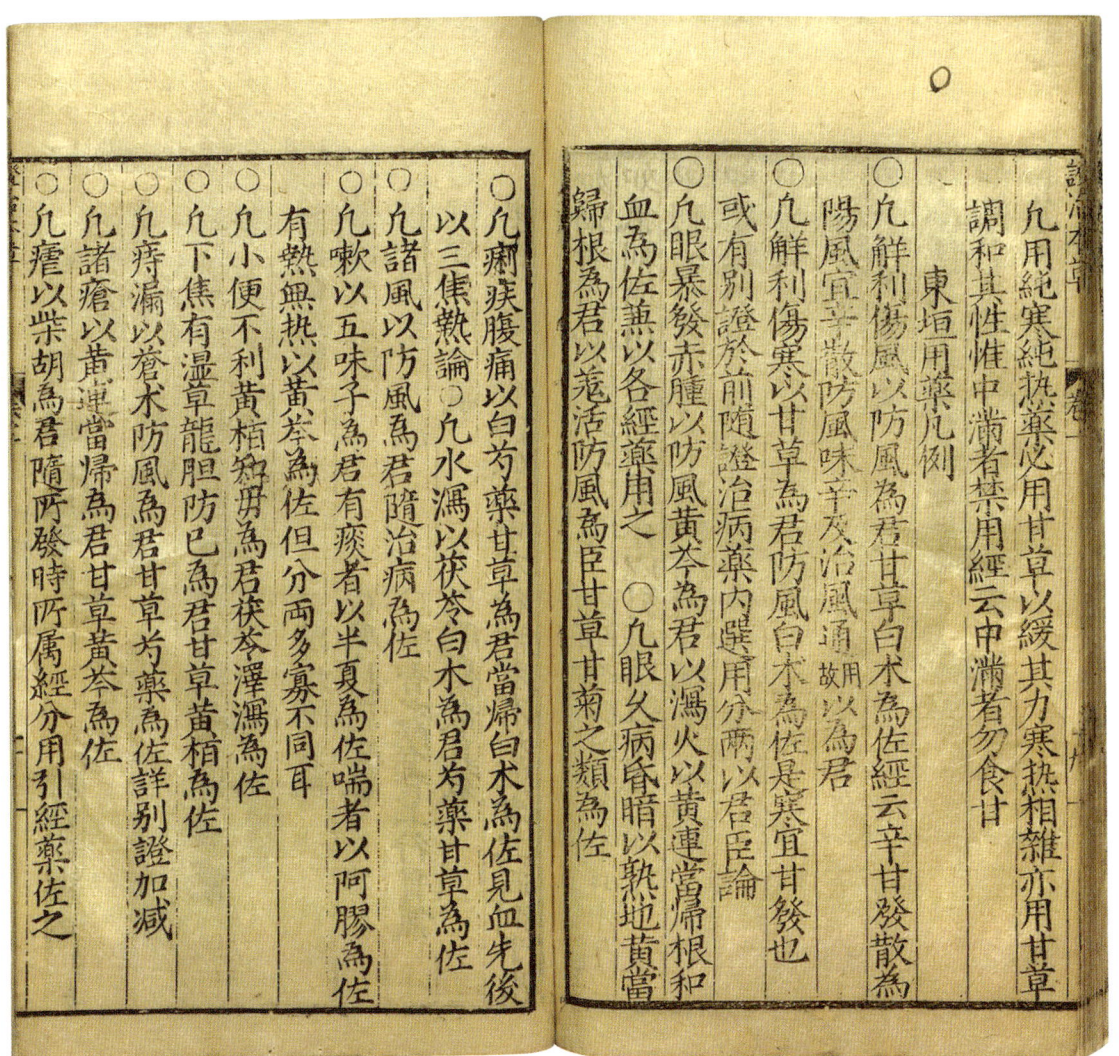

凡用纯寒、纯热药，必用甘草，以缓其力。寒热相杂，亦用甘草调和其性。惟中满者禁用。经云：中满者，勿食甘。

东垣用药凡例

○凡解利伤风，以防风为君，甘草、白术为佐。经云：辛甘发散为阳。风宜辛散，防风味辛，及治风通用，故以为君。

○凡解利伤寒，以甘草为君，防风、白术为佐，是寒宜甘发也。或有别证，于前随证治病药内选用，分两以君臣论。

○凡眼暴发赤肿，以防风、黄芩为君以泻火，以黄连、当归根和血为佐，兼以各经药用之。○凡眼久病昏暗，以熟地黄、当归根为君，以羌活、防风为臣，甘草、甘菊之类为佐。

○凡痢疾腹痛，以白芍药、甘草为君，当归、白术为佐，见血先后以三焦热论。○凡水泻，以茯苓、白术为君，芍药、甘草为佐。

○凡诸风，以防风为君，随治病为佐。

○凡嗽，以五味子为君。有痰者，以半夏为佐；喘者，以阿胶为佐；有热无热，以黄芩为佐。但分两多寡，不同耳。

○凡小便不利，黄柏、知母为君，茯苓、泽泻为佐。

○凡下焦有湿，草龙胆、防己为君，甘草、黄柏为佐。

○凡痔漏，以苍术、防风为君，甘草、芍药为佐，详别证加减。

○凡诸疮，以黄连、当归为君，甘草、黄芩为佐。

○凡疟，以柴胡为君，随所发时所属经，分用引经药佐之。

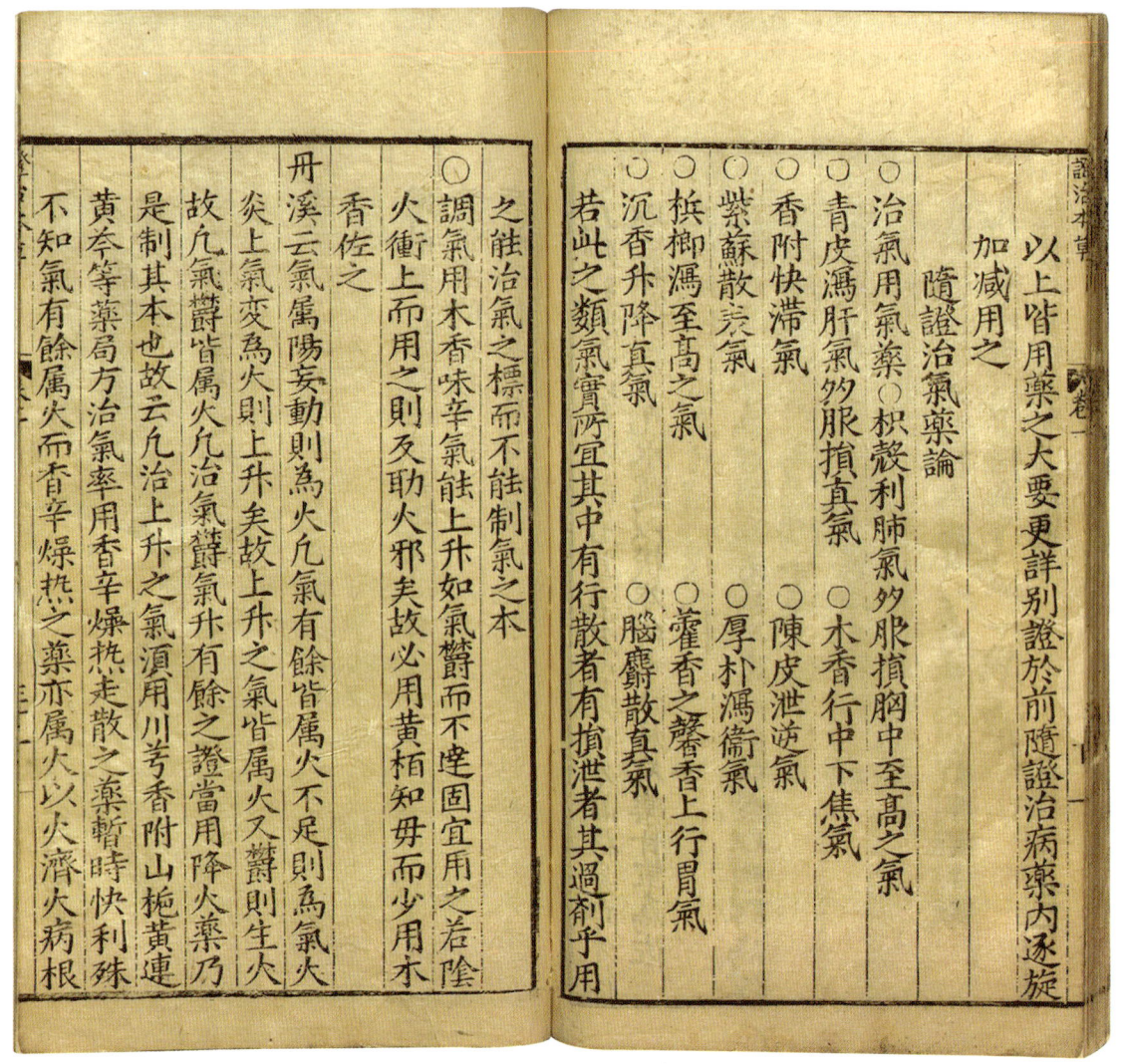

以上，皆用药之大要。更详别证，于前随证治病药内，逐旋加减用之。

随证治气药论

○治气，用气药。○枳壳利肺气，多服损胸中至高之气。○青皮泻肝气，多服损真气。○木香，行中下焦气。○香附，快滞气。陈皮，泄逆气。○紫苏，散表气。厚朴，泻卫气。○槟榔，泻至高之气。○藿香之馨香，上行胃气。○沉香，升降真气。○脑麝，散真气。

若此之类，气实所宜。其中有行散者，有损泄者，其过剂乎！用之能治气之标，而不能制气之本。

○调气用木香，味辛，气能上升。如气郁而不达，固宜用之。若阴火冲上而用之，则反助火邪矣。故必用黄柏、知母，而少用木香佐之。

丹溪云：气属阳，妄动则为火。凡气有余皆属火，不足则为气。火炎上，气变为火，则上升矣。故上升之气皆属火，又郁则生火。故凡气郁，皆属火。凡治气郁气升有余之证，当用降火药，乃是制其本也。故云凡治上升之气，须用川芎、香附、山栀、黄连、黄芩等药局方。治气率，用香辛燥热走散之药，暂时快利，殊不知气有余属火，而香辛燥热之药亦属火，以火济火，病根愈深，真气耗散，阴血干枯而去，死不远矣。详见《局方发挥》。

随证治血药论

治血，用血药，四物汤之类是也。请陈其气味专司之要。

○川芎，血中气药也。通肝经，性味辛散，能行血滞于气也。

○地黄，血中血药也。通肾经，性味甘寒，能生真阴之虚也。

○当归分三治，血中主药也。通肝经，性味辛温，能活血，各归其经也。

○芍药，阴分药也。通脾经，性味酸寒，能和血，治血虚腹痛也。若求阴药之属，必于此而取则焉。若治者随经损益，摘其一二之所宜，为主治可也。此特论血病而求血药之属耳。若气虚血弱，又当长沙血虚，以人参补之，阳旺则生阴血也。若四物者，独能主血分受伤，为气不虚也。补佐之属，若桃仁、红花、苏木、血竭、牡丹皮者，血滞所宜。蒲黄、阿胶、地榆、百草霜、棕榈灰者，血崩所宜。乳香、没药、五灵脂、凌霄花者，血痛所宜。苁蓉、锁阳、牛膝、枸杞子、益母草、夏枯草、败龟板者，血虚所宜。奶酪，血液之物，血燥所宜。此特取其证治大略耳，余宜触类而长之也。

随证治火药论

君火者，心火也。可以湿伏，可以水灭，可以直折，惟黄连之属，可以制之。相火者，龙火也，不可以水湿折之。当从其性而伏之，惟黄柏之属可以降之。噫！泻人之法，岂止如此？虚实多端，

不可不察以藏氣司之如黃連瀉心火黃芩瀉肺火芍藥瀉
脾火石膏瀉胃火柴胡瀉肝火知母瀉腎火此皆苦寒之味
能瀉有餘之火若飲食勞倦內傷元氣火不兩立為陽虛之
病以甘溫之劑除之如黃芪人參甘草之屬若陰微陽強相
火熾盛以乘陰位為血虛之病以甘寒之劑降之如當歸地
黃之屬若心火亢極鬱熱內實為陽強之病以鹹冷之劑折
之如大黃朴硝之屬若腎水受傷真陰失守無根之火為陰
虛之病以壯水之劑制之如生地黃玄參之屬若右腎命門
火衰為陽脫之病以溫熱之劑濟之如附子乾薑之屬若胃
虛過食冷物抑遏陽氣於脾土為火鬱之病以升散之劑發

之如升麻乾葛柴胡防風之屬不明諸此類而求火之為病
施治何所據依故於諸經集畧其說以備處方之用庶免實
實虛虛之禍也

○黃芩瀉肺火梔子佐之
○黃連瀉心火
○黃芩瀉大腸火
○黃連瀉心火
○木通瀉小腸火
○黃芩瀉肺火梔子佐之
○柴胡瀉膽火亦黃連佐之
○白芍藥瀉脾火
○柴胡瀉肝火黃連佐之
○知母瀉腎火
○石膏瀉胃火
○柴胡瀉肝火黃連佐之
○黃柏瀉膀胱火
○柴胡瀉三焦火

隨時用藥例

內經曰必先歲氣無伐天和又曰升降浮沉則順之寒熱溫

不可不察。以藏气司之，如黄连泻心火，黄芩泻肺火，芍药泻脾火，石膏泻胃火，柴胡泻肝火，知母泻肾火，此皆苦寒之味能泻有余之火。若饮食劳倦，内伤元气，火不两立，为阳虚之病，以甘温之剂除之，如黄芪、人参、甘草之属。若阴微阳强，相火炽盛，以乘阴位，为血虚之病，以甘寒之剂降之，如当归、地黄之属。若心火亢极，郁热内实，为阳强之病，以咸冷之剂折之，如大黄、朴硝之属。若肾水受伤，真阴失守，无根之火，为阴虚之病，以壮水之剂制之，如生地黄、玄参之属。若右肾命门火衰，为阳脱之病，以温热之剂济之，如附子、干姜之属。若胃虚过食冷物，抑遏阳气于脾土，为火郁之病，以升散之剂发之，如升麻、干葛、柴胡、防风之属。不明诸此类，而求火之为病，施治何所据依？故于诸经集略其说，以备处方之用，庶免实实虚虚之祸也。

　　○黄芩，泻肺火，栀子佐之。○黄连，泻心火。○木通，泻小肠火。○黄芩，泻大肠火。○柴胡，泻肝火，黄连佐之。○柴胡，泻胆火，亦黄连佐之。○白芍药，泻脾火。○石膏，泻胃火。○知母，泻肾火。○黄柏，泻膀胱火。○柴胡，泻三焦火。

随时用药例

　　《内经》曰：必先岁气，无伐天和。又曰：升降浮沉则顺之，寒热温凉则逆之。凡用药，须看时令，如常用调理药，春加川芎，夏加黄芩，秋加茯苓，冬加干姜。

○如解肌发汗，春温月用辛凉药，川芎、防风、柴胡、荆芥、紫苏、薄荷之类；夏暑月用甘辛寒药，干葛、石膏、甘草、薄荷、升麻、柴胡之类；秋凉月用辛温药，羌活、防风、苍术、荆芥之类；冬寒月用辛热药，麻黄、桂枝、干姜、附子之类。若病与时违，不拘此例。

○如治温，暑月温病、热病、疫疬病，不可用辛温热药，宜清凉辛甘苦寒之药，升麻、柴胡、干葛、薄荷、石膏、黄芩、黄连、甘草、芍药之类。

○如治咳嗽，春多上升之气，用川芎、芍药、半夏、黄芩之类；夏多火炎逼肺，用黄芩、山栀、桑白皮、石膏、知母类；秋多湿热伤肺，用苍术、桑白皮、黄芩、防风之类；冬多风寒外来，用麻黄、桂枝、半夏、干葛、防风、羌活之类。若病与时违，不拘此例。

○如治泄泻，冬寒月用辛苦温药，干姜、缩砂、陈皮、厚朴之类；夏暑月暴注水泄，用苦寒酸寒药，黄连、山栀、茵陈、芍药之类。若病与时违，不拘此例。

○如伤冷食腹痛，或霍乱，吐泻，虽夏暑月，可用辛热温中药，干姜、附子、缩砂、厚朴之类。

○如感风寒，肌表寒栗或发热面赤，虽夏暑月，可用辛温解表药，生干姜、麻黄、桂枝、羌活、防风之类。

○如酒客病，或素有热症人，虽在寒冷月，可用清凉寒苦

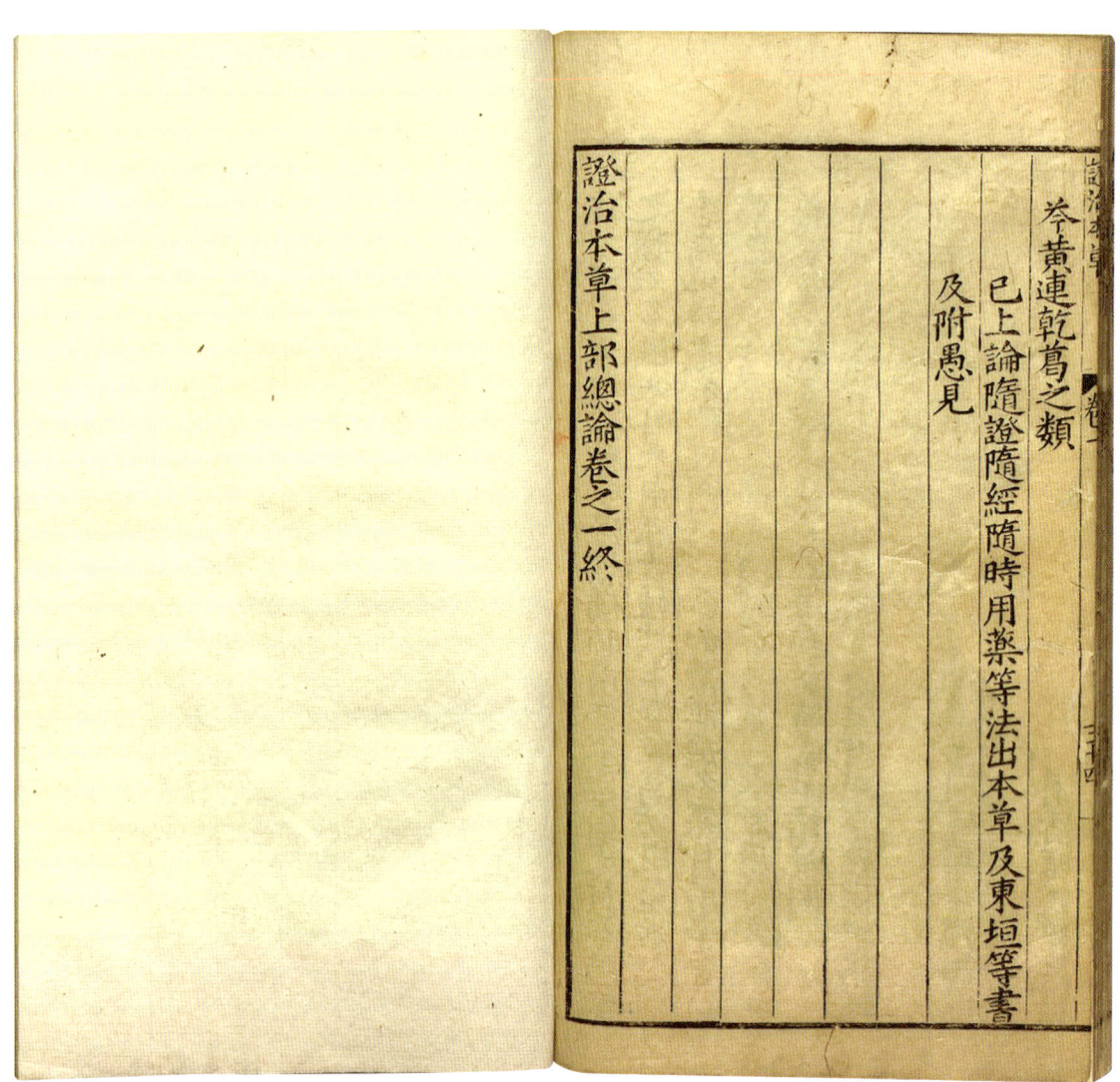

芩黄連乾葛之類

已上論隨證隨經隨時用藥等法出本草及東垣等書

及附愚見

證治本草上部總論卷之一終

药，黄芩、黄连、干葛之类。

以上论随证、随经、随时用药等法，出《本草》及东垣等书，及附愚见。

证治本草上部总论卷之一　终

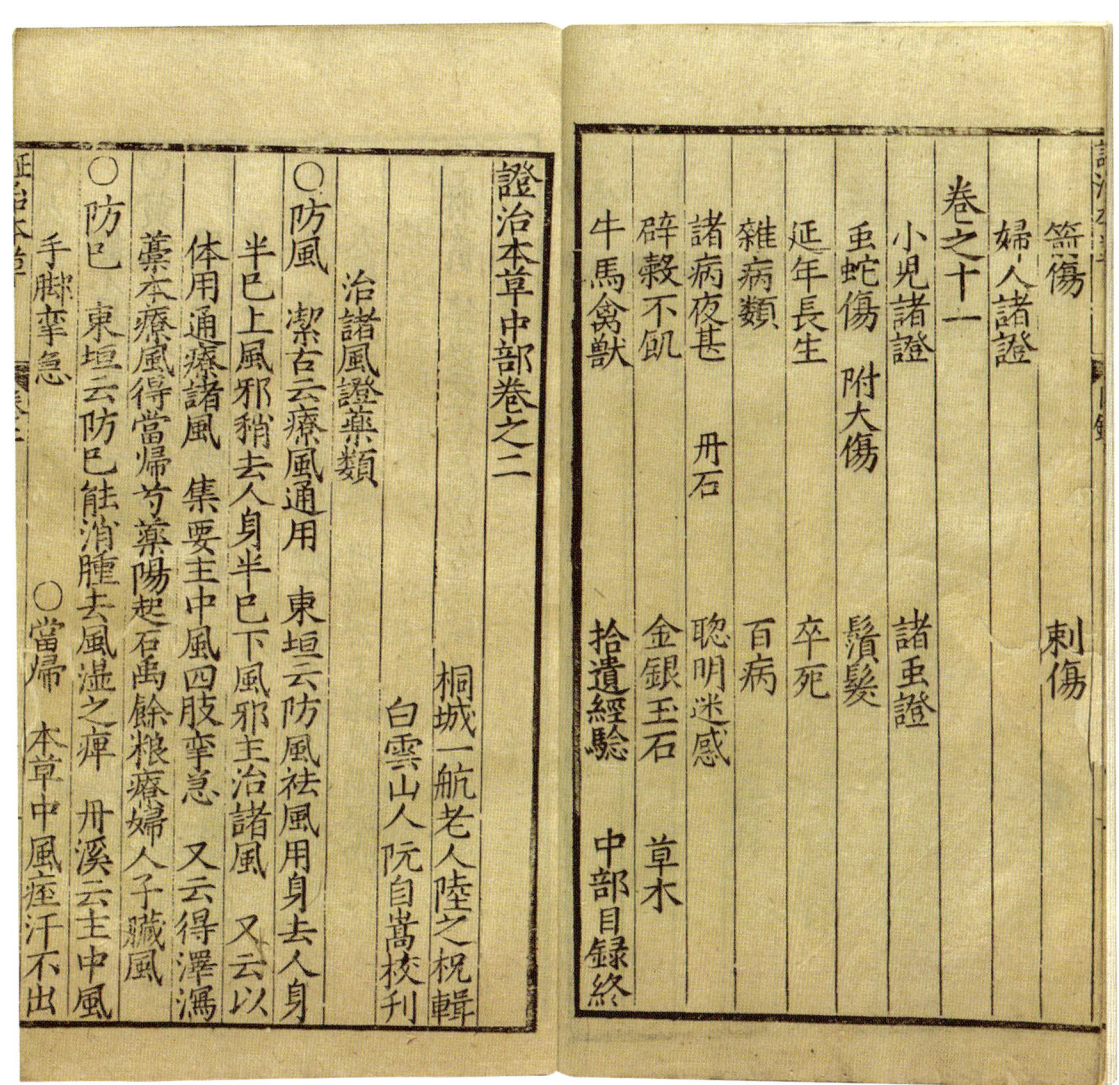

证治本草中部卷之二

桐城一航老人陆之枳辑

白云山人阮自嵩校刊

治诸风证药类

○防风　洁古云：疗风通用。东垣云：防风，祛风用，身去人身半以上风邪，稍去人身半以下风邪，主治诸风。又云：以体用，通疗诸风。《集要》：主中风，四肢挛急。又云：得泽泻、藁本疗风，得当归、芍药、阳起石、禹余粮疗妇人子脏风。

○防己　东垣云：防己能消肿，去风湿之痹。丹溪云：主中风，手脚挛急。

○当归　《本草》：中风，痉，汗不出。

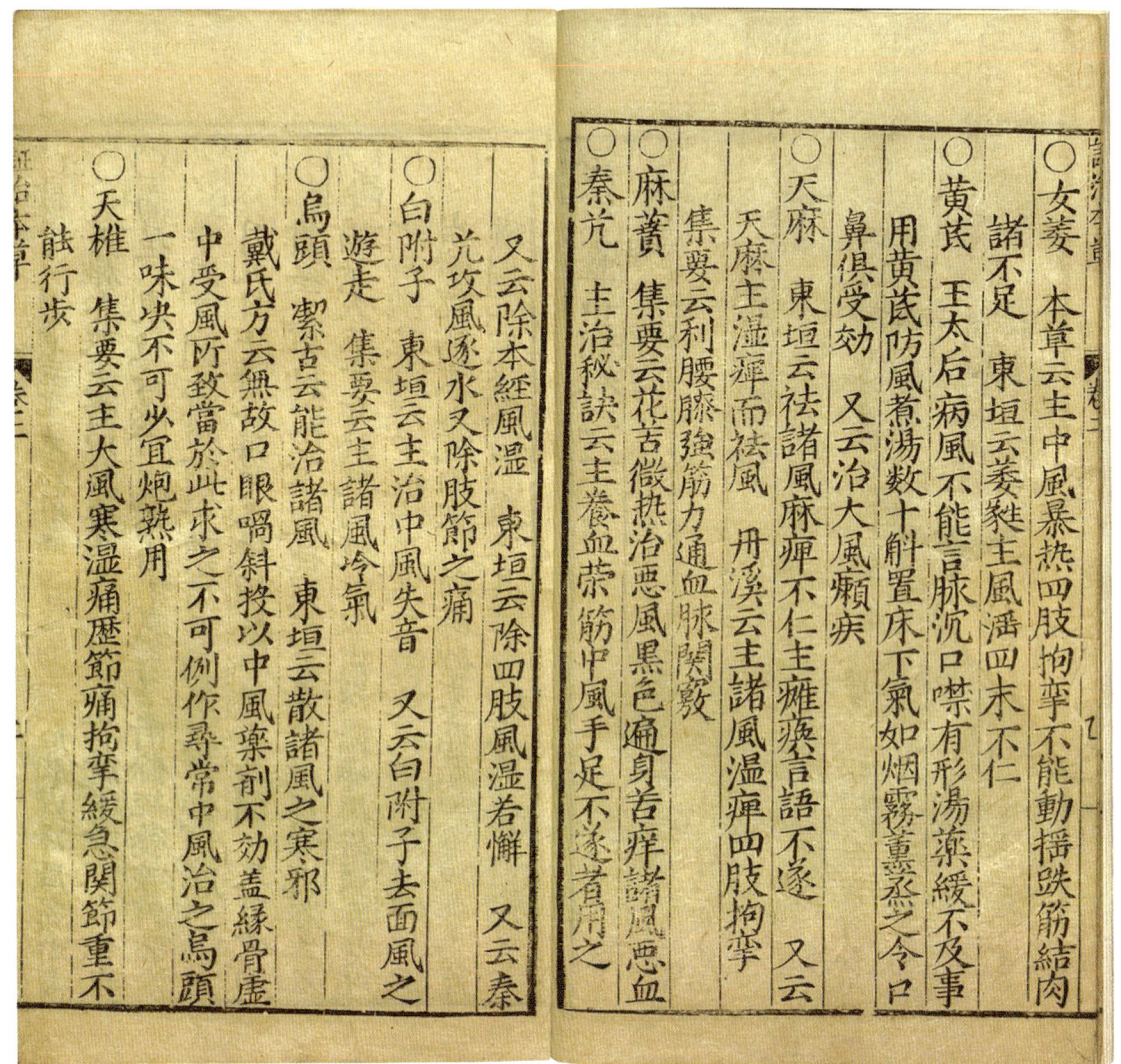

○女萎　《本草》云：主中风暴热，四肢拘挛，不能动摇，跌筋结肉，诸不足。东垣云：萎蕤，主风淫四末，不仁。

○黄芪　王太后病风，不能言，脉沉，口噤。有形汤药，缓不及事，用黄芪、防风煮汤数十斛，置床下，气如烟雾熏蒸之，令口鼻俱受效。又云：治大风癞疾。

○天麻　东垣云：祛诸风，麻痹不仁，主瘫痪，言语不遂。又云：天麻主湿痹而祛风。丹溪云：主诸风湿痹，四肢拘挛。《集要》云：利腰膝，强筋，力通血脉关窍。

○麻蕡　《集要》云：花苦，微热。治恶风，黑色遍身，苦痒，诸风恶血。

○秦艽　《主治秘诀》云：主养血荣筋。中风，手足不遂者用之。又云：除本经风湿。东垣云：除四肢风湿若懈。又云：秦艽攻风逐水，又除肢节之痛。

○白附子　东垣云：主治中风失音。又云：白附子去面风之游走。《集要》云：主诸风冷气。

○乌头　洁古云：能治诸风。东垣云：散诸风之寒邪。《戴氏方》云：无故口眼㖞斜，投以中风药剂不效。盖缘骨虚中受风所致，当于此求之，不可例作寻常中风治之。乌头一味决不可少，宜炮熟用。

○天雄　《集要》云：主大风，寒湿痛，历节痛，拘挛缓急，关节重，不能行步。

○侧子　《集要》云：主大风，筋骨挛急，历节腰脚疼冷，风家即多天雄，亦取大者，以其尖角多热性，不肯就下，故取敷散也。

○南星　东垣云：坠中风不省之痰毒。附余经验破棺散：治中风牙关已紧，无门下药。用天南星末半钱，龙脑少许，五月五日午时合，每用半钱顿擦，令热牙自开。又方琥珀寿星丸：宁神定志，去风化痰。用天南星一斤，掘坑深二尺，用炭火三十斤于坑内烧红，取出炭扫净，用好酒五升浇之，将南星趁热下坑内，用盆急盖讫，泥壅合，经一宿开，取出，焙干为末，入琥珀末一两，朱砂末五钱，和匀，以生姜汁煮糊熟，然后入猪心血三具搅匀，和末为丸，如梧桐子大。朱砂为衣，每服五十丸，人参汤空心送下，日三服，神效。仁存方：治卒暴中风，口眼㖞斜，用天南星，不拘多少，为末，用生姜自然汁调，左㖞贴右，右㖞贴左，如正洗去。

○独活　《本草》云：疗诸贼风，百节痛，诸风湿冷，皮肌苦痒，手足挛痛。洁古云：治风须用。东垣云：治诸风掉眩，颈项难伸。又云：独活疗诸风，不论久新。

○羌活　《本草》云：治贼风，多痒血癞，手足不遂，口面㖞斜，遍身瘫[1]痹。东垣云：羌活驱风，而除筋挛肿痛。又云：散肌表八风之邪，利周身百节之痛，除新旧风湿之症。

○细辛　《主治秘诀》云：治诸风通用之药，独活为之使。东垣

①瘫：同"瘓"。

○芎藭　《本草》云：主治一切風。東垣云：芎藭驅風濕。《集要》云：葉名蘪蕪，辛香，亦治風辟邪。

○乾薑　東垣云：溫經，破血，去風。

○苦參　丹溪云：苦參治大風有功，況風熱細疹乎。

○牛蒡子　東垣云：即惡實除風及皮膚風。《集要》云：癱緩及丹石毒，風毒，明目，利腰脚。取子末之，投酒中浸三日，每日飲一二錢，隨性多少。

○威靈仙　東垣云：主諸風濕冷。又云：宣風氣通。

○豨薟　嚴氏方豨薟丸：治中風偏風，口眼喎斜，時吐涎沫，語言蹇澁，筋脉拘攣，手足緩弱，伏床不起之證，悉宜服之。久服耳目聰明，髭鬢烏黑，筋力壯健，多有效驗。五月五日、六月六日收採，洗去土，摘其葉，不拘多少，九蒸九暴，每一次蒸用少酒蜜水洒之，蒸一飯久，曝乾，如此九遍蒸，暴日乾為末，煉蜜為丸，如梧桐子大。每服百丸，空心，食前溫酒米飲任下。此草多生于沃壤間，帶猪苓氣者是。一云：又治麻痺，骨間痛，腰膝無力。

○蒼术　集要云：氣味辛烈，主大風在身、面風，眩頭痛，除惡氣，辟山嵐瘴氣。

○菊花　集要云：惡風濕痺，身上諸風，四肢遊風。

云：散三阳数变之风邪。

○芎䓖　《本草》云：主治一切风。东垣云：芎䓖驱风湿。《集要》云：叶名蘪芜，辛香，亦治风辟邪。

○干姜　东垣云：温经，破血，去风。

○苦参　丹溪云：苦参治大风有功，况风热细疹乎！

○牛蒡子　东垣云：即恶实除风及皮肤风。《集要》云：瘫缓及丹石毒，风毒，明目，利腰脚。取子末之，投酒中浸三日，每日饮一二钱，随性多少。

○威灵仙　东垣云：主诸风湿冷。又云：宣风气通。

○豨莶　《严氏方》豨莶丸：治中风偏风，口眼㖞斜，时吐涎沫，语言蹇涩，筋脉拘挛，手足缓弱，伏床不起之，悉宜服之。久服耳目聪明，髭鬓乌黑，筋力壮健，多有效验。五月五日，六月六日收采，洗去土，摘其叶，不拘多少，九蒸九暴，每一次蒸用少酒蜜水洒之，蒸一饭久，曝干，如此九遍蒸，暴日干为末，炼蜜为丸，如梧桐子大。每服百丸，空心，食前温酒米饮任下。此草多生于沃壤间，带猪苓气者是。一云：又治麻痹，骨间痛，腰膝无力。

○苍术　《集要》云：气味辛烈，主大风在身，面风，眩头痛，除恶气，辟山岚瘴气。

○菊花　《集要》云：恶风湿痹，身上诸风，四肢游风。

○水萍　高供奉《采萍时日歌》云：不在山，不在岸，采我之时七月半。选甚瘫风与缓风，此小微风都不筭。豆淋酒内下三钱，铁幞头上也出汗。一日下三丸。

○苍耳子　《东垣赋》云：苍耳子，透脑风止。千金葈耳散：治诸风。以葈耳叶曝燥为末，酒调服，方寸匕，日三。若吐逆者，蜜和为丸，服拾丸。

○茵芋叶　东垣云：灭风湿之痛，则茵芋叶。

○半夏　《戴氏方》云：昏沉口噤，吹入鼻中。

○麻黄　宣明方：麻黄膏治中风，不省人事，卒然倒地。须王相日、乙卯者，采麻黄一秤，拣去根一寸长，取东流水三石三斗，以无油腻铛量大小盛五、七斗者，可先煮五沸，掠去沫，逐旋添水，尽至三、五斗，以未漉去麻黄，淘在盆中，澄定良久，用细罗子滤去滓，取清者，铛内再熬至二斗，再澄再滤，取汁再熬，至升半已未为度，只是勤搅，勿令着底，恐焦了。熬时忌鸡、犬阴人澄时，须盖覆，不得飞入尘。其药放一、二年不妨，如膏稠，用水解熬再匀。凡中风卒倒，用此膏加入汤药内服，或用此膏丸药。

○蓖麻子　《戴氏方》云：漏风，服药已除。只口眼㖞斜未正者，以蓖麻去壳烂捣，右㖞涂在左，左㖞涂在石，或以鳝鱼血入麝香少许，涂之也。

○茵桂　《集要》云：中风失音，四肢逆冷。取二两，以水三升煮，取一升服尽，取汗。

○槐　《集要》云：槐白皮，味苦。主中风，皮肤不仁，酒煮服之。又云：槐胶主一切风化涎，急风口噤，或四肢不收，顽痹，或毒风周身如虫行，或破伤风，任作汤、散、丸煎，杂诸药用之，亦可水煮和诸药为丸。《别录》云：槐胶治肝脏风筋脉抽掣。又云：八月断槐大枝，使生嫩蘖①煮汁酿酒，疗大风痿痹，甚效。东垣云：槐花去皮肤风。

○松　《集要》云：松节温，主百节久风，风②虚，脚痹软弱疼痛，燥血中之湿。浸酒服。又云：松脂治风痹死肌，历节风，恶风癞疾。

○竹　《本草》云：竹沥，味甘，性缓。治卒中风，失音不语，风痹。东垣云：竹沥治中风，及声音之失。《四字诀》云：中风不语，竹沥更良。丹溪云：气实能食者，用荆沥；气虚少食者，用竹沥。此二味去痰，开经行血气，入四物等汤中用，必加姜汁少许助之。

○乳香　《集要》云：治中风口噤。

○皂荚　《集要》云：治卒中风昏迷，鬼魇不悟，卒死，卒头痛，为末吹鼻中。《戴氏方》云：口眼㖞斜。先烧皂角烟熏之，逐去外邪，次烧乳香煙③之，顺其血脉。

○蜀椒　《集要》云：治大风汗不出。

○椰子皮　《集要》云：壳中肉，益气去风。

①蘖：原作"蕈"，据《汤液本草·卷之五》改。下同。
②风：原脱，据《名医别录·上品卷第一》补。
③煙（zhǒng 肿）：火烧出。

○巴豆　《圣惠方》：治中风口喝。以巴豆七个，去皮烂碾。如左喝涂右手心，如右喝涂左手心，仍以暖水一盏，安向手心，须更便正，洗去药，频抽掣手中指。微义同。

○韭　丹溪云：花食之动风，戒之。《集要》云：韭治中风失音。

○葱实　《集要》云：治中风面目肿。

○瓜蒂　河间：治诸风，膈实痰盛及诸痫，痰涎壅溢等证，杂病亦然。以瓜蒂一两，剉如麻豆大，炒令黄色，瓜黄熟脱落者佳，为细末，每服量病人新久虚实大小，或一钱或二钱末，以酸齑汁一盏调下，以吐为度，先令病人隔宿不食，如服药不吐，再用热齑水投之。如吐风痫者，加全蝎半钱微炒；如吐虫者，加猪油五七点，雄黄末一钱；甚者，加芫花末半钱，立吐其虫。如湿肿满者，加赤小豆末一钱。故此药不可常用大要，辩其虚实，实则可用，虚则不可。用吐罢，可服降火利气，安神定志之药。凡行吐法，宜于天气晴明，阴晦不宜。又吐时宜辰巳午前，属阳以应春，是天气在上，人气亦在上，故宜早不宜晚。如卒暴病者，不拘此法。

○薄荷　《东垣赋》云：薄荷叶有消风清肿之施。

○胡桃　《集要》云：不可多食，动风生痰，助肾火。

○鸡　《本草》云：有风不可食。

○雁肪　《本草》云：主风挛拘急，偏枯，气不通利。

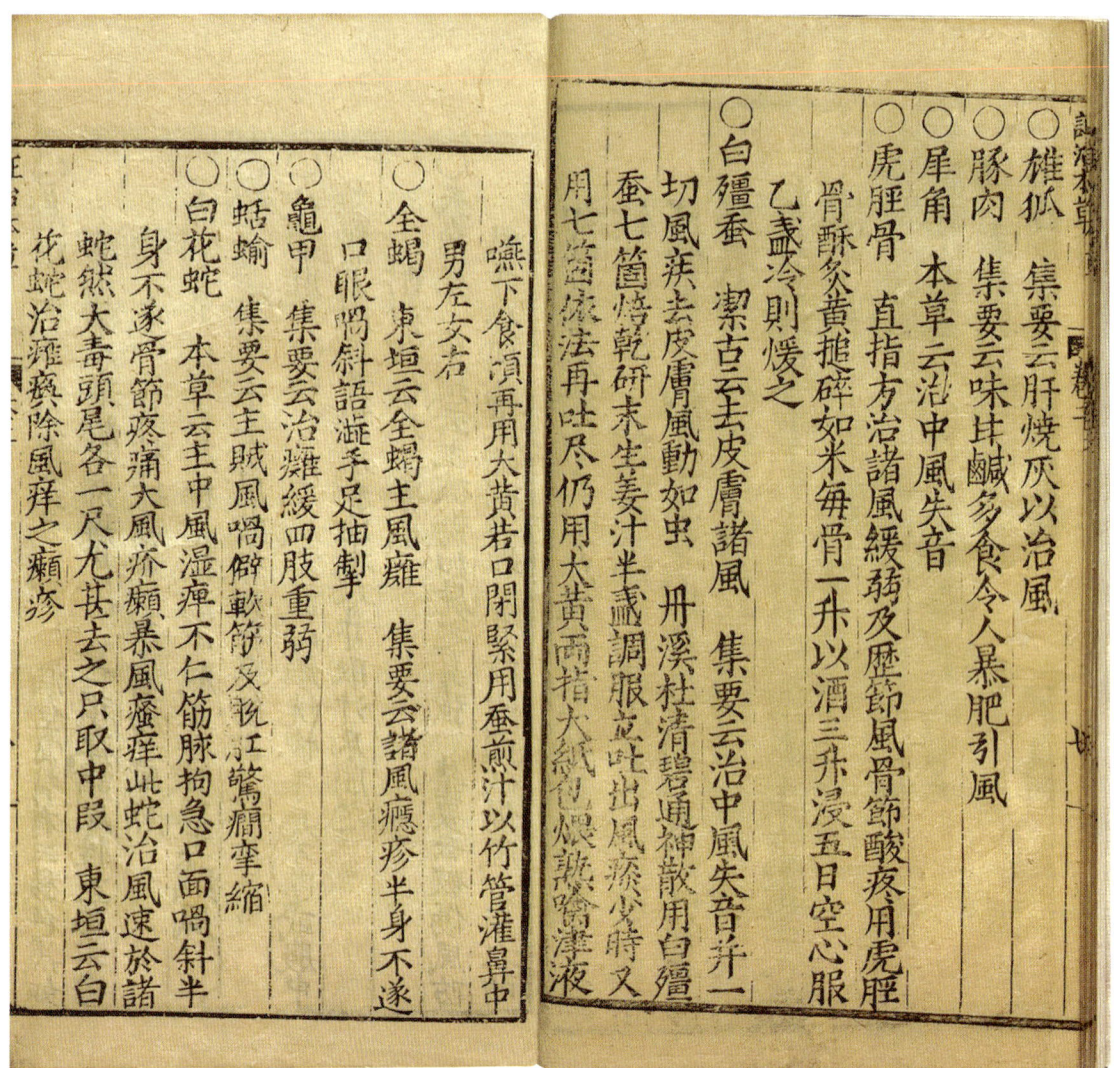

○雄狐 《集要》云：肝烧灰，以治风。

○豚肉 《集要》云：味甘咸，多食令人暴肥引风。

○犀角 《本草》云：治中风失音。

○虎胫骨 《直指方》：治诸风缓弱，及历节风，骨节酸疼。用虎胫骨酥炙黄捣碎如米，每骨一升，以酒三升浸五日，空心服一盏，冷则暖之。

○白僵蚕 洁古云：去皮肤诸风。《集要》云：治中风失音并一切风疾，去皮肤风动如虫。丹溪杜清碧通神散：用白僵蚕七个，焙干研末，生姜汁半盏调服立吐，出风痰。少时又用七个，依法再吐尽，仍用大黄两指大，纸包煨熟，嚼津液咽下。食顷，再用大黄。若口闭紧，用蚕煎汁，以竹管灌鼻中，男左女右。

○全蝎 东垣云：全蝎主风瘫。《集要》云：诸风瘾疹，半身不遂，口眼㖞斜语涩，手足抽掣。

○龟甲 《集要》云：治瘫缓，四肢重弱。

○蛞蝓 《集要》云：主贼风，㖞僻，软筋，及脱肛，惊痫挛缩。

○白花蛇 《本草》云：主中风，湿痹不仁，筋脉拘急，口面㖞斜，半身不遂，骨节疼痛，大风疥癞，暴风瘙痒。此蛇治风，速于诸蛇。然大毒，头尾各一尺尤甚，去之，只取中段。东垣云：白花蛇治瘫痪，除风痒之癞疹。

○乌蛇 《本草》云：用之炙入丸散，浸酒合膏。背有三棱，色黑如漆。主诸风瘙瘾疹，疥癣，皮肤不仁，顽痹，诸风。性至善，不噬物。东垣云：乌稍蛇疗不仁，去疮疡之风热。

○赤铜青 《集要》云：熬极热，投酒中，服五合，日三。主贼风。

○云母 《本草》云：主中风寒热，如在车船上。

○伏龙肝 《液》《时习》云：中风不语，心烦恍惚，手足不遂，或腹中痛满。取五升捣末，和冷水八升，取汁尽服之。

附：治破伤风证药类

○天南星 东垣云：主破伤如尸之身强。《集要》云：破伤风。防风等分同为末，醋调上贴。《直指》治头破伤风方：用天南星末水调涂四围，水出为效。

○萱草根 《本草》云：取根细切，酒煎服。治破伤风，神效。

○槐胶 《别录》云：治破伤风，口眼㖞斜，腰膝强硬。

○鸦翎 《丹溪方》：治破伤风、血凝心、针入肉游走，三证如神方，用鸦翎烧灰存性研细，酒调一钱。

○蝎 《元戎》方：治破伤风，用蝎稍七条为细末，热酒调下。蝎，《丹溪方》云：破伤风多死。非全蝎不开，用十个末之，酒下，日三次。

○蛴螬 《直指》《秘传》破伤风方云：初觉有风，急取热粪堆内蛴螬虫一二个，用手捏住，待虫口吐水，就抹在破处，身穿厚衣，少时疮口觉麻，两胁微汗，风出立效。如风紧急，速取三五个剪去尾，黄水自出，涂疮口，再滴些少入热酒饮之，汗出立效。

〇蝉退 《直指》：治破伤风经久至角弓反张，牙关紧急。用此去头足，土净，五钱为末，好酒一碗煎滚，服之立苏为妙。

〇鱼胶 《微义》方：治破伤风，口噤强直。用鱼胶烧七分存性，研细，入麝香少许，每服二钱，酒调下，不饮米汤下。一方以苏木煎汤下。

〇乱发 《集要》云：破伤风及沐发中风。取如鸡子大无油器中熬焦黑，研为末，以好酒一盏沃之，入何首乌末二钱和匀，候温灌之，过一二刻又灌，极效。

治癞风证药类

〇苦参 《集要》云：癞疾恶物。取五斤切，以好酒三斗浸一月，每饮一合，日三，服不绝。丹溪治恶疾遍身生疮：以苦参五斤，好酒三斗渍一月，每服一合，日三次，常与不绝，觉痹即安，细末服之亦良。尤治疮疹，方出《图经》。陶隐居以酒渍饮，治恶疮。《日华子》以为杀虫。《本草》：去除伏热，养肝胆气。

〇蓖麻子 《本草》云：厉风，手指牵曲，鼻塌。去皮擘为二片，黄连等分剉如豆，用水浸，春夏三四日，秋冬五六日，取一片平旦日中面东，浸药水吞下，水少旋添，勿令干，渐加至三四枚，微利不妨。《集成》：治手指曲节痛，甚渐至斩落，亦用此

药制服忌猪肉茹淡神效

○浮萍 丹溪方云本草治恶疾遍身生疮浓煎萍汤浴浸半日大効此神方也

○苍耳草 附余方治大风肌顽麻木皮肤瘙痒遍身疥癞疹面上游风或如虫行紫白癜风或贼风攻注腿脚生疮者用苍耳草于五月五日或六月六日五更时带露采捣绞取汁熬成膏作锭子取一斤半重鲤鱼一个剖开不去肚肠入药成锭在内以线缝之用酒二碗慢火煮干为度令患人吃尽鱼不过四五箇即愈忌盐百日 又方用苍耳为末以大枫子油丸如梧桐子大每服三四十丸荆芥汤送下茶汤亦可

○皂角 本草云一人患大风恶疾用刺一二斤为灰蒸久晒研为末食上浓煎大黄汤调一钱服一旬须眉再生愈 附余方治大风眼昏不辨人物眉发自落鼻梁崩塌肌肤生疮如癣依前法治之眉发再生肌肤光润眼复明而愈 直指方皂角丸治大风诸癞用肥长皂角二十条先炙透后去皮弦核自脱以皂角肉多用酒慢火煎稠粘滤出清稠者候冷入雪糕杵丸桐子大每服五十丸不饥饱酒下

○松脂 千金方治大风单服炼成松脂

○柏叶 附余方治大风疮令眉发再生用柏叶九蒸九曝为

药制服。忌猪肉，茹淡，神效。

○浮萍 《丹溪方》云《本草》：治恶疾遍身生疮。浓煎萍汤，浴浸半日，大效，此神方也。

○苍耳草 《附余方》：治大风肌顽麻木，皮肤瘙痒，遍身疥癞瘾疹，面上游风或如虫行，紫白癜风，或贼风攻注腿脚生疮者。用苍耳草于五月五日或六月六日五更时，带露采，捣绞取汁熬成膏，作锭子。取一斤半重鲤鱼一个剖开，不去肚肠入药一锭，在内以线缝之，用酒二碗慢火煮干为度，令患人吃尽鱼，不过四五个即愈。忌盐百日。又方：用苍耳为末，以大枫子油丸如梧桐子大。每服三四十丸，荆芥汤送下，茶汤亦可。

○皂角 《本草》云：一人患大风恶疾，用刺一二斤为灰，蒸久晒研为末，食上浓煎大黄汤调一钱，服一旬，须眉再生愈。《附余方》：治大风，眼昏不辨人物，眉发自落，鼻梁崩塌，肌肤生疮如癣。依前法治之，眉发再生，肌肤光润，眼复明而愈。《直指方》：皂角丸治大风，诸癞。用肥长皂角二十条，先炙透后去皮、弦，核自脱，以皂角肉多用酒，慢火煎稠粘，滤出清稠者，候冷，入雪糕杵丸桐子大，每服五十丸，不饥饱酒下。

○松脂 《千金方》：治大风，单服炼成松脂。

○柏叶 《附余方》：治大风疮，令眉发再生。用柏叶九蒸九曝为末，炼蜜丸，如梧桐子大，日三服，夜一服，白汤下，每服五六拾丸，百日后生眉发。

〇白花蛇 《附余方》：治大风，肌顽麻木，皮肤瘙痒，遍身疥癞癜疹，面生游风或如虫行，紫白癜风，或贼风攻注腿脚生疮者。用白花蛇一条，先蒸糯米一斗，缸底先用酒曲，次将蛇以绢袋盛之，顿于曲上，然后以糯米饭和匀，顿于蛇上，用纸封缸口，候三七日开取酒，将蛇去皮骨，焙干为末，每服湿酒一盏，调蛇末少许服之，仍以酒脚并糟做饼食之。

〇硫黄 《直指》：煞癞风虫。用明硫黄乳钵研细，入酒调，空心饮清汁，明日添硫黄再研入酒如前，或添大枫油更好。

治头风证药类

〇细辛 《本草》云：治恶风头风。又云：治头面风痛不可缺者。东垣云：细辛，去头风。〇甘菊花 东垣：治头风头眩。

〇芎藭 东垣云：主中风入脑，头面风。又云：芎藭清头。《衍义》云：头面风，不可缺也。《春秋》注云：得牡蛎，疗头风吐逆。

〇防风 洁古云：散头目中滞气，除上焦风邪之仙药也。

〇香白芷 《主治秘诀》云：去头面皮肤燥痒。东垣云：去头面皮肤之风。丹溪云：头疼连眼，此风热上攻，须白芷开之。严氏都梁丸：治偏正头风，一切头痛。用香白芷日干二两，研为细末，炼蜜丸如龙眼大，每服两丸，食后细嚼，用茶芽

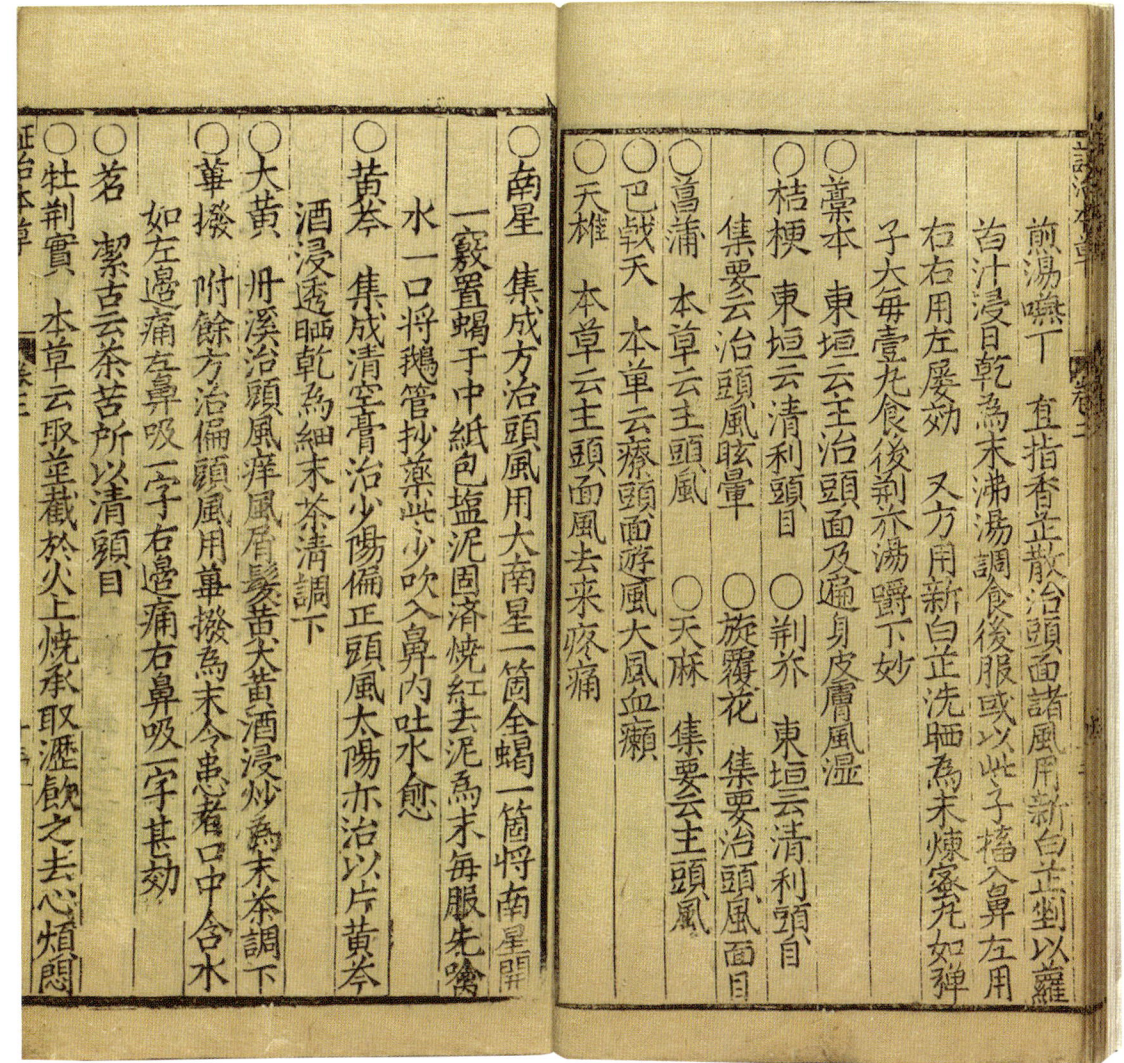

煎汤咽下。《直指》香芷散：治头面诸风。用新白芷剉以萝卜汁浸，日干为末，沸汤调食后服。或以此子搐入鼻，左用右，右用左，屡效。又方：用新白芷洗晒为末，炼蜜丸如弹子大，每一丸，食后荆芥汤嚼下，妙。

○藁本　东垣云：主治头面及遍身皮肤风湿。

○桔梗　东垣云：清利头目。○荆芥　东垣云：清利头目。《集要》云：治头风眩晕。

○旋覆花　《集要》：治头风面目。○菖蒲　《本草》云：主头风。

○天麻　《集要》云：主头风。○巴戟天　《本草》云：疗头面游风，大风血癞。

○天雄　《本草》云：主头面风，去来疼痛。

○南星　《集成方》：治头风。用天南星一个，全蝎一个，将南星开一窍，置蝎于中，纸包盐泥固济，烧红去泥为末，每服先嚼水一口，将鹅管抄药些少吹入鼻内，吐水愈。

○黄芩　《集成》清空膏：治少阳偏正头风，太阳亦治。以片黄芩酒浸，透晒干为细末，茶清调下。○大黄　《丹溪》：治头风痒，风屑，发黄。大黄酒浸炒为末，茶调下。

○荜拨　《附余方》：治偏头风。用荜拨为末，令患者口中含水，如左边痛左鼻吸一字，右边痛右鼻吸一字，甚效。

○茗　洁古云：茶苦，所以清头目。

○牡荆实　《本草》云：取茎截于火上烧，承取沥饮之，去心烦闷

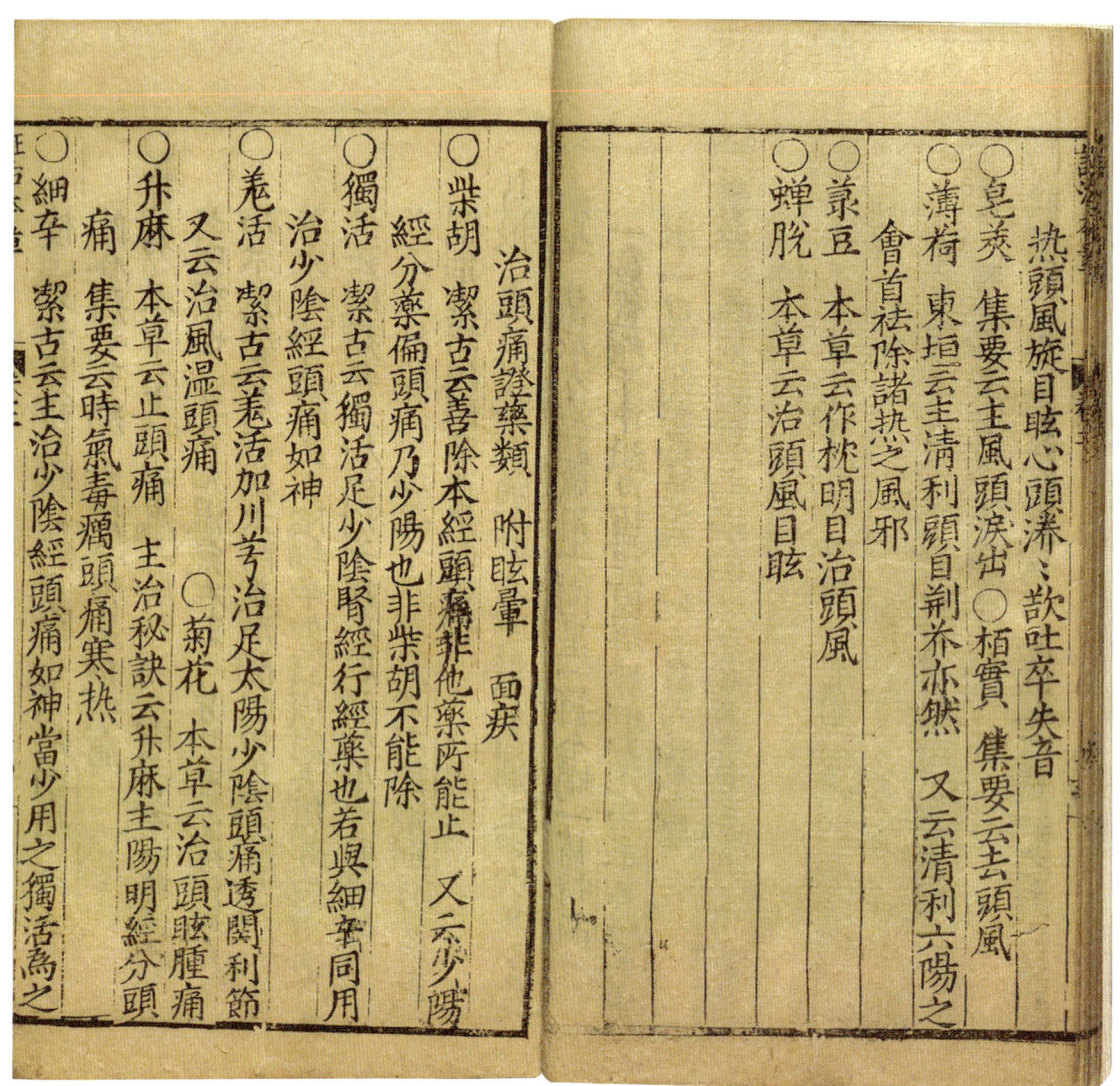

热，头风旋目眩，心头漾漾欲吐卒失音。

　　○皂荚　《集要》云：主风头泪出。○柏实　《集要》云：去头风。

　　○薄荷　东垣云：主清利头目，荆芥亦然。又云：清利六阳之会，首祛除诸热之风邪。

　　○绿豆　《本草》云：作枕，明目，治头风。

　　○蝉脱　《本草》云：治头风目眩。

治头痛证药类　附眩晕、面疾

　　○柴胡　洁古云：善除。《本经》：头痛非他药所能止。又云：少阳经分药，偏头痛乃少阳也，非柴胡不能除。

　　○独活　洁古云：独活，足少阴肾经行经药也。若与细辛同用，治少阴经头痛如神。

　　○羌活　洁古云：羌活加川芎，治足太阳少阴头痛，透关利节。又云：治风湿头痛。

　　○菊花　《本草》云：治头眩肿痛。

　　○升麻　《本草》云：止头痛。《主治秘诀》云：升麻主阳明经分头痛。《集要》云：时气毒疠，头痛寒热。

　　○细辛　洁古云：主治少阴经头痛，如神。当少用之，独活为之使。又云：止诸阳头痛。东垣云：去风头痛。又云：止少阴合病之首痛。丹溪云：治诸顶头痛。

○芎蒡　《本草》云：主治中风入脑头痛。洁古云：治血虚头痛之圣药也。又云：治湿气在头。东垣云：头痛须用川芎。如不愈，加各引经药：太阳，羌活；阳明，白芷；少阳，柴胡；太阴，苍术；厥阴，吴茱萸；少阴，细辛。如巅顶痛，去川芎，加藁本。又云：头痛甚者，加蔓荆子；顶与脑痛，加川芎；头顶痛者，加藁本；诸经头痛者，加细辛。若有热者不能治，别有清空之剂能维诸经头痛，并用此四物。

○葛根　朱奉议云：头痛如破者，连须葱白汤主之；次又不已者，葛根葱白汤主之。恐太阳流入阳明，故用此以断太阳入阳明之路，而非太阳药也。易老又云：太阳初病未入阳明，头痛者，不可便服葛根汤发之；若服之，是引贼破家也。若额颅痛者，可服之，葛根汤乃阳明自中风之仙药也。

○当归　海藏云论：诸经头痛，俱在细辛条下。惟酒煎当归，治诸头痛。盖诸头痛皆属肝木，故以血药主之。《元戎》云：古方治头痛欲裂者，用当归二两，酒一升，煮取六合。

○白芷　洁古云：香白芷治足阳明头痛，中风寒热，解利药。以四味升麻汤中加之，通行手足阳明经也。《主治秘诀》云：治阳明经头痛在额。东垣云：白芷止足阳明头痛之邪。

○海藏云香白芷其气芳香治正阳明头痛　和剂方都梁
丸治风吹项背头目昏眩以及脑痛妇人产前伤风
头痛用香白芷拣大者沸汤洗五次剉晒干为末炼蜜为
丸如弹子大每服一丸细嚼用荆芥汤下

○藁本　洁古云主治头疼脑痛大寒犯脑令人脑痛齿亦
痛　主治秘诀云太阳头痛必用之药足太阳本经药也顶颠
痛非此不能除　本草云除风头痛　东垣云大寒气客
于巨阳之经苦头痛流于巅顶之上非此不能除
丹溪云治寒气郁结及巅顶痛引诸药上至颠顶

○半夏　洁古云治太阴痰厥头痛非此不能除　东垣云痰
厥头痛非此莫能治

○辛荑　本草云止风头脑痛

○杜若　本草云止风入脑户头痛

○枲耳实　本草云主风头寒痛

○决明子　丹溪云作枕胜黑豆治头痛明目也

附子　严氏方治元气虚壅上攻头痛以附子一只炮去皮
脐为末葱涎为丸如桐子大每服五十九空心茶清下

○大黄　丹溪方治强壮人气实有痰或有火头痛如破者酒
炒大黄半两为末茶调下

○香附　戴氏方云外有臭毒头痛一味吃炒香附愈

○黄芩　丹溪方用小清空膏治少阳头痛并偏头痛或痛在

海藏云：香白芷其气芳香，治正阳明头痛。和剂方都梁丸：治风吹项背，头目昏眩，以及脑痛，妇人产前产后伤风头痛。用香白芷拣大者，沸汤洗五次，剉晒干为末，炼蜜为丸如弹子大，每服一丸细嚼，用荆芥汤下。

○藁本　洁古云：主治头疼脑痛，大寒犯脑，令人脑痛，齿亦痛。《主治秘诀》云：太阳头痛必用之药，足太阳本经药也。顶颠痛非此不能除。《本草》云：除风头痛。东垣云：大寒气客于巨阳之经，苦头痛流于巅峰顶之上，非此不能除。丹溪云：治寒气郁结及巅顶痛，引诸药上至颠顶。

○半夏　洁古云：治太阴痰厥头痛，非此不能除。东垣云：痰厥头痛，非此莫能治。

○辛荑　《本草》云：止风头脑痛。○杜若　《本草》云：止风入脑户头痛。

○枲耳实　《本草》云：主风头寒痛。○决明子　丹溪云：作枕胜黑豆，治头痛明目也。

○附子　《严氏方》：治元气虚壅上攻头痛。以附子一只炮，去皮脐为末，葱涎为丸，如桐子大，每服五十丸，空心，茶清下。

○大黄　《丹溪方》：治强壮人气实有痰，或有火，头痛如破者。酒炒大黄半两为末，茶调下。

○香附　《戴氏方》云：外有臭毒头痛，一味吃炒香附愈。

○黄芩　《丹溪方》：用小清空膏治少阳头痛，并偏头痛，或痛在

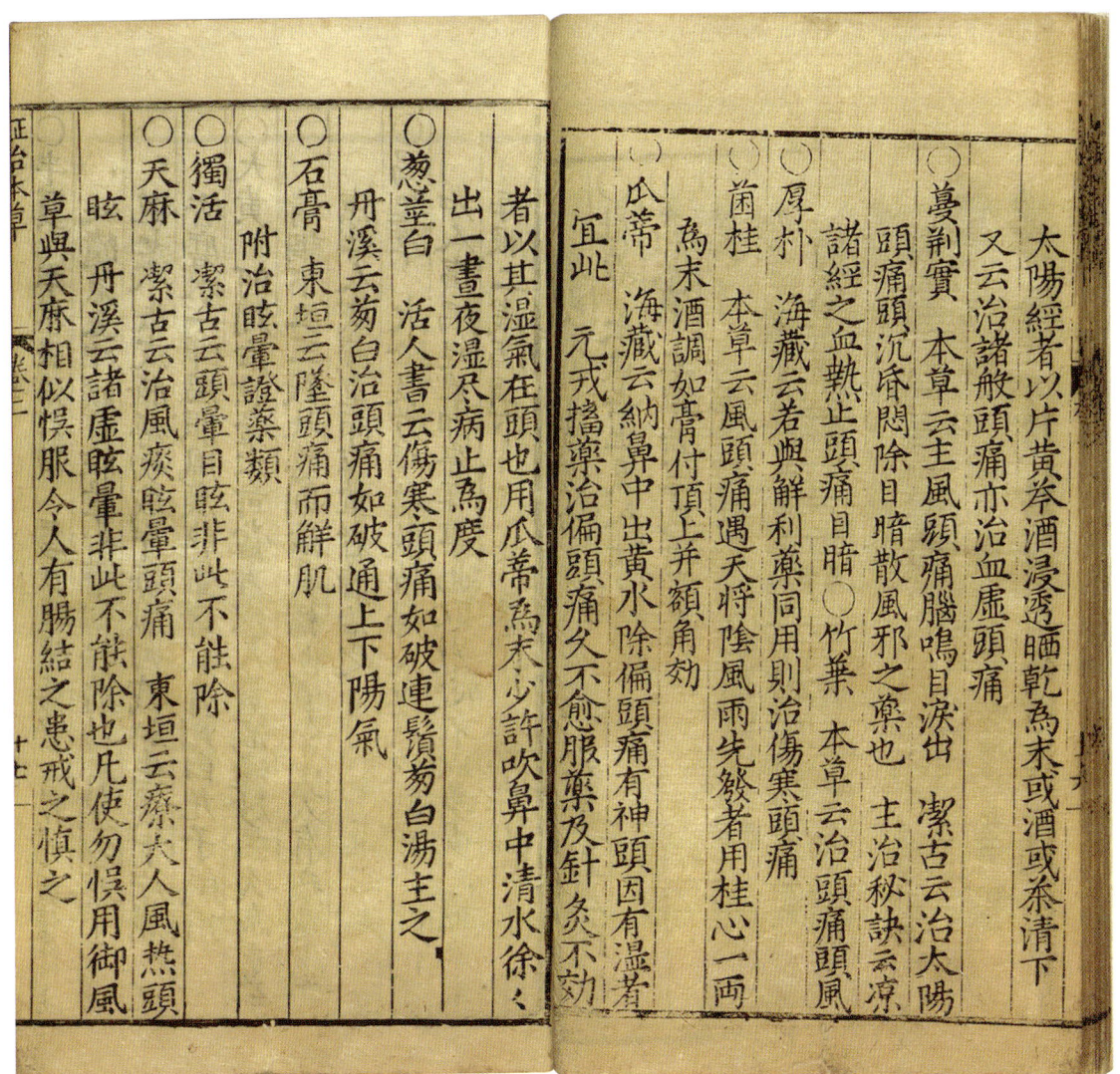

太阳经者。以片黄芩酒浸透，晒干为末，或酒或茶清下。又云：治诸般头痛，亦治血虚头痛。

　　○蔓荆实　《本草》云：主风头痛，脑鸣，目泪出。洁古云：治太阳头痛，头沉昏闷，除目暗，散风邪之药也。《主治秘诀》云：凉诸经之血热，止头痛目暗。

　　○竹叶　《本草》云：治头痛头风。○厚朴　海藏云：若与解利药同用，则治伤寒头痛。

　　○菌桂　《本草》云：风头痛遇天将阴，风雨先发者，用桂心一两为末，酒调如膏付①顶上并额角，效。

　　○瓜蒂　海藏云：纳鼻中，出黄水，除偏头痛有神，头因有湿者宜此。《元戎》搐药：治偏头痛久不愈，服药及针灸不效者，以其湿气在头也。用瓜蒂为末，少许吹鼻中，清水徐徐出一昼夜，湿尽病止为度。

　　○葱茎白　《活人书》云：伤寒头痛如破，连须葱白汤主之。丹溪云：葱白治头痛如破，通上下阳气。○石膏　东垣云：坠头痛而解肌。

附：治眩晕证药类

　　○独活　洁古云：头晕目眩，非此不能除。

　　○天麻　洁古云：治风痰眩晕头痛。东垣云：疗大人风热头眩。丹溪云：诸虚眩晕，非此不能除也。凡使勿误用御风草，与天麻相似，误服令人有肠结之患，戒之慎之。

①付：通"敷"。

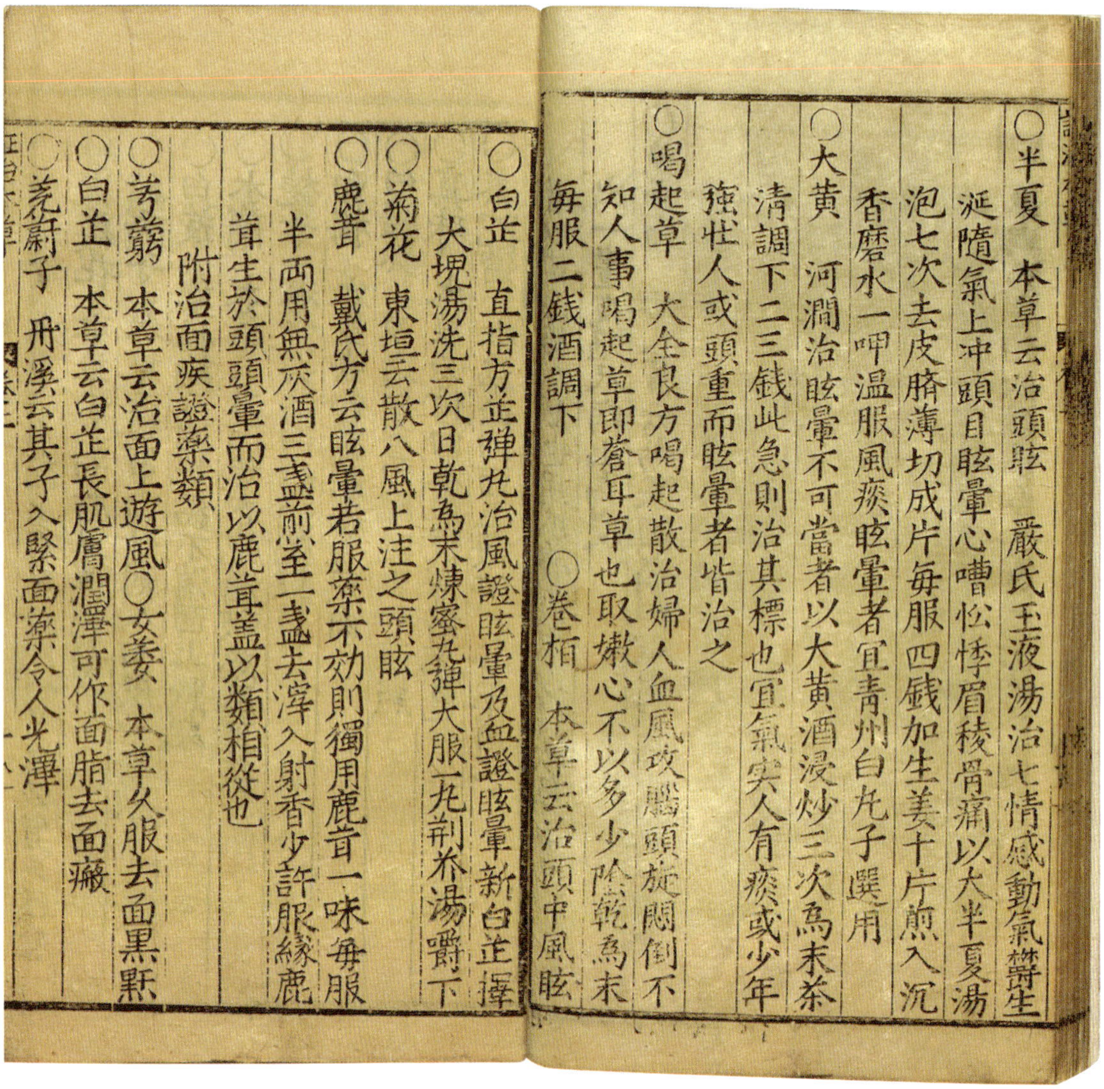
○半夏　本草云治頭眩　嚴氏玉液湯治七情感動氣欝生
涎隨氣上冲頭目眩暈心嘈忪悸眉稜骨痛以大半夏湯
泡七次去皮臍薄切成片每服四錢加生姜十片煎入沉
香磨水一呷温服風痰眩暈者宜青州白丸子選用
○大黄　河間治眩暈不可當者以大黄酒浸炒三次為末茶
清調下二三錢此急則治其標也宜氣实人有痰或少年
强壯人或頭重而眩暈者皆治之
○喝起草　大全良方喝起散治婦人血風攻腦頭旋悶倒不
知人事喝起草即蒼耳草也取嫩心不以多少陰乾為末
每服二錢酒調下　○卷栢　本草云治頭中風眩
○白芷　直指方芷弹丸治風證眩暈及血證眩暈新白芷揀
大塊湯洗三次日乾為末煉蜜丸弹大服一丸荊芥湯嚼下
○菊花　東垣云散八風上注之頭眩
○鹿茸　戴氏方云眩暈若服藥不效則獨用鹿茸一味每服
半两用無灰酒三盞煎至一盞去滓入射香少許服緣鹿
茸生於頭頭暈而治以鹿茸蓋以類相從也
附治面疾證藥類
○芎藭　本草云治面上遊風○女萎　本草久服去面黑黙
○白芷　本草云白芷長肌膚潤澤可作面脂去面瘢
○茺蔚子　丹溪云其子入緊面藥令人光澤

○半夏　《本草》云：治头眩。严氏玉液汤：治七情感动，气郁生涎，随气上冲，头目眩晕，心嘈忪悸，眉棱骨痛。以大半夏汤泡七次，去皮脐，薄切成片，每服四钱，加生姜十片煎，入沉香磨水一呷温服。风痰眩晕者，宜青州白丸子选用。

○大黄　河间：治眩晕不可当者。以大黄酒浸，炒三次为末，茶清调下二三钱，此急则治其标也。宜气实人有痰，或少年强壮人，或头重而眩晕者，皆治之。

○喝起草　《大全良方》喝起散：治妇人血风攻脑，头旋闷倒，不知人事。喝起草，即苍耳草也，取嫩心不以多少，阴干为末，每服二钱，酒调下。

○卷柏　《本草》云：治头中风眩。○白芷　《直指方》芷弹丸：治风证眩晕，及血证眩晕。新白芷择大块，汤洗三次，日干为末，炼蜜丸弹大，服一丸，荆芥汤嚼下。

○菊花　东垣云：散八风，上注之头眩。

○鹿茸　《戴氏方》云：眩晕，若服药不效，则独用鹿茸一味，每服半两，用无灰酒三盏，煎至一盏，去滓，入麝香少许服。缘鹿茸生于头，头晕而治以鹿茸，盖以类相从也。

附：治面疾证药类

○芎䓖　《本草》云：治面上游风。○女萎　《本草》：久服，去面黑䵟。

○白芷　《本草》云：白芷长肌肤润泽，可作面脂，去面瘢。

○茺蔚子　丹溪云：其子入紧面药，令人光泽。

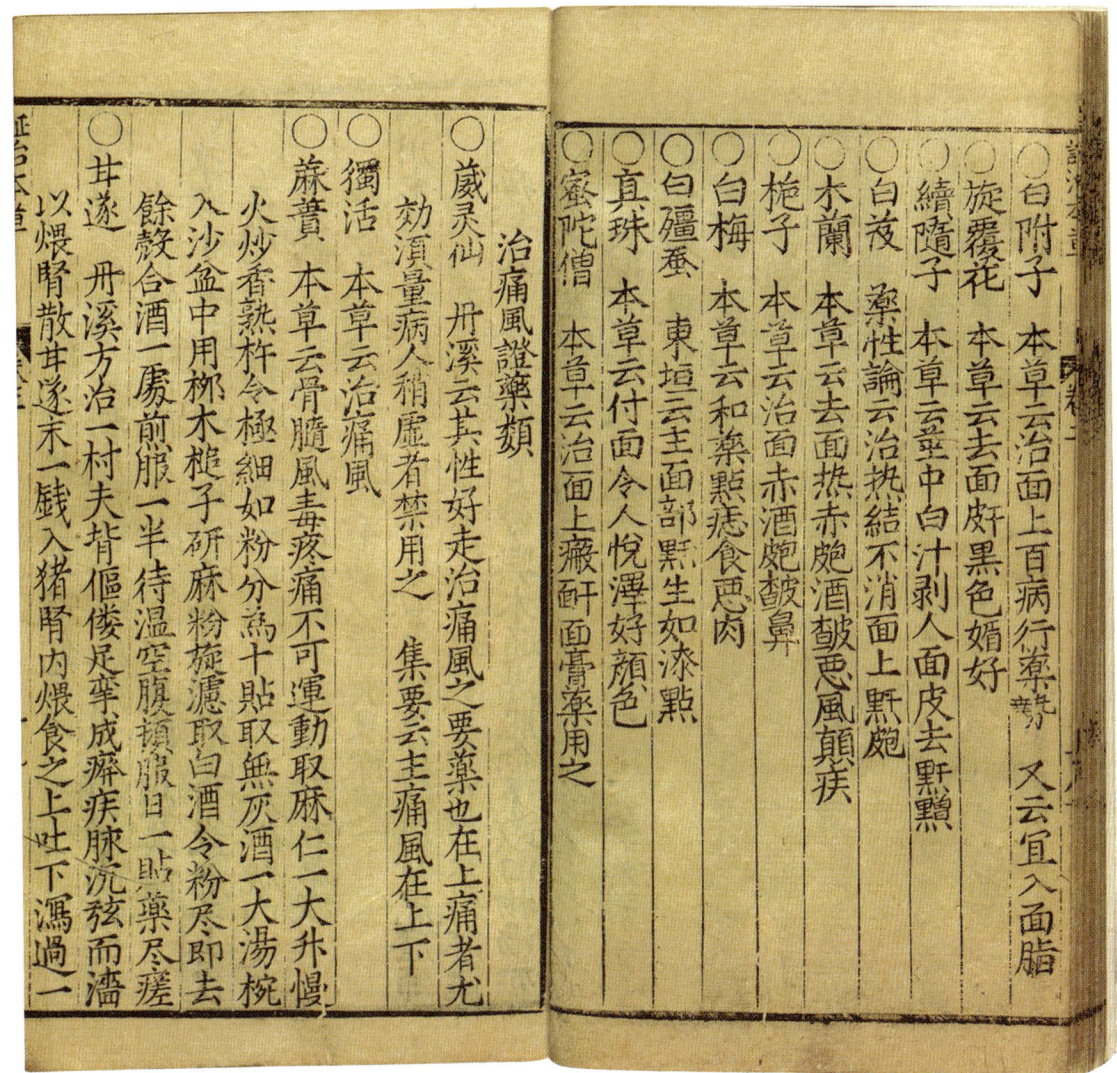

○白附子　《本草》云：治面上百病行药势。又云：宜入面脂。

○旋覆花　《本草》云：去面皯黑色，媚好。○

○续随子　《本草》云：茎中白汁剥人面皮，去黝黡。○白及　《药性论》云：治热结不消，面上黝疱。木兰　《本草》云：去面热赤疱酒皶，恶风颠疾。

○栀子　《本草》云：治面赤酒疱皶鼻。○白梅　《本草》云：和药，点痣，食恶肉。

○白僵蚕　东垣云：主面部黝生如漆点。○真珠　《本草》云：付面，令人悦泽好颜色。

○密陀僧　《本草》云：治面上瘢酐，面膏药用之。

治痛风证药类

○威灵仙　丹溪云：其性好走，治痛风之要药也。在上痛者，尤效。须量病人，稍虚者禁用之。《集要》云：主痛风在上下。

○独活　《本草》云：治痛风。

○麻黄　《本草》云：骨随风毒，疼痛不可运动。取麻仁一大升，慢火炒香熟，杵令极细如粉，分为十贴，取无灰酒一大汤椀，入沙盆中，用柳木槌子研麻粉旋滤，取白酒，令粉尽，即去余壳，合酒一处煎服，一半待温空腹顿服，日一，贴药尽瘥。

○甘遂　《丹溪方》：治一村夫，背伛偻，足挛，成癈[1]疾，脉沉弦而涩，以煨肾散甘遂末一钱，入猪肾内煨食之，上吐下泻，过一

①癈（fèi 费）：残废。

月，又与吐泻交作，凡三四贴而愈。

○当归　《集成方》云：利后脚软，百节疼痛，是久利亡阴故也。以大剂川归补阴，降火自愈，不可作风治及燥其阴。

○蓖麻子　《直指方》：治手指弯曲，骨节间痛甚。用蓖麻子去皮二两，黄连去须剉如豆一两，以新水二升，于磁瓶内浸二药，密封七日取出，逐日侵晨面东，以浸药水吞蓖麻仁一粒，七日后添两粒，微利不妨。以疗大风亦效。

○川木通　《虞氏方》云：一男子年四十，因感风湿得白虎历节风证，遍身抽掣疼痛，足不能履地者三年，百方不效，体羸瘦骨立，自分于死。一日梦与木通汤服愈，遂以四物汤加木通服，不效，后以木通二两剉细，长流水煎汁顿服，服后一时许，遍身痒甚，上体发红丹如小豆大粒，随手没去，出汗至腰而止，上体不痛矣。次日又如前煎服，下体又发红丹，出汗至足底，汗干后通身舒畅而无痛矣。一月后，人壮气复，步履如初。后以此法治数人，皆验。

○桑叶　《本草》云：桑叶主除寒热风痛出汗。○桂　丹溪云：薄桂味淡者，能横行手臂，领南星、苍术等药至痛处。○乳香　洁古云：定诸经之痛。

○黄柏　《丹溪方》：治痛风用黄柏，酒浸曝干为细末，每服方寸匕，煎四物汤调下。治血虚阴火痛风药也，多服贴数取效。

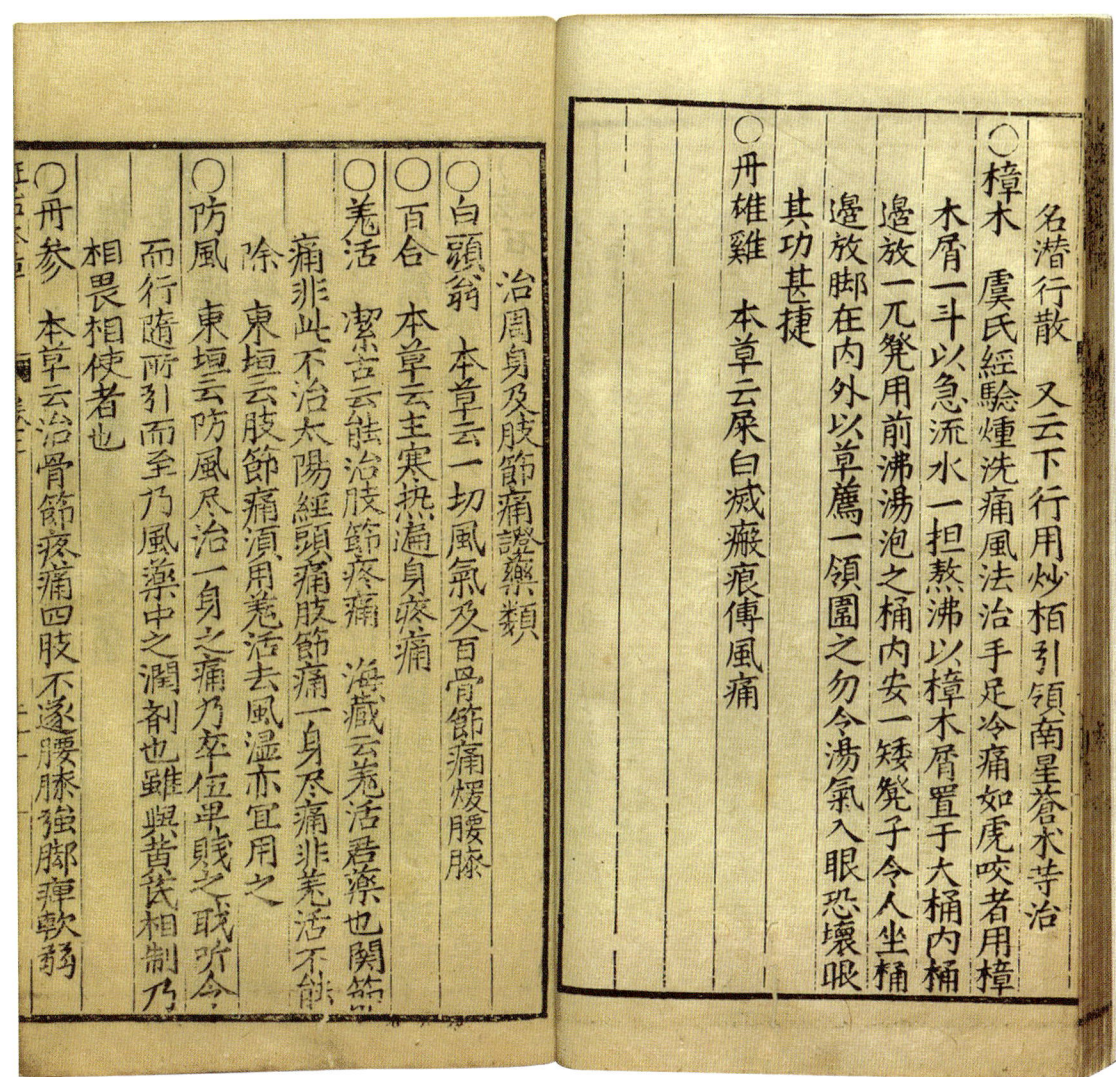

名潜行散。又云：下行用炒柏，引领南星、苍术等治。

○樟木　虞氏经验煙洗痛风法：治手足冷痛如虎咬者，用樟木屑一斗，以急流水一担熬沸，以樟木屑置于大桶内，桶边放一兀凳，用前沸汤泡之桶内，安一矮凳子，令人坐桶边，放脚在内，外以草荐一领围之，勿令汤气入眼，恐坏眼，其功甚捷。

○丹雄鸡　《本草》云：屎白灭瘢痕，传风痛。

治周身及肢节痛证药类

○白头翁　《本草》云：一切风气及百骨节痛，暖腰膝。

○百合　《本草》云：主寒热遍身疼痛。

○羌活　洁古云：能治肢节疼痛。海藏云：羌活，君药也。关节痛，非此不治。太阳经头痛，肢节痛，一身尽痛，非羌活不能除。东垣云：肢节痛，须用羌活，去风湿亦宜用之。

○防风　东垣云：防风尽治一身之痛，乃卒伍卑贱之职，听令而行随所引而至，乃风药中之润剂也。虽与黄芪相制，乃相畏相使者也。

○丹参　《本草》云：治骨节疼痛，四肢不遂，腰膝强，脚痹软弱。

○独活　《珍》云：肢节痛，非此不能除。○抚芎　东垣云：抚芎定经络之痛。

○忍冬藤　《四字诀》云：忍冬藤叶，飞尸可治。飞尸者，游走皮肤，穿脏腑，每发刺痛，变作无常；遁尸者，附骨入肉，攻凿血脉，每发不可得近，见尸丧、哀哭便发；风尸者，淫濯四肢，不知痛所在，每发昏沉，得风雪便作；沉尸者，缠骨结藏，冲心胁，每遇寒冷便作；注尸者，举身沉重，精神错杂，常觉昏癙，每节气至变，辄成大恶，皆宜用忍冬。兼剉数斛，煮令浓，取汁煎之服，如鸡子大一枚，日三。太乙精神丹、苏合香丸并佳。

○磁石　《本草》云：主周痹风湿，肢节中痛，不可持物，洗洗酸痟。

治项脊肩臂痛证药类

○羌活　东垣云：羌活、独活、防风，此三味治手足太阳证，脊痛项强，不可回顾，腰似拆项似拔者。○防风　东垣云：若脊痛项强，不可回顾，腰似拆项似拔者，乃手足太阳症，正当用之。○乌头　《本草》云：主肩胛[1]痛，不可俯仰。

○姜黄　《戴氏方》云：臂痛用姜黄，以此能入臂故也。

○菌桂　《本草》云：嫩小枝条为柳桂，味淡，尤宜入。治上焦药及横手臂。

○桑枝　《四字诀》云：桑树枝煎，臂痛莫弃。用桑枝一小升，细切，

[1] 胛：原作"呷"，据理改。

炒香，以水三大升煎，取二升，一日服尽无时。《图经》云：桑枝平，不冷不热，可以常服，疗体中风痒干燥，脚气风气，四肢拘挛，上气眼晕，肺气嗽，消食，利小便，久服轻身，聪明耳目，令人光泽，兼疗口干。《仙经》云：一切仙药，不得桑煎，不服出。《抱朴子》：政和间许学士尝病，两臂痛，服诸药不效，依此作数剂，臂痛寻愈。

○芫花　《附余方》：治背腿间忽一二点痛，入骨不可忍者，用芫花根为末。醋调付痛处，绢扎之，妇人产后有此疾，贴之妙。

治腰痛证药类

○威灵仙　《本草》云：主腰膝冷痛，脚疾不能履。东垣云主治腰膝冷痛及折伤，故云利冷痛腰膝之气。《集要》云：腰膝痛，脚肿不履。酒洗为末，空心，温酒调下二钱，或蜜丸，酒下二三十丸。○延胡索　《本草》云：止暴腰痛。

○薯蓣　《木草》云：止腰痛，强阴。东垣云：山药而腰湿能医。

○牛膝　《本草》云：除腰脊痛。又云：引诸药下行，腰腿疾不可缺。东垣云：牛膝补精强足，更疗腰痛。○肉苁蓉　《本草》云：暖腰膝，强筋髓。

○狗脊　《本草》云：男子脚弱腰痛，续筋骨坚，利俯仰。

东垣云：狗脊强腰脚，壮筋骨。○萆薢 《本草》云：主腰背痛强，骨节风，寒湿周痹。

○络石 《本草》云：主腰髋痛，坚筋骨，利关节，强腰脚。

○蛇床子 《本草》云：治腰胯疼，四肢顽痹。

○萎蕤 东垣云：治男子湿注腰疼。○牛蒡子 东垣云：利凝滞腰膝之气。

○地肤子 《附余方》：治积年久患腰疼。用地肤子为末，酒调，一钱，日三五服即愈。

○牵牛 《附余方》：治冷气流注，腰痛不可俯仰。用黑丑四两，半生半炒，研细，取头末水丸，如梧桐子大，硫黄为衣，每服二十丸，空心，盐酒送下，四服即止。

○茴香 《直指方》：治腰重痛。用八角茴香炒末，食前温酒调下。《戴氏方》：治肾虚腰痛，转侧不能，嗜卧疲弱者，以茴香炒研末，破开猪腰子作薄片，勿令断层，层掺药末，水纸裹煨熟，细嚼细咽。

○甘遂 子和益肾散：治腰疾。用甘遂为末，每三钱猺猪腰子，细批开，以盐椒淹透切，掺药在内，荷叶裹烧熟，酒送嚼下。

○桂 《本草》云：止腰痛，出汗。《丹溪方》云：久患腰痛，必官桂以开之，方止腹痛，胁痛亦可用。

○杜仲 《本草》云：主腰脊痛。东垣云：一名思仙，治肾冷臀腰痛，患腰痛人虚而身强，直风也，腰不利，加而用之。又云：强志壮筋骨，滋肾止腰疼，酥炙去其丝，功效如神应。又云：杜仲益肾添精，去腰膝重。《三因方》：治风冷伤肾，腰痛不能屈伸。用杜仲一两，去粗皮，以姜汁制炒，用无灰酒三升，浸十日，每服二三合，四五服。《戴氏方》：用姜汁炒研末，每一钱温酒调，空心服，名杜仲酒。治肾虚腰疼，兼治风冷为患。《局方》：治肾虚腰痛。用杜仲三钱，炒丝断为细末，以猪腰子一只，薄批作五七片，以椒盐淹去腥水，掺药末在内，以荷叶包裹，更加湿纸二三重外包，慢火煨熟食之，无灰酒送下，名煨肾散。

○柏实　《本草》云：治历节，腰中重痛，腰肾中冷。

○桑寄生　《本草》云：主腰痛。○木鳖　《本草》云：止腰痛。

○五加皮　《本草》云：治腰脊痛，脚痹痛风弱，五缓。

○桃仁　东垣云：桃仁，破瘀血而止腰疼。

○鸡头实　《本草》云：治湿痹，腰脊膝痛。

○神曲　《直指方》：治腰痛不能转侧。用陈久神曲一大块，烧通红，淬老酒，去神曲，通口吞青蛾丸，两服顿愈。○虎骨　《本草》云：虎至有力，故可补腰膝。

○龟甲　《本草》云：治腰背酸疼。○鳖甲　《本草》云：治血瘕腰痛。

○文蛤　《本草》云：治腰痛胁急。

附：治脚气痛证药类

○薏苡仁　《本草》云：治干湿脚气。东垣云：薏苡仁理脚气，而除风湿。

○女萎　《本草》云：治湿毒脚膝痛，茎中寒。

○龙胆　《主治秘诀》云：治寒湿脚气，其用与防己同。酒浸上行及外行。又云：治脐以下至足肿痛。

○石斛　《本草》云：治脚膝疼，冷痹软弱。东垣云：石斛补肾虚，更医脚弱。

○怀香子　《本草》：治干湿脚气。

○附子　《集要》云：脚气连脚肿满，久不差。生末，生姜汁调如膏，涂付肿上，干再涂之。○蓖麻　丹溪云：叶，治脚风肿。○夏枯草　《本草》云：主脚肿湿痹。

○水蓼　《集要》云：煮渍，脚挦之消脚气肿，脚痛成疮，频淋洗之。

○赤蓼　《附余方》：治脚转筋。取赤蓼茎细切，用水四合，酒二合，煎至四合，分二服。○牛膝　丹溪云：牛膝之用，能引诸药下至于足。凡用土牛膝，春夏用茎叶，秋冬用根，惟叶汁之效尤速。○独活　东垣云：能治足少阴伏风，而不治太阳，故两足寒湿，痹不能动履，非独活不能治。

○白鲜皮　东垣云：白鲜皮去风，治筋弱而疗足顽痹。

○甘遂　《百一选方》：治脚气上攻，流注四肢，结成肿核不散，赤热掀痛，及疗一切肿毒。用甘遂为末，以水调付肿处，却浓煎甘草汤服之，其肿即消散。二物本相反，须两人置各处安顿，不可相和，则不验。清流中子韩咏苦此，只一服病者，十去七八，再服而愈。○续断　东垣云：益筋强脚。

○草乌　《附余方》：治脚气，用草乌末，以曲酒糟捣烂贴患处即止。若无曲糟，用生姜汁亦可。

○金银花　《直指方》：治脚气，筋骨疼痛。用金银花为末，每服二钱，热酒调下。

○杉材　丹溪云：用节作汤，浸洗，治脚气肿痛。言用屑者，非也。

○吴茱萸　《本草》云：脚气冲心，可和生姜汁饮之，良。

○松节　《直指方》开结导饮丸：治脚转筋，疼痛挛急。用松节二两剉细，乳香一钱，以银石器内，慢火略炒焦存性，研细，每服一钱至二钱，木瓜酒调下。

○槟榔　《集要》云：脚气冲心。大者一个为末，童便、姜汁、温酒共半盏调。《直指方》：治脚气攻注，手足不能举。用鸡心大槟榔为末，每服三钱，用紫苏叶七叶连梗，橘皮一全个不去白，姜五片，煎汤乘热调下。治脚气冲心痛闷，用童尿煎服；治脚心串痛，温酒调下。○钓樟根　《本草》：治奔豚脚气。

○川椒　《四字诀》云：寒湿脚气踏椒囊。此证用川椒三斤，实于疏布囊中，置火踏上，跣足踏椒囊。盖椒性热，加火气，寒湿自去。或碎槟榔、熟艾各三之一，奇妙。

○木鳖子　《集成》梦中神授方：治脚气，神效。用木鳖子每个作两边，麸炒，炒毕切碎再炒，用皮纸渗尽油为度。每一两用厚桂一两，同为末，热酒调服，以得醉为度。盖覆得汗，即愈。○石楠叶　东垣云：石楠叶疗脚气之拘挛。

○大蒜　《附余方》：治脚转筋急。将大蒜磨脚心，令遍，热即瘥。

○葱实　《本草》云：治脚气心腹痛，及心迷闷。

○紫苏　《集要》云：止脚气，通大小肠。煮汁饮之。又云：其子主腰脚中湿风结气。

○木瓜　《本草》云：木瓜实主脚气水肿湿痹。东垣云：宣木瓜入肝，疗脚气并水肿。《直指方》：治脚气通用。用宣州生木瓜就蒂切一盖，取出穰，以生艾叶塞满，合盖，竹针插定，蒸透去艾，其木瓜去皮研烂，入五积散末，和丸桐子大，日干，每服七十丸，食前醇酒下。又方：治脚气寒症。用大生木瓜就蒂切盖，以真川椒去目碾末，纳实其中，用竹针插其盖，炊熟，研二味为员①桐子大，每服四十员，温酒下，扶虚用核桃肉煎汤下。又方：治脚气呕逆，吐泻转筋，用宣木瓜一味细剉，每服四钱，新水煎服，神效。

○豆豉　《集要》云：两脚冷疼，浸酒服之。

○虎胫骨　东垣云：虎胫理脚气，筋骨毒风之可驱。

①员：当作"圆"，通"丸"。

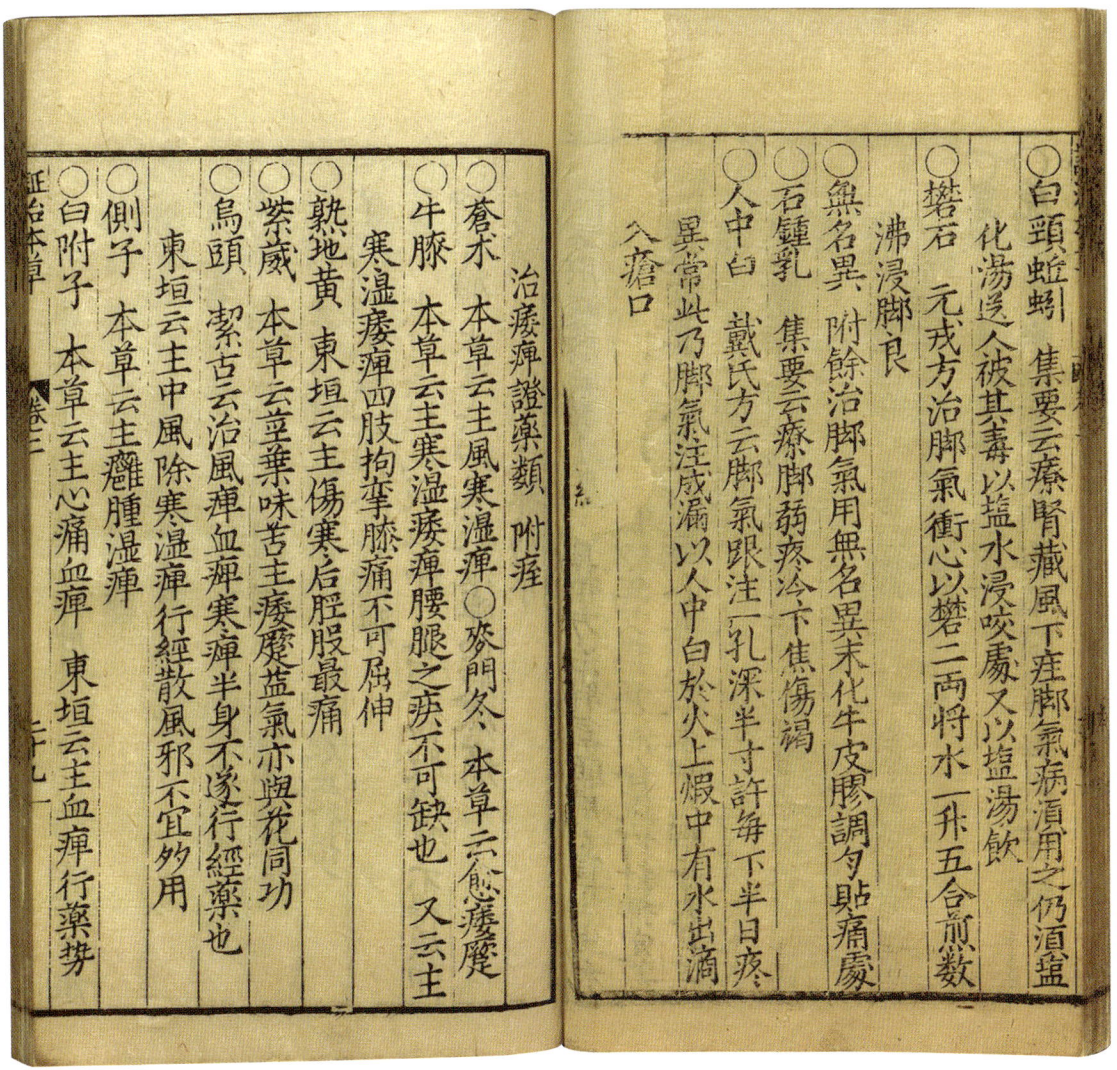

○白颈蚯蚓　《集要》云：疗肾藏风下痓，脚气病须用之，仍须盐化汤送。人被其毒，以盐水浸咬处，又以盐汤饮。

○矾石　《元戎》方：治脚气冲心，以矾二两，将水一升五合，煎数沸，浸脚良。

○无名异　《附余》：治脚气，用无名异末化牛皮胶，调匀点痛处。

○石钟乳　《集要》云：疗脚弱疼冷，下焦伤竭。

○人中白　《戴氏方》云：脚气跟注一孔，深半寸许，每下半日疼异常，此乃脚气注成漏，以人中白于火上煅，中有水出，滴入疮口[1]。

治痿痹证药类　附痓

○苍术　《本草》云：主风寒湿痹。○麦门冬　《本草》云：愈痿蹷。

○牛膝　《本草》云：主寒湿痿痹，腰腿之疾不可缺也。又云：主寒湿痿痹，四肢拘挛，膝痛不可屈伸。○熟地黄 东垣云：主伤寒后胫股最痛。

○紫葳　《本草》云：茎叶味苦，主痿蹷，益气亦与花同功。

○乌头　洁古云：治风痹血痹寒痹，半身不遂，行经药也。东垣云：主中风，除寒湿痹，行经散风邪不宜多用。○侧子　《本草》云：主痈肿湿痹。

○白附子　《本草》云：主心痛血痹。东垣云：主血痹行药势。

---

[1] 口：此下底本蚀脱，脱药一味。

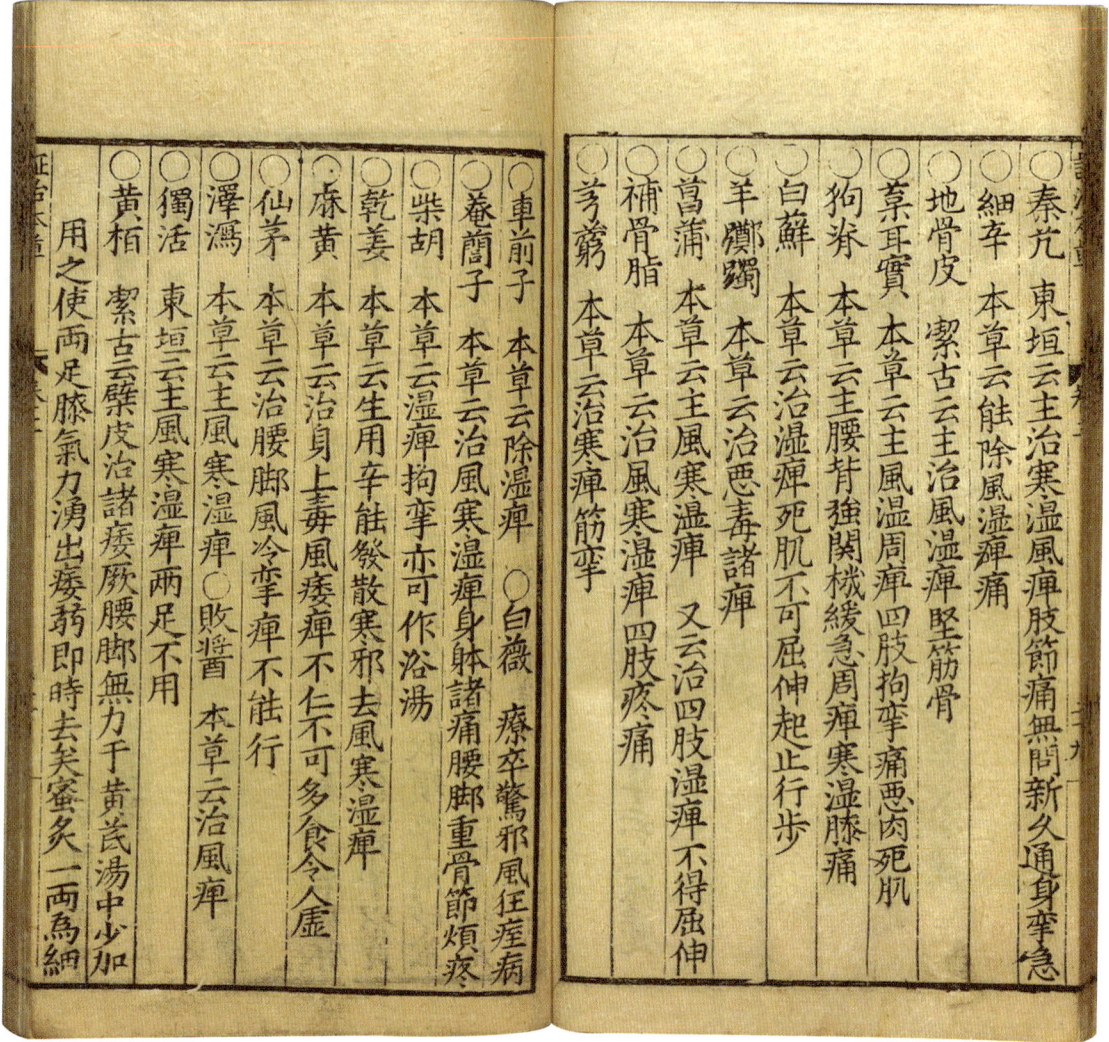

○秦艽　东垣云：主治寒湿风痹，肢节痛，无问新久，通身挛急。

○细辛　《本草》云：能除风湿痹痛。○地骨皮　洁古云：主治风湿痹，坚筋骨。

○□耳实　《本草》云：主风湿周痹，四肢拘挛痛，恶肉死肌。

○狗脊　《本草》云：主腰背强，关机缓急，周痹寒湿，膝痛。

○白鲜　《本草》云：治湿痹，死肌不可屈伸，起止行步。

○羊踯躅　《本草》云：治恶毒诸痹。○菖蒲　《本草》云：主风寒湿痹。又云：治四肢湿痹，不得屈伸。○补骨脂　《本草》云：治风寒湿痹，四肢疼痛。

○芎䓖　《本草》云：治寒痹筋挛。○车前子　《本草》云：除湿痹。○白薇　疗卒惊邪，风狂痓病。○菴䕡子《本草》云：治风寒湿痹，身体诸痛，腰脚重，骨节烦疼。

○柴胡　《本草》云：湿痹拘挛，亦可作浴汤。○干姜《本草》云：生用，辛能发散寒邪，去风寒湿痹。

○麻黄　《本草》云：治身上毒风，痿痹不仁，不可多食，令人虚。

○仙茅　《本草》云：治腰脚风冷，挛痹不能行。

○泽泻　《本草》云：主风寒湿痹。○败酱《本草》云：治风痹。

○独活　东垣云：主风寒湿痹，两足不用。

○黄柏　洁古云：檗皮治诸痿厥，腰脚无力。于黄芪汤中少加用之，使两足膝气力涌出，痿弱实时去矣。蜜炙一两为细

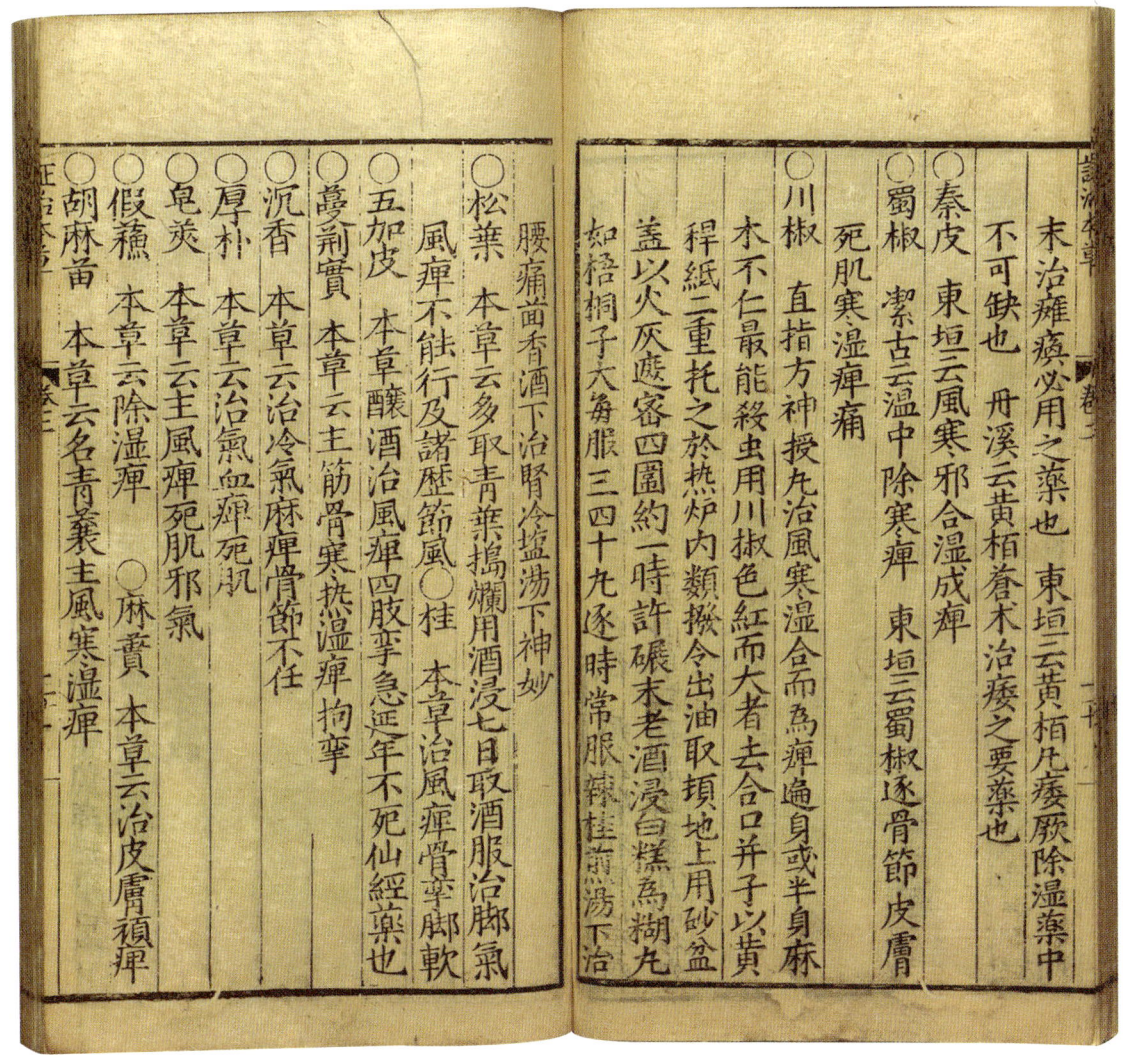

末，治瘫痪必用之药也。东垣云：黄柏，凡痿厥、除湿药中不可缺也。丹溪云：黄柏、苍术，治痿之要药也。

○秦皮　东垣云：风寒邪合湿成痹。

○蜀椒　洁古云：温中，除寒痹。东垣云：蜀椒逐骨节皮肤死肌，寒湿痹痛。

○川椒　《直指方》神授丸：治风寒湿合而为痹，遍身或半身麻木不仁，最能杀虫。用川椒色红而大者，去合口并子，以黄秆纸二重托之于热炉内类拨，令出油，取顿地上，用砂盆盖，以火灰遮密四围约一时许，碾末，老酒浸白糕为糊，丸如梧桐子大，每服三四十丸，逐时常服，辣桂煎汤下。治腰痛，茴香酒下；治肾冷，盐汤下，神妙。

○松叶　《本草》云：多取青叶捣烂，用酒浸七日，取酒服，治脚气风痹不能行及诸历节风。○桂　《本草》：治风痹骨挛脚软。

○五加皮　《本草》：酿酒，治风痹，四肢挛急，延年不死仙经药也。

○蔓荆实　《本草》云：主筋骨寒热，湿痹拘挛。

○沉香　《本草》云：治冷气麻痹，骨节不任。

○厚朴　《本草》云：治气血痹，死肌。○皂荚　《本草》云：主风痹死肌邪气。

○假苏　《本草》云：除湿痹。○麻蕡　《本草》云：治皮肤顽痹。

○胡麻苗　《本草》云：名青蘘，主风寒湿痹。

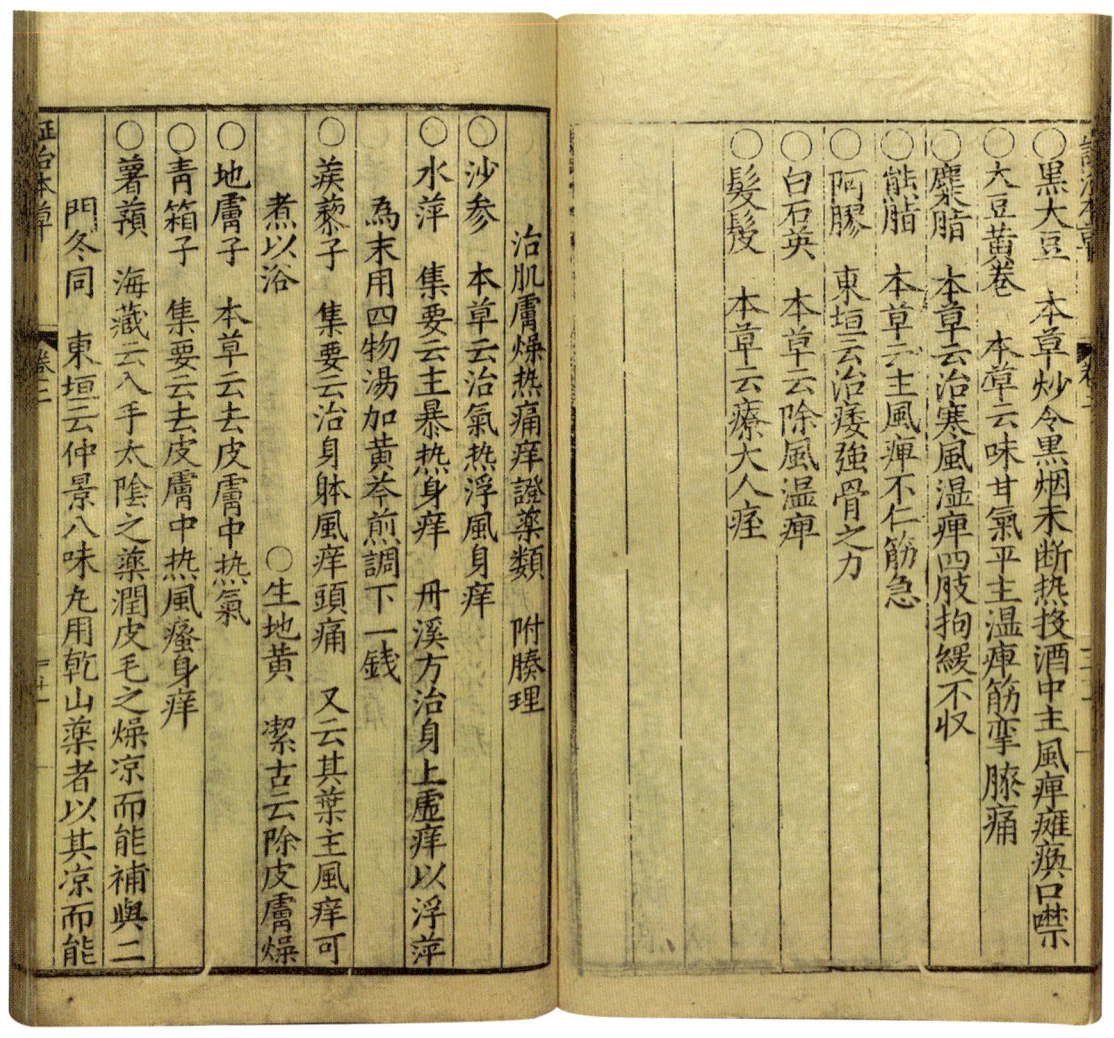

○黑大豆　《本草》：炒令黑烟未断，热投酒中，主风痹瘫痪口噤。

○大豆黄卷　《本草》云：味甘，气平，主湿痹筋挛膝痛。

○麋脂　《本草》云：治寒风湿痹，四脚拘缓不收。

○熊脂　《本草》云：主风痹不仁，筋急。

○阿胶　东垣云：治痿强骨之力。

○白石英　《本草》云：除风湿痹。

○发鬘　《本草》云：疗大人痓。

治肌肤燥热痛痒证药类　附腠理

○沙参　《本草》云：治气热浮风身痒。

○水萍　《集要》云：主暴热身痒。《丹溪方》：治身上虚痒。以浮萍为末，用四物汤加黄芩，煎调下一钱。

○蒺藜子　《集要》云：治身体风痒，头痛。又云：其叶主风痒，可煮以浴。

○生地黄　洁古云：除皮肤燥。

○地肤子　《本草》云：去皮肤中热气。

○青葙子　《集要》云：去皮肤中热，风瘙身痒。

○薯蓣　海藏云：入手太阴之药，润皮毛之燥，凉而能补，与二门冬同。东垣云：仲景八味丸用干山药者，以其凉而能

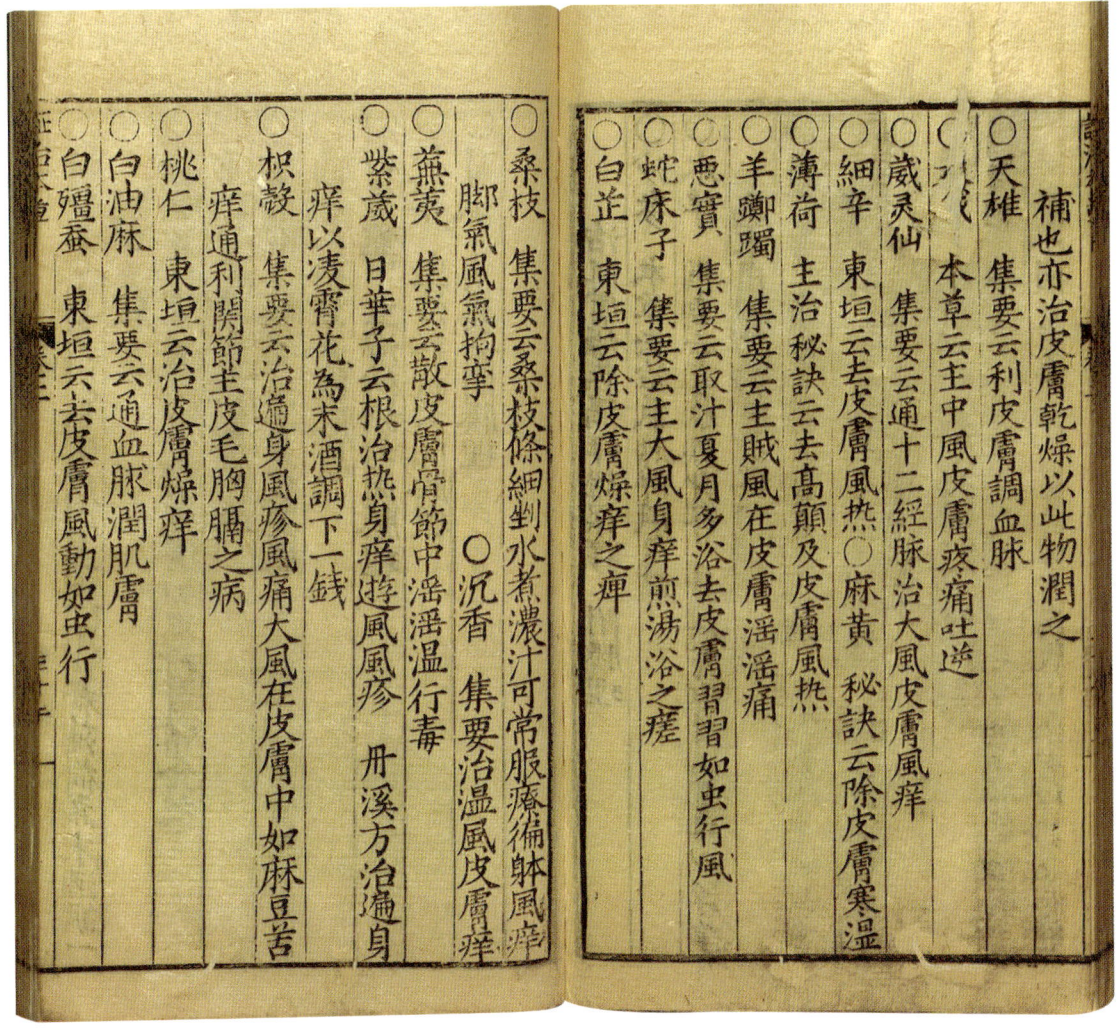

补也，亦治皮肤干燥，以此物润之。

　　○天雄　《集要》云：利皮肤，调血脉。○大戟[1]　《本草》云：主中风皮肤疼痛，吐逆。

　　○威灵仙　《集要》云：通十二经脉，治大风皮肤风痒。

　　○细辛　东垣云：去皮肤风热。○麻黄　《秘诀》云：除皮肤寒湿。

　　○薄荷　《主治秘诀》云：去高颠及皮肤风热。

　　○羊踯躅　《集要》云：主贼风在皮肤淫淫痛。

　　○恶实　《集要》云：取汁，夏月多浴，去皮肤习习如虫行风。

　　○蛇床子　《集要》云：主大风身痒，煎汤浴之瘥。○白芷　东垣云：除皮肤燥痒之瘥。

　　○桑枝　《集要》云：桑枝条细剉，水煮浓汁，可常服。疗遍体风痒，脚气风气，拘挛。

　　○沉香　《集要》：治湿风皮肤痒。

　　○芜荑　《集要》云：散皮肤骨节中淫淫温行毒。

　　○紫葳　《日华子》云：根治热身痒，游风风疹。《丹溪方》：治遍身痒，以凌霄花为末，酒调下一钱。

　　○枳壳　《集要》云：治遍身风疹风痛，大风在皮肤中如麻豆苦痒，通利关节，主皮毛胸膈之病。○桃仁　东垣云：治皮肤燥痒。

　　○白油麻　《集要》云：通血脉，润肌肤。○白僵蚕　东垣云：去皮肤风动如虫行。

---

①大戟：底本版蚀，据后文补。

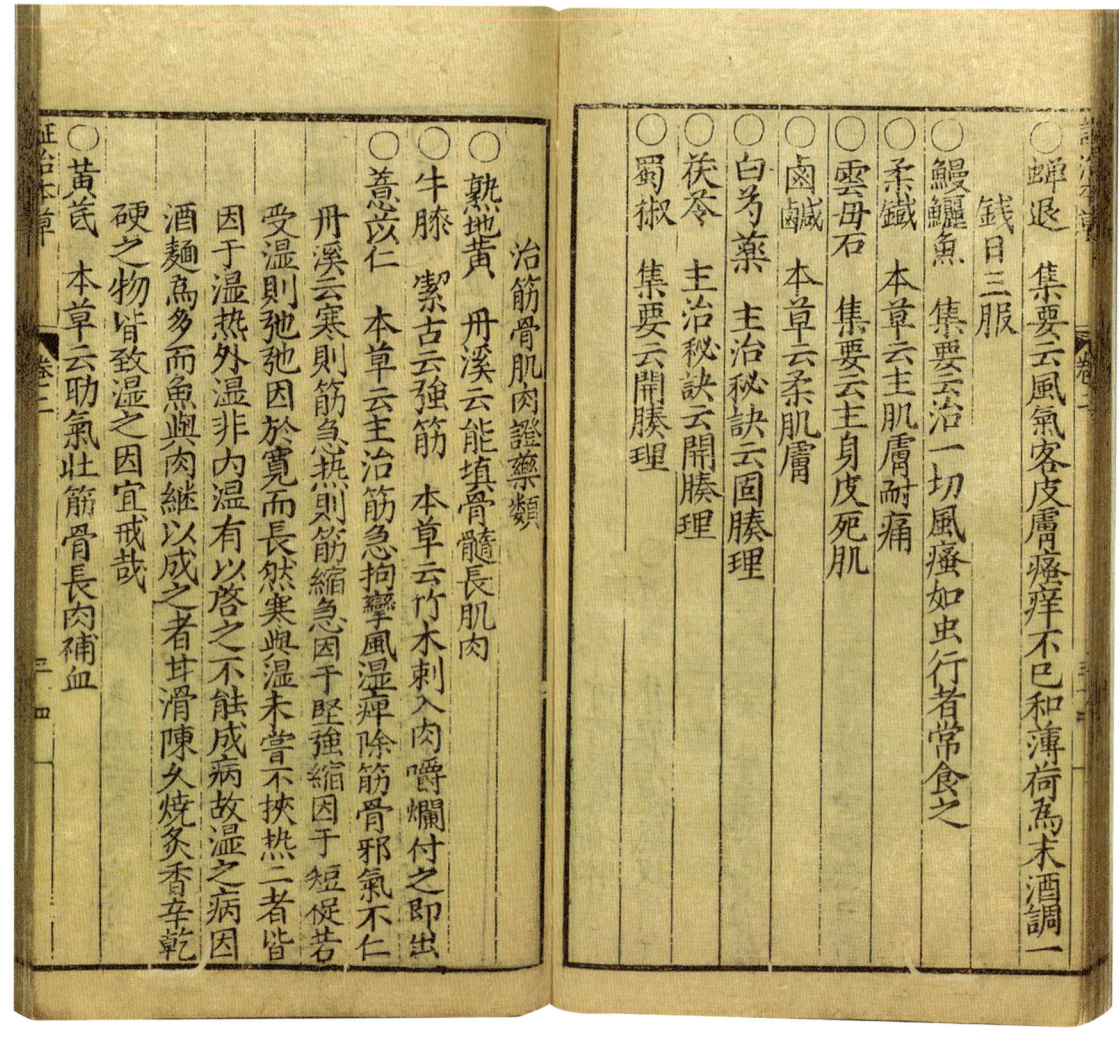

○蝉退　《集要》云：风气客皮肤瘙痒不已，和薄荷为末，酒调一钱，日三服。

○鳗鲡鱼　《集要》云：治一切风瘙如虫行者，常食之。

○柔铁　《本草》云：主肌肤耐痛。

○云母石　《集要》云：主身皮死肌。

○卤咸　《本草》云：柔肌肤。

○白芍药　《主治秘诀》云：固腠理。

○茯苓　《主治秘诀》云：开腠理。

○蜀椒　《集要》云：开腠理。

治筋骨肌肉证药类

○熟地黄　丹溪云：能填骨髓，长肌肉。

○牛膝　洁古云：强筋。《本草》云：竹木刺入肉，嚼烂付之即出。

○薏苡仁　《本草》云：主治筋急拘挛，风湿痹，除筋骨邪气不仁。丹溪云：寒则筋急，热则筋缩。急因于坚强，缩因于短促。若受湿则弛，弛因于宽而长。然寒与湿未尝不挟热，二者皆因于湿热，外湿非内湿，有以启之，不能成病，故湿之病因酒面为多，而鱼与肉继以成者。甘滑陈久，烧炙香辛干硬之物，皆致湿之因。宜戒哉。

○黄芪　《本草》云：助气，壮筋骨，长肉补血。

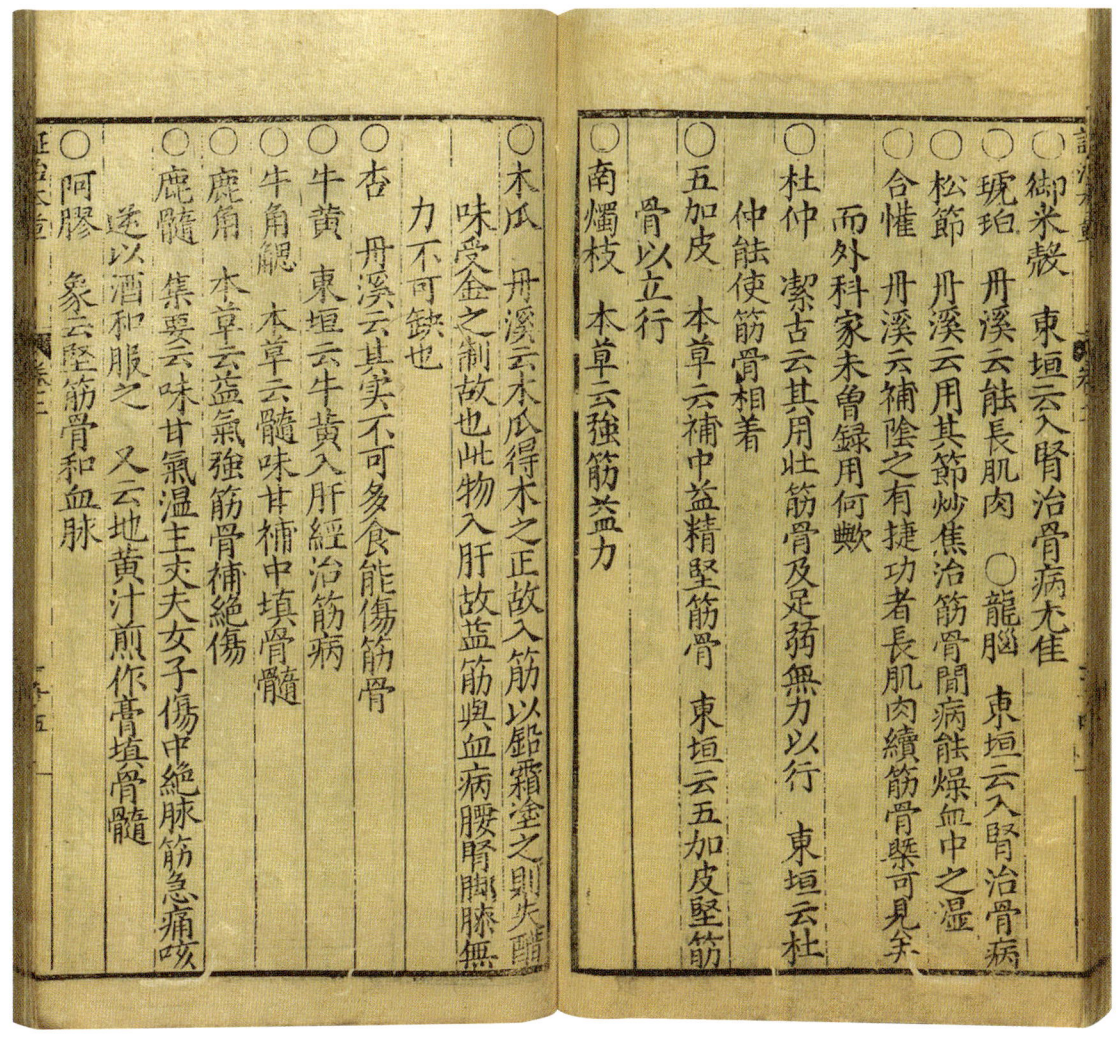

○御米壳　东垣云：入肾，治骨病尤佳。

○琥珀　丹溪云：能长肌肉。○龙脑　东垣云：入肾，治骨病。

○松节　丹溪云：用其节炒焦，治筋骨间病，能燥血中之湿。

○合欢　丹溪云：补阴之有捷功者，长肌肉，续筋骨，概可见矣。而外科家未曾录用，何欤！

○杜仲　洁古云：其用壮筋骨，及足弱无力以行。东垣云：杜仲能使筋骨相着。

○五加皮　《本草》云：补中益精，坚筋骨。东垣云：五加皮坚筋骨，以立行。

○南烛枝　《本草》云：强筋益力。

○木瓜　丹溪云：木瓜得木之正，故入筋。以铅霜涂之，则失醋味，受金之制，故也。此物入肝，故益筋与血病，腰肾脚膝无力，不可缺也。

杏　丹溪云：其实不可多食，能伤筋骨。

○牛黄　东垣云：牛黄入肝经，治筋病。

○牛角䚡　《本草》云：髓味甘补，中填骨髓。

○鹿角　《本草》云：益气，强筋骨，补绝伤。

○鹿髓　《集要》云：味甘，气温，主丈夫女子伤中绝脉筋急痛咳逆，以酒和服之。又云：地黄汁煎作膏，填骨髓。

○阿胶　象云：坚筋骨，和血脉。

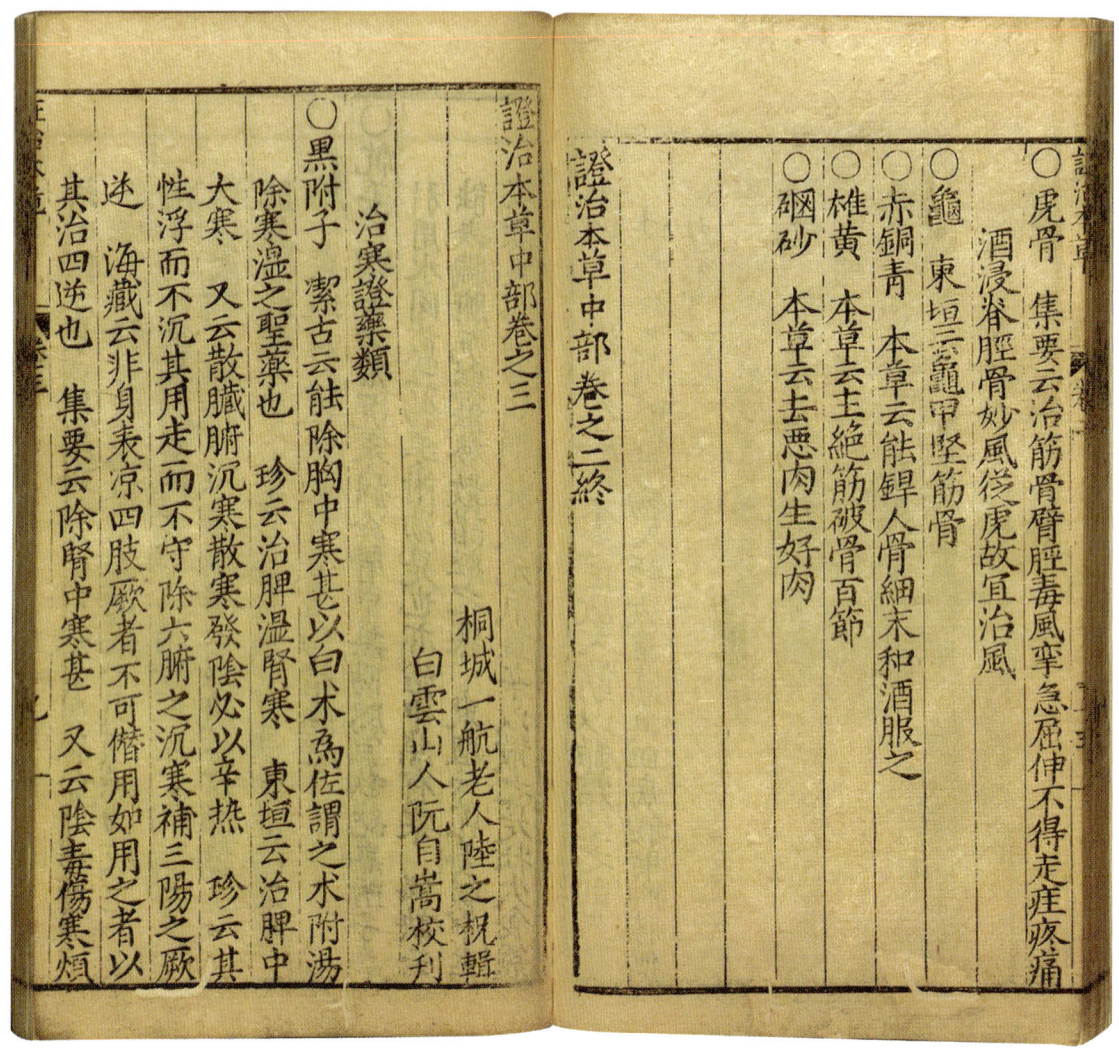

○虎骨　《集要》云：治筋骨臂胫毒风挛急，屈伸不得，走疰疼痛。酒浸，脊胫骨妙。风从虎，故宜治风。

○龟　东垣云：龟甲坚筋骨。

○赤铜青　《本草》云：能焊人骨，细末和酒服之。

○雄黄　《本草》云：主绝筋破骨百节。

○硇砂　《本草》云：去恶肉，生好肉。

证治本草中部卷之二　终

证治本草中部卷之三

桐城一航老人陆之枳辑

白云山人阮自嵩校刊

治寒证药类

○黑附子　洁古云：能除胸中寒甚，以白术为佐，谓之术附汤，除寒湿之圣药也。《珍》云：治脾湿肾寒。东垣云：治脾中大寒。又云：散脏腑沉寒，散寒发阴，必以辛热。《珍》云：其性浮而不沉，其用走而不守，除六腑之沉寒，补三阳之厥逆。海藏云：非身表凉四肢厥者，不可僭用，如用之者，以其治四逆也。《集要》云：除肾中寒甚。又云：阴毒伤寒，烦燥，迷闷不省，四肢厥逆，心腹冷痛，霍乱，转筋下痢，赤白者主之。《附余》：霹雳散治阴毒伤寒，心间烦燥，四肢逆冷。用附子一枚及半两者，炮熟取出，用冷灰培之，细研，入真膔①茶一大钱同和。分二服，每服水一盏，煎六分，临熟，入蜜半匙，放温服之。

　　○乌头　《秘诀》云：能除寒疾。

　　○天雄　东垣云：天雄散寒，有去湿助精阳之力。

　　○干姜　洁古云：治沉寒痼冷，肾中无阳，脉气欲绝。黑附子为引，用水同煎二物，姜附汤是也，亦治中焦有寒。《秘诀》云：能去脏腑沉寒，能发散诸经之寒。东垣云：干姜暖中，主发散寒邪。如多用，则耗散元气，盖辛以散之，是壮火食气故也。须以甘草缓之辛热，散内寒，散阴寒见火，故止而不移，所以能治里寒，非若附子行而不止也。又云：补脾温胃，去腹中寒甚，平以辛热也。《赋》云：生则逐寒邪而发表，炮则除胃冷而守中。海藏云：经炮则味苦，温脾燥胃，所以理中，其实主气而泄脾。或问东垣曰：干姜味辛热。人云补脾，今言泄脾而不言补，何也？泄之一字，非泄脾之正气，是泄脾中寒湿之邪气。盖以辛热之剂燥之，故曰泄脾也。

　　○草豆蔻　《主治秘诀》云：纯阳益脾胃，去寒。以面裹，煨熟去面用。东垣云：去脾胃积滞之寒邪。

　　○半夏　洁古云：半夏能除寒痰。

---

①膔：同"腊"。

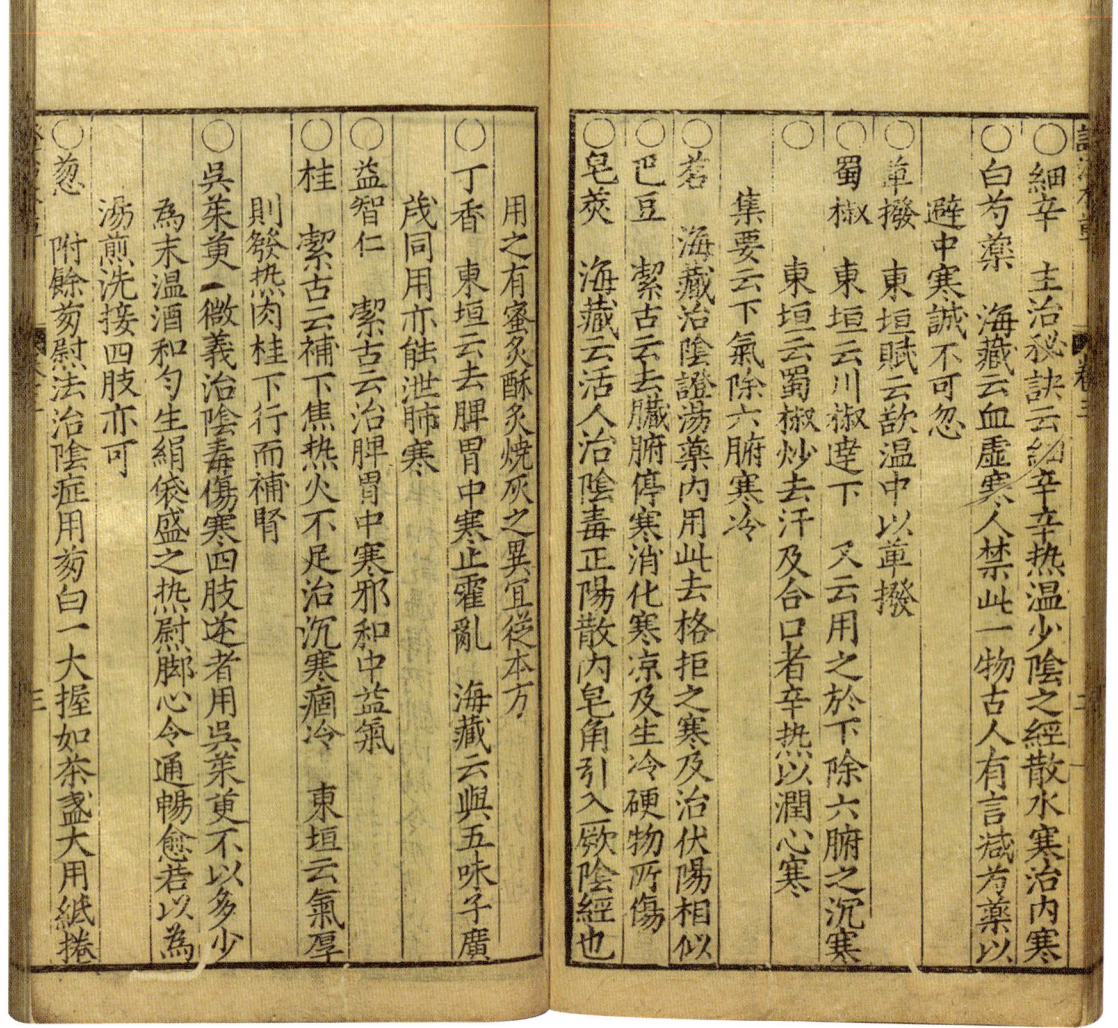

○细辛　《主治秘诀》云：细辛辛热，温少阴之经，散水寒，治内寒。

○白芍药　海藏云：血虚寒人禁此一物。古人有言，减芍药以避中寒，诚不可忽。

○荜拨　《东垣赋》云：欲温中，以荜拨。

○蜀椒　东垣云：川椒达下。又云：用之于下，除六腑之沉寒。东垣云：蜀椒炒去汗及合口者，辛热以润心寒。《集要》云：下气，除六腑寒冷。

○茗　海藏治阴证汤药内用此，去格拒之寒及治伏阳相似。

○巴豆　洁古云：去脏腑停寒，消化寒凉及生冷硬物所伤。

○皂荚　海藏云：活人治阴毒，正阳散内皂角，引入厥阴经也。用之有蜜炙、酥炙、烧灰之异，宜从本方。

○丁香　东垣云：去脾胃中寒，止霍乱。海藏云：与五味子广茂同用，亦能泄肺寒。

○益智仁　洁古云：治脾胃中寒邪，和中益气。

○桂　洁古云：补下焦热火不足，治沉寒痼冷。东垣云：气厚则发热，肉桂下行而补肾。

○吴茱萸　《微义》：治阴毒伤寒四肢逆者，用吴茱萸，不以多少为末，温酒和匀，生绢袋盛之，热熨脚心，令通畅愈。若以为汤煎洗，接四肢亦可。

○葱　《附余》：葱熨法治阴症，用葱白一大握如茶盏大，用纸卷

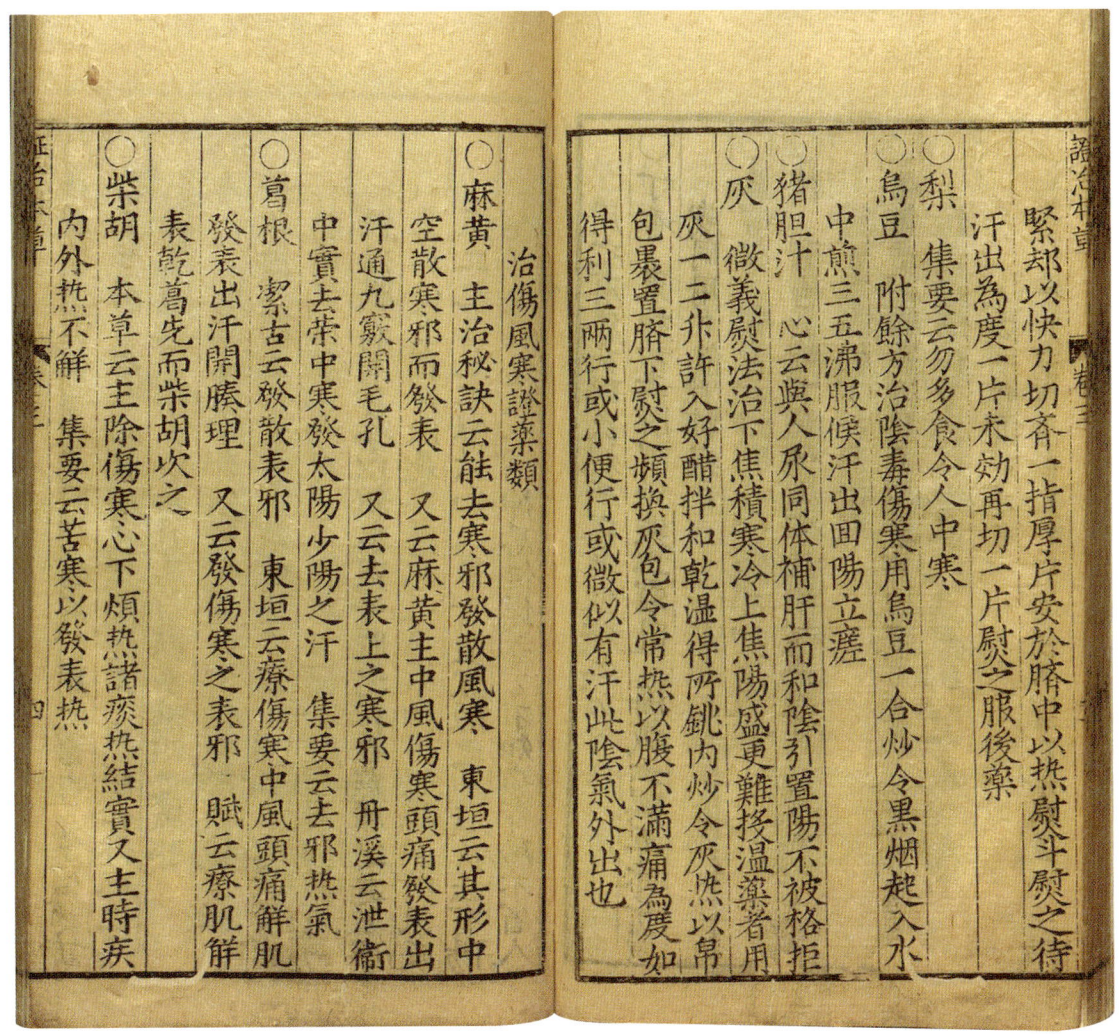

紧，却以快力切齐一指厚片，安于脐中，以热熨斗熨之，待汗出为度。一片未效，再切一片熨之，服后药。

○梨　《集要》云：勿多食，令人中寒。

○乌豆　《附余方》：治阴毒伤寒，用乌豆一合炒，令黑烟起，入水中煎三五沸，服候汗出，回阳立瘥。

○猪胆汁　《心》云：与人尿同体，补肝而和阴引置阳，不被格拒。

○灰　《微义》：熨法治下焦积寒冷，上焦阳盛，更难投温药者。用灰一二升许，入好醋拌和，干湿得所，铫内炒令灰热，以帛包裹置脐下熨之，频换灰包，令常热，以腹不满痛为度。如得利三两行，或小便行，或微似有汗，此阴气外出也。

治伤风寒证药类

○麻黄　《主治秘诀》云：能去寒邪，发散风寒。东垣云：其形中空，散寒邪而发表。又云：麻黄主中风伤寒头痛，发表出汗，通九窍，开毛孔。又云：去表上之寒邪。丹溪云：泄卫中实，去荣中寒，发太阳少阳之汗。《集要》云：去邪热气。

○葛根　洁古云：发散表邪。东垣云：疗伤寒中风头痛，解肌发表，出汗，开腠理。又云：发伤寒之表邪。《赋》云：疗肌解表，干葛先而柴胡次之。

○柴胡　《本草》云：主除伤寒，心下烦热，诸痰热结实，又主时疾内外热不解。《集要》云：苦寒以发表热。

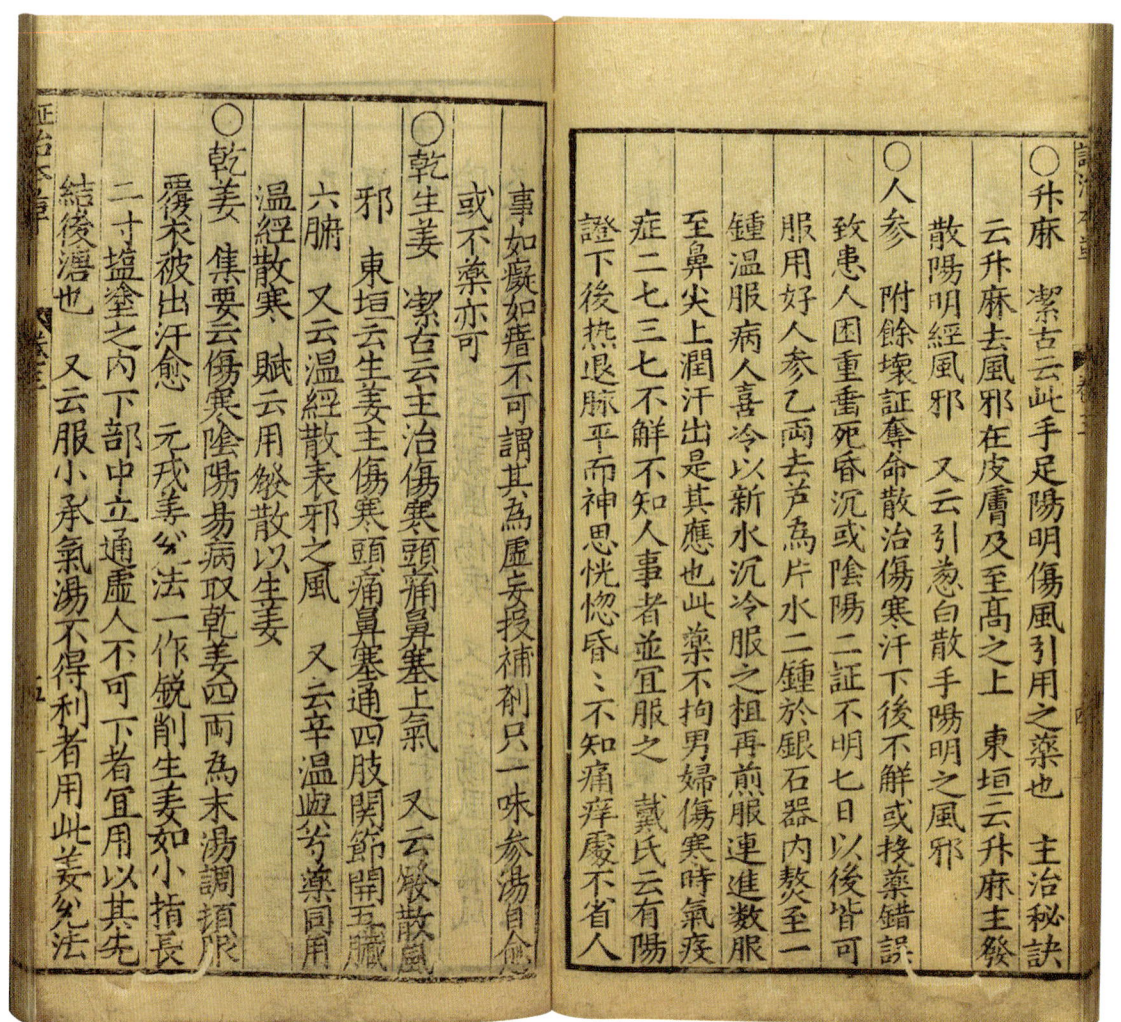

○升麻　洁古云：此手足阳明伤风引用之药也。《主治秘诀》云：升麻去风邪，在皮肤及至高之上。东垣云：升麻主发散阳明经风邪。又云：引葱白，散手阳明之风邪。

○人参　《附余》坏证夺命散：治伤寒汗下后不解，或投药错误，致患人困重，垂死昏沉，或阴阳二证不明，七日以后皆可服用。好人参一两，去芦为片，水二钟于银石器内，熬至一钟温服。病人喜冷，以新水沉冷服之，粗再煎服，连进数服，至鼻尖上润汗出，是其应也。此药不拘男妇伤寒时气疫症，二七三七不解不知人事者，并宜服之。《戴氏》云：有阳证下后热退脉平，而神思恍惚，昏昏不知痛痒处，不省人事，如痴如瘴，不可谓其为虚妄，投补剂只一味参汤，自愈或不药亦可。

○干生姜　洁古云：主治伤寒头痛，鼻塞上气。又云：发散风邪。东垣云：生姜主伤寒头痛鼻塞，通四肢关节，开五脏六腑。又云：温经，散表邪之风。又云：辛温，与芍药同用，温经散寒。《赋》云：用发散，以生姜。

○干姜　《集要》云：伤寒阴阳易病，取干姜四两为末，汤调顿服，覆衣被，出汗愈。《元戎》姜兑法（一作锐）：削生姜如小指，长二寸，盐涂之，内[1]下部中，立通。虚人不可下者，宜用以其先结后溏也。又云：服小承气汤不得利者，用此姜兑法。

---

①内：通"纳"。

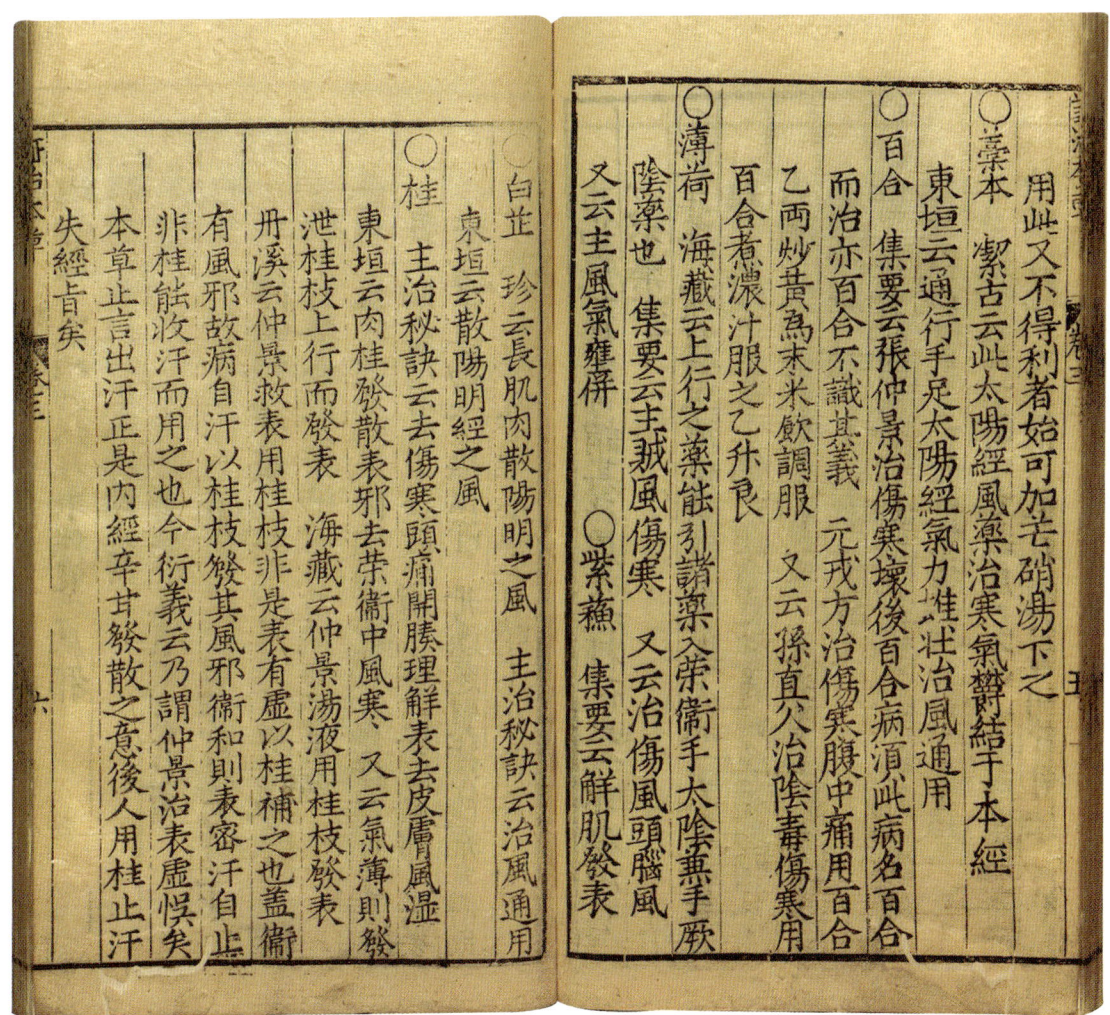

用此又不得利者，始可加芒硝汤下之。

　　〇藁本　洁古云：此太阳经风药，治寒气郁结于本经。东垣云：通行手足太阳经，气力雄壮，治风通用。

　　〇百合　《集要》云：张仲景治伤寒坏后百合病须此，病名百合而治亦百合，不识其义。《元戎》方：治伤寒腹中痛，用百合一两炒黄为末，米饮调服。又云：孙真人治阴毒伤寒，用百合煮浓汁，服之一升良。

　　〇薄荷　海藏云：上行之药能引诸药入荣卫，手太阴兼手厥阴药也。《集要》云：主贼风伤寒。又云：治伤风头脑风。又云：主风气壅并。

　　〇紫苏　《集要》云：解肌发表。

　　〇白芷　《珍》云：长肌肉，散阳明之风。《主治秘诀》云：治风通用。东垣云：散阳明经之风。

　　〇桂　《主治秘诀》云：去伤寒头痛，开腠理，解表，去皮肤风湿。东垣云：肉桂发散表邪，去荣卫中风寒。又云：气薄则发泄，桂枝上行而发表。海藏云：仲景汤液用桂枝发表。丹溪云：仲景救表用桂枝，非是表有虚以桂补之也。盖卫有风邪，故病自汗，以桂枝发其风邪，卫和则表密，汗自止。非桂能收汗而用之也，今《衍义》云乃谓仲景治表虚，误矣。《本草》止言出汗，正是《内经》辛甘发散之意，后人用桂止汗，失《经》旨矣。

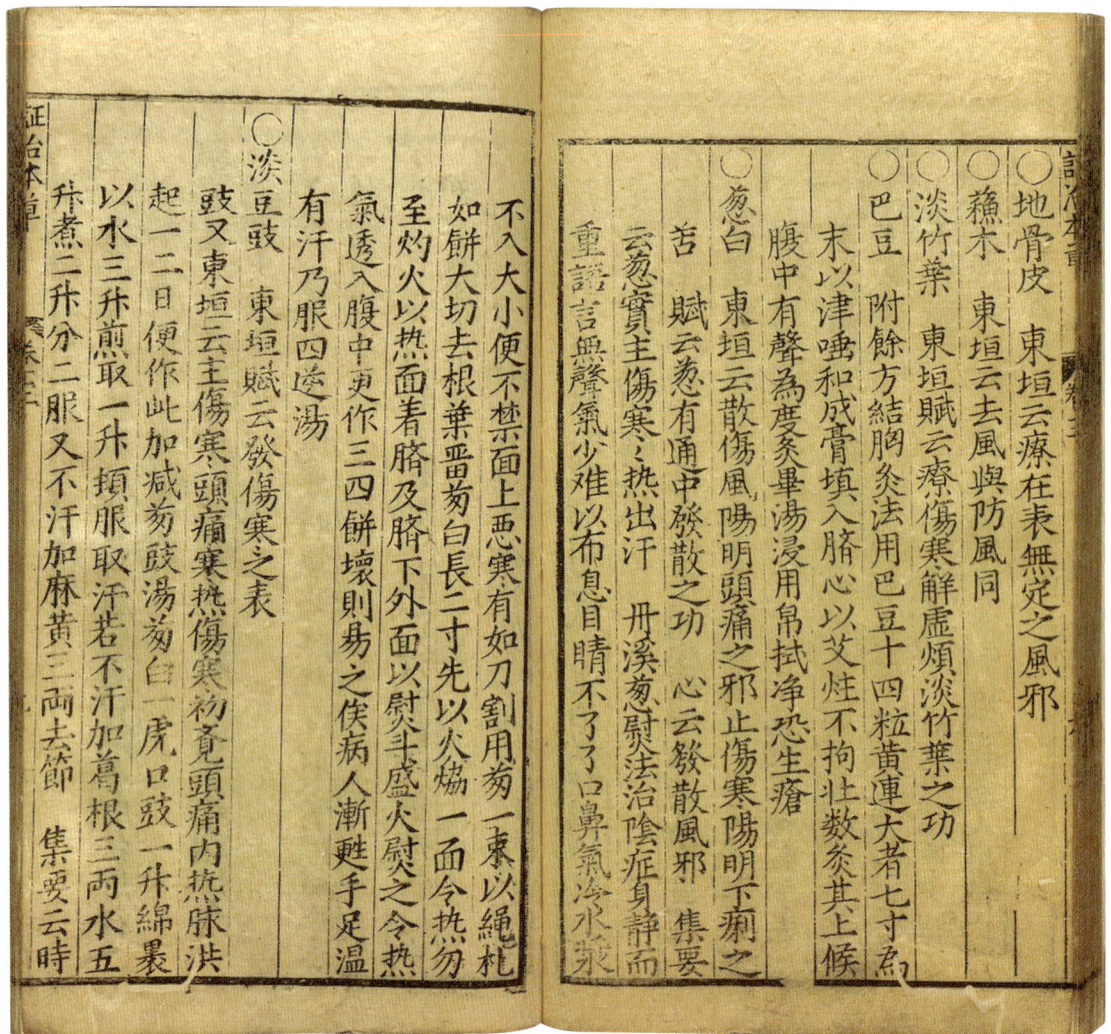

○地骨皮　东垣云：疗在表无定之风邪。

○苏木　东垣云：去风与防风同。

○淡竹叶　《东垣赋》云：疗伤寒解虚烦，淡竹叶之功。

○巴豆　《附余方》结胸灸法：用巴豆十四粒，黄连大者，七寸，为末，以津唾和成膏，填入脐心，以艾炷不拘壮数灸其上，候腹中有声为度，灸毕，汤浸用帛拭净，恐生疮。

○葱白　东垣云：散伤风阳明头痛之邪，止伤寒阳明下痢之苦。《赋》云：葱有通中发散之功。《心》云：发散风邪。《集要》云：葱实主伤寒寒热出汗。丹溪葱熨法：治阴症身静而重，语言无声气少，难以布息，目睛不了了，口鼻气冷，水浆不入，大小便不禁，面上恶寒，有如刀割。用葱一束，以绳札如饼大，切去根叶，留葱白长二寸，先以火煨一面令热，勿至灼火，以热面着脐及脐下，外面以熨斗盛火熨之，令热气透入腹中，更作三四饼，坏则易之，俟病人渐苏，手足温，有汗，乃服四逆汤。

○淡豆豉　《东垣赋》云：发伤寒之表。豉又东垣云：主伤寒头痛寒热，伤寒初觉头痛，内热，脉洪起，一二日，便作此加减葱豉汤。葱白一虎口、豉一升，绵裹，以水三升煎，取一升，顿服取汗。若不汗，加葛根三两、水五升，煮二升，分二服。又不汗，加麻黄三两，去节。《集要》云：时

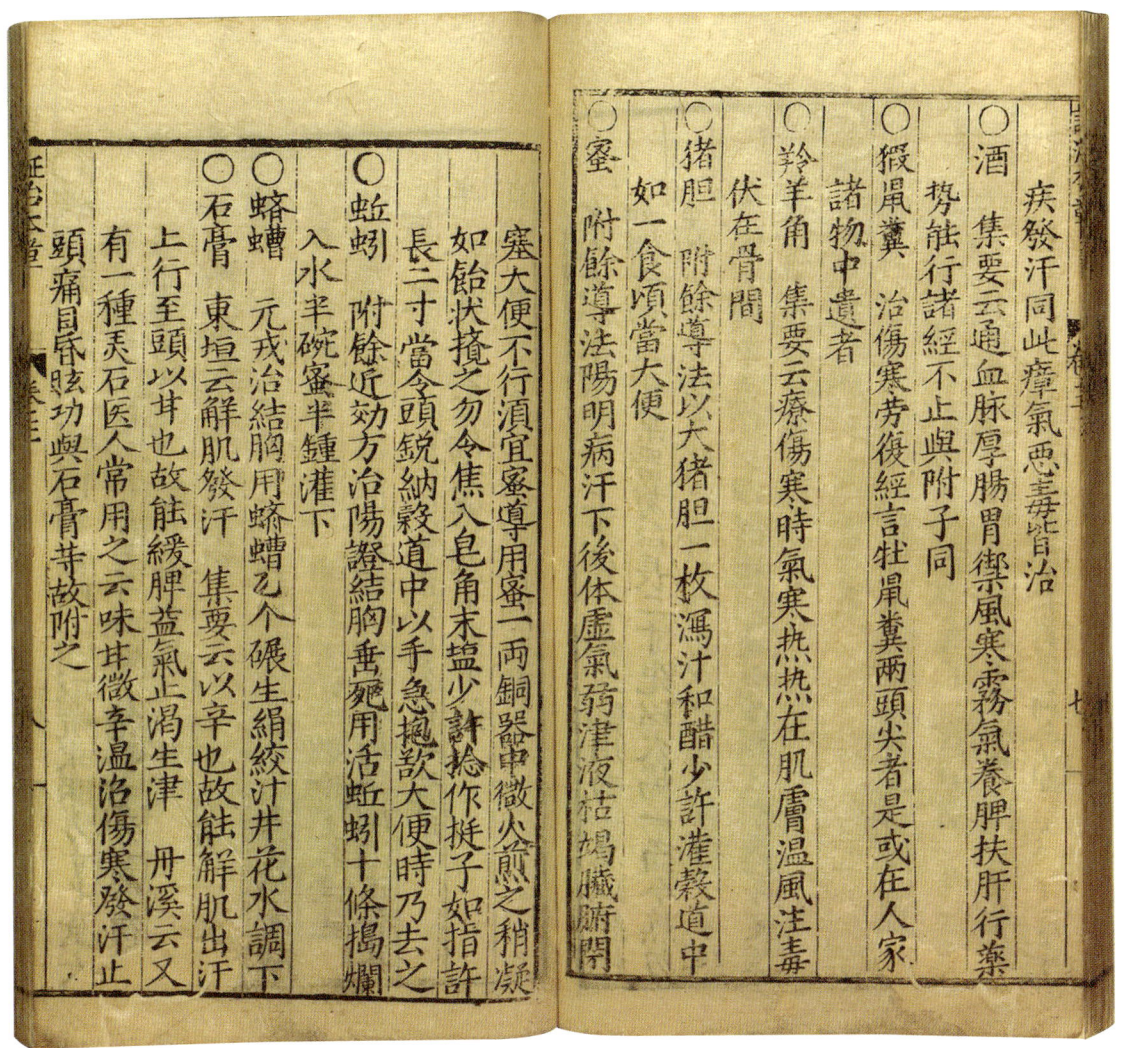

疾发汗同此，瘴气恶毒皆治。

○酒 《集要》云：通血脉，厚肠胃，御风寒雾气，养脾扶肝，行药势能行诸经不止，与附子同。

○猳鼠粪 治伤寒劳复。《经》言牡鼠粪，两头尖者是，或在人家诸物中遗者。

○羚羊角 《集要》云：疗伤寒，时气寒热，热在肌肤，温风注毒伏在骨间。

○猪胆 《附余》导法：以大猪胆一枚泻汁，和醋少许，灌谷道中，如一食顷，当大便。

○蜜 《附余》导法：阳明病汗下后，体虚气弱，津液枯竭，脏腑闭塞，大便不行，须宜蜜导。用蜜一两，铜器中微火煎之，稍凝如饴状搅之，勿令焦，入皂角末、盐少许，捻作挺子如指许，长二寸，当令头锐纳谷道中，以手急抱，欲大便时乃去之。

○蚯蚓 《附余》近效方：治阳证结胸垂死。用活蚯蚓十条，捣烂入水，半碗蜜，半钟灌下。

○蛴螬 《元戎》：治结胸，用蛴螬一个碾，生绢绞汁，井花水调下。

○石膏 东垣云：解肌发汗。《集要》云：以辛也，故能解肌出汗，上行至头。以甘也，故能缓脾益气，止渴生津。丹溪云：又有一种美石，医人常用之，云味甘，微辛温，治伤寒发汗，止头痛目昏眩，功与石膏等，故附之。

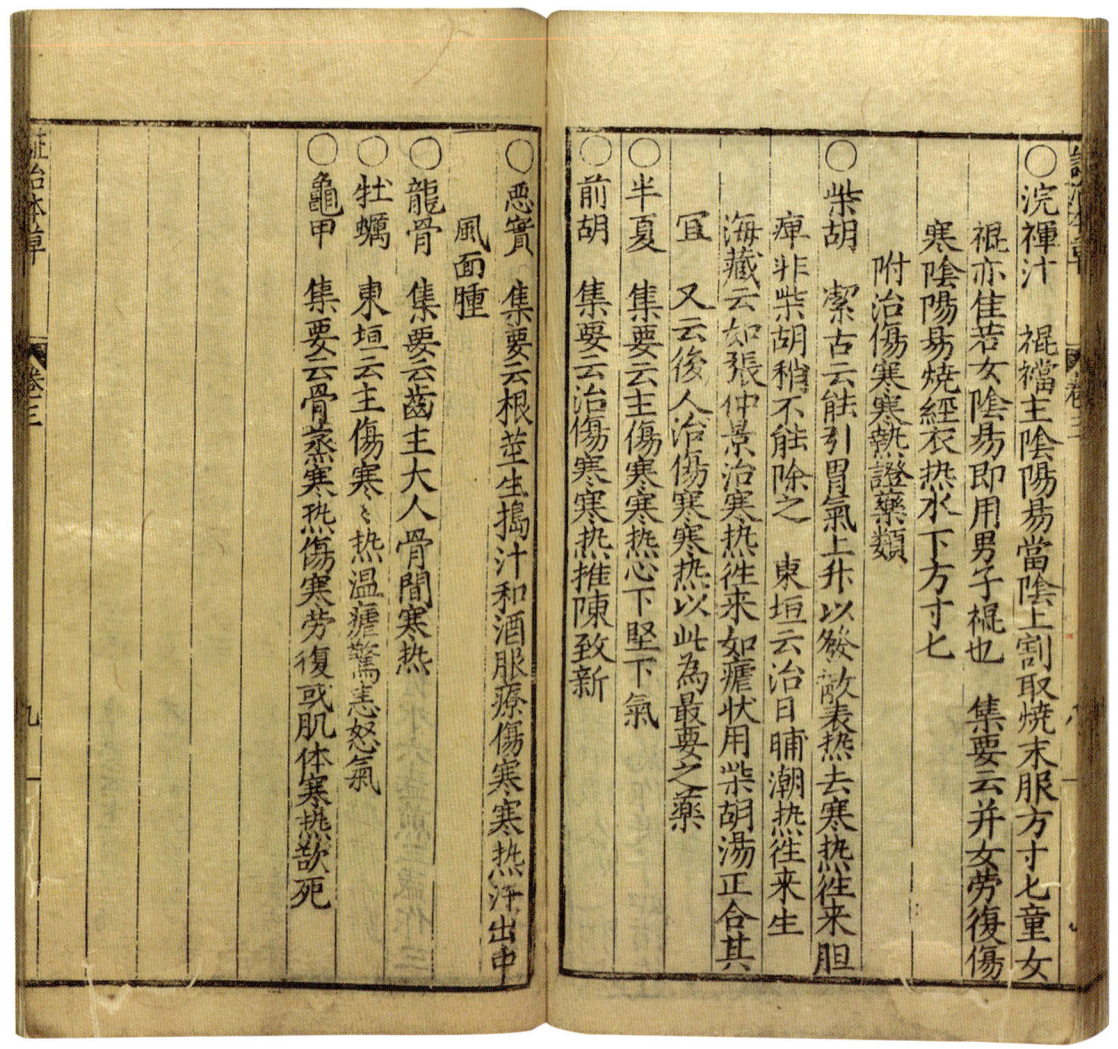

○浣裈汁　裈裆主阴阳易，当阴上割取烧末服，方寸匕，童女裈亦佳。若女阴易，即用男子裈也。《集要》云：并女劳复，伤寒阴阳易。烧经衣，热水下，方寸匕。

附治伤寒寒热证药类

○柴胡　洁古云：能引胃气上升，以发散表热，去寒热往来。胆痹，非柴胡稍不能除之。东垣云：治日晡潮热往来生。海藏云：如张仲景治寒热往来如疟状，用柴胡汤正合其宜。又云：后人治伤寒热，以此为最要之药。

　　○半夏　《集要》云：主伤寒寒热，心下坚，下气。

　　○前胡　《集要》云：治伤寒寒热，推陈致新。

　　○恶实　《集要》云：根茎生捣汁，和酒服，疗伤寒寒热汗出，中风面肿。

　　○龙骨　《集要》云：齿主大人骨间寒热。

　　○牡蛎　东垣云：主伤寒寒热，温疟，惊恚怒气。

　　○龟甲　《集要》云：骨蒸寒热，伤寒劳复，或肌体寒热欲死。

　　○当归　《本草》云：主温疟。○玄参　《集要》云：主温疟洒洒。

　　○柴胡　《本草》云：治疟必用之。○半夏　《本草》云：治痰疟。

　　○白薇　《本草》云：温疟，洗洗发作有时。

　　○防葵　《本草》云：治温疟鬼疟。○知母　《集要》云：主久疟烦热。

　　○白头翁　《本草》云：主温疟，狂阳寒热。

　　○羊踯躅　《本草》云：主温疟。○阿魏　《本草》云：辟瘟治疟。

　　○牛膝　《集要》云：老疟久不断，取根一握，水六盏，煎三盏，作三服，未发前服，临发又服。

　　○常山　《本草》云：治发温疟鬼毒。又云：得甘草吐，疟效，不可多服，令人大吐，年老及久病人切忌之，能伤其气，病人稍近虚怯勿用。丹溪云：恒山属金而有火与水，性暴悍，善驱逐，能伤真气，功不掩过者也。病人稍近虚怯，勿可用也。雷公有云：老人与久病人切忌之。《东垣赋》云：常山理痰结而治温疟。《微义》子和常山散：吐疟用常山贰两少煮，晒干水煎，空心服。胜金丸治一切寒热疟疾，胸膈停痰，发散不愈，及妇人子疟。用常山酒浸，蒸焙一斤，槟榔三两，共为末，面糊丸梧桐子大，每服六十丸，发前一日，临卧用冷酒吞下便睡至四更，再用冷酒吞十五丸，次午食温粥，忌热物并一切冷物，一方用鸡子清丸。

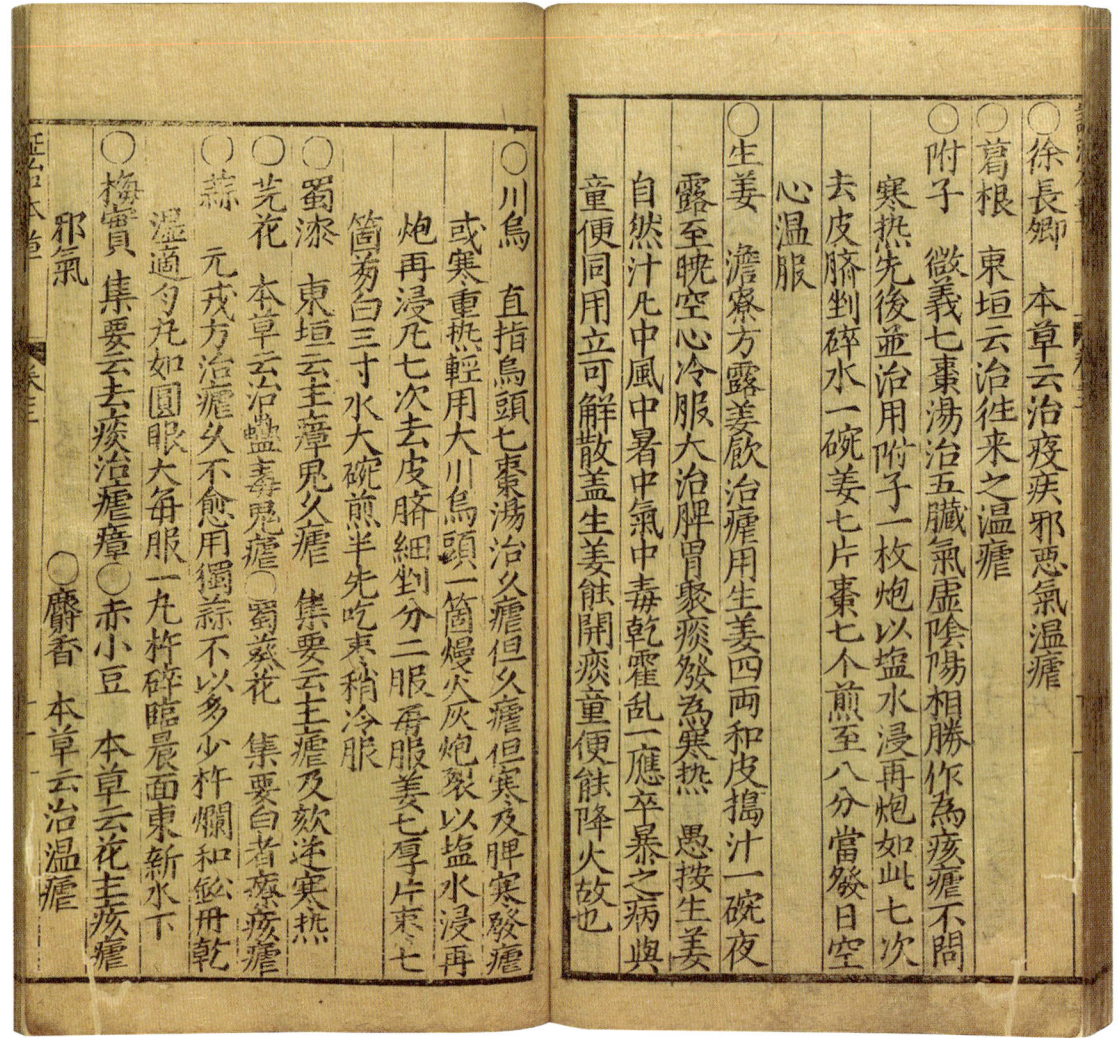

○徐长卿 《本草》云：治疫疾邪恶气，温疟。○葛根 东垣云：治往来之温疟。

○附子 《微义》七枣汤：治五脏气虚，阴阳相胜作为疟疾，不问寒热，先后并治。用附子一枚炮，以盐水浸，再炮如此七次，去皮脐，剉碎水一碗，姜七片，枣七个，煎至八分，当发日空心温服。

○生姜 《澹寮方》露姜饮：治疟用生姜四两，和皮捣汁一碗，夜露至晓，空心冷服，大治脾胃聚痰，发为寒热。愚按：生姜自然汁，凡中风中暑，中气中毒，干霍乱，一应卒暴之病，与童便同用，立可解散。盖生姜能开痰，童便能降火故也。

○川乌 《直指》乌头七枣汤：治久疟，但久疟，但寒及脾寒发疟，或寒重热轻。用大川乌头一个，煻火灰炮裂，以盐水浸，再炮再浸，凡七次，去皮脐，细剉分二服，每服姜七厚片，枣七个，葱白三寸，水大碗煎半，先吃枣，稍冷服。

○蜀漆 东垣云：主瘴鬼久疟。《集要》云：主疟及咳逆寒热。

○芫花 《本草》云：治蛊毒鬼疟。○蜀葵花 《集要》：白者疗痎疟。

○蒜 《元戎》方：治疟久不愈。用独蒜不以多少，杵烂和铅丹，干湿适匀丸如圆眼大，每服一丸，杵碎，临晨面东，新水下。○梅实 《集要》云：去痰，治疟瘴。○赤小豆 《本草》云：花主痎疟邪气。

○麝香 《本草》云：治温疟。

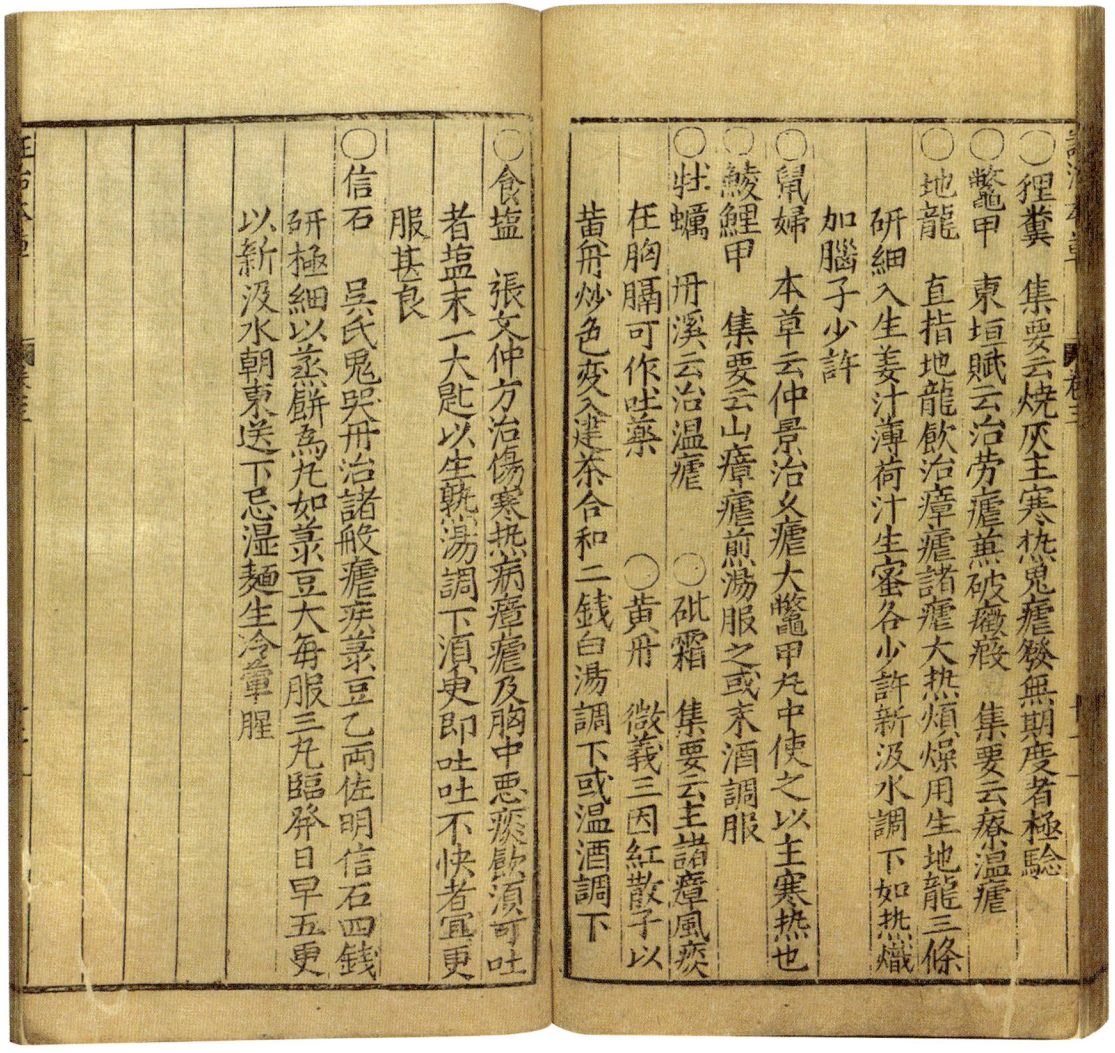

○狸粪　《集要》云：烧灰，主寒热鬼疟，发无期度者，极验。

○鳖甲　《东垣赋》云：治劳疟兼破癥瘕。《集要》云：疗温疟。

○地龙　《直指》地龙饮：治瘴疟，诸疟，大热，烦燥。用生地龙三条研细，入生姜汁、薄荷汁、生蜜各少许，新汲水调下。如热炽，加脑子少许。

○鼠妇　《本草》云：仲景治久疟。大鳖甲丸中使之，以主寒热也。

○鲮鲤甲　《集要》云：山瘴疟，煎汤服之，或末，酒调服。

○牡蛎　丹溪云：治温疟。

○砒霜　《集要》云：主诸瘴风痰在胸膈，可作吐药。

○黄丹　《微义》三因红散子：以黄丹炒色变，入建茶合和二钱，白汤调下，或温酒调下。

○食盐　张文仲方治伤寒热病，瘴疟及胸中恶痰饮，须可吐者，盐末一大匙，以生熟汤调下，须臾即吐，吐不快者，宜更服甚良。

○信石　吴氏鬼哭丹：治诸般疟疾。绿豆一两，佐明信石四钱，研极细，以蒸饼为丸，如绿豆大，每服三丸，临发日早五更，以新汲水朝东送下，忌湿面、生冷、荤腥。

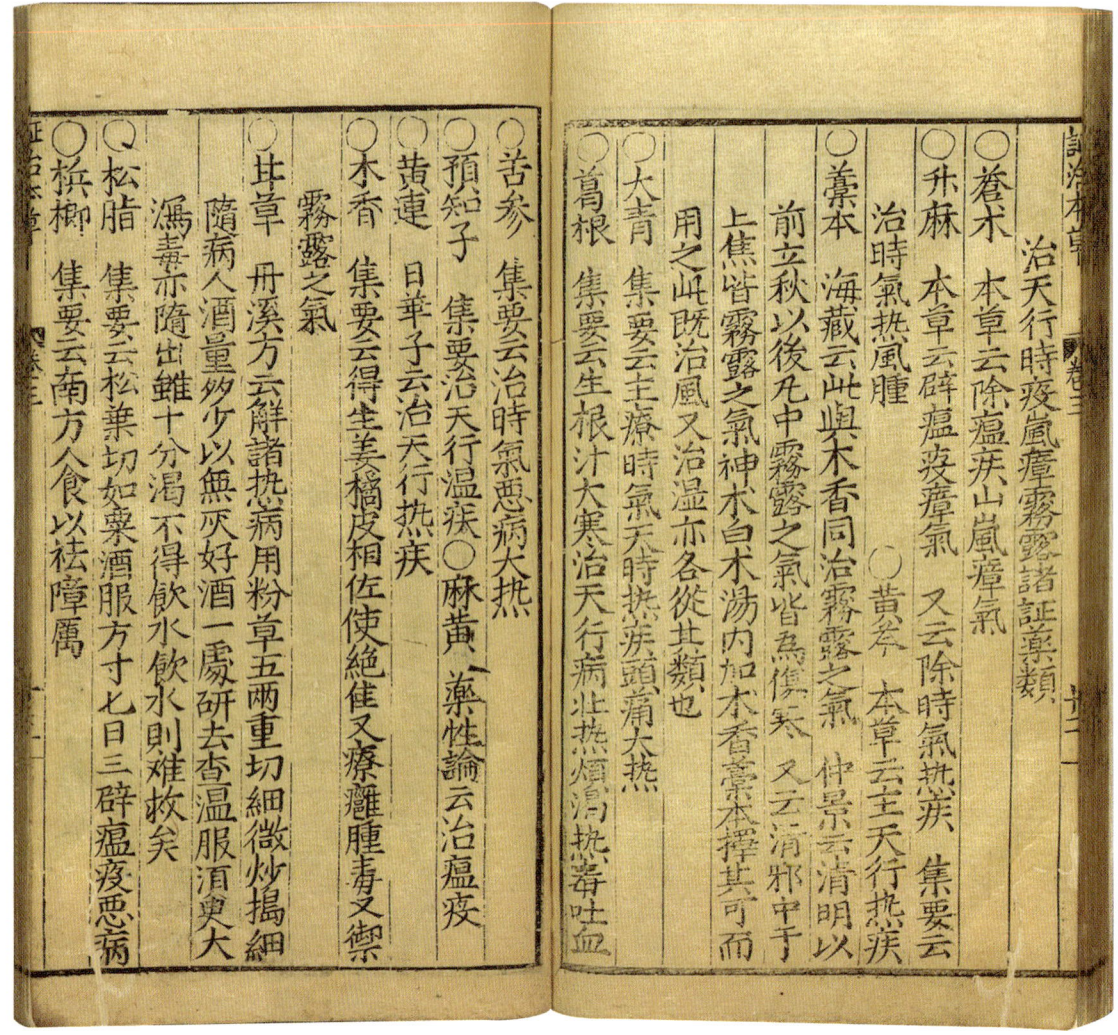

治天行时疫岚瘴雾露诸证药类

○苍术 《本草》云：除瘟疾，山岚瘴气。

○升麻 《本草》云：辟瘟疫瘴气。又云：除时气热疾。《集要》云：治时气热风肿。

○黄芩 《本草》云：主天行热疾。○藁本 海藏云：此与木香同治雾露之气。仲景云：清明以前，立秋以后，凡中雾露之气，皆为伤寒。又云：清邪中于上焦，皆雾露之气。神术白术汤内加木香、藁本，择其可而用之，此既治风又治湿，亦各从其类也。

○大青 《集要》云：主疗时气，天时热疾，头痛大热。

○葛根 《集要》云：生根汁大寒，治天行病，壮热烦渴，热毒吐血。

○苦参 《集要》云：治时气恶病，大热。○预知子 《集要》：治天行温疾。○麻黄《药性论》云：治瘟疫。○黄连 《日华子》云：治天行热疾。

○木香 《集要》云：得生姜、橘皮相佐使绝佳，又疗痈肿毒，又御雾露之气。

○甘草 《丹溪方》云：解诸热病。用粉草五两重，切细，微炒，捣细，随病人酒量多少，以无灰好酒一处研，去渣，温服，须臾大泻，毒亦随出。虽十分渴，不得饮水，饮水则难救矣。

○松脂 《集要》云：松叶切如粟，酒服，方寸匕，日三，辟温疫恶病。

○槟榔 《集要》云：南方人食以祛障厉。

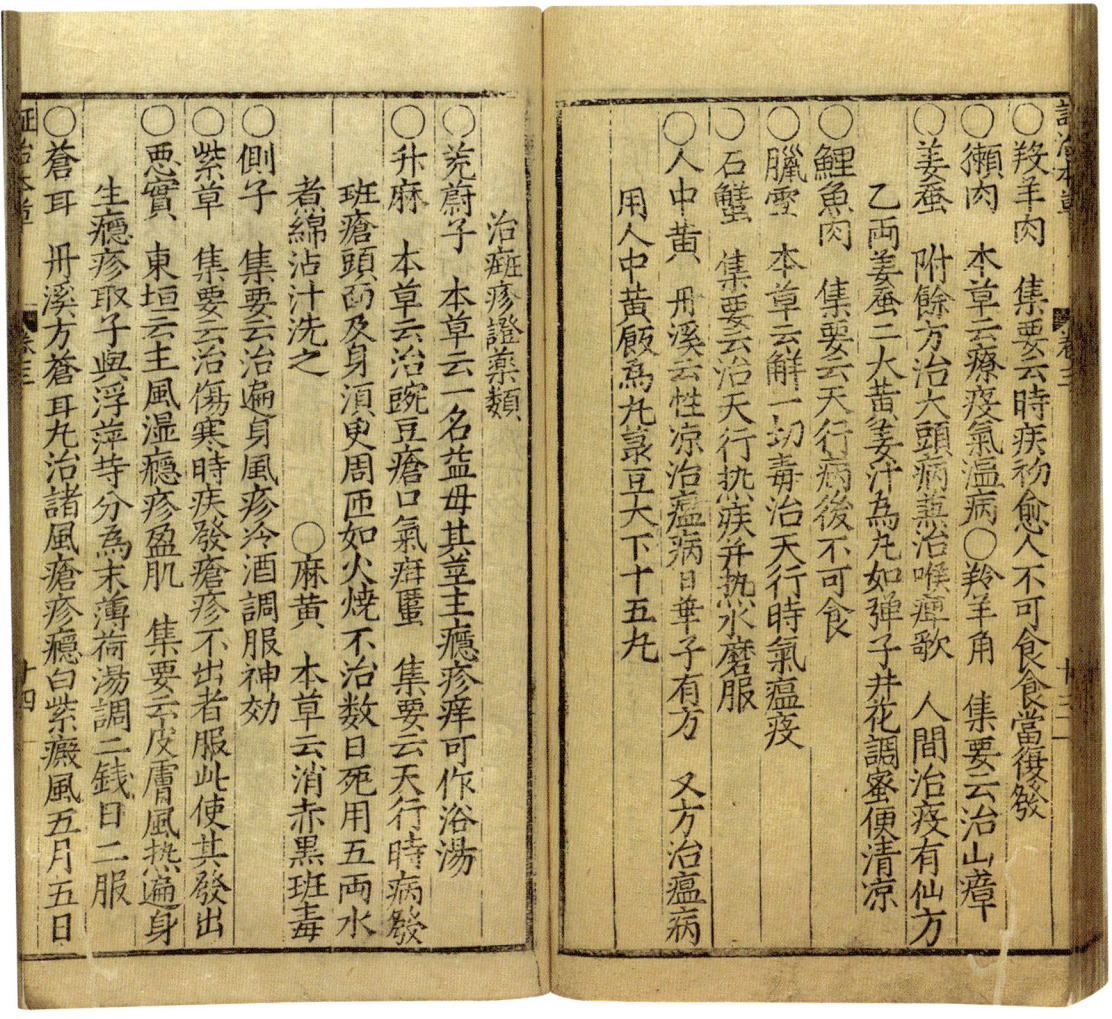

○羖羊肉 《集要》云：时疾初愈，人不可食，食当复发。

○獭肉 《本草》云：疗疫气温病。○羚羊角 《集要》云：治山瘴。

○僵蚕 《附余方》治大头病兼治喉痹歌：人间治疫有仙方，一两僵蚕二大黄，姜汁为丸如弹子，井花调蜜便清凉。

○鲤鱼肉 《集要》云：天行病后不可食。○腊雪 《本草》云：解一切毒，治天行时气温疫。○石蟹 《集要》云：治天行热疾，并热水磨服。

○人中黄 丹溪云：性凉，治瘟病。《日华子》有方。又方：治瘟病，用人中黄饭为丸，绿豆大，下十五丸。

治瘾疹证药类

○茺蔚子 《本草》云：一名益母，其茎主瘾疹痒，可作浴汤。

○升麻 《本草》云：治豌豆疮，口气，疳䘌。《集要》云：天行时病，发班疮头面及身，须臾，周匝如火烧，不治数日死，用五两水煮，绵沾汁洗之。

○麻黄 《本草》云：消赤黑班毒。○侧子 《集要》云：治遍身风疹，冷酒调服，神效。○紫草 《集要》云：治伤寒时疾，发疮疹不出者，服此，使其发出。

○恶实 东垣云：主风湿瘾疹盈肌。《集要》云：皮肤风热遍身生瘾疹，取子与浮萍等分为末，薄荷汤调二钱，日二服。

○苍耳 《丹溪方》苍耳丸：治诸风疮疹瘾，白紫癜风。五月五日，割取苍耳草叶，洗净晒干为末，炼蜜丸如梧桐子大，每服十丸，日三服。若身体有风处，或如麻豆粒，此为风毒出也，可以针刺，黄汁出尽乃止。

○浮萍 《丹溪方》灵草丹：治一切风疾及瘾疹，紫白癜风，痛痒顽麻。采紫背浮萍草摊于竹筛内，下着水，晒干为细末，炼蜜丸如弹子大，每服一丸，用黑豆淋酒化下，及治脚气，打扑伤损，浑身麻痹。又方：用干浮萍四两，汉防己五钱，浓煎汤，热洗白癜风，一切瘾疹疥癣，神效。

○苦参 《衍义》云：有人遍身风热细疹，痒痛不可任，连胸胫脐腹近阴处皆然，涎痰亦多，夜不得睡，以苦参末一两，皂角二两，水一升，揉擂取汁，银石器熬成膏，和苦参末为丸，如梧桐子大，食后温水下二十丸至三十丸即愈。

○枫香脂 《集要》云：主瘾疹风痒，浮肿。○棠球子 丹溪云：能催疮疹。

○醋 《直指》云：丹疹，并勿吃醋。

○犀角 丹溪云：豆疮后用此，以散余毒。

○白僵蚕 《直指方》僵蚕散：治瘾疹，用白僵蚕（直者），去嘴，焙尽丝令黄，为末，好茶清入些姜汁，调下。

○蚕砂 《直指方》治瘾疹洗方：用蚕砂以新水煎，密室温洗。

○原蚕砂 丹溪治一乳孩因胎毒，两腋生疿后腹胀，发赤疹如霞片，取剪刀草汁，调原蚕砂敷，愈。

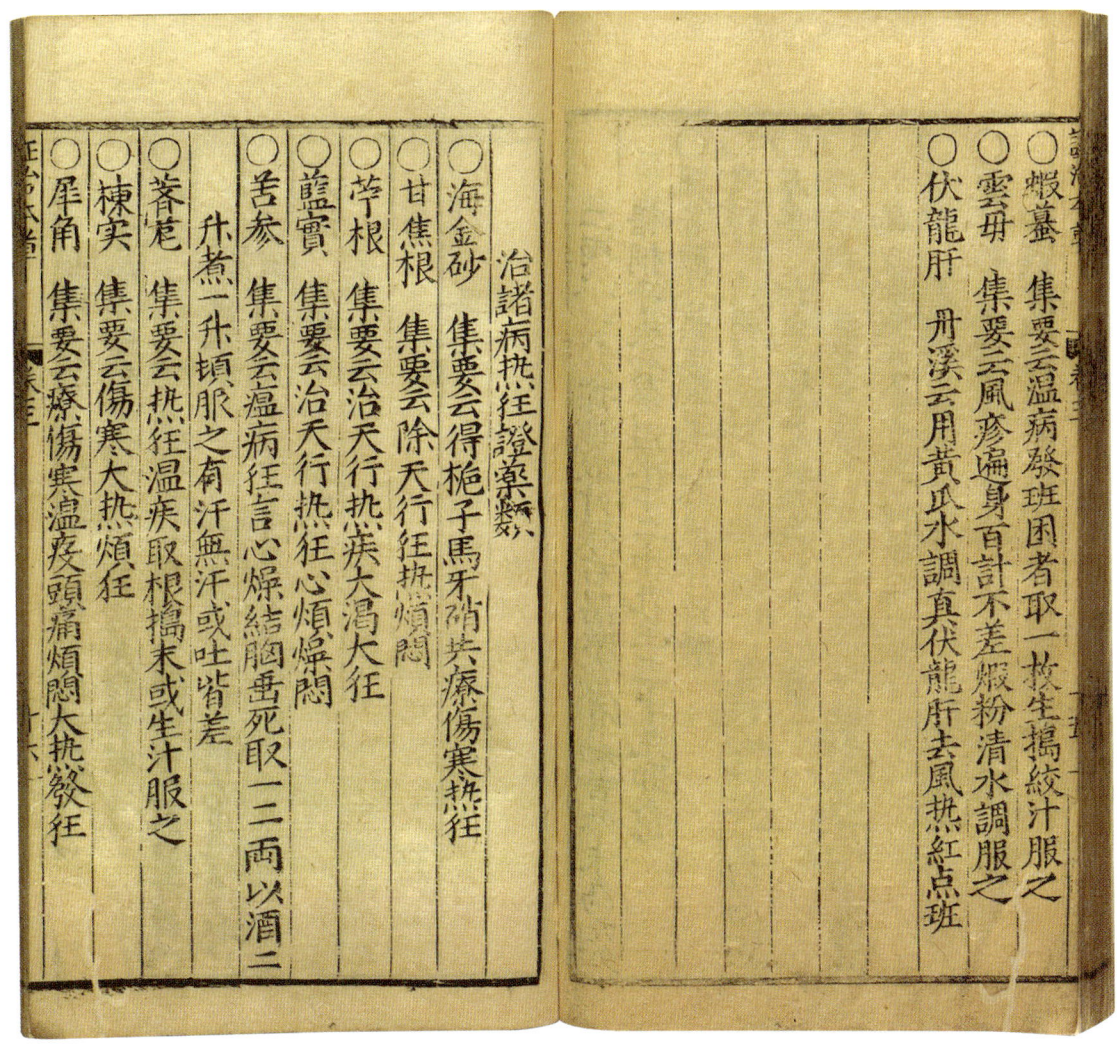

○虾蟆 《集要》云：温病发班困者，取一枚，生捣，绞汁服之。

○云母 《集要》云：风疹遍身，百计不差，煅粉清水调服之。

○伏龙肝 丹溪云：用黄瓜水调真伏龙肝，去风热红点班。

治诸病热狂证药类

○海金沙 《集要》云：得栀子、马牙硝，共疗伤寒热狂。

○甘焦根 《集要》云：除天行狂热，烦闷。

○苎根 《集要》云：治天行热疾，大渴大狂。

○蓝实 《集要》云：治天行热狂，心烦燥闷。

○苦参 《集要》云：瘟病，狂言心燥，结胸垂死，取一二两，以酒二升，煮一升，顿服之，有汗无汗，或吐，皆差。

○荠苨 《集要》云：热狂温疾，取根捣末，或生汁服之。

○楝实 《集要》云：伤寒，大热烦狂。

○犀角 《集要》云：疗伤寒温疫，头痛烦闷，大热发狂。

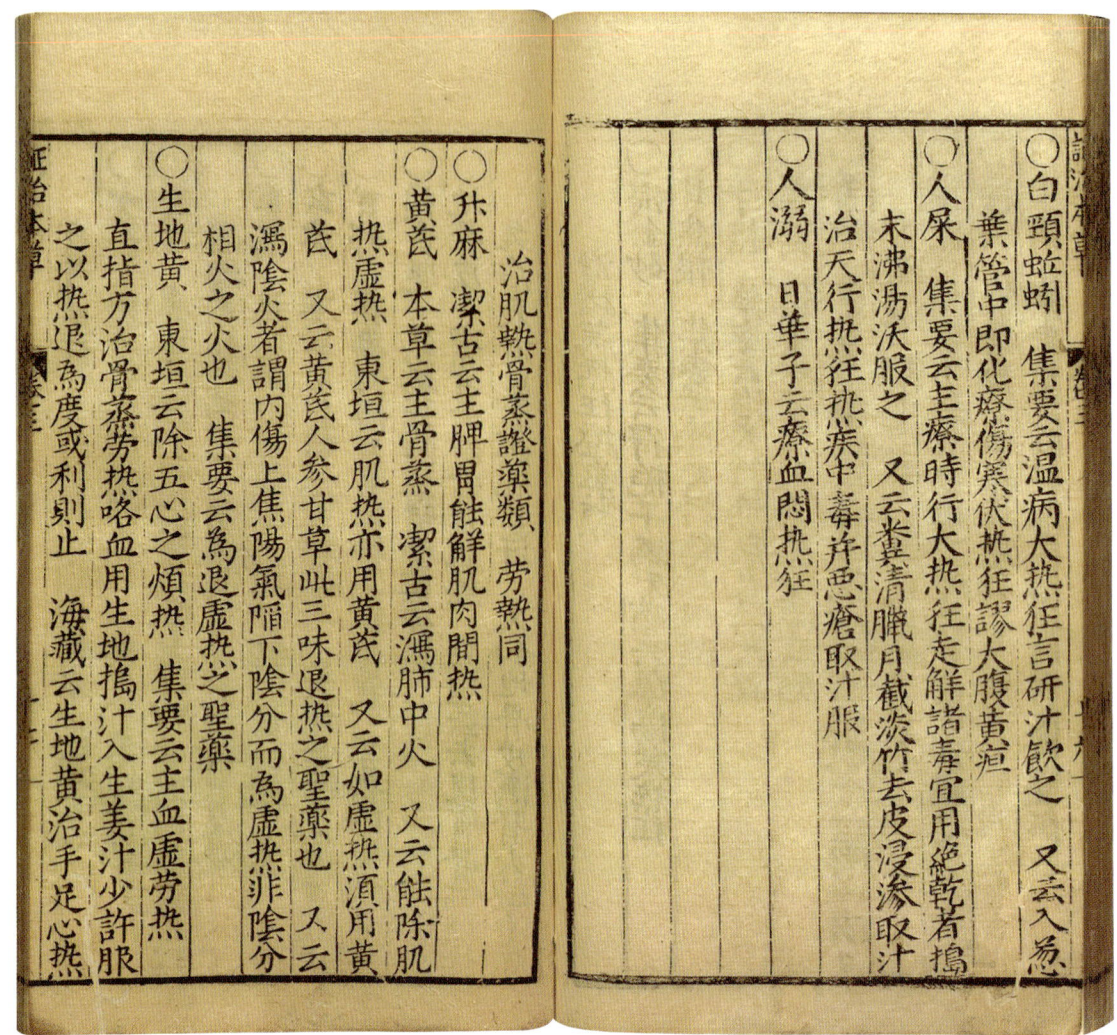

○白颈蚯蚓　《集要》云：温病，大热狂言，研汁饮之。又云：入葱叶管中即化，疗伤寒伏热狂谬，大腹黄疸。

○人屎　《集要》云：主疗时行大热狂走，解诸毒。宜用绝干者捣末，沸汤沃服之。又云：粪清，腊月截淡竹去皮，浸渗取汁，治天行热，狂热疾，中毒并恶疮，取汁服。

○人溺　《日华子》云：疗血闷热狂。

治肌热骨蒸证药类　劳热同

○升麻　洁古云：主脾胃，能解肌肉间热。

○黄芪　《本草》云：主骨蒸。洁古云：泻肺中火。又云：能除肌热，虚热。东垣云：肌热，亦用黄芪。又云：如虚热，须用黄芪。又云：黄芪、人参、甘草此三味，退热之圣药也。又云：泻阴火者谓内伤，上焦阳气陷下阴分而为虚热，非阴分相火之火也。《集要》云：为退虚热之圣药。

○生地黄　东垣云：除五心之烦热。《集要》云：主血虚劳热。《直指方》：治骨蒸劳热，咯血，用生地捣汁，入生姜汁少许，服之以热退为度，或利则止。海藏云：生地黄治手足心热及骨蒸热。○白术　洁古云：治肌热。

○女萎　《集要》云：主虚劳客热。○秦艽　东垣：治传尸骨蒸。

○知母　东垣云：泻无根之肾火，疗有汗之骨蒸，止虚劳之阳胜，滋原化之阴生。丹溪云：主骨热劳，传尸痓病。

○草蒿　《集要》云：治劳瘦，留热在骨节间，童便浸之良。

○玄参　《本草》：主身热，忽忽不知人。又云：治骨蒸传尸，邪气。

○百部　《集要》：治传尸，骨蒸劳。○款冬花　《集要》：除烦，补劳热。

○胡黄连　《集要》云：治温疟，骨蒸劳热。

○地骨皮　洁古云：解骨蒸肌热。东垣云：去皮肤骨节间热，又治表有风寒，热邪自汗。又云：地骨皮泻肾火总，治热在外。又云：主传尸，有汗之骨蒸。又云：治足少阴、手少阳有汗之骨蒸。又赋云：地骨皮有退热除蒸之效。

○黄芩　易老云：肌热及去痰，用黄芩。《秘诀》云：能泻肺经热，上焦及皮肤气热，去诸热。东垣云：治发热口苦，能泻肺火而解肌热。入手太阴经之剂。《集要》云：解在肌风热。○瓜蒌根　《集要》云：主消渴身热，烦满大热。

○石斛　《集要》云：逐皮肤邪热，痹[1]痛。○葛根　东垣云：主消渴，身大热，解诸毒。

○柴胡　《本草》云：主治热劳，骨节烦痛。洁古云：柴胡除虚劳烦热，解散肌热，去早晨潮热。东垣云：如往来潮热，日晡

①痹：同"痹"。

潮热，须用柴胡。《衍义》曰：柴胡本经并无一字治劳，今人治劳方中鲜有不用者。呜呼！凡此误世甚多，尝原病劳有一种真脏虚损，复受邪热，邪因虚而致劳，故曰劳者牢也，当须斟酌用之。如《经验方》中，治劳热青蒿丸，用柴胡正合宜耳，服之无不效。热去，即急已。若或无热，而得此则病愈甚。《日华子》又谓：补五劳七伤。《药性论》亦谓：治劳乏羸瘦。若有此等病，苟无实热，医者概而用之，不死何待。注释[1]本草，一字不可忽，盖万世之后，所误无穷，苟有明哲之士自可处，治中下之学不肯考究，枉致沦没，可不谨哉！可不戒哉！

○栀子 海藏云：治大病起劳复，皆用栀子、鼠矢等汤，并小利而愈，其方极多，不可悉载。○茯苓 《秘诀》云：除虚热。

○竹叶 东垣云：除热，缓脾，益元气。《集要》云：除阴虚发大热。

○竹沥 丹溪云：竹沥味甘性缓，能除阴虚之有大热。

○蘗木 《集要》云：治骨蒸劳，阴痿。

○牡丹皮 东垣云：主凉骨蒸。海藏云：牡丹皮主手厥阴、足少阴无汗之骨蒸。

○梅实 《集要》云：治虚劳骨蒸。○木兰 《集要》云：主身大热在皮肤中。

○苦苣 《集要》云：骨蒸并煮服之。

○小麦 《本草》云：浮者，治大人小儿骨蒸肌热，妇人劳热。

○鸡肉 《本草》云：患骨热者不宜食。

①释：原作"什"，据《汤液本草》卷三改。

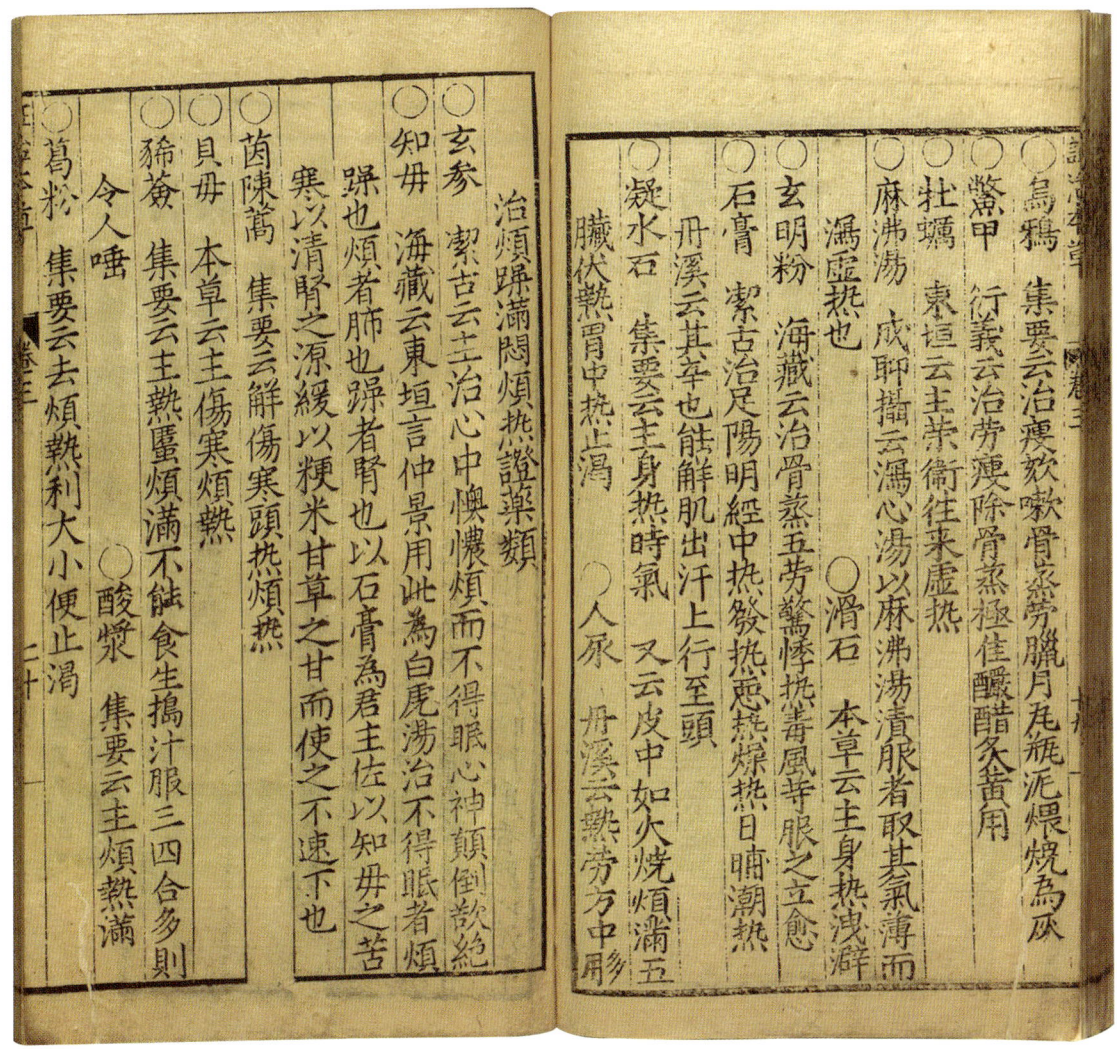

○乌鸦 《集要》云：治瘦咳嗽，骨蒸劳，腊月瓦瓶泥煨烧为灰。

○鳖甲 《衍义》云：治劳瘦，除骨蒸极佳。酽醋炙黄用。

○牡蛎 东垣云：主荣卫往来虚热。

○麻沸汤 成聊摄云：泻心汤，以麻沸汤渍服者，取其气薄而泻虚热也。○滑石 《本草》云：主身热泄澼。○玄明粉 海藏云：治骨蒸五劳，惊悸，热毒风等，服之立愈。

○石膏 洁古：治足阳明经中热，发热恶热燥热，日晡潮热。丹溪云：其辛也，能解肌出汗，上行至头。○凝水石 《集要》云：主身热时气。又云：皮中如火烧，烦满，五脏伏热，胃中热，止渴。○人尿 丹溪云：热劳方中多用。

治烦躁满闷烦热证药类

○玄参 洁古云：主治心中懊憹，烦而不得眠，心神颠倒欲绝。

○知母 海藏云：东垣言仲景用此为白虎汤，治不得眠者。烦躁也，烦者，肺也；躁者，肾也。以石膏为君主，佐以知母之苦寒，以清肾之源，缓以粳米、甘草之甘，而使之不速下也。○茵陈蒿 《集要》云：解伤寒，头热烦热。○贝母 《本草》云：主伤寒烦热。

○豨莶 《集要》云：主热𧏾，烦满，不能食。生捣汁，服三四合，多则令人唾。

○酸浆 《集要》云：主烦热满。○葛粉 《集要》云：去烦热，利大小便，止渴。

○黄连　洁古云：治烦燥恶心，郁热在中焦，兀兀欲吐。

○菊花　《集要》云：除胸中烦热。又云：心烦，胸膈壅闷。

○菖蒲　《集要》云：下气，除烦闷。

○丹参　《集要》云：止烦满。○芦根　《集要》云：治伤寒，时疾烦闷。

○干苔　《集要》云：心腹烦闷，冷水研如泥，饮之即止。

○栀子　洁古云：治心烦懊憹，烦不得眠，心神颠倒欲绝。东垣云：疗心中懊憹，颠倒而不得眠。海藏云：仲景治烦，胸为高之分也。故易老云：轻飘而象肺，色赤而象火，故能泻肺中之火也。又云：栀子豉汤治烦躁。烦者，气也；躁者，血也。气主肺血，主肾，故用栀子以治肺，烦用香豉，以治肾躁。烦躁者，懊憹不得眠也。少气虚满者，加甘草；若呕哕者，加生姜、橘皮；下后腹满而烦，栀子厚朴枳实汤；下后身热微烦，栀子甘草干姜汤。《衍义》云：仲景治伤寒，汗吐下后，虚烦不得眠。若剧者，必反复颠倒，心中懊憹，以栀子豉汤治之。因虚不用大黄，有寒毒故也。栀子虽寒，无毒。东垣云：如胸中烦热，须用栀子仁。

○猪苓　《主治秘诀》云：其用与茯苓同，去心中懊憹。

○茯苓　《集要》云：寒热烦满。

○竹叶　东垣云：除新旧风邪之烦热。《集要》云：除烦热。又云：胸中热狂，烦闷壮热。

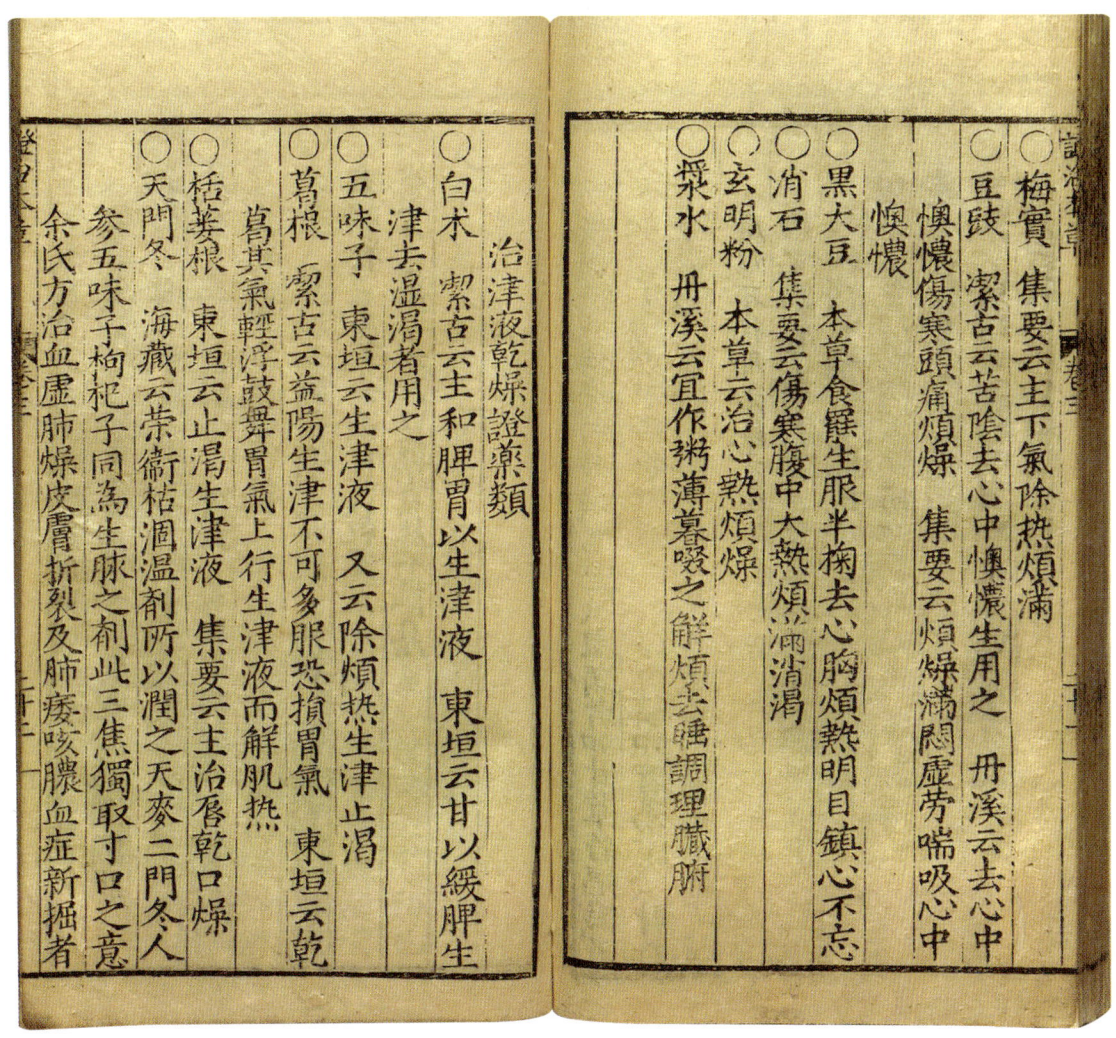

○梅实　《集要》云：主下气，除热烦满。

○豆鼓　洁古云：苦阴，去心中懊憹，生用之。丹溪云：去心中懊憹，伤寒头痛烦燥。《集要》云：烦燥满闷，虚劳喘吸，心中懊憹。

○黑大豆　《本草》：食罢，生服半掬，去心胸烦热，明目镇心，不忘。

○消石　《集要》云：伤寒，腹中大热，烦满消渴。

○玄明粉　《本草》云：治心热烦燥。

○浆水　丹溪云：宜作粥，薄暮啜之，解烦去睡，调理脏腑。

治津液干燥证药类

○白术　洁古云：主和脾胃，以生津液。东垣云：甘以缓脾生津，去湿渴者用之。

○五味子　东垣云：生津液。又云：除烦热，生津止渴。

○葛根　洁古云：益阳生津，不可多服，恐损胃气。东垣云：干葛其气轻浮，鼓舞胃气上行，生津液而解肌热。○瓜蒌根　东垣云：止渴，生津液。《集要》云：主治唇干口燥。

○天门冬　海藏云：荣卫枯涸，温剂，所以润之。天、麦二门冬、人参、五味子、枸杞子同为生脉之剂，此三焦独取寸口之意。余氏方治血虚肺燥，皮肤折裂，及肺痿咳脓血症，新掘者

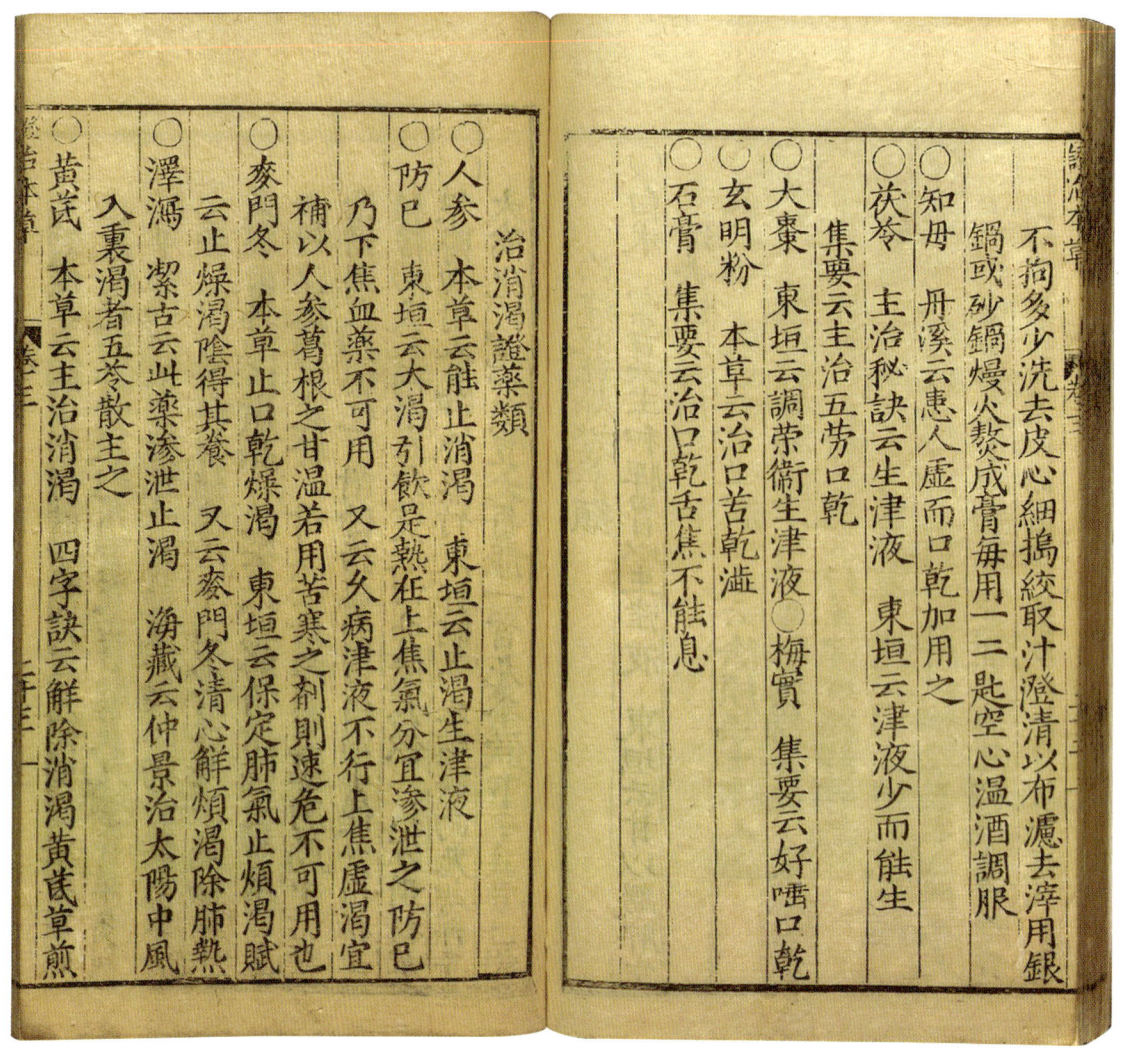

不拘多少，洗去皮心，细捣，绞取汁澄清，以布滤去滓，用银锅或砂锅，慢火熬成膏，每用一二匙，空心，温酒调服。

　　○知母　丹溪云：患人虚而口干，加用之。

　　○茯苓　《主治秘诀》云：生津液。东垣云：津液少而能生。《集要》云：主治五劳，口干。

　　○大枣　东垣云：调荣卫，生津液。○梅实　《集要》云：好唾口干。

　　○玄明粉　《本草》云：治口苦干涩。○石膏　《集要》云：治口干舌焦，不能息。

治消渴证药类

　　○人参　《本草》云：能止消渴。东垣云：止渴，生津液。

　　○防己　东垣云：大渴引饮，是热在上焦气分，宜渗泄之。防己乃下焦血药，不可用。又云：久病津液不行，上焦虚渴，宜补以人参、葛根之甘温。若用苦寒之剂则速危，不可用也。

　　○麦门冬　《本草》：止口干燥渴。东垣云：保定肺气，止烦渴。《赋》云：止燥渴，阴得其养。又云：麦门冬清心，解烦渴，除肺热。

　　○泽泻　洁古云：此药渗泄止渴。海藏云：仲景治太阳中风入里，渴者，五苓散主之。

　　○黄芪　《本草》云：主治消渴。《四字诀》云：解除消渴。黄芪草煎，治诸虚不足，胸中烦悸，时常消渴，或先渴而欲发疮，或病痈疽而后渴者，宜服之。用黄芪去芦，蜜炙九钱，甘草炙一钱半，作一贴，水二钟，枣二枚，煎至一钟，不拘时，食前温服。

○瓜蒌根　洁古云：能解烦渴，心中枯渴者，非此不能除。东垣云：止渴，退烦热。又云：天花粉治消渴之圣药。又云：行津止渴，天花粉。丹溪云：瓜蒌实，洗涤胸膈中垢腻，治消渴之细药也。《附余》瓜蒌汤：治消渴小便，多用瓜蒌根薄切，炙五两，水五升，煮取四升，随意饮。又方：用瓜蒌根薄切，用人乳汁拌蒸，竹沥拌晒为末，炼蜜为丸，如弹子大，嚼化，或丸如绿豆大，每服一百丸，米饮下。

○黄芩　海藏云：巴郡太守奏加减三黄丸治男子五劳七伤，消渴，不生肌肉。

○兰叶　东垣云：生津止渴，益气，润肌肉。《经》曰：消渴，治之以兰是也。消渴证，非此不能除。

○半夏　丹溪云：渴禁半夏，渴不宜汗。《秘诀》云：渴则忌之。

○玄参　《本草》云：止烦渴。○茅根　《集要》云：止消渴。

○黄连　《集要》云：止消渴。《微义》酒蒸黄连丸：治消渴，饮水无度，至二三升，小便五七十次，发热，瘦弱，口干，食已如饥，此名消瘅。今用味苦无毒，除热正气，消渴厚肠。消渴之人脾胃恶湿，黄连为对。用黄连净半斤，酒一升，汤内重蒸，伏时晒干为末，滴水丸如梧桐子大，每服五十丸，食前温水下。

《宝鉴》：治消渴，用此丸。《直指方》：治诸渴疾，用一味黄连末，入猪肚内缝密，满甑粳米上蒸熟，日过杵细，若硬，加少蜜丸桐子大，蒸汁下五十丸，或粥饮下。又瓜连丸治消渴骨蒸，黄连净剉，冬瓜汁浸一宿晒干，凡七次为末，冬瓜汁丸桐子大，每三四十丸，半饥饱，熟水下，或五十丸，米饮下。

○知母　丹溪云：主消渴热中。○天门冬　《药性》云：止消渴。

○菰根　《集要》云：主肠胃痼热，消渴。

○苎根　丹溪云：汁疗渴，甚验。《集要》云：渍苎汁，疗消渴。

○芦根　丹溪云：《本草》主消渴客热，止小便。

○萍　《微义方》：治消渴，用紫背浮萍捣汁，每顿服半盏，效。

○忍冬草　《附余》忍冬丸：治消渴，既愈之后，须预防发痈疽之患。用忍冬草不以多少，根、茎、花、叶皆可用，置瓶罐内，用无灰好酒浸，以糠火煨一宿，取出晒干，入甘草少许，碾为细末，以所浸酒打面糊为丸，如梧桐子大，每服一百丸，不拘时，温酒、米饮任下。

○五味子　东垣云：止渴。

○葛根　洁古云：治脾胃虚热而渴。东垣云：如渴者，用干葛、茯苓，禁半夏。又云：止胃虚之消渴。《集要》云：虚渴者，非此不能除。○白术　洁古云：能止渴。

○桂　《主治秘诀》云：渗泄止渴。○栀子　洁古云：苦，纯阳，止渴。

○地骨皮　洁古云：主治消渴。○猪苓　海藏云：仲景治少阴

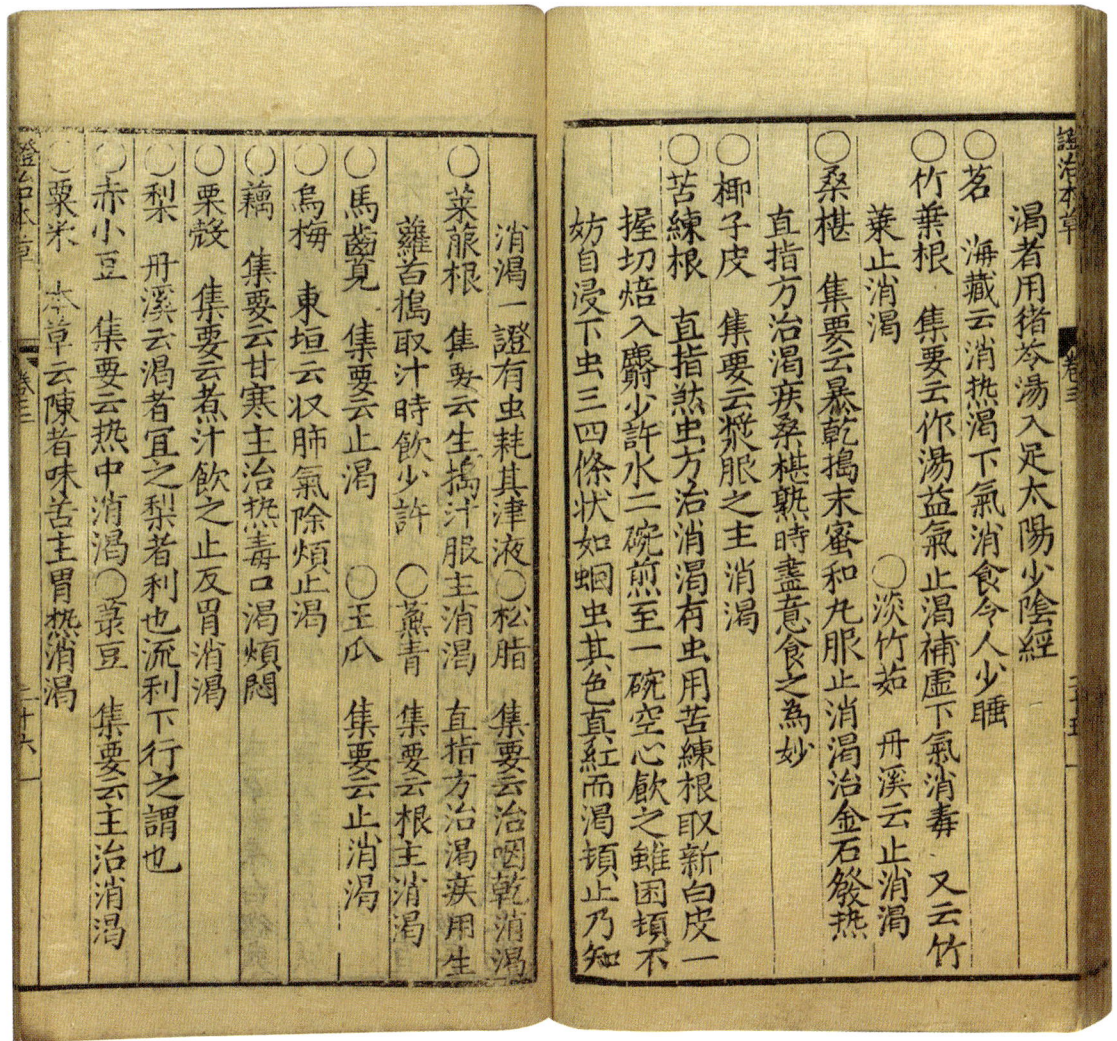

渴者，用猪苓汤入足太阳少阴经。

〇茗　海藏云：消热渴，下气消食，令人少睡。

〇竹叶根　《集要》云：作汤，益气止渴，补虚下气，消毒。又云：竹叶止消渴。

〇淡竹茹　丹溪云：止消渴。〇桑椹　《集要》云：暴干，捣末，蜜和丸服，止消渴，治金石发热。《直指方》：治渴疾，桑椹熟时，尽意食之为妙。

〇椰子皮　《集要》云：浆服之，主消渴。〇苦楝根　《直指》煞虫方：治消渴有虫，用苦楝根取新白皮一握，切焙，入麝少许，水二碗煎至一碗，空心饮之，虽困顿不妨。自浸下虫三四条，状如蛔虫，其色真红而渴，顿止乃知。消渴一证，有虫耗其津液。

〇松脂　《集要》云：治咽干消渴。〇莱菔根　《集要》云：生捣汁服，主消渴。《直指方》：治渴疾，用生萝卜捣取汁，时饮少许。

〇芜青　《集要》云：根主消渴。〇马齿苋　《集要》云：止渴。

〇王瓜　《集要》云：止消渴。〇乌梅　东垣云：收肺气，除烦止渴。

〇藕　《集要》云：甘寒，主治热毒，口渴烦闷。

〇栗壳　《集要》云：煮汁饮之，止反胃消渴。

〇梨　丹溪云：渴者宜之。梨者，利也，流利下行之谓也。

〇赤小豆　《集要》云：热中消渴。〇绿豆　《集要》云：主治消渴。

〇粟米　《本草》云：陈者味苦，主胃热消渴。

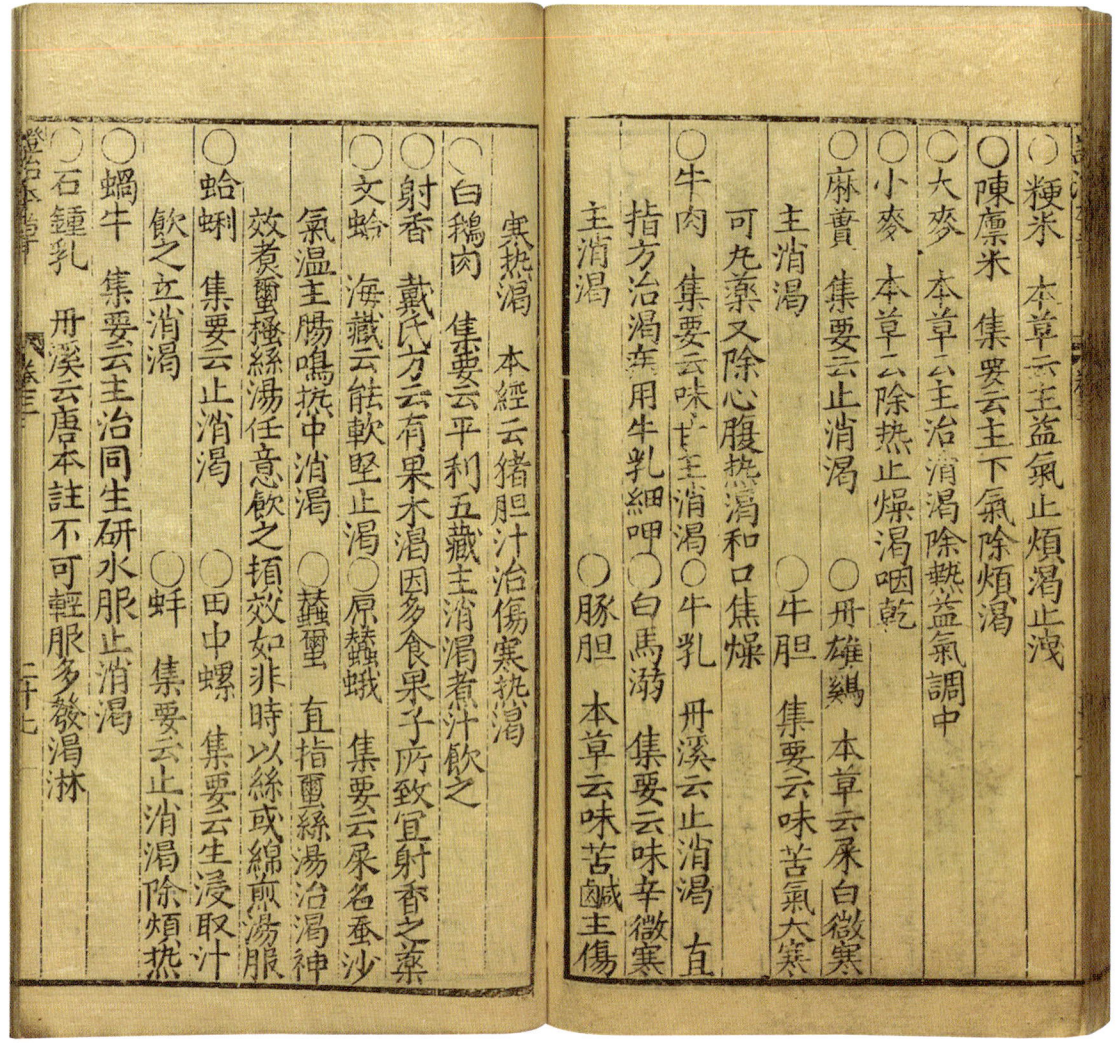

○粳米　《本草》云：主益气，止烦渴，止泄。

○陈廪米　《集要》云：主下气，除烦渴。

○大麦　《本草》云：主治消渴，除热，益气，调中。

○小麦　《本草》云：除热，止燥渴咽干。

○麻蕡　《集要》云：止消渴。○丹雄鸡　《本草》云：屎白，微寒，主消渴。

○牛胆　《集要》云：味苦，气大寒，可丸药。又除心腹热渴和口焦燥。

○牛肉　《集要》云：味甘，主消渴。○牛乳　丹溪云：止消渴。《直指方》：治渴疾，用牛乳细呷。○白马溺　《集要》云：味辛，微寒，主消渴。

○豚胆　《本草》云：味苦咸，主伤寒热渴。《本经》云：猪胆汁，治伤寒热渴。

○白鹅肉　《集要》云：平，利五藏，主消渴，煮汁饮之。

○麝香　《戴氏方》云：有果木渴，因多食果子所致，宜麝香之药。

○文蛤　海藏云：能软坚止渴。

○原蚕蛾　《集要》云：屎名蚕沙，气温，主肠鸣，热中消渴。

○蚕茧　《直指》茧丝汤：治渴神效，煮茧楱丝汤，任意饮之，顿效。如非时以丝或绵，煎汤服。○蛤蜊　《集要》云：止消渴。○田中螺　《集要》云：生浸取汁，饮之立消渴。

○蚌　《集要》云：止消渴，除烦热。○蜗牛　《集要》云：主治同生，研水服，止消渴。○石钟乳　丹溪云：唐本注不可轻服，多发渴淋。

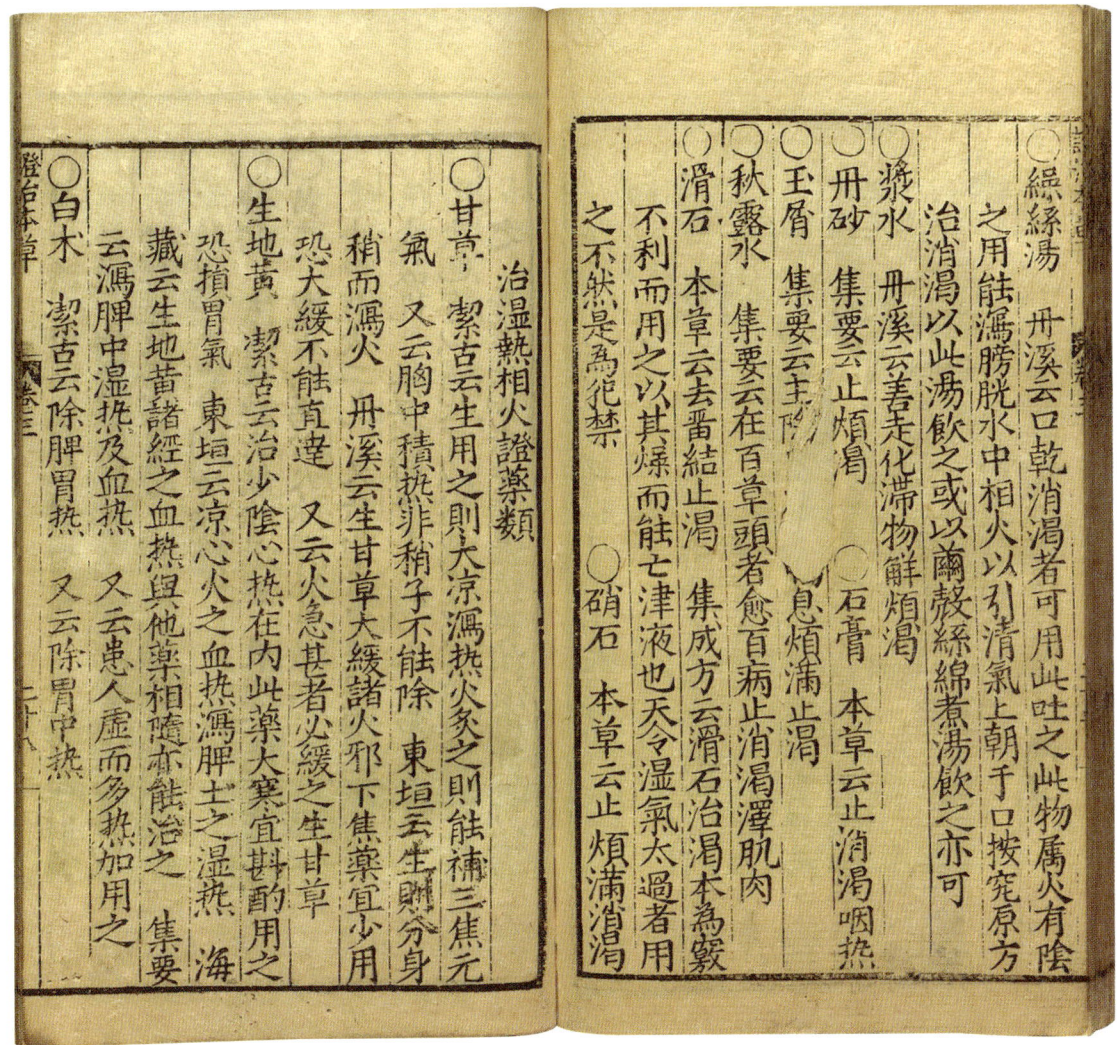

○缲丝汤　丹溪云：口干消渴者，可用此吐之。此物属火，有阴之用，能泻膀胱水中相火，以引清气上朝于口，按究原方，治消渴以此汤饮之，或以茧壳、丝绵煮汤饮之，亦可。

○浆水　丹溪云：善走化滞物，解烦渴。○丹砂　《集要》云：止烦渴。

○石膏　《本草》云：止消渴咽热。○玉屑　《集要》云：主除胃中热，喘[1]息烦满，止渴。○秋露水　《集要》云：在百草头者，愈百病，止消渴，泽肌肉。

○滑石　《本草》云：去留结，止渴。《集成方》云：滑石治渴，本为窍不利而用之，以其燥而能亡津液也。天令湿气太过者用之，不然是为犯禁。

○硝石　《本草》云：止烦满消渴。

治湿热相火证药类

○甘草　洁古云：生用之则大凉，泻热火，炙之则能补三焦元气。又云：胸中积热，非稍子不能除。东垣云：生则分身稍而泻火。丹溪云：生甘草大缓诸火邪，下焦药宜少用，恐大缓不能直达。又云：火急甚者，必缓之生甘草。

○生地黄　洁古云：治少阴心热在内。此药大寒，宜斟酌用之，恐损胃气。东垣云：凉心火之血热，泻脾土之湿热。海藏云：生地黄，诸经之血热，与他药相随，亦能治之。《集要》云：泻脾中湿热及血热。又云：患人虚而多热，加用之。

○白术　洁古云：除脾胃热。又云：除胃中热。

---

①除中热，喘：底本版蚀，据《本草集要》卷五补。

○麦门冬　洁古云：能治肺中伏火。《本草》云：定肺气，治心肺虚热。《衍义》云：治肺热及虚劳客热。若与地黄、麻仁、阿胶，润经益血，复脉通心。聊摄云：肺燥气热，以酸收之，以甘缓之。门冬之甘，润肺除热。

○龙胆　《主治秘诀》云：能除湿热。东垣云：退肝经之邪热。

○黄连　洁古云：泻心火，除脾胃中湿热。又云：泻心热一也，去中焦火二也。又云：如去中焦湿与热，须用黄连泻心火故也。《集要》云：解热毒，泻心火。《治火论》云：君火者，心火也。可以湿伏，可以水灭，可以直折，惟黄连之属可以制之。丹溪云：如去中焦湿热与痛，须用黄连以泻心火。若中焦有实热，宜用。若脾胃气虚，不得转运，及中焦有郁热者，当用茯苓、白术、黄芩、葛根代之。又云：黄连泻心火，若用猪胆汁拌炒，更以龙胆草佐。又云：以姜汁炒黄连，辛散冲热有功。又方抑青丸：治肝火，黄连、姜汁炒为末，粥丸，温水下。《微义》泻心汤：治心热，黄连一两为末，水调二三钱，量病人大小与之。《圣惠方》：治一切积热，血热，腹热，酒热。用黄连净不拘多少，井水浸良久，□盛于锅内，煮取清汁服之。愚按：书云：寒因热用热，因寒用何也？盖积热用寒药以治之，痼冷用热药以治之，恐相违逆。如黄连用姜汁制酒制，如附子用蜜制童便制是也。此方既用一味

黃連又用井水浸之不無太過乎以酒代之庶乎妙矣

○知母 潔古云治足陽明大熱 主治秘訣云泄腎經之火

○黃芩 潔古云治肺中濕熱療上熱泄肺中火邪上逆于膈上 秘訣云除上焦熱及脾胃濕熱 又云如去上焦濕及熱須用黃芩瀉肺火故也 東垣云黃芩除陽有餘凉心去熱通寒格 海藏云張仲景治傷寒心下痞滿瀉心湯四方皆用黃芩以其主諸熱利小腸故也 丹溪云凡去上焦濕熱須酒洗黃芩以瀉肺火如肺有實熱宜用如虛熱而用黃芩則傷肺氣須先用天門冬保定肺氣然後用之 又云片芩能瀉肺火須用桑白皮佐之若鼠尾者能瀉大腸之火 又方云清金丸一名與點丸治肺火黃芩炒為末水糊為丸溫水下 集要云圓實者名子芩入大腸除熱補膀胱不足滋其化源

○漢防己 潔古云氣寒味苦療腰以下至足濕熱腫盛腳氣補膀胱去留熱通行十二經 主治秘訣云辛苦陰也泄濕氣去皮淨用 東垣云去下焦濕腫與痛并膀胱有火邪者必用漢防己草龍膽黃柏知母也 又云防己能泄血中之濕熱通血中之滯澀補陰瀉陽助秋冬瀉春夏之藥也 至于十二經有濕熱壅塞不通及治下痤腳氣除膀胱積熱而庇其基本非此藥不可真行經之仙藥無可代之者

黄连，又用井水浸之，不无太过乎！以酒代之，庶乎妙矣。

○知母　洁古云：治足阳明大热。《主治秘诀》云：泄肾经之火。

○黄芩　洁古云：治肺中湿热，疗上热，泄肺中火邪上逆于膈上。《秘诀》云：除上焦热及脾胃湿热。又云：如去上焦湿及热，须用黄芩泻肺火故也。东垣云：黄芩除阳有余，凉心去热，通寒格。海藏云：张仲景治伤寒、心下痞满、泻心汤，四方皆用黄芩，以其主诸热，利小肠故也。丹溪云：凡去上焦湿热，须酒洗黄芩，以泻肺火。如肺有实热，宜用；如虚热而用黄芩，则伤肺气，须先用天门冬保定肺气，然后用之。又云：片芩能泻肺火，须用桑白皮佐之。若鼠尾者，能泻大肠之火。又方云清金丸，一名与点丸，治肺火，黄芩炒为末，水糊为丸，温水下。《集要》云：圆实者名子芩，入大肠，除热，补膀胱不足，滋其化源。

○汉防己　洁古云：气寒味苦，疗腰以下至足湿热肿盛，脚气，补膀胱，去留热，通行十二经。《主治秘诀》云：辛苦，阴也，泄湿气，去皮净用。东垣云：去下焦湿肿与痛，并膀胱有火邪者，必用汉防己、草龙胆、黄柏、知母也。又云：防己能泄血中之湿热，通血中之滞涩，补阴泻阳，助秋冬，泻春夏之药也。至于十二经有湿热，壅塞不通，及治下痤脚气，除膀胱积热，而庇其基本，非此药不可，真行经之仙药，无可代之者。

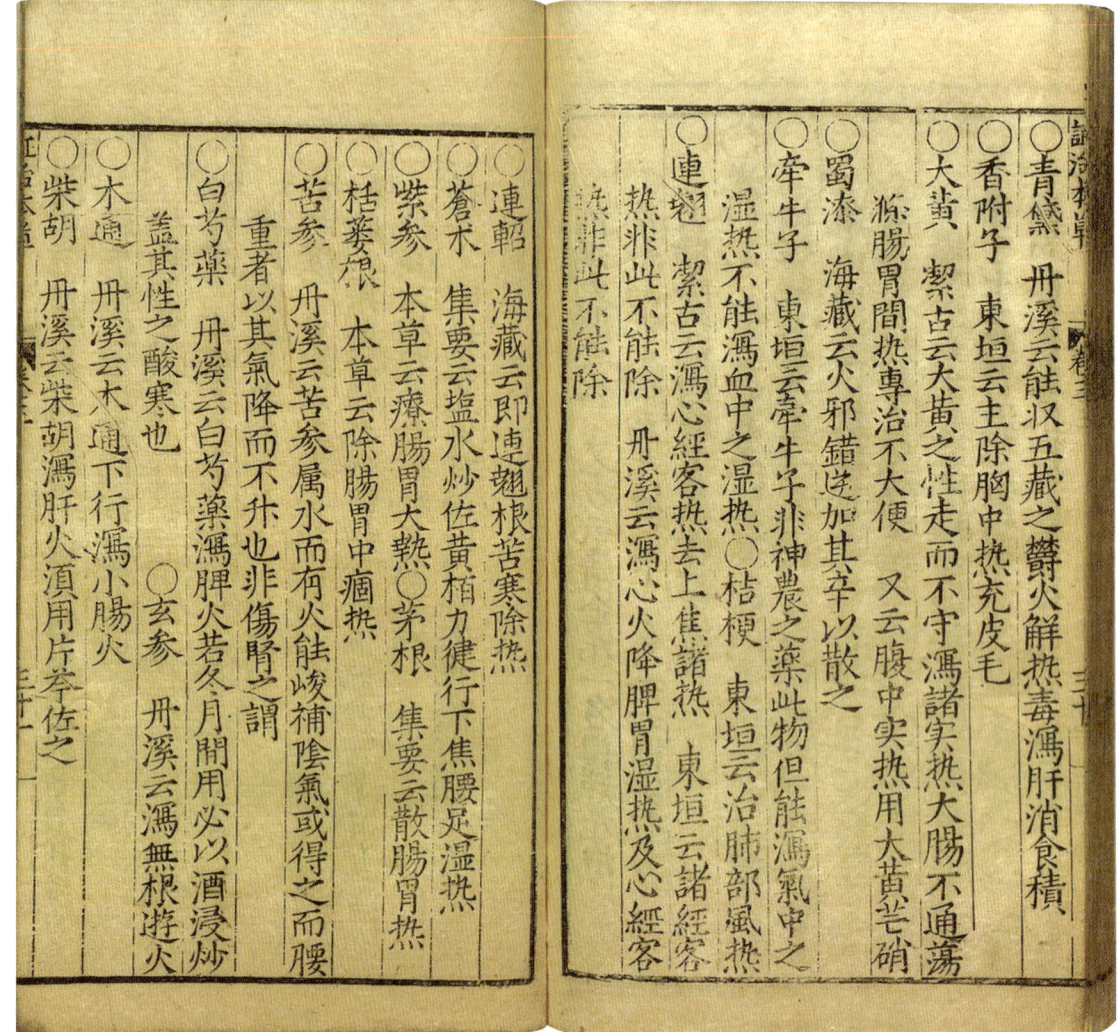

○青黛　丹溪云：能收五藏之郁火，解热毒，泻肝，消食积。

○香附子　东垣云：主除胸中热，充皮毛。○大黄　洁古云：大黄之性，走而不守，泻诸实热，大肠不通，荡涤肠胃间热，专治不大便。又云：腹中实热，用大黄、芒硝。

○蜀漆　海藏云：火邪错逆，加其辛以散之。

○牵牛子　东垣云：牵牛子非神农之药，此物但能泻气中之湿热，不能泻血中之湿热。

○桔梗　东垣云：治肺部风热。

○连翘　洁古云：泻心经客热，去上焦诸热。东垣云：诸经客热，非此不能除。丹溪云：泻心火，降脾胃湿热及心经客热，非此不能除。

○连轺　海藏云：即连翘根苦寒，除热。

○苍术　《集要》云：盐水炒，佐黄柏，力健，行下焦，腰足湿热。

○紫参　《本草》云：疗肠胃大热。○茅根　《集要》云：散肠胃热。

○瓜蒌根　《本草》云：除肠胃中痼热。○苦参　丹溪云：苦参属水而有火，能峻补阴气。或得之而腰重者，以其气降而不升也，非伤肾之谓。

○白芍药　丹溪云：白芍药泻脾火。若冬月间用，必以酒浸炒，盖其性之酸寒也。

○玄参　丹溪云：泻无根游火。○木通　丹溪云：木通下行，泻小肠火。

○柴胡　丹溪云：柴胡泻肝火，须用片芩佐之。

○附子 丹溪云：气从脚下起，入腹者，虚之极也。盖火起九泉之下，此病十不救一。治法以附子末盦涌泉穴，以四物汤加降火药服之。

○牡丹皮 海藏云：丹为赤，即火，故能泻阴中之火。又云：牡丹皮除胞中之火。

○胡梧泪 东垣云：主大毒热，心腹烦满，水和服之取吐。

○松脂 《集要》云：炼之令白如玉，安五脏热，除胃中伏热。丹溪云：松花多食，能发上焦热病。

○栀子 洁古云：其用有四，去心经客热，除烦燥，去上焦虚热，疗风热。《本经》云：治大小肠热，辛与庚合，又与丙合，又能泄戊，其先入中州故也。海藏云：去皮，泄心火；连皮，泄肺火。入手太阴、手少阴经。又云：栀子虽寒无毒，治胃中热气既亡，血亡津液，脏腑无润，养内生虚热，非此物不可除也。又治心经留热，小便赤涩。去皮山栀子，火炮大黄、连翘、甘草炙等分末之，水煎二三钱，七服之无不效用。仁去心胸中热，用皮去肌表间热。丹溪云：栀子泻三焦之火，在上、中二焦连壳用，在下焦须去壳，水洗去黄浆，炒焦色，研细用之。又云：如胸中烦热，须用栀子，实热者切当。若虚烦，须用补药为主，人参、白术、黄芩、芍药、茯苓、麦门冬、大枣之类。又云：栀子仁屈曲下行，以泻阴中之火，从小便中

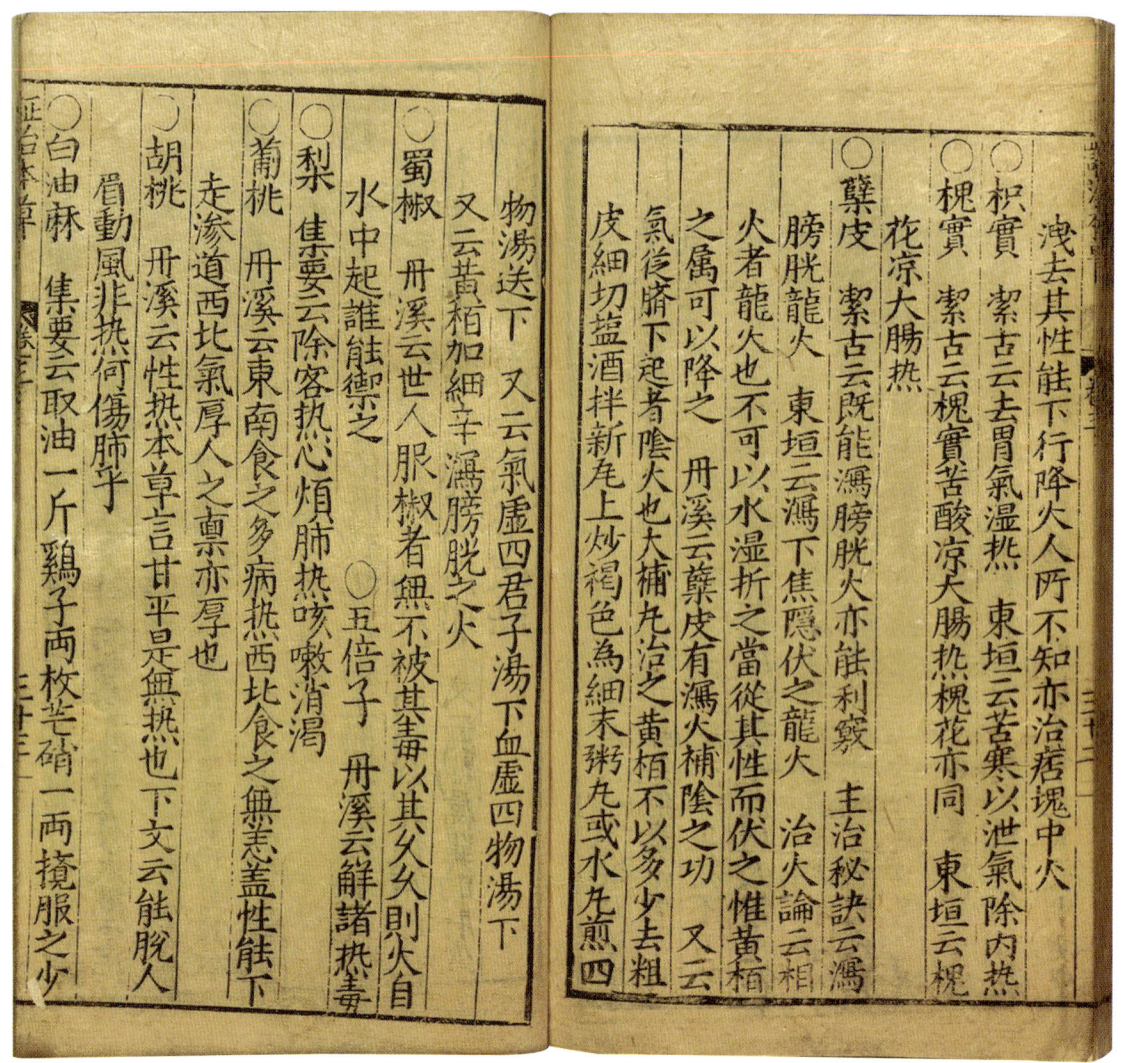

泄去，其性能下行降火，人所不知亦治痞块中火。

　　○枳实　洁古云：去胃气湿热。东垣云：苦寒以泄气，除内热。

　　○槐实　洁古云：槐实苦酸，凉大肠热，槐花亦同。东垣云：槐花凉大肠热。

　　○蘖皮　洁古云：既能泻膀胱火，亦能利窍。《主治秘诀》云：泻膀胱龙火。东垣云：泻下焦隐伏之龙火。《治火论》云：相火者，龙火也，不可以水湿折之，当从其性而伏之，惟黄柏之属可以降之。丹溪云：蘖皮有泻火补阴之功。又云：气从脐下起者，阴火也。大补丸治之，黄柏不以多少，去粗皮细切，盐酒拌新丸，上炒褐色为细末，粥丸或水丸煎，四物汤送下。又云：气虚，四君子汤下；血虚，四物汤下。又云：黄柏加细辛，泻膀胱之火。

　　○蜀椒　丹溪云：世人服椒者，无不被其毒，以其久久则火自水中起，谁能御之？

　　○五倍子　丹溪云：解诸热毒。

　　○梨　《集要》云：除客热心烦，肺热咳嗽，消渴。

　　○葡萄　丹溪云：东南食之多病热，西北食之无恙。盖性能下走渗道，西北气厚，人之禀亦厚也。

　　○胡桃　丹溪云：性热。《本草》言：甘平，是无热也。下文云：能脱人眉，动风，非热，何伤肺乎！

　　○白油麻　《集要》云：取油一斤，鸡子两枚，芒硝一两，搅服之，少

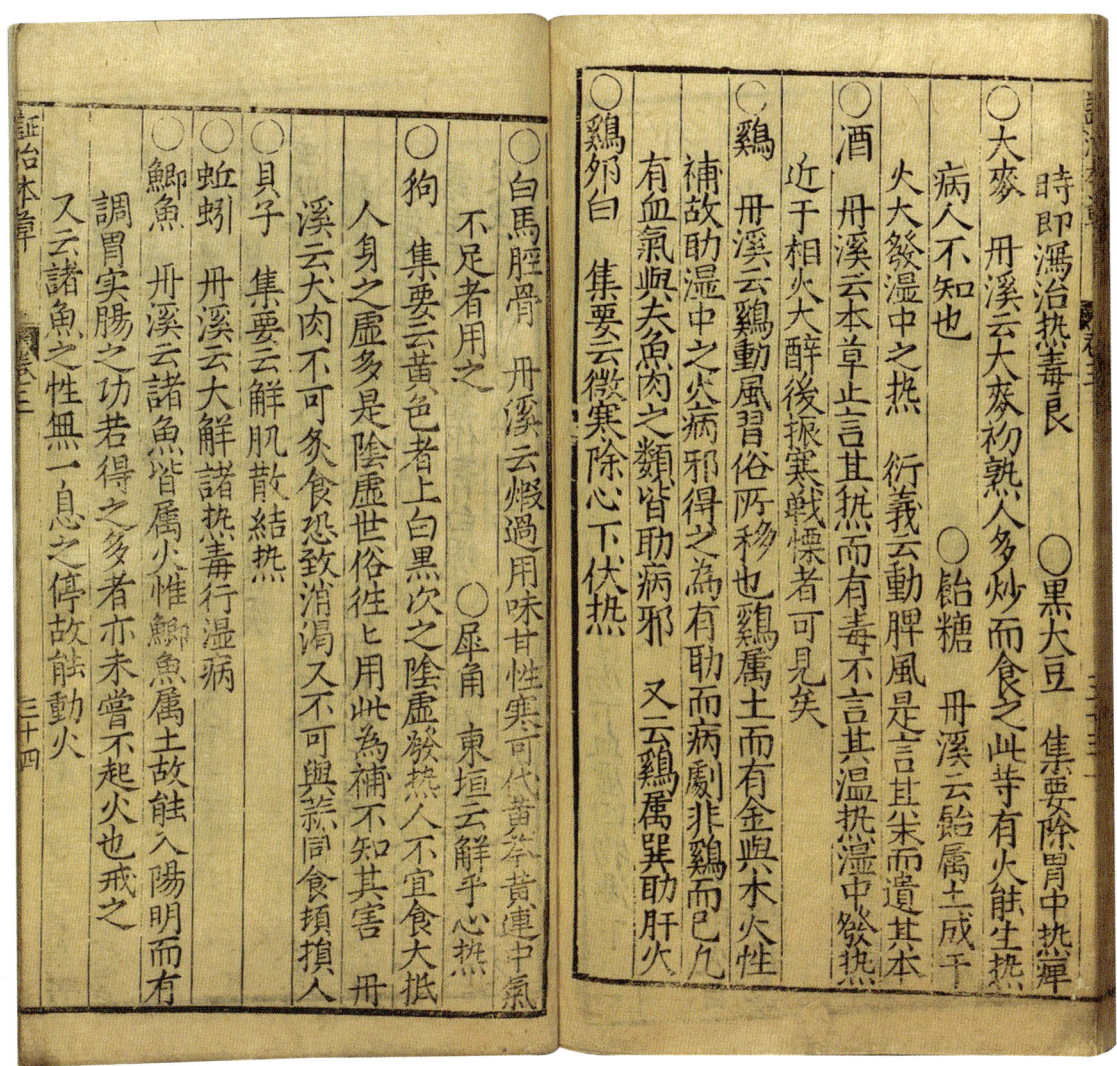

时即泻，治热毒良。○黑大豆　《集要》：除胃中热痹。

○大麦　丹溪云：大麦初熟，人多炒而食之，此等有火，能生热，病人不知也。

○饴糖　丹溪云：饴属土，成于火，大发湿中之热。《衍义》云动脾风，是言其末而遗其本。○酒　丹溪云：《本草》止言其热，而有毒不言，其温热，湿中发热近于相火，大醉后振寒战栗者，可见矣。

○鸡　丹溪云：鸡动风，习俗所移也。鸡属土而有金，与木火性补，故助湿中之火病，邪得之为有助而病剧，非鸡而已。凡有血气与夫鱼肉之类，皆助病邪。又云：鸡属巽，助肝火。○鸡卵白　《集要》云：微寒，除心下伏热。

○白马胫骨　丹溪云：煅过用，味甘性寒，可代黄芩、黄连，中气不足者用之。

○犀角　东垣云：解乎心热。

○狗　《集要》云：黄色者上，白、黑次之。阴虚发热人不宜食，大抵人身之虚多是阴虚，世俗往往用此为补，不知其害。丹溪云：犬肉不可炙食，恐致消渴，又不可与蒜同食，顿损人。

○贝子　《集要》云：解肌，散结热。○蚯蚓　丹溪云：大解诸热毒，行湿病。

○鲫鱼　丹溪云：诸鱼皆属火，惟鲫鱼属土，故能入阳明而有调胃实肠之功。若得之多者，亦未尝不起火也，戒之。又云：诸鱼之性，无一息之停，故能动火。

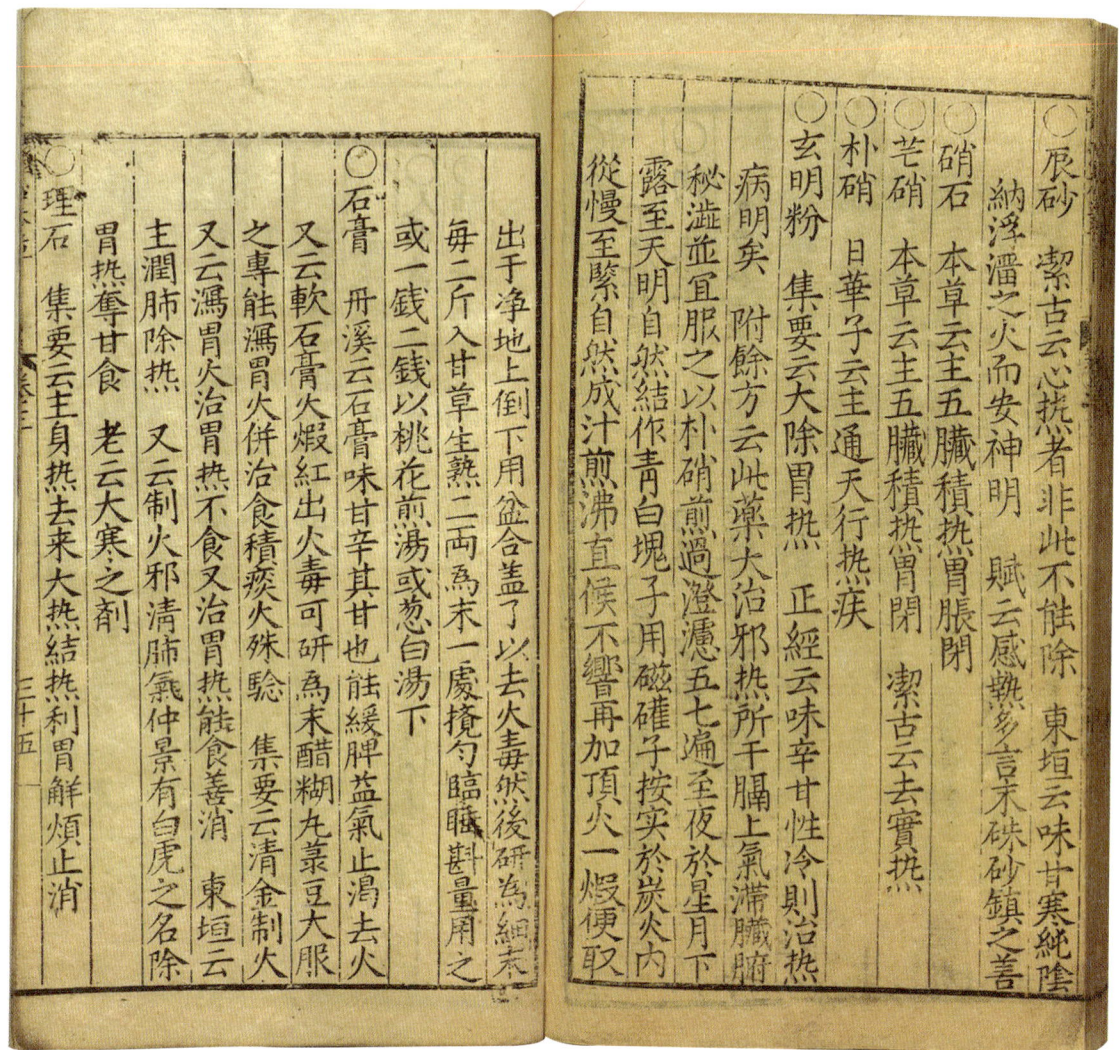

〇辰砂　洁古云：心热者，非此不能除。东垣云：味甘寒，纯阴，纳浮溜之火而安神明。《赋》云：感热多言末，朱砂镇之善。

〇硝石　《本草》云：主五脏积热，胃胀闭。

〇芒硝　《本草》云：主五脏积热，胃闭。洁古云：去实热。

〇朴硝　《日华子》云：主通天行热疾。

〇玄明粉　《集要》云：大除胃热。《正经》云：味辛甘，性冷，则治热病明矣。《附余方》云：此药大治邪热所干膈上气滞，脏腑秘涩，并宜服之。以朴硝煎过，澄滤五七遍，至夜于星月下露至天明，自然结作青白块子，用磁罐子按实，于炭火内从慢至紧，自然成汁，煎沸，直候不响再加顶火一煅，便取出，于净地上倒下，用盆合盖，了以去火毒，然后研为细末，每二斤入甘草、生熟二两为末，一处搅匀，临睡斟量用之，或一钱二钱，以桃花煎汤或葱白汤下。

〇石膏　丹溪云：石膏味甘辛，其甘也能缓脾益气，止渴去火。又云：软石膏火煅红，出火毒，可研为末，醋糊丸，绿豆大，服之专能泻胃火，并治食积痰火，殊验。《集要》云：清金制火。又云：泻胃火。治胃热不食，又治胃热能食，善消。东垣云：主润肺除热。又云：制火邪，清肺气。仲景有白虎之名，除胃热，夺甘食。老云：大寒之剂。

〇理石　《集要》云：主身热去来，大热结热，利胃，解烦，止消。

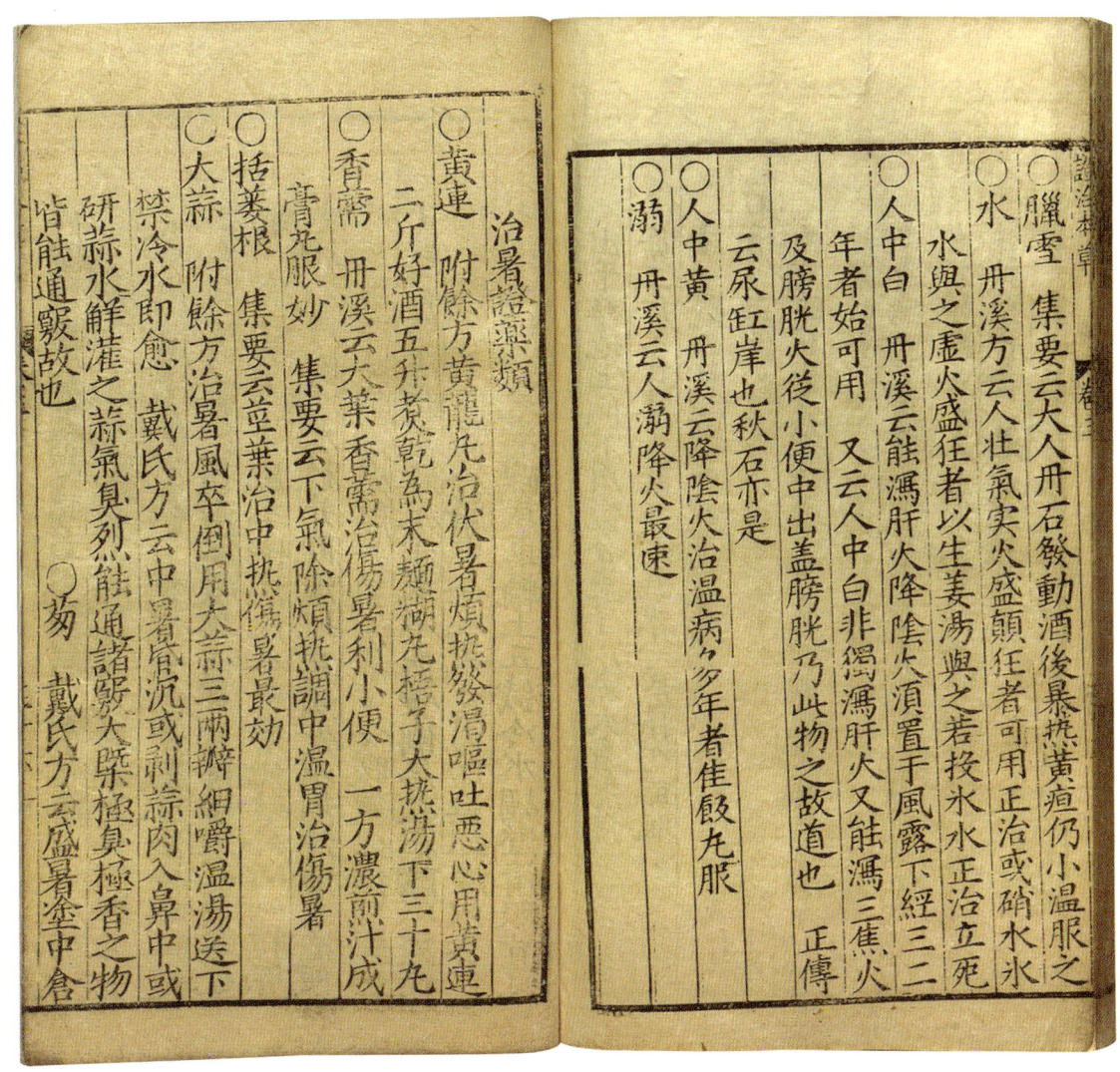

○腊雪　《集要》云：大人丹石发动，酒后暴热黄疸，仍小温服之。

○水　《丹溪方》云：人壮气实，火盛颠狂者，可用正治，或硝水、冰水与之。虚火盛狂者，以生姜汤与之，若投冰水正治，立死。

○人中白　丹溪云：能泻肝火，降阴火，须置于风露下，经三二年者，始可用。又云：人中白非独泻肝火，又能泻三焦火及膀胱火，从小便中出，盖膀胱乃此物之故道也。《正传》云：尿缸岸也，秋石亦是。

○人中黄　丹溪云：降阴火，治温病多年者佳，饭丸服。○溺　丹溪云：人溺降火最速。

治暑证药类

○黄连　《附余方》黄龙丸：治伏暑，烦热发渴，呕吐恶心。用黄连二斤，好酒五升，煮干为末，面糊丸梧子大，热汤下三十丸。

○香薷　丹溪云：大叶香薷治伤暑，利小便。一方浓煎汁成膏丸，服妙。《集要》云：下气，除烦热，调中温胃，治伤暑。○瓜蒌根　《集要》云：茎叶治中热伤暑，最效。

○大蒜　《附余方》：治暑风卒倒，用大蒜三两瓣细嚼，温汤送下，禁冷水即愈。《戴氏方》云：中暑昏沉，或剥蒜肉入鼻中，或研蒜水解灌之。蒜气臭烈，能通诸窍。大概极臭极香之物，皆能通窍故也。

○葱　《戴氏方》云：盛暑途中，仓

卒无水，渴甚，急嚼葱头二寸许，抵饮水二升。○滑石　用滑石六两，甘草一两，名六一散，又名益元散。治中暑，身热烦渴，小便不利。丹溪云：此药能燥湿，分利水道，实大腑化热毒，行积滞，逐凝血，补脾胃，降心火之要药也。

○人溺　《附余方》治暑风卒倒法：凡人中暑，先着于心，一时昏迷，切不可与冷水饮，并卧湿地，其法先以热汤灌，或童便灌，及用布蘸热汤熨脐并气海，续续令暖气透彻脐腹，俟其苏省，然后进药，若旅途中卒然晕倒，急扶在阴凉处，掬路中热灰土作窝于脐中，令人尿其内即苏，却灌以人尿，或搅地浆饮之半碗，或车轮土五钱，冷水调，澄清服，皆可。

治霍乱吐泻证药类

○木香　《本草》云：治霍乱，吐泻。○女萎　《集要》云：主霍乱，泄痢。

○生姜　《集要》云：霍乱泻痢，转筋欲死，取三两捣破，以酒一升煮三四沸，顿服。

○干姜　东垣云：温中，治霍乱。○高良姜　东垣云：主胃中冷逆，霍乱腹痛。《集要》云：主暴冷，胃中冷逆冲心，霍乱腹痛。○肉豆蔻　《集要》云：治积冷，心腹胀痛，霍乱中恶，脾胃虚，冷气并冷热虚，泄赤白痢。凡痢，白粥饮服。霍乱气并，生姜汤服。

○芦根　《集要》云：其花名蓬茸，主卒霍乱危急者，取一把煮浓汁，顿服二升，差。

○香附　东垣：治霍乱，吐泻腹痛。

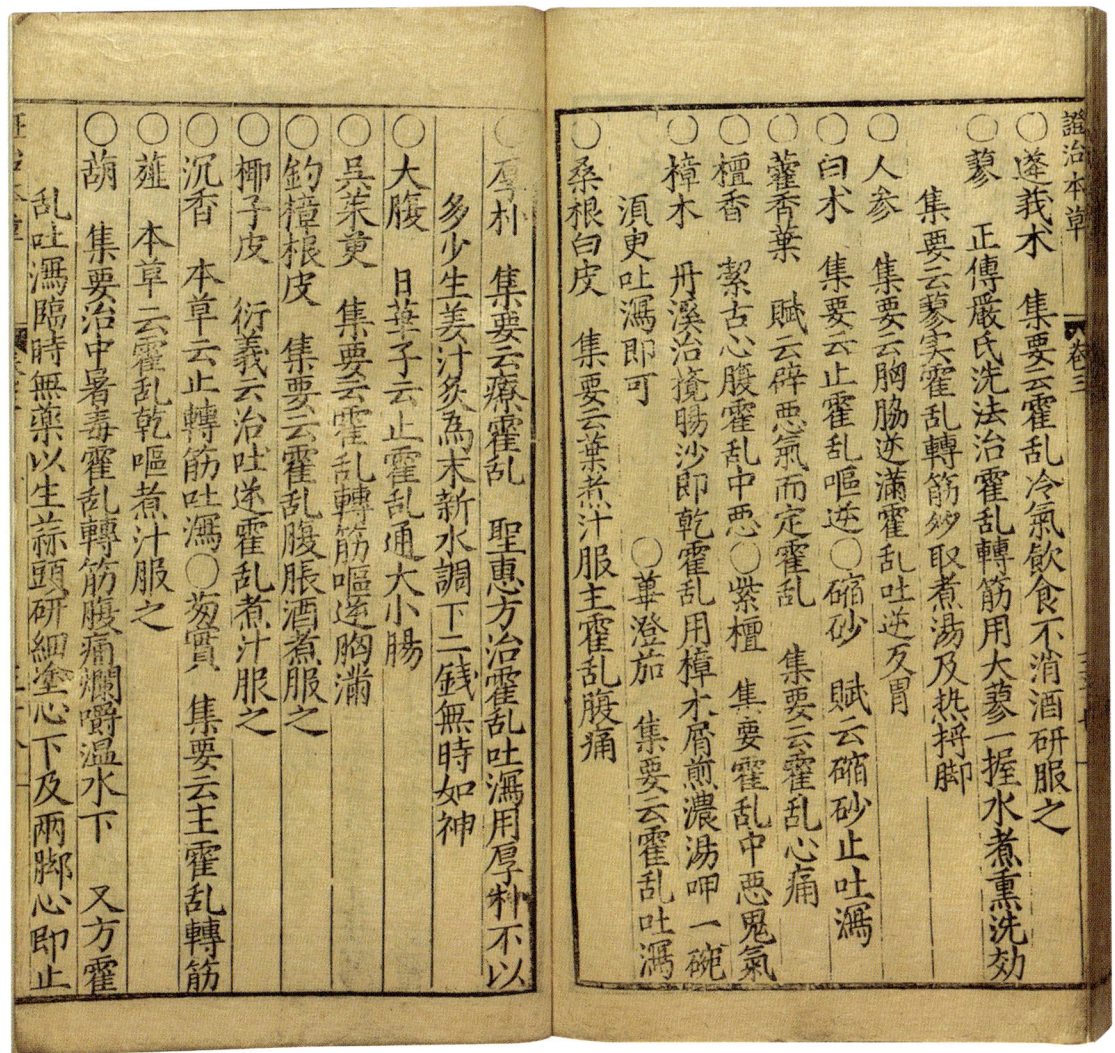

○蓬莪术　《集要》云：霍乱冷气，饮食不消，酒研服之。

○蓼　《正传》严氏洗法：治霍乱转筋，用大蓼一握，水煮熏洗，效。《集要》云：蓼实霍乱转筋，多取煮汤及热捋脚。

○人参　《集要》云：胸胁逆满，霍乱，吐逆反胃。

○白术　《集要》云：止霍乱呕逆。○缩砂　《赋》云：缩砂止吐泻。

○藿香叶　《赋》云：辟恶气而定霍乱。《集要》云：霍乱心痛。

○檀香　洁古：心腹霍乱，中恶。○紫檀　《集要》：霍乱中恶，鬼气。

○樟木　丹溪：治搅肠沙，即干霍乱。用樟水屑煎浓汤，呷一碗，须臾吐泻即可。

○荜澄茄　《集要》云：霍乱吐泻。○桑根白皮　《集要》云：叶煮汁服，主霍乱腹痛。

○厚朴　《集要》云：疗霍乱。《圣惠方》：治霍乱吐泻，用厚朴不以多少，生姜汁炙为末，新水调下二钱，无时如神。○大腹　《日华子》云：止霍乱，通大小肠。

○吴茱萸　《集要》云：霍乱转筋，呕逆胸满。○钓樟根皮　《集要》云：霍乱腹胀，酒煮服之。○椰子皮　《衍义》云：治吐逆霍乱，煮汁服之。

○沉香　《本草》云：止转筋吐泻。○葱实　《集要》云：主霍乱转筋。

○薤　《本草》云：霍乱干呕，煮汁服之。

○葫　《集要》：治中暑毒，霍乱转筋腹痛，烂嚼，温水下。又方：霍乱吐泻，临时无药，以生蒜头研细，涂心下及两脚心即止。

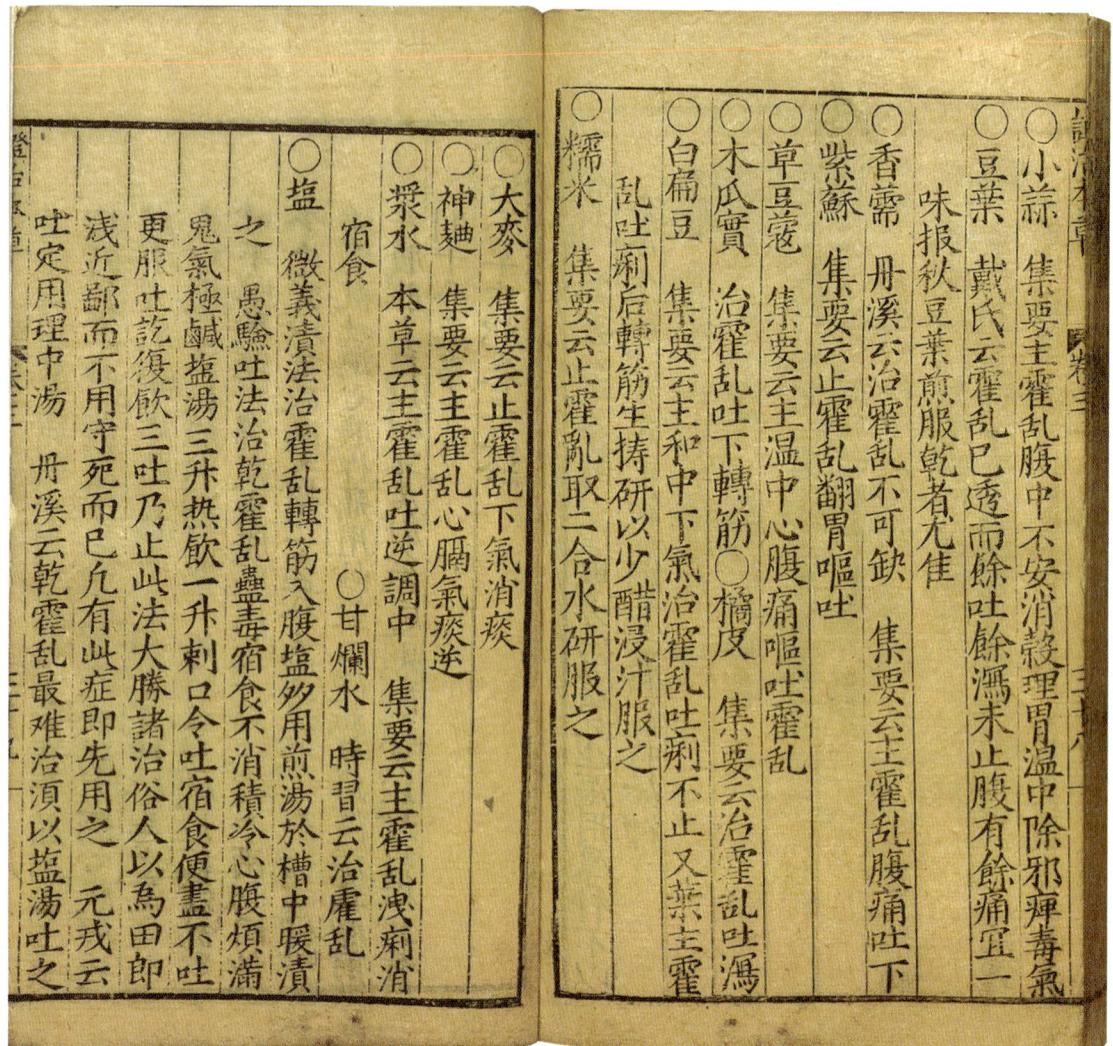

○小蒜 《集要》：主霍乱，腹中不安，消谷，理胃温中，除邪痹毒气。

○豆叶 《戴氏》云：霍乱已透而余吐，余泻未止，腹有余痛，宜一味报秋豆叶煎服，干者尤佳。○香薷 丹溪云：治霍乱不可缺。《集要》云：主霍乱腹痛，吐下。

○紫苏 《集要》云：止霍乱，翻胃呕吐。

○草豆蔻 《集要》云：主温中，心腹痛，呕吐霍乱。

○木瓜实 治霍乱吐下，转筋。○橘皮 《集要》云：治霍乱吐泻。

○白扁豆 《集要》云：主和中下气，治霍乱吐痢不止。又叶主霍乱，吐痢后转筋，生捣研，以少醋浸汁，服之。○糯米 《集要》云：止霍乱，取二合水研，服之。

○大麦 《集要》云：止霍乱，下气，消痰。

○神曲 《集要》云：主霍乱，心膈气，痰逆。○浆水 《本草》云：主霍乱吐逆，调中。《集要》云：主霍乱泄痢，消宿食。○甘烂水 《时习》云：治霍乱。

○盐 《微义》渍法：治霍乱转筋入腹。盐多用煎汤，于槽中暖渍之。愚验吐法治干霍乱，蛊毒，宿食不消，积冷，心腹烦满，鬼气，极咸盐汤三升，热饮一升，刺口令吐宿食便尽，不吐更服，吐讫复饮，三吐乃止。此法大胜诸治，俗人以为田郎浅近，鄙而不用，守死而已，凡有此症，即先用之。《元戎》云：吐定用理中汤。丹溪云：干霍乱最难治，须以盐汤吐之，

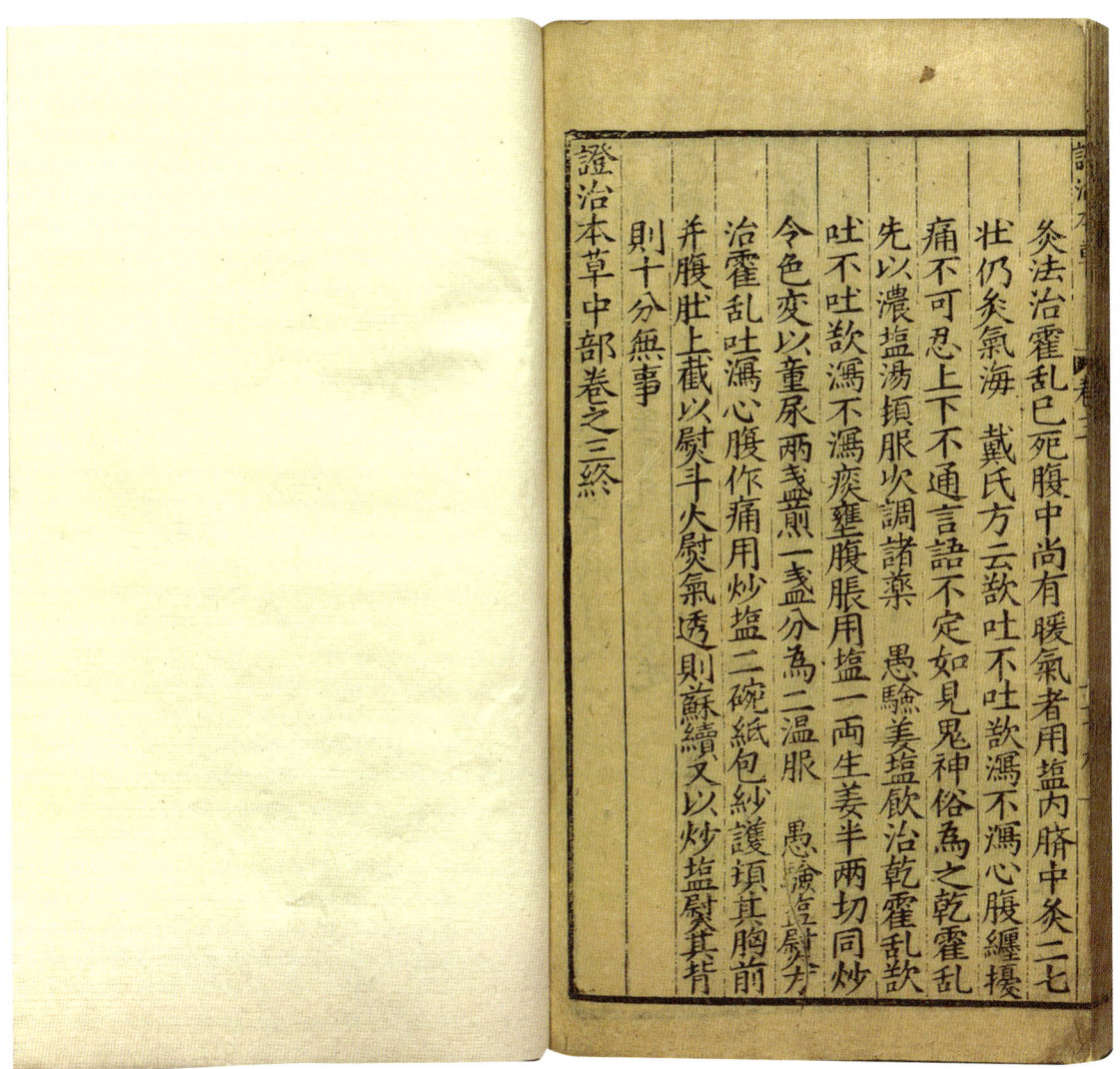

灸法治霍乱已死，腹中尚有暖气者，用盐内脐中，灸二七壮，仍灸气海。《戴氏方》云：欲吐不吐，欲泻不泻，心腹缠扰，痛不可忍，上下不通，言语不定，如见鬼神，俗为之干霍乱，先以浓盐汤顿服，次调诸药。愚验姜、盐饮治干霍乱，欲吐不吐，欲泻不泻，痰壅腹胀，用盐一两，生姜半两，切同炒令色变，以童尿两盏煎，一盏分为二，温服。愚验盐熨方治霍乱吐泻，心腹作痛，用炒盐二碗，纸包纱护，顿其胸前并腹肚上，截以熨斗火熨，气透则苏，续又以炒盐熨其背，则十分无事。

证治本草中部卷之三　终

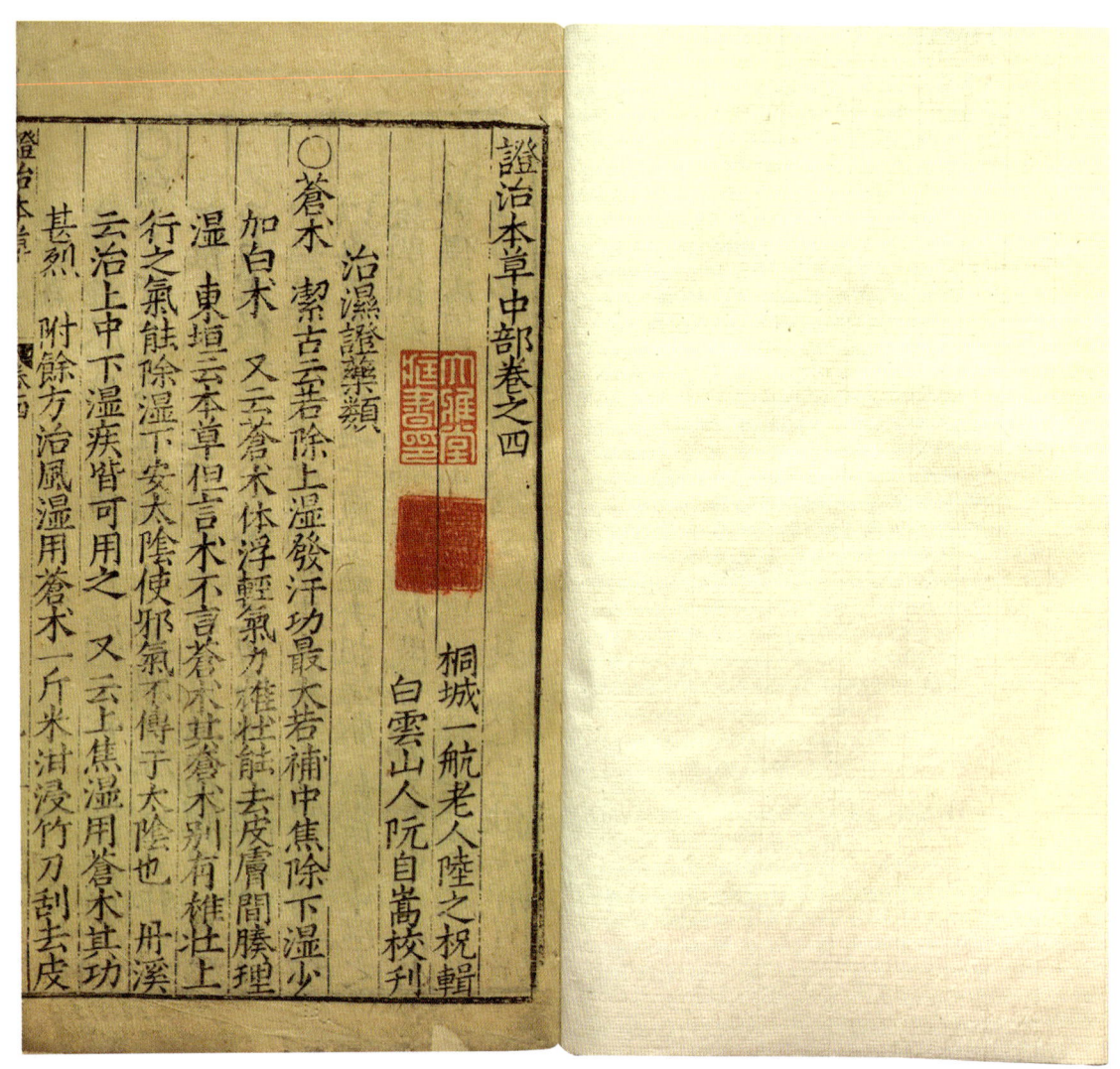

证治本草中部卷之四

桐城一航老人陆之枳辑

白云山人阮自嵩校刊

治湿证药类

〇苍术　洁古云：若除上湿发汗，功最大。若补中焦，除下湿，少加白术。又云：苍术体浮轻，气力雄壮，能去皮肤间腠理湿。东垣云：《本草》但言术，不言苍术，其苍术别有雄壮上行之气，能除湿，下安太阴，使邪气不传于太阴也。丹溪云：治上、中、下湿疾，皆可用之。又云：上焦湿用苍术，其功甚烈。《附余方》：治风湿用苍术一斤，米泔浸，竹刀刮去皮，

晒乾為片以半斤用童便浸一宿半斤用酒浸一宿焙乾為末每服一錢空心盬湯或酒調下常服除濕壯筋骨明目

○白术 潔古云除濕益燥 又云去脾胃濕 又云非白术不能去濕 東垣云白术去諸經中濕而理脾胃 丹溪云白术微辛苦而不烈除濕之功為勝 正傳方白术治中濕遍身疼痛不能轉側及皮肉痛難著蓆取一兩細切以無灰老酒一盞半煎一盞去粗溫服 戴氏方中濕之證關節痛重浮腫喘滿腹脹煩悶昏不知人宜白术酒有破傷處因澡浴濕氣從瘡口中入其人昏迷沉重狀類中濕名曰破傷宜白术酒 ○半夏 秘訣云能燥脾胃濕

○獨活 潔古云能燥濕 經云風能勝濕
○羌活 潔古云能治風濕 ○萆薢 東垣云逐骨節寒濕
○牽牛子 集要云以氣藥引之則入氣以血藥引之則入血大瀉元氣用者戒之 東垣云此物不能瀉血中之濕熱況濕從下受之下焦主血是血中之濕宜用苦寒之味及以辛藥瀉之其傷人必矣夫濕者水之別稱有形者也若肺先受濕則宜用之今用藥者不問有濕無濕但傷食或欲動大便或有熱證或作常服克化之藥俱用牽牛豈不誤哉殊不知牽牛辛烈瀉元氣比諸辛藥瀉氣尤甚以其辛之雄烈故也 經云辛瀉氣辛走氣辛瀉肺氣病者無

晒干为片，以半斤用童便浸一宿，半斤用酒浸一宿，焙干为末，每服一钱，空心，盐汤或酒调下。常服除湿，壮筋骨，明目。

○白术 洁古云：除湿益燥。又云：去脾胃湿。又云：非白术不能去湿。东垣云：白术去诸经中湿而理脾胃。丹溪云：白术微辛苦而不烈，除湿之功为胜。《正传》方：白术治中湿遍身疼痛，不能转侧，及皮肉痛难着席，取一两细切，以无灰老酒一盏半煎，一盏去粗，温服。《戴氏方》中湿之证关节痛重，浮肿喘满，腹胀烦闷，昏不知人，宜白术酒。有破伤处，因澡浴湿气从疮口中入，其人昏迷沉重，状类中湿，名曰破伤，宜白术酒。

○半夏 《秘诀》云：能燥脾胃湿。○独活 洁古云：能燥湿。《经》云：风能胜湿。

○羌活 洁古云：能治风湿。○萆薢 东垣云：逐骨节寒湿。

○牵牛子 《集要》云：以气药引之则入气，以血药引之则入血，大泻元气，用者戒之。东垣云：此物不能泻血中之湿热，况湿从下受之，下焦主血，是血中之湿，宜用苦寒之味。今反以辛药泻之，其伤人必矣。夫湿者，水之别称，有形者也，若肺先受湿，则宜用之。今用药者，不问有湿无湿，但伤食，或欲动大便，或有热证，或作常服，克化之药俱用牵牛，岂不误哉？殊不知牵牛辛烈，泻元气，比诸辛药泻气尤甚，以其辛之雄烈故也。《经》云：辛泻气，辛走气，辛泻肺气病者，无多食辛。此一味泻人元气，至甚神速。张仲景治七种湿症，小便不利，无一药中有犯牵牛者，仲景岂不知牵牛能泻湿，利小便也。为湿病之根在下焦，是血分中气病，不可用辛辣气药，泻上焦太阴之气，故七种湿症药无一用之者。仲景尚不敢轻用牵牛如此，世医乃一概用之，何也？丹溪云：若非病形与脉证俱实者，勿用。不胀满，不大便秘者，勿用。如稍涉，疑似误用其驱逐以致虚，先哲之所深戒也。

○龙胆　洁古云：除下部风湿。○旋覆花　《集要》云：根主湿。

○防风　洁古云：防风又为去湿药之使，风能胜湿故也。《秘诀》云：防风散经络中留湿。《集要》云：又能去湿，诸风药皆然，风能胜湿。○生姜　洁古云：温中除湿。

○黑附子　洁古云：治湿药中宜少加之，通行诸经引用药也。

○芫花　海藏：此药大意泄湿。○苦参　《诀》云：苦，阴气沉逐湿。

○桂　《主治秘诀》云：能去皮肤风湿。

○猪苓　洁古云：去湿比诸淡渗药，大燥亡津液，无湿症勿服。

○茯苓　洁古云：除湿益燥，和中益气，利腰脐间血为主。东垣云：淡能利窍，甘以助阳，除湿行水之圣药也。又云：分阴阳而导湿。○巴豆　东垣云：去胃中寒湿。

○瓜蒂　《微义》瓜蒂散：治中寒湿，头痛，面黄鼻塞，烦而脉大。瓜蒂为末，以些小于鼻内吹之，其水自下，按湿盛致痰液留

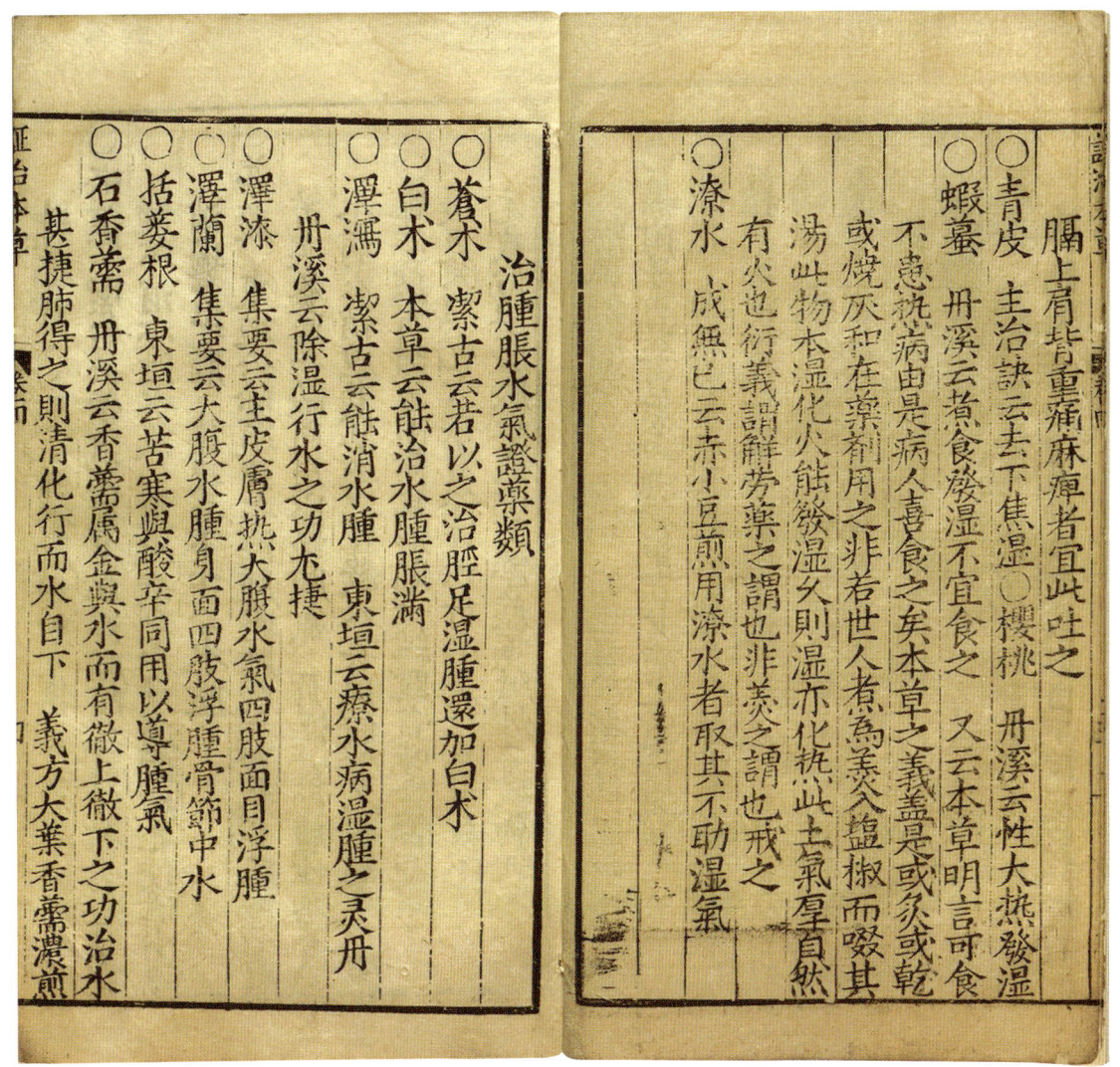

膈上，肩背重痛麻痹者，宜此吐之。

　　○青皮　《主治诀》云：去下焦湿。○樱桃　丹溪云：性大热，发湿。

　　○虾蟆　丹溪云：煮食，发湿不宜食之。又云：《本草》明言可食，不患热病，由是病人喜食之矣。《本草》之义，盖是或炙、或干、或烧灰，和在药剂用之，非若世人煮为羹，入盐椒而啜其汤。此物本湿化，火能发湿，久则湿亦化热，此土气厚，自然有火也。《衍义》谓解劳药之谓也，非羹之谓也，戒之。

　　○潦水　成无己云：赤小豆，煎用潦水者，取其不助湿气。

治肿胀水气证药类

　　○苍术　洁古云：若以之治胫足湿肿，还加白术。○白术　《本草》云：能治水肿胀满。

　　○泽泻　洁古云：能消水肿。东垣云：疗水病湿肿之灵丹。丹溪云：除湿行水之功尤捷。

　　○泽漆　《集要》云：主皮肤热，大腹水气，四肢面目浮肿。

　　○泽兰　《集要》云：大腹水肿，身面四肢浮肿，骨节中水。

　　○瓜蒌根　东垣云：苦寒与酸辛同用，以导肿气。

　　○石香薷　《丹溪云》：香薷属金与水，而有彻上彻下之功，治水甚捷。肺得之则清化行而水自下。《义方》：大叶香薷浓煎汁成膏，为丸服之，治水胀病效。《集要》云：利小便，散水肿。

　　○海藻　洁古云：荣气不从外为浮肿，随各引经之药治之，无肿不消，亦泄水气。东垣云：利水道，通闭结之便，泄水气，消遍身之肿。《集要》云：下十二水肿。

　　○葶苈　东垣云：除遍身之浮肿，逐膀胱之留热。又云：葶苈苦寒，熬与辛酸同用，以导肿气。丹溪云：葶苈性急，善逐水。病人稍虚者，宜远之，且杀人甚捷，何必久服而后致虚也。葶苈有甜苦两等，其形则一。《经》既言味辛苦，即甜者不复更入药也。大概治体皆以行水走泄为用，故不可久服。《元戎》：治单腹胀水气，以苦葶苈隔纸，炒二钱为细末，无根水下。《集要》云：破坚逐邪，通利水道，走泄为功。大降气，治皮间邪水上出，面目浮肿。

　　○甘遂　洁古云：味甘寒，有毒。水结胸中，非此不能除之。东垣云：主大腹肿满，能泻十二种水气肿满。丹溪云：惟用连珠者，然《经》中不言，此药专于行水攻决为用，入药须斟酌之。海藏云：甘遂可以通水，以其气直达透所结处。《集要》云：主大腹疝瘕，腹满，面目浮肿。

　　○大戟　海藏云：此为泄水之药，湿胜者以苦燥除之。丹溪云：主下十二水腹满，急痛积聚，利大小肠。《集要》云：主水肿满急痛。《心要》云：水肿以大戟为末，丸枣肉，服十一丸。

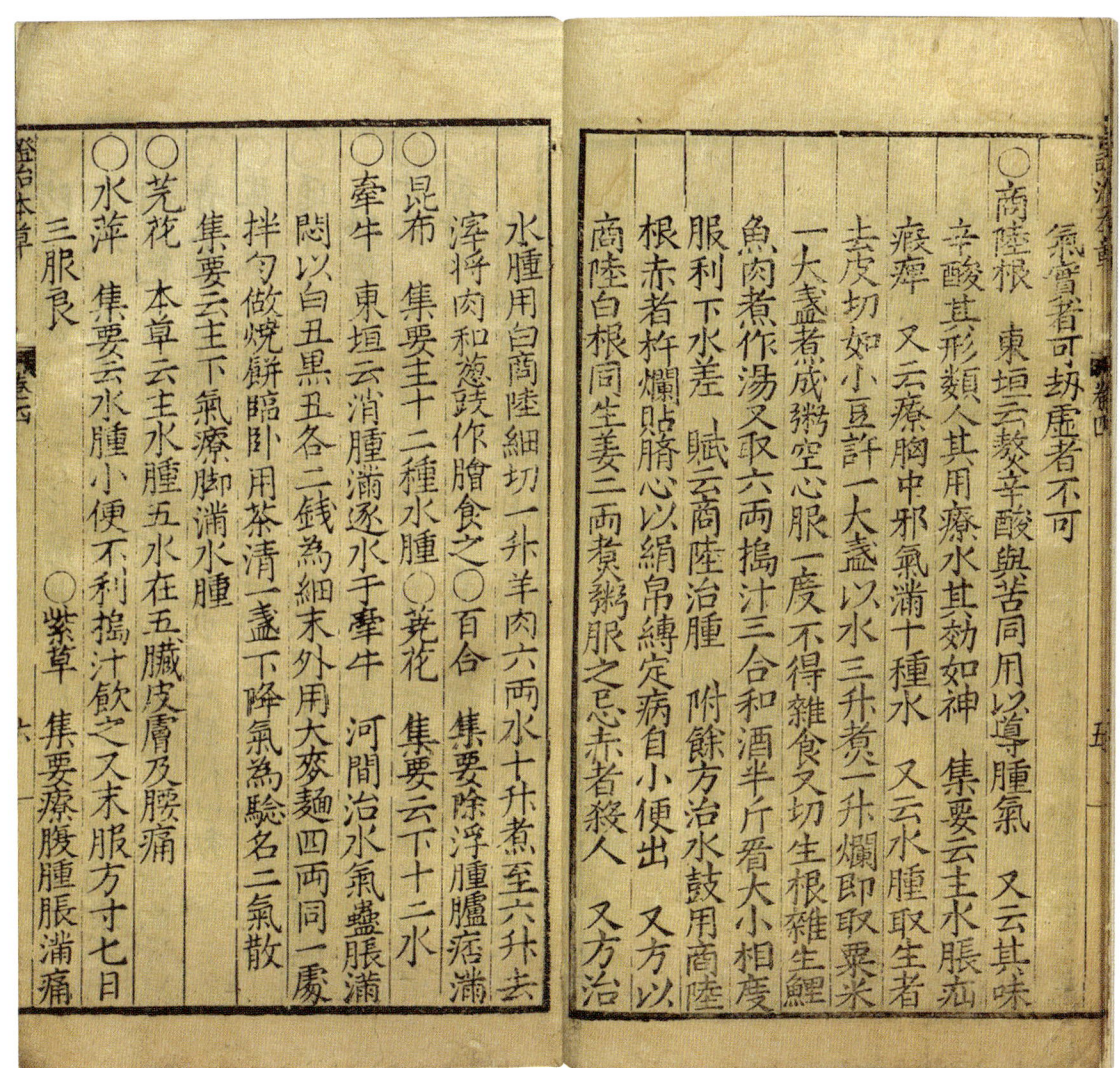

气实者可劫，虚者不可。

　　○商陆根　东垣云：熬辛酸，与苦同用，以导肿气。又云：其味辛酸，其形类人，其用疗水，其效如神。《集要》云：主水胀疝瘕，痹。又云：疗胸中邪气，满十种水。又云：水肿，取生者去皮，切如小豆许，一大盏，以水三升，煮一升烂，即取粟米一大盏，煮成粥，空心服一度，不得杂食。又切生根杂生鲤鱼肉煮作汤，又取六两捣汁三合，和酒半斤，看大小相度服利下水，差。《赋》云：商陆治肿。《附余方》：治水鼓，用商陆根，赤者杵烂，贴脐心，以绢帛纻定，病自小便出。又方：以商陆白根，同生姜二两，煮粥服之。忌赤者杀人。又方：治水肿，用白商陆细切一升，羊肉六两，水十升煮至六升，去滓，将肉和葱豉作脍食之。

　　○百合　《集要》：除浮肿，胪痞满。○昆布　《集要》：主十二种水肿。

　　○荛花　《集要》云：下十二水。

　　○牵牛　东垣云：消肿满，逐水于牵牛。河间治水气蛊胀满闷，以白丑、黑丑各二钱为细末，外用大麦面四两，同一处拌匀，做烧饼，临卧用茶清一盏下，降气为验，名二气散。《集要》云：主下气，疗脚满水肿。

　　○芫花　《本草》云：主水肿，五水在五脏皮肤及腰痛。

　　○水萍　《集要》云：水肿，小便不利，捣汁饮之，又末服方寸匕，日三服良。

　　○紫草　《集要》：疗腹肿胀满痛。

○防己　《集要》云：利大小便，疗风肿水肿气，汉主水气，木主风气。《丹溪方》：防己治腰以下湿热肿，如内伤胃弱者不用。

○葫芦芭　《集要》云：得附子、硫黄，治肾虚，冷腹胁胀，满面青黑。

○青木香　《附余方》：用木香为末，水调一钱，得吐效。○益母草　丹溪云：其苗捣取汁服，主浮肿下水。○通草　东垣云：阴窍涩而不利，水肿闭而不开，涩、闭两俱立验。因名之曰通草。○龙胆草　东垣：除下焦湿肿。

○甘草　洁古云：腹胀忌之。又云：中满禁用。《经》云：中满勿食甘。

○香附子　愚验治虚肿，以大香附杵净，以童尿浸一日夜取出，别换童尿又浸一日夜，再取出别换，又浸一日夜，次以生布袋牵擦去皮，于臼中捣细，用米醋煮飞白面糊丸梧桐子大，每服七十丸，煎和剂，流气饮送下，方见胀满门。

○厚朴　洁古云：能除腹胀，若元气虚弱，虽腹胀，宜斟酌用之。寒胀是也，大热药中兼用结者散之，乃神药也。又云：平胃气，去腹胀。《赋》云：苦能下气，去腹满而消腹胀。温能益气，除湿满，散结调中。东垣云：腹胀用姜制厚朴。《赋》云：厚朴温脾胃，去呕胀，消痰亦验。丹溪云：厚朴治腹胀，因其味辛也，须用姜制。

○蘡皮　《秘诀》云：除下焦湿肿。

○郁李仁　东垣云：治大腹水肿，面目四肢浮肿。又云：郁李仁润肠宣水，去浮肿之疾。

○沉香　东垣云：去风水毒肿。

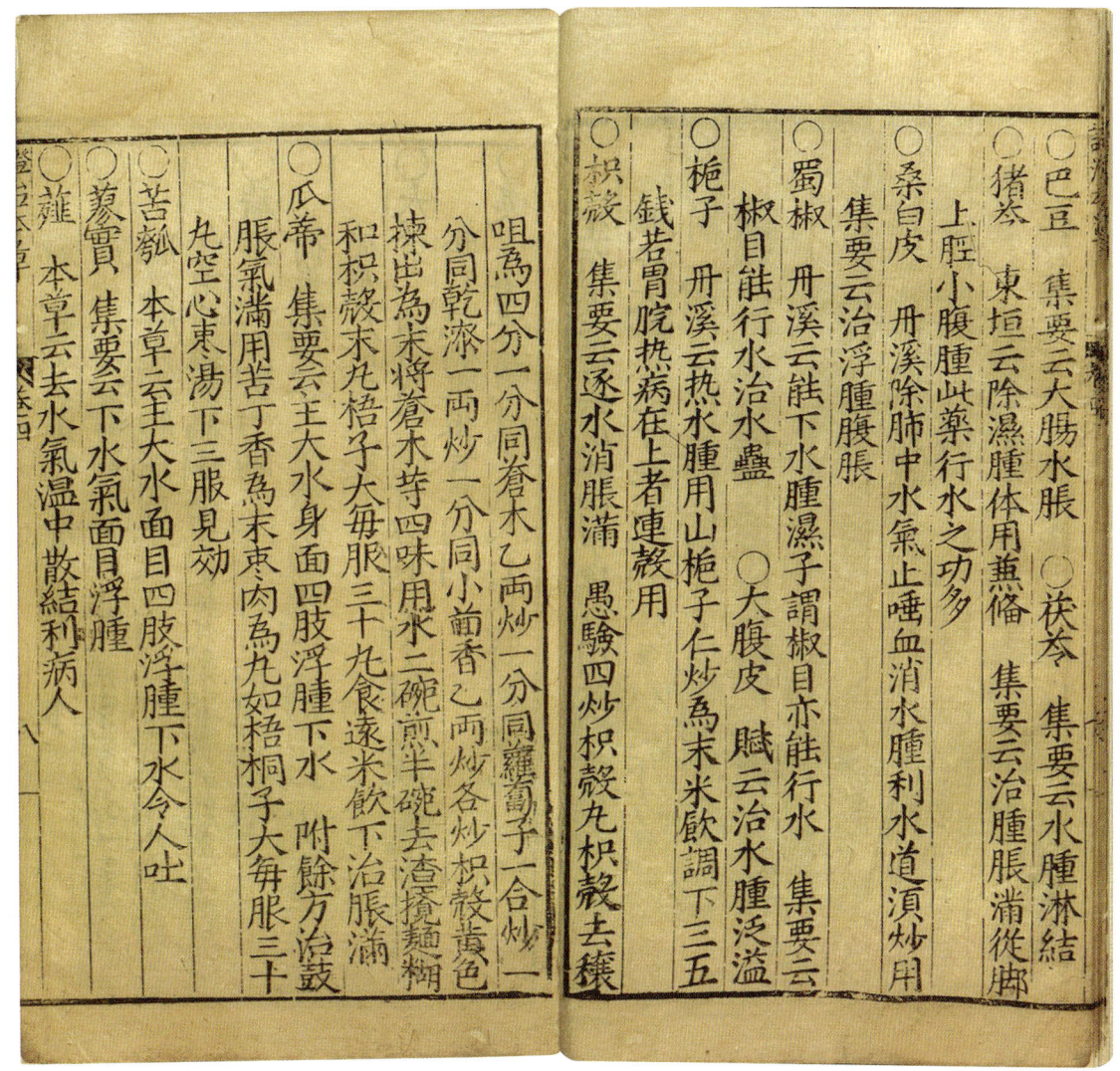

○巴豆 《集要》云：大肠水胀。○茯苓 《集要》云：水肿淋结。

○猪苓 东垣云：除湿肿，体用兼备。《集要》云：治肿胀满，从脚上胫、小腹肿，此药行水之功多。○桑白皮 丹溪：除肺中水气，止唾血，消水肿，利水道，须炒用。《集要》云：治浮肿腹胀。

○蜀椒 丹溪云：能下水肿湿，子谓椒目亦能行水。《集要》云：椒目能行水，治水蛊。

○大腹皮 《赋》云：治水肿泛溢。○栀子 丹溪云：热水肿，用山栀子仁炒为末，米饮调下三五钱。若胃脘热病在上者，连壳用。

○枳壳 《集要》云：逐水，消胀满。愚验四炒枳壳丸，枳壳去穰，咀为四分，一分同苍术一两炒，一分同萝卜子一合炒，一分同干漆一两炒，一分同小茴香一两炒，各炒枳壳黄色拣出为末，将苍术等四味，用水二碗煎半碗，去渣，搅面糊和枳壳末，丸梧子大，每服三十丸，食远米饮下，治胀满。

○瓜蒂 《集要》云：主大水，身面四肢浮肿，下水。《附余方》：治鼓胀气满，用苦丁香为末，枣肉为丸，如梧桐子大，每服三十丸，空心，枣汤下，三服见效。

○苦瓠 《本草》云：主大水，面目四肢浮肿，下水，令人吐。

○蓼实 《集要》云：下水气，面目浮肿。

○薤 《本草》云：去水气，温中散结，利病人。

○紫苏　《集要》云：治心腹胀满，开胃下食。○萝卜　东垣云：萝卜子消膨胀，下气制面尤堪。《直指方》：治酒肿及脾虚作肿。萝卜十枚，皂角五斤，二味用水同煮干，去皂角，将萝卜捣烂，入蒸饼和丸，鸡头实大，萝卜子煎汤下。

○荷叶　《戴氏方》：治阳水浮肿，败荷叶烧存性，碾末，米饮调下。荷叶服之，令人瘦劣。今假病，欲容体瘦以示人者，一味服荷叶灰，故可以退肿。

○大枣　海藏云：中满者勿食，甘令人中满，故大建中汤，心下痞者，减饴枣，与甘草同例。○栗　《集要》云：患风水气人不宜食，以咸故也。

○黑大豆　《集要》云：逐水胀。又云：炒为屑，主胃中热，去肿除痹，消谷，止腹胀。

○赤小豆　《本草》云：赤小豆，下胀满。《集要》云：主下水。又云：和鲤鱼煮，治脚气，大腹水胀。《戴氏方》：阴水阳水及蛊胀，服药外并宜赤小豆粥佐之。

○大麦　《集要》云：止心腹胀满，开胃。○醋　《集要》云：散水气。

○麻子　《集要》云：逐水，利小便。

○酒　《济生》：或因食面，令人腹胀，暖酒和姜汁，饮一两杯即消。

○黄犍牛、乌牯牛溺　主水肿腹胀，脚满，利小便。取二三升服，渐渐以铜器取新者。《集要》云：牛肉消水肿。

○獺肉　集要云治水氣脹滿

○白鴨肉　集要云補虛除熱和臟腑利水道主病水浮腫古
方用鴨頭丸又取白鴨或頭鴨一隻治如食法和米并五
味煮令極熟作粥食之

○鴨頭血　東垣云鴨頭血醫水腫之盛　義云百一方治卒
大腹水腫以青雄鴨水五升煮取一升飲盡厚覆取汗
又云治十種水氣不差垂死以青頭鴨一隻治如食法細
切和米并五味煮令極熟作粥食之　又法治水氣脹滿
小便澁白鴨子一隻去毛腸洗饋飯半升與椒姜同釀鴨
腹內縫定盛蒸熟食之

○鷄　愚驗方治鼓脹氣脹水

脹等症用羯鷄屎一升研細炒焦色地上出火毒再研極
細百沸湯三升淋汁每服一大盞調木香檳榔末各乙錢
日三服空腹服以平為期名鷄屎醴

○蠡魚　集要云主濕痺面目浮腫下大水

○鯉魚肉　集要云煮食之療水腫脚滿下氣　元戎一法治
十種水氣垂死鯉魚一頭重一斤者和冬瓜葱白羹食之

○文蛤　海藏云能利水　又云鹹能走腎可以勝水文蛤尖
而紫班者即蛤粉也

○牡蠣　心云鹹以泄水氣

蝦蟇　元戎一方治鼓氣大蝦蟇一個新瓦二個相合麻繩
纏定盛在內盐泥固濟厚令慢火燒成灰存性溫酒調服

○獺肉　《集要》云：治水气胀满。

○白鸭肉　《集要》云：补虚除热，和脏腑，利水道，主病水浮肿。古方用鸭头丸，又取白鸭或头鸭一只，治如食法，和米并五味煮，令极熟，作粥食之。

○鸭头血　东垣云：鸭头血医水肿之盛。《义》云：百一方治卒大腹水肿，以青雄鸭水五升，煮取一升，饮尽，厚覆取汗。又云：治十种水气，不差垂死，以青头鸭一只，治如食法，细切，和米并五味煮，令极熟，作粥食之。又法治水气胀满，小便涩，白鸭子一只，去毛肠洗，馈饭半升，与椒、姜同酿鸭腹内，缝定蒸熟，食之。

○鸡　愚验方治鼓胀、气胀、水胀等症，用羯鸡屎一升研细，炒焦色，地上出火毒，再研极细，百沸汤三升淋汁，每服一大盏，调木香、槟榔末各一钱，日三服，空腹服，以平为期，名鸡屎醴。○蠡鱼　《集要》云：主湿痹，面目浮肿，下大水。

○鲤鱼肉　《集要》云：煮食之，疗水肿脚满，下气。《元戎》一法治十种水气垂死，鲤鱼一头重一斤者，和冬瓜、葱白羹食之。

○文蛤　海藏云：能利水。又云：咸能走肾，可以胜水。文蛤尖而紫班者，即蛤粉也。

○牡蛎　《心》云：咸以泄水气。○虾蟆　《元戎》一方治鼓气，大虾蟆一个，新瓦二个相合，麻绳缠定，盛在内，盐泥固济，厚，令慢火烧成灰存性，温酒调服。

○蝼蛄 《附余方》：于五月五日，取蝼蛄不拘多少，不可见日，焙干，凡一病以七个为度，先用七个头研为末，治上；次用腹研为末，治中；再用足研为末，治下。每服食前，好酒调下。《元戎》《圣惠方》治十种水气，喘满不得卧，蝼蛄五个曝干为末，米饮调下，半钱至一钱，小便通快为便。洁古老人方：用蝼蛄去头尾，与葡萄心同捣，露七日，曝干为末，淡酒调下，暑月湿用尤佳。土狗又《直指方》治遍身肿，外肾肿，生土狗一个，手足全者，研细，入缩砂末等分，老酒调下。○盐 《集要》云：病水者禁之。

治黄疸证药类

○茵陈蒿 海藏云：仲景茵陈栀子大黄汤，治湿黄也；栀子柏皮汤，治燥黄也。如苗涝则湿黄，苗旱则燥黄，湿则泻之，燥则润之，可也，此二药治阳黄也。韩祗和、李思训治阴黄，茵陈附子汤。大抵以茵陈为君主，佐以大黄、附子，各遂寒热也。东垣云：茵陈治伤寒发黄。《集要》云：治热结黄疸，通身发黄，小便不利。《东垣赋》云：茵陈主黄疸而利水。

○萱草根 《集要》：主酒疸黄色遍身，根捣汁服，亦取嫩苗煮食。

○通草 《本草》：治脾疸常欲眠。○紫草 《集要》云：主五疸。

○酸浆 《集要》云：根绝苦，捣汁饮之，治黄疸多效。

○草龙胆 《本草》云：治时气温热，黄疸。

○瓜蒌根 《集要》云：主八疸身黄。《东垣赋》云：瓜蒌根疗黄疸。○王瓜 《集要》云：黄疸、黑疸，取根捣汁，六合顿服，当有黄水随小便出，未出更服。○黄芩 《本草》云：主诸热黄疸。○土瓜 《直指方》：治酒疸、热疸，用土瓜捣取汁，恁服。

○秦艽 《集要》云：治五种黄病，酒疸，黄疸，大效。东垣云：疗遍体黄疸如金。又云：黄疸，皮肉眼如金色，小便赤，心烦口干，用五两牛乳，三升煮取一升分，再服差。又方：加芒硝一两。

○黄连 愚验酒蒸黄连丸治酒疸，用黄连去须，净四两略碎，以酒洒，腌一宿，日干为末，粟米糊为丸，如梧子大，每服三四十丸，以二陈汤加干葛、茵陈，入姜枣，煎送下。

○车前子 《直指方》解热疸：用车前子炒末之，米饮调，立止洞泄。又方：用车前草治黄疸，解诸热淋，研细，井水调下。

○栀子 海藏云：仲景《伤寒论》及古今名医治发黄，皆用栀子、茵陈、香豉、甘草等分，四物作汤饮之。《集要》云：治湿热发黄，加茵陈、豆豉。

○蘖木 《集要》：解肠胃结热，黄疸。○桦木皮 《集要》云：主诸黄疸，浓汁饮之。

○瓜蒂 《集要》云：疗黄疸及暴，急黄，和小豆丁香为末，吹鼻中，少时黄水出，亦可服方寸匕。

○丝瓜 《《附余》：治遍身黄，不浮肿，手足倦怠。《直指》治黄胖：用丝瓜全者烧灰为末，如病因面伤面汤下，酒伤酒调下。○糯稻秆　《集要》云：治黄病通身，煮汁服。○鸡卵白　《集要》云：酰[1]渍一宿，疗黄疸，破大烦热。

　　○熊胆　《集要》云：味苦寒，恶防己、地黄。主时气盛热，变为黄疸。

　　○蜜　《直指》：治诸疸通用，或小便出血，或如血，皆以蜜半盏，姜钱拾片，新汲水一碗煎服，日常进两服，小便渐白，疸遂瘥。

　　○皂矾　《宝鉴》：治食劳黄目，黄身黄者。用皂矾不以多少，砂锅木炭烧通赤，用米醋点之赤红为末，枣肉丸如梧子大，每服三十丸，食后生姜汤下。○芒硝　《本草》云：主黄疸。○发　《直指》治疸：生发烧灰存性，为末，新水调，方寸匕，日三服。

治泄泻证药类

　　○白术　《本草》云：能止下泄。洁古云：水泄用白术、茯苓、芍药。

　　○蒲荑　《集要》云：薜黄粉下后有赤泽，是炒用，涩肠已泄，殊胜。

　　○干姜　《集要》云：水泄无度，炙为末，粥饮调一钱，立效。

　　○羊蹄草　丹溪云：叶似荬甘不苦多食令人大腑滑亦为菜。

　　○黄连　《集要》云：久脾泄用一两，同生姜四两，慢火炒，令姜干，去姜，取连杵末，每空心茶调二钱。愚验酒蒸黄连丸治伤于酒，每晨起必泻，宜生姜理中汤加干葛，吞此丸。黄连半斤，净酒二升浸以瓦器，置甑上蒸至烂，取出晒干为末，滴水丸，梧子大，每五十丸，食前白汤下。又方名姜黄散，

---
①酰（xī西）：醋。

治晨泄，宣黃連四兩剉，水浸片時生姜四兩切骰子大同一處淹一宿，銀石器內同炒姜赤黃色去姜不用將連爲末每服三錢茶清調下

○肉豆蔻 附餘方治泄瀉不止用肉豆蔻一箇剜竅入乳香少許麵裹煨熟去麵研爲末作一服空心陳米飲調下或單用豆蔻紙裹煨去油爲末和麵作榾柮服亦効 賦云肉豆蔻治冷瀉痢 ○縮砂 潔古云主虛勞冷瀉

○車前子 賦云車前子止瀉利小便 愚驗治暴瀉注下用車前子一兩微炒研爲細末清米飲調服

○人參 丹溪治一人氣素脫而虛頓瀉不知人事口眼俱閉呼吸甚微殆欲死者急灸氣海飲人參十餘斤而愈

○五味子 四字訣云有每日五更初洞泄服止瀉藥並無効或專以此五味子煎飲亦治脾胃泄 ○茯苓 主治秘訣云止瀉 ○厚朴 集要云泄痢淋露

○胡椒 衍義云大腸寒滑亦用須各以他藥佐之

○桑耳 集要云黃熟陳白者止久泄益氣

○訶子 東垣云訶子療滑泄之病 ○沒石子 東垣云沒石主泄瀉之困危

○蘿蔔子 丹溪治一老人右手風攣患泄瀉百藥不効左手脈浮滑洪數此太陰分有積痰肺氣擁遏不能下降大腸

证治本草

治晨泄，宣黄连四两剉，水浸片时，生姜四两，切骰子大，同一处淹一宿，银石器内同炒姜赤黄色，去姜不用。将连为末，每服三钱，茶清调下□。

○肉豆蔻 《附余方》治泄泻不止：用肉豆蔻一个剜窍，入乳香少许，面裹煨熟，去面研为末，作一服，空心，陈米饮调下，或单用豆蔻，纸裹煨去油，为末，和面作榾柮，服亦效。《赋》云：肉豆蔻治冷泻痢。○缩砂 洁古云：主虚劳冷泻。

○车前子 《赋》云：车前子止泻，利小便。愚验治暴泻注下，用车前子一两，微炒研为细末，清米饮调服。

○人参 丹溪治一人气素脱而虚，顿泻，不知人事，口眼俱闭，呼吸甚微，殆欲死者，急灸气海，饮人参十余斤而愈。

○五味子 《四字诀》云：有每日五更初洞泄，服止泻药并无效，或专以此五味子煎饮，亦治脾胃泄。○茯苓 《主治秘诀》云：止泻。○厚朴 《集要》云：泄痢淋露。

○胡椒 《衍义》云：大肠寒滑亦用，须各以他药佐之。

○桑耳 《集要》云：黄熟陈白者，止久泄益气。

○诃子 东垣云：诃子疗滑泄之病。○没石子 东垣云：没石主泄泻之困危。

○萝卜子 丹溪治一老人右手风挛，患泄泻，百药不效，左手脉浮滑，洪数，此太阴分有积痰，肺气拥遏，不能下降大肠，

虚而作泻，当治上焦。用萝卜子加浆水，蜜探吐大块痰一二碗，黄稠如胶，随愈。

　　○橄榄　《日华子》云：开胃，下气，止泻。○大枣　《液》云：生者多食，令人腹胀注泄。生枣，羸瘦者不可食。○陈廪米　《集要》云：开胃止泄。○赤小豆　《集要》：止泄利小便。○糯米　《集要》云：温中，令人多热，大便坚。

　　○龙角　《集要》云：腹中坚及热泄。○牛肉　《集要》云：止畹泄。

　　○羖羊肉　《集要》云：止寒泄。○石硫黄　《衍义》云：今人用治下元虚冷，元气将绝，久患寒泄，脾胃虚弱，欲垂命尽，服之无不效。中病当便已，不可尽剂。

治呕吐证药类　附：治哽噎证药类[1]

　　○黄连　《丹溪方》：肝火出胃，逆上呕吐，抑青丸。○干生姜　洁古云：止呕吐咳嗽，生与干同治。○生姜　东垣云：生姜为呕家之圣药，辛以散之，呕为气不散也。此物能兴阳散气。又云：益气，止翻胃之哕。丹溪云：止呕吐之要药也。又云：恶心，吐清水者，并有热有痰有虚，皆用生姜，随证佐药治之。孙思邈曰：呕家多服生姜，乃呕家之圣药也。气逆者，以辛散之，开胃豁痰故也。

　　○茴香　洁古：调中，止呕，下食。○桔梗　《秘诀》云：微温，散寒呕。

　　○白豆蔻　东垣云：主积冷气，止呕逆翻胃，消谷下食。《赋》云：白豆蔻宽膈，止翻胃而助脾。《胃腑赋》云：

①治哽噎证药类：原作"吞酸噎膈"，据下文改。

豆蔻，消积气之冷。此药辛温，治胃冷，吃食欲吐，以白豆蔻五钱捣细末，用好酒一盏，温调服三二钱佳，大抵胃冷所宜。

○半夏　东垣云：生温熟寒，健脾胃，止呕吐。仲景治阳明伤寒，不纳谷而呕吐不已者，以半夏汤泡七次，壹两细切，水三盏，加生姜贰两剉，同煎至一盏，去渣，分作二服服之，名小半夏汤。《活人》：治胸中似喘不喘，似呕不呕，似哕不哕，彻心愦愦然无奈者，以半夏汤泡一两，七次，细切，水一盏半，加生姜自然汁半盏，同煎至一盏，温服。

○芦根　丹溪云：《金匮玉函》治五噎，隔气，烦闷吐逆，不下食，芦根五两，剉水三盏，煮二盏服，无时甚效。○通草　《集要》云：治心烦，哕吐音声。

○人参　《胃腑赋》云：人参治翻胃之良。其方用人参，每服一两，水一钟煎至四分热服，兼以人参汁煮粥吃，愈。有人患此诸方不瘥，只服人参而愈。若卒吐呕逆，粥饮入口即吐，因弱为丸，尤良。○木香　《本草》云：止呕逆翻胃。

○附子　东垣云：附子疗虚寒翻胃。《直指方》治弱证翻胃：大附子一枚作两截，中心各剜小孔，入丁香四十九粒塞满，以竹针插合，置砖上，炭火熻四围，淬姜汁半椀，再淬，再淬以尽为度，去皮，切、焙并末，每一钱半，粟米一捻，北枣二个

煎食前服名附子散　又方治久冷翻胃用真附子一箇生去皮臍分作四塊生姜半斤水一大碗慢火同煮至半盞取附子切焙為末每一錢空心溫米湯調下

○草菓仁　東垣云草菓仁溫脾胃而止嘔逆　○紅豆蔻　東垣云紅豆蔻止吐酸

○竹皮茹　集要云主嘔呃噎隔　賦云治虛煩除嘔噦

○竹葉　集要云止嘔吐　○仙人杖　集要主噦氣嘔逆

○益智子　集要云止嘔噦攝涎唾

○丁香　集要云治嘔逆　海藏云治翻胃

○藿香　集要云治嘔逆為最要之藥

○胡椒　衍義云治吐水食已即吐　愚驗方治翻胃用胡椒一味醋浸之晒干再浸不計遍數愈多愈好研末醋和為丸淡醋湯下十丸加至三四十丸

○川椒　戴氏方有嘔吐諸藥不立又別無前項痰氣等證乃蛔在胸中作嘔見藥則動動則不立藥藥出而蛔不出雖非吐蛔之比亦宜用吐蛔藥或於治嘔藥中入炒川椒十粒蛔見椒則頭伏故也

○厚朴　集要云治嘔吐酸水

○槿花　附餘方治翻胃以千葉白槿花陰乾為末陳米湯調下三五口不轉再服

○吳茱萸　丹溪云治酸必用茱萸順其性而折之反佐法也

煎，食前服，名附子散。又方：治久冷翻胃，用真附子一个，生去皮脐，分作四块，生姜半斤水，一大碗慢火同煮至半盏，取附子切焙为末，每一钱，空心，温米汤调下。

○草果仁　东垣云：草果仁温脾胃而止呕逆。○红豆蔻　东垣云：红豆蔻止吐酸。

○竹皮茹　《集要》云：主呕呗噎隔。《赋》云：治虚烦，除呕哕。

○竹叶　《集要》云：止呕吐。○仙人杖　《集要》：主哕气呕逆。

○益智子　《集要》云：止呕哕，摄涎唾。

○丁香　《集要》云：治呕逆。海藏云：治翻胃。

○藿香　《集要》云：治呕逆为最要之药。

○胡椒　《衍义》云：治吐水，食已即吐。愚验方治翻胃，用胡椒一味，醋浸之，晒干再浸，不计遍数，愈多愈好，研末，醋和为丸，淡醋汤下十丸加至三四十丸。

○川椒　《戴氏方》：有呕吐，诸药不立，又别无前项痰气等证，乃蛔在胸中作呕，见药则动，动则不立药，药出而蛔不出。虽非吐蛔之比，亦宜用吐蛔药，或于治呕药中入炒川椒十粒，蛔见椒则头伏故也。

○厚朴　《集要》云：治呕吐酸水。

○槿花　《附余方》：治翻胃，以千叶白槿花阴干为末，陈米汤调下三五口，不转再服。

○吴茱萸　丹溪云：治酸必用茱萸，顺其性而折之，反佐法也。

宜节厚味，必蔬食自养，易安。愚验治吞酸，以吴茱萸一两，加黄连细切一两，同茱萸，以井花水浸七日，去连，将茱萸焙干，每日清晨以米汤下四十九粒。

　　〇韭　丹溪云：治一人咽膈间常觉有物闭闷，饮食妨碍，脉涩稍沉，形色如常，予作曾饮热酒所致，遂以生韭汁，每服半盏，日三服，至二斤而愈。又云：韭汁能下膈，上瘀血。

　　〇冬瓜　丹溪云：九月勿食，俟被霜食之不尔，令人成反胃病。

　　〇马瓟儿　丹溪一方：用此烧存性，陈米汤调服，即野田瓜，北方多有，原《本草》马剥儿误也。又云：用此灰一钱，好枣肉四枚，平胃散二钱，温酒调，服食即可下，然后随病原调理。〇橘皮　《集要》云：止呕咳吐逆。《直指方》治翻胃呕吐：真橘皮用日照西方壁土炒香，取橘皮为末，每二钱，姜枣略煎服。

　　〇枇杷叶　《集要》云：主卒呕哕不止，不欲食，下气。《赋》云：枇杷叶下逆气，哕呕可医。〇石莲肉　《直指方》治翻胃：石莲肉为末，入些肉豆蔻末，米汤乘热调服，患痢禁口，通用名莲子散。

　　〇饴糖　海藏云：中满者不宜用，呕家切忌之。仲景谓呕家不可用建中汤，以甘故也。

　　〇赤小豆　《集要》云：吐逆卒澼。

　　〇糯米　《集成方》：用糯米为末，以牛涎，取法以荷叶包牛口，使耕力乏，涎出收之，拌作小丸，煮熟食之，遂愈后随证调理。

○饭干　虞氏：治噎膈久不纳谷者，以来年炊饭干，不拘多少，以急流顺水煎煮糜烂，取浓汁，时时与之，待能食，后以调脾，进食生血顺气之药调治而安。

○糠　《附余》治噎食方：用碓嘴上细糠，蜜丸弹子大，每服一丸，嚼化津液咽下。

○婴子粟　《集要》云：主反胃胸中痰滞，及丹石发动不下食，和竹沥煮作粥，食之极美。○鸡　《附余方》治转食：用翻翅鸡一只，煮熟去骨，入人参、当归、盐各五钱，为细末，再煮取与食之，勿令人共食。《集成方》云：反胃气结所致，用胡荽丹治之，以乌鸡一个修制如常法，令净，将胡荽子入鸡内缝，煮熟食之，末已，再一只妙。

○兔　《丹溪方》：大便涩者难治，常食兔肉则便利。

○虎脂　《附余方》：治翻胃，不问新久，冷热二症，用虎脂半斤，切如豆大，用清油一斤，瓦瓶浸虎脂一月，厚绵纸封口，勿令气泄，每用清油一两，入无灰好酒一大钟，调匀，不拘时温服，服尽病减，其虎脂再添油，再浸，再可活二人。

○蛇蜕　《集要》云：止呕逆。○田螺　烂壳烧末服，主反胃。

○蚌　《集要》云：烂壳粉饮下，治反胃痰饮。

○鲫鱼　《附余》治膈气经验方：用大鲫鱼自死者，活者不效，剖去肠，留鳞，用大蒜去皮，薄切片，填之鱼腹内，仍合鱼，用湿纸包定，次用麻缚之，又用熟黄泥厚厚固，日微干，炭火慢慢煨熟，取出去鳞刺骨，用平胃散杵丸如梧子大，日晒干瓶收，勿令泄气，每服空心，米饮下三十丸。

○黄丹　《附余方》烧针丸：此药清镇，专主吐逆。黄丹不以多少，研细，用去皮小枣肉丸如鸡头子大，每用一丸，针签于灯上烧灰为末，乳汁下。

○皂矾　《附余方》治噎食：用白面二斤半，蒸作大馒头一个，顶上开口取空，将皂矾装满，用新瓦四围遮护馒头，盐泥封固，却挖土窑安放，以文武火烧一昼夜，候红色取出，研为细末，枣肉丸梧子大，每服二十丸，空心，酒汤任下，忌酒色。

○水银　严氏青金丸治一切吐逆，用水银八钱，生硫黄一钱，别研上二件，入无油铫内慢火化开，以柳木篦子搅砂，或有烟焰，以醋洒之结成砂子，再研为细末，用粽尖杵和为丸，如绿豆大，每服三十丸，用生姜、橘皮煎汤送下，不拘时候服。《青囊》：治翻胃，久药不效及小儿吐不止者，好硫黄五钱细研，入水银二钱半同研，无星，每服三钱，先取生姜汁，酒一盏煎熟，调药，空心服，调时逐渐着酒缓调，令匀服，了用被盖，汗出安。

○滑石　《衍义》云：暴吐逆不下食，以生细末二钱匕，温水调，服后以热面压之。

○童便　《丹溪方》注：船呕吐，大渴，饮水即死，童便好。

附：治哽噎证药类

○金凤花　《大成》方：治一切骨鲠，用金凤花子嚼烂噙下，无子用根亦可。

○野苎根　愚验方治骨鲠：以野苎根洗净，捣烂如泥，每用龙眼大。如被鸡骨所伤，以鸡羹化下；如被鱼骨所伤，以鱼汁汤化下。《集成方》治碎骨：并猪毛鲠，用生苎麻拿住尾余，入口嚼烂，咽去，渐渐拖之即出。

○威灵仙　《附余》金钩钓食丸：治诸鲠，用威灵仙根不拘多少，以好米醋浸一二日，晒干为末，醋糊为丸，如梧桐子大，每服一丸或二丸，半茶半汤下，如要吐转，用砂糖铜青为末，半匙滴油一点，同茶汤调服，即吐出原物。如药性来迟，令患人两手伏地，用水一盆，以鹅翎口中搅，即吐于盆内。

○皂角　《集成方》：用此末吹鼻，作嚏出之。

○山楂根　《附余方》：治鱼刺并骨鲠在喉内，用山楂树独根（向下者）与玉簪花根同捣，取自然汁，用匙或竹筒盛汁，送入口内，不可着牙，着牙皆化。

○楮实　《集成方》：治骨哽，用此为末，霜梅肉和丸弹子大，含化。

○饴糖　《本草》云：鱼骨哽喉中，及误吞钱环，服之出。

○鱼狗　《本草》云：即翠鸟，主鲠及鱼骨入肉不可出，痛甚者，烧令黑为末，顿服之，煮汁饮亦佳。

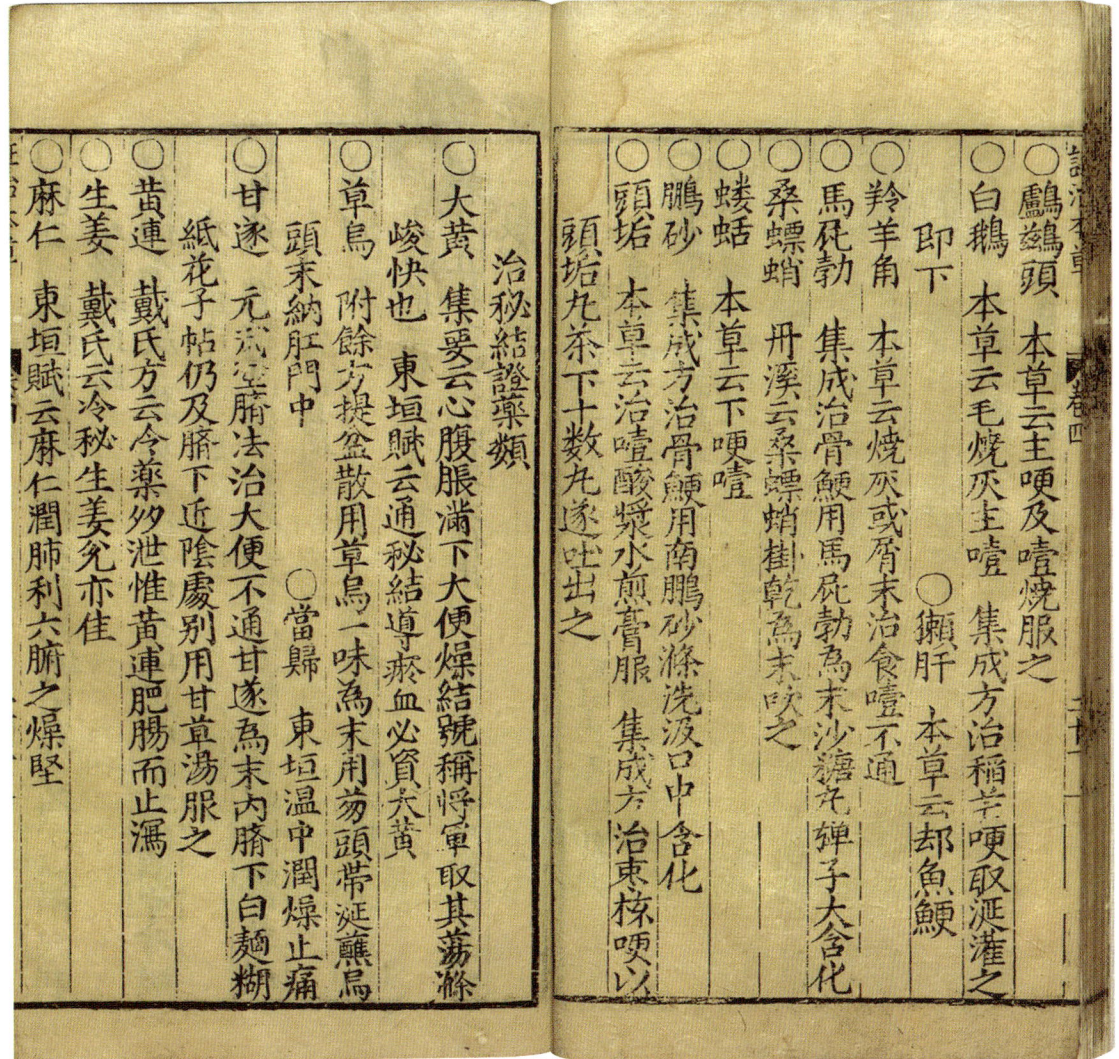

○鸬鹚头 《本草》云：主哽及噎，烧服之。

○白鹅 《本草》云：毛烧灰，主噎。《集成方》：治稻芒哽，取涎灌之，即下。

○獭肝 《本草》云：却鱼鲠。○羚羊角 《本草》云：烧灰或屑末，治食噎不通。

○马屁勃 《集成》治骨鲠：用马屁勃为末，沙糖丸弹子大，含化。

○桑螵蛸 丹溪云：桑螵蛸挂干为末，吹之。○蝼蛄 《本草》云：下哽噎。

○鹏砂 《集成方》治骨鲠：用南鹏砂涤洗，汲口中含化。

○头垢 《本草》云：治噎酸，浆水煎膏服。《集成方》治枣核哽：以头垢丸，茶下十数丸，遂吐出之。

治秘结证药类

○大黄 《集要》云：心腹胀满，下大便燥结，号称将军。取其荡涤峻快也。《东垣赋》云：通秘结，导瘀血，必资大黄。○草乌 《附余方》提盆散：用草乌一味为末，用葱头带涎，蘸乌头末，纳肛门中。○当归 东垣：温中，润燥，止痛。

○甘遂 《元戎》涂脐法：治大便不通，甘遂为末，内脐下，白面糊纸花了帖，仍及脐下近阴处，别用甘草汤服之。○黄连 《戴氏方》云：冷药多泄，惟黄连，肥肠而止泻。

○生姜 《戴氏》云：冷秘，生姜兑亦佳。

○麻仁 《东垣赋》云：麻仁润肺，利六腑之燥坚。

○巴豆　東垣云：湯滌五藏六腑，開通閉塞。又云：通閉塞，利水穀之道路。

○烏臼木根皮　《集要》云：治大便不通，用此木方停一寸，劈破，水煎，取小半盞，服之立通，不用多，兼能取水。

○皂角　《直指方》治氣秘不大便：用不蛀皂角，將椀燒置于桶内，熏其後部自通。

○檳榔　《嚴氏方》治腸胃有濕，大便秘澀。檳榔不拘多少，為細末，每服二錢，用蜜湯點服，不拘時候。

○蒜　《直指方》治氣秘不大便：用獨頭蒜煨熟去皮，以綿裹納後部即通。

○杏仁　東垣云：杏桃仁俱治大便秘，亦當以氣血分之，晝則難便行陽氣也，夜則難便行陰血也，大腸雖屬庚，為白腸，以晝夜言之，氣血不得不分也。年高虛人大腸燥秘，不可過泄者，脉浮在氣，杏仁、陳皮；脉沉在血，桃仁、陳皮。所以俱用陳皮者，以其手陽明病與手太陰，俱為表裏也。賁門上主往來，魄門下主收閉，故王氏言肺與大腸為通道也。又云：潤大腸氣秘之便難。

○桃核仁　潔古云：治大便血結、血秘、血燥，通潤大腸。七宣丸中用之，專治血結，破血。以湯退，去皮尖，研如泥用。東垣云：潤大腸血秘之便難，破大腸久蓄之血結。《衍義》云：老

○巴豆　东垣云：汤涤五脏六腑，开通闭塞。又云：通闭塞，利水谷之道路。

○乌臼木根皮　《集要》云：治大便不通，用此木方停一寸，劈破，水煎，取小半盏，服之立通，不用多，兼能取水。

○皂角　《直指方》治气秘不大便：用不蛀皂角，将椀烧置于桶内，熏其后部自通。

○槟榔　《严氏方》：治肠胃有湿，大便秘涩。槟榔不拘多少，为细末，每服二钱，用蜜汤点服，不拘时候。

○蒜　《直指方》治气秘不大便：用独头蒜煨熟去皮，以绵裹纳后部，即通。

○杏仁　东垣云：杏桃仁俱治大便秘，亦当以气血分之，昼则难便行阳气也，夜则难便行阴血也，大肠虽属庚，为白肠，以昼夜言之，气血不得不分也。年高虚人大肠燥秘，不可过泄者，脉浮在气，杏仁、陈皮；脉沉在血，桃仁、陈皮。所以俱用陈皮者，以其手阳明病与手太阴，俱为表里也。贲门上主往来，魄门下主收闭，故王氏言肺与大肠为通道也。又云：润大肠气秘之便难。

○桃核仁　洁古云：治大便血结、血秘、血燥，通润大肠。七宣丸中用之，专治血结，破血。以汤退，去皮尖，研如泥用。东垣云：润大肠血秘之便难，破大肠久蓄之血结。《衍义》云：老

人虚秘，与柏子仁、火麻仁、松子仁等分同研，溶白蜡和丸，如梧子大，黄丹汤下。《集要》云：通润大肠。

○郁李仁　洁古云：主破血润燥。东垣云：治大便气结，燥涩，滞不通。七圣丸中用之，专治气燥。○枣子　《直指方》：治大便积日不通，用大好枣一枚擘开，入轻粉半钱，以枣相合，麻线札缚，慢火煮熟，嚼细，以枣汁送下。

○火麻子　海藏云：汗多、胃热、便难三者，皆因燥热而亡津液，故曰脾约。约者，约束之义。《经》云：燥者，润之。故仲景以麻子仁润足太阴之燥及通肠也，一云润大肠风热结燥，便难。○猪胆　海藏云：与醋相和，内谷道中。酸苦益阴，以润燥泻便。《集要》云：大便不通，内入下部即通。《附余方》：用大猪胆一枚，泻汁，和醋少许，灌谷道中，一饭顷，当大便。

○阿胶　《直指》胶蜜汤：治老人虚人大便秘涩，用连根葱白三片，以新水煎，去葱，入透明阿胶炒二钱，蜜二匙溶开，食前温服。

○蜜　《附余》蜜导法云：凡诸秘结不通，或兼他证，又或老弱虚极不可用药者，用蜜熬入皂角末少许，乘热捻作兑，候冷以导之。又法：炼蜜捻成指大长二寸许，以纸捻为骨，尤便纳谷道中。《严氏》蜜兑法：蜜三合，入猪胆汁两枚，在煎如饧，出冷水中，捏如指大长三寸许，纳下部立通。

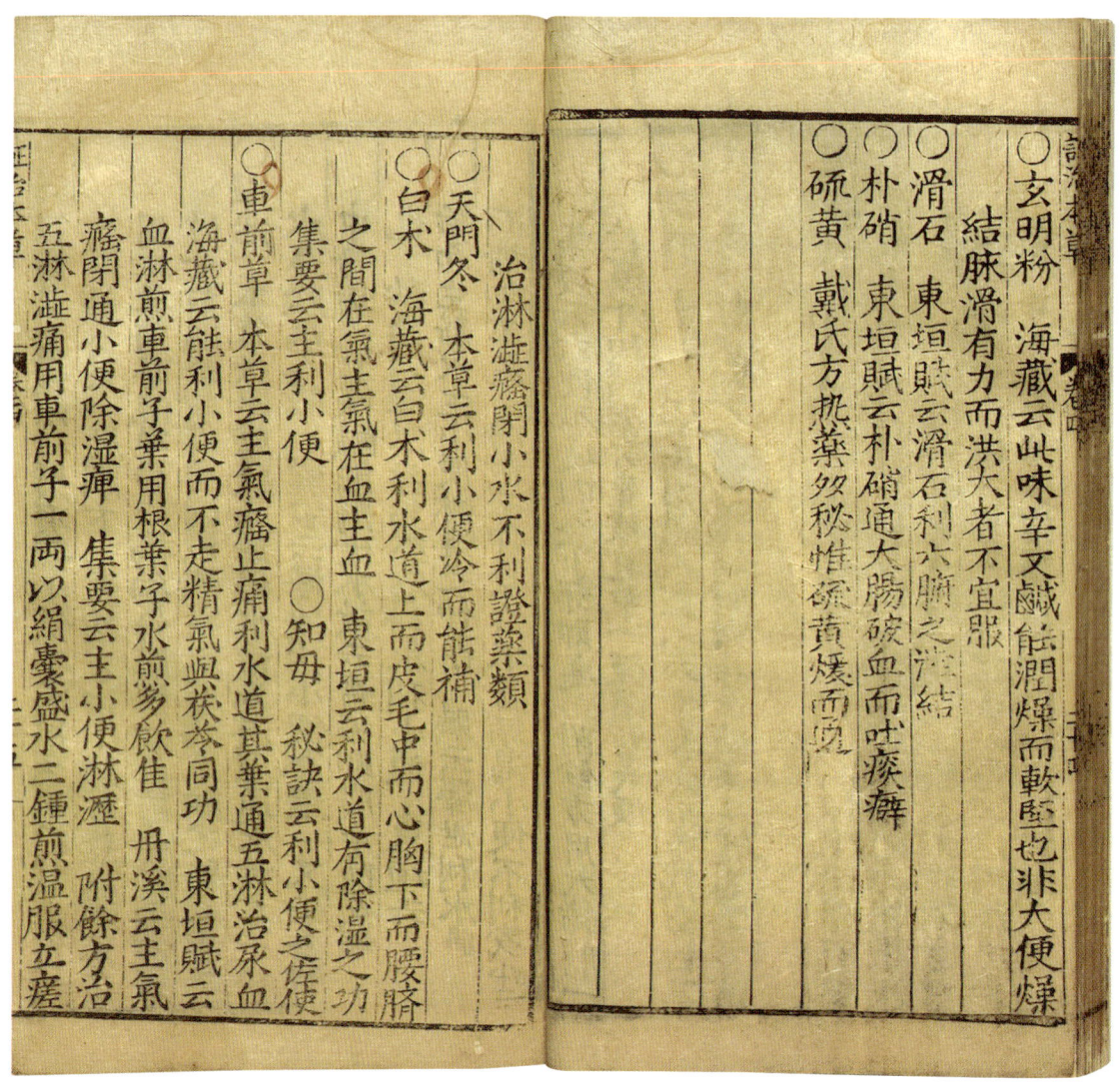

○玄明粉　海藏云：此味辛又咸，能润燥而软坚也。非大便燥结，脉滑有力而洪大者，不宜服。

○滑石　《东垣赋》云：滑石利六腑之涩结。

○朴硝　《东垣赋》云：朴硝通大肠，破血而吐痰癖。

○硫黄　《戴氏方》：热药多秘，惟硫黄暖而通。

治淋涩癃闭小水不利证药类

○天门冬　《本草》云：利小便，冷而能补。

○白术　海藏云：白术利水道，上而皮毛，中而心胸，下而腰脐之间，在气主气，在血主血。东垣云：利水道，有除湿之功。《集要》云：主利小便。

○知母　《秘诀》云：利小便之佐使。

○车前草　《本草》云：主气癃，止痛，利水道。其叶通五淋，治尿血。海藏云：能利小便而不走精气，与茯苓同功。《东垣赋》云：血淋，煎车前子叶，用根叶子水煎，多饮佳。丹溪云：主气癃闭，通小便，除湿痹。《集要》云：主小便淋沥。《附余方》：治五淋涩痛，用车前子一两，以绢囊盛水二钟煎，温服立瘥。

愚验草蜜汤治心肾有热，小便不通，用生车前草捣自然汁半钟，入蜜一匙，调下。《直指方》：治小肠有热，血淋急痛。用生车前草洗净，臼内捣细，每服准一盏许，井水调，滤清汁，食前服。若砂石淋，则以煅寒水石为末，和之新水调下。

○泽泄　《本草》云：逐膀胱三焦停水，治五淋，宣通水道。长于行水，多服病人眼。洁古云：泽泄治小便淋沥。又云：去胞中留垢，以其味咸能泻，伏水，故去留垢，即腹中陈久积物也。《秘诀》云：泽泄去旧水，养新水，利小便。东垣云：去胞垢而生新水，主小便淋涩之仙药。《赋》云：泽泄利水通淋，而补阴不足。海藏云：仲景治水畜烦渴，小便不利，或吐或泻，五苓散主之。方用泽泄，故知其用长于行水。丹溪云：治小便淋闭，去阴间汗。若无此疾，服之令人眼疾，诚为行去其水故也。《集要》云：除湿行水，为最要之药。

○通草　洁古云：主治小便不通，导小肠中热。东垣云：能泄肺，利小便。又云：利阴窍，行小水。又云：通经利窍，去小肠之热。《集要》云：治五淋，利小便，导小肠热。

○灯心草　洁古云：通阴窍涩不利，利小便，除水肿，癃闭，五淋。《集要》云：根及苗主五淋，生煮服苗，可以为席，败席煮服更良。又云：龙茑[1]主小便不利，淋闭。

○白芍药　海藏云：今《本经》言利小便，何谓也。东垣曰：芍药能

①龙茑：应为"石龙刍"，灯心草异名。

停諸濕益津液使小便自行非通利之也又腎主大小二便以此益陰滋濕故小便通也　又云赤者利小便下氣
○玄參　潔古云主治血滯小便不利
○瞿麥　東垣云利小便為君去枝用穗　集要云主關格諸癃結小便不通
○香薷　丹溪云去暑利小水　○旋花　集要云利小便
○紫草　本草云通水道　○萱草根　集要云治砂淋下水氣又主小便赤澀身體煩熱　東垣賦云萱草根治五淋　附餘方治小便淋痛赤澀下砂石用萱草根一握搗取汁服或嫩苗煮食之亦可　○酸漿　集要云利水道　附餘方治忍小便久致胞轉用酸漿草搗汁入蜜同服　○天名精　集要云利小便
○石葦　集要云五癃閉不通利小便水道　東垣賦云石葦通淋于小腸
○茅根　集要利小便下五淋　○荛花　本草云利水道
○連翹　集要云通利五淋　○卷柏　本草云散淋結
○蒲黃　集要云利小便　○防葵　本草云膀胱熱結溺不下
○地膚子　集要主膀胱熱利小便　賦云地膚子利膀胱可洗皮膚之熱　附餘方五淋澀痛小便有膿出血用地膚子或莖葉一兩水一鍾煎溫服即北方掃帚苗上子是也
○苦參　本草云小便黃赤　○蘭草　集要云主利水道

停诸湿，益津液，使小便自行，非通利之也。又肾主大小二便，以此益阴滋湿，故小便通也。又云：赤者利小便，下气。

　　○玄参　洁古云：主治血滞，小便不利。

　　○瞿麦　东垣云：利小便，为君，去枝用穗。《集要》云：主关格诸癃结，小便不通。

　　○香薷　丹溪云：去暑，利小水。○旋花　《集要》云：利小便。

　　○紫草　《本草》云：通水道。○萱草根　《集要》云：治砂淋，下水气。又主小便赤涩，身体烦热。《东垣赋》云：萱草根治五淋。《附余方》：治小便淋痛赤涩，下砂石，用萱草根一握，捣取汁服，或嫩苗煮食之亦可。○酸浆　《集要》云：利水道。《附余方》：治忍小便久致胞转，用酸浆草捣汁，入蜜同服。○天名精　《集要》云：利小便。

　　○石苇　《集要》云：五癃闭不通，利小便水道。《东垣赋》云：石苇通淋于小肠。

　　○茅根　《集要》：利小便，下五淋。○荛花　《本草》云：利水道。

　　○连翘　《集要》云：通利五淋。○卷柏　《本草》云：散淋结。

　　○蒲黄　《集要》云：利小便。○防葵　《本草》云：膀胱热结，溺不下。

　　○地肤子　《集要》：主膀胱热，利小便。《赋》云：地肤子利膀胱，可洗皮肤之热。《附余方》：五淋涩痛，小便有脓出血，用地肤子或茎叶一两，水一钟煎，温服，即北方扫帚苗上子是也。

　　○苦参　《本草》云：小便黄赤。○兰草　《集要》云：主利水道。

○防己　东垣云：外伤风寒，邪传肺经，气分湿热而小便黄赤，乃至不通，此上焦气病，禁用血药，此不可用。但上焦湿热者，皆不可用。若下焦有湿热，流入十二经，以致二阴不通，然后可审而用之也。又云：太阳本经药也。

○木通　东垣云：泻小肠火积而不散，利小便热闭而不通。泻小肠火，无他药可比。利小便闭，与琥珀同功。《赋》云：木通、猪苓，尤有利水之多。

○秦艽　《集要》云：下水，利小便。

○黄芩　《东垣赋》云：黄芩止诸热，而治五淋。《直指方》：治血淋热痛，用黄芩细剉，新水煎，通口服。

○甘遂　愚验《集成方》治小便不通：用甘遂和大蒜杵饼，置脐心，令实，以艾灸三十壮。

○牛膝　《丹溪方》云：死血作淋者，用牛膝膏。以牛膝一合剉碎，水五钟煎，耗去其四，入麝香少许，空心服，只单以酒煮亦可。一云亦能损胃，不食，不宜多服。

○竹鸡草　愚验方治忍小便久致胞转：用竹鸡草一两洗净，车前草一两，同于砂盆擂烂加蜜，少许无蜜加盐，少许取汁，空心服，小便自通。竹鸡草，其叶如竹叶，花翠蓝色。

○麻根　《附余方》：治热淋血淋，用麻根十个，水四碗，煎至一碗，空心服甚效。又方：治五淋涩痛，小便有脓出血，用苎根二茎剉碎，水一碗煎至半碗，顿服即通。

○苦杖根　《附余方》：治妇人诸淋，用苦杖根（俗名杜牛膝），洗净搥碎一握，水五碗煎至一碗，去渣，入麝香、乳香末各少许，调服，小便内当下沙石，剥剥有声，是其效也。

○蜀椒　丹溪云：红椒有下达之能，所以其子名曰椒目，止行渗道，不行谷道，能下水燥湿。

○栀子　洁古云：治血滞，小便不利。东垣云：治脐下血滞，小便而不利。《集要》云：主治小便赤涩不利。海藏云：或用栀子利小便，实非利小便，清肺也。肺气清而化，膀胱为津液之腑，小便得以出也。丹溪云：《本草》言去热毒，利五淋，通小便。又方：治淋，用山栀去皮，一两炒，白汤送下。

○蘗皮　《主治秘诀》云：利小便热结。洁古云：小便黄用蘗皮，涩者加泽泄。《集要》云：清小便，降相火。

○猪苓　东垣云：苦以泄滞，甘以助阳，淡以利窍，故能除脾湿而利小便也。又云：利小水，气味俱长。

○茯苓　洁古云：止消渴，利小便，治小便不通，溺赤或黄而不利。《主治秘诀》云：能利小便。东垣云：味甘平，补阳益脾，逐水平火。湿淫所胜，小便不利。用淡味渗泄为阳也。治水缓脾生津液，止渴导气。《赋》云：赤茯苓破结血，独利水道以无过。海藏云：小便多则能止之，小便涩则能利之。与车前子相似，虽利小便而不走气，酒浸，与光明朱砂同用，能秘真。丹溪云：仲景利小便，多用之。此治暴病新病之要药，若久病阴虚者，恐未为相宜。

○琥珀 洁古云：属阳，利小便，清肺。东垣云：通五淋，利小便。《赋》云：薄荷时煎调琥珀。小便尿血，用琥珀研为细末，每服二钱，灯心薄荷煎汤调服，神效。丹溪云：今古方用为利小便，以燥脾土有功。脾能运化肺气下降，故小便可通。若血少不利者，反致其燥急之苦。《附余方》：治沙石淋，用琥珀二钱研为末，空心，葱白汤调下。又：治老人虚人小便不通，用琥珀为末，每服一钱，以人参茯苓煎汤调，空心服，或炼蜜丸如梧子大，每服十丸，赤茯苓汤下。《戴氏方》云：闭而不通，脐下胀为癃起，以洗慈汤调独味琥珀末，仍令其以盐填脐下，更滴之以水，或有气闭而小便不通，至脐下气瘕结痛，服五香散。间服独味琥珀末，以灯心汤下，女人多有此证。

○茗 海藏云：利小便。○楮实《集要》云：叶主利水，炙干为末，乌梅汤调，日再服。又云：树皮主逐水，利小便。

○楝实《集要》云：利小便水道。

○郁李仁《本草》云：利小便水道，肠中结气，关格不通。

○葵花《本草》云：黄蜀葵花治小便淋。又云：主客热，利小便。又云：花治淋涩水肿。《集成方》治淋沥：用葵花根水煎服。《宝鉴》方：治小便淋沥，经验如神。以葵花根一握，洗净，剉，水煎五七沸服，名葵花散。

〇冬葵子　《集要》云：五癃，利小便。又云：疗淋，利小便，服丹石人宜之。《附余方》：治淋，以葵子末，米饮，空心调下，最治妇人胞转不尿。〇冬瓜　丹溪云：差五淋。

〇蘩蒌　《集要》云：治淋，取满两手握，水煮服。〇桃胶　《集要》云：下石淋破血。

〇乌芋　俗谓之荸脐。丹溪云：有二等皮厚、色黑、肉硬白者，谓猪荸脐，皮薄、泽色淡紫、肉软者，谓羊荸脐，并下石淋效。

〇胡桃　《衍义》云：过夏至不堪食，又其肉煮浆粥，下石淋良。

〇小麦　《集要》：利小便，养肝气。丹溪：治暴淋，煎小麦汤饮之。

〇赤小豆　《附余方》：治血淋热淋，一用赤小豆不以多少，炒微熟为末，每服二钱，煨葱一根，温酒调服。〇阿胶　海藏云：仲景猪苓汤用阿胶，滑以利水道。

〇象牙　《集要》云：小便不通，生煎服之，小便多烧灰饮下。

〇笔头尖　《集要》云：主小便不通，小便数难，阴肿中恶，脱肛淋沥，烧灰水服之。《附余方》：治忍小便久致胞转，取陈久笔头一枚，烧为灰，和水服之。

〇猪胆　《微义》一法：小水闭涩，以猪胆连汁，笼住小便，少时汁入自出。

〇鹿茸　《集要》云：散石淋。

〇豚卵　《集要》：贲豚五癃，邪气挛缩。

○鸡黄 《附余方》：治小便不通，用鸡子中黄一枚，服之不过三。

○雄鹊 《集要》云：主石淋消结，热烧作灰淋，取汁饮之。

○伏翼 《本草》云：治五淋，利水道。○燕尿 《本草》云：破五癃，利小便。

○白头蚯蚓 《集要》云：小便不通，研汁，和冷水服半碗，立通。

○桑螵蛸 《本草》云：通五淋，利小便水道。

○石首鱼 《集要》云：头中有石如棋子，主下石淋，磨石服之，亦烧为灰末服。

○斑蝥 《本草》：破五癃，通水道。

○石龙子 《集要》云：主五癃，邪结气，破石淋，下血，利小便水道。

○鼠妇 《本草》云：主气癃，不得小便。○贝子 《集要》云：五癃，利水道。

○马刀 《集要》云：破石淋。○蝼蛄 《附余方》：治五淋涩痛，小便有脓出血，用蝼蛄七枚，盐二两，同与新瓦上焙干研细，温酒调服一钱，即愈。

○滑石 《本草》：治癃闭，利小便。洁古云：治前阴窍涩不利，性沉重，能泄气，上令下行，故曰滑则利窍，不比与渗淡诸药。同色白者佳，水飞用。《赋》云：滑石寒而能治诸淋，用白者一两细研，名透隔散，劳碌、劳倦、虚损则发。用葵花末煎汤，调二钱服，效。海藏云：滑石为至燥之剂，猪苓汤用滑石与阿胶，同为滑剂，以利水道，葱、豉、生姜同煎，去滓澄清，服之。淡味渗泄为阳，以解表，利小便也。若小便少利，则不宜

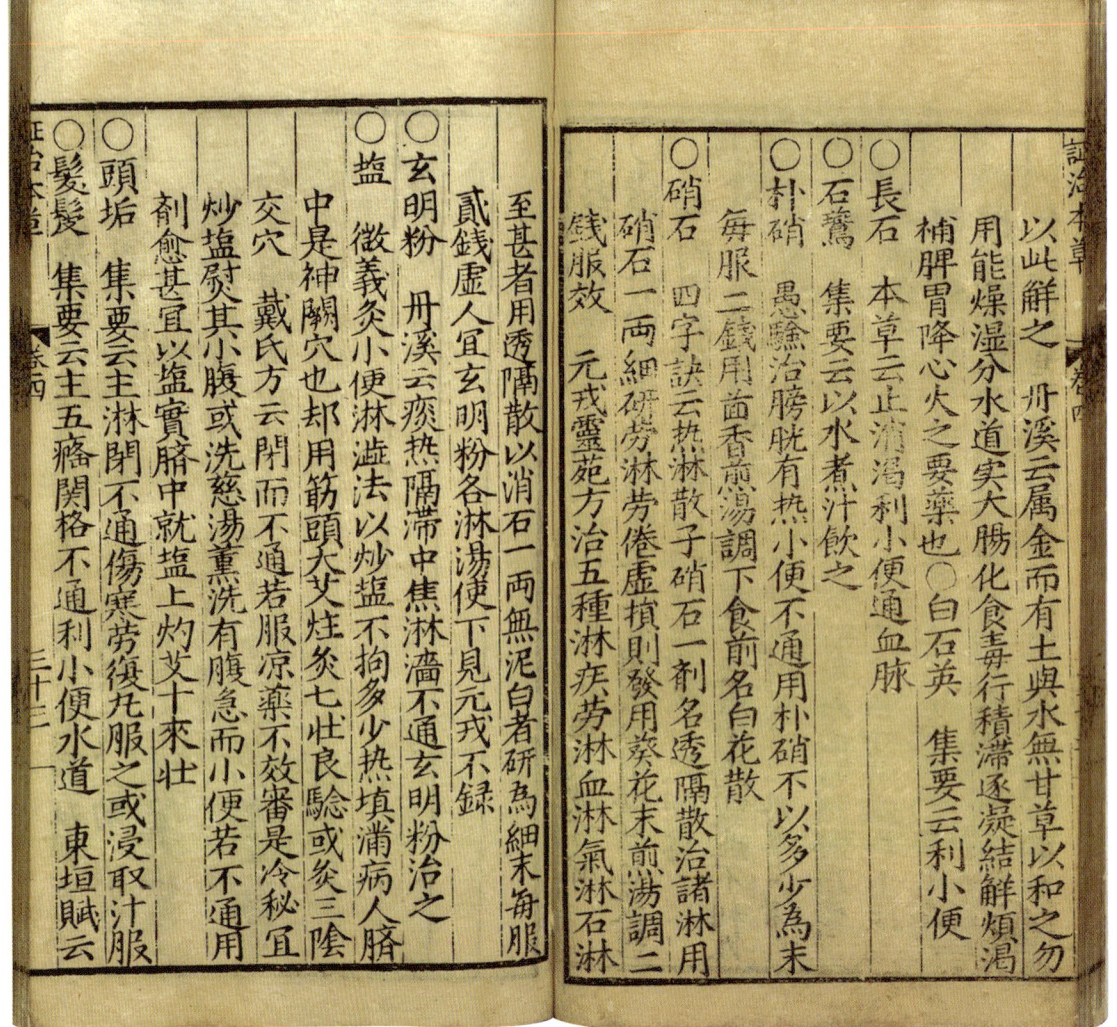

以此解之。丹溪云：属金而有土与水，无甘草以和之，勿用。能燥湿，分水道，实大肠，化食毒，行积滞，逐凝结，解烦渴，补脾胃，降心火之要药也。○白石英　《集要》云：利小便。

○长石　《本草》云：止消渴，利小便，通血脉。○石燕　《集要》云：以水煮汁，饮之。○朴硝　愚验治膀胱有热，小便不通，用朴硝不以多少为末，每服二钱，用茴香煎汤调下，食前名白花散。

○硝石　《四字诀》云：热淋散子，硝石一剂，名透隔散。治诸淋，用硝石一两细研，劳淋、劳倦、虚损则发。用葵花末煎汤，调二钱服，效。《元戎》灵苑方：治五种淋疾，劳淋，血淋，气淋，石淋至甚者，用透隔散，以硝石一两，无泥白者研为细末，每服贰钱，虚人宜玄明粉。各淋汤使下见《元戎》，不录。

○玄明粉　丹溪云：痰热隔滞中焦，淋涩不通，玄明粉治之。

○盐　《微义》灸小便淋涩法：以炒盐不拘多少，热填满病人脐中，是神阙穴也，却用箸头大艾炷，灸七壮良验，或灸三阴交穴。《戴氏方》云：闭而不通，若服凉药不效，审是冷秘，宜炒盐熨其小腹，或洗慈汤熏洗，有腹急而小便，若不通，用剂愈甚，宜以盐实脐中，就盐上灼艾十来壮。

○头垢　《集要》云：主淋闭不通，伤寒劳复丸服之，或浸取汁服。

○发髪　《集要》云：主五癃，关格不通，利小便水道。《东垣赋》云：

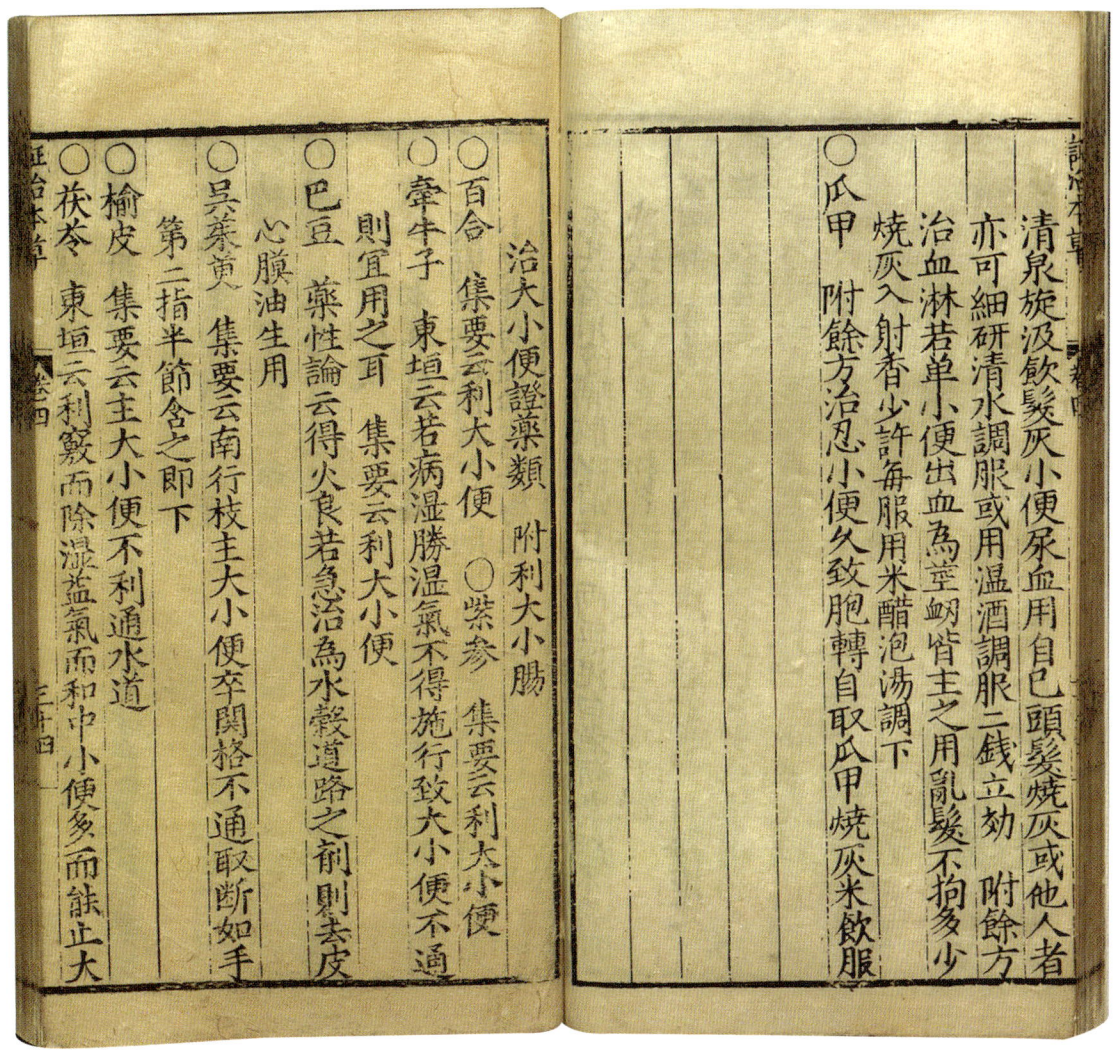

清泉旋汲饮发灰，小便尿血用自己头发烧灰，或他人者亦可，细研，清水调服，或用温酒调服二钱，立效。《附余方》：治血淋，若单小便出血为茎衄，皆主之。用乱发不拘多少，烧灰入麝香少许，每服用米醋泡汤调下。

　　○爪甲　《附余方》：治忍小便久致胞转，自取爪甲烧灰，米饮服。

治大小便证药类　附利大小肠

　　○百合　《集要》云：利大小便。

　　○紫参　《集要》云：利大小便。

　　○牵牛子　东垣云：若病湿胜，湿气不得施行，致大小便不通，则宜用之耳。《集要》云：利大小便。

　　○巴豆　《药性论》云：得火良。若急治为水谷道路之剂，则去皮心膜油，生用。

　　○吴茱萸　《集要》云：南行枝主大小便卒关格不通。取断如手第二指半节，含之即下。

　　○榆皮　《集要》云：主大小便不利，通水道。

　　○茯苓　东垣云：利窍而除湿，益气而和中，小便多而能止，大

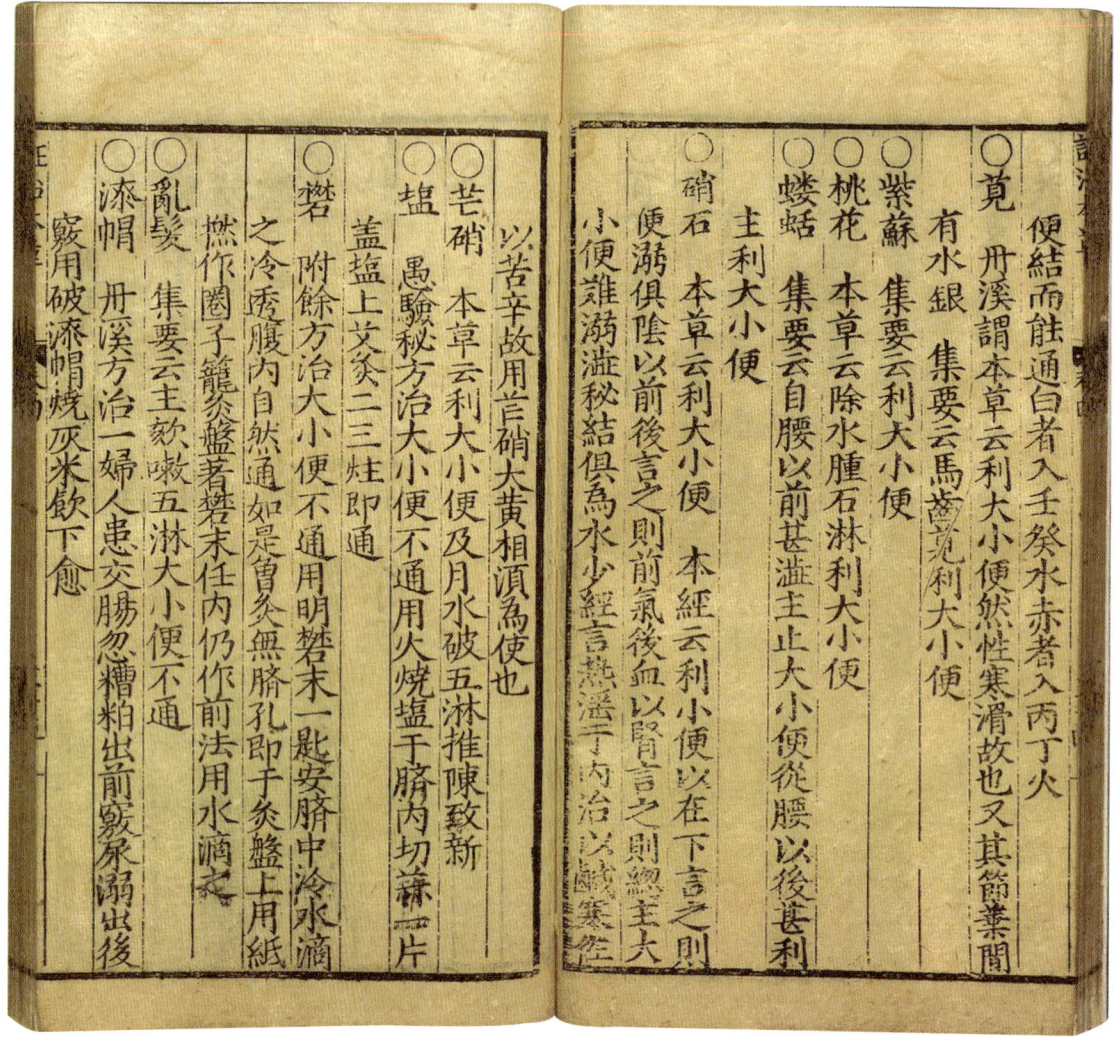

便结而能通。白者入壬癸水，赤者入丙丁火。

○苋　丹溪谓：《本草》云利大小便，然性寒滑故也。又其节叶间有水银。《集要》云：马齿苋利大小便。○紫苏　《集要》云：利大小便。

○桃花　《本草》云：除水肿石淋，利大小便。

○蝼蛄　《集要》云：自腰以前甚涩，主止大小便，从腰以后甚利，主利大小便。

○硝石　《本草》云：利大小便。《本经》云：利小便。以在下言之，则便溺俱阴；以前后言之，则前气后血；以肾言之，则总主大小便难，溺涩秘结，俱为水少。《经》言：热淫于内，治以咸寒，佐以苦辛。故用芒硝、大黄，相须为使也。

○芒硝　《本草》云：利大小便及月水，破五淋，推陈致新。

○盐　愚验秘方治大小便不通，用火烧盐，于脐内切蒜一片盖盐上，艾灸二三炷即通。

○矾　《附余方》：治大小便不通，用明矾末一匙，安脐中，冷水水滴之，冷透，腹内自然通。如是曾灸无脐孔，即于灸盘上，用纸捻作圈子，笼灸盘，着矾末任内，仍作前法，用水滴之。

○乱发　《集要》云：主咳嗽，五淋，大小便不通。

○漆帽　《丹溪方》：治一妇人患交肠，忽糟粕出前窍，尿溺出后窍，用破漆帽烧灰，米饮下愈。

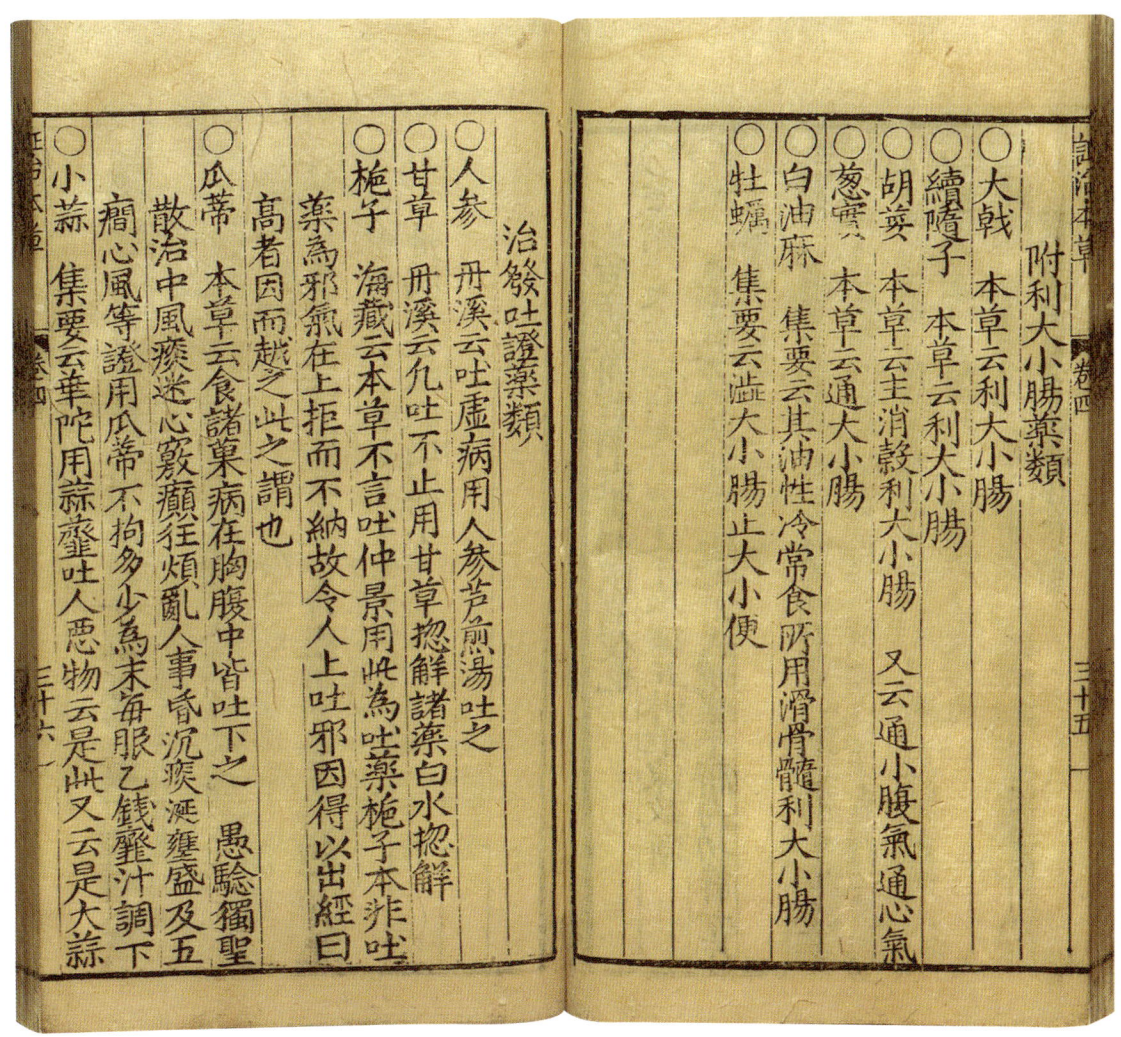

附：利大小肠药类

○大戟　《本草》云：利大小肠。○续随子　《本草》云：利大小肠。

○胡荽　《本草》云：主消谷，利大小肠。又云：通小腹气，通心气。

○葱实　《本草》云：通大小肠。

○白油麻　《集要》云：其油性冷常食所用滑骨髓利大小肠。

○牡蛎　《集要》云：涩大小肠，止大小便。

治发吐证药类

○人参　丹溪云：吐虚病，用人参芦煎汤吐之。

○甘草　丹溪云：凡吐不止，用甘草总解诸药，白水揔解。

○栀子　海藏云：《本草》不言吐，仲景用此为吐药。栀子本非吐药，为邪气在上，拒而不纳，故令人上吐邪，因得以出。《经》曰：高者因而越之，此之谓也。

○瓜蒂　《本草》云：食诸果，病在胸腹中，皆吐下之。愚验独圣散治中风，痰迷心窍，癫狂烦乱，人事昏沉，痰涎壅盛及五痫心风等证，用瓜蒂不拘多少为末，每服一钱，齑汁调下。

○小蒜　《集要》云：华陀用蒜齑，吐人恶物云是，此又云是大蒜。

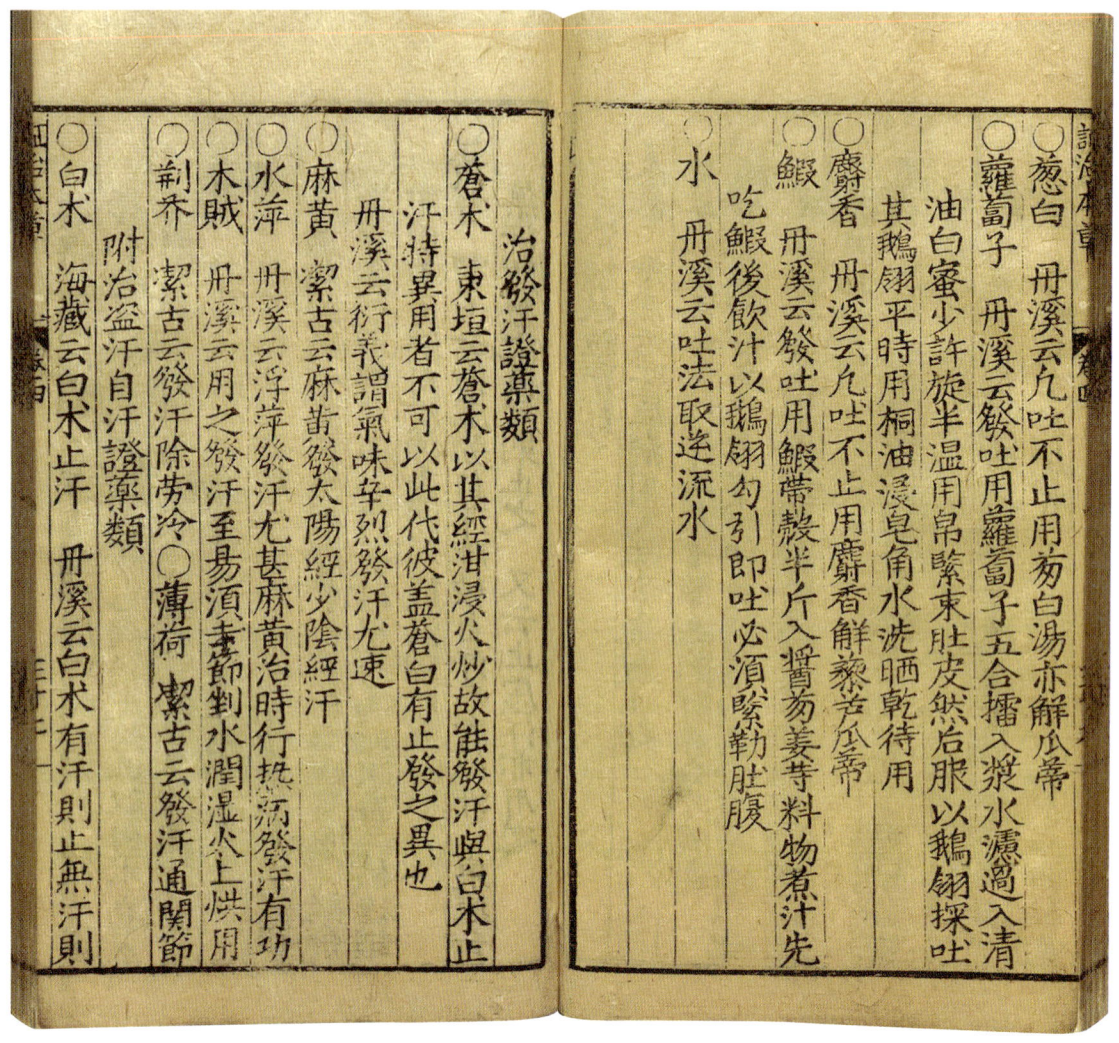

○葱白　丹溪云：凡吐不止，用葱白汤亦解瓜蒂。

○萝卜子　丹溪云：发吐，用萝卜子五合擂，入浆水滤过，入清油白蜜少许，旋半温，用帛紧束肚皮，然后服，以鹅翎探吐。其鹅翎，平时用桐油浸，皂角水洗，晒干待用。

○麝香　丹溪云：凡吐不止，用麝香解藜芦瓜蒂。

○虾　丹溪云：发吐，用虾带壳半斤，入酱、葱、姜等料物煮汁，先吃虾，后饮汁，以鹅翎勾引即吐，必须紧勒肚腹。○水　丹溪云：吐法，取逆流水。

治发汗证药类

○苍术　东垣云：苍术以其经泔浸火炒，故能发汗。与白术止汗特异，用者不可以此代彼，盖苍白有止发之异也。丹溪云：《衍义》谓气味辛烈，发汗尤速。

○麻黄　洁古云：麻黄发太阳经少阴经汗。○水萍　丹溪云：浮萍发汗尤甚，麻黄治时行热病，发汗有功。

○木贼　丹溪云：用之发汗至易，须去节，剉水润，湿火上烘用。

○荆芥　洁古云：发汗，除劳冷。○薄荷　洁古云：发汗，通关节。

附：治盗汗自汗证药类

○白术　海藏云：白术止汗。丹溪云：白术有汗则止，无汗则发，与黄芪同功。又方：治盗汗，用四两白术，一两以黄芪炒，一两石斛炒，一两牡蛎炒，一两麸皮炒，止取白术为末，每服三钱，粟米煎汤调服。

　　○黄连　《本草》云：治盗汗。○泽泄　洁古云：能去阴间汗，无此疾者，服之令人目盲。○白芷　《四字诀》云：心惊多汗，白芷佐砂。有一男子因惊恐自汗无度，以致倦怠困弱，服麻黄根，黄芪、牡蛎辈无寸效，余意汗为心液，以白芷一两，辰砂半两为细末，每二钱，酒调下，因不用酒，用茯神、麦门冬煎汤调服，良愈。

　　○黄芪　洁古云：治虚劳自汗，脉弦自汗，表虚盗汗。东垣云：无汗则发之，有汗则止之。又云：止虚汗亦用之。

　　○麻黄根　根节能止汗。东垣云：其节中实，止盗汗而固虚。

　　○何首乌　《丹溪方》：治自汗，用何首乌为末，津调，封脐妙。

　　○桂　洁古云：治表虚自汗。东垣云：肉桂止汗，如神。

　　○蜀椒　丹溪云：凡使以蜀椒为佳，子谓椒目，治盗汗尤效。《集要》云：疗阴汗，缩小便。又云：目治盗汗尤切，将目微炒，捣为极细末，用半钱匕，以生猪上唇煎汤一合，调，临[1]睡服效。

　　○茯苓　丹溪云：别处无汗，独心头一片有汗。思虑多则汗亦多，病在用心，名曰心汗，宜养心血，以艾汤调茯苓末服。○青桑　丹溪治盗汗：青桑第二叶焙干为末，空心，米饮调服。○五倍子　《附余》：治盗汗，五倍子为末，唾调，填脐内，帛纻定，效。

----

①临：原脱，据《本草衍义》卷十五补。

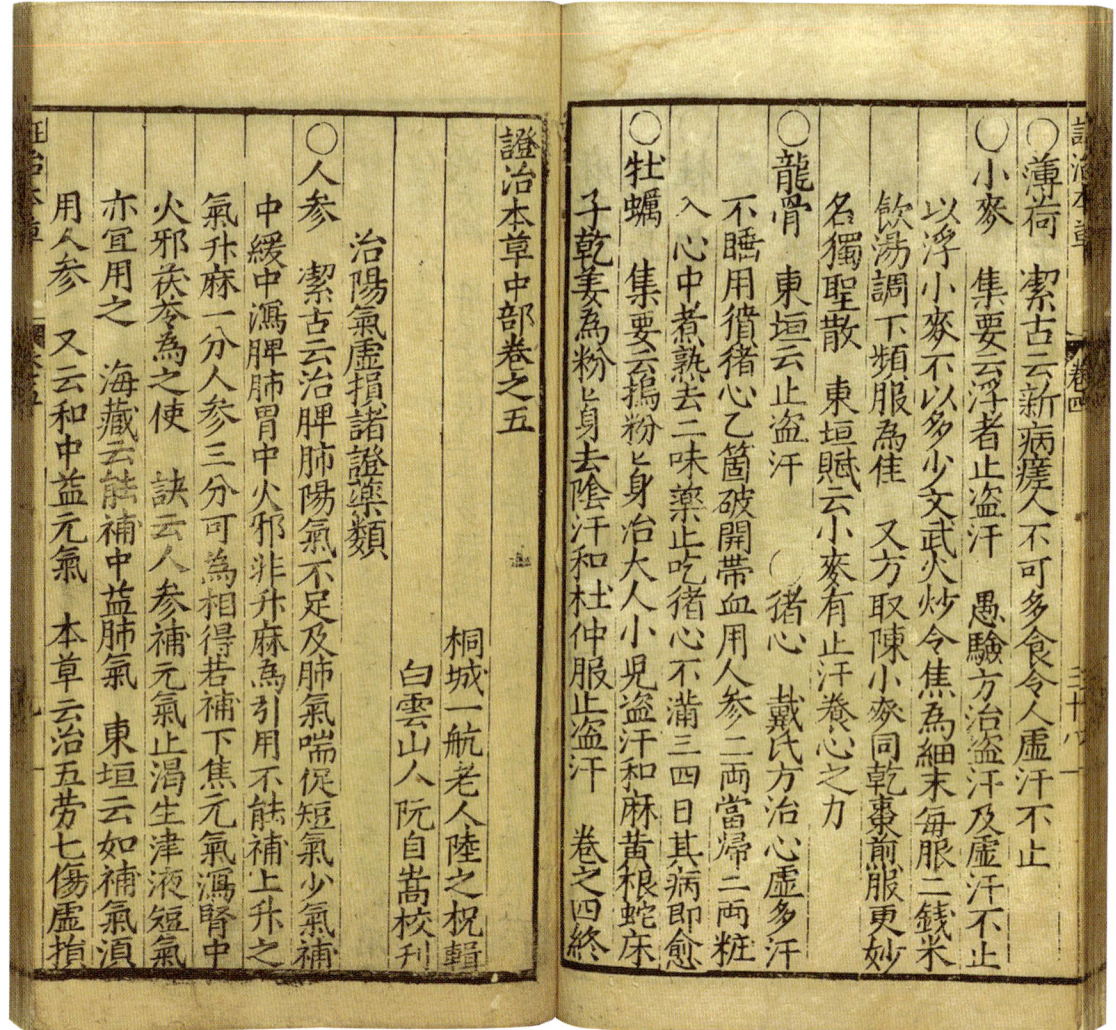

○薄荷　洁古云：新病瘥人不可多食，令人虚汗不止。

○小麦　《集要》云：浮者，止盗汗。愚验方治盗汗及虚汗不止，以浮小麦不以多少，文武火炒令焦，为细末，每服二钱，米饮汤调下，频服为佳。又方：取陈小麦同干枣煎服，更妙，名独圣散。《东垣赋》云：小麦有止汗养心之力。

○龙骨　东垣云：止盗汗。○猪心　《戴氏方》：治心虚多汗不睡，用獖猪心一个，破开带血，用人参二两，当归二两，装入心中煮熟，去二味药，止吃猪心。不满三四日，其病即愈。○牡蛎　《集要》云：捣粉，粉身治大人小儿盗汗，和麻黄根、蛇床子、干姜为粉，粉身去阴汗，和杜仲服，止盗汗。

证治本草中部[1]卷之四　终

证治本草中部卷之五

桐城一航老人陆之枳辑
白云山人阮自嵩校刊

治阳气虚损诸证药类

○人参　洁古云：治脾肺阳气不足，及肺气喘促，短气少气。补中缓中，泻脾肺胃中火邪。非升麻为引用，不能补上升之气，升麻一分，人参三分，可为相得。若补下焦元气，泻肾中火邪，茯苓为之使。《诀》云：人参补元气，止渴生津液，短气亦宜用之。海藏云：能补中益肺气。东垣云：如补气须用人参。又云：和中，益元气。《本草》云：治五劳七伤，虚损。

---

①证治本草中部：原无，据本卷标题补。

又云：患人虚而多梦，加用之。《诀》云：肺虚者用之，又能补胃。丹溪治气虚，以此一味，不拘多少，去芦细切，量水于银石器内，慢火煎至一半，去渣再煎，合前汁，煎如稠饧，磁器盛贮，每服一二匙，白汤点服，名人参膏。葛可久独参汤治劳瘵止血，后服此补之，好人参去芦二两，剉水二钟，枣五个，煎不拘时，细细服之，服后宜熟睡一觉，后服诸药除根。

○甘草　洁古云：和中，补阳气。《药性》云：病人虚而多热，加用。

○白术　洁古云：主和中益气。

○芎劳　洁古云：助清阳之气。

○威灵仙　丹溪云：根性快，多服疏人五脏真气，虚者禁用。

○升麻　东垣云：元气不足者用此，于阴中以升其阳气，上行。《主治秘诀》云：升麻升阳气于至阴之下。

○木香　海藏云：本经云木香主气，气不足，补也。

○黄芪　洁古云：能补肺气，实皮毛。《主治秘诀》云：黄芪能益元气。东垣云：能补表之元气虚弱，通和阳气，泄火邪也。故云：温分肉而实腠理，益元气而补三焦。《集要》云：补命门、三焦、元气药中，补益，呼为羊肉。《本草》云：能补丈夫虚损。《主治秘诀》云：黄芪补诸虚不足。东垣云：补五脏，诸虚不足，泻阴火。《本草》云：补五劳羸瘦。东垣云：护周身皮毛间腠理虚。《赋》云：黄芪补虚弱。

○五味子　洁古云：能大益五脏气。孙真人云：五月常服五味子，以补五脏之气。遇季夏之间，令人困乏，无力气以动，与黄芪、人参、麦门冬，少加黄柏，剉煎汤服之，使人精神顿加，两足筋力涌出，生用。东垣云：收肺气，补气不足。又云：收散气，补元气。《集要》云：主气耗散者，用此收之。东垣云：治劳伤羸瘦，补不足。

　　○白芍药　丹溪云：与人参、白术同用，则补气。

　　○白豆蔻　海藏云：上焦元气不足，以此补之。

　　○黑附子　《主治秘诀》云：补助阳气不足。又云：非附子，不能补下焦之阳虚。《赋》云：附子壮元阳之助。○天椎　洁古云：非天椎不能补上焦之阳虚。

　　○侧子　《集要》云：后世补虚寒须用，仍取端平而圆大、半两以上者，其力全。

　　○薯实　《集要》：主益气，充肌肤。○麦门冬　东垣云：补虚劳，热不能侵。洁古云：脉气欲绝，加五味子、人参二味，谓之生脉散。

　　○干姜　《主治秘诀》云：干姜通心气，助阳。东垣云：正气虚者发寒，与人参同用。

　　○石斛　《本草》云：虚劳羸瘦，强阴。

　　○柴胡　后人治劳方中多用之，若止虚劳而无实热，用之死。

　　○防风　误服，泻人上焦元气。○远志　《本草》云：伤中，补不足。

　　○薯蓣　《本草》云：主伤中，补虚羸，益气力，长肌肉，强筋骨，补五劳七伤，心气不足。丹溪云：补阳气。《集要》云：补心肺不足。

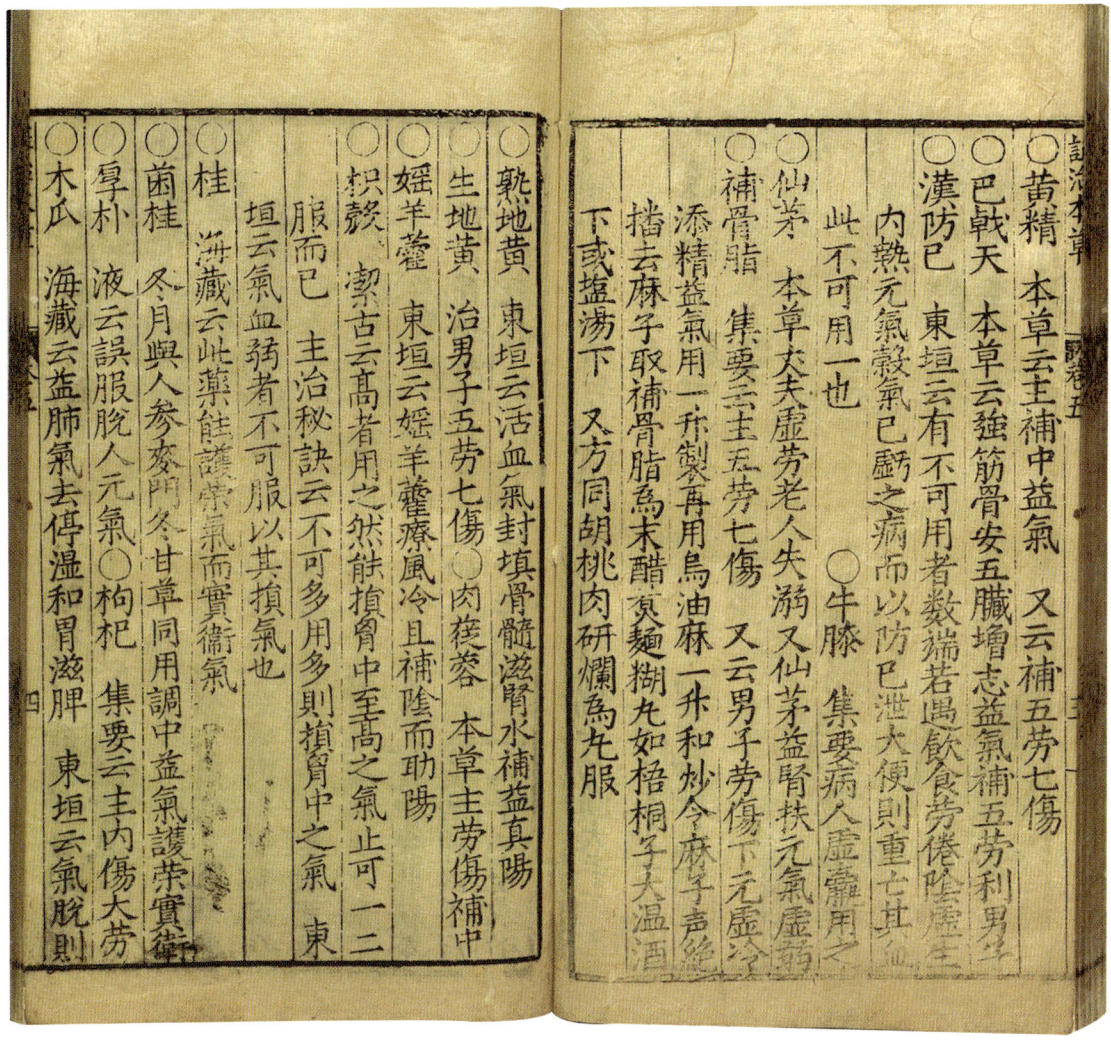

○黄精　《本草》云：主补中益气。又云：补五劳七伤。

○巴戟天　《本草》云：强筋骨，安五脏，增志益气，补五劳，利男子。

○汉防己　东垣云：有不可用者数端，若遇饮食劳倦，阴虚生内热，元气谷气已亏之病，而以防己泄大便，则重亡其血，此不可用一也。○牛膝　《集要》：病人虚羸用之。

○仙茅　《本草》：丈夫虚劳，老人失溺。又仙茅益肾，扶元气虚弱。

○补骨脂　《集要》云：主五劳七伤。又云：男子劳伤，下元虚冷，添精益气，用一升制，再用乌油麻一升和炒，令麻子声绝，播去麻子，取补骨脂为末，醋煮面糊丸，如梧桐子大，温酒下或盐汤下。又方：同胡桃肉研烂，为丸服。

○熟地黄　东垣云：活血气，封填骨髓，滋肾水，补益真阳。

○生地黄　治男子五劳七伤。○肉苁蓉　《本草》：主劳伤补中。

○淫羊藿　东垣云：淫羊藿疗风冷，且补阴而助阳。

○枳壳　《洁古云》：高者用之，然能损胸中至高之气，止可一二服而已。《主治秘诀》云：不可多用，多则损胸中之气。东垣云：气血弱者不可服，以其损气也。

○桂　《海藏云》：此药能护荣气而实卫气。

○菌桂　《冬月与人参、麦门冬、甘草同用，调中益气，护荣实卫。

○厚朴　《液》云：误服，脱人元气。○枸杞　《集要》云：主内伤大劳。

○木瓜　海藏云：益肺气，去停湿，和胃滋脾。东垣云：气脱则

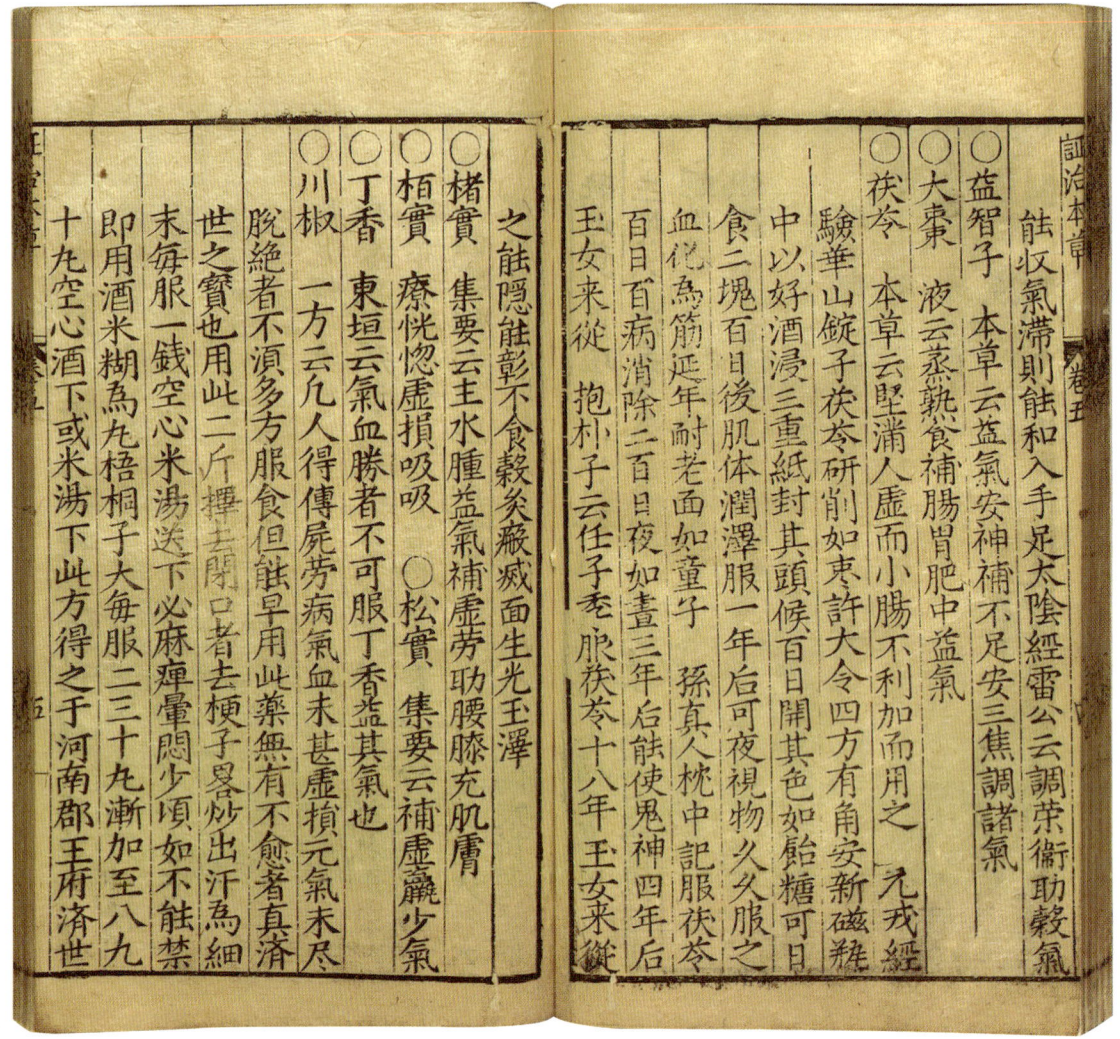

能收，气滞则能和，入手足太阴经。雷公云：调荣卫，助谷气。

○益智子　《本草》云：益气安神，补不足，安三焦，调诸气。

○大枣　《液》云：蒸熟食，补肠胃肥中，益气。

○茯苓　《本草》云：坚满人虚而小肠不利，加而用之。《元戎》经验：华山锭子茯苓研削如枣许大，令四方有角，安新磁瓶中，以好酒浸，三重纸封其头，候百日开，其色如饴糖，可日食二块，百日后肌体润泽，服一年后，可夜视物，久久服之，血化为筋，延年耐老，面如童子。孙真人《枕中记》：服茯苓百日，百病消除。二百日，夜如昼，三年后，能使鬼神。四年后，玉女来从。《抱朴子》云：任子季服茯苓十八年，玉女来从之，能隐能彰，不食谷物，灸瘢灭，面生光玉泽。

○楮实　《集要》云：主水肿，益气，补虚劳，助腰膝，充肌肤。

○柏实　疗恍惚，虚损吸吸。

○松实　《集要》云：补虚羸少气。

○丁香　东垣云：气血胜者不可服，丁香益其气也。

○川椒　一方云：凡人得传尸劳病，气血未甚虚损，元气未尽脱绝者，不须多方服食，但能早用此药，无有不愈者，真济世之宝也。用此二斤，择去闭口者，去梗子，略炒出汗，为细末，每服一钱，空心，米汤送下，必麻痹晕闷，少顷，如不能禁，即用酒米糊为丸，梧桐子大，每服二三十丸，渐加至八九十丸，空心，酒下或米汤下，此方得之于河南郡王府。济世既久，功不可述也，名神授散。虞尝治一妇人，用花椒二分，苦楝根一分，丸服，尸虫尽从大便泄出。《直指方》神授圆：治传尸劳疰，最杀劳虫。真川椒色红而大者，去合口并子，以黄秆纸二重托之于热炉内，类拨令出油，取顿地上，用砂盆盖以火灰，遮密四围约一时许，碾末，老酒浸白糕为糊，丸桐子大，每服三四十圆，食前盐汤下，逐时常服，满一斤，瘵疾自瘥，昔人服之日久，取下劳虫如小蛇状，即瘥。此药亦治痹，辣桂煎汤下，治腰痛；茴香酒下，治肾冷，盐汤妙。

○葱 《四字诀》云：气虚阳脱，葱饼附汤。凡脱阳症，或因大吐大泻之后四肢逆冷，元气不接，不省人事，或伤寒新瘥，误与妇人交，其证小腹紧痛，外肾搐缩，面黑气喘，冷汗自出，亦是脱阳症。须臾不救，先以葱白一握绞紧，切去两头，以一头火上烧热，安于脐中，上用熨斗盛火熨，使热气透腹中，四围以布帛护其身，勿令熨着好肉，然后煎沉附汤、参附汤、姜附汤、茸附汤，随有用之，用姜煎服。

○藕实 《本草》云：主补中养神，益气力。

○橘皮 洁古云：能益气，加青皮减半，去滞气，推陈致新。若补脾胃，不去白；若理胸中滞气，去白。

○麻蕡 《集要》云：主补中益气。○饴糖 《集要》云：主补虚乏。

○粳米 《元戎》云：粳米与熟鸡头泥相和，作粥食之，可以益精

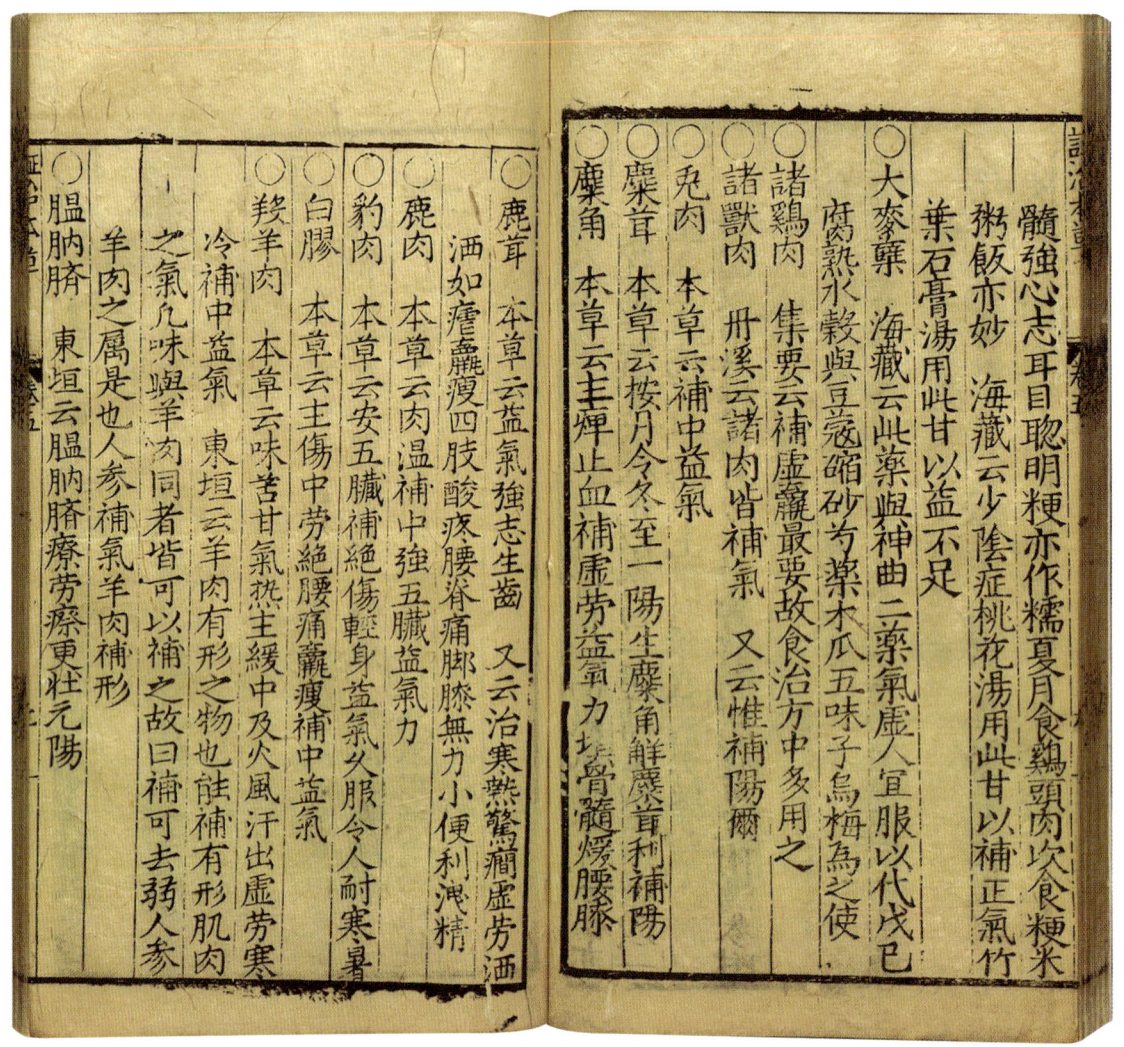

髓，强心志，耳目聪明。粳亦作糯。夏月食鸡头肉，次食粳米粥，饭亦妙。海藏云：少阴症，桃花汤用此甘，以补正气；竹叶石膏汤用此甘，以益不足。

○大麦糵　海藏云：此药与神曲二药，气虚人宜服，以代戊巳，腐熟水谷与豆蔻、缩砂、芍药、木瓜、五味子、乌梅为之使。

○诸鸡肉　《集要》云：补虚羸最要，故食治方中多用之。○诸兽肉　丹溪云：诸肉皆补气。又云：惟补阳尔。○兔肉　《本草》云：补中益气。

○麋茸　《本草》云：按月令冬至，一阳生，麋角解，麋茸利补阳。

○麋角　《本草》云：主痹止血，补虚劳，益气力，填骨髓，暖腰膝。

○鹿茸　《本草》云：益气，强志，生齿。又云：治寒热惊痫，虚劳洒洒如疟，羸瘦，四肢酸疼，腰脊痛，脚膝无力，小便利，泄精。○鹿肉　《本草》云：肉温补中，强五脏，益气力。○豹肉　《本草》云：安五脏，补绝伤，轻身益气，久服令人耐寒暑。

○白胶　《本草》云：主伤中劳绝，腰痛羸瘦，补中益气。

○羖羊肉　《本草》云：味苦甘，气热，主缓中及火风汗出，虚劳寒冷，补中益气。东垣云：羊肉，有形之物也，能补有形肌肉之气。凡味与羊肉同者，皆可以补之。故曰补可去弱，人参、羊肉之属是也。人参补气，羊肉补形。

○腽肭脐　东垣云：腽肭脐疗劳瘵，更壮元阳。

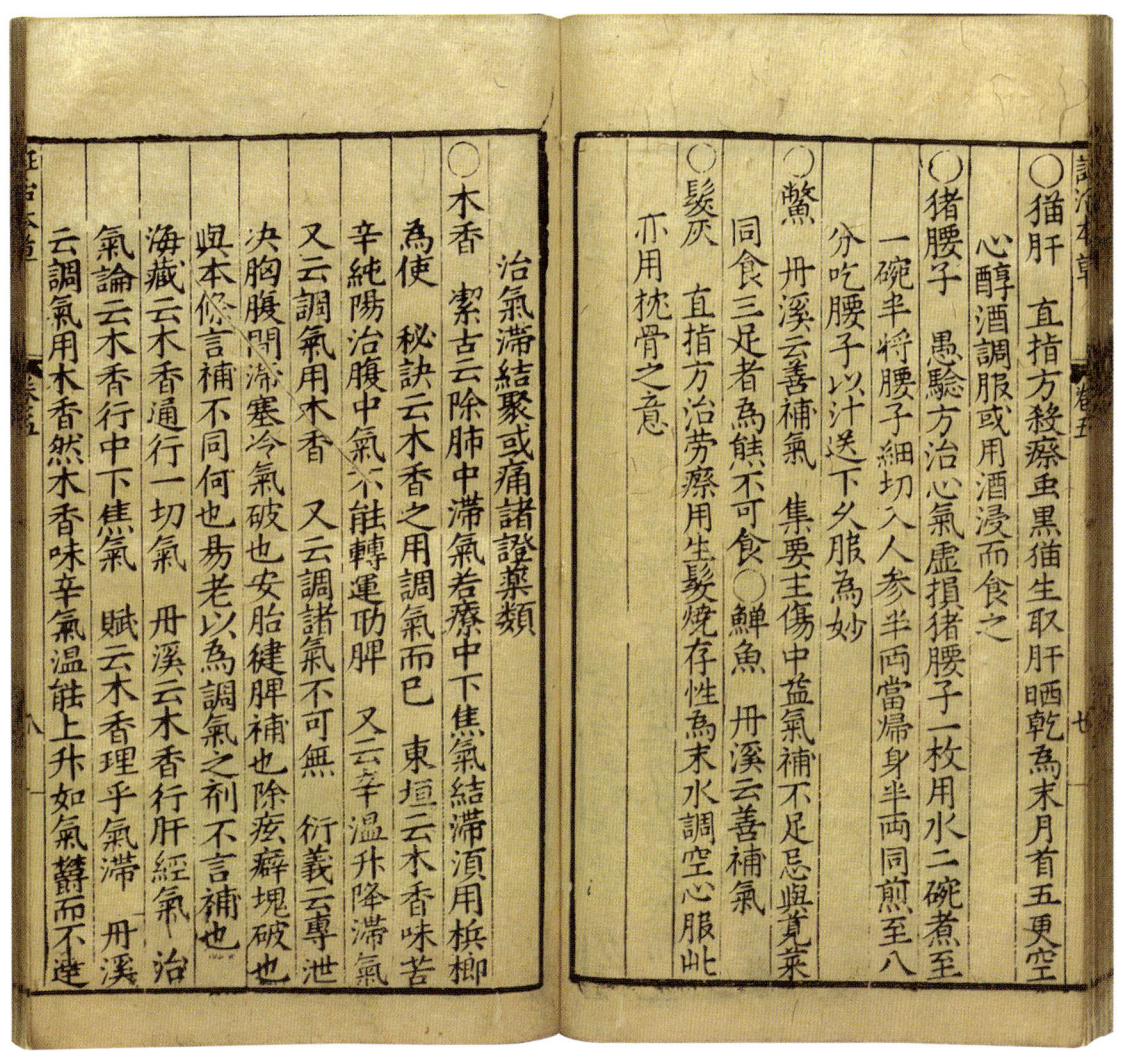

○猫肝　《直指方》：杀瘵虫，黑猫生取肝，晒干为末，月首五更，空心，醇酒调服，或用酒浸而食之。

○猪腰子　愚验方治心气虚损，猪腰子一枚，用水二碗煮至一碗半，将腰子细切，入人参半两，当归身半两，同煎至八分，吃腰子以汁送下，久服为妙。

○鳖　丹溪云：善补气。《集要》：主伤中益气，补不足。忌与苋菜同食，三足者，为能，不可食。○鳝鱼　丹溪云：善补气。

○发灰　《直指方》：治劳瘵，用生发烧存性为末，水调，空心服，此亦用枕骨之意。

治气滞结聚或痛诸证药类

○木香　洁古云：除肺中滞气，若疗中下焦气结滞，须用槟榔为使。《秘诀》云：木香之用，调气而已。东垣云：木香味苦辛，纯阳，治腹中气不能转运，助脾。又云：辛温，升降滞气。又云：调气，用木香。又云：调诸气，不可无。《衍义》云：专泄决胸腹间滞塞冷气，破也；安胎健脾，补也；除痃癖块，破也。与本条言补不同，何也？易老以为调气之剂，不言补也。海藏云：木香通行一切气。丹溪云：木香行肝经气。《治气论》云：木香行中下焦气。《赋》云：木香理乎气滞。丹溪云：调气用木香，然木香味辛气温，能上升，如气郁而不达，

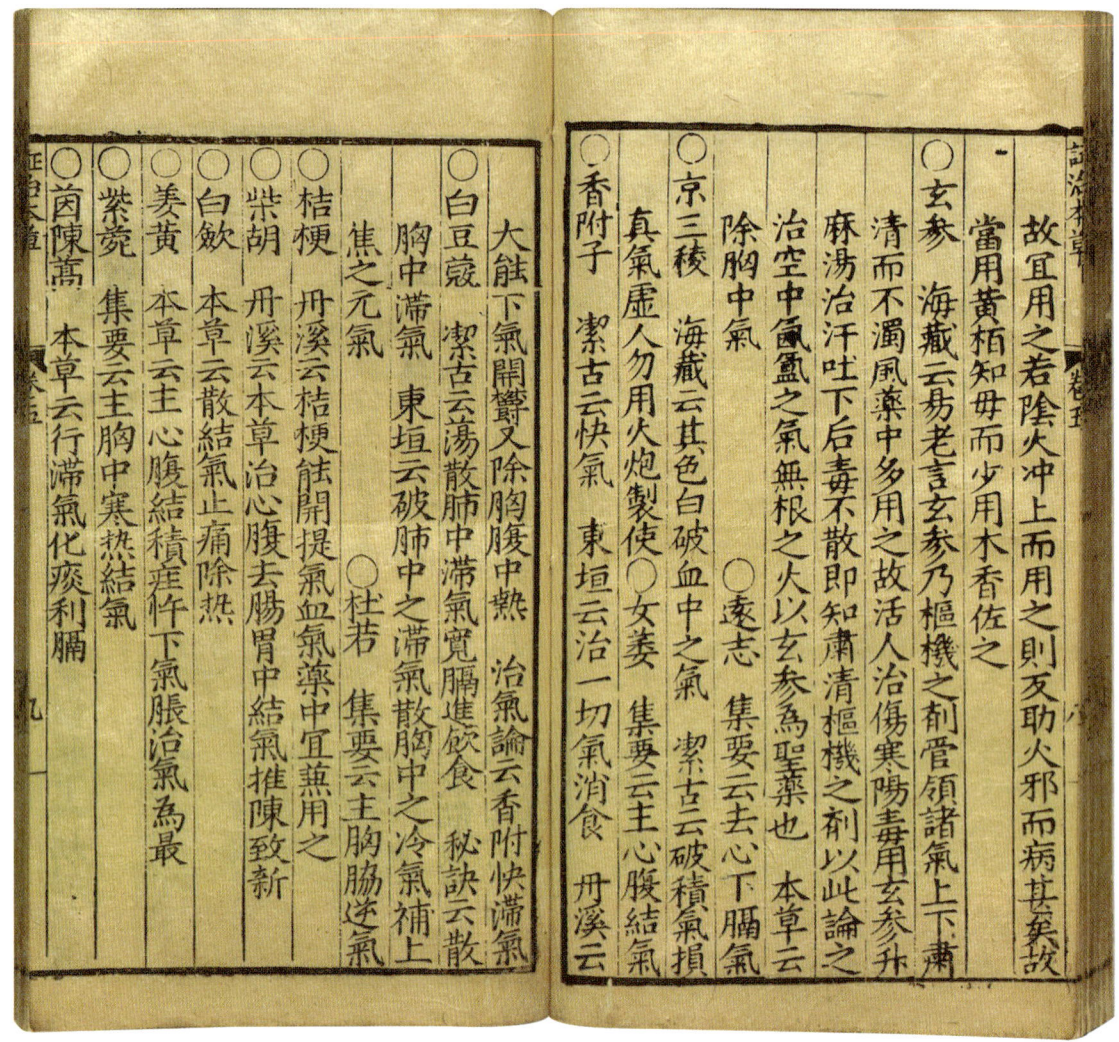

故宜用之。若阴火冲上而用之，则反助火邪而病甚矣，故当用黄柏、知母，而少用木香佐之。

○玄参　海藏云：易老言玄参乃枢机之剂，管领诸气，上下肃清而不浊，风药中多用之。故活人治伤寒阳毒，用玄参升麻汤治汗吐下后，毒不散，即知肃清枢机之剂，以此论之。治空中氤氲之气，无根之火，以玄参为圣药也。《本草》云：除胸中气。

○远志　《集要》云：去心下膈气。

○京三棱　海藏云：其色白，破血中之气。洁古云：破积气，损真气，虚人勿用火炮制使。○女萎　《集要》云：主心腹结气。

○香附子　洁古云：快气。东垣云：治一切气消食。丹溪云：大能下气开郁，又除胸腹中热。《治气论》云：香附快滞气。

○白豆蔻　洁古云：荡散肺中滞气，宽膈进饮食。《秘诀》云：散胸中滞气。东垣云：破肺中之滞气，散胸中之冷气，补上焦之元气。

○杜若　《集要》云：主胸胁逆气。○桔梗　丹溪云：桔梗能开提气血，气药中宜兼用之。○柴胡　丹溪云：《本草》治心腹，去肠胃中结气，推陈致新。

○白菣　《本草》云：散结气，止痛除热。

○姜黄　《本草》云：主心腹结积，疰忤，下气胀，治气为最。

○紫菀　《集要》云：主胸中寒热结气。○茵陈蒿　《本草》云：行滞气，化痰利膈。

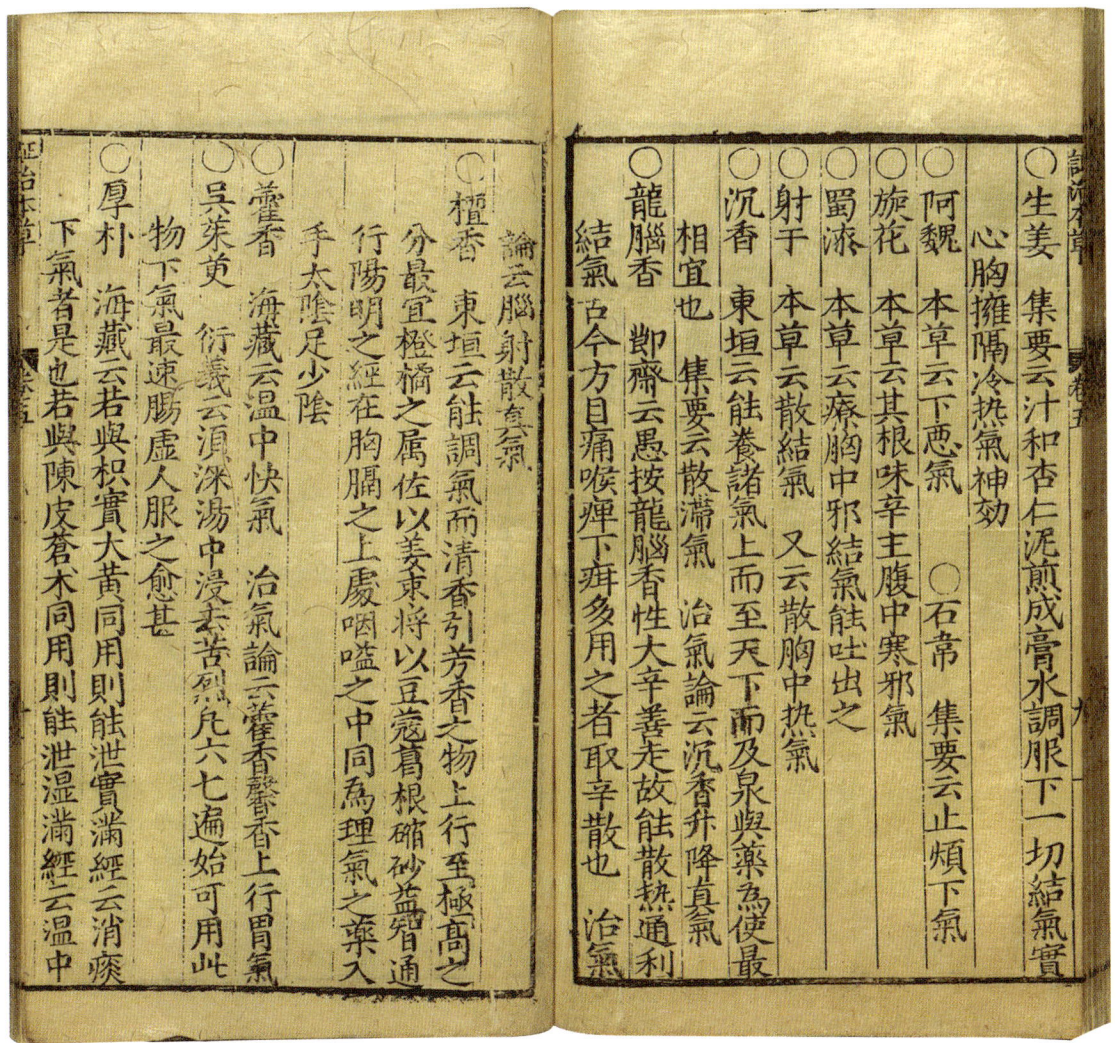

○生姜 《集要》云：汗和杏仁泥煎成膏，水调服，下一保证气实心胸掖隔冷热气，神效。○阿魏 《本草》云：下恶气。○石韦 《集要》云：止烦下气。

○旋花 《本草》云：其根味辛，主腹中寒邪气。

○蜀漆 《本草》云：疗胸中邪结气，能吐出之。

○射干 《本草》云：散结气。又云：散胸中热气。

○沉香 东垣云：能养诸气，上而至天，下而及泉，与药为使，最相宜也。《集要》云：散滞气。《治气论》云：沉香升降真气。

○龙脑香 《节斋》云：愚按龙脑香性大辛善走，故能散热，通利结气。古今方目痛、喉痹、下疳多用之者，取辛散也。《治气论》云：脑、麝散真气。

○檀香 东垣云：能调气而清香，引芳香之物，上行至极高之分，最宜橙、橘之属，佐以姜、枣，将以豆蔻、葛根、缩砂、益智通行阳明之经。在胸膈之上，处咽嗌之中，同为理气之药，入手太阴、足少阴。

○藿香 海藏云：温中快气。《治气论》云：藿香馨香，上行胃气。

○吴茱萸 《衍义》云：须深汤中浸，去苦烈，凡六七遍，始可用此物，下气最速，肠虚人服之愈甚。

○厚朴 海藏云：若与枳实、大黄同用，则能泄实满。《经》云：消痰下气者，是也。若与陈皮、苍术同用，则能泄湿满。《经》云：温中

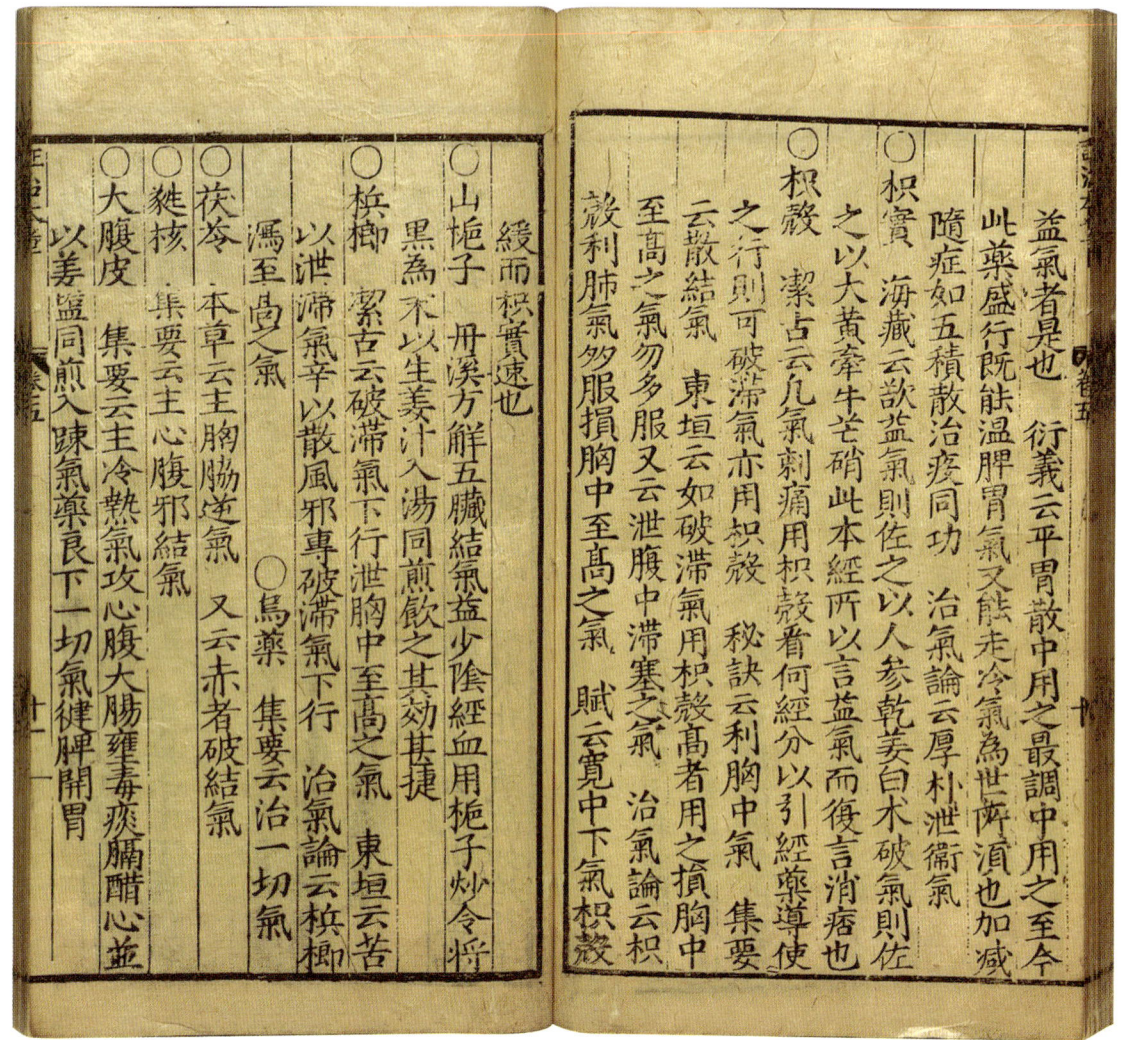

益气者，是也。《衍义》云：平胃散中用之，最调中。用之至今，此药盛行，既能温脾胃气，又能走冷气，为世所须也，加减随症，如五积散，治疫同功。《治气论》云：厚朴泄卫气。

○枳实　海藏云：欲益气，则佐之以人参、干姜、白术；破气，则佐之以大黄、牵牛、芒硝，此《本经》所以言益气，而复言消痞也。

○枳壳　洁古云：凡气刺痛，用枳壳，看何经，分以引经药导使之行，则可破滞气，亦用枳壳。《秘诀》云：利胸中气。《集要》云：散结气。东垣云：如破滞气，用枳壳。高者用之，损胸中至高之气，勿多服。又云：泄腹中滞塞之气。《治气论》云：枳壳利肺气，多服损胸中至高之气。《赋》云：宽中下气，枳壳缓而枳实速也。

○山栀子　《丹溪方》：解五脏结气，益少阴经血。用栀子炒，令将黑为末，以生姜汁入汤同煎饮之，其效甚捷。

○槟榔　洁古云：破滞气，下行泄胸中至高之气。东垣云：苦以泄滞气，辛以散风邪，专破滞气下行。《治气论》云：槟榔泻至高之气。○乌药　《集要》云：治一切气。

○茯苓　《本草》云：主胸胁逆气。又云：赤者，破结气。

○蕤核　《集要》云：主心腹邪结气。

○大腹皮　《集要》云：主冷热气攻心腹，大肠壅毒，痰膈，醋心并以姜、盐同煎，入疏气药良，下一切气，健脾开胃。

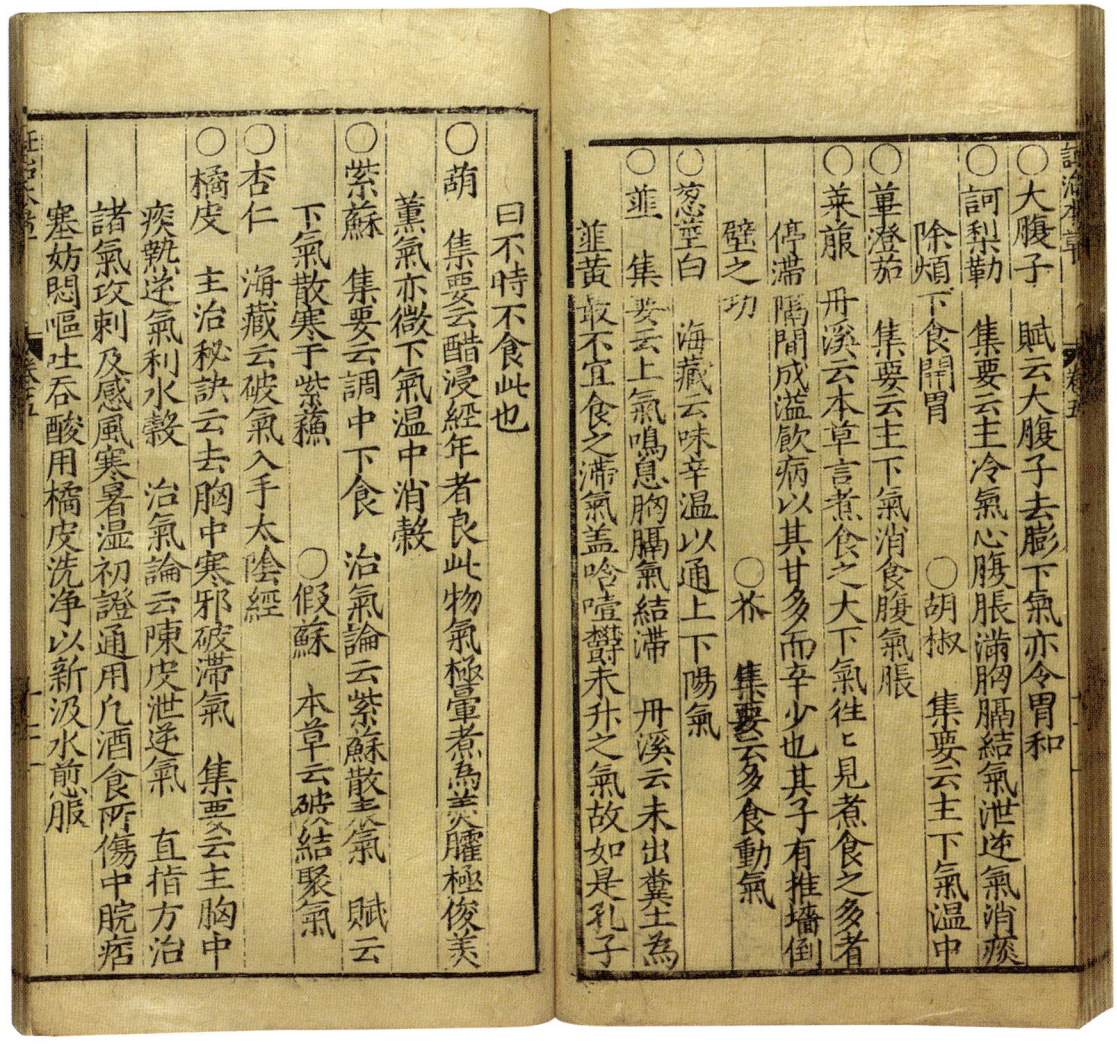

○大腹子 《赋》云：大腹子去膨下气，亦令胃和。

○诃梨勒 《集要》云：主冷气，心腹胀满，胸膈结气，泄逆气，消痰除烦，下食开胃。

○胡椒 《集要》云：主下气温中。○荜澄茄 《集要》云：主下气，消食腹气胀。

○莱菔 丹溪云：《本草》言煮食之，大下气。往往见煮食之多者，停滞隔间成溢饮病，以其甘多而辛少也。其子有推墙倒壁之功。

○芥 《集要》云：多食动气。○葱茎白 海藏云：味辛温，以通上下阳气。

○韭 《集要》云：上气鸣息，胸膈气结滞。丹溪云：未出粪土为韭黄，最不宜，食之滞气。盖唅噎郁未升之气，故如是。孔子曰：不时不食此也。

○葫 《集要》云：醋浸经年者良。此物气极晕，煮为羹臛，极俊美，熏气亦微下气，温中消谷。

○紫苏 《集要》云：调中下食。《治气论》云：紫苏散表气。《赋》云：下气散寒于紫苏。

○假苏 《本草》云：破结聚气。○杏仁 海藏云：破气，入手太阴经。

○橘皮 《主治秘诀》云：去胸中寒邪，破滞气。《集要》云：主胸中痰热，逆气，利水谷。《治气论》云：陈皮泄逆气。《直指方》：治诸气攻刺，及感风寒暑湿初证通用，凡酒食所伤，中脘痞塞妨闷，呕吐吞酸，用橘皮洗净，以新汲水煎服。

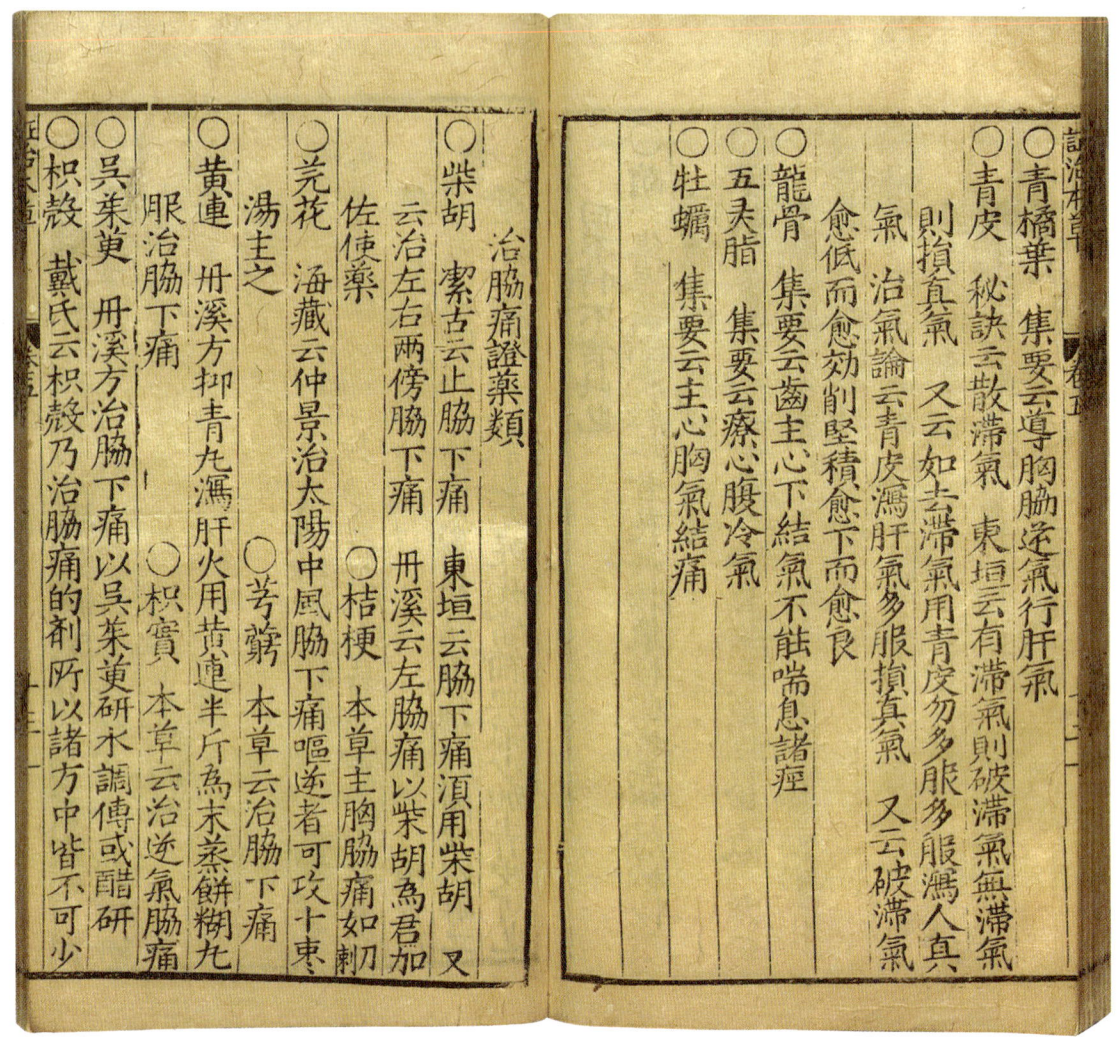

○青橘叶　《集要》云：导胸胁逆气，行肝气。

○青皮　《秘诀》云：散滞气。东垣云：有滞气则破滞气，无滞气则损真气。又云：如去滞气，用青皮。勿多服，多服泻人真气。《治气论》云：青皮泻肝气，多服损真气。又云：破滞气，愈低而愈效，削坚积，愈下而愈良。

○龙骨　《集要》云：齿主心下结气，不能喘息，诸痉。

○五灵脂　《集要》云：疗心腹冷气。○牡蛎　《集要》云：主心胸气结痛。

治胁痛证药类

○柴胡　洁古云：止胁下痛。东垣云：胁下痛，须用柴胡。又云：治左右两傍胁下痛。丹溪云：左胁痛，以柴胡为君，加佐使药。

○桔梗　《本草》：主胸胁痛如刀刺。

○芫花　海藏云：仲景治太阳中风胁下痛，呕逆者，可攻十枣汤主之。

○黄连　《丹溪方》抑青丸：泻肝火，用黄连半斤为末，蒸饼糊丸服，治胁下痛。

○枳实　《本草》云：治逆气胁痛。

○吴茱萸　《丹溪方》：治胁下痛，以吴茱萸研水调傅，或醋研。

○枳壳　《戴氏》云：枳壳乃治胁痛的剂，所以诸方中，皆不可少。

愚验奇效枳壳散，治人胁间痛，如有物刺，是气疾也。用枳壳麸炒黄色，去麸穰二两半，甘草炙七钱半，二味剉碎，研为细末，每服二钱，浓煎，葱白汤调下，不拘时服。

　　○芥子　《丹溪方》：治胁痛，以芥菜子水研傅。又云：痰在胁下，非白芥子不能达故也。

　　○韭　丹溪：治胁痛，以韭菜叶捣细，炒热，贴以熨斗，盛火熨之。

　　○青皮　《本草》云：泻肝气，勿多服，损人真气。陈皮治高，青皮治低。丹溪云：治胁痛，须醋炒为佳。又云：去滞气，用青皮。盖青皮乃肝胆二经药，人多怒，胁下有郁积，固宜以解二经之实者，若二经气血不足，先当补血，气少加青皮可也。

治心腹胃脘脾诸痛证药类

　　○人参　海藏云：能治胃痹，心腹痛。《集要》云：治肠胃中冷，心腹鼓痛，胸胁逆满。又云：治中汤，同干姜用，治腹痛吐逆者，里虚则痛，补不足也。

　　○木香　《本草》云：木香主治心腹疼痛，一切气。又云：治九种心疼，积年冷气。海藏云：主治血气刺心痛，冷积气。丹溪云：凡治气痛，一身腔子里痛，皆须用些少木香于药中，方得开通。

　　○生姜　和半夏，治心下急痛。

　　○干姜　《主治秘诀》云：治感寒腹痛。又云：干姜与半夏等分，以治心下急痛。东垣云：治腹冷痛，除冷气。《附余方》：治卒心痛，用干姜为末，每服一钱匕，米饮调服。

○良姜　东垣云：止心气冷痛之攻冲。严氏却痛散：治心痛不可忍者，用高良姜一两，剉如骰子块大，巴豆五枚去壳，和炒令转色，去巴豆不用研为细末，每服二钱，用热酒调服。愚验良姜拈痛散，治脾疼妙甚。用良姜切作大片，先用吴茱萸慢火炒，少顷，次入东畔当日壁土，须无雨处者同炒，次以米醋、酒同炒至茱萸黑，只用良姜为末，每服一钱重，温米饮调，空心服。○菖蒲　《本草》云：止心腹痛。

○玄胡索　海藏云：主治心气痛，小腹痛，如神。愚验立应散治妇人血刺心痛，用玄胡索不拘多少，去皮，炒令色，转不可焦，为细末，每服二钱，热酒调服，不拘时候，如不饮酒者，以陈米饮调服亦得。

○荜澄茄　《本草》：主心腹冷痛。

○薏苡仁　《集要》云：蛔虫攻心腹痛，取根切，水煮浓汁，服之，虫死尽出。

○白豆蔻　《秘诀》：治感寒腹痛。

○草豆蔻　洁古云：治风寒客邪在胃口之上，善去脾胃客寒，作痛及呕吐，一切冷气，面裹，煨用。东垣云：如胃脘痛，用草豆蔻。又云：止新旧心腹之疼痛。《集要》云：调散冷气力甚速。丹溪云：草豆蔻一味性温，能散滞气，利膈上痰。若胃脘果因寒而痛用之，如鼓应桴。若湿痰郁结成痛者，服之多效。若因热郁而痛者，理固不当用此，但宜以凉药监制如芩、连、栀子之属，其功尤速。

○鹤虱 《本草》云：主蛔蛲虫咬，心腹痛，用之为散。以肥肉膲汁方寸匕，亦丸散中用，治杀虫最要。

○缩砂 《日华子》云：治一切气，霍乱，心腹痛。丹溪云：缩砂治腹中虚痛。洁古：缩砂密，主心腹痛，下气消食。《本草》云：治腹中虚冷痛。

○白术 《本草》云：止腹内冷痛。

○白芍药 洁古云：补中焦之药，炙甘草为辅，治腹中痛。如夏月间腹痛，少加黄芩；恶热而痛，加黄柏；若恶寒腹痛，加肉桂一分，白芍药二分，炙甘草一分半，此仲景神品药也。如寒月大寒腹痛，加桂一钱半，水二盏，煎一盏服。《秘诀》云：白芍药能治腹痛。又云：治中部腹痛，去皮用。东垣云：扶阳气，大除腹痛。又云：通塞利腹中痛，谓气不通。又云：芍药收脾经之阴气，能除腹痛。丹溪云：惟治血虚腹痛，诸腹痛，皆不可治。盖诸痛，宜辛散，芍药酸收故也。《液》云：腹中虚痛，脾经也，非芍药不除。又云：腹痛多是血脉凝涩不行，用酒炒白芍，恶寒而痛加桂，恶热而痛加黄柏。

○黄芩 《本草》云：其根得厚朴、黄连，主腹痛。

○黑附子 东垣云：湿淫所胜，腹中痛用之，补虚胜寒。河间治腹痛，脉微欲绝，用附子一枚炮，取出，以冷灰焙之，去皮脐，取五钱重，入真蜡茶一钱，同研细为末，分作二服，每服

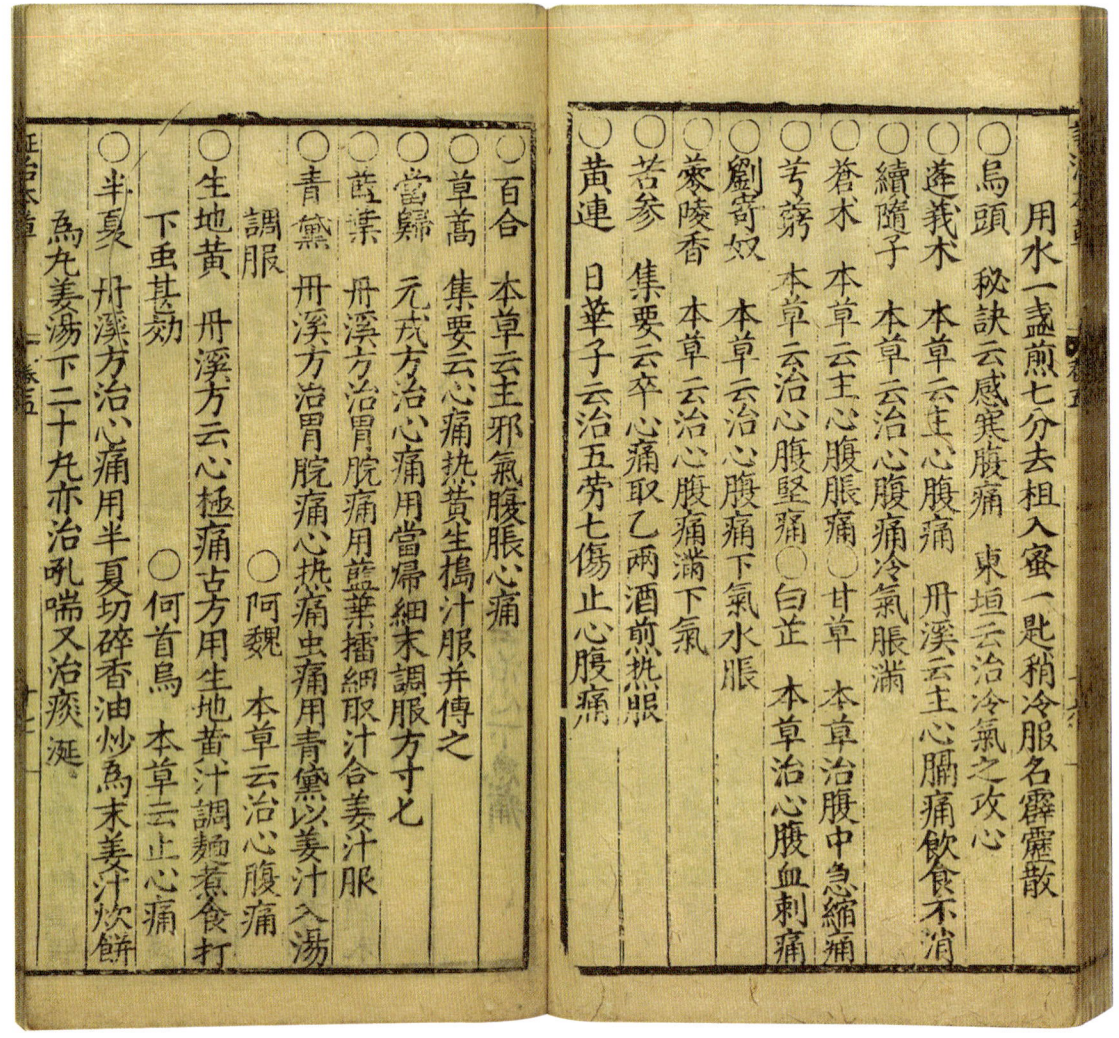

用水一盏煎七分，去粗，入蜜一匙，稍冷服，名霹雳散。

○乌头 《秘诀》云：感寒腹痛。东垣云：治冷气之攻心。

○蓬莪术 《本草》云：主心腹痛。丹溪云：主心膈痛，饮食不消。

○续随子 《本草》云：治心腹痛，冷气胀满。

○苍术 《本草》云：主心腹胀痛。○甘草 《本草》：治腹中急缩痛。

○芎劳 《本草》云：治心腹坚痛。○白芷 《本草》：治心腹血刺痛。

○刘寄奴 《本草》云：治心腹痛，下气水胀。○零陵香 《本草》云：治心腹痛满，下气。○苦参 《集要》云：卒心痛，取一两酒煎，热服。

○黄连 《日华子》云：治五劳七伤，止心腹痛。

○百合 《本草》云：主邪气腹胀，心痛。○草蒿 《集要》云：心痛热黄，生捣汁服并傅之。○当归 《元戎》方：治心痛，用当归细末调服，方寸匕。

○蓝叶 《丹溪方》：治胃脘痛，用蓝叶擂细，取汁，合姜汁服。

○青黛 《丹溪方》：治胃脘痛，心热痛，虫痛。用青黛，以姜汁入汤，调服。

○阿魏 《本草》云：治心腹痛。○生地黄 《丹溪方》云：心极痛。古方用生地黄汁，调面煮食，打下虫甚效。○何首乌 《本草》云：止心痛。

○半夏 《丹溪方》：治心痛，用半夏切碎，香油炒为末，姜汁炊饼为丸，姜汤下二十丸，亦治吼喘，又治痰涎。

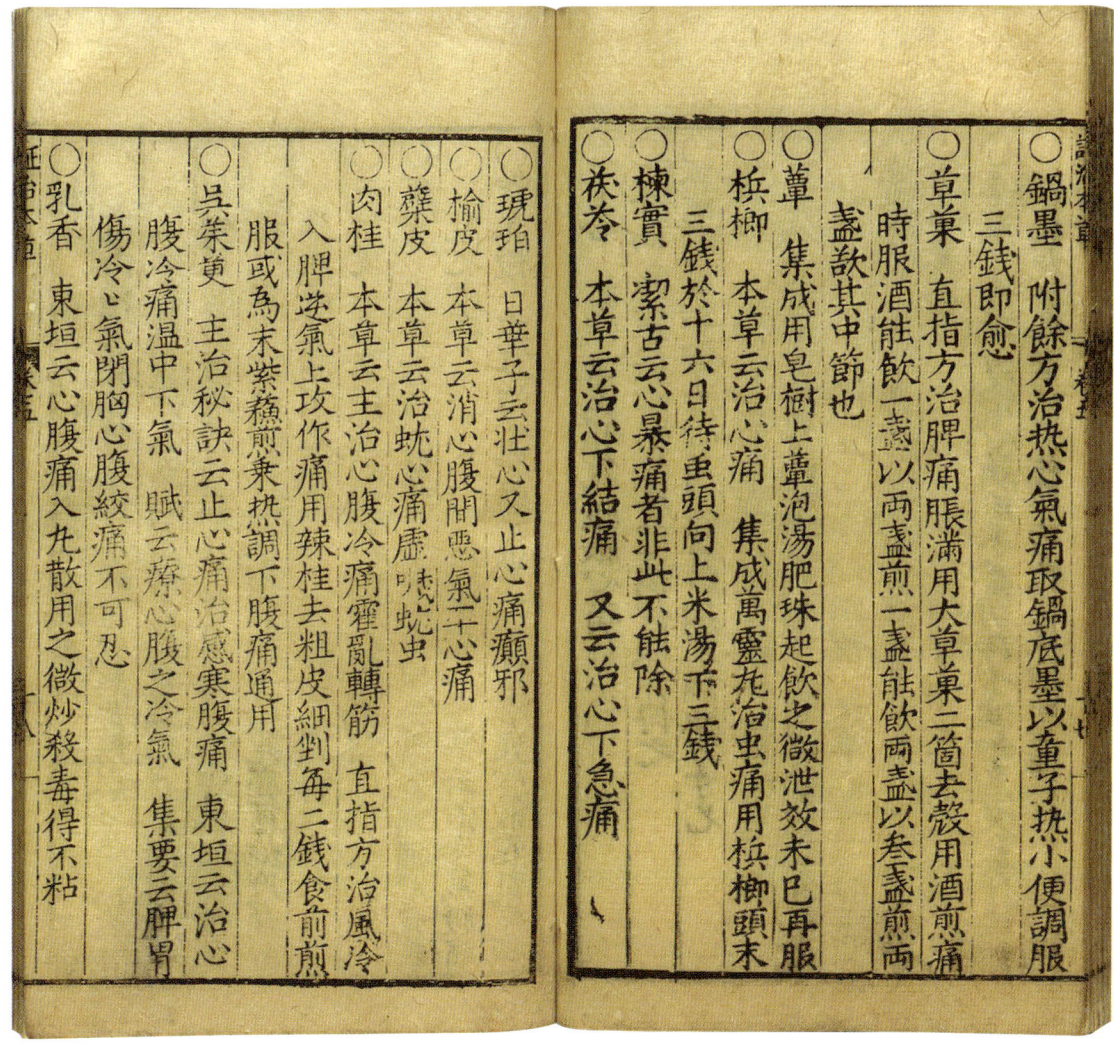

○锅墨 《附余方》：治热心气痛，取锅底墨，以童子热小便调服，三钱即愈。

○草果 《直指方》：治脾痛胀满，用大草果二个去壳，用酒煎，痛时服酒，能饮一盏，以两盏煎一盏，能饮两盏，以叁盏煎两盏，欲其中节也。

○蕈 《集成》：用皂树上蕈泡汤，肥珠起，饮之微泄，效，未已再服。

○槟榔 《本草》云：治心痛。《集成》万灵丸：治虫痛，用槟榔头末三钱，于十六日待虫头向上，米汤下三钱。

○楝实 洁古云：心暴痛者，非此不能除。

○茯苓 《本草》云：治心下结痛。又云：治心下急痛。

○琥珀 《日华子》云：壮心，又止心痛癫邪。

○榆皮 《本草》云：消心腹间恶气，平心痛。

○蘗皮 《本草》云：治蛔心痛虚，哕蛔虫。

○肉桂 《本草》云：主治心腹冷痛，霍乱转筋。《直指方》：治风冷入脾逆气，上攻作痛。用辣桂去粗皮，细剉，每二钱，食前煎服，或为末，紫苏煎，乘热调下，腹痛通用。

○吴茱萸 《主治秘诀》云：止心痛，治感寒腹痛。东垣云：治心腹冷痛，温中下气。《赋》云：疗心腹之冷气。《集要》云：脾胃伤冷，冷气闭胸，心腹绞痛不可忍。

○乳香 东垣云：心腹痛，入丸散用之，微炒，杀毒，得不粘。

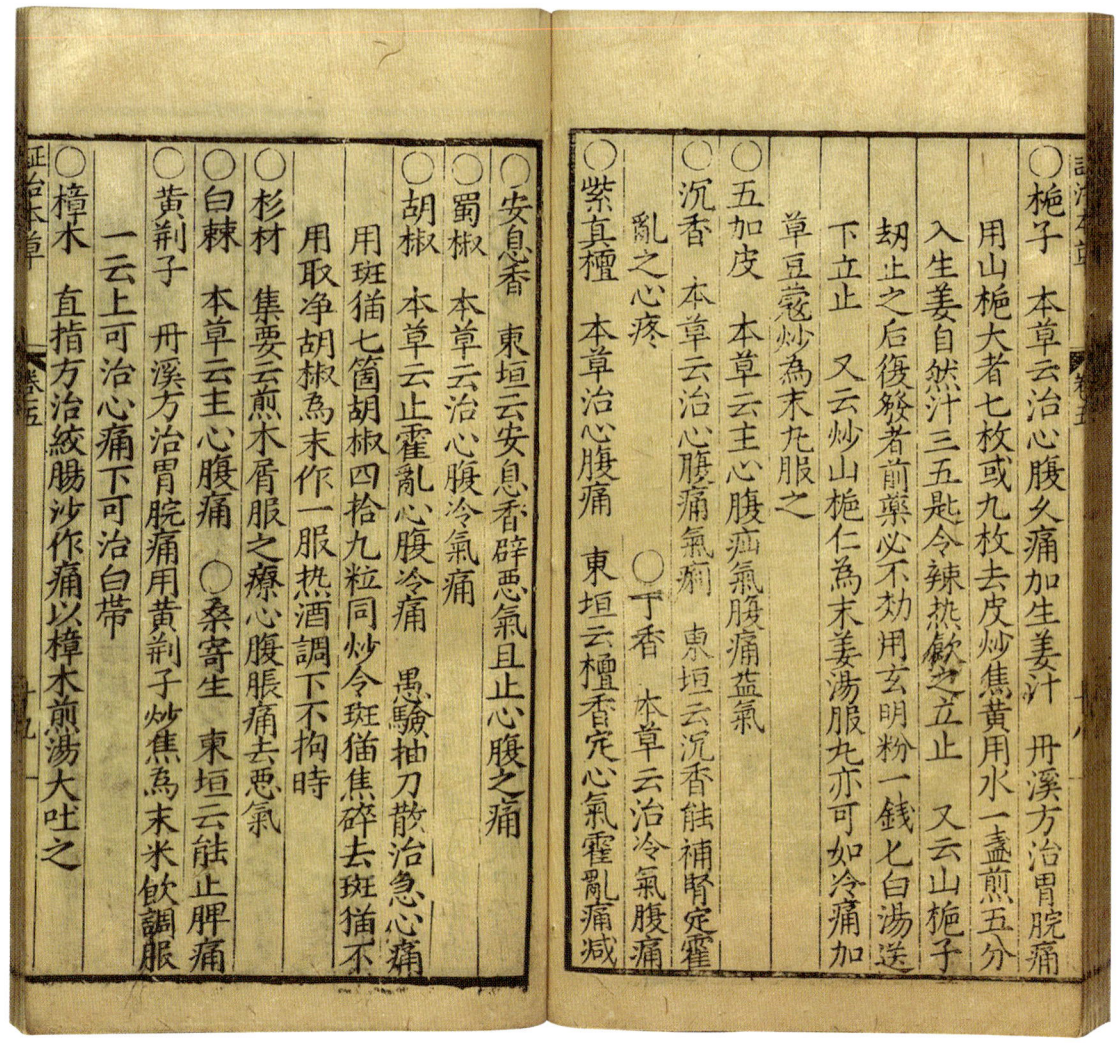

○栀子　《本草》云：治心腹久痛，加生姜汁。《丹溪方》：治胃脘痛，用山栀大者七枚或九枚，去皮，炒焦黄，用水一盏煎五分，入生姜自然汁三五匙，令辣热饮之，立止。又云：山栀子劫止之后复发者，前药必不效。用玄明粉一钱匕，白汤送下，立止。又云：炒山栀仁为末，姜汤服，丸亦可。如冷痛，加草豆蔻炒为末，丸服之。

○五加皮　《本草》云：主心腹疝气腹痛，益气。○沉香　《本草》云：治心腹痛，气痢。东垣云：沉香能补肾，定霍乱之心疼。○丁香　《本草》云：治冷气腹痛。

○紫真檀　《本草》：治心腹痛。东垣云：檀香定心气，霍乱痛减。

○安息香　东垣云：安息香辟恶气，且止心腹之痛。

○蜀椒　《本草》云：治心腹冷气痛。

○胡椒　《本草》云：止霍乱，心腹冷痛。愚验抽刀散治急心痛，用斑蝥七个，胡椒四拾九粒同炒，令斑蝥焦碎，去斑蝥不用，取净胡椒为末，作一服，热酒调下，不拘时。

○杉材　《集要》云：煎木屑服之，疗心腹胀痛，去恶气。

○白棘　《本草》云：主心腹痛。○桑寄生　东垣云：能止脾痛。

○黄荆子　《丹溪方》：治胃脘痛，用黄荆子炒焦为末，米饮调服。一云上可治心痛，下可治白带。

○樟木　《直指方》：治绞肠沙作痛，以樟木煎汤，大吐之。

○干漆　《附余方》：治九种心痛，恶心吐水，腹胁积聚滞气。用干漆二两炒烟出为末，醋糊丸如梧桐子大，每服五七丸，热酒或醋汤下。

○瓜蒂　丹溪云：花主心痛咳逆。一方治食伤太阴，填塞闷乱不快，甚则心胃大痛，兀兀欲吐者，用瓜蒂散吐之，方见中风门。○芥子　《本草》：治心痛，酒醋服。

○葱　《四字诀》《海上方》：急救男妇心疼，禁了牙关欲死者。用老葱白三五根，用来年者良，去皮，须叶擂为膏，将病人口干开，用银铜匙将葱膏送入喉中，用香油四两灌送葱膏，油不可少用，但得葱膏下喉中，其人即苏，少时将腹中所停虫病等物化为黄水，微利为佳，除根，永不再发，累曾救效。

○韭　《本草》云：主治心脾痛。

○荔枝核　《本草》云：慢火烧存性为末，酒调服。治心痛及小肠气。《微义》《集录方》：治胃脘痛，脾痛，用荔枝核烧存性为末，以醋汤调一钱服。

○木瓜实　《本草》云：治心腹痛。○白油麻　《本草》云：其油治蛔心痛。

○蛤粉　丹溪云：同香附末，姜汁调服，以治心痛，以蛤蜊壳火煅过，研为粉用之，不入煎剂。又方：治心气痛，用真蛤粉炒转色白，汤淬，随意服之。

○牡蛎　《心》云：止汗，心痛，气结。又云：治心气痛者，用牡蛎煅为粉，一二钱，温酒调下。

○蚬壳　《集成》燥饮丸：治饮水吞酸作痛，用墙上蚬壳末服。

○螺蛳　《丹溪方》：治湿痰作痛，用白螺蛳壳去泥沙，火煅为细末，每服方寸匕，温酒调下，立止。○五灵脂　《直指方》：治心腹卒痛，用川五灵脂去砂石，略炒为末，每二钱，温酒调下，加延胡索、没药尤妙。

○斑蝥　《集成》垢积痛方：以斑蝥、乌梅肉丸如豆大，泔下一丸。○蚺蛇胆　《本草》云：主心腹䘌痛。○乌贼鱼骨　《本草》云：杀虫，治心痛。又云：腹中有墨，主血刺心痛，醋[1]磨服。○龟甲　《本草》云：治心腹痛。

○青盐　东垣云：青盐治腹痛且滋肾水。《本草》云：止心腹卒痛。丹溪：治胃脘痛无药处，以盐置刀头烧红，淬入水中，乘热饮之，吐痰而愈，此法治绞肠沙大痛几死者，立效。《严氏方》独圣散：治脾胃不足过食瓜果心腹胀坚痛闷不安盐五合用水一升煎消顿服自吐下即定。

○白矾　《丹溪方》：心痛或有痰者，以明矾溶开就丸，如茨实大，热姜汁吞下一丸。《附余方》：治热心气痛，用枯为末，炼蜜丸如茨实大，每服一丸，空心，细嚼，淡姜汤下，如食后白汤下，有虫，苦参煎汤下。又方：用白矾三分，醋半酒盏，铁勺内化开，温服，痛即止。盖白矾有去热涩之功。

○硫黄　《直指方》金液丹：壮阳道，建胃气，除冷癖，杀诸虫。用好

---

① 醋：底本版蚀，据《证类本草》卷二十一补。

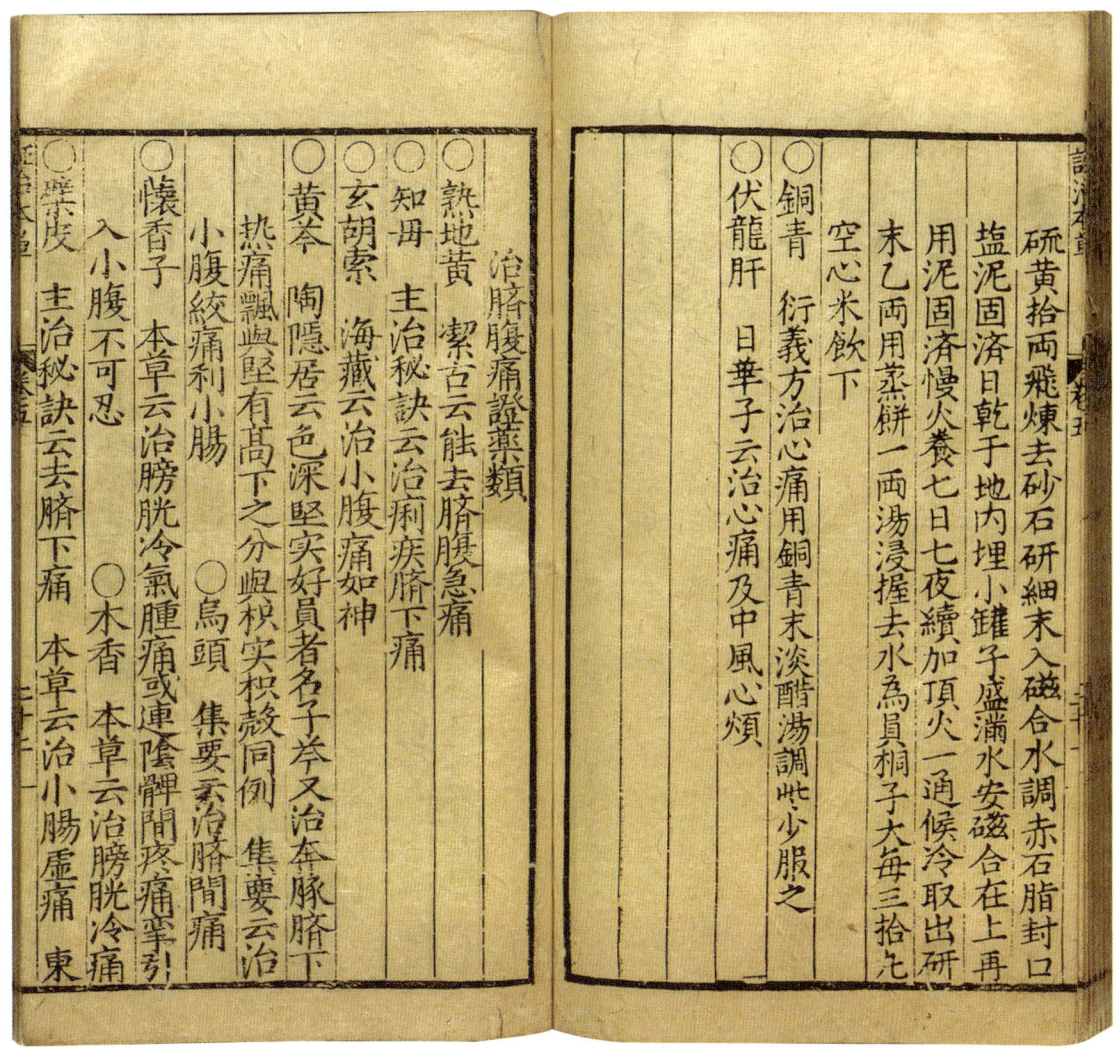

硫黄拾两，飞，炼去砂石，研细末，入磁合水，调赤石脂封口，盐泥固济，日干，于地内埋小罐子，盛满水，安磁合在上，再用泥固济，慢火养七日七夜，续加顶火一通，候冷取出，研末一两，用蒸饼一两，汤浸握去水为员，桐子大，每三拾丸，空心，米饮下。

○铜青　《衍义》方：治心痛，用铜青末，淡醋汤调些，少服之。

○伏龙肝　《日华子》云：治心痛及中风，心烦。

治脐腹痛证药类

○熟地黄　洁古云：能去脐腹急痛。

○知母　《主治秘诀》云：治痢疾，脐下痛。

○玄胡索　海藏云：治小腹痛，如神。

○黄芩　陶隐居云：色深坚实好，员者名子芩。又治奔豚，脐下热痛。飘与坚，有高下之分，与枳实、枳壳同例。《集要》云：治小腹绞痛，利小肠。

○乌头　《集要》云：治脐间痛。

○茴香子　《本草》云：治膀胱冷气肿痛，或连阴髀间疼痛，挛引入小腹，不可忍。

○木香　《本草》云：治膀胱冷痛。

○檗皮　《主治秘诀》云：去脐下痛。《本草》云：治小肠虚痛。东

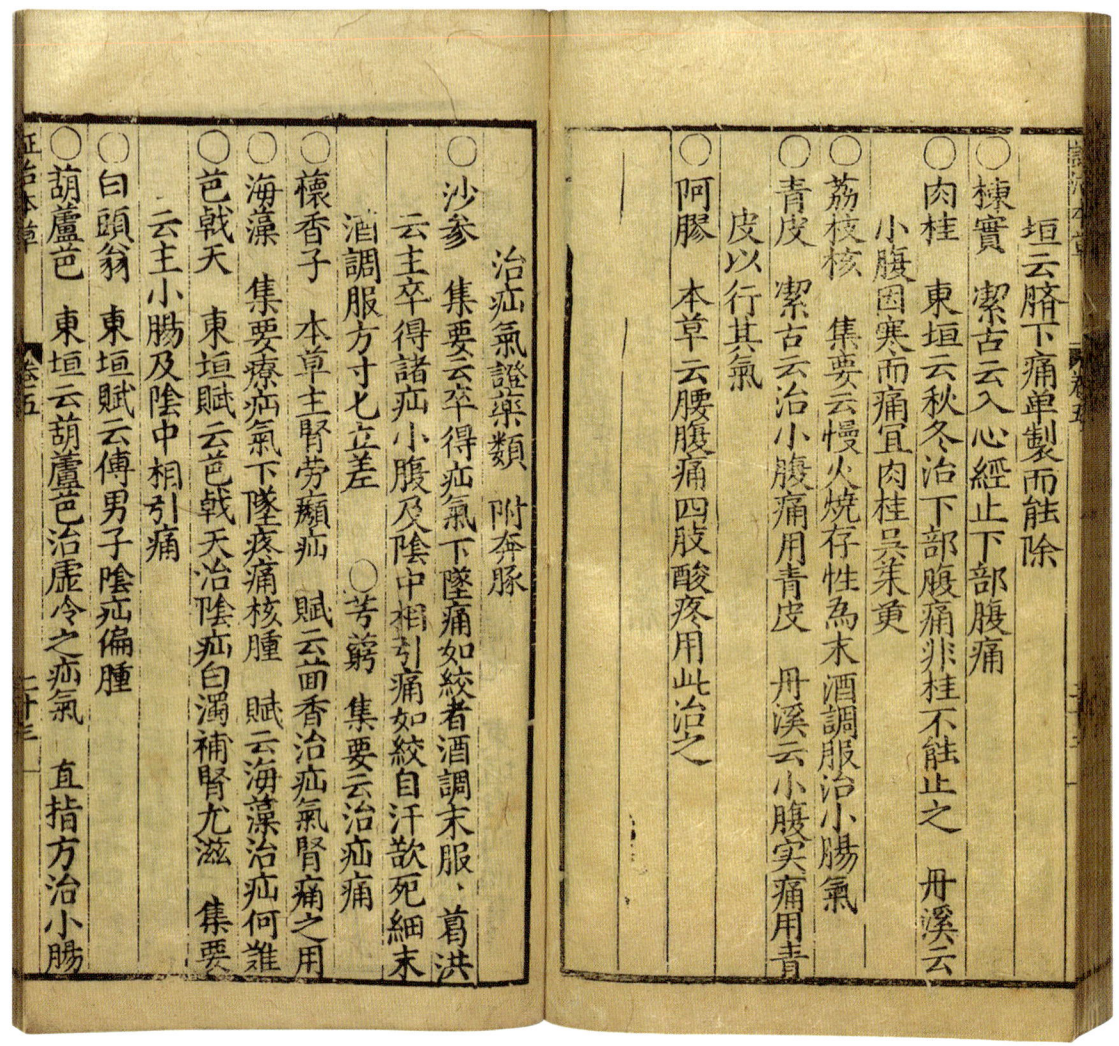

垣云：脐下痛，单制而能除。

○楝实　洁古云：入心经，止下部腹痛。

○肉桂　东垣云：秋冬治下部腹痛，非桂不能止之。丹溪云：小腹因寒而痛，宜肉桂、吴茱萸。○荔枝核　《集要》云：慢火烧存性为末，酒调服，治小肠气。

○青皮　洁古云：治小腹痛，用青皮。丹溪云：小腹实痛，用青皮以行其气。

○阿胶　《本草》云：腰腹痛，四肢酸疼，用此治之。

治疝气证药类　附：奔豚

○沙参　《集要》云：卒得疝气，下坠痛如绞者，酒调末服。葛洪云：主卒得诸疝，小腹及阴中相引痛如绞，自汗欲死，细末，酒调服方寸匕，立差。

○芎䓖　《集要》云：治疝痛。

○茴香子　《本草》：主肾劳癫疝。《赋》云：茴香治疝气肾痛之用。

○海藻　《集要》：疗疝气，下坠疼痛，核肿。《赋》云：海藻治疝何难。

○巴戟天　《东垣赋》云：巴戟天治阴疝白浊，补肾尤滋。《集要》云：主小肠及阴中相引痛。○白头翁　《东垣赋》云：傅男子阴疝偏肿。

○葫芦巴　东垣云：葫芦巴治虚冷之疝气。《直指方》：治小肠气攻刺，用葫芦巴炒一两为末，每服二钱，茴香炒紫，用热酒沃，盖定取酒调下。

○昆布　东垣云：昆布破疝气。

○乌头　丹溪：劫疝痛，乌头、栀子炒擂细，顺流水，入姜汁调服。

○香附子　愚验方小肠疝气，服药未效，大痛攻刺不已，阴缩，手足厥冷。宜香附子炒盐，乘热用绢裹，熨脐下。

○玄胡索　愚验方治小肠气痛，最良。用延胡索将盐炒一两，全蝎日干生用，一分为细末，每服一钱，食前温酒调下，亦治心痛，不饥饱，醋汤调下。

○芫花　《本草》云：主治疝瘕。

○生姜　《直指》治肾气方：用生姜母，多开小孔，纳以川椒，湿纸煨透，老酒嚼下。

○马蔺花　东垣：治疝而有益。○金铃子　东垣云：治疝气而补精血。

○川楝子　《澹寮》金铃子丸：治钓肾气，膀胱偏坠，痛不可忍。用川楝子五两，去核剉作五分，制一分，用斑蝥一个，去头翅，同炒，去斑蝥一分，用茴香三钱，盐半钱炒熟，去盐留茴香，入药一分，用黑牵牛三钱同炒，去牵牛一分，用萝卜子一钱同炒，去萝卜子一分，用破故纸三钱同炒，留故纸入药共为末，酒糊丸如梧桐子大，每服三十丸，温酒，空心下。《直指》金莲散：治膀胱气痛，用巴豆三十粒去壳，截断川楝子二十四个，汤浸，去皮，薄切片，用麸二合同炒，令黄赤，去麸与巴豆，只将川楝子为末，每二钱，温酒调，空心服。

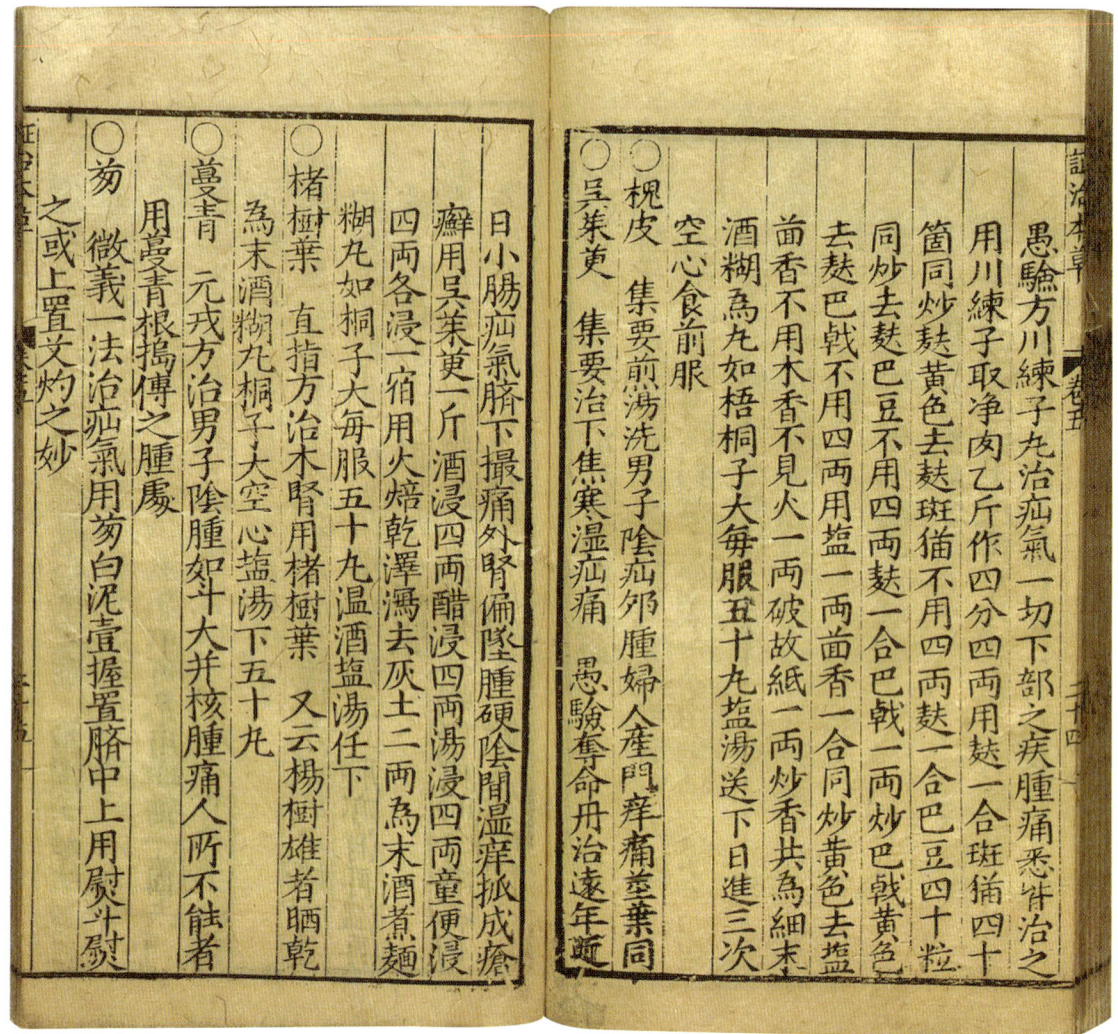

愚验方川练子丸，治疝气，一切下部之疾，肿痛，悉皆治之。用川练子取净肉一斤，（作四分：两用麸一合、斑蝥四十个同炒麸黄色，去麸、斑蝥不用；四两麸一合、巴豆四十粒同炒，去麸、巴豆不用；四两麸一合、巴戟一两炒，巴戟黄色去麸、巴戟不用；四两用盐一两、茴香一合同炒，黄色去盐、茴香不用。）木香不见火一两，破故纸一两炒香，共为细末，酒糊为丸如梧桐子大，每服五十丸，盐汤送下，日进三次，空心，食前服。

〇槐皮　《集要》：煎汤洗男子阴疝卵肿，妇人产门痒痛。茎叶同。

〇吴茱萸　《集要》：治下焦寒湿疝痛。愚验夺命丹，治远年近日小肠疝气，脐下撮痛，外肾偏坠肿硬，阴间湿痒，抓成疮癣。用吴茱萸一斤（酒浸四两、醋浸四两、汤浸四两、童便浸四两、各浸一宿），用火焙干，泽泻去灰土二两为末，酒煮面糊丸如桐子大，每服五十丸，温酒、盐汤任下。

〇楮树叶　《直指方》：治木肾，用楮树叶。又云：杨树雄者，晒干为末，酒糊丸桐子大，空心，盐汤下五十丸。

〇蔓青　《元戎》方：治男子阴肿如斗大，并核肿痛，人所不能者。用蔓青根捣，傅之肿处。

〇葱　《微义》：一法治疝气，用葱白泥壹握，置脐中，上用熨斗熨之，或上置艾灼之，妙。

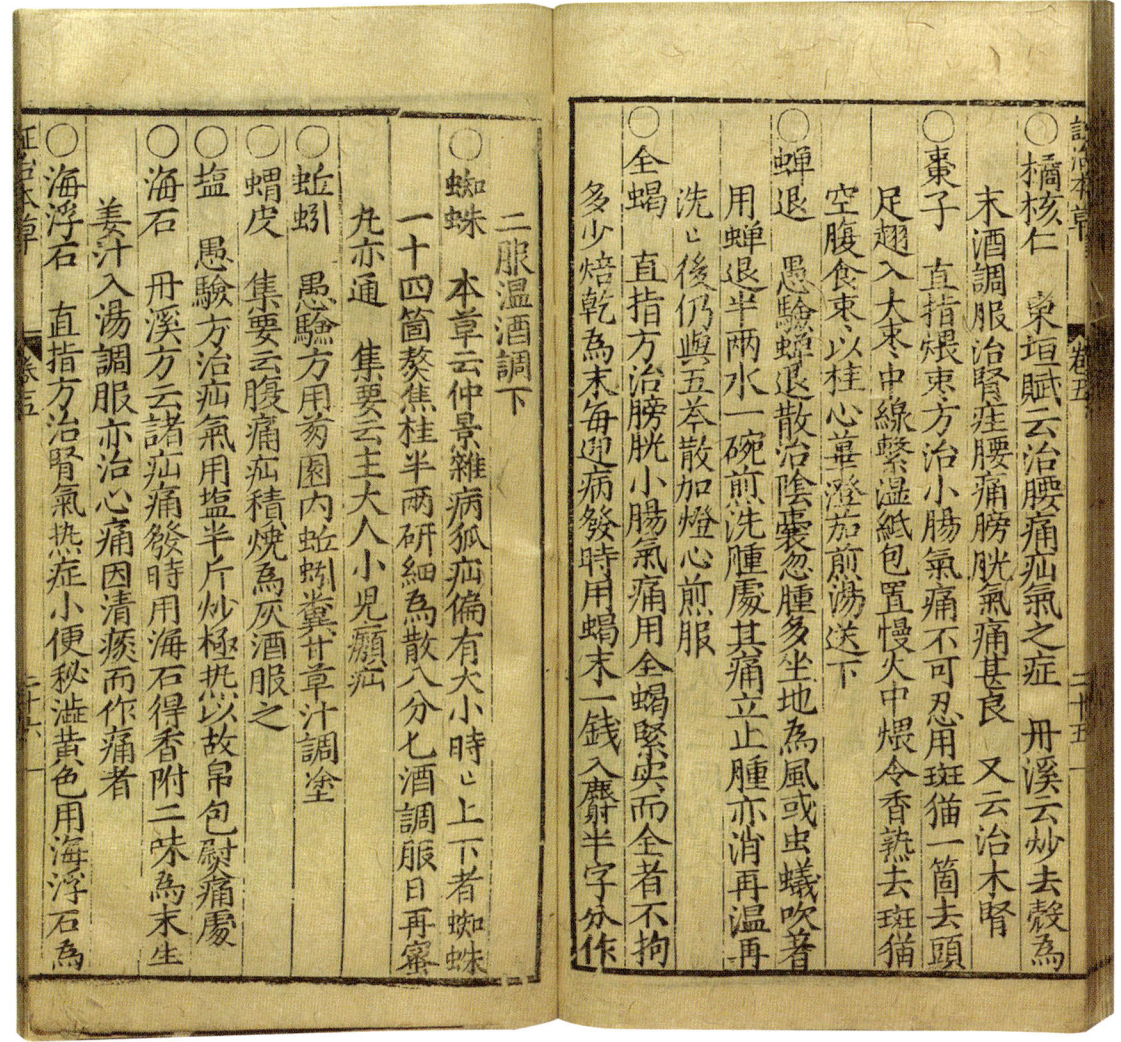

○橘核仁　《东垣赋》云：治腰痛疝气之症。丹溪云：炒去壳为末，酒调服，治肾痓腰痛，膀胱气痛甚良。又云：治木肾。

○枣子　《直指》煨枣方：治小肠气痛，不可忍。用斑蝥一个，去头足翅，入大枣中，线系湿纸包，置慢火中煨，令香熟，去斑蝥，空腹食枣，以桂心、荜澄茄煎汤送下。

○蝉蜕　愚验蝉蜕散，治阴囊忽肿，多坐地为风，或虫蚁吹着。用蝉蜕半两，水一碗煎，洗肿处，其痛立止，肿亦消，再温再洗，洗后仍与五苓散加灯心煎服。

○全蝎　《直指方》：治膀胱小肠气痛，用全蝎紧实而全者，不拘多少，焙干为末，每迎病发时，用蝎末一钱，入麝半字，分作二服，温酒调下。

○蜘蛛　《本草》云：仲景《杂病》：狐疝偏有大小，时时上下者。蜘蛛一十四个熬焦，桂半两研细为散，八分匕，酒调服，日再蜜丸，亦通。《集要》云：主大人小儿癫疝。

○蚯蚓　愚验方用葱园内蚯蚓粪，甘草汁调涂。

○猬皮　《集要》云：腹痛疝积，烧为灰，酒服之。

○盐　愚验方治疝气，用盐半斤，炒极热，以故帛包熨痛处。

○海石　《丹溪方》云：诸疝痛发时，用海石得香附二味为末，生姜汁入汤调服，亦治心痛，因清痰而作痛者。

○海浮石　《直指方》：治肾气热症，小便秘涩黄色。用海浮石为

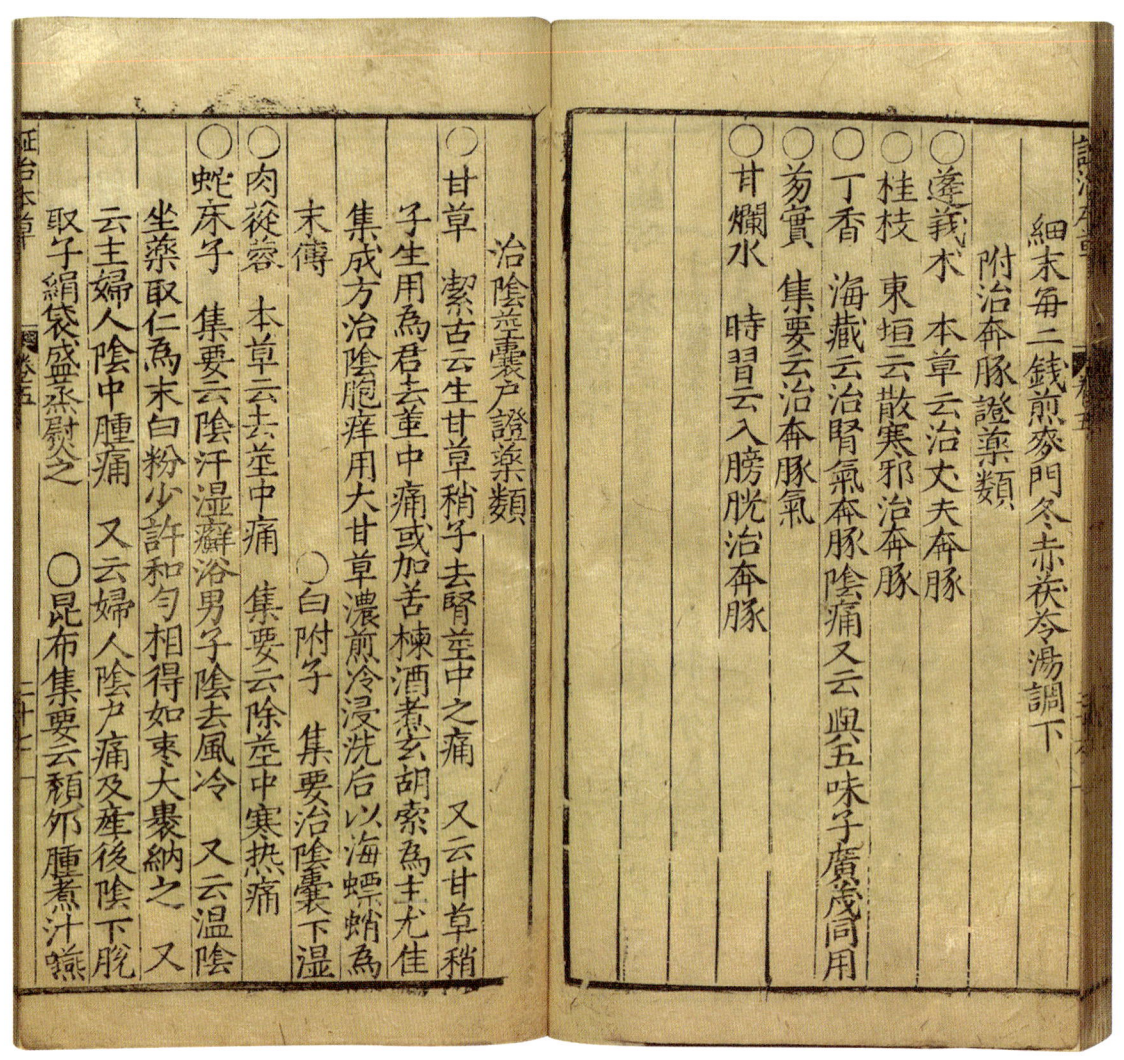

细末，每二钱，煎麦门冬、赤茯苓汤调下。

附：治奔豚证药类

　　○蓬莪术　《本草》云：治丈夫奔豚。○桂枝　东垣云：散寒邪，治奔豚。

　　○丁香　海藏云：治肾气奔豚，阴痛。又云：与五味子、广茂同用。

　　○葱实　《集要》云：治奔豚气。○甘烂水　《时习》云：入膀胱，治奔豚。

治阴茎囊户证药类

　　○甘草　洁古云：生甘草稍子，去肾茎中之痛。又云：甘草稍子生用为君，去茎中痛，或加苦楝酒煮，玄胡索为主，尤佳。《集成方》：治阴胞痒，用大甘草浓煎，冷浸洗后，以海螵蛸为末傅。

　　○白附子　《集要》：治阴囊下湿。

　　○肉苁蓉　《本草》云：去茎中痛。《集要》云：除茎中寒热痛。

　　○蛇床子　《集要》云：阴汗湿癣，浴男子阴，去风冷。又云：温阴坐药，取仁为末，白粉少许和匀，相得如枣大，裹纳之。又云：主妇人阴中肿痛。又云：妇人阴户痛，及产后阴下脱。取子绢袋盛，蒸熨之。○昆布　《集要》云：颓卵肿，煮汁咽。

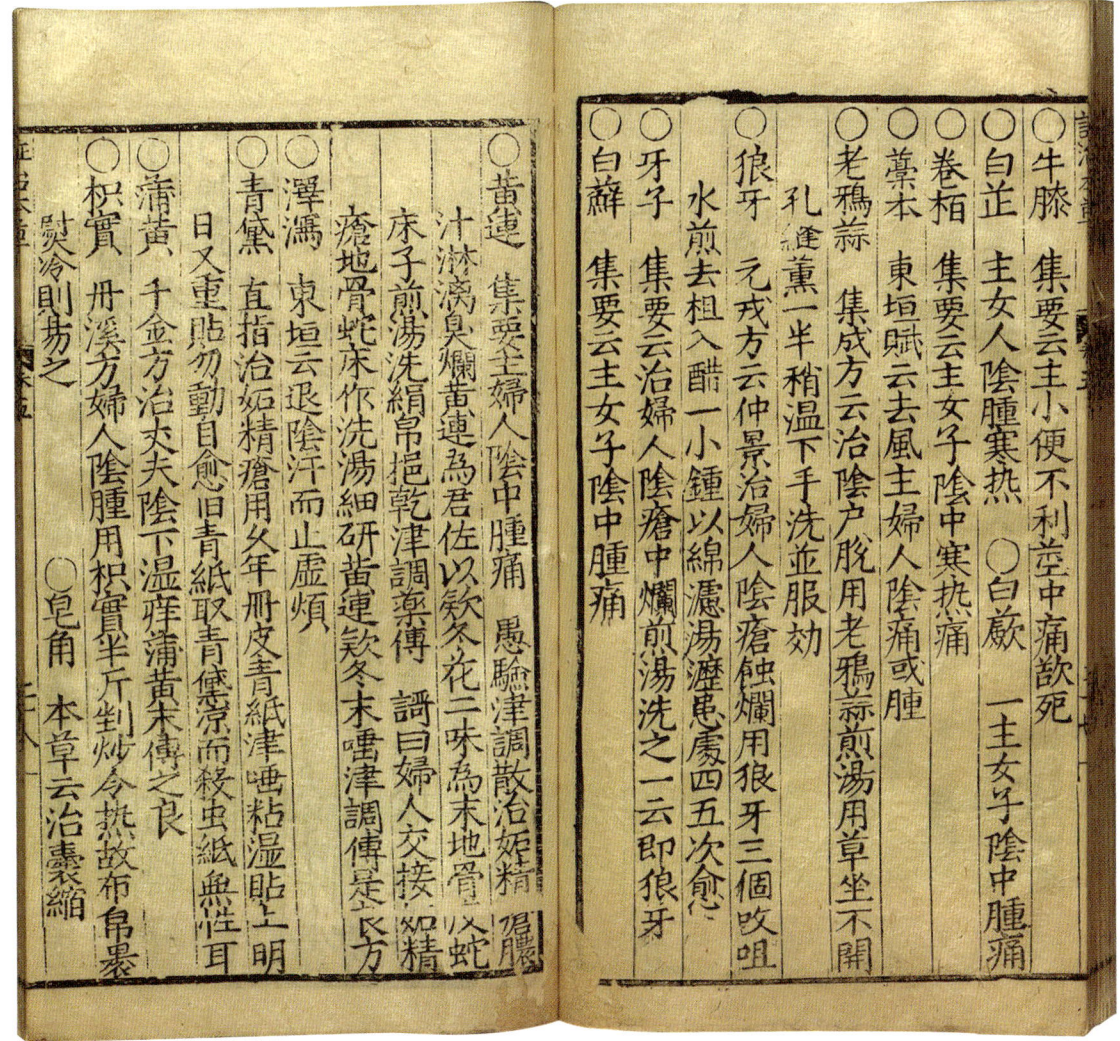

○牛膝　《集要》云：主小便不利，茎中痛欲死。

○白芷　主女人阴肿寒热。○白薇　一主女子阴中肿痛。

○卷柏　《集要》云：主女子阴中寒热痛。

○藁本　《东垣赋》云：去风，主妇人阴痛或肿。

○老鸦蒜　《集成方》云：治阴户脱，用老鸦蒜煎汤，用草坐不开孔缝熏，一半稍温下手洗并服，效。○狼牙　《元戎》方云：仲景治妇人阴疮蚀烂，用狼牙三个咬咀，水煎，去租，入醋一小钟，以绵滤汤沥患处四五次愈。

○牙子　《集要》云：治妇人阴疮中烂，煎汤洗之。一云即狼牙。

○白鲜　《集要》云：主女子阴中肿痛。

○黄连　《集要》：主妇人阴中肿痛。愚验津调散，治妒精疮脓汁，淋漓臭烂。黄连为君，佐以款冬花二味为末，地骨皮、蛇床子煎汤洗，绢帛挹干，津调药傅。歌曰：妇人交接妒精疮，地骨蛇床作洗汤，细研黄连款冬末，唾津调传是良方。

○泽泻　东垣云：退阴汗而止虚烦。○青黛　《直指》：治妒精疮用，久年册皮青纸，津唾粘湿贴上，明日又重贴，勿动自愈。旧青纸取青黛凉而杀虫，纸无性耳。

○蒲黄　《千金方》：治丈夫阴下湿痒，蒲黄末傅之良。

○枳实　《丹溪方》：妇人阴肿，用枳实半斤剉，炒令热，故布帛裹，熨冷则易之。

○皂角　《本草》云：治囊缩。

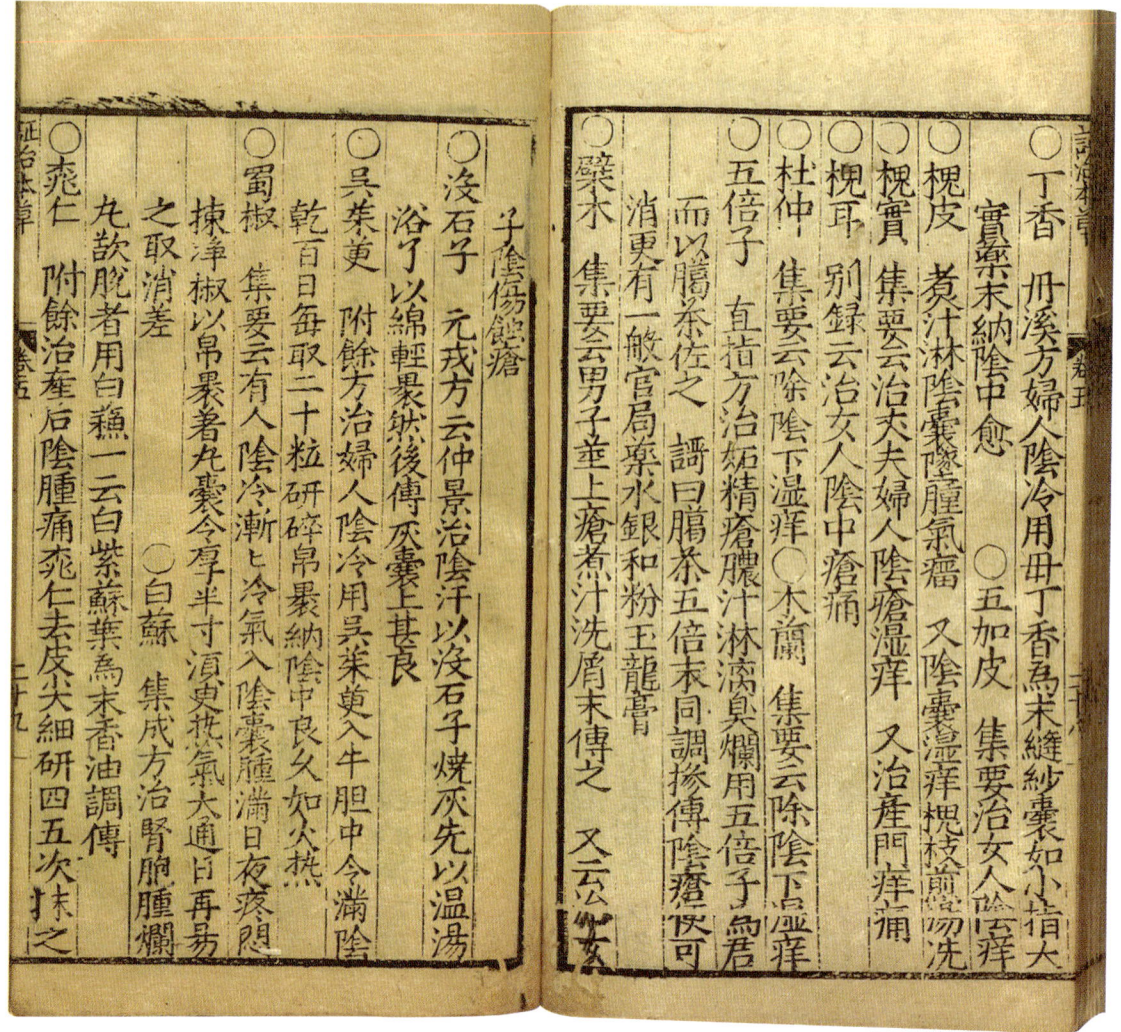

○丁香　《丹溪方》：妇人阴冷，用母丁香为末，缝纱囊如小指大，实药末，纳阴中愈。

○五加皮　《集要》：治女人阴痒。

○槐皮　煮汁，淋阴囊坠肿气瘤。又阴囊湿痒，槐枝煎汤洗。

○槐实　《集要》云：治丈夫妇人阴疮湿痒。又治产门痒痛。

○槐耳　《别录》云：治女人阴中疮痛。○杜仲　《集要》云：除阴下湿痒。

○木兰　《集要》云：除阴下湿痒。

○五倍子　《直指方》：治妒精疮脓汁，淋漓臭烂。用五倍子为君，而以腊茶佐之。歌曰：腊茶五倍末同调，掺傅阴疮便可消，更有一般官局药，水银和粉玉龙膏。

○檗木　《集要》云：男子茎上疮煮汁，洗屑末傅之。又云：治女子阴伤蚀疮。

○没石子　《元戎》方云：仲景治阴汗，以没石子烧灰，先以温汤浴了，以绵轻裹，然后傅灰囊上甚良。○吴茱萸　《附余方》：治妇人阴冷，用吴茱萸，入牛胆中令满，阴干百日，每取二十粒研碎，帛裹纳阴中良久，如火热。

○蜀椒　《集要》云：有人阴冷渐渐，冷气入阴囊肿满，日夜疼闷，拣净椒以帛裹着丸囊，令厚半寸，须更热气大通，日再易之消，差。

○白苏　《集成方》：治肾胞肿烂，丸欲脱者，用白苏，一云白紫苏，叶为末，香油调傅。○桃仁　《附余》：治产后阴肿痛，桃仁去皮尖，细研，四五次抹之。

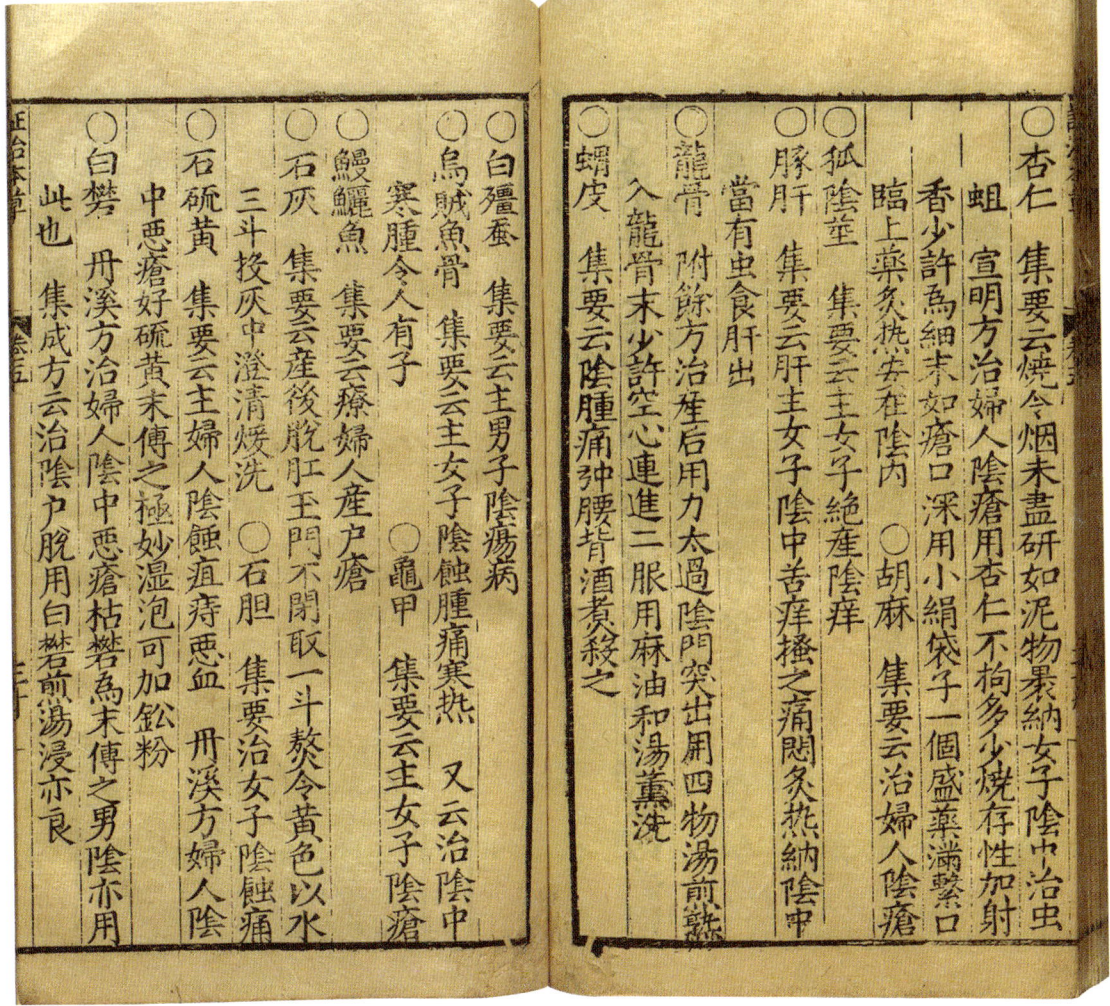

○杏仁　《集要》云：烧令烟，未尽研如泥，物裹纳女子阴中，治虫蛆。《宣明方》：治妇人阴疮，用杏仁不拘多少，烧存性，加麝香少许，为细末，如疮口深，用小绢袋子一个，盛药满系口，临上药灸热，安在阴内。

○胡麻　《集要》云：治妇人阴疮。○狐阴茎　《集要》云：主女子绝产阴痒。

○豚肝　《集要》云：肝主女子阴中苦痒，搔之痛闷，灸热纳阴中，当有虫食肝出。

○龙骨　《附余方》：治产后用力太过，阴门突出，用四物汤煎熟，入龙骨末少许，空心，连进二服，用麻油和汤熏洗。

○猬皮　《集要》云：阴肿痛引腰背，酒煮杀之。

○白僵蚕　《集要》云：主男子阴疡病。

○乌贼鱼骨　《集要》云：主女子阴蚀肿痛寒热。又云：治阴中寒肿，令人有子。

○龟甲　《集要》云：主女子阴疮。○鳗鲡鱼　《集要》云：疗妇人产户疮。

○石灰　《集要》云：产后脱肛，玉门不闭，取一斗熬令黄色，以水三斗投灰中澄清，暖洗。○石胆　《集要》：治女子阴蚀痛。

○石硫黄　《集要》云：主妇人阴蚀，疽痔恶血。《丹溪方》：妇人阴中恶疮，好硫黄末傅之极妙，湿泡可加铅粉。

○白矾　《丹溪方》：治妇人阴中恶疮，枯矾为末傅之，男阴亦用此也。《集成方》云：治阴户脱，用白矾煎汤，浸亦良。

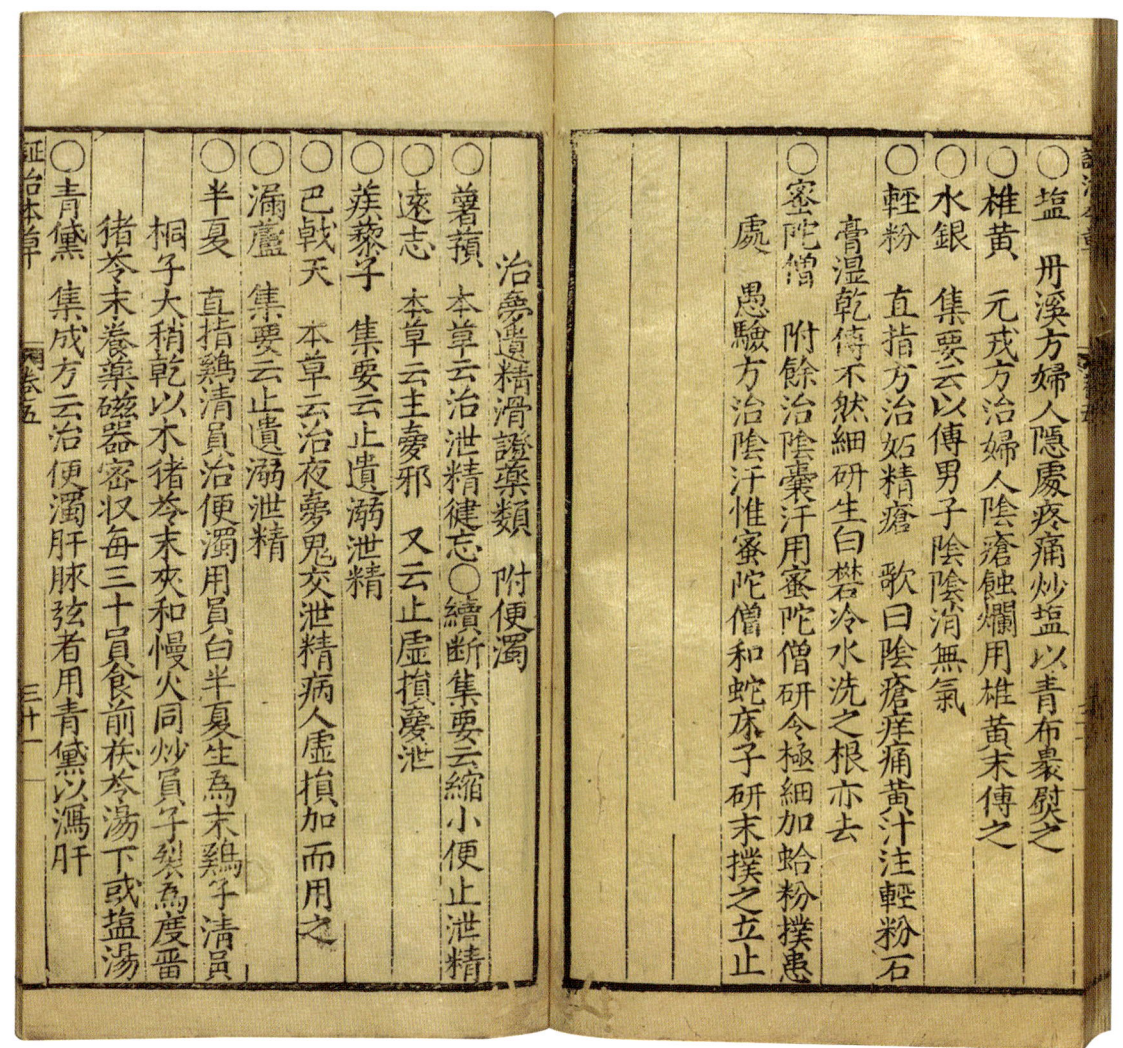

○盐 《丹溪方》：妇人隐处疼痛，炒盐，以青布裹熨之。

○雄黄 《元戎》方：治妇人阴疮蚀烂，用雄黄末傅之。

○水银 《集要》云：以傅男子阴，阴消无气。

○轻粉 《直指方》：治妒精疮。歌曰：阴疮痒痛黄汁注，轻粉石膏湿干傅，不然细研生白矾，冷水洗之根亦去。

○密陀僧 《附余》：治阴囊汗，用密陀僧研令极细，加蛤粉，扑患处。愚验方治阴汗，惟密陀僧和蛇床子研末，扑之立止。

治梦遗精滑证药类 附便浊

○薯蓣 《本草》云：治泄精健忘。○续断 《集要》云：缩小便，止泄精。

○远志 《本草》云：主梦邪。又云：止虚损梦泄。

○蒺藜子 《集要》云：止遗溺泄精。

○巴戟天 《本草》云：治夜梦鬼交泄精，病人虚损，加而用之。

○漏芦 《集要》云：止遗溺泄精。○半夏 《直指》鸡清圆：治便浊，用员白半夏生为末，鸡子清员桐子大，稍干，以木猪苓末夹和慢火同炒，员子裂为度，留猪苓末，养药磁器密收，每三十员，食前茯苓汤下，或盐汤。

○青黛 《集成方》云：治便浊，肝脉弦者，用青黛以泻肝。

○金櫻子　丹溪云：沈存中用止遺泄，取其溫且澀，須十月熟時採，不爾，復令人利。《東垣賦》云：金櫻子兮澀遺精。

○鎖陽　《集成方》：治大便秘結而夢泄者，鎖陽煮粥食之。

○益智子　《集要》云：主遺精虛漏，小便遺溺。

○山茱萸　東垣云：山茱萸治頭暈遺精之藥。

○茯苓　《直指》茯苓員：治心虛夢泄，用白茯苓為末，每服四錢，粳米湯調下，間用溫熟水調下，空心，食前臨臥，日三服。愚驗威喜丸治白濁，用白茯苓、黃臘各四兩切塊，同入瓷器煮十餘沸，取茯苓日干，為細末，用蠟搜勻丸如彈子大，空心，細嚼一丸，滿口生津，徐徐咽下，以小便清為度，忌醋。

○韭　丹溪云：韭子止精滑甚良。《集要》云：子主夢泄精滑，溺白甚良。《四字訣》云：韭菜子治，夢泄失精。用韭子一升炒，治下篩，酒服方寸匕，立效。《賦》云：韭子助陽而醫白濁。○藕實《集要》云：治腰痛泄精。

○安石榴　《集要》云：止漏精。○芡實 東垣云：益精，治白濁。

○羊肝　《附余方》白羊肝丸：治遺精，用大半夏八兩剉片，豬苓四兩為末，拌炒黃色，去豬苓，卻將半夏為末，用白羊腎兩對去筋膜，無灰好酒煮，爛搗為泥，和半夏末為丸如梧子大，晒干，將豬苓末炒熱，拌和藥丸，安於磁器內密封養藥，每服三十丸，豬苓煎湯下。

○鹿茸　《本草》云：小便多泄精。

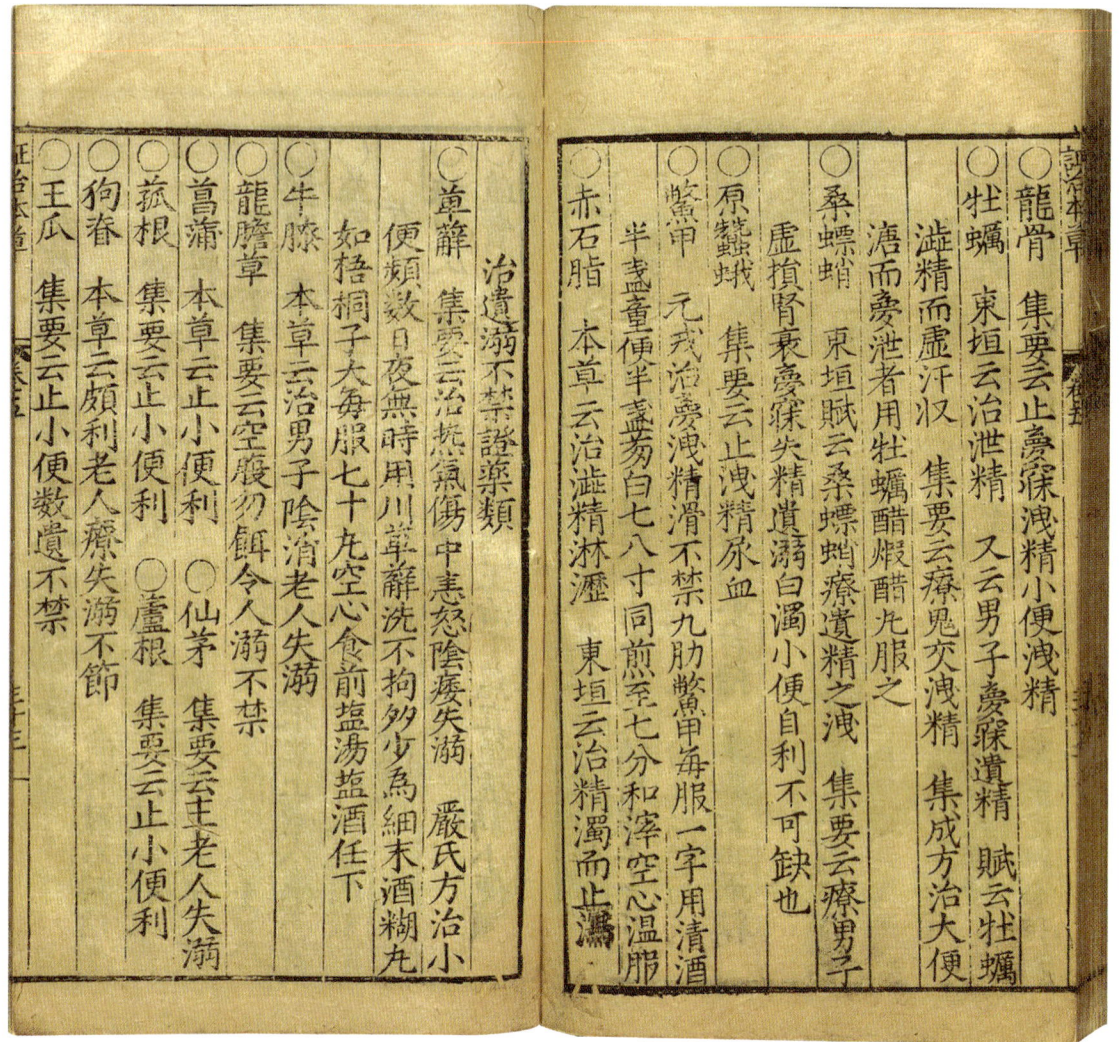

○龙骨 《集要》云：止梦寐泄精，小便泄精。

○牡蛎 东垣云：治泄精。又云：男子梦寐遗精。《赋》云：牡蛎涩精而虚汗收。《集要》云：疗鬼交泄精。《集成方》：治大便溏而梦泄者，用牡蛎、醋煅醋丸服之。

○桑螵蛸 《东垣赋》云：桑螵蛸疗遗精之泄。《集要》云：疗男子虚损肾衰，梦寐失精，遗溺白浊，小便自利，不可缺也。○原蚕蛾 《集要》云：止泄精尿血。

○鳖甲 《元戎》：治梦泄精滑，不禁九肋，鳖甲每服一字，用清酒半盏，童便半盏，葱白七八寸，同煎至七分，和滓，空心，温服。

○赤石脂 《本草》云：治涩精淋沥。东垣云：治精浊而止泻。

治遗溺不禁证药类

○萆薢 《集要》云：治热气伤中恚怒，阴痿失溺。《严氏方》：治小便频数，日夜无时，用川萆薢洗，不拘多少为细末，酒糊丸如梧桐子大，每服七十丸，空心，食前盐汤、盐酒任下。○牛膝 《本草》云：治男子阴消，老人失溺。

○龙胆草 《集要》云：空腹，勿饵，令人溺不禁。

○菖蒲 《本草》云：止小便利。○仙茅 《集要》云：主老人失溺。

○菰根 《集要》云：止小便利。○芦根 《集要》云：止小便利。

○狗脊 《本草》云：颇利老人，疗失溺不节。○王瓜 《集要》云：止小便数遗不禁。

○五加皮　集要云治男子阴痿囊湿小便遗沥

○茯苓　三因方治心肾俱虚神志不守小便淋沥不禁用赤白各等分为末以新汲水挼先澄去新沫控干别取地黄汁与好酒同于银石器内熬成膏搜丸如弹子大空心盐酒嚼下一丸　集要云如小便多及汗多阴虚者不宜服

○杜仲　集要云治小便遗沥○山茱萸　本草止老人尿不节

○益智子　集要云夜多小便者取二拾四枚碎入盐同煎服有奇验东垣赋云益智子主小便之频数

○椿白皮　集要云能缩小便入药蜜炙用

○莲实　愚验方傅之高丽国王治下焦真气虚弱小便频多日夜无度用莲实去皮不以多少先以好酒浸一二宿用猪肚一箇却将酒浸莲实入在内用水煮熟取出将莲实切开于火上焙干秤用为末醋糊丸如鸡头实大每服五十丸温酒送下空心食前名水芝丸

○诸鸡　集要云遗尿用胐胜一具并肠烧末服之男雌女雄又云丹椎鸡肠治遗溺小便数不禁又云里黄皮止小便遗溺除热止烦又云屎白微寒破石淋利小便止遗溺又云黄雄鸡主小便数不禁

○龙骨　集要云缩小便

○牡蛎　海藏云以地黄为使能益精收涩止小便本肾经药

○五加皮　《集要》云：治男子阴痿囊湿，小便遗沥。

○茯苓　《三因方》：治心肾俱虚，神志不守，小便淋沥不禁。用赤、白各等分为末，以新汲水挼，先澄去新沫，控干，别取地黄汁，与好酒同于银石器内熬成膏，搜丸如弹子大，空心，盐酒嚼下一丸。《集要》云：如小便多及汗多阴虚者，不宜服。

○杜仲　《集要》云：治小便遗沥。○山茱萸　《本草》：止老人尿不节。

○益智子　《集要》云：夜多小便者，取二拾四枚碎，入盐同煎，服有奇验。《东垣赋》云：益智子主小便之频数。○椿白皮　《集要》云：能缩小便，入药蜜炙用。

○莲实　愚验方傅之，高丽国王治下焦真气虚弱，小便频多，日夜无度。用莲实去皮，不以多少，先以好酒浸一二宿，用猪肚一个，却将酒浸莲实入在内，用水煮熟，取出，将莲实切开于火上焙干，秤用为末，醋糊丸如鸡头实大，每服五十丸，温酒送下，空心，食前名水芝丸。

○诸鸡　《集要》云：遗尿，用胐胜一具并肠，烧末服之，男雌女雄。又云：丹椎鸡肠治遗溺，小便数不禁。又云：里黄皮，止小便遗溺，除热止烦。又云：屎白微寒，破石淋，利小便，止遗溺。又云：黄雄鸡主小便数不禁。

○龙骨　《集要》云：缩小便。

○牡蛎　海藏云：以地黄为使，能益精收涩，止小便。本肾经药。

附治收固滑脱證藥類

○山茱萸　《聖濟經》云：滑則氣脫濇劑所以收之山茱萸之濇以收其滑仲景八味丸用為君主　○御米殼　潔古云味酸濇主收固氣即罌粟殼也

○龍骨　東垣云龍骨能固大腸脫　又云濇可去脫而固氣○牡蠣　東垣云便滑大小腸　○文蛤　海藏云主收濇固濟○鉛丹　潔古云《本經》言濇可去脫而固氣

○赤石脂　潔古云赤白二石脂主固脫　東垣云固腸胃有收斂之能　海藏云本經言濇可去脫石脂為收斂之劑　胞衣不出濇劑何以下之赤者入丙白者入庚

治強陰益精興陽起痿證藥類

○肉蓯蓉　本草云命門相火不足以此補之　丹溪云能峻補精血驟多用之則反滑大腸　集要云養五臟強陰益精氣多子　又云治男絕陽不興及泄精尿血遺瀝　○鎖陽　丹溪云味甘可啖煮粥彌佳補陰氣益精治虛而大便燥結者虛而大便不燥結者勿用可代蓯蓉用

○遠志　本草云益精壯陽　又云葉名小草主益精補陰氣

○五味子　本草云強陰益男子精　東垣云補虛勞益氣強陰

○卷柏　主痿蹷強陰益精　○茴香　云補命門不足之藥

○何首烏　集要云長筋骨延年不老久服益精髓令人有子

附：治收固滑脱证药类

　　○山茱萸　《圣济经》云：滑则气脱，涩剂所以收之。山茱萸之涩，以收其滑。仲景八味丸用为君主。○御米壳　洁古云：味酸涩，主收固气，即罂粟壳也。

　　○龙骨　东垣云：龙骨能固大肠脱。又云：涩可去脱而固气。○牡蛎　东垣云：便滑大小肠。○文蛤　海藏云：主收涩固济。○铅丹　洁古云：《本经》言涩，可去脱而固气。

　　○赤石脂　洁古云：赤、白二石脂主固脱。东垣云：固肠胃，有收敛之能。海藏云：《本经》言涩，可去脱石脂，为收敛之剂。胞衣不出，涩剂何以下之？赤者入丙，白者入庚。

治强阴益精兴阳起痿证药类

　　○肉苁蓉　《本草》云：命门相火不足，以此补之。丹溪云：能峻补精血，骤多用之，则反滑大肠。《集要》云：养五脏，强阴，益精气，多子。又云：治男绝阳不兴及泄精，尿血遗沥。○锁阳　丹溪云：味甘可啖，煮粥弥佳。补阴气，益精，治虚而大便燥结者。虚而大便不燥结者勿用，可代苁蓉用。

　　○远志　《本草》云：益精壮阳。又云：叶名小草，主益精，补阴气。

　　○五味子　《本草》云：强阴，益男子精。东垣云：补虚劳，益气强阴。

　　○卷柏　主痿蹶，强阴益精。○茴香　云：补命门不足之药。

　　○何首乌　《集要》云：长筋骨，延年不老，久服益精髓，令人有子。

○巴戟天 《本草》：治阴痿不起。○地肤子 《本草》云：益精气，强阴。

○蛇床子 《本草》云：治男子阴痿湿痒。又云：令男子阴强。

○车前子 《集要》云：养肺，强阴，益精，令人有子。

○麦门冬 主保神强阴益精。○牛膝 能助十二经脉，壮阳。

○补骨脂 《集要》云：治骨髓伤败阳衰，肾冷精流，腰痛膝冷，囊湿，小便利。东垣云：破故纸温肾补精，髓与劳伤。

○菟丝子 《集要》云：主续绝伤，补不足，益气力肥健。又云：疗男子女人虚寒，腰痛膝冷，添精补髓，强阴，坚筋骨。主茎中寒，精自出，溺有余溺，鬼交泄精，尿血，口苦燥渴，寒血为积。○仙茅 《本草》云：益阳道。东垣云：仙茅益肾，扶元气虚弱。

○杜仲 《本草》云：补中，益精气。○枸杞子 《本草》云：强阴益精。

○山茱萸 海藏云：雷公用之，去核取肉四两，缓火熬，用能壮元气，秘精。核滑精，故去之。《集要》云：补肾气，兴阳道，坚长阴茎，添精髓，秘精，止小便利，暖腰膝。

○秦皮 《本草》云：疗男子少精。○楮实 《本草》云：主阴痿。

○沉香 洁古云：辛热，纯阳，补右肾命门。东垣云：调中，补五脏，益精壮阳，补肾，暖腰膝。○丁香 海藏云：壮阳，暖腰膝。○柏实 《集要》云：兴阳道，久服令人润泽。

○蜀椒 《本草》云：壮阳。○雷丸 《本草》云：久服令阴痿。

○南藤 《集要》云：补衰老，起阳，强腰脚，除痹，逐冷气，排风邪，煮汁服，亦浸酒，冬月用之。○芡实 《本草》云：补中，益精气。

○覆盆子 《本草》云：主男子肾虚，精竭，阴痿。东垣云：主益精。

○粳米 海藏云：粳米与熟鸡豆相和，作粥食之，可以益精。

○雀 《本草》云：雀肉大温，壮阳益气，暖腰膝，冬月者良。又云：雀卵主下气，男子阴痿不起，强之令热，多精有子。

○鸡 《本草》云：丹雄鸡肝及左翅毛起阴。又云：黄雌鸡续绝伤，止劳劣，补精助阳。

○牡狗阴茎 《本草》云：主伤中阴痿不起，令强热，大生子。

○白狗肉 《本草》云：味咸酸，性温，主安五脏，补绝伤，壮阳道。

○白马茎 丹溪云：味咸，能主男子阴痿，房中术偏用，又阴干者末，和苁蓉蜜丸，空心，酒下四十丸。《集要》云：主伤中，脉绝阴不起，强志益气，长肌肉，肥健生子。

○麋 《本草》云：壮阳道，茸尤良。东垣云：麋茸，壮阳以助肾。

○鹿髓 《本草》云：蜜煮，壮阳，令有子。○鹿茸 东垣云：补精血腰足。

○鹿角 东垣云：壮精髓，腰脊痛。

○腽肭脐 《集要》云：暖腰膝，助阳气。治脐腹积冷，精衰，极有功。

○桑螵蛸 《本草》云：主伤中，疝瘕阴痿，益精生子。

○蜻蛉 云：强阴止精，暖水脏。○海蛤 《本草》云：疗阴痿。

○原蚕蛾 《本草》云：主益精气，强阴道，交接不倦。愚验方兴阳种子，以原蚕蛾，取速连者不以多少，去头尾毛羽，干为

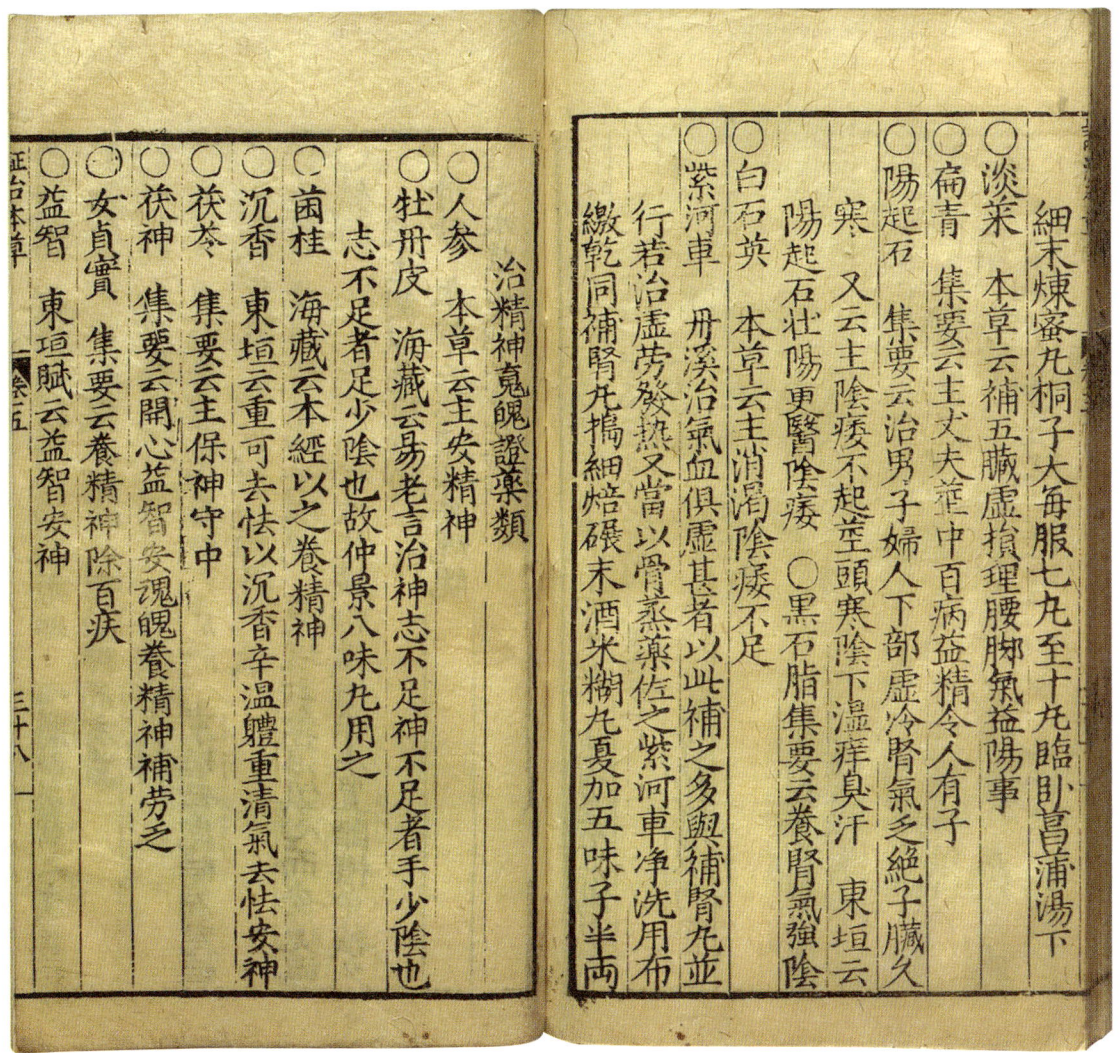

细末，炼蜜丸桐子大，每服七丸至十丸，临卧，菖蒲汤下。

　　○淡菜　《本草》云：补五脏虚损，理腰脚气，益阳事。○扁青　《集要》云：主丈夫茎中百病，益精，令人有子。○阳起石　《集要》云：治男子妇人下部虚冷，肾气乏，绝子，脏久寒。又云：主阴痿不起，茎头寒，阴下湿痒臭汗。东垣云：阳起石壮阳，更医阴痿。

　　○黑石脂　《集要》云：养肾气，强阴。○白石英　《本草》云：主消渴，阴痿不足。

　　○紫河车　丹溪：治气血俱虚甚者，以此补之，多与补肾丸并行。若治虚劳发热，又当以骨蒸药佐之。紫河车净洗，用布缴干，同补肾丸捣细，焙碾末，酒米糊丸，夏加五味子半两。

治精神魂魄证药类

　　○人参　《本草》云：主安精神。○牡丹皮　海藏云：易老言，治神志不足。神不足者，手少阴也；志不足者，足少阴也。故仲景八味丸用之。

　　○菌桂　海藏云：《本经》以之养精神。○沉香　东垣云：重可去怯。以沉香辛温，体重清气，去怯安神。○茯苓　《集要》云：主保神守中。

　　○茯神　《集要》云：开心益智，安魂魄，养精神，补劳乏。

　　○女贞实　《集要》云：养精神，除百疾。○益智　《东垣赋》云：益智安神。

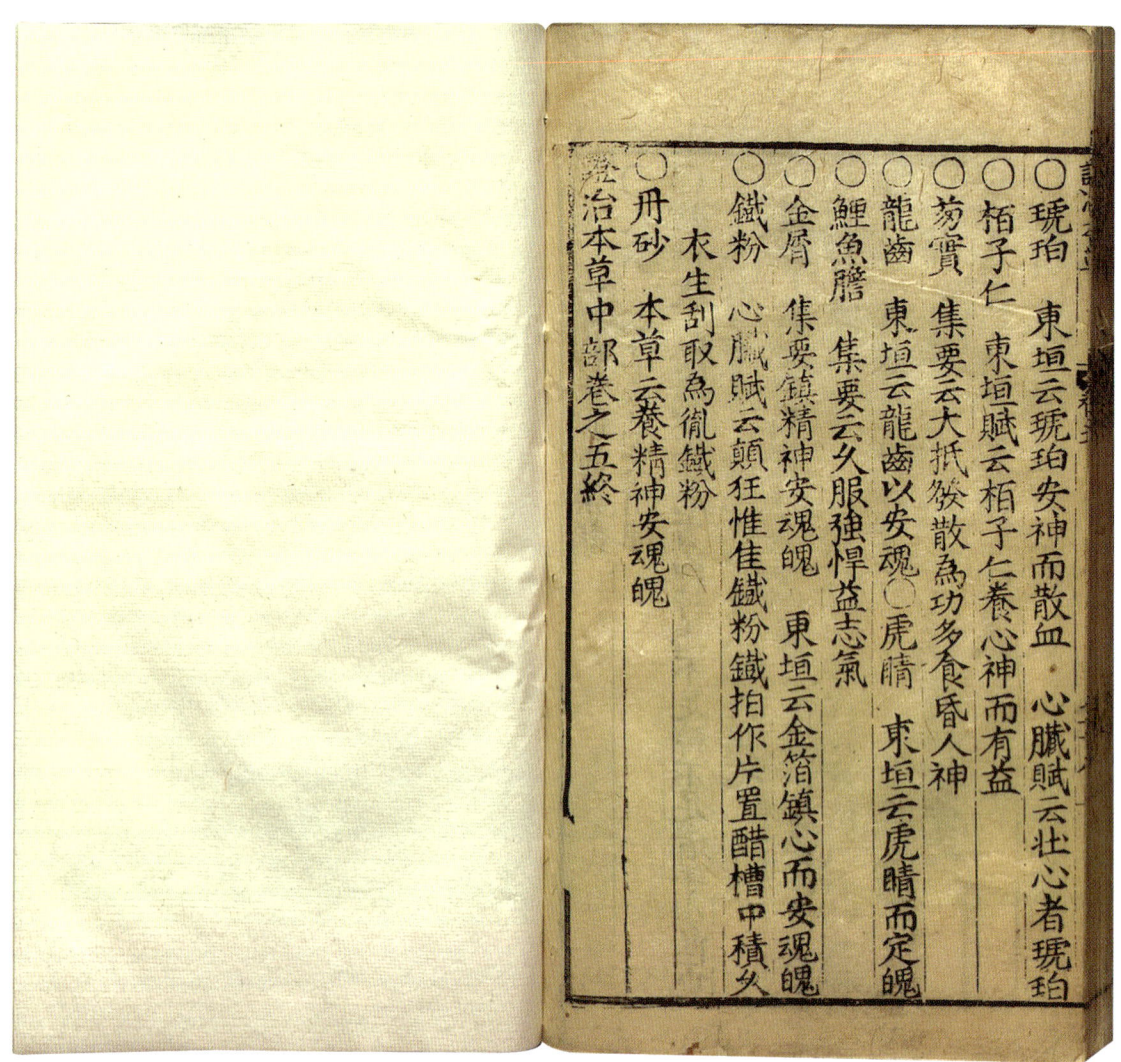

○琥珀　东垣云：琥珀安神而散血。《心脏赋》云：壮心者，琥珀。

○柏子仁　《东垣赋》云：柏子仁养心神而有益。

○葱实　《集要》云：大抵发散为功，多食昏人神。

○龙齿　东垣云：龙齿以安魂。

○虎睛　东垣云：虎睛而定魄。

○鲤鱼胆　《集要》云：久服强悍，益志气。

○金屑　《集要》：镇精神，安魂魄。东垣云：金箔镇心而安魂魄。

○铁粉　《心脏赋》云：颠狂，惟佳铁粉。铁拍作片，置醋槽中，积久衣生刮取，为胤铁粉。

○丹砂　《本草》云：养精神，安魂魄。

证治本草中部卷之五　终

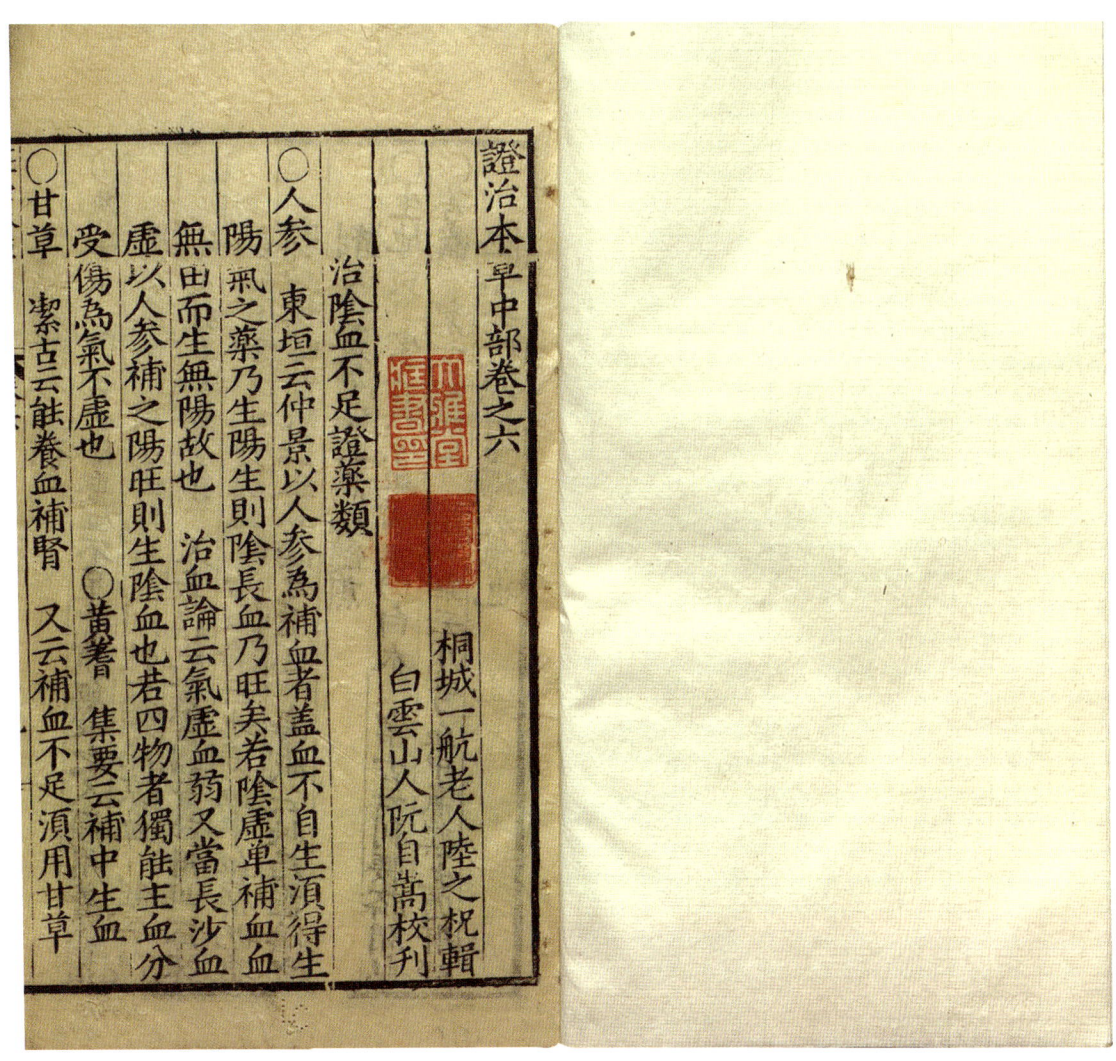

证治本草中部卷之六

桐城一航老人陆之枳辑

白云山人阮自高校刊

治阴血不足证药类

人参 东垣云：仲景以人参为补血者，盖血不自生，须得生阳气之药乃生，阳生则阴长，血乃旺矣。若阴虚，单补血，血无田而生无阳故也。《治血论》云：气虚血弱，又当长沙血虚以人参补之，阳旺则生阴血也。若四物者，独能主血分受伤，为气不虚也。

○黄芪 《集要》云：补中生血。

○甘草 洁古云：能养血补肾。又云：补血不足，须用甘草。

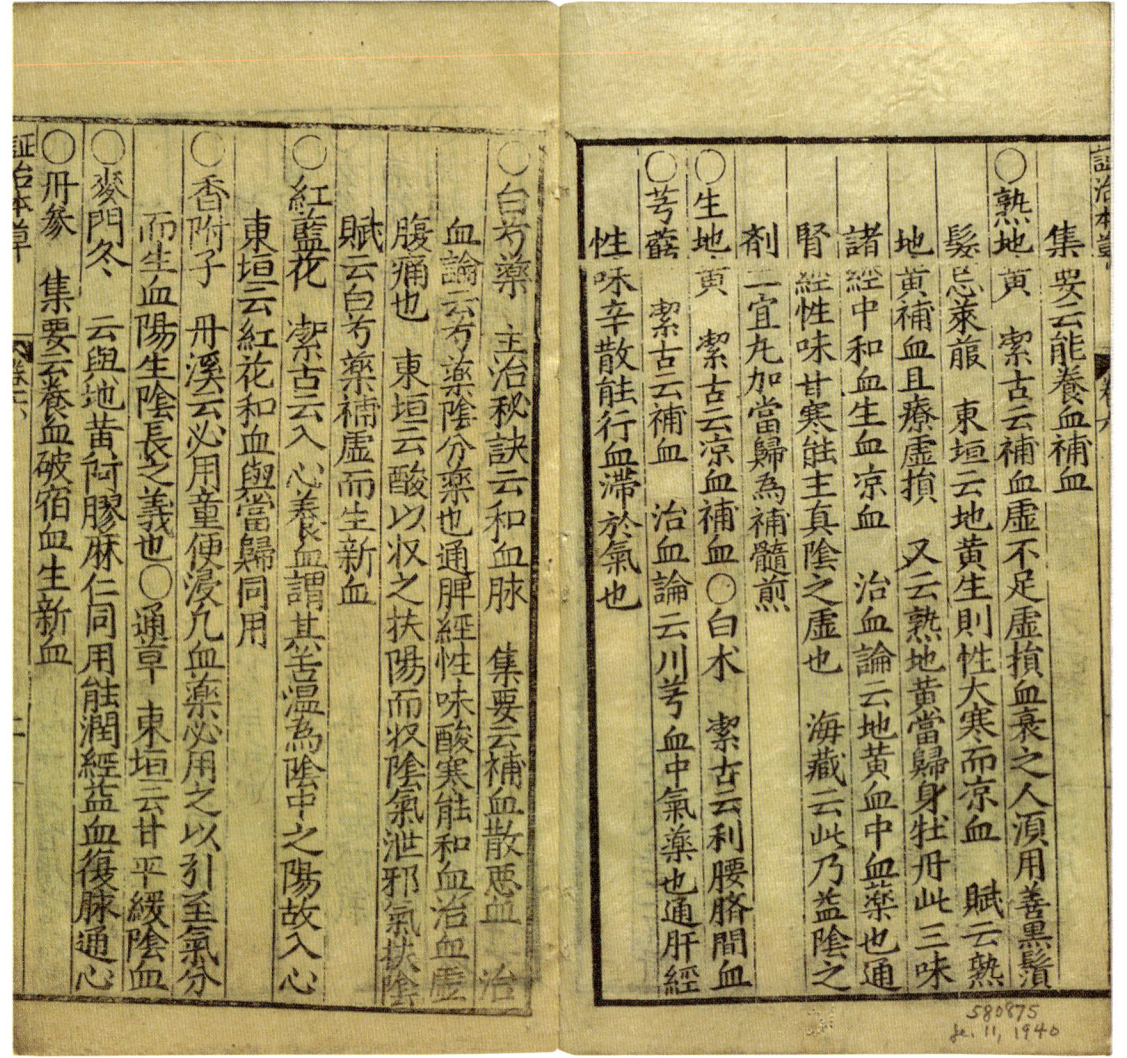

《集要》云：能养血补血。

○熟地黄　洁古云：补血虚不足，虚损血衰之人须用，善黑须发，忌莱菔。东垣云：地黄生则性大寒而凉血。《赋》云：熟地黄补血且疗虚损。又云：熟地黄、当归身、牡丹此三味，诸经中和血、生血、凉血。《治血论》云：地黄，血中血药也。通肾经，性味甘寒，能主真阴之虚也。海藏云：此乃益阴之剂，二宜丸加当归，为补髓，煎。

○生地黄　洁古云：凉血补血。○白术　洁古云：利腰脐间血。

○芎䓖　洁古云：补血。《治血论》云：川芎，血中气药也，通肝经，性味辛散，能行血滞于气也。○白芍药　《主治秘诀》云：和血脉。《集要》云：补血，散恶血。《治血论》云：芍药，阴分药也。通脾经，性味酸寒，能和血，治血虚腹痛也。东垣云：酸以收之，扶阳而收阴气，泄邪气，扶阴。《赋》云：白芍药补虚而生新血。

○红蓝花　洁古云：入心养血，谓其苦温，为阴中之阳，故入心。东垣云：红花和血，与当归同用。

○香附子　丹溪云：必用童便浸，凡血药必用之，以引至气分而生血，阳生阴长之义也。

○通草　东垣云：甘平，缓阴血。

○麦门冬　云：与地黄、阿胶、麻仁同用，能润经益血，复脉通心。

○丹参　《集要》云：养血，破宿血，生新血。

○当归　东垣云：如和血，须用当归。凡血受病者，皆用当归也。《治血论》云：当归分三，治血中主药也。通肝经，性味辛温，能活血，各归其经也。丹溪云：大能和血补血，治血症通用。《别说》云：大补不足，决取立效之药。《集要》云：男子补虚速效，不可缺也。易老云：身养血，若全用，和血。

○夏枯草　丹溪云：有补养厥阴血脉之功。○玄参　《集要》云：强阴益精。

○泽泻　《本草》云：起阴气。

○菊花　丹溪云：能补阴，须味甘者，若山野苦者勿用，伤胃气。

○侧柏叶　丹溪云：柏属阴金，性善走，故采其叶，随月建方，以取其多得月令之气也，此补阴之要药，其性多燥，久得之，大益脾土以滋其肺。

○冬瓜　丹溪云：冬瓜性急而走，久病与阴虚者忌之。

○阿胶　洁古云：甘温以补血不足，慢火炮脆，搓细用。《象》云：虚劳羸瘦，阴气不足，脚酸不能久立。

○羊肉　东垣云：羊肉甘热，能补血之虚。○诸血　《集要》云：主补人身血不足。

○鹿　《集要》云：按月令夏至，一阴生鹿角解鹿茸，利补阴。

○败龟板　丹溪云：大有补阴之功。而《本草》不言惜哉，其补阴之功力猛，而兼去瘀血，续筋骨，治劳倦。其能补阴者，盖龟乃阴中至阴之物，禀北方之气而生，故能补阴，治阴血不足，

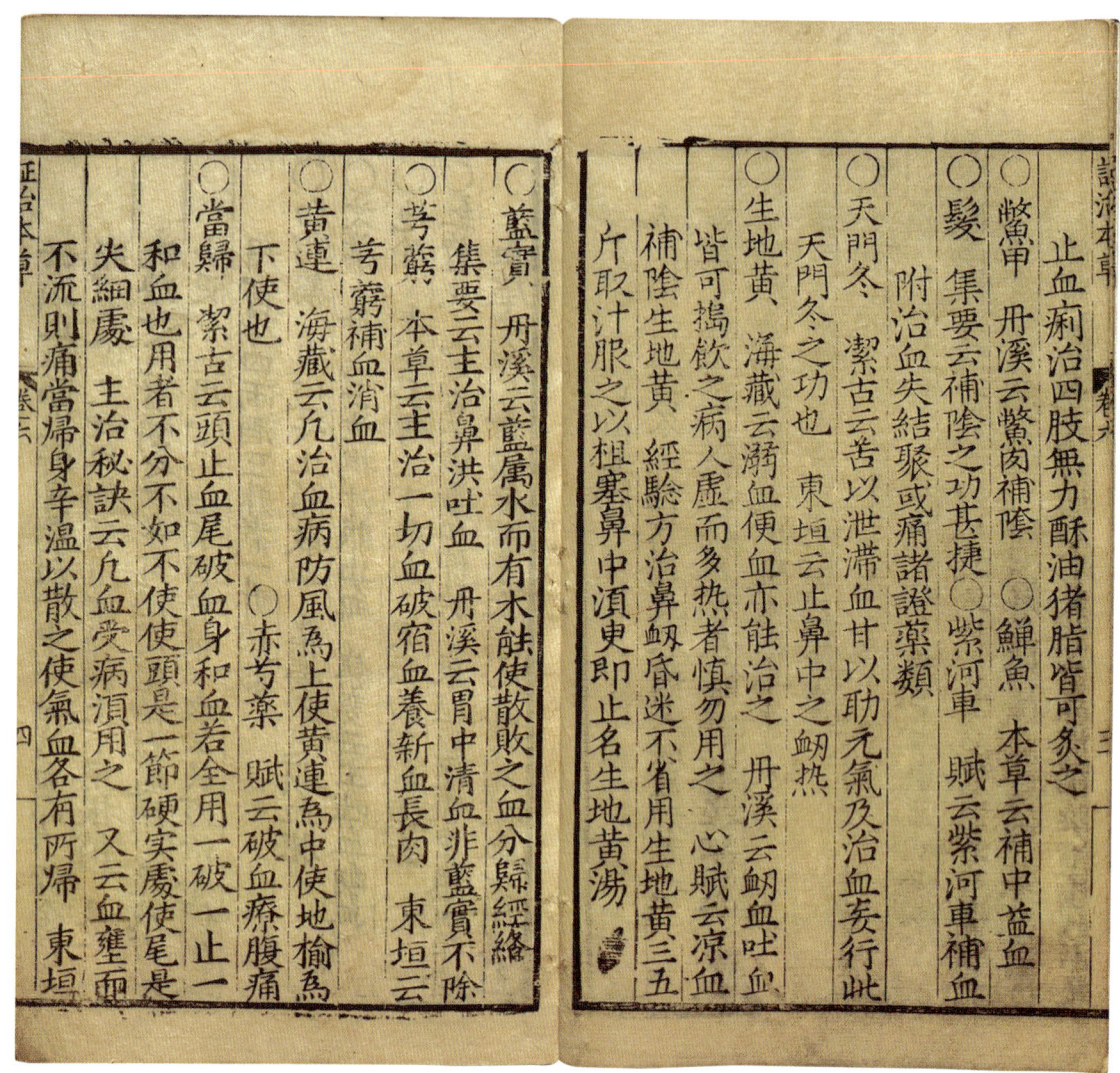

止血痢，治四肢无力，酥油、猪脂皆可炙之。

○鳖甲　丹溪云：鳖肉补阴。○鳝鱼　《本草》云：补中益血。

○发　《集要》云：补阴之功甚捷。○紫河车　《赋》云：紫河车补血。

附：治血失结聚或痛诸证药类

○天门冬　洁古云：苦以泄滞血，甘以助元气及治血妄行，此天门冬之功也。东垣云：止鼻中之衄热。○生地黄　海藏云：溺血便血，亦能治之。丹溪云：衄血吐血，皆可捣饮之。病人虚而多热者，慎勿用之。《心赋》云：凉血补阴，生地黄。《经验方》：治鼻衄，昏迷不省，用生地黄三五斤，取汁服之，以柤塞鼻中，须臾即止，名生地黄汤。

○蓝实　丹溪云：蓝属水而有水，能使散败之血分，归经络。《集要》云：主治鼻洪吐血。丹溪云：胃中清血，非蓝实不除。

○芎藭　《本草》云：主治一切血破宿血，养新血，长肉。东垣云：芎藭补血消血。

○黄连　海藏云：凡治血病，防风为上使，黄连为中使，地榆为下使也。

○赤芍药　《赋》云：破血，疗腹痛。

○当归　洁古云：头止血，尾破血，身和血。若全用，一破一止一和血也，用者不分，不如不使，使头是一节硬实处，使尾是尖细处。《主治秘诀》云：凡血受病，须用之。又云：血壅而不流则痛，当归身辛温以散之，使气血各有所归。东垣云：头止血而上行，身养血而中守，稍破血而下流，全活血而不走。又云：血刺痛，用当归，详上下，用根稍。又云：酒洗糖黄色者，嚼之大辛，可能溃坚，治血通用。《元戎》方：治小便尿血，用当归细末，酒煮服。《大全良方》：治小便出血，用当归四两，酒三升煮一升，顿服。

○白芍药　东垣云：止痛散血。《集要》云：通顺血脉。

○艾叶　丹溪云：生捣汁服，止血。《集要》云：主吐血，衄血，泻血。

○地榆　洁古云：专治下焦血。又云：治下部浓血。○红蓝花　洁古云：破留血，神验。东垣云：逐腹中恶血，而补血虚之血。丹溪云：破留血，养心血，多用破血，少用养血。

○郁金　东垣云：主积血下气，生肌止血，破恶血，治阳毒入胃，下血频痛。《集要》云：止血淋，尿血。《经验方》云：尿血不定，葱白相和煎服，效。《丹溪方》云：痰带血丝，以郁金研细，入韭汁、童便二物，内服之，其血自清。又方：治呕血，以郁金，用韭汁、童便、姜汁磨服。又方：治吐衄血上行，郁金为末，姜汁、童便、好酒调服。如无郁金，则以山茶花代之。

○蓬莪术　海藏云：其色黑，破气中之血，入气药中发诸香。虽为泄剂，亦能益气，故孙用和治气短不能续，所以大小七香丸、集香丸散及汤中，多用此也。

○半夏　丹溪云：诸血证禁，服燥津液故也。

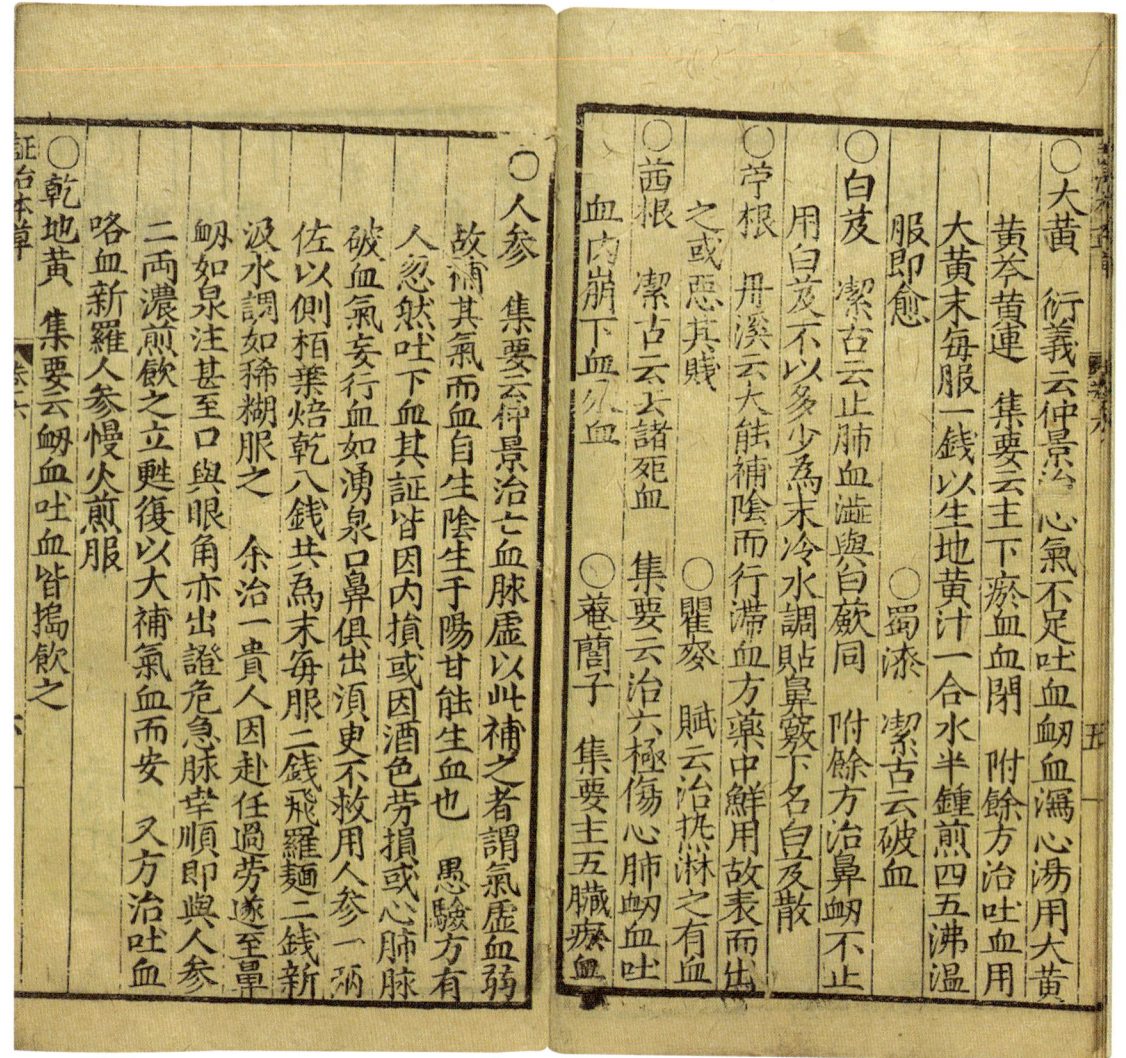

○大黄　《衍义》云：仲景治心气不足，吐血衄血，泻心汤，用大黄、黄芩、黄连。《集要》云：主下瘀血，血闭。《附余方》：治吐血，用大黄末，每服一钱，以生地黄汁一合，水半钟煎四五沸，温服即愈。○蜀漆　洁古云：破血。

○白及　洁古云：止肺血涩，与白蔹同。《附余方》：治鼻衄不止，用白及不以多少为末，冷水调贴鼻窍下，名白及散。○苎根　丹溪云：大能补阴而行滞血，方药中鲜用，故表而出之，或恶其贱。

○瞿麦　《赋》云：治热淋之有血。

○茜根　洁古云：去诸死血。《集要》云：治六极伤心肺，衄血吐血，内崩，下血尿血。

○菴𦵯子　《集要》：主五脏瘀血。

○人参　《集要》云：仲景治亡血脉虚，以此补之者，谓气虚血弱，故补其气而血自生，阴生于阳，甘能生血也。愚验方有人忽然吐下血，其证皆因内损，或因酒色劳损，或心肺脉破，血气妄行，血如涌泉，口鼻俱出，须臾不救。用人参一两，佐以侧柏叶，焙干八钱共为末，每服二钱，飞罗面二钱，新汲水调如稀糊，服之。余治一贵人因赴任过劳，遂至鼻衄如泉注，甚至口与眼角亦出，证危急，脉幸顺，即与人参二两浓煎，饮之立苏，复以大补气血而安。又方：治吐血咯血，新罗人参慢火煎服。

○干地黄　《集要》云：衄血吐血，皆捣饮之。

○茺蔚子 《集要》云：疗血逆大热，头痛心烦。

○车前子 《集要》云：叶及根主鼻衄瘀血，尿血，捣汁饮之。愚验方鼻衄神效，以车前草，即虾蟆衣采一握洗净，石柏内捣细，用绢布包之绞出自然汁，每半盏入好蜜二茶匙，用热水重汤温热，徐徐呷之，日二三服，养性安坐。《直指方》：治溺血，车前子晒干为末，每二钱，以车前子叶煎汤调下。○卷柏 《集要》云：生用破血，炙用止血。

○蒲黄 《集要》云：止血，消瘀血。又云：治一切吐衄唾崩，肠风血痢，尿血扑血。又云：若破血消肿，生用补血，止血炒用。

○天名精 《集要》云：主治瘀血，血瘕欲死，下血止血。

○紫参 《集要》云：治唾血衄血，肠中聚血。○茅根 《集要》云：除瘀血血闭。又云：煮服之，主鼻洪及下血溺血。又云：花亦主吐血衄血。《赋》云：茅根止血与吐衄。《附余方》：治鼻血不止，用茆花塞鼻中，外用茅花浓煎汤服。

○大小蓟根 《集要》云：止吐血，衄血，下血。小蓟专主血疾。东垣云：大小蓟除诸血之鲜。丹溪云：治下焦结热，血淋。

○黄芩 《集要》云：主下血闭。又云：枯飘者，名宿芩，入肺经，酒炒上行，主上部积血，非此不能除。○白头翁 东垣云：鼻衄血，无此不效。《集要》云：止鼻衄。

○干姜 丹溪云：凡止血，须炒令黑用之。《集要》云：炒黑，止唾

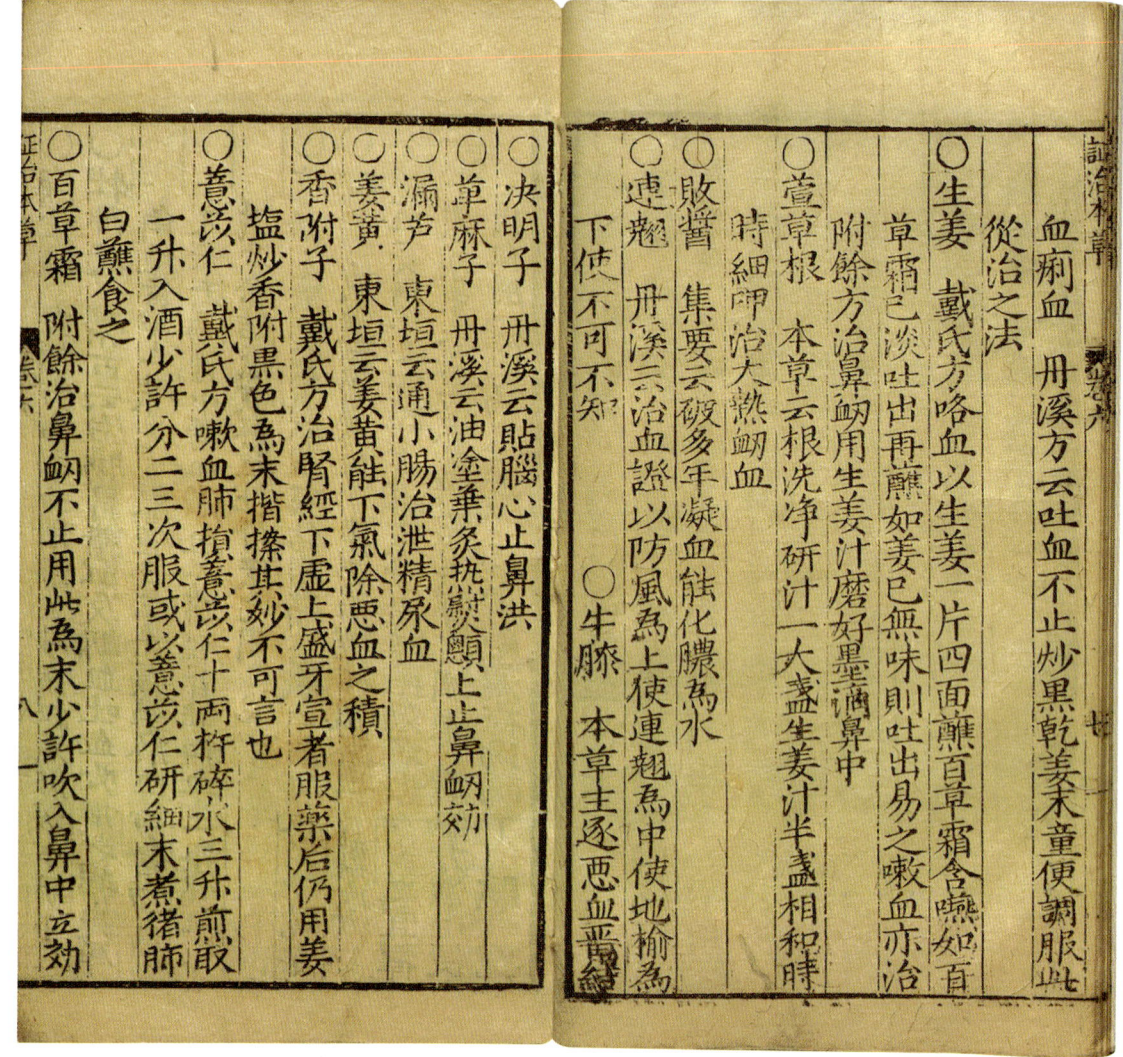

血痢血。《丹溪方》云：吐血不止，炒黑干姜末，童便调服，此从治之法。

○生姜　《戴氏方》：咯血，以生姜一片，四面蘸百草霜含咽，如百草霜已淡，吐出再蘸，如姜已无味，则吐出易之，嗽血亦治。《附余方》：治鼻衄，用生姜汁磨好，墨滴鼻中。

○萱草根　《本草》云：根洗净，研汁一大盏，生姜汁半盏相和，时时细呷，治大热衄血。○败酱　《集要》云：破多年凝血，能化脓为水。

○连翘　丹溪云：治血证，以防风为上使，连翘为中使，地榆为下使，不可不知。

○牛膝　《本草》：主逐恶血留结。○决明子　丹溪云：贴脑心，止鼻洪。

○蓖麻子　丹溪云：油涂叶，炙热熨囟上，止鼻衄效。

○漏芦　东垣云：通小肠，治泄精尿血。○姜黄　东垣云：姜黄能下气，除恶血之积。

○香附子　《戴氏方》：治肾经下虚，上盛牙宣者，服药后仍用姜、盐炒香附黑色，为末，揩擦[1]，其妙不可言也。

○薏苡仁　《戴氏方》：嗽血肺损，薏苡仁十两杵碎，水三升煎，取一升入酒少许，分二三次服，或以薏苡仁研细末，煮猪肺白，蘸食之。

○百草霜　《附余》：治鼻衄不止，用此为末，少许吹入鼻中，立效。

[1] 擦：原作"摖"，据《秘传证治要诀及类方》卷四改。

○海金沙　《直指方》：治溺血，用海金沙为细末，新汲水调下。

○牡丹皮　洁古云：治肠胃积血及衄血吐血，必用之药。是犀角、地黄中一味也。东垣云：主除癥坚瘀血，留舍肠胃。又云：去肠胃中留血滞血于诸经，皆能和血生血凉血。《赋》云：除结气，破瘀血，牡丹皮之用。

○干漆　《集要》云：消瘀血痞结腰痛。《赋》云：消血杀虫于干漆。

○琥珀　东垣云：溃瘀血。《集要》云：破结癥瘀血。《戴氏方》：治血妄行于上，或吐或咯或嗽，用琥珀效者，固多有之，宜择末药中入此一味，或煎药去滓，可调服。《附余方》：治小便出血，用琥珀为末，每服二钱，灯心薄荷汤调下。《赋》云：琥珀散血。

○枳实　《主治秘诀》云：散败血。○苏木　洁古云：发散表里风邪，破死血。《集要》云：主破血。○柏叶　《集要》云：主吐血衄，血痢血崩，中赤白尿血。《丹溪方》云：治吐血，以童便一分，酒半分，擂柏叶温服，非酒不行。一方：治衄不止，用新采柏叶，擂水服之即止。《附余方》：治吐血，用柏叶瓦上焙干为末，每服三钱，食后米饮调下，亦治咳血呕血。○檗木　《集要》云：治吐衄下血。

○茵桂　《集要》云：唾血吐血，桂心捣末，水调下方寸匕。

○肉桂　《集要》云：通血脉，消瘀血。《赋》云：肉桂行血，疗心冷。丹溪方：治吐血，以交趾桂五钱为末，冷水调服。

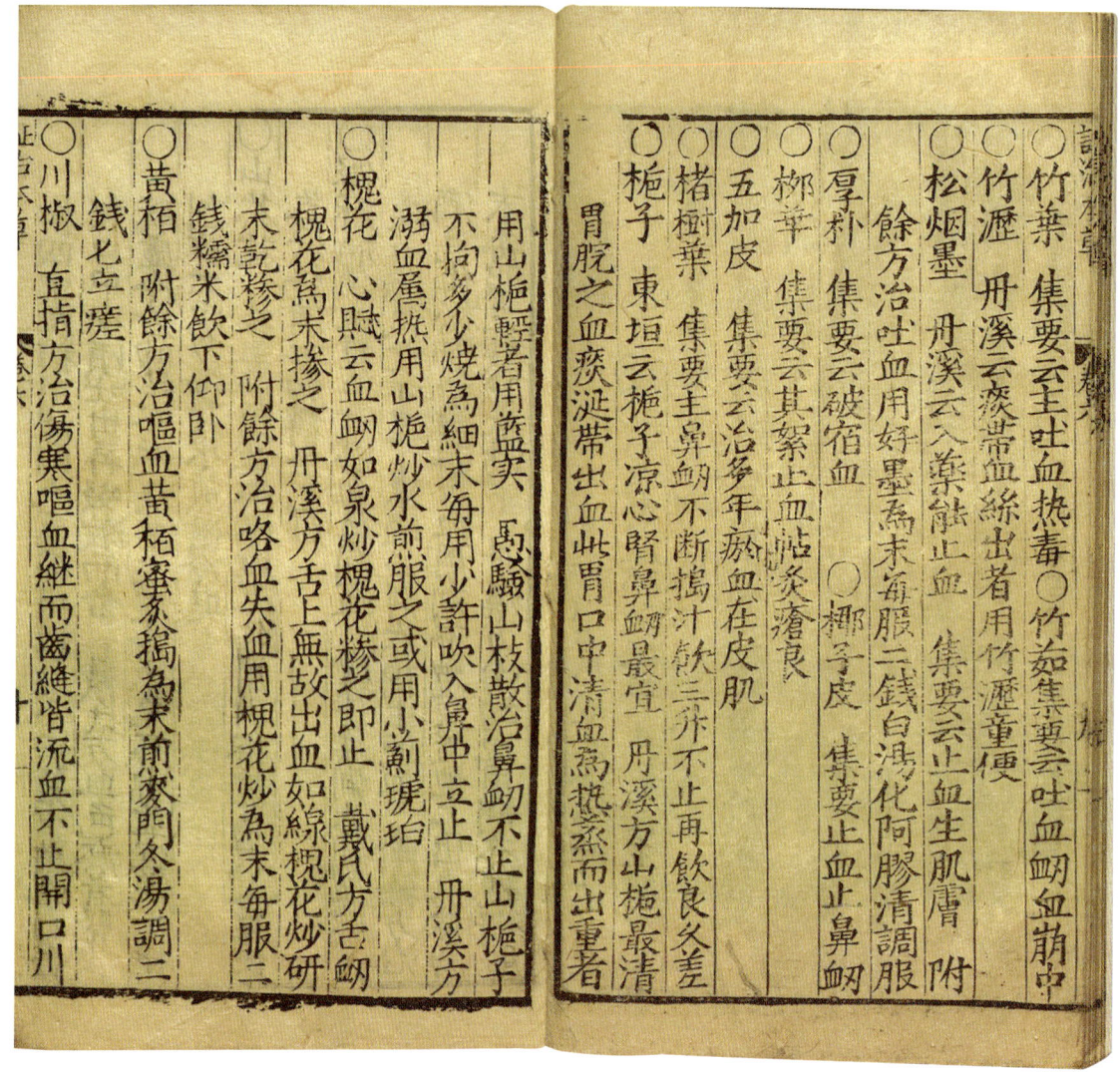

○竹叶　《集要》云：主吐血热毒。○竹茹　《集要》云：吐血衄血，崩中。

○竹沥　丹溪云：痰带血丝出者，用竹沥童便。

○松烟墨　丹溪云：入药能止血。《集要》云：止血，生肌肤。《附余方》：治吐血，用好墨为末，每服二钱，白汤化阿胶清调服。

○厚朴　《集要》云：破宿血。○椰子皮　《集要》：止血，止鼻衄。

○柳叶　《集要》云：其絮止血，帖灸疮良。○五加皮　《集要》云：治多年瘀血在皮肌。

○楮树叶　《集要》：主鼻衄不断，捣汁饮三升不止，再饮，良久差。

○栀子　东垣云：栀子凉心肾，鼻衄最宜。《丹溪方》：山栀最清胃脘之血，痰涎带出血，此胃口中清血，为热蒸而出。重者，用山栀；轻者，用蓝实。愚验山枝散治鼻衄不止，山栀子不拘多少，烧为细末，每用少许，吹入鼻中，立止。《丹溪方》：溺血属热，用山栀炒水煎服之，或用小蓟、琥珀。

○槐花　《心赋》云：血衄如泉，炒槐花糁之即止。《戴氏方》：舌衄，槐花为末掺之。《丹溪方》：舌上无故出血如线，槐花炒研末，干糁之。《附余方》：治咯血失血，用槐花炒为末，每服二钱，糯米饮下，仰卧。

○黄柏　《附余方》：治呕血，黄柏蜜炙捣为末，煎麦门冬汤，调二钱匕，立瘥。

○川椒　《直指方》：治伤寒呕血，继而齿缝皆流血不止。开口川椒四十九粒，用法醋大盏同煎，临热入白矾少许漱口，含在口中，少顷吐出，再啜嗽而含。《戴氏方》：血色瘀者，肾、膀胱虚冷，若的是冷淋及下元虚冷，血色瘀者，并宜汉椒根剉碎，不以多少，白水煎，候冷进。○山茶花　《集要》云：治吐血衄血上行，用山茶花为末，入童便、姜汁、好酒下，加郁金尤妙。

　　○假苏即荆芥　《本草》云：下瘀血，通利血。洁古云：荆芥利血脉，宣通五脏气之不足。东垣云：荆芥穗主便血。《附余方》：治酒色伤心肺，口鼻俱出血。用荆芥烧灰，置地上，出火毒为末，每服三钱，陈米汤下。《丹溪方》：治衄血，用荆芥穗研服。

　　○苦荬　《赋》云：尿血，煮苦荬菜根，用酒与水煎服。

　　○水苏　《集要》云：主吐血衄血，血崩血痢。

　　○韭　丹溪云：其性急，研取真汁，冬月用根，冷饮细细呷之，以下膈中瘀血，甚效。《丹溪方》：经血逆行，或吐或唾衄，以韭叶汁服之，立效。

　　○莱菔根　《集要》云：能止血消血。《戴氏方》：治鼻衄，服药后令以萝卜汁滴入，亦可。《严氏方》莱菔饮：治鼻衄不止，萝卜不拘多少，捣取自然汁，每服一盏，入盐少许，冷服不拘时候，或滴少许入鼻中，亦可。《丹溪方》：用萝卜上半段捣汁服，又以滴鼻孔中。《直指方》：治诸热，吐血衄血，生萝卜取

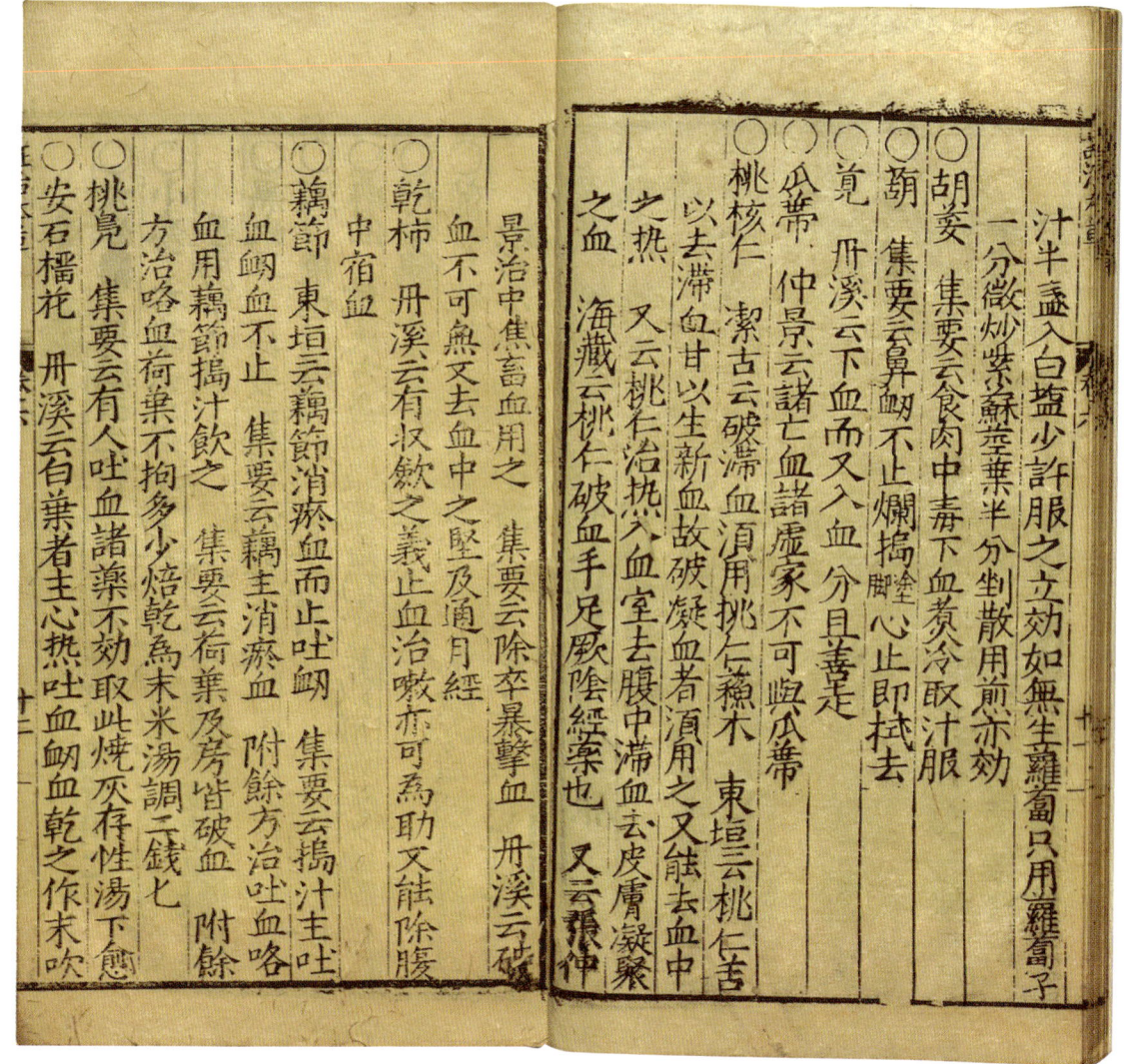

汁半盏，入白盐少许服之，立效。如无生萝卜，只用萝卜子一分微炒，紫苏茎叶半分剉散，用煎亦效。

○胡荽　《集要》云：食肉中毒下血，煮冷，取汁服。

○葫　《集要》云：鼻衄不止，烂捣涂脚心止，即拭去。

○苋　丹溪云：下血而又入血分，且善走。

○瓜蒂　仲景云：诸亡血，诸虚家，不可与瓜蒂。

○桃核仁　洁古云：破滞血，须用桃仁、苏木。东垣云：桃仁苦以去滞血，甘以生新血，故破凝血者须用之，又能去血中之热。又云：桃仁治热，入血室，去腹中滞血，去皮肤凝聚之血。海藏云：桃仁破血，手足厥阴经药也。又云：张仲景治中焦畜血用之。《集要》云：除卒暴击血。丹溪云：破血不可无，又去血中之坚及通月经。

○干柿　丹溪云：有收敛之义，止血，治嗽亦可为助，又能除腹中宿血。

○藕节　东垣云：藕节消瘀血而止吐衄。《集要》云：捣汁，主吐血、衄血不止。《集要》云：藕主消瘀血。《附余方》：治吐血咯血，用藕节捣汁饮之。《集要》云：荷叶及房皆破血。《附余方》：治咯血，荷叶不拘多少，焙干为末，米汤调二钱匕。

○桃凫　《集要》云：有人吐血，诸药不效，取此烧灰存性，汤下愈。

○安石榴花　《丹溪云》：白叶者，主心热，吐血衄血，干之作末，吹鼻中，立差。

　　○大麦蘖　丹溪云：主行上焦之滞血，腹中鸣者用之。

　　○小麦　《本草》云：止漏血唾血。《集成方》：治吐血，用面略炒，京墨磨下二钱。

　　○麻子　《集要》云：破积血，复血脉。○黑大豆　《集要》云：伤中，淋露，下瘀血。

　　○酒　东垣云：酒有行药破血之用。

　　○麻油　《戴氏方》：鼻衄，服药后仍令其以麻油滴入鼻。

　　○丹雄鸡　《集要》云：翮羽主下血闭。

　　○龙骨　《集要》云：尿血，鼻血，吐血。愚验方治衄过多，龙骨不以多少，研为末，以少许吹入鼻中。凡九窍出血，皆可用此吹。《严氏》治时气：鼻三升以上，恐多宜此药止。《丹溪方》：妇女无故尿血，龙骨一两，酒调方寸匕。

　　○牛角䚡　《集要》云：下闭血瘀血疼痛。

　　○鹿角　《集要》云：逐邪恶气，留血在阴中，小腹血急痛，腰脊痛，折伤恶血，尿血。

　　○羚羊角　《集要》：去恶血注下。○犀角　《丹溪方》：治血，大凡用犀角，能解毒。

　　○猪心　《集成方》：治嗽血，用猪心一个，竹刀刮开，勿令相杂，以沉香一钱，半夏七个，人在缝中，纸裹，蘸小便内令湿，煨熟，去半夏，只吃猪心，亦治吐血。

　　○水蛭　海藏云：仲景抵当汤用虻虫、水蛭，咸苦以泄畜血也。

《经》云：有故无损也。虽可用之，亦不甚稳。莫若四物汤，加酒浸大黄各半，用之为妙。《集要》云：主逐恶血瘀血。

○五灵脂 丹溪云：能行血止血。又云：治下血，用此炒为末，芎归汤调下。○蚕蜕 《集要》云：治吐血，鼻洪。○蛴螬 《集要》云：主恶血血瘀痹，破折，血在胁下坚满痛，月闭。○绵 《附余》：治咳嗽血，用新绵烧灰，半钱，食后好酒调服。

○硝石 《药性论》云：破血破积，散坚结，治腹胀。○朴硝 《本草》：主除留血闭结。○芒硝 《本草》云：破留血。○珊瑚 《集要》云：主宿血，鼻衄，末吹鼻中。

○铛墨 《集要》云：血晕吐血，以酒或水细研，温服之。

○水 擫而衄不止，服药后乃蓦然以水喷其面，使载惊则止，非特擫衄、五窍出血，皆可以水沃嚵，惊则血止。《集成》：治衄血不止，以纸作八折，水湿顶上，熨干即止。

○伏龙肝即锅心土 《附余方》：治衄血，伏龙肝半升，以新汲水一大碗淘取汁，和蜜，顿服。○赤石脂 《日华》云：吐血衄血。○灵砂 《直指》：治暴惊风，九窍血脉虚者，灵砂百粒分三次，人参煎汤下，此证不可错认，血得热则宣流，妄用凉血误矣。

○花蕊石 葛可久治劳瘵，五内崩损，涌喷血出斗升，用此止之。花蕊石火煅存性，研如粉，童子小便一钟煎温，调末三钱，甚者五钱，食后服男用酒一半，女用醋一半，与小便和药服。使瘀血化为黄水，服讫以独参汤补之。

　　○人溺　《集要》云：主卒血攻心，扑损瘀血，吐血鼻洪。和少生姜汁，煎二三沸，乘热服。

　　○乱发　丹溪云：补阴之功甚捷，此即乱发也。烧灰研末，调方寸匕，治鼻衄欲死者，立效。更以末吹鼻中，甚验。《集要》云：止血闷血晕，金疮，肠风血痢，烧灰，勿令绝过。又云：煎膏，长肉，消瘀血。《微义》发灰散：治小便尿血，或便前便后，亦远近之谓也。用发灰，每服二钱，以米醋二合汤少许服，井花水调亦得。愚验方治小便出血，则小肠气、秘气，秘则小便难，其痛者谓之淋，不痛者谓之尿血。头发烧存性，为末，新汲水调下妙。《直指方》：治肌衄，用男胎发盦之，立效。

　　○童便　丹溪云：吐血，用童便，调香附米或白及末服之。余治诸热吐衄药中，每入半合效速，或单用，无不验。盖其性降火滋阴，能消瘀血，止吐衄。但取年十二岁以下无欲者，绝其烹炮咸酸①，多与米饮、薄粥，以助水道。下以磁器盛之，每一钟少入生姜自然汁，二三点搅匀服，日二三次。天寒重汤温服，须以饮食，相远为佳。

　　○人中白　《集成》：治衄血用此。瓦上火逼干，入麝香少许，研为细末，酒下。

　　○人血　吴氏治一少年吐血如涌泉，诸药不效，虚羸瘦削，甚

①酸：原作"踩"，据《本草纲目》卷五十二人尿条改。

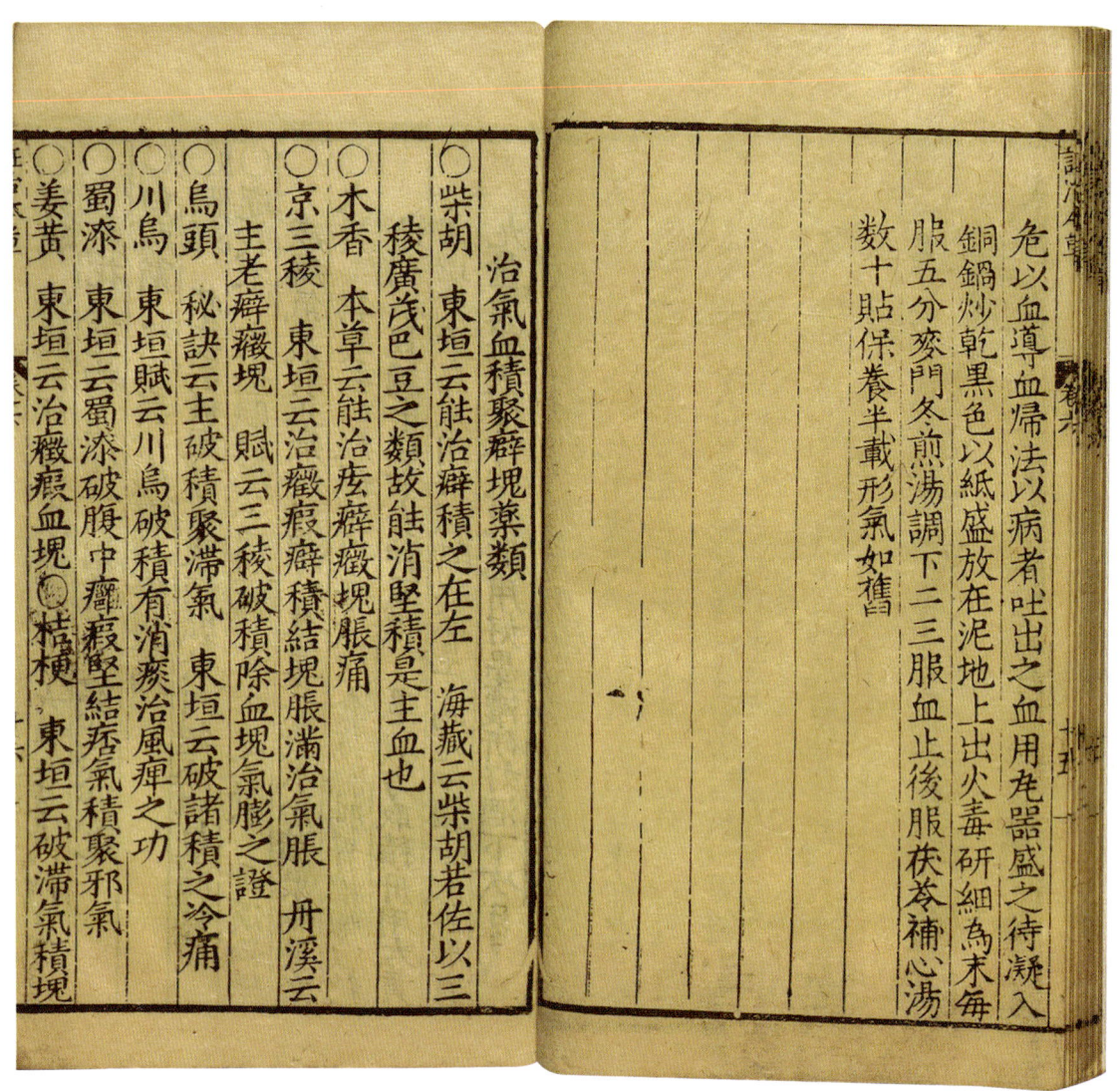

危，以血导血归法，以病者吐出之血，用瓦器盛之，待凝入铜锅炒干黑色，以纸盛放在泥地上，出火毒，研细为末，每服五分，麦门冬煎汤调下，二三服血止后，服茯苓补心汤数十贴，保养半载，形气如旧。

治气血积聚癖块药类

○柴胡　东垣云：能治癖积之在左。海藏云：柴胡若佐以三棱、广茂、巴豆之类，故能消坚积是主血也。

○木香　《本草》云：能治疝癖癥块，胀痛。

○京三棱　东垣云：治癥瘕癖积，结块胀满，治气胀。丹溪云：主老癖癥块。《赋》云：三棱破积，除血块气膨之证。

○乌头　《秘诀》云：主破积聚滞气。东垣云：破诸积之冷痛。

○川乌　《东垣赋》云：川乌破积，有消痰，治风痹之功。

○蜀漆　东垣云：蜀漆破腹中痛瘕，坚结痞气，积聚邪气。

○姜黄　东垣云：治癥瘕血块。

○桔梗　东垣云：破滞气积块。

○芫花　海藏云：胡洽治痰饮癖，加以大黄、甘草、大戟、甘遂与芫花，共五物同煎，盖以相反主之，欲其大吐也。○白头翁　《集要》云：治癥瘕积聚，腹痛。

○阿魏　《集要》云：破癥积。《东垣赋》云：阿魏除脾气而破积。

○蓬莪术　《东垣赋》云：疗心痛，破积聚，用蓬莪术。丹溪云：破痃癖气最良，止痛，醋炒用。《集要》云：莪术治积聚为要药。

○大黄　《集要》云：破癥瘕积聚，留饮宿食，荡涤肠胃，推陈致新，通利水谷，调中化食，安和五脏。愚验方取积丹，用大黄不以多少为末，用好酽醋熬膏子为丸，如梧子大，每服百丸，量虚实大小，休吃晚饭，用好墨浓研，好酒下，次日见脓。

○海藻　《集要》云：治癥瘕坚气，腹中上下鸣。

○甘遂　《集要》云：治留饮宿食，破癥结积聚，利水谷道。《附余方》：治酒积，面黄黑色，腹胀不消。用甘遂一钱为末，以猪槽头肉一两，细切捣烂，和末，作一丸纸，裹火煨，令香熟，取出，临卧细嚼，酒咽，取出病根。

○大戟　《集要》云：主积聚癥结。○荛花　《集要》云：破积聚，大坚癥瘕，荡涤肠胃，留癖。○蓖麻子　《集要》云：主水癥水胀。又云：水癥，水研二十枚服之，吐恶沫加至三十枚，三日一胀，差则止。○狼毒　《集要》云：破积聚饮食，寒热，水气，胁下积癖。

○续随子　《集要》云：除痰饮积聚，下恶滞物。

○夏枯草 《集要》云：破癥。○苍术 《集要》云：消痃癖气块。

○蒺藜子 《集要》云：主恶血，破症结积聚。

○丹参 《集要》云：主寒热积聚，破症除瘕。

○紫参 《集要》云：治心腹积聚。○木贼 《集要》云：亦消积块。

○蓝实 《集要》云：治鳖瘕。叶一斤，捣水三升，绞汁一升，日二服。

○附子 《集要》云：破症结积聚，血瘕。○天雄 《集要》云：破积聚邪气。

○葶苈 一主癥瘕，积聚结气。○威灵仙 东垣云：宣通五脏，去腹内癖滞。又云：推肠中新旧之滞，消胸中痰淫之癖。《集要》云：治久积癥瘕痃气块。

○玄参 丹溪云：《本草》治腹中寒热积聚。○卷柏 《东垣赋》云：生卷柏破癥瘕，而血通。○当归稍 东垣云：当归稍除症癖，破恶血。

○干漆 丹溪云：性急能飞补，近用为去积滞之药。若用之中节，积去后，补性，内行人不知也。东垣云：削年深坚结之沉积，破日久秘结之瘀血。○丁香 海藏：消痃癖，除冷劳。○枳实 《主治秘诀》云：主破坚积。东垣云：削年深之坚积。

○枳壳 东垣云：削腹中连年之积。《集要》云：破症结痃癖。

○巴豆 洁古云：导气消积。又云：巴豆辛阳，去胃中寒积。东垣云：削坚积，荡脏腑之沉寒。《药性论》云：若缓治为消坚磨积之剂，则炒烟出，令紫黑色用，可以通肠，可以止泄，世所不知也。丹溪云：去胃中寒積，無寒積者勿用。《集要》云：破癥瘕結聚堅積，留飲痰癖。《賦》云：巴豆利痰水，能破積結。○石南　《集要》：破積聚，逐風痹。

○郁李仁　《藥性論》云：根宣結氣，破積聚。

○皂莢　《集要》云：療腹脹滿，破堅症，墮胎，可爲沐藥。

○烏柏木根皮　《集要》云：主暴水，症結積聚。

○花椒　《附餘方》：治茶積，用花椒爲末，麪糊爲丸如梧子大，每服拾丸，茶湯送下。

○紫蘇　《集要》云：破症結。○馬齒莧　《集要》云：破症結。又云：生搗絞汁服，當利下惡物。○青皮　潔古云：破堅癖。又云：治左臂有積氣。東垣云：破滯削堅積，皆治在下者，效。故云：削堅積，愈下而愈良。丹溪云：主氣滯，破積滯結氣，消食，少陽經下藥也。陳皮治高，青皮治低，氣虛弱少用。○大麥　《集要》云：破症結冷氣。

○醋　《集要》云：破症塊堅積。○神曲　《集要》云：破症結，去冷氣。

○白油麻　《集要》云：治發症，飲油一升，多吐出。

○黑大豆　《集要》云：散五臟堅積內寒。

○大豆黃卷　《集要》云：主五臟胃氣堅積，益氣止毒。

○雄雀屎　《集要》云：除疝瘕爛，疵癖諸塊，伏梁。

○熊脂　《集要》云：主五臟腹中積聚寒熱，羸瘦。

○牛肉　丹溪倒仓法：去积聚最妙，在病者之能养也。

○白马溺　《集要》云：破症坚积聚，男子伏梁积疝，妇人瘕疾。铜器盛饮之，又治鳖瘕。○龙骨　《集要》云：破癥瘕坚结。○腽肭脐　《集要》云：治宿血结块，疝癖，羸瘦。

○蜚虻　《集要》云：主逐瘀血，破下血积，坚痞，癥瘕寒热，通利血脉及九窍，喉痹。

○蜈蚣　一去心腹寒热积聚。○䗪虫　《本草》云：仲景主治久瘕积结，有大黄䗪虫丸。《集要》云：心腹寒热，洗血积癥瘕，破坚，下血闭，生子。

○牡蛎　洁古云：能软痞积，烧白，捣细用。东垣云：软坚积。《集要》云：除老血，软积痞。○蛤蜊　一主老瘕为寒热者。○鳖甲　《东垣赋》云：鳖甲主癥瘕，又治劳疟。丹溪云：主心腹癥瘕坚积，及寒热去痞。

○瓦垄子　丹溪云：瓦垄子能消血块，亦能消痰，即蚶壳也。

○朴硝　《本草论》云：逐六腑积聚，结固留癖。《日华》云：主通泄五脏百病及症结。

○芒硝　去坚积热块，肠中垢。○玄明粉　《本草》云：治五脏宿滞症结并风痃，症气胀满。《集要》云：肠胃宿垢软积，开痰。○铅粉　《药性论》：治积聚不消。

○禹余粮　《本草》云：主癥瘕，小腹痛结，烦疼。《集要》云：治血闭，癥瘕，大热。

○滑石　《本草》云：荡胃中积聚。

○硇砂　《本草》云：主积聚，破血结。陈藏器云：消气块。东垣

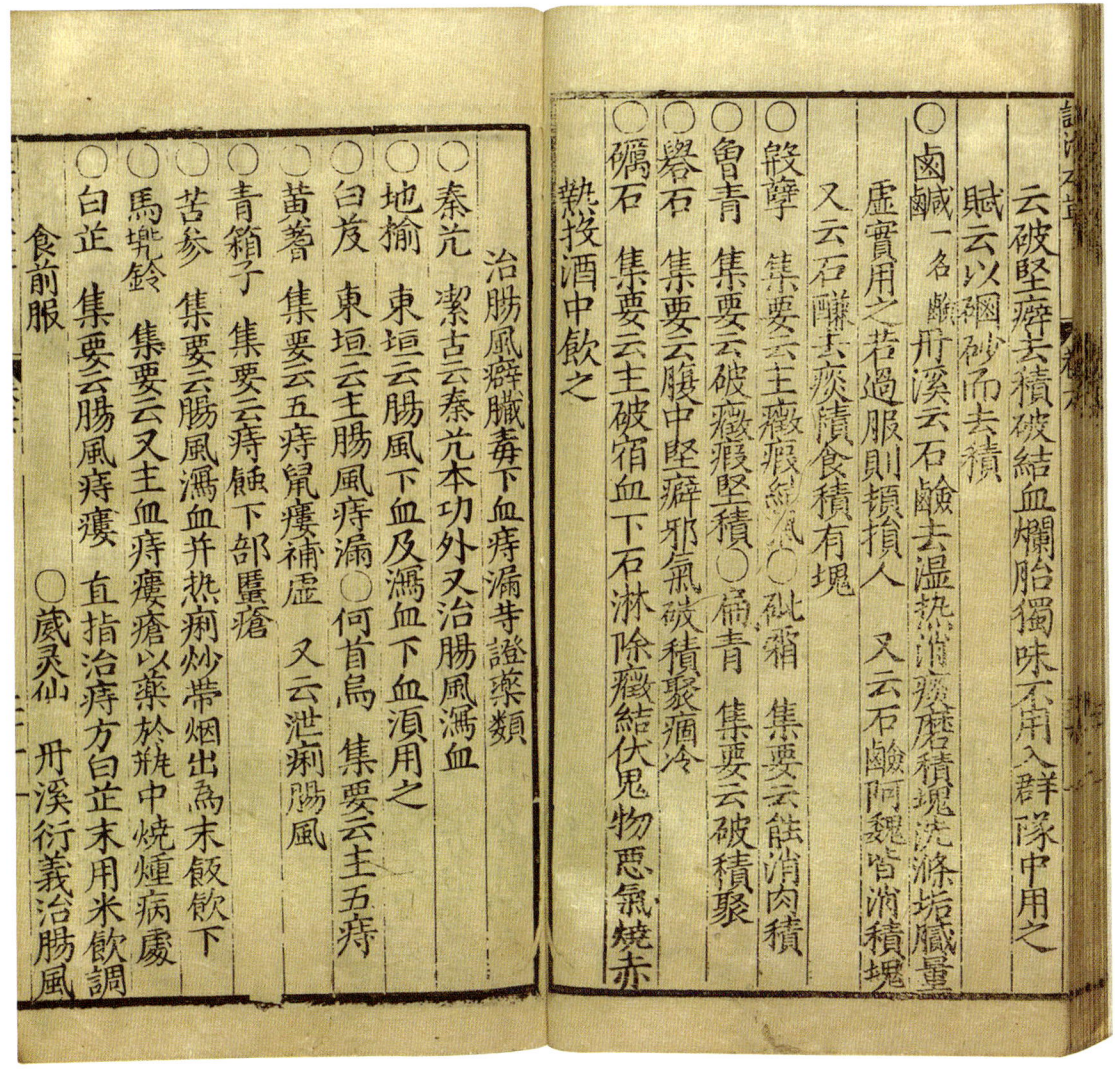

云：破坚癖，去积，破结血，烂胎，独味不用，入群队中用之。《赋》云：以硇砂而去积。

○卤碱一名碱　丹溪云：石碱去湿热，消痰，磨积块，洗涤垢腻，量虚实用之。若过服，则顿损人。又云：石碱、阿魏皆消积块。又云：石碱去痰积，食积有块。

○殷孽　《集要》云：主瘕痕结气。○砒霜　《集要》云：能消肉积。

○曾青　《集要》云：破瘕痕坚积。○扁青　《集要》云：破积聚。

○礜石　《集要》云：腹中坚癖，邪气，破积聚瘤冷。○砺石　《集要》云：主破宿血，下石淋，除症结，伏鬼物恶气，烧赤，热投酒中，饮之。

治肠风癖脏毒下血痔漏等证药类

○秦艽　洁古云：秦艽本功外，又治肠风泻血。○地榆　东垣云：肠风下血及泻血，下血，须用之。○白及　东垣云：主肠风痔漏。

○何首乌　《集要》云：主五痔。○黄芪　《集要》云：五痔，鼠瘘，补虚。又云：泄痢肠风。○青葙子　《集要》云：痔蚀下部䘌疮。

○苦参　《集要》云：肠风泻血并热痢，炒带烟出为末，饭饮下。

○马兜铃　《集要》云：又主血痔瘘疮，以药于瓶中烧烟病处。

○白芷　《集要》云：肠风痔瘘。《直指》治痔方：白芷末用米饮调，食前服。

○威灵仙　丹溪《衍义》：治肠风。

○木賊　集要云療腸風止痢　丹溪云得槐鵝桑耳療腸風下血服之效　又云與槐子枳壳相宜主痔疾出血

○蕪荑　集要云主腸風痔瘻

○漏芦　集要云尿血腸風　○黃芩　陶隱居云黃芩其子主腸癖膿血

○括蔞根　集要云止腸風瀉血赤白痢並炒用

○王瓜子　集要云治腸風瀉血赤白痢炒用

○黃連　愚驗方治臟毒下血用黃連四兩酒浸春秋五日夏三日冬七日晒乾為末以烏梅肉六兩同搗為膏丸如梧桐子大每服二三十丸空心白湯下　直指方治傷酒臟毒及暑瀉熱瀉黃連淨八兩用酒一大升煮乾研細末……

○木贼　《集要》云：疗肠风止痢。丹溪云：得槐鹅、桑耳，疗肠风下血，服之效。又云：与槐子、枳壳相宜，主痔疾出血。

○芜荑　《集要》云：主肠风痔瘘。

○漏芦　《集要》云：尿血肠风。○黄芩　陶隐居云：黄芩其子，主肠癖脓血。

○瓜蒌根　《集要》云：止肠风泻血，赤白痢并炒用。

○王瓜子　《集要》云：治肠风泻血，赤白痢炒用。

○黄连　愚验方治脏毒下血，用黄连四两酒浸，春秋五日，夏三日，冬七日，晒干为末，以乌梅肉六两同捣为膏，丸如梧桐子大，每服二三十丸，空心，白汤下。《直指方》：治伤酒脏毒，及暑泻热泻，黄连净八两，用酒一大升，煮干，研细末，面糊为丸，如桐子大，每服四五十丸，陈米汤下。《严氏方》蒜连丸：治脏毒下血，鹰爪黄连去须，不拘多少为末，用独头蒜一颗，煨香熟研，和入臼杵熟，丸如梧桐子大，每服三四十丸，空心，陈米饮下。《戴氏方》：血色鲜红者，多因内蕴热毒，毒气入肠胃，或因饮酒过多，及啖糟藏炙煿引血入大肠，故泻鲜血，或用一味黄连煎饮，又治毒暑，入肠胃下血。《集成方》：治酒痔，用黄连酒浸，酒煮，酒丸，米饮下。又方：酒煮黄连丸以黄连十二两，酒五斤，煮干为末，曲丸汤下。又方：黄连、吴茱萸等分，同炒转色，各择各研为末。粪前见血，酒下茱萸末一钱；粪后见血，酒下黄连末一钱，不过一两。

○草乌 《集成方》：用翻痔药，以草乌一味为末，津液调傅肛门内，其痔即翻出。

○附子 丹溪云：漏疮，先服大剂补药，以生气血，外以附子末，津和作饼如钱厚，安患处，以艾灸之，只令微热，不可令痛，干则易之，再以干者研末，如前作饼灸之，困倦且止，次日再灸，直至肉平为效，仍用前补气血药煎膏药贴，或用附子片灸，亦可肢体上痛疽疮疖，久不收口者，亦宜用此法。愚验方灸法，冷漏多在腿足之间，先是积热所生，久则为寒。附子破作两半，用人唾浸透，切成片，安漏孔上，用艾灸。

○马兰 丹溪：用马兰根敷，片时，看肉平去，药稍迟恐肉反出。

○鸡冠子 《集要》云：止肠风，泻血赤白痢。

○艾叶 《附余方》云：用艾叶不拘多少，以生姜汁三合和服，治粪后下血不止。

○百草霜 《附余方》：百草霜研细，用酒调下，治下血。

○香附子 《戴氏方》：肠风下血，以香附末加百草霜，米饮调服。加入麝香少许，其应尤捷。如血色淡浊者，服药外仍以米饮调香附末，或三灰散。

○瓦松 《戴氏方》：肠风脏毒，血色清鲜者，以瓦松烧灰，研细，米饮调服。

○蒲黄 《附余方》：治肠痔，大便常有血。用蒲黄末方寸匕，米饮

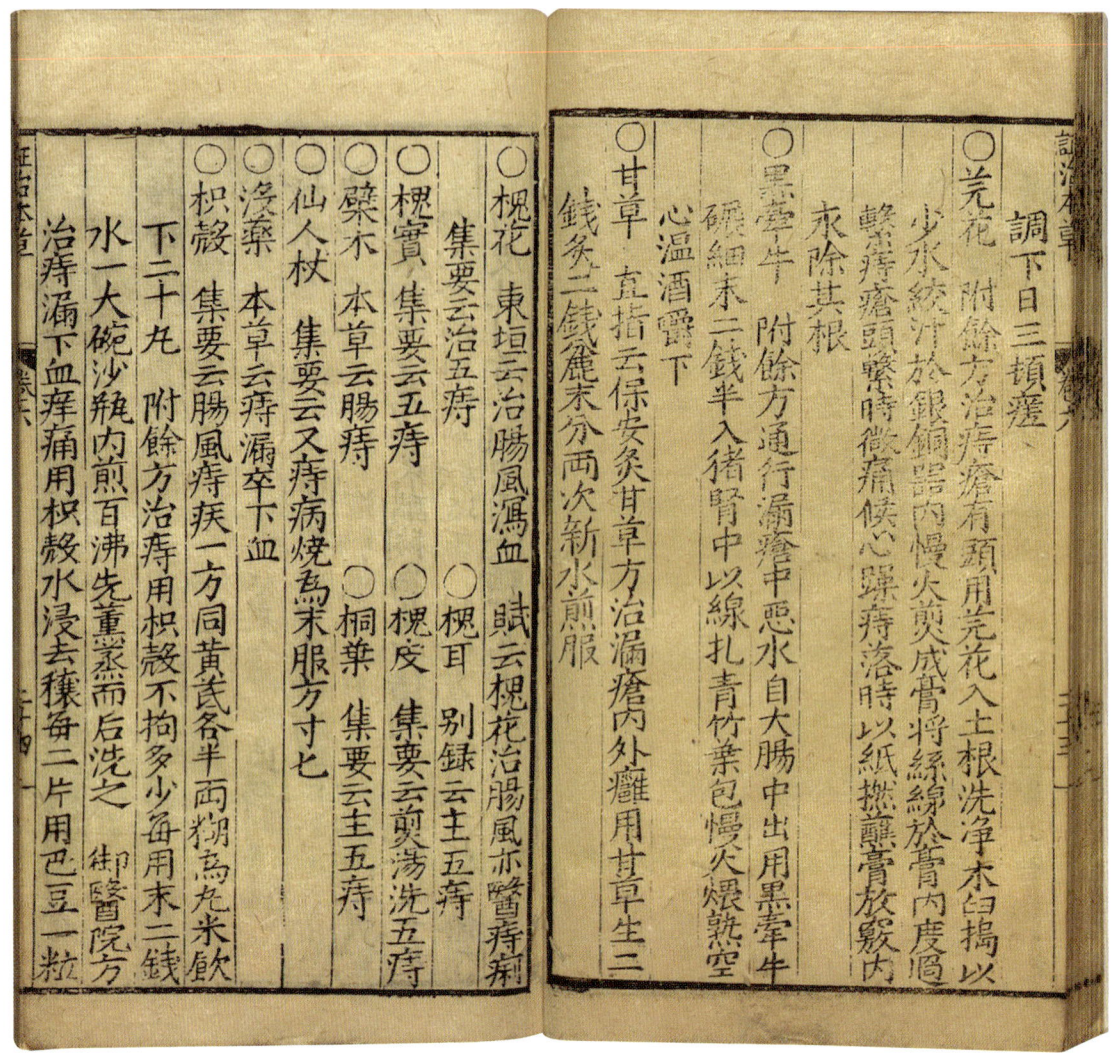

调下，日三顿，瘥。

○芫花 《附余方》：治痔疮有头，用芫花入土根洗净，木臼捣以少水，绞汁于银铜器内，慢火煎成膏，将丝线于膏内度过，系痔疮头，系时微痛，候心躁痔落时，以纸捻蘸膏放窍内，永除其根。○黑牵牛 《附余方》：通行漏疮，中恶水自大肠中出，用黑牵牛碾细末，二钱半，入猪肾中，以线扎青竹叶包，慢火煨熟，空心，温酒嚼下。

○甘草 《直指》云：保安炙甘草方治漏疮内外痛，用甘草生二钱炙二钱，麄[1]末，分两次，新水煎服。

○槐花 东垣云：治肠风泻血。《赋》云：槐花治肠风，亦医痔痢。《集要》云：治五痔。○槐耳 《别录》云：主五痔。○槐实 《集要》云：五痔。

○槐皮 《集要》云：煎汤，洗五痔。○檗木 《本草》云：肠痔。

○桐叶 《集要》云：主五痔。○仙人杖 《集要》云：又痔病，烧为末，服方寸匕。

○没药 《本草》云：痔漏，卒下血。

○枳壳 《集要》云：肠风痔疾。一方同黄芪，各半两，糊为丸，米饮下二十丸。《附余方》：治痔，用枳壳不拘多少，每用末二钱，水一大碗，沙瓶内煎百沸，先熏蒸而后洗之。《御医院方》：治痔漏下血痒痛，用枳壳水浸去穰，每二片，用巴豆一粒，

①麄：古同"粗"。

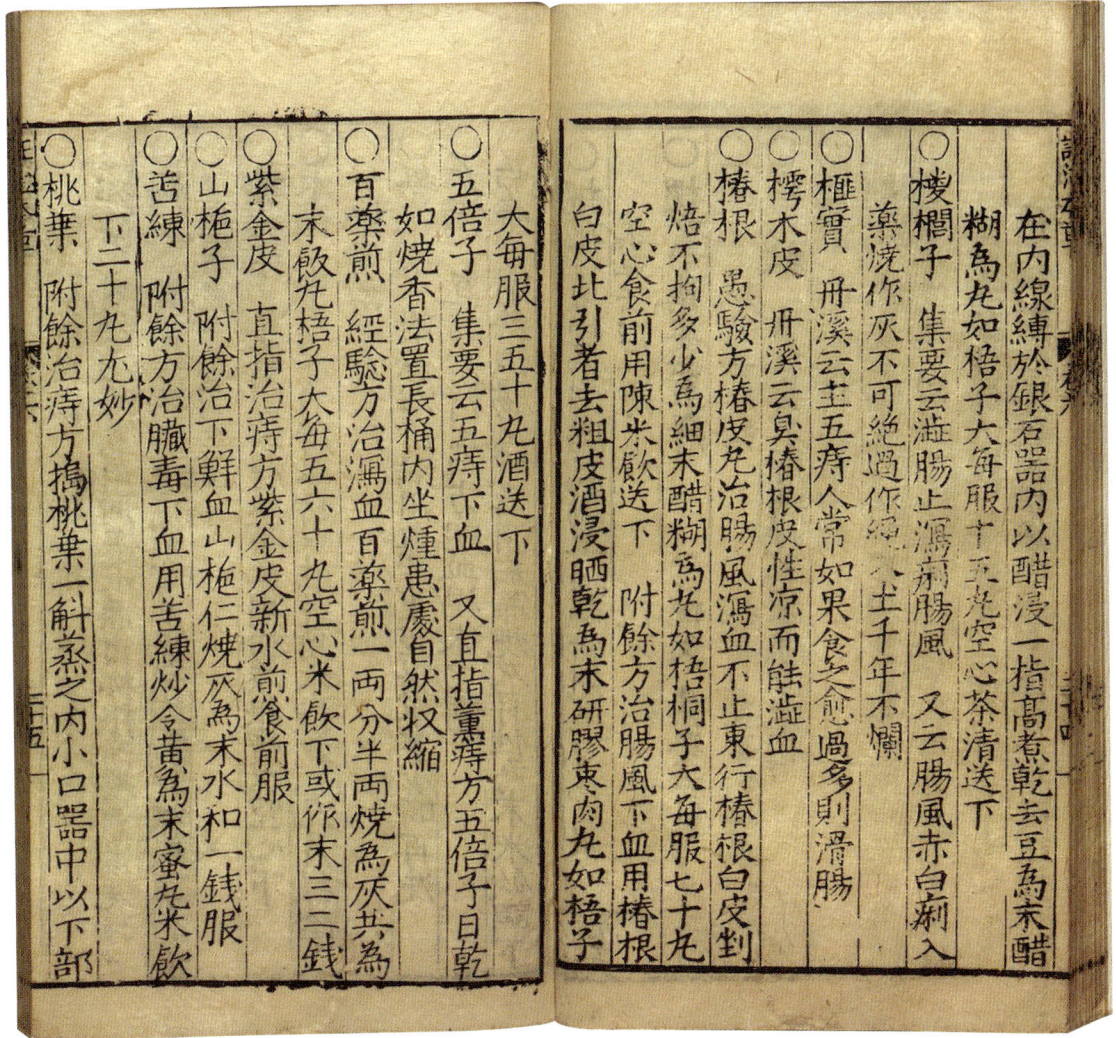

在内线纾于银石器内，以醋浸一指高，煮干，去豆为末，醋糊为丸，如梧子大，每服十五丸，空心，茶清送下。○棕榈子　《集要》云：涩肠，止泻痢肠风。又云：肠风，赤白痢，入药烧作灰，不可绝过。作绳，入土千年不烂。

○榧实　丹溪云：主五痔人，常如果食之愈，过多则滑肠。

○樗木皮　丹溪云：臭椿根皮性凉而能涩血。

○椿根　愚验方椿皮丸，治肠风泻血不止，东行椿根白皮剉、焙，不拘多少为细末，醋糊为丸，如梧桐子大，每服七十丸，空心，食前用陈米饮送下。《附余方》：治肠风下血，用椿根白皮北引者，去粗皮，酒浸，晒干为末研，胶枣肉丸如梧子大，每服三五十丸，酒送下。

○五倍子　《集要》云：五痔下血。又《直指》熏痔方：五倍子日干，如烧香法，置长桶内，坐煙患处，自然收缩。

○百药煎　《经验方》：治泻血，百药煎一两，分半两烧为灰，共为末，饭丸梧子大，每五六十丸，空心，米饮下，或作末三二钱。

○紫金皮　《直指》治痔方：紫金皮，新水煎食前服。

○山栀子　《附余》：治下鲜血，山栀仁烧灰为末，水和一钱服。

○苦楝　《附余方》：治脏毒下血，用苦楝炒令黄为末，蜜丸，米饮下二十丸，尤炒。

○桃叶　《附余》治痔方：捣桃叶一斛蒸之，内小口器中，以下部

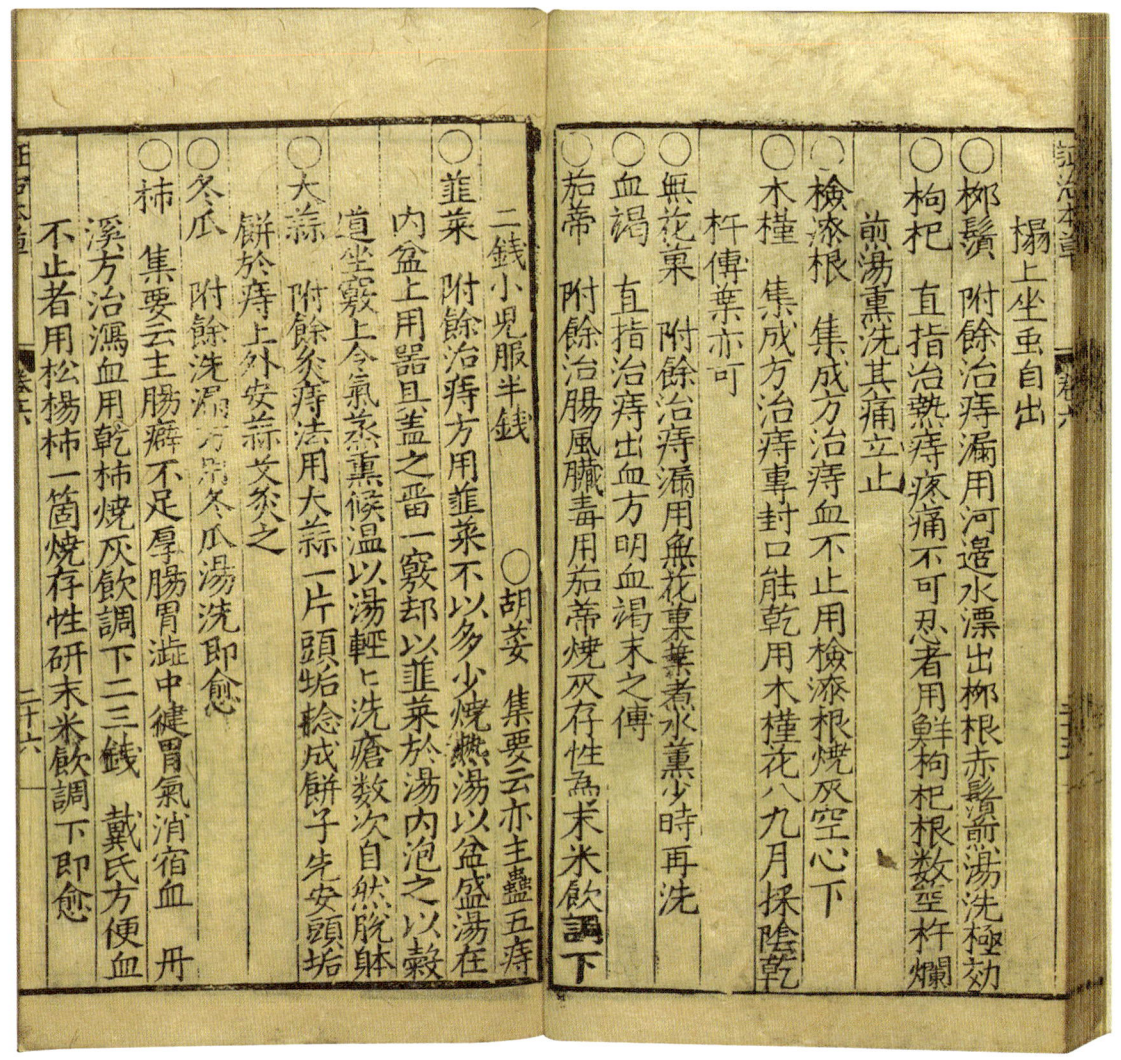

榻上坐，虫自出。

○柳须　《附余》：治痔漏，用河边水漂出柳根赤须，煎汤洗，极效。

○枸杞　《直指》：治热痔疼痛，不可忍者，用鲜枸杞根数茎杵烂，煎汤熏洗，其痛立止。

○检漆根　《集成方》：治痔血不止，用检漆根烧灰，空心下。

○木槿　《集成方》：治痔专封口，能干。用木槿花，八九月采阴干，杵傅，叶亦可。

○无花果　《附余》：治痔漏，用无花果叶煮水，熏少时再洗。

○血竭　《直指》治痔出血方：明血竭，末之傅。

○茄蒂　《附余》：治肠风脏毒，用茄蒂烧灰存性，为末，米饮调下二钱，小儿服半钱。

○胡荽　《集要》云：亦主蛊、五痔。

○韭菜　《附余》治痔方：用韭菜不以多少，烧热汤，以盆盛汤在内盆上，用器具盖之，留一窍，却以韭菜于汤内泡之，以谷道坐窍上，令气蒸熏，候温，以汤轻轻洗疮数次，自然脱体。○大蒜　《附余》灸痔法：用大蒜一片，头垢捻成饼子，先安头垢饼于痔上，外安蒜、艾灸之。○冬瓜　《附余》洗漏方：用冬瓜汤洗，即愈。

○柿　《集要》云：主肠癖不足，厚肠胃，涩中健胃气，消宿血。《丹溪方》：治泻血，用干柿烧灰，饮调下二三钱。《戴氏方》：便血不止者，用松杨柿一个烧存性，研末，米饮调下即愈。

○银杏 《戴氏方》：治诸般肠风脏毒，并宜生银杏四十九个，去壳膜，烂研，入百药煎末，圆如弹子大，每两三圆，空心，细嚼，米饮下。

○乌梅 《严氏方》：治大便下血不止，乌梅三两烧存性，为末，用好米醋打糊丸，如梧桐子大，每服七十丸，空心，米饮下。○橄榄 《直指》：治肠风脏毒久不止，用橄榄核于灯烛上烧存性，研为末，每服二钱，用陈米饮，食前调下。

○石榴皮 《附余》：治粪前有血，面色黄，用石榴皮为末煎，茄子汤调，一钱匕。

○车荷鸣 《附余》：治积热便血，肠风脱露，以车荷鸣五七个，焙干，烧灰存性，醋调搽，仍忌湿面、酒、辛热物。

○赤小豆 《附余》：治卒下血，赤小豆一升，捣汁水三升，绞汁饮。

○醋 《附余方》：用好醋沃烧新砖，如法坐熏良。

○啄木鸟 《集要》云：主痔瘘，烧灰，酒服之。

○鸺鹠肉 《集要》云：主五痔，止血。

○豚 《集要》云：悬蹄主五痔。《直指》猪甲散：治诸痔，用猪后蹄垂甲不拘多少，烧存性为末，陈米饮调二钱，空心服。又方：烧灰傅。

○熊胆 《肺脏赋》云：苦熊胆寒，涂肠痔，用胆磨水，鹅翎刷痔。愚验熊胆膏治痔，极效。用熊胆加片脑，各研细，用井花水调以鸡羽扫痔上，良验。《附余方》：治久痔，用熊胆涂，神效。《直指》止血方：水浸熊胆，汁以笔傅。

○猬皮 《集要》：主五痔，阴蚀下血，赤白五色血不止。《附余方》：中毒下血，用猬皮烧灰存性，研细，每服二钱，水调，日三服。

○五灵脂 《集要》云：治肠风。《集成方》：治下血，炒为末，用芎、归煎汤调下。

○露蜂房 《集要》云：肠痔，火熬之良。又《附余》傅久漏方：用九孔蜂房炙黄，以腊月猪脂研傅，候收汁，以龙骨、降香节末，入些乳香，硬疮。

○石蜜 《集要》云：止肠澼。○蜣螂 《集要》云：捣为丸，塞下部，引痔虫出尽，差。又《附余方》：用蜣螂不以多少，焙干为末，先用矾水洗净，贴之。

○蠡鱼 《集要》云：疗五痔，取鱼肠，以五味炙令香，以绵裹纳谷道中，一食顷，虫即出。○蛇蜕 《集要》云：主肠痔。○鳗鲡鱼 《集要》云：主五痔疮瘘，杀诸虫。

○龟甲 《集要》云：五痔阴蚀湿痒。○鳖甲 《集要》云：阴蚀痔恶肉，消疮肿。

○蚕蜕 《集要》云：治肠风下血，带下赤白痢。

○鲫鱼 《直指方》：治肠风血痔，及下痢脓血。大活鲫鱼一个，不去鳞，肚下穿一孔，去其肠秽，入透明白矾一块，如金橘大，以败棕皮重包，外用厚纸裹，先煨令香熟，去纸，于熨斗内

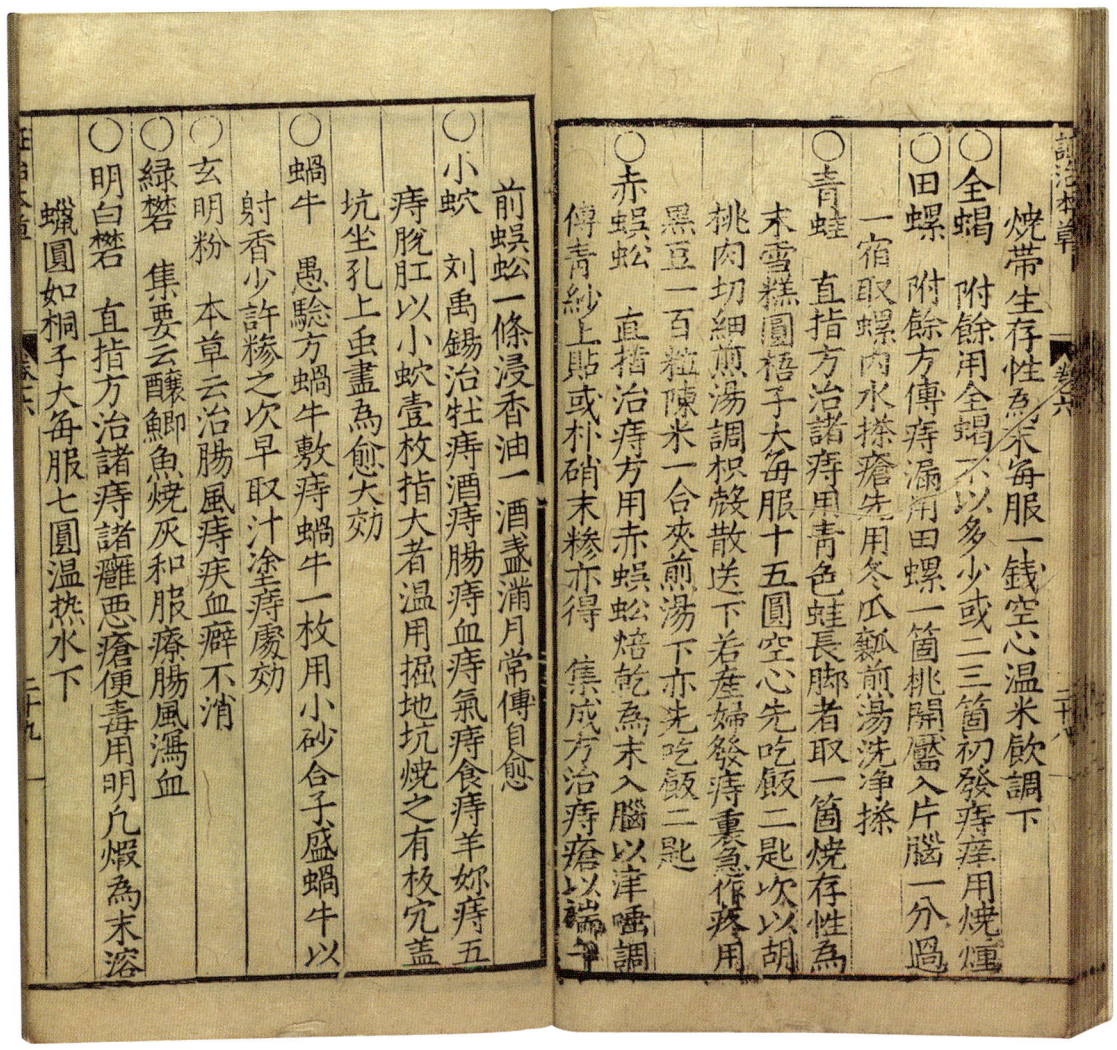

烧带生存性，为末，每服一钱，空心，温米饮调下。

○全蝎 《附余》：用全蝎不以多少，或二三个，初发痔痒，用烧煙。

○田螺 《附余方》：傅痔漏，用田螺一个挑开，厴入片脑一分，过一宿，取螺内水搽疮，先用冬瓜瓢煎汤，洗净搽。

○青蛙 《直指方》：治诸痔，用青色蛙长脚者，取一个烧存性，为末，雪糕圆梧子大，每服十五圆，空心，先吃饭二匙，次以胡桃肉切细煎汤，调枳壳散送下。若产妇发痔，里急作疼，用黑豆一百粒，陈米一合，夹煎汤下，亦先吃饭二匙。

○赤蜈蚣 《直指》治痔方：用赤蜈蚣焙干为末，入脑，以津唾调，傅青纱上贴，或朴硝末糁亦得。《集成方》：治痔疮，以端午前蜈蚣一条，浸香油一酒盏，满月常傅，自愈。

○小蚘 刘禹锡治牡痔、酒痔、肠痔、血痔、气痔、食痔、羊奶痔、五痔脱肛，以小蚘壹枚指大者，温用，掘地坑烧之，有板，穴盖坑，坐孔上，虫尽为愈，大效。

○蜗牛 愚验方蜗牛敷痔，蜗牛一枚，用小砂合子盛蜗牛，以麝香少许糁之，次早取汁涂痔处，效。○玄明粉 《本草》云：治肠风痔疾，血癖不消。

○绿矾 《集要》云：酿鲫鱼烧灰，和服，疗肠风泻血。

○明白矾 《直指方》：治诸痔诸痈，恶疮便毒，用明矾煅为末，溶蜡圆如桐子大，每服七圆，温热水下。

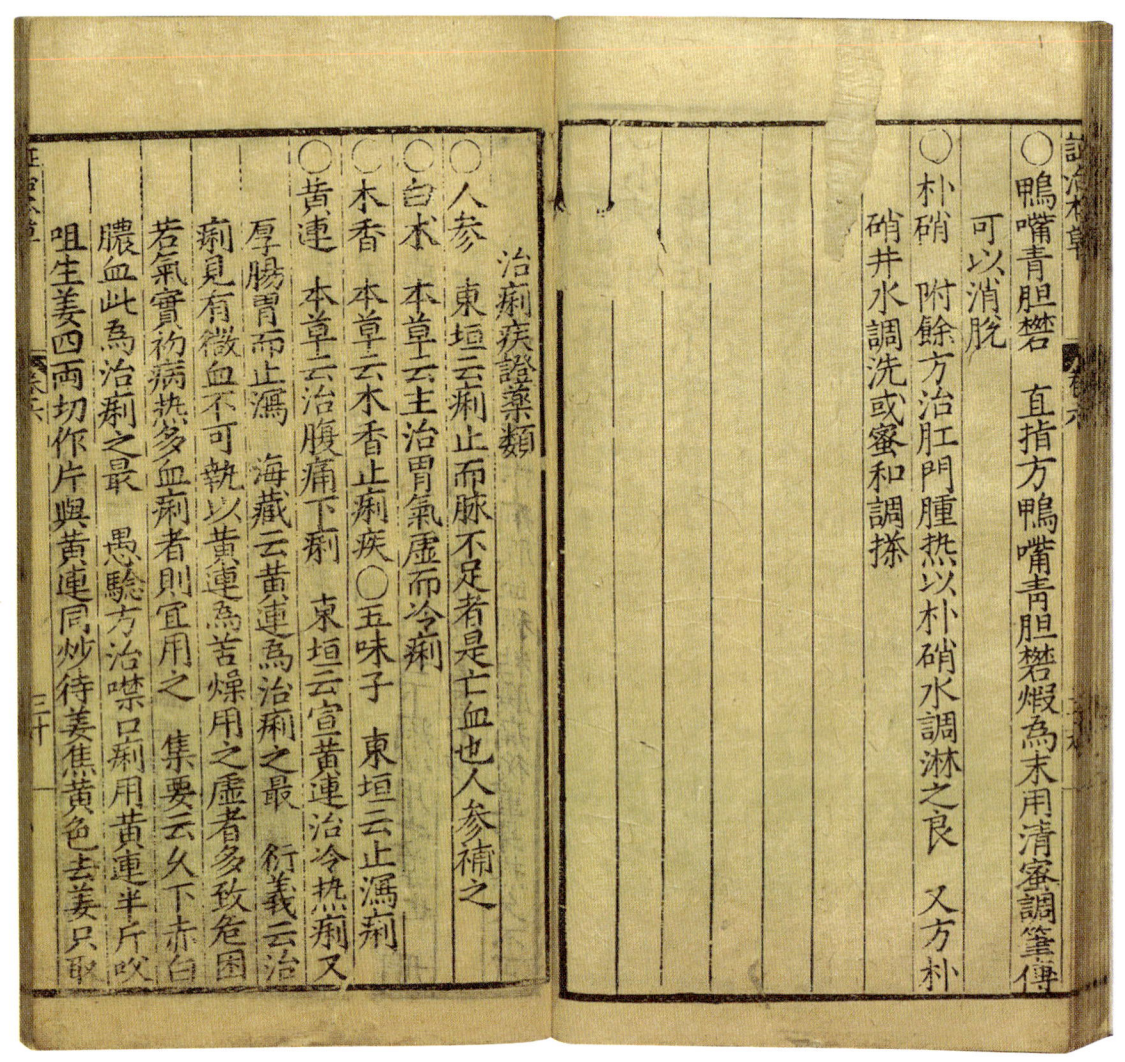

○鸭嘴青胆矾　《直指方》：鸭嘴青胆矾煅为末，用清蜜调笔傅，可以消脱。

○朴硝　《附余方》：治肛门肿热，以朴硝水调，淋之良。又方：朴硝井水调洗，或蜜和调搽。

治痢疾证药类

○人参　东垣云：痢止而脉不足者，是亡血也，人参补之。

○白术　《本草》云：主治胃气虚而冷痢。

○木香　《本草》云：木香止痢疾。

○五味子　东垣云：止泻痢。

○黄连　《本草》云：治腹痛下痢。东垣云：宣黄连治冷热痢，又厚肠胃而止泻。海藏云：黄连为治痢之最。《衍义》云：治痢，见有微血不可执。以黄连为苦燥，用之虚者，多致危困。若气实初病，热多血痢者，则宜用之。《集要》云：久下赤白脓血，此为治痢之最。愚验方治噤口痢，用黄连半斤吹咀，生姜四两切作片，与黄连同炒，待姜焦黄色，去姜，只取

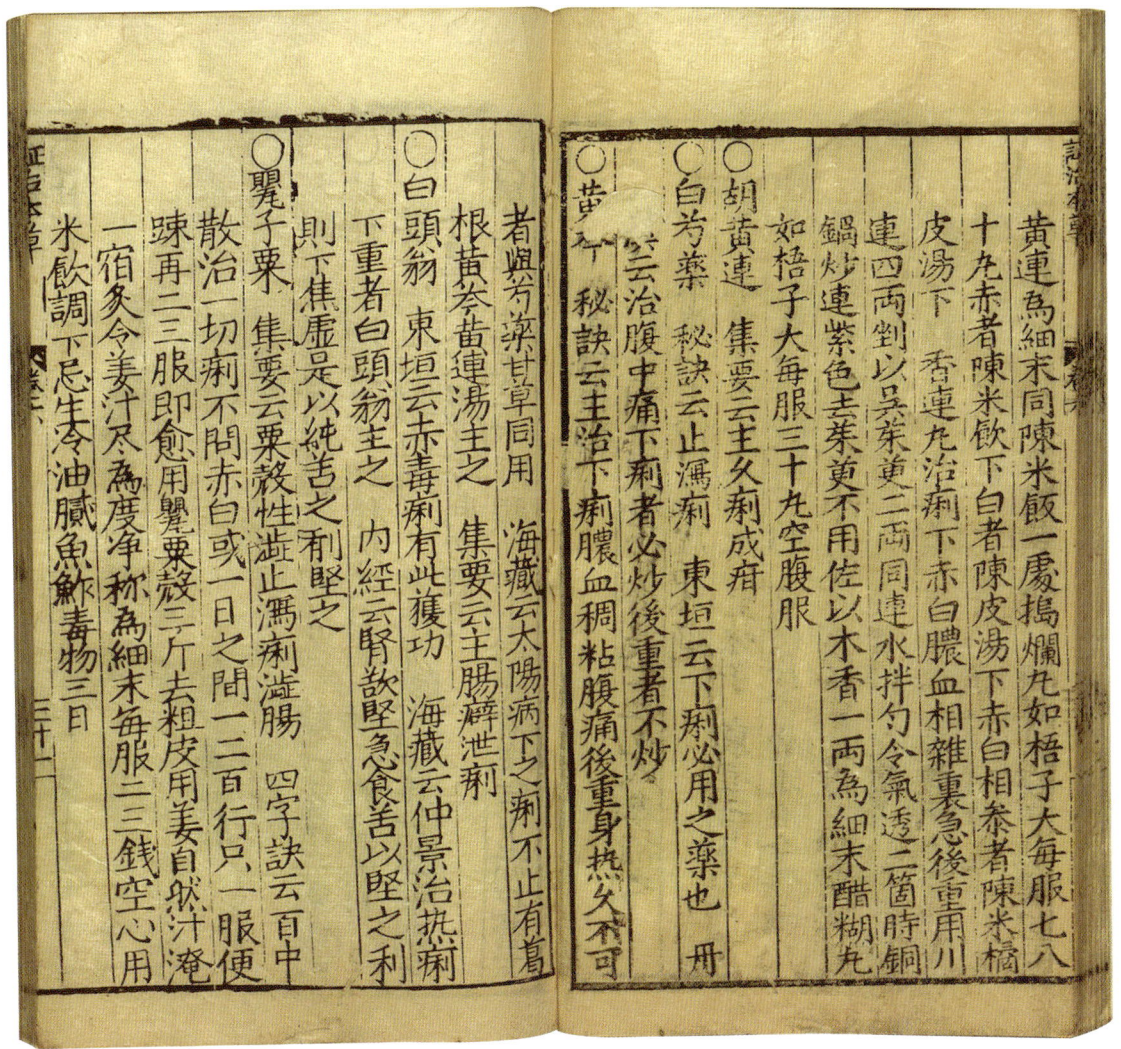

黄连为细末，同陈米饭一处捣烂，丸如梧子大，每服七八十丸，赤者，陈米饮下；白者，陈皮汤下；赤白相参者，陈米橘皮汤下。香连丸治痢下，赤白脓血相杂，里急后重，用川连四两剉，以吴茱萸二两，同连水拌匀，令气透二个时，铜锅炒连紫色，去茱萸不用，佐以木香一两为细末，醋糊丸，如梧子大，每服三十丸，空腹服。

○胡黄连　《集要》云：主久痢成疳。

○白芍药　《秘诀》云：止泻痢。东垣云：下痢必用之药也。丹溪云：治腹中痛下痢者必炒，后重者不炒。

○黄芩　《秘诀》云：主治下痢脓血，稠粘腹痛，后重身热，久不可者，与芍药、甘草同用。海藏云：太肠病下之痢不止，有葛根黄芩黄连汤主之。《集要》云：主肠癖泄痢。

○白头翁　东垣云：赤毒痢，有此获功。海藏云：仲景治热痢下重者，白头翁主之。《内经》云：肾欲坚，急食苦以坚之，利则下焦虚，是以纯苦之剂坚之。

○罂子粟　《集要》云：粟壳性涩，止泻痢，涩肠。《四字诀》云：百中散治一切痢，不问赤白，或一日之间，一二百行，只一服便疏，再二三服即愈。用罂粟壳三斤，去粗皮，用姜自然汁淹一宿，炙令姜汁尽为度，净称为细末，每服二三钱，空心，用米饮调下，忌生冷、油腻、鱼鲊毒物三日。

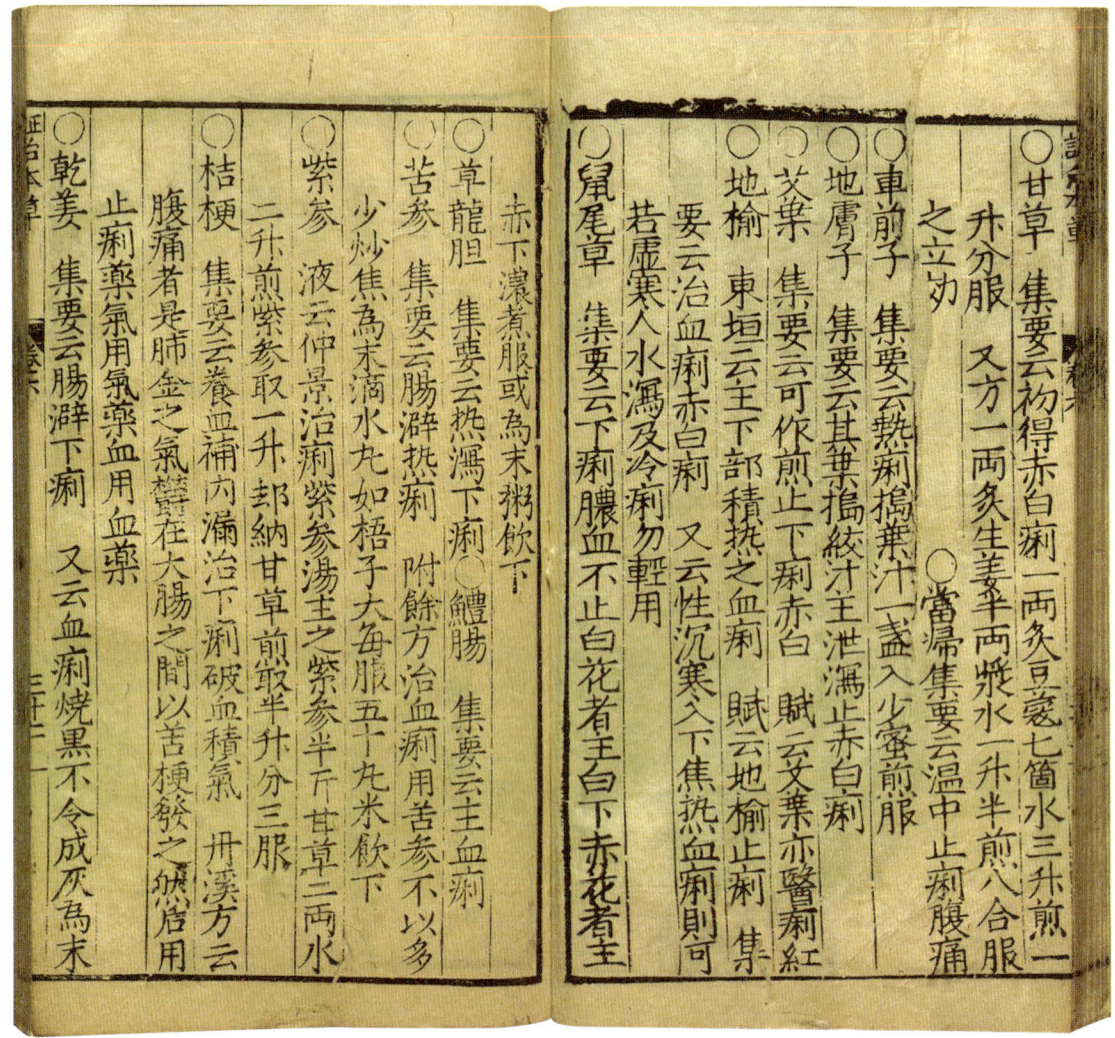

○甘草　《集要》云：初得赤白痢，一两炙，豆蔻七个，水三升煎一升，分服。又方：一两炙，生姜半两，浆水一升半煎八合，服之立效。

○当归　《集要》云：温中，止痢腹痛。

○车前子　《集要》云：热痢，捣叶汁一盏，入少蜜煎服。

○地肤子　《集要》云：其叶捣绞汁，主泄泻，止赤白痢。

○艾叶　《集要》云：可作煎，止下痢赤白。《赋》云：艾叶亦医痢红。

○地榆　东垣云：主下部积热之血痢。《赋》云：地榆止痢。《集要》云：治血痢，赤白痢。又云：性沉寒，入下焦，热血痢则可。若虚寒人水泻及冷痢，勿轻用。

○鼠尾草　《集要》云：下痢，脓血不止，白花者主白下，赤花者主赤下，浓煮服或为末，粥饮下。○草龙胆　《集要》云：热泻下痢。

○鳢肠　《集要》云：主血痢。○苦参　《集要》云：肠澼热痢。《附余方》：治血痢，用苦参不以多少，炒焦为末，滴水丸如梧子大，每服五十丸，米饮下。

○紫参　《液》云：仲景治痢，紫参汤主之。紫参半斤，甘草二两，水二升，煎紫参取一升，却纳甘草煎取半升，分三服。

○桔梗　《集要》云：养血，补内漏，治下痢，破血积气。《丹溪方》云：腹痛者是肺金之气，郁在大肠之间，以苦梗发之，然后用止痢药，气用气药，血用血药。

○干姜　《集要》云：肠澼下痢。又云：血痢，烧黑不令成灰，为末，每服一钱，米饮调下。《附余方》胜金丹：用干姜、黄蜡等分，银石器化蜡，入姜末匀丸如芥子大，每服七丸或二七丸。白痢，酒下；赤痢，井花水下。

○生姜 愚验治痢，切如麻粒大，和好茶煎一两碗，任意呷，妙。

○木贼 《集要》云：得牛角䚡、麝香，治休息痢，历久不差。

○高良姜 《集要》云：和黄连，治痢疾。又云：久痢不愈，取一块方员一寸，黄连半两，水半升煎同干，去黄连，薄切焙干为末，作三服，一服橘皮汤下，二服陈米汤下，三服甘草汤下。

○缩砂密 《集要》云：主治赤白泄痢。《日华子》云：止休息痢。《附余方》：止休息痢，缩砂为末，空心，米饮下一钱。

○草蒿 《集要》云：泻痢，饭饮，调末五钱，或入生姜煎浓汁服。

○大黄 愚验治痢久不愈，脓血稠粘，里急后重，日夜无度，脉沉实人，不甚困倦者，或初得腹痛甚者，窘迫不安者，用大黄一两细切，用好酒二大盏浸半日，煎至一盏半，去粗，分作二服，顿饮之。如痢未止，再进后服，后以芍药汤和之，又再服黄芩芍药汤，以彻其邪，此乃荡涤邪热之剂。用酒煎者，盖欲其上至顶巅，下可彻皮毛也，名大黄汤。

○石莲子 《微义》方：治噤口痢，石莲子去壳留心，并肉研为细末，每服二钱，陈米饮调下，此是毒气上冲心肺，借此以通心气，便觉思食。

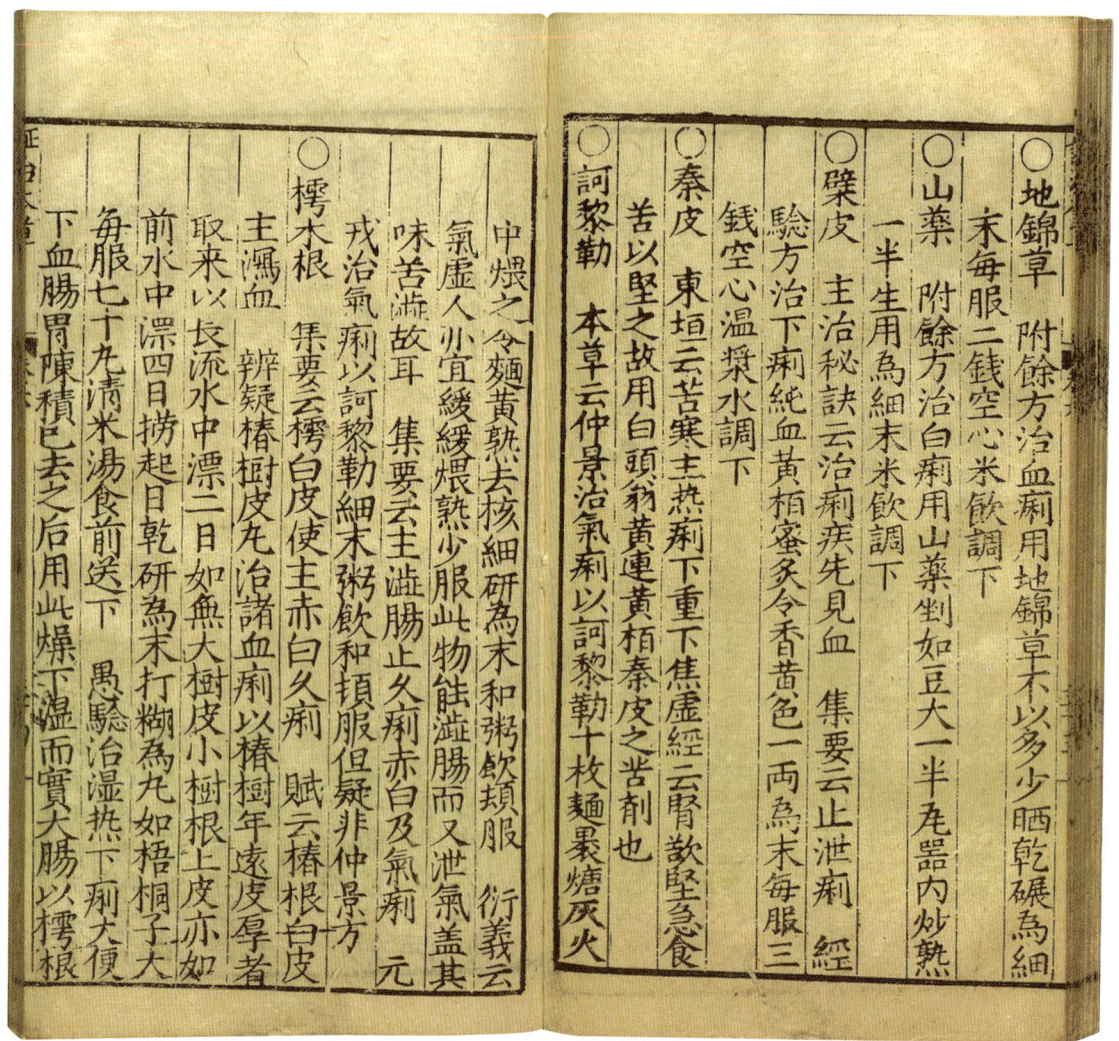

　　○地锦草　《附余方》：治血痢，用地锦草不以多少，晒干，碾为细末，每服二钱，空心，米饮调下。

　　○山药　《附余方》：治白痢，用山药剉如豆大，一半瓦器内炒熟，一半生用为细末，米饮调下。

　　○檗皮　《主治秘诀》云：治痢疾，先见血。《集要》云：止泄痢。《经验方》：治下痢纯血，黄柏蜜炙令香，黄色一两为末，每服三钱，空心，温浆水调下。

　　○秦皮　东垣云：苦寒，主热痢下重，下焦虚。《经》云：肾欲坚，急食苦以坚之。故用白头翁、黄连、黄柏、秦皮之苦剂也。

　　○诃黎勒　《本草》云：仲景治气痢，以诃黎勒十枚，面裹，煻灰火中煨之，令面黄熟，去核，细研为末，和粥饮，顿服。《衍义》云：气虚人亦宜缓缓煨熟，少服此物，能涩肠而又泄气。盖其味苦涩故耳。《集要》云：主涩肠，止久痢赤白及气痢。《元戎》：治气痢，以诃黎勒细末，粥饮和，顿服，但疑非仲景方。

　　○樗木根　《集要》云：樗白皮使主赤白久痢。《赋》云：椿根白皮主泻血。《辨疑》椿树皮丸：治诸血痢，以椿树年远皮厚者，取来以长流水中漂二日，如无大树皮，小树根上皮亦如前水中漂四日捞起，日干，研为末，打糊为丸如梧桐子大，每服七十丸，清米汤，食前送下。愚验治湿热下痢，大便下血，肠胃陈积已去之后，用此燥下湿而实大肠，以樗根白皮不拘多少，细切略炒，研为细末，米糊丸梧桐子大，每服三五十丸，陈皮饮送下，或用炒白芍、炒白术、炙甘草、陈皮、茯苓，煎汤下。

○槐花　一治赤白痢，并炒用。○柏实　《集要》云：男女及小儿虫痢，大腹下黑血如茶脚色，或浓血如淀色者，取叶焙干为末，与黄连同煎为汁，服之效。

○枳壳　《集要》云：除寒热结痢。○胡椒　《集要》云：治冷痢。

○茗苦茶　《集要》云：赤白痢，对和黄连半两，生姜一两点服，效。

○松烟墨　《集要》云：止血痢。又云：赤白痢、干姜、好墨各三两为末，醋浆和丸如桐子大，服四十丸，米饮下，日夜六七服效。○五倍子　《集要》云：治肠虚泄痢，收敛之剂也。○槟榔　洁古云：治后重如神，性如铁石之沉重，能坠诸药至于下。

○栀子　《集要》云：血痢，挟毒热。○皂荚　《元戎》：治远年近日休息痢。皂荚不蛀者，不以多少，土砖烧有焰，盆子合定，以土围之，存性，捣为末，每服二钱，茶末一钱，相和白汤点服。病虽大，不过三五服愈，日可二服。

○肥皂　《附余方》：治噤口痢，用独子肥皂一枚去核，用盐实其内，火烧存性为细末，先煮白米粥，用少许入粥，食之立效。

○薤　海藏云：泻痢下重，下焦气滞也。四逆汤加薤白，以泻气滞，入手阳明经。《集要》云：止久痢冷泻。又云：同黄柏煮食，断赤痢。

○马齿苋 《集要》云：亦治瘴痢。○苦苣 《集要》云：根主赤白痢。

○荠 《集要》云：菜根烧灰，治赤白痢。○韭 《附余方》：治赤痢，用连白青并一大握，多研取汁，和煮酒一盏，温饮之，极验。又治妇人心痛有效，散气行血故也。

○乌梅 东垣云：主泄痢，调胃和中。《赋》云：主便血疟痢之用。

○白梅 叶煮浓汁服之，止休息痢。《附余方》：治痢血。昔曹鲁公痢血百余日，国医无能疗者，陈应之取盐水，梅除核研一枚，合蜡茶，加醋汤沃服之，一啜而瘥。大丞相庄肃梁公亦痢血，应之曰此。挟水谷当用三物散，亦数服而愈。三物散用胡黄连、乌梅肉、灶心土等分为末，腊茶清调下，食前服。又云：乌梅、白梅陈久者各七个，去核捣肉烂，同乳香末少许丸梧子大，以茶末为衣，每服二十丸，茶汤下，食前。

○藕实 《集要》：安心，止渴，止痢。○木瓜实 《集要》云：治冷热痢。

○梨 《附余方》：治禁口痢，梨一枚去心，入好蜜一匙，煨过食之。

○石榴皮 《经验方》：治暴泻不止及痢赤白，用酸石榴皮烧存性，不以多少，空心，米饮调下二钱。又云：酸实皮，涩肠止痢。

○桃仁 丹溪：治下坠异常积中，有紫黑血而又痛甚者，此为死血症。用桃仁细研，及滑石行之。○豆豉 《集要》云：暴痢腹痛及血痢，和薤白煮汁服。

○赤小豆 《集要》云：花名腐婢，主泄痢，阴不起。

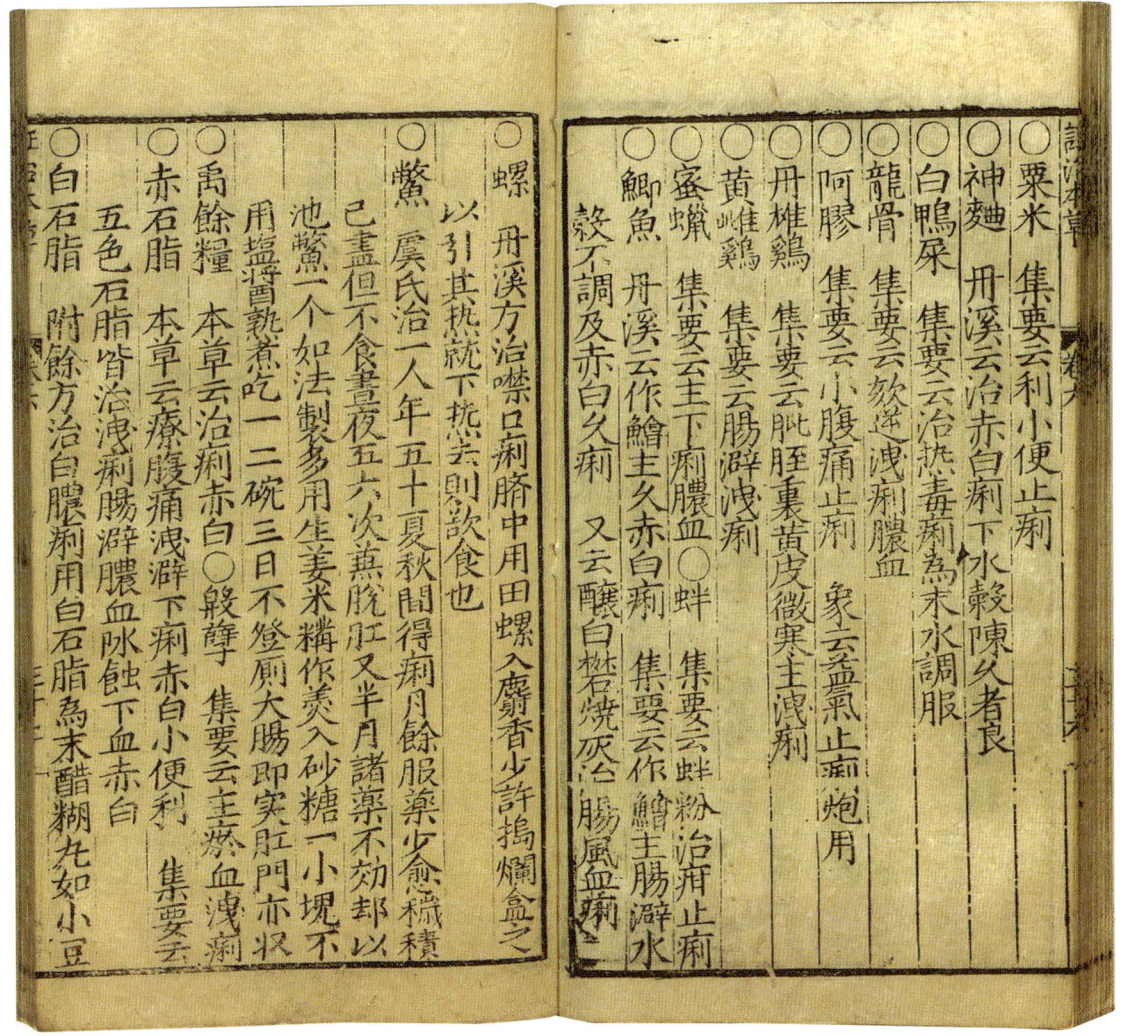

○粟米 《集要》云：利小便，止痢。○神曲 丹溪云：治赤白痢，下水谷陈久者良。

○白鸭屎 《集要》云：治热毒痢，为末，水调服。

○龙骨 《集要》云：咳逆，泄痢脓血。

○阿胶 《集要》云：小腹痛，止痢。《象》云：益气止痢，炮用。

○丹雄鸡 《集要》云：肶胵里黄皮微寒，主泄痢。

○黄雌鸡 《集要》云：肠澼泄痢。○蜜蜡 《集要》云：主下痢脓血。

○蚌 《集要》云：蚌粉治疳，止痢。○鲫鱼 丹溪云：作鲙，主久赤白痢。《集要》云：作鲙，主肠澼，水谷不调及赤白久痢。又云：酿白矾烧灰，治肠风血痢。

○螺 《丹溪方》：治噤口痢，脐中用田螺入麝香少许，捣烂盦之，以引其热，就下热去则欲食也。○鳖 虞氏治一人年五十，夏秋间得痢月余，服药少愈，秽积已尽，但不食，昼夜五六次兼脱肛又半月，诸药不效。却以池鳖一个，如法制，多用生姜、米糯作羹，入砂糖一小块，不用盐、酱，熟煮吃一二碗，三日不登厕，大肠即实，肛门亦收。

○禹余粮 《本草》云：治痢赤白。○殷孽 《集要》云：主瘀血泄痢。

○赤石脂 《本草》云：疗腹痛泄澼，下痢赤白，小便利。《集要》云：五色石脂皆治泄痢肠澼，脓血阴蚀，下血赤白。

○白石脂 《附余方》：治白脓痢，用白石脂为末，醋糊丸如小豆

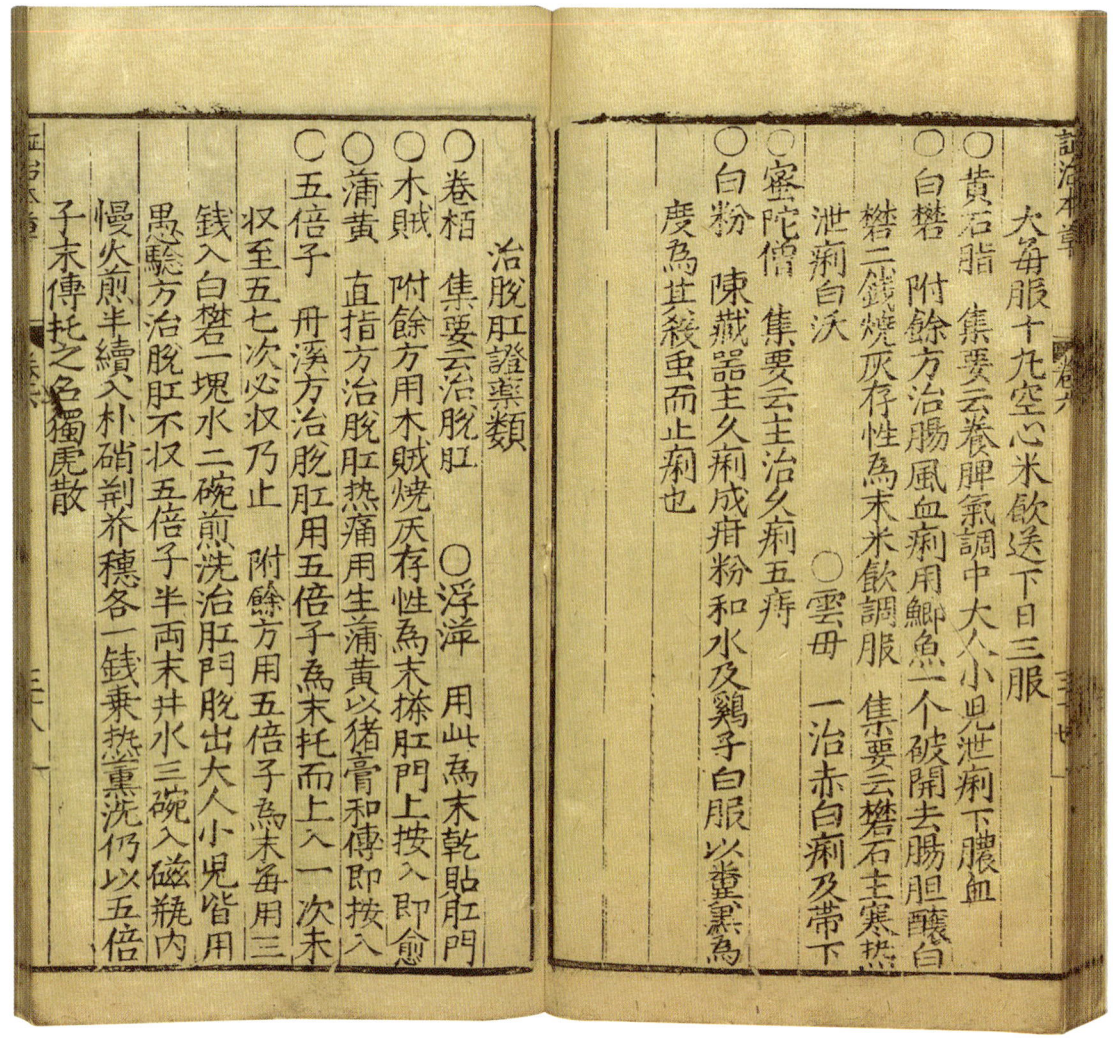

大，每服十丸，空心，米饮送下，日三服。

○黄石脂　《集要》云：养脾气，调中，大人小儿泄痢，下脓血。

○白矾　《附余方》：治肠风血痢，用鲫鱼一个破开，去肠胆，酿白矾二钱，烧灰存性为末，米饮调服。《集要》云：矾石主寒热泄痢，白沃。

○云母　一治赤白痢及带下。○密陀僧　《集要》云：主治久痢五痔。

○白粉　陈藏器：主久痢，成疳粉和水及鸡子白服，以粪黑为度，为其杀虫而止痢也。

治脱肛证药类

○卷柏　《集要》云：治脱肛。

○浮萍　用此为末，干贴肛门。

○木贼　《附余方》：用木贼烧灰存性，为末，搽肛门上，按入即愈。

○蒲黄　《直指方》：治脱肛热痛，用生蒲黄，以猪膏和傅，即按入。

○五倍子　《丹溪方》：治脱肛，用五倍子为末，托而上入一次未收，至五七次必收，乃止。

《附余方》：用五倍子为末，每用三钱，入白矾一块，水二碗煎洗，治肛门脱出，大人小儿皆用。愚验方治脱肛不收，五倍子半两末，井水三碗，入磁瓶内慢火煎半，续入朴硝、荆芥穗各一钱，乘热熏洗，仍以五倍子末傅托之，名独虎散。

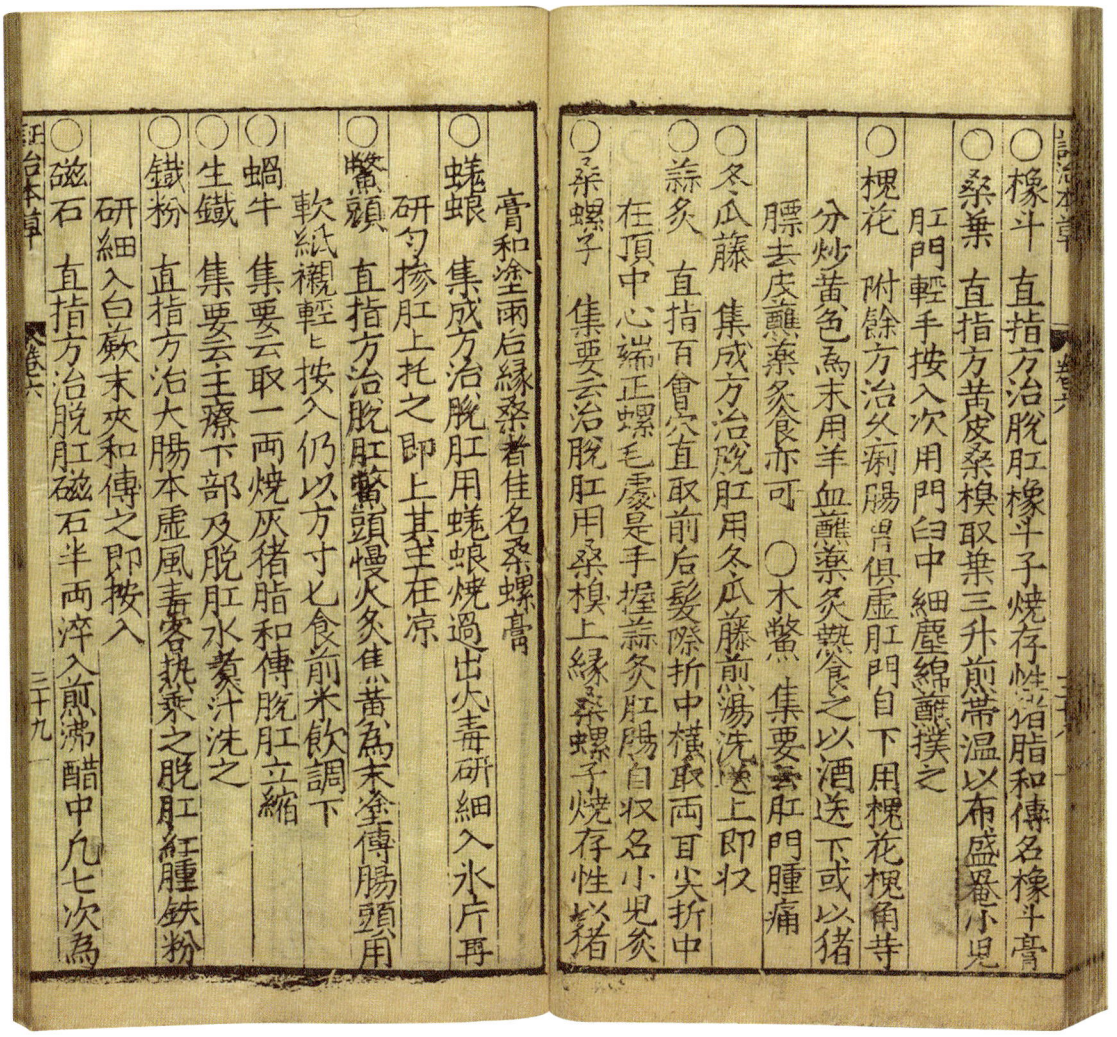

○橡斗 《直指方》：治脱肛，橡斗子烧存性，猪脂和傅，名橡斗膏。

○桑叶 《直指方》：黄皮桑[1]取叶三升煎带温，以布盛罨小儿肛门，轻手按入，次用门臼中细尘绵蘸扑之。○槐花 《附余方》：治久痢，肠胃俱虚，肛门自下用槐花、槐角等分，炒黄色为末，用羊血蘸药，炙热食之，以酒送下，或以猪膘去皮蘸药，炙食亦可。

○木鳖 《集要》云：肛门肿痛。

○冬瓜藤 《集成方》：治脱肛。用冬瓜藤煎汤洗，送上即收。

○蒜灸 《直指》：百会穴直取前后发际折中，横取两耳尖折中，在顶中心端正螺毛处是，手握蒜灸，肛肠自收，名小儿灸。○桑螺子 《集要》云：治脱肛，用桑上缘桑螺子烧存性，以猪膏和涂，雨后缘桑者佳，名桑螺膏。

○蜣螂 《集成方》：治脱肛，用蜣螂烧过，出火毒，研细，入冰片再研匀，掺肛上托之即上，其主在凉。○鳖头 《直指方》：治脱肛，鳖头慢火炙焦黄为末，涂傅肠头，用软纸衬轻轻按入，仍以方寸匕，食前米饮调下。

○蜗牛 《集要》云：取一两烧灰，猪脂和傅，脱肛立缩。

○生铁 《集要》云：主疗下部及脱肛，水煮汁洗之。○铁粉 《直指方》：治大肠本虚，风毒客热乘之，脱肛红肿，铁粉研细，入白蔹末，夹和傅之即按入。

○磁石 《直指方》：治脱肛，磁石半两淬入煎沸醋中，凡七次为

①樸（chòu 臭）：树木。

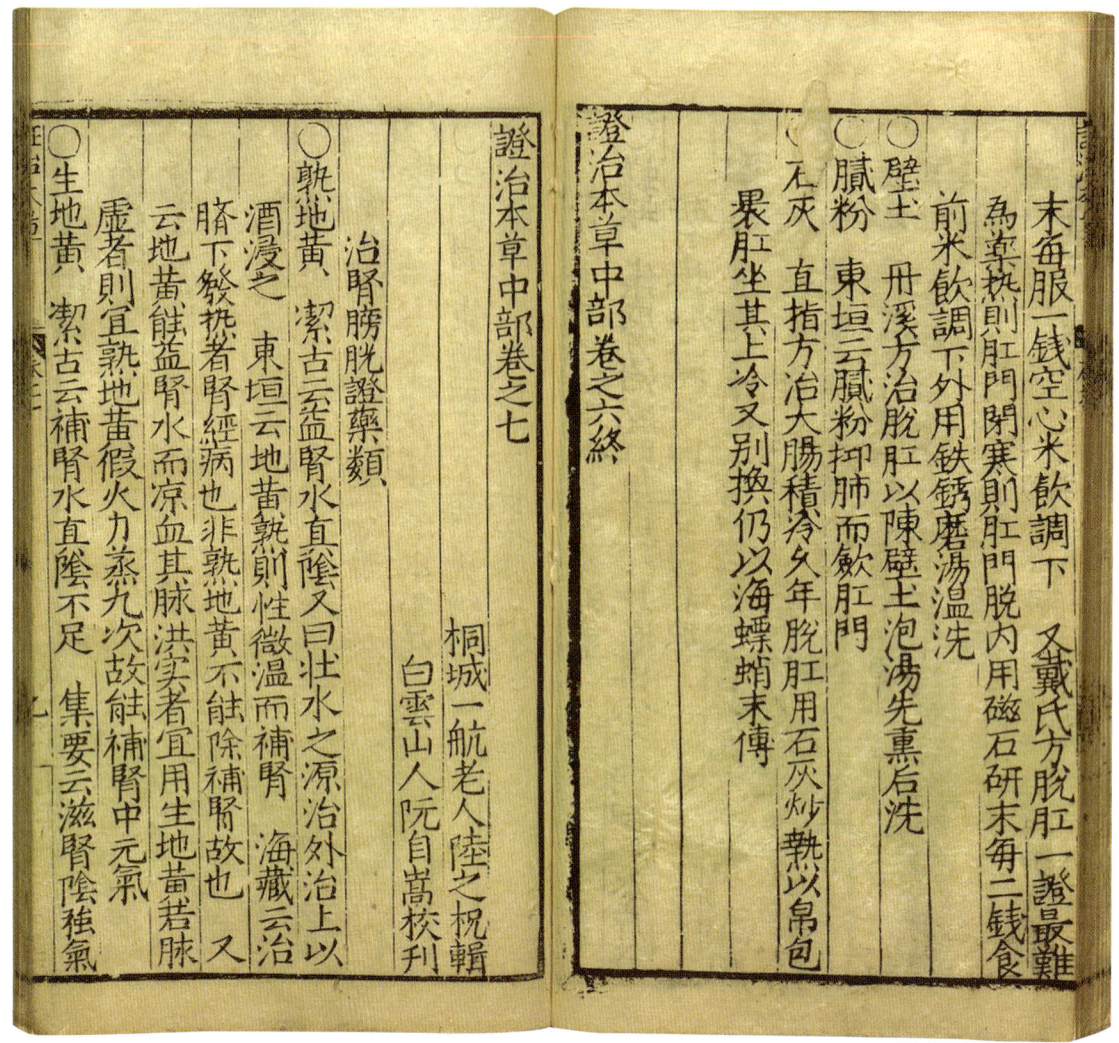

末，每服一钱，空心，米饮调下。又《戴氏方》：脱肛一证最难为药，热则肛门闭，寒则肛门脱。内用磁石研末，每二钱，食前米饮调下，外用铁锈磨汤温洗。

○壁土　《丹溪方》：治脱肛，以陈壁土泡汤，先熏后洗。

○腻粉　东垣云：腻粉抑肺而敛肛门。○石灰　《直指方》：治大肠积冷，久年脱肛，用石灰炒热，以帛包裹，肛坐其上，冷又别换，仍以海螵蛸末傅。

证治本草中部卷之六　终

证治本草中部卷之七

桐城一航老人陆之枫辑
白云山人阮自嵩校刊

治肾膀胱证药类

○熟地黄　洁古云：益肾水真阴。又曰：壮水之源。治外治上，以酒浸之。东垣云：地黄熟则性微温，而补肾。海藏云：治脐下发热者，肾经病也，非熟地黄不能除，补肾故也。又云：地黄能益肾水而凉血，其脉洪实者，宜用生地黄。若脉虚者，则宜熟地黄，假火力蒸九次，故能补肾中元气。

○生地黄　洁古云：补肾水真阴不足。《集要》云：滋肾阴，强气

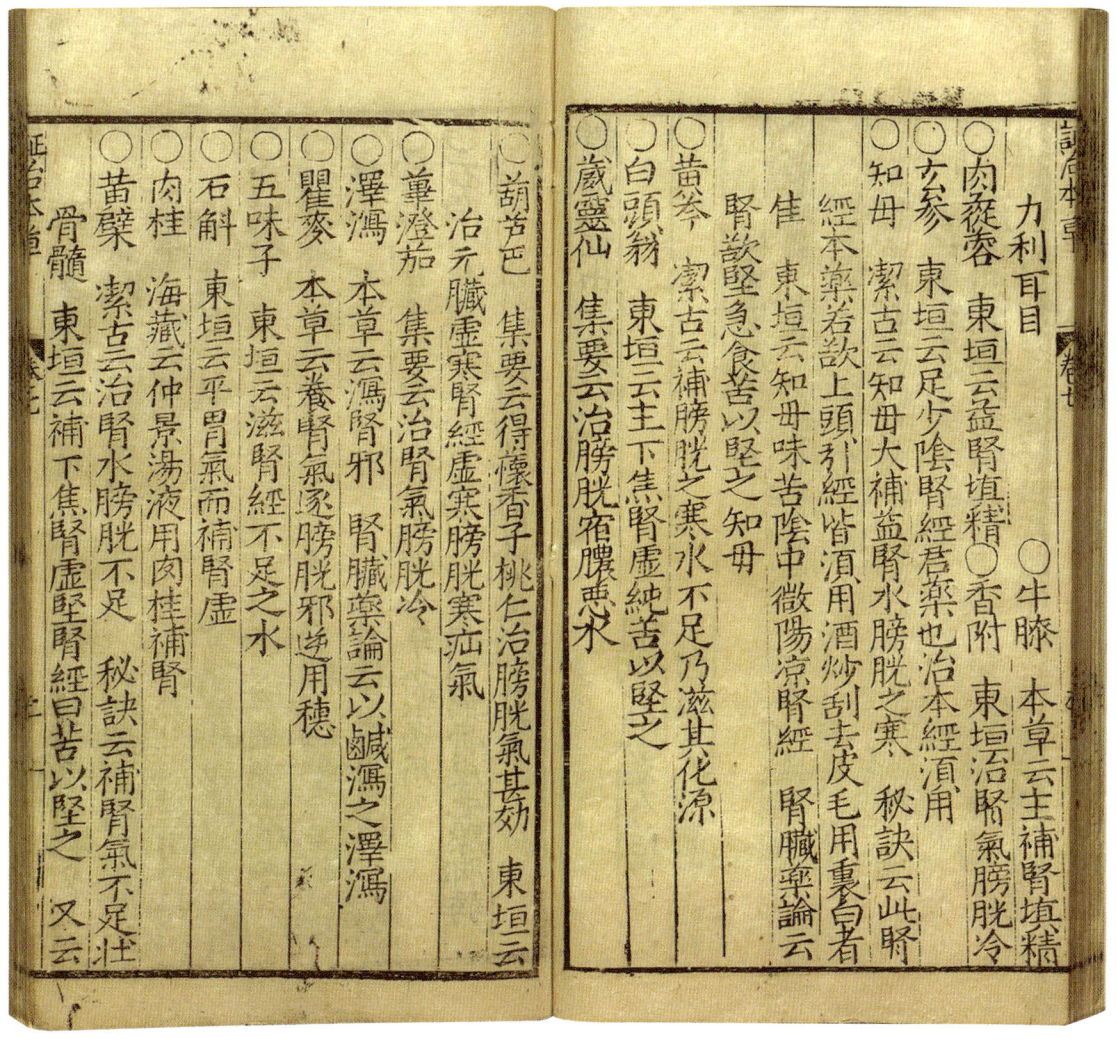

力，利耳目。○牛膝　《本草》云：主补肾填精。

○肉苁蓉　东垣云：益肾填精。○香附　东垣：治肾气膀胱冷。

○玄参　东垣云：足少阴肾经君药也，治本经须用。

○知母　洁古云：知母大补益肾水膀胱之寒。《秘诀》云：此肾经本药，若欲上头引经，皆须用酒炒，刮去皮毛，用里白者佳。东垣云：知母味苦，阴中微阳，凉肾经。《肾脏药论》云：肾欲坚，急食苦以坚之知母。○黄芩　洁古云：补膀胱之寒水不足，乃滋其化源。

○白头翁　东垣云：主下焦肾虚，纯苦以坚之。

○威灵仙　《集要》云：治膀胱宿脓恶水。

○葫芦巴　《集要》云：得荜香子、桃仁，治膀胱气，甚效。东垣云：治元脏虚寒，肾经虚寒，膀胱寒疝气。○荜澄茄　《集要》云：治肾气膀胱冷。

○泽泻　《本草》云：泻肾邪。《肾脏药论》云：以咸泻之，泽泻。

○瞿麦　《本草》云：养肾气，逐胱邪逆，用穗。

○五味子　东垣云：滋肾经不足之水。○石斛　东垣云：平胃气而补肾虚。

○肉桂　海藏云：仲景汤液，用肉桂补肾。

○黄檗　洁古云：治肾水膀胱不足。《秘诀》云：补肾气不足，壮骨髓。东垣云：补下焦肾虚，坚肾。《经》曰：苦以坚之。又云：

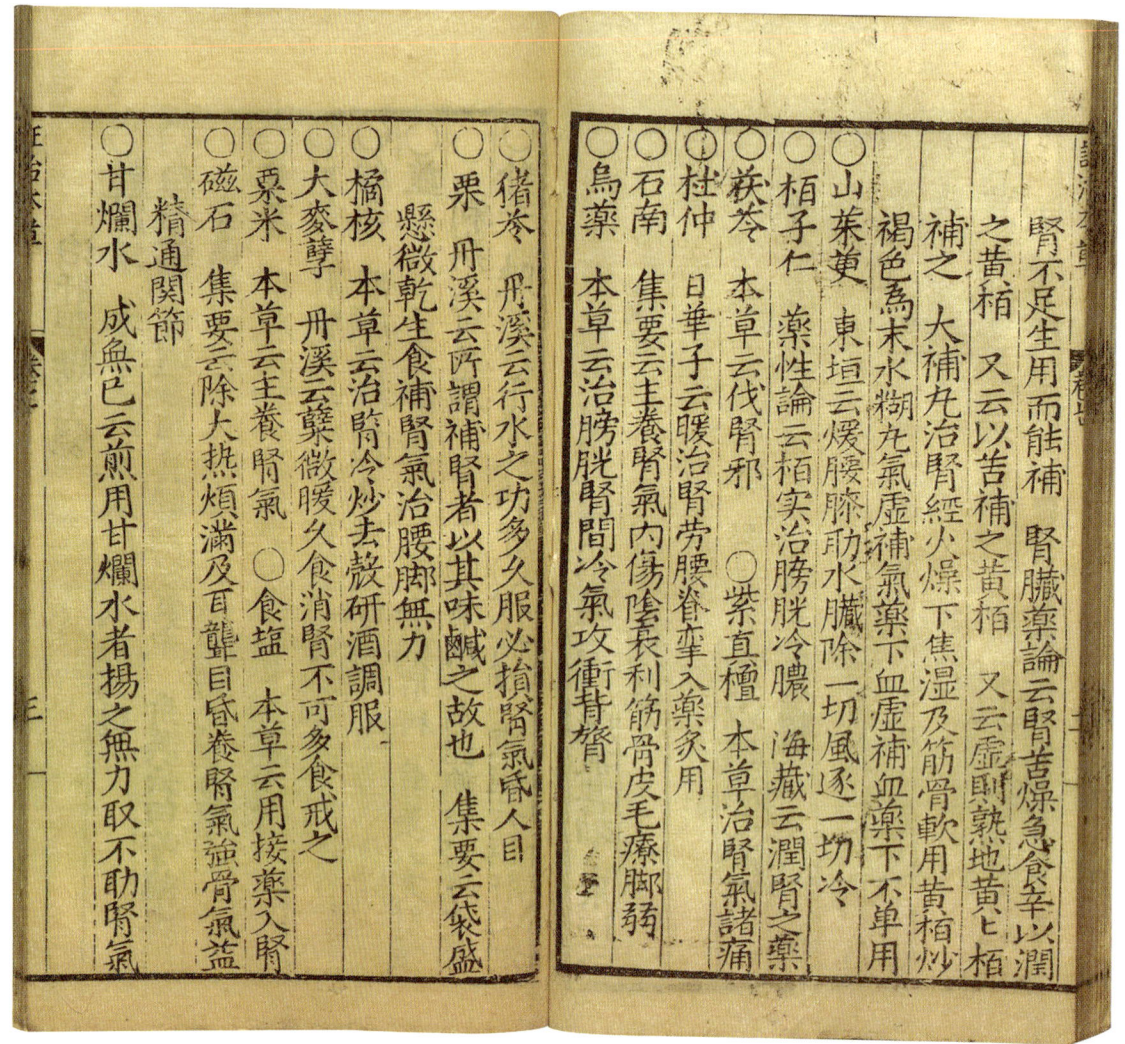

肾不足，生用而能补。《肾脏药论》云：肾苦燥，急食辛以润之，黄柏。又云：以苦补之黄柏。又云：虚则熟地黄、黄柏补之。大补丸治肾经火燥，下焦湿及筋骨软，用黄柏炒褐色为末，水糊丸，气虚补气药下，血虚补血药下，不单用。

○山茱萸　东垣云：暖腰膝，助水脏，除一切风，逐一切冷。

○柏子仁　《药性论》云：柏实治膀胱冷脓。海藏云：润肾之药。

○茯苓　《本草》云：伐肾邪。○紫真檀　《本草》：治肾气诸痛。

○杜仲　《日华子》云：暖治肾，劳腰脊挛，入药炙用。

○石南　《集要》云：主养肾气，内伤阴衰，利筋骨皮毛，疗脚弱。

○乌药　《本草》云：治膀胱肾间冷气攻冲背脊。

○猪苓　丹溪云：行水之功多，久服必损肾气，昏人目。

○栗　丹溪云：所谓补肾者，以其味咸之故也。《集要》云：袋盛悬，微干，生食补肾气，治腰脚无力。○橘核　《本草》云：治肾冷，炒去壳研，酒调服。

○大麦蘖　丹溪云：蘖微暖，久食消肾，不可多食，戒之。

○粟米　《本草》云：主养肾气。○食盐　《本草》云：用接药入肾。

○磁石　《集要》云：除大热烦满，及耳聋目昏，养肾气，强骨气，益精，通关节。

○甘烂水　成无己云：煎用甘烂水者，扬之无力，取不助肾气。

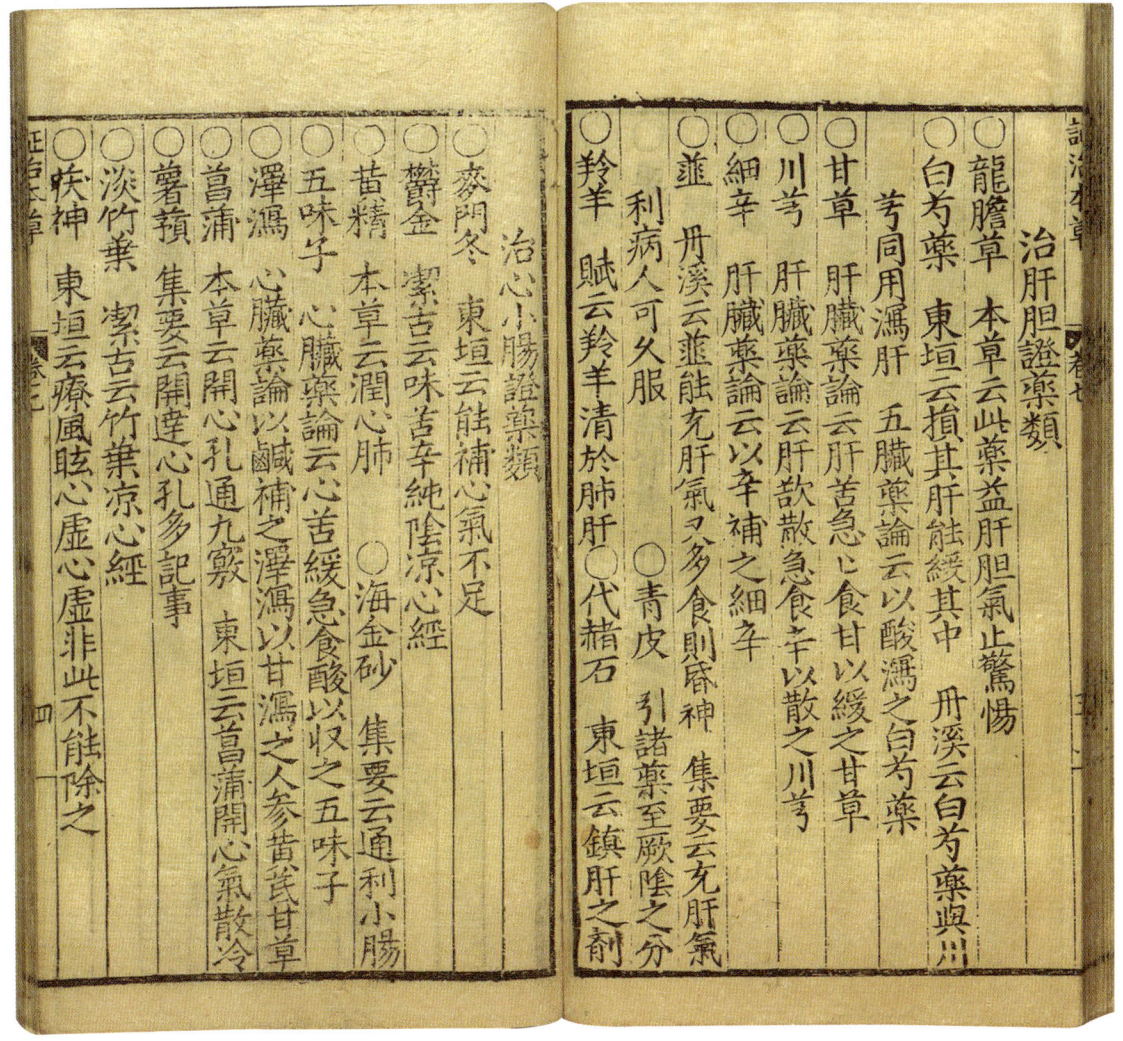

治肝胆证药类

○龙胆草　《本草》云：此药益肝胆气，止惊惕。○白芍药　东垣云：损其肝，能缓其中。丹溪云：白芍药与川芎同用，泻肝。《五脏药论》云：以酸泻之，白芍药。

○甘草　《肝脏药论》云：肝苦急，急食甘以缓之，甘草。○川芎　《肝脏药论》云：肝欲散，急食辛以散之，川芎。○细辛　《肝脏药论》云：以辛补之，细辛。

○韭　丹溪云：韭能充肝气，又多食则昏神。《集要》云：充肝气，利病人，可久服。

○青皮　引诸药至厥阴之分。○羚羊　《赋》云：羚羊清于肺肝。

○代赭石　东垣云：镇肝之剂。

治心小肠证药类

○麦门冬　东垣云：能补心气不足。○郁金　洁古云：味苦辛，纯阴，凉心经。

○黄精　《本草》云：润心肺。○海金沙　《集要》云：通利小肠。

○五味子　《心脏药论》云：心苦缓，急食酸以收之，五味子。

○泽泻　《心脏药论》：以咸补之，泽泻。以甘泻之，人参、黄芪、甘草。

○菖蒲　《本草》云：开心孔，通九窍。东垣云：菖蒲开心气，散冷。

○薯蓣　《集要》云：开达心孔，多记事。○淡竹叶　洁古云：竹叶凉心经。

○茯神　东垣云：疗风眩心虚，心虚非此不能除之。

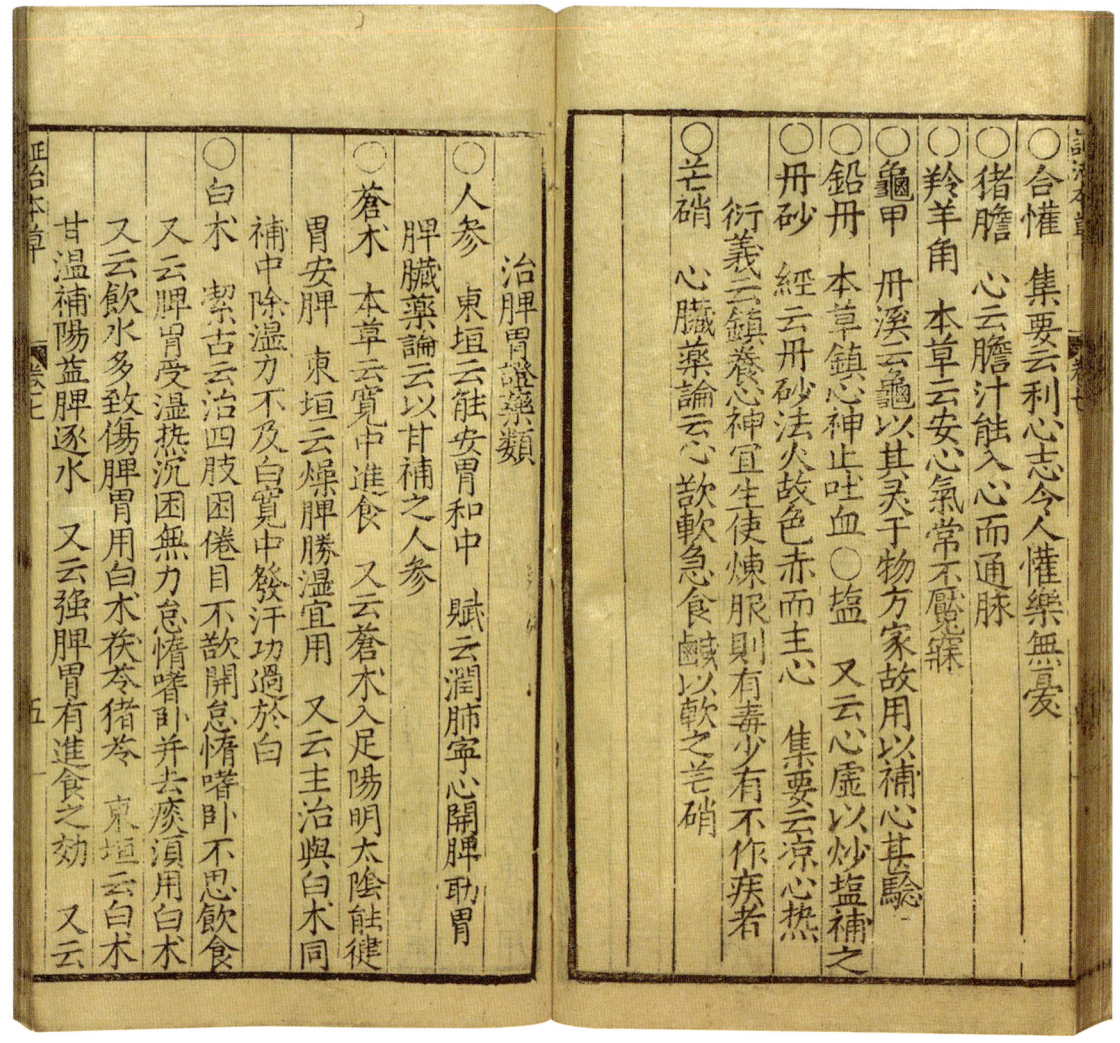

○合欢 《集要》云：利心志，令人欢乐无忧。

○猪胆 《心》云：胆汁能入心而通脉。○羚羊角 《本草》云：安心气，常不魇寐。

○龟甲 丹溪云：龟以其灵于物，方家故用以补心，甚验。

○铅丹 《本草》：镇心神，止吐血。○盐 又云：心虚，以炒盐补之。

○丹砂 《经》云：丹砂法火，故色赤而主心。《集要》云：凉心热。《衍义》云：镇养心神，宜生，使炼服，则有毒，少有不作疾者。

○芒硝 《心脏药论》云：心欲软，急食咸以软之，芒硝。

治脾胃证药类

○人参 东垣云：能安胃和中。《赋》云：润肺宁心，开脾助胃。《脾脏药论》云：以甘补之，人参。

○苍术 《本草》云：宽中进食。又云：苍术入足阳明太阴，能健胃安脾。东垣云：燥脾胜湿宜用。又云：主治与白术同，补中除湿，力不及白，宽中发汗，功过于白。

○白术 洁古云：治四肢困倦，目不欲开，怠惰嗜卧，不思饮食。又云：脾胃受湿热，沉困无力，怠惰嗜卧，并去痰，须用白术。又云：饮水多致伤脾胃，用白术、茯苓、猪苓。东垣云：白术甘温，补阳，益脾，逐水。又云：强脾胃，有进食之效。又云：

消痰壅，温胃兼止吐泻。海藏云：白术补胃温中。《脾脏药论》云：脾苦湿，急食苦以燥之，白术。《集要》云：愚按二术功用颇同，俱能补脾燥湿，但白者补性多，苍者治性多。

○甘草　东垣云：炙则健脾胃而和中。《脾脏药论》云：脾欲缓，急食甘以缓之，甘草。又云：虚则以甘草、大枣之类补之。

○升麻　洁古云：补脾胃，非此为引用不能补。《秘诀》云：治脾痹，非升麻稍不能除。

○艾叶　洁古云：温胃。

○木香　《本草》云：健脾消食。《秘诀》云：木香辛，纯阳，以和胃气。

○黄芪　洁古云：善治脾胃虚弱。《主治秘诀》云：能壮脾胃。

○生姜　洁古云：益脾胃药之佐。东垣云：生姜与大枣同用，调和脾胃。又云：生姜辛温入肺，如何是入胃口，俗皆以心下为胃口者，非也。咽门之下，受有形之物，系胃之系，便为胃口与肺同处，故入肺而开胃口也。《集要》云：捣汁和蜜服，主中热不能食。

○丁香　东垣云：丁香快脾胃，而止吐逆。一云：与五味子、广茂同用，亦能补胃。

○黑附子　《秘诀》云：温暖脾胃。

○白芍药　《主治秘诀》云：能安脾经，收胃气。又云：白补赤散，泻肝补脾，酒浸引经。东垣云：收阴气，徒健脾经。丹溪云：白芍药酒浸，炒与白术同用，则补脾。

○肉豆蔻　丹溪云：温中补脾，为丸。《日华子》称其下气，盖以脾得补而善运化，气自下也，非若香附、陈皮之駃泄。《衍义》不详其实，谩亦因①此，遂以②为不可多服，云多服则泄气。《集要》云：温中开胃，下气消食。

　　○白豆蔻　《主治秘诀》云：温暖脾胃。《集要》云：胃冷宜服。

　　○半夏　洁古云：大和胃气，除胃寒，进饮食。又云：益脾胃之气。东垣云：大和脾胃气。○通草　《集要》云：除脾胃寒热。

　　○黄精　《本草》云：主安脾胃。○蘹香子　《本草》云：开胃下食。

　　○石斛　《集要》云：治胃中虚热有功，平胃气，长肌肉。○黄连　《脾脏药论》云：以苦泻之，黄连。○缩砂密　洁古云：治脾胃气结滞不散。《集要》云：温脾下气。

　　○荜澄茄　东垣云：散肾冷，助脾胃，须荜澄茄。《严氏方》：治脾胃虚弱，胸膈不快，不进饮食，荜澄茄不拘多少为细末，姜汁煮，神曲糊丸如梧桐子大，每服七十丸，食后，淡姜汤下。

　　○藿香　洁古云：补胃气，进饮食，去枝茎，用叶。东垣云：助脾，开胃，止呕。

　　○茯苓　《本草》云：调胃气。东垣云：茯苓补虚劳，多在心脾。

　　○厚朴　洁古云：与治泄痢同，用则厚肠胃，大抵苦温，用苦则泄，用温则补。丹溪云：厚朴，气药也，温而能散泻胃中之实也。而平胃散用之，佐以苍术，正谓泻上焦之湿，平胃土，不使之太过而复其平，以致于和而已，非谓温补脾胃也，

①亦因：底本版蚀，据《本草衍义补遗》补。
②遂以：底本版蚀，据《本草衍义补遗》补。

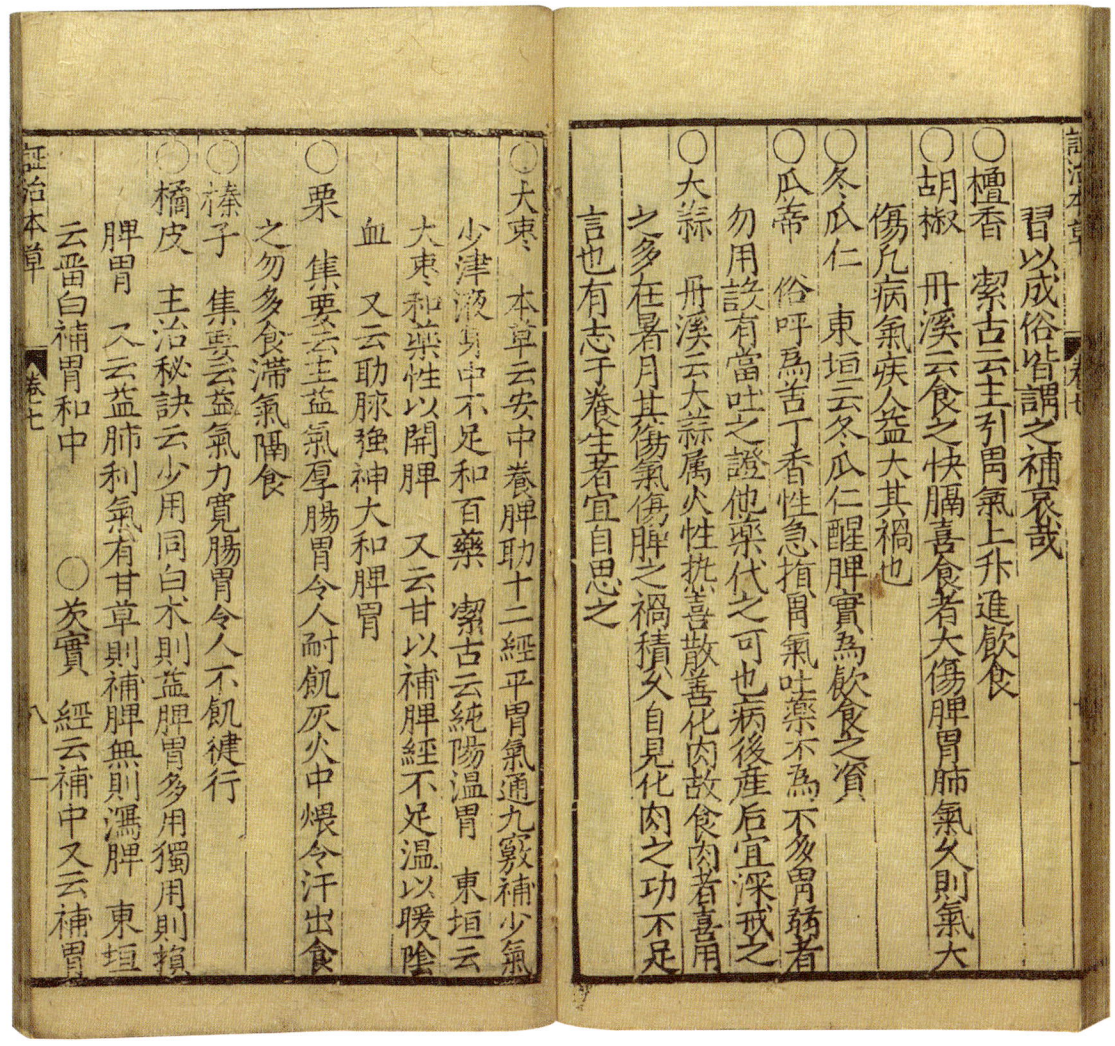

习以成俗，皆谓之补哀哉。

○檀香　洁古云：主引胃气上升，进饮食。○胡椒　丹溪云：食之快膈，喜食者大伤脾胃，肺气久则气大伤，凡病气疾人，益大其祸也。

○冬瓜仁　东垣云：冬瓜仁，醒脾实，为饮食之资。

○瓜蒂　俗呼为苦丁香，性急，损胃气，吐药不为不多，胃弱者勿用。设有当吐之证，他药代之可也，病后产后，宜深戒之。

○大蒜　丹溪云：大蒜属火，性热，喜散，善化肉，故食肉者喜用之，多在暑月。其伤气伤脾之祸，积久自见，化肉之功，不足言也。有志于养生者，宜自思之。

○大枣　《本草》云：安中养脾，助十二经，平胃气，通九窍，补少气、少津液，身中不足，和百药。洁古云：纯阳，温胃。东垣云：大枣和药性，以开脾。又云：甘以补脾经不足，温以暖阴血。又云：助脉强神，大和脾胃。

○栗　《集要》云：主益气，厚肠胃，令人耐饥，灰火中煨，令汗出，食之。勿多食，滞气隔食。○榛子　《集要》云：益气力，宽肠胃，令人不饥健行。

○橘皮　《主治秘诀》云：少用，同白术，则益脾胃；多用、独用，则损脾胃。又云：益肺利气，有甘草则补脾，无则泻脾。东垣云：留白，补胃和中。

○芡实　《经》云：补中。又云：补胃。

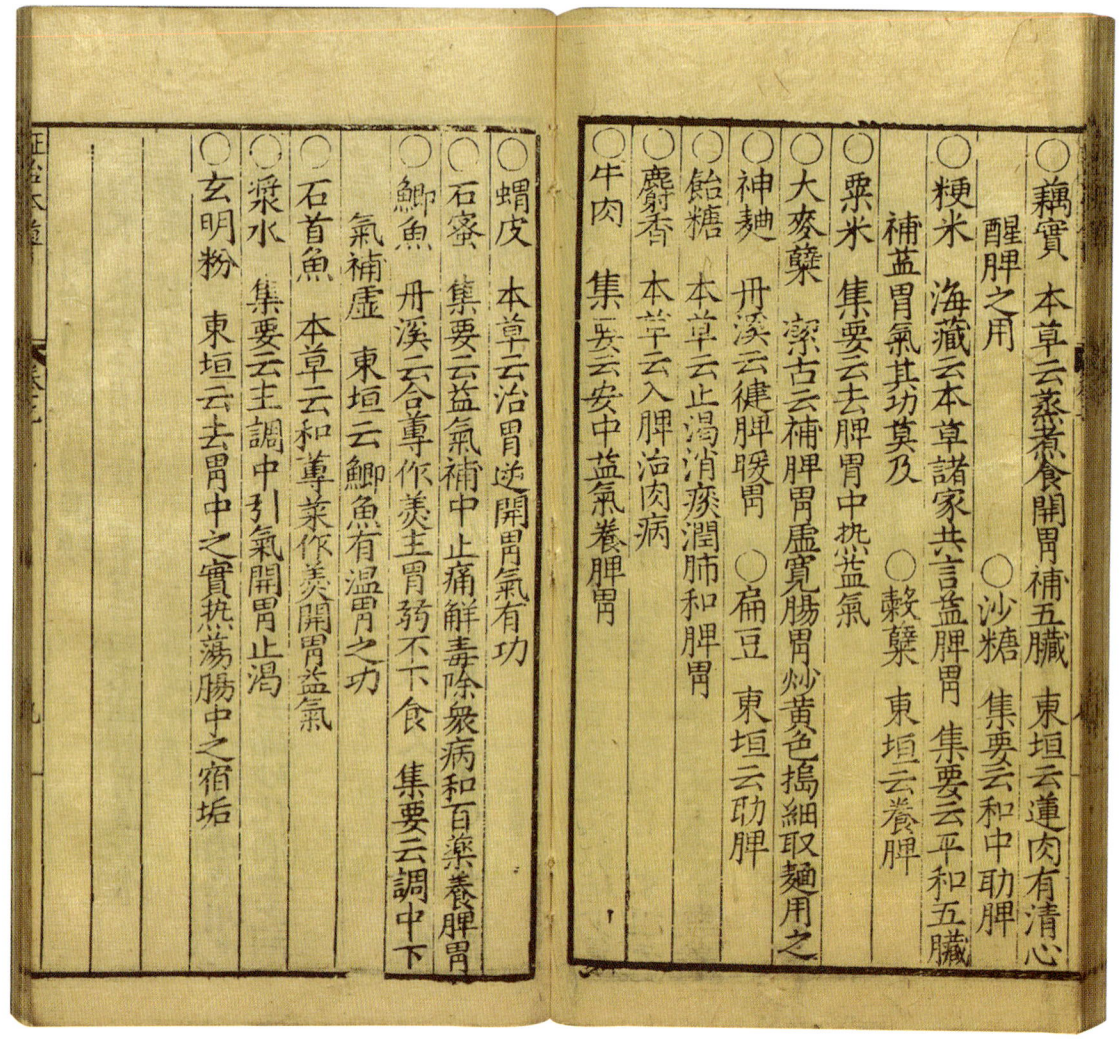

○藕实 《本草》云：蒸煮食，开胃，补五脏。东垣云：莲肉有清心醒脾之用。

○沙糖 《集要》云：和中助脾。

○粳米 海藏云：本草诸家，共言益脾胃。《集要》云：平和五脏，补益胃气，其功莫及。○谷蘖 东垣云：养脾。

○粟米 《集要》云：去脾胃中热，益气。

○大麦蘖 洁古云：补脾胃虚，宽肠胃，炒黄色，捣细，取面用之。

○神曲 丹溪云：健脾暖胃。○扁豆 东垣云：助脾。

○饴糖 《本草》云：止渴，消痰，润肺，和脾胃。

○麝香 《本草》云：入脾，治肉病。○牛肉 《集要》云：安中，益气，养脾胃。

○猬皮 《本草》云：治胃逆，开胃气有功。

○石蜜 《集要》云：益气补中，止痛解毒，除众病，和百药，养脾胃。

○鲫鱼 丹溪云：合莼作羹，主胃弱，不下食。《集要》云：调中，下气，补虚。东垣云：鲫鱼有温胃之功。

○石首鱼 《本草》云：和莼菜作羹，开胃益气。

○浆水 《集要》云：主调中，引气开胃，止渴。

○玄明粉 东垣云：去胃中之实热，荡肠中之宿垢。

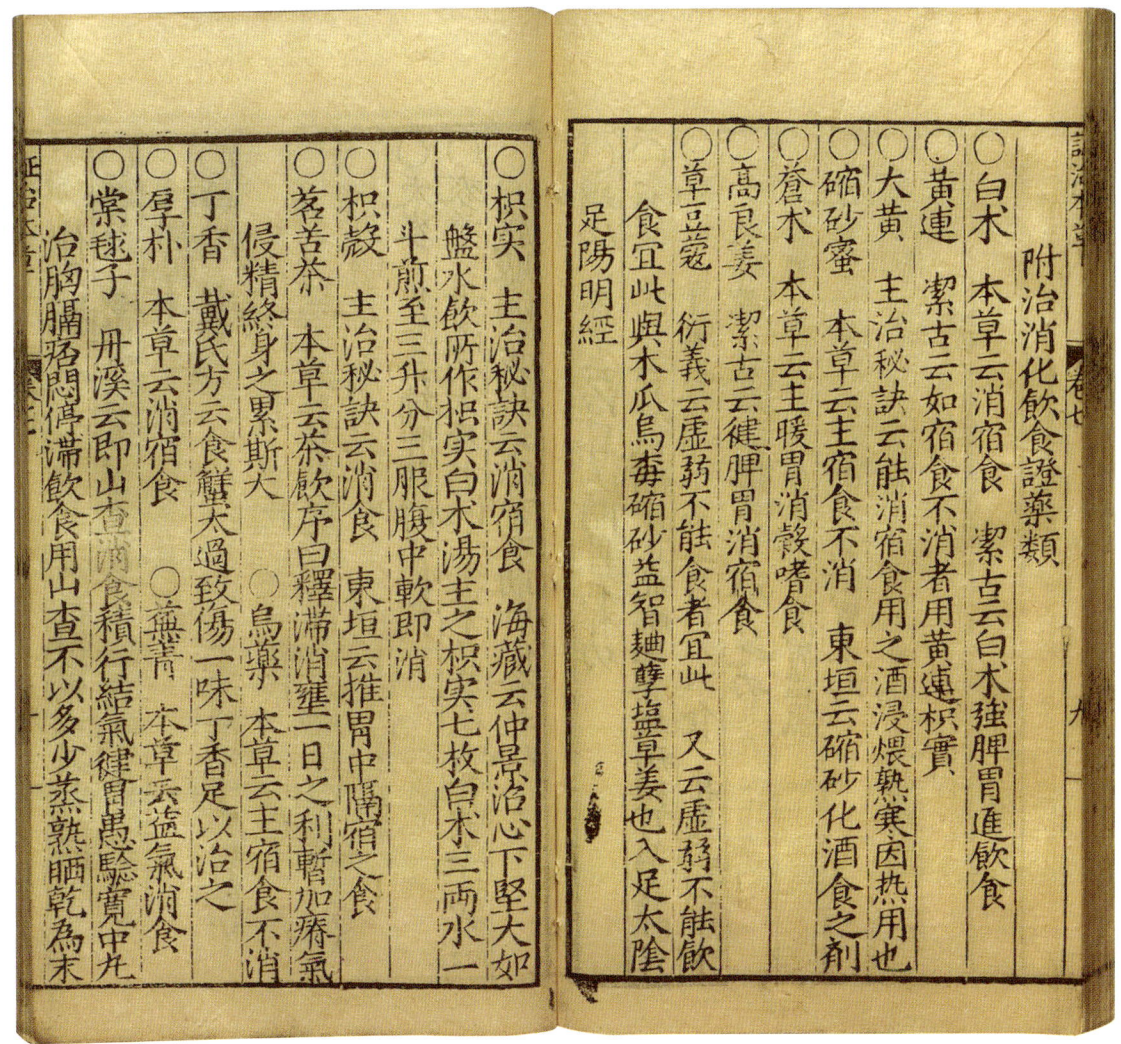

附：治消化饮食证药类

○白术　《本草》云：消宿食。洁古云：白术强脾胃，进饮食。

○黄连　洁古云：如宿食不消者，用黄连、枳实。

○大黄　《主治秘诀》云：能消宿食，用之酒浸煨熟，寒因热用也。

○缩砂密　《本草》云：主宿食不消。东垣云：缩砂化酒食之剂。

○苍术　《本草》云：主暖胃，消谷嗜食。○高良姜　洁古云：健脾胃，消宿食。

○草豆蔻　《衍义》云：虚弱不能食者，宜此。又云：虚弱不能饮食，宜此，与木瓜、乌梅、缩砂、益智、曲糵、盐、草姜也，入足太阴、足阳明经。

○枳实　《主治秘诀》云：消宿食。海藏云：仲景治心下坚，大如盘，水饮所作，枳实白术汤主之。枳实七枚，白术三两，水一斗，煎至三升，分三服，腹中软即消。

○枳壳　《主治秘诀》云：消食。东垣云：推胃中隔宿之食。

○茗苦茶　《本草》云：《茶饮序》曰：释滞消壅，一日之利暂佳[①]；瘠气侵精，终身之累斯大。○乌药　《本草》云：主宿食不消。○丁香　《戴氏方》云：食蟹太过致伤，一味丁香足以治之。○厚朴　《本草》云：消宿食。○芜菁　《本草》云：益气消食。

○棠球子　丹溪云：即山楂。消食积，行结气，健胃。愚验宽中丸治胸膈痞闷，停滞饮食，用山楂不以多少，蒸熟，晒干为末，

①佳：原作"加"，据《大唐新语》卷十一改。

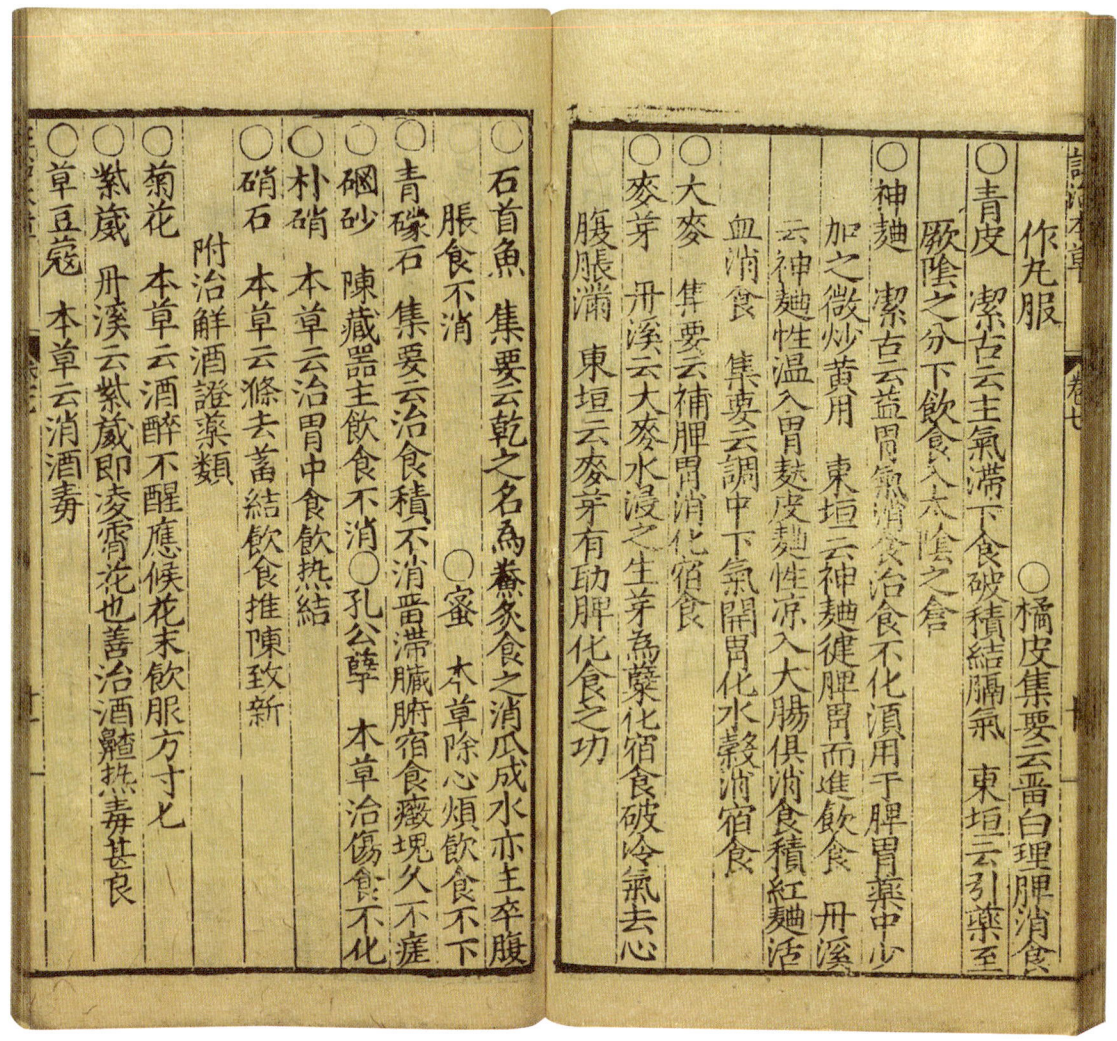

作丸服。○橘皮 《集要》云：留白，理脾消食。

○青皮 洁古云：主气滞下食，破积结膈气。东垣云：引药至厥阴之分，下饮食，入太阴之仓。○神曲 洁古云：益胃气，消食，治食不化，须用于脾胃药中，少加之，微炒黄用。东垣云：神曲健脾胃而进饮食。丹溪云：神曲性温，入胃，麸皮曲性凉，入大肠，俱消食，积红曲活血消食。《集要》云：调中，下气，开胃，化水谷，消宿食。

○大麦 《集要》云：补脾胃，消化宿食。○麦芽 丹溪云：大麦，水浸之生芽，为蘗。化宿食，破冷气，去心腹胀满。东垣云：麦芽有助脾化食之功。

○石首鱼 《集要》云：干之名为鲞，炙食之，消瓜成水，亦主卒腹胀，食不消。

○蜜 《本草》：除心烦，饮食不下。

○青礞石 《集要》云：治食积不消，留滞脏腑，宿食症块，久不瘥。

○硇砂 陈藏器：主饮食不消。○孔公蘗 《本草》：治伤食不化。○朴硝 《本草》云：治胃中食饮热结。○硝石 《本草》云：涤去蓄结饮食，推陈致新。

附治解酒证药类

○菊花 《本草》云：酒醉不醒，应候花末饮服，方寸匕。

○紫葳 丹溪云：紫葳即凌霄花也，善治酒齄，热毒甚良。

○草豆蔻 《本草》云：消酒毒。

○葛根　潔古云解酒毒　東垣云解中酒之奇毒　丹溪云
治中熱酒渴病　又云病酒及渴者得之甚良
○葛花　本草云主消酒并小豆花乾末服方寸匕飲酒不知
醉　御藥院方葛花散治飲酒令人不醉葛花小豆花各
一兩為末每服三錢仍進葛汁及枇杷葉飲倍能飲酒
○黃連　愚驗方酒蒸黃連丸厚腸胃解酒毒用黃連一斤淨
剉用好酒四升浸瓦器中置甑上累蒸至爛取去晒乾為
細末滴水為丸如梧桐子大每服五十丸食前用溫水下
○吳茱萸　主治秘訣云消宿酒為白豆蔻之佐也
○苦竹葉　本草云治睡解酒毒下熱壅作瀝功用與淡竹同

○藕　本草云解酒毒　○梅實　本草云消酒毒
○橘皮　海藏云治酒毒用葛根陳皮茯苓甘草生薑湯
○梨　丹溪云衍義謂多食動脾惟病酒煩渴人食之佳
○橄欖　丹溪云味澁而生甘醉飽宜之
○赤小豆　本草云花名腐婢止消渴酒病頭痛　又云與葛
花末服方寸匕飲酒不知醉　附餘方用小豆花葉陰乾
百日為末服之能消酒
○田中螺　集要云煮汁飲療熱醒酒　○蛤蜊　本草云開胃解酒毒
○玄明粉　本草云治中酒中鱠飲食過度四肢壅寒

　　○葛根　洁古云：解酒毒。东垣云：解中酒之奇毒。丹溪云：治中热酒渴病。又云：病酒及渴者，得之甚良。○葛花　《本草》云：主消酒，并小豆花干末，服方寸匕，饮酒不知醉。《御药院方》葛花散：治饮酒，令人不醉，葛花、小豆花各一两为末，每服三钱，仍进葛汁及枇杷叶饮，倍能饮酒。

　　○黄连　愚验方酒蒸黄连丸，厚肠胃，解酒毒，用黄连一斤净剉，用好酒四升浸瓦器中，置甑上，累蒸至烂，取去晒干为细末，滴水为丸，如梧桐子大，每服五十丸，食前，用温水下。○吴茱萸　《主治秘诀》云：消宿酒，为白豆蔻之佐也。

　　○苦竹叶　《本草》云：治睡，解酒毒，下热壅，作沥功用与淡竹同。

　　○藕　《本草》云：解酒毒。○梅实　《本草》云：消酒毒。

　　○橘皮　海藏云：治酒毒，用葛根陈皮茯苓甘草生姜汤。

　　○梨　丹溪云：《衍义》谓多食动脾，惟病酒烦渴人食之佳。

　　○橄榄　丹溪云：味涩而生甘，醉饱宜之。

　　○赤小豆　《本草》云：花名腐婢，止消渴，酒病头痛。又云：与葛花末，服方寸匕，饮酒不知醉。《附余方》：用小豆花叶阴干百日为末，服之能消酒。

　　○蛤蜊　《本草》云：开胃，解酒毒。○田中螺　《集要》云：煮汁饮，疗热醒酒。

　　○玄明粉　《本草》云：治中酒中鱠，饮食过度，四肢壅寒。

治肺大肠证药类

○天门冬 《本草》云：主保定肺气，去热，养肌肤，益气力。洁古云：治血热侵肺。丹溪云：治肺热之功，多患人体虚而热加用之。其味苦，但专泄而不收，寒多者禁服。

○麦门冬 洁古云：补肺中元气不足，须用之。东垣云：退肺中隐伏之火，生肺中不足之金。丹溪云：治肺热之功多，但专泄而不收，寒多人禁服。

○木香 东垣云：泄肺气不可缺。丹溪云：火煨用，可实大肠。

○防风 洁古云：泻肺实如神。东垣云：以气味能泻肺余。

○五味子 孙真人云：五月常服五味子，以益肺金之气，在上则滋源，在下则补肾，故入手太阴、足少阴也。东垣云：收肺气耗散之金。丹溪云：五味子大能收肺气，宜其有补贤之功，收肺气，非除热乎！补肾，非暖水脏乎！《肺脏药论》云：以酸补之，五味子。又云：虚则五味子补之。○灯心草 《主治秘诀》云：辛甘，阳也，泻肺。

○白芍药 东垣云：肺燥气热，酸收甘缓。《肺脏药论》云：肺欲收，急食酸以收之，白芍药。○麻黄 《秘诀》云：肺经本药。○香白芷 《主治秘诀》云：去肺经风热。

○牛蒡子 洁古云：辛温润肺散气，捣碎用之。

○丹参 《集要》云：主心腹邪气，肠鸣幽幽如走水。

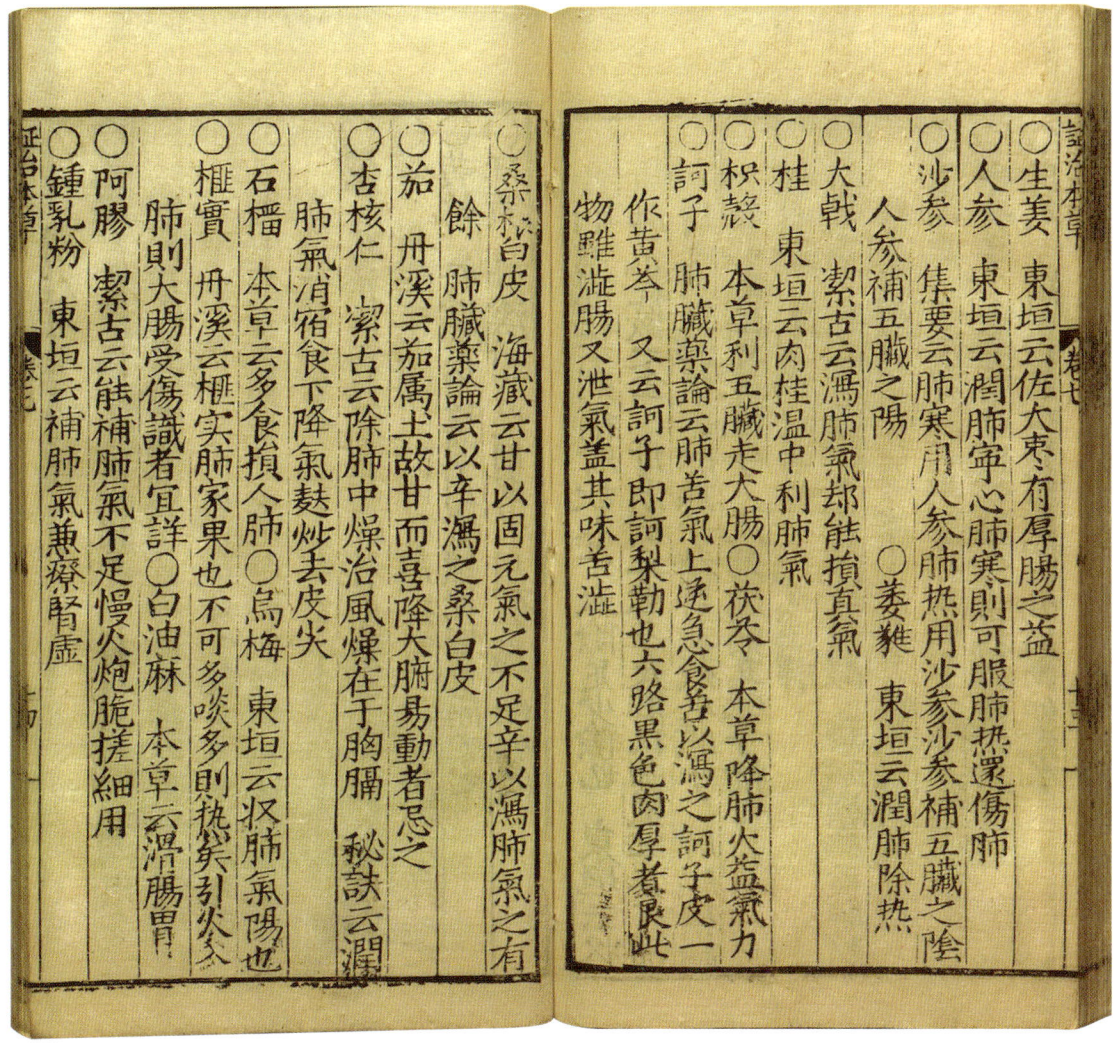

○生姜　东垣云：佐大枣，有厚肠之益。

○人参　东垣云：润肺宁心，肺寒则可服，肺热还伤肺。

○沙参　《集要》云：肺寒用人参，肺热用沙参，沙参补五脏之阴，人参补五脏之阳。

○萎蕤　东垣云：润肺除热。○大戟　洁古云：泻肺气，却能损真气。

○桂　东垣云：肉桂温中，利肺气。○枳壳　《本草》：利五脏，走大肠。

○茯苓　《本草》：降肺火，益气力。

○诃子　《肺脏药论》云：肺苦气上逆，急食苦以泻之，诃子皮，一作黄芩。又云：诃子，即诃梨勒也，六路黑色，肉厚者良。此物虽涩肠，又泄气，盖其味苦涩。

○桑根白皮　《海藏云：甘以固元气之不足，辛以泻肺气之有余。《肺脏药论》云：以辛泻之桑白皮。○茄　丹溪云：茄属土，故甘而喜降，大腑易动者忌之。

○杏核仁　洁古云：除肺中燥，治风燥在于胸膈。《秘诀》云：润肺气，消宿食，下降气，麸炒去皮尖。○石榴　《本草》云：多食损人肺。

○乌梅　东垣云：收肺气阳也。○榧实　丹溪云：榧实，肺家果也，不可多啖，多则热矣，引火入肺，则大肠受伤，识者宜详。

○白油麻　《本草》云：滑肠胃。○阿胶　洁古云：能补肺气不足，慢火炮脆，搓细用。

○钟乳粉　东垣云：补肺气兼疗肾虚。

附：治吃逆证药类

○人参　丹溪：治一女子性躁味厚，暑月因大怒吃，作举身跳动，神昏。视其形气实，以参芦煎饮，吐顽痰数碗，大汗昏睡，一日安。人参入手太阴，补阳中之阴，芦反是。大泻太阴之阳，女子暴怒气上，肝主怒，肺主气，怒则气逆，肝木乘火侮肺，故吃而神昏。今痰尽气降火衰，金复位，胃气得和而解。

○箬　丹溪云：气热痰热，吃逆者，用青箬头七十二个煎服。○蜜　丹溪云：痰碍气而吃逆，燥痰不出故也。用蜜水探吐之。○黄蜡　丹溪云：治吃逆，用黄蜡烧烟熏而咽之。

○硫黄　丹溪云：吃逆因寒者，用硫黄烧烟咽之。

治喘咳上气证药类　肺痿痈附

○天门冬　洁古云：止喘。气促，加人参、黄氏，用之为主，如神。东垣云：保肺气不被热扰，定喘促陡得康宁。又云：天门冬主肺气，喘息促急，除热，通肾气，镇心，润五脏，强骨髓。《药性》云：主肺热咳逆。《集要》云：疗肺痿生痈，吐脓血，热侵肺，吐衄妄行，泻肺火，消痰。《赋》云：天门冬止嗽补血，冷而润心肺。○麦门冬　《集要》：治肺痿吐脓。○细辛　《本草》云：主咳逆头痛，百节拘挛。《赋》云：细辛止嗽。

○五味子　东垣云：主咳逆上气。又云：酸以收逆气，肺寒气逆，则以此药与干姜同用，治之。又云：如嗽者，用五味子。

丹溪云：寒月与干姜同用，治肺寒，气逆咳嗽。又火热嗽，必用之。盖火气盛者，骤用寒凉药，恐相逆，宜用五味子等酸收之药，敛而降之。《珍》云：治咳嗽。《赋》云：五味子止咳嗽，且滋肾水。《戴氏方》：治嗽与喘，用五味为多。但五味有南有北，生津止渴，润肺益肾，治劳嗽者宜用北五味，若风邪在肺，宜用南五味，不若二者兼用。

○黄芪 《本草》云：主治虚喘。愚验方治肺痈得吐脓后，宜以此药排脓补肺，绵黄芪去芦二两，生用为细末，每服二钱，水一中盏，煎六分，温服，不拘时候。

○麻黄 东垣云：能治咳逆上气。又云：麻黄而疗咳嗽。海藏云：治伤寒无汗，咳嗽。又云：伤寒伤风而咳者，用麻黄桂枝，即汤液之源也。

○黑附子 东垣云：主风寒咳逆，温中。《戴氏方》云：有声音不出者，服冷剂愈。失声乃是肾经虚寒，投附子之剂数枚，方可，此不可不识。

○桔梗 东垣云：利膈气，仍治肺痈，一为诸药之舟楫，一为肺部之引经。《衍义》云：治肺热气奔促咳逆肺痈，排脓。

○射干 东垣：主治咳逆上气。《集要》云：主咳唾言语气臭。

○白牵牛 东垣云：主泻气分湿热上攻喘满。

○芫花 《本草》云：主咳逆上气，喉鸣喘息，咽肿短气。

〇菖蒲　《集要》云：主咳逆上气。〇远志　《集要》云：主咳逆。

〇当归　《本草》云：主咳逆上气。〇贝母　《本草》云：主咳嗽上气。

〇紫菀　东垣云：紫菀治嗽。《集要》云：主咳逆上气。又云：益肺气，疗肺痿，咳唾脓血，消痰止喘。

〇兜铃　东垣云：兜铃嗽医。《集要》云：气上逆连连不可。东垣云：主治肺热咳嗽，痰结喘促。洁古云：主肺热，清肺气，补肺。《药性论》云：主肺气上急，作息不得。《图经》亦云：名土青木香，实主肺病，根治气下膈，止刺痛。丹溪云：马兜铃治嗽，以其去肺热，补肺也。

〇干姜　东垣云：止寒嗽。又云：肺寒与五味子同用，治嗽，以胜寒邪。丹溪云：干姜散肺气，与五味子同用，治嗽。《集要》云：主胸满，咳逆上气。

〇生姜　丹溪云：主伤寒头痛鼻寒，咳逆上气。又云：治咳嗽痰涎多用者，此药能行阳而散气故也。又云：治寒嗽，古方有以生姜切作薄片，焙干为末，糯米糊为丸，如芥子大，空心，清米饮下三十丸，出《医说》。又云：治嗽多用生姜，以其辛能发散也。《戴氏方》：有热嗽失声咽疼，多进冷剂，声愈不出者，宜以生姜汁少少进之，冷热嗽后失声者尤用。

〇狼毒　《集要》云：主咳逆上气。

〇钩吻　《集要》云：主咳逆上气，水肿。

〇甘草 《集要》云：肺痿久咳嗽，涕唾寒热，炙为末，取小便三合，调末一钱匕，日二三服。海藏云：能治肺痿，吐脓血。《元戎》：治肺痿，唾脓涎痰，唾多出血，心中温温。方：甘草二两，水三升，煎作一升半，分为三服。

〇人参 《集要》云：肺受寒邪及短气虚喘，宜用。肺受火邪喘嗽及阴虚火动，劳嗽吐血，勿用。盖人参入手太阴而能补火，故肺受火邪者忌之。洁古云：治喘嗽，则勿用。

〇薏苡仁 《集要》云：治肺痿肺痈，吐脓血，咳嗽涕唾上气。取仁一两，水三升，煎一盏，入少酒服。《本草》云：治肺痿吐脓血。又云：治肺痈，心胸甲错。

〇黄芩 《主治秘诀》云：肺若气上逆，急食苦以泄之，正谓此也。海藏云：东垣言黄芩细实而中不空者，治下部妙。愚验青金丸，一名与点丸，与清化丸同用，泻肺火，降膈上热痰，用片黄芩炒为末，糊丸或蒸饼丸梧桐子大，每服五十丸。

〇葶苈 《本草》云：治肺痈，喘不得卧。东垣云：葶苈泻肺喘而通水道。愚验治肺壅胀，胸膈满闷，上气喘急不得卧或身体面目浮肿等证，用葶苈子不拘多少，炒黄为末，炼蜜丸如弹子大，每用大枣十枚，以水三盏煎至二盏，去枣，入葶苈一丸，再煎至一盏，温服之。丹溪云：肺湿作喘，以甜葶苈研细末，枣肉为丸服之。《济生》治肺痈，喘咳气急，眠卧不得，甜葶苈二两半，隔纸炒令紫色，为细末，每服二钱，水一中盏，煎六分，温服不拘时候。丹溪云：治肺痈，先用此汤以取脓，此治肿疡之例也。东垣云：定肺气之喘促，疗积饮之痰厥。《集要》云：治肺壅上气，咳逆喘促。

○防己　丹溪云：《本草》治肺痿，咯血多痰，汉防己、葶苈等分为末，糯米饮调下一钱，甚效。○王瓜子　《集要》云：子润心肺，肺痿吐血。

○升麻　《本草》云：治肺痿，咳唾脓血。

○半夏　洁古云：半夏治形寒饮冷伤肺而咳。《集要》云：止咳逆。愚验方治一切痰饮咳嗽，用大半夏一斤汤泡七次，晒干为末，用生绢袋盛贮于磁盆内，用净水洗出去麓楂，将洗出半夏末，就于盆内日晒夜露，每日换新水，七日七夜澄去水，将半夏粉晒干，每半夏粉一两入飞过细朱砂末一钱，用生姜汁湖为丸，如梧桐子大，每七十丸用淡生姜汤下，食后服，名辰砂半夏丸。

○佛耳草　东垣云：酸热治寒嗽及痰涎，除肺中寒，大升肺气，少用款冬花为使，过食则损目。丹溪云：佛耳草治寒嗽。

○灯笼草　丹溪云：性寒治热痰嗽。《附余》青化丸：治热嗽及咽痛，故苦能燥热湿，轻能治上，用灯笼草炒为末，蒸饼丸，又细末醋调，敷咽喉间痛。

○蒺藜子 《集要》云：咳逆伤肺，肺痿。○款冬花　东垣云：温肺止嗽，治肺痿劳嗽，消渴喘息。丹溪云：《本草》：主咳逆上气，喘急呼吸，杏仁为之使。《日华子》：消痰止嗽，肺痿肺痈，吐血，心虚惊悸。《赋》云：款冬花润肺，去痰嗽，以定喘。《衍义》云：有人病咳多日，或教以熬冬花三两枚，于无风处以笔管吸烟满口，咽之，数日效。

○瓜蒌实　东垣云：瓜蒌子下气润肺喘兮，且又宽中。丹溪云：瓜蒌子，甘能补肺，润能降气。胸中有痰者，以肺受火逼，失降下之令。今得甘缓润下之助，则痰自降，宜其为治嗽之要药也。《集要》云：治痰嗽，利胸膈。

○知母　东垣云：知母止嗽而骨蒸退。丹溪云：消痰止嗽，润心肺。又云：知母止嗽清肺，滋阴降火，夜嗽宜用。

○百部　《集要》云：主肺气咳嗽上气，润益肺，治嗽多用。

○百合　东垣云：百合治肺热咳嗽可止。又云：百合敛肺劳之嗽痿。

○白前　《集要》云：主胸胁逆气，咳嗽上气冲喉中，呼吸欲绝不得眠。常作水鸡声，善能保定肺气，治嗽多用之，以温药相佐使，尤佳。

○旋覆花　东垣云：旋覆花治头风而消痰嗽壅。

○粟壳　《丹溪方》：治嗽痢者，多用粟壳，不必疑，但先要去病根，此乃收后药也。

○苎麻　《正传经验方》：治哮喘，

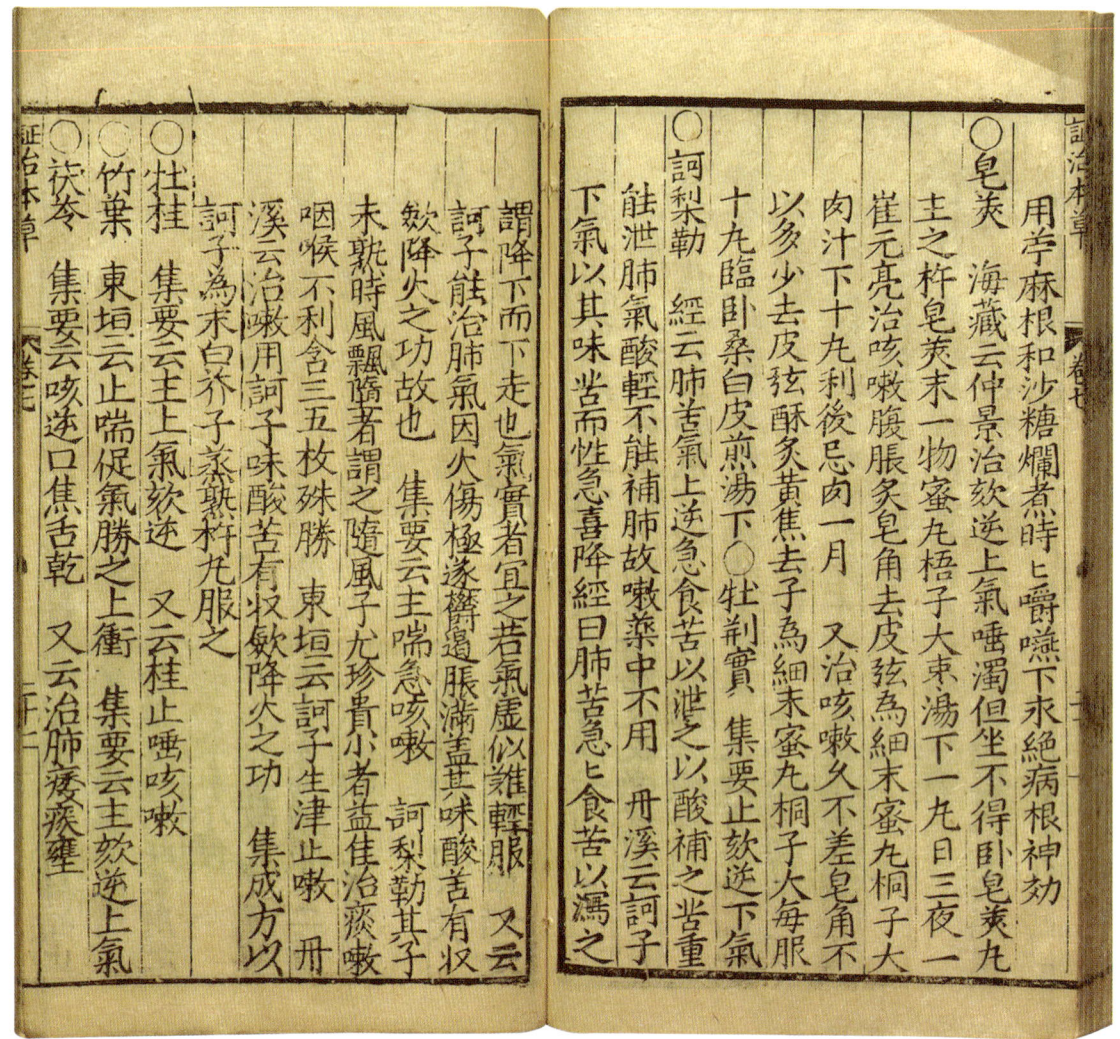

用苎麻根和沙糖烂煮，时时嚼咽下，永绝病根，神效。

○皂荚　海藏云：仲景治咳逆上气唾浊，但坐不得卧，皂荚丸主之，杵皂荚末一物，蜜丸梧子大，枣汤下一丸，日三夜一。崔元亮治咳嗽腹胀，炙皂角去皮弦，为细末，蜜丸桐子大，肉汁下十丸，利后忌肉一月。又治咳嗽久不差，皂角不以多少，去皮弦，酥炙黄焦，去子为细末，蜜丸桐子大，每服十丸，临卧，桑白皮煎汤下。

○牡荆实　《集要》：止咳逆下气。

○诃梨勒　《经》云：肺苦气上逆，急食苦以泄之，以酸补之，苦重能泄肺气，酸轻不能补肺，故嗽药中不用。丹溪云：诃子下气，以其味苦而性急喜降。《经》曰：肺苦急，急食苦以泻之，谓降下而下走也。气实者宜之，若气虚，似难轻服。又云：诃子能治肺气，因火伤极，遂郁遏胀满，盖其味酸苦，有收敛降火之功故也。《集要》云：主喘急咳嗽。诃梨勒其子未熟时，风飘堕者，谓之随风子，尤珍贵。小者益佳，治痰嗽咽喉不利，含三五枚，殊胜。东垣云：诃子生津止嗽。丹溪云：治嗽，用诃子味酸苦，有收敛降火之功。《集成方》：以诃子为末，白芥子蒸熟，杵丸服之。

○牡桂　《集要》云：主上气咳逆。又云：桂止唾咳嗽。

○竹叶　东垣云：止喘促，气胜之上冲。《集要》云：主咳逆上气。

○茯苓　《集要》云：咳逆，口焦舌干。又云：治肺痿痰壅。

○桑根白皮　东垣云：益元气不足而补虚，泻肺气有余而止嗽。《赋》云：桑根白皮主喘息。《集要》云：喘嗽唾血，虚劳客热，消痰止渴。丹溪云：桑白皮泻肺气，然性不纯良，用之多者当戒。《集要》云：桑枝条疗肺嗽口干，利小便。

○椒目　丹溪云：火急甚者不可用，苦寒药火盛故也，宜温劫之。劫药用椒目五七钱，研为极细末，生姜汤调服一二钱，喘止之后，因痰治痰，因火治火。又云：诸喘不止者用，劫去只一二服则止，气虚人少用。

○郭公刺根　《正传经验》：治哮喘，用此根，煎服即止而不发。

○合欢树皮　韦宙《独行方》：一名黄昏汤。《图经》云：胸中甲错是为肺痈，黄昏汤治之。合欢树皮一掌大，水三钟，煮至半分，作二服。丹溪云：治肺痈，终以此汤，以补里之阴气，此治溃疡之例也。《集成方》：治肺痈，云收敛疮口，止有合欢树皮，即槿树也，白蔹煎饮之。

○莱菔根　丹溪云：治肺痿吐血。《集要》云：子治喘嗽，下气消食。《医要》云：青金丹治哮喘，遇厚味发者，用萝卜子淘净，蒸熟，晒干为末，姜汁浸蒸饼，为细丸，每服三十粒，津下。○瓜蒂　《集要》云：主咳逆上气。

○薤　《集要》云：胸膈卒痛，肺气喘急，俱捣汁，细饮之。

○紫苏　《集要》云：子尤良，主肺气喘急，咳逆，润心肺，消痰气。

○橘皮　海藏云：手太陰氣逆上而不下，宜以此順之。白檀為之使，其芳香之氣，清奇之味，可以奪橙也。《活人》：治噦而有寒熱，竹茹陳皮乾姜等湯，主咳逆，其論並見《此事難知》。《集要》云：主胸中痰熱逆氣，利水穀。

○杏仁　東垣云：杏仁下喘，用治氣也。桃仁治狂，用治血也。又云：利胸中氣逆之喘促。又云：杏仁散結潤燥，散肺中風及熱，是以風熱嗽用之。《賦》云：杏仁潤腸秘，止嗽之劑。海藏云：王朝奉治傷寒氣上逆喘者，麻黃湯內加杏仁、陳皮；若氣不上喘逆者，減杏仁、陳皮，故知其能瀉肺也。丹溪云：杏仁散肺氣風熱，然性實有熱因於寒者，為宜。《集要》云：主咳逆上氣，雷鳴，喉痹，下氣定喘，潤心肺，散肺經風寒咳嗽。又云：治哮年，深時作時，止用雄豬肚一具，製如食法，入杏仁四五兩線縫，醋三碗煮乾取出，先食肚，次以杏仁，新瓦焙乾，撚去皮，旋食，永不發。

○櫻桃　丹溪云：性熱，舊有熱病及嗽者、喘者，得之立病，且有致死者矣。

○枇杷葉　《本草》：治肺熱久嗽並渴疾。《戴氏方》云：嗽而失聲者，非獨熱嗽有之，宜審其證用藥，仍濃煎獨味枇杷葉散熱服。

○乾柿　丹溪云：有收斂之義，止血止嗽，亦可為助。

○雞蛋　《本草》云：卵白微寒，主煩滿咳逆。丹溪：治哮用雞子，略敲壳，不损膜，浸尿缸中三日，煮食之，盖鸡子能去风痰。

　　○鸻鸽肉　《本草》云：治老嗽及吃噎，炙食或为散饮服。

　　○阿胶　《本草》云：益肺金，定喘。东垣云：如喘者，用阿胶。又云：保肺益金之气，止嗽，蠲咳之脓。海藏云：肺虚损极，咳唾脓血，非阿胶不能补。

　　○獭肝　《本草》：止久嗽，烧服之。○猫　《虞氏方》：治哮喘，用猫头骨烧灰，酒调二三钱，一服便止。○海蛤　《本草》云：主咳逆上气，喘息烦满，胸痛寒热。

　　○蛤蚧　东垣云：治劳嗽。《集要》云：主久肺劳嗽，传尸，杀鬼物邪气，疗咳嗽出血，下淋沥，通水道，入药两用。又云：男服雌，女服雄。

　　○文蛤　《本草》云：主咳逆，胸痹。○鲤鱼　《集要》云：烧灰，治咳逆气喘。

　　○白石英　《本草》云：治咳逆，胸膈间久寒。《东垣赋》云：白石英医吐脓咳嗽之人。《集要》云：疗肺痿肺痈，吐脓下气。

　　○食盐　《集要》云：多食伤肺喜咳，又令人失色，肤黑，走血，损筋，病嗽。

　　○石钟乳　《本草》：主咳逆上气。

　　○砒　《集成》紫金丹：治哮，用精猪肉二斤，细切骰子大，砒一两为细末，拌匀，分作六分，纸筋泥包火烘干于无人处，煅令青烟尽，放地上一宿，取出为末，蒸饼丸绿豆大，大人二十丸，小儿十丸，茶清下。愚验紫金丹，治呴喘及痰喘不得安卧，用信石一钱半，研淡豆豉一两，水润去皮，研成膏，共

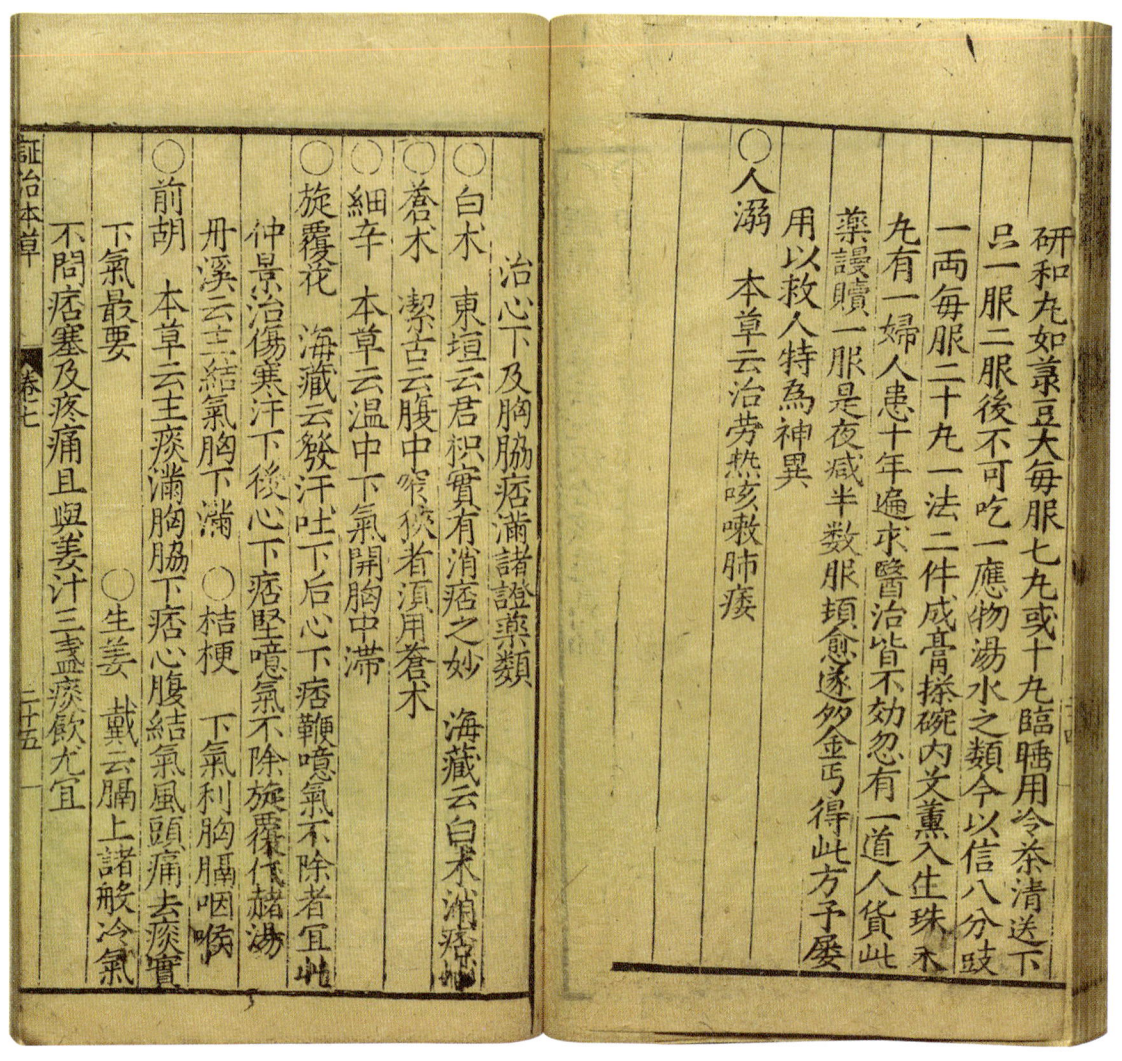

研和丸，如绿豆大，每服七丸或十丸，临睡，用冷茶清送下，只一服，二服后不可吃一应物汤水之类。今以信八分，豉一两，每服二十丸。一法二件成膏，搽碗内，艾熏，入生珠末丸。有一妇人患十年，遍求医，治皆不效，忽有一道人货此药，谩赎一服，是夜减半，数服顿愈，遂多金丐，得此方。予屡用以救人，特为神异。

○人溺 《本草》云：治劳热咳嗽，肺痿。

治心下及胸胁痞满诸证药类

○白术 东垣云：君枳实有消痞之妙。海藏云：白术消痞。

○苍术 洁古云：腹中窄狭者，须用苍术。

○细辛 《本草》云：温中下气，开胸中滞。

○旋覆花 海藏云：发汗吐下后心下痞鞕，噫气不除者，宜此仲景治伤寒汗下后，心下痞坚，噫气不除，旋覆代赭汤。丹溪云：主结气胸下满。

○桔梗 下气，利胸膈咽喉。

○前胡 《本草》云：主痰满，胸胁下痞，心腹结气，风头痛，去痰实，下气最要。

○生姜 戴云：膈上诸般冷气，不问痞塞及疼痛，且与姜汁三盏，痰饮尤宜。

○黄连 《本草》云：心下痞满，必用药也。《象》云：仲景治九种心下痞，五等泻心汤皆用之，去须用。

○半夏 《珍》云：消胸中痞，去膈上痰。《本草》云：治心下急痛坚痞。《集要》云：主胸胀。○天南星 东垣云：主利胸膈。○贝母 《本草》云：主腹中心下坚实满。

○黄芩 愚验方东垣治饮酒心下痞，用三制黄芩丸，以黄芩去枯心，酒浸，一半火炒，一半生，一半三停分两，细末糊丸桐子大，每服三十丸，温水送下，量轻重加减，治热酒所伤。若伤冷酒，则神应丸主之。

○川乌 《秘诀》云：去心下痞坚。柴胡 《本草》云：主治胸胁气满。洁古云：治心下痞，胸膈中痛。○芦根 海藏云：《金匮玉函》方：治五膈气滞烦闷，吐逆不下食。芦根五两，剉水三大盏，煮取二盏，去滓，温服无时。

○枳实 洁古云：治心下痞及宿食不消，并用枳实、黄连。东垣云：洁古用治脾经积血，故能去心下痞，脾无积血，则心下不痞，故伤寒结胸用之。又云：消胸中之虚痞，逐心下之停水。又云：如心下痞，须用枳实、黄连。海藏云：胸中痞有桔梗枳壳汤，心下痞有枳实白术汤，高低之分，易老详定为的也。

○枳壳 洁古云：治胸中痞塞，泄肺气。《秘诀》云：破心下坚痞。

○吴茱萸 洁古云：治寒在咽嗌，塞胸中。《经》云：咽膈不通，食不

①盏（zhǎn 展）：同"盏"，小杯子。

可下，食则呕，令人口闭目瞪，寒邪所结，气不得上下，此病不已，令人寒中腹满膨胀，下利寒气，用之如神，诸药不可代也。《秘诀》云：去胸中满。东垣云：去胸中逆气，不宜多用辛热，恐损元气。

○紫苏　《集要》云：利五膈。○青皮　《赋》云：快膈，除膨胀，利脾之剂。

○麦芽　《丹溪方》：治一妇人痞结膨胀不通，坐卧不安，用麦芽末酒调服，良久自通。

○牡蛎　海藏云：治胁下痞满。丹溪云：牡蛎咸软痞。《集要》云：治心胁下痞满。

○软石膏　《丹溪》玉液丸：治痞，用软石膏，不拘多少。

治痰饮证药类　附：涎唾

○苍术　《本草》云：能消痰水。丹溪云：苍术治上、中、下湿痰，俱可用之。许学士治痰挟瘀血成窠囊，用苍术行痰极效，即神术丸也。用苍术一斤，米泔浸，去皮切片，生芝麻五钱，用水二小盏，研细取浆，大枣十五枚，煮取肉研细，先以苍术焙干为末，然后以芝麻浆及枣肉和匀丸，如梧桐子大，每服五七十丸，温汤下。

○白术　《本草》云：去痰涎。丹溪云：白术味有辛，大能消虚痰。

○生姜　东垣云：生姜消痰下气，益脾胃，散风寒。

○瓜蒌根　东垣云：瓜蒌根解痰之忧。丹溪云：能降上膈热痰。

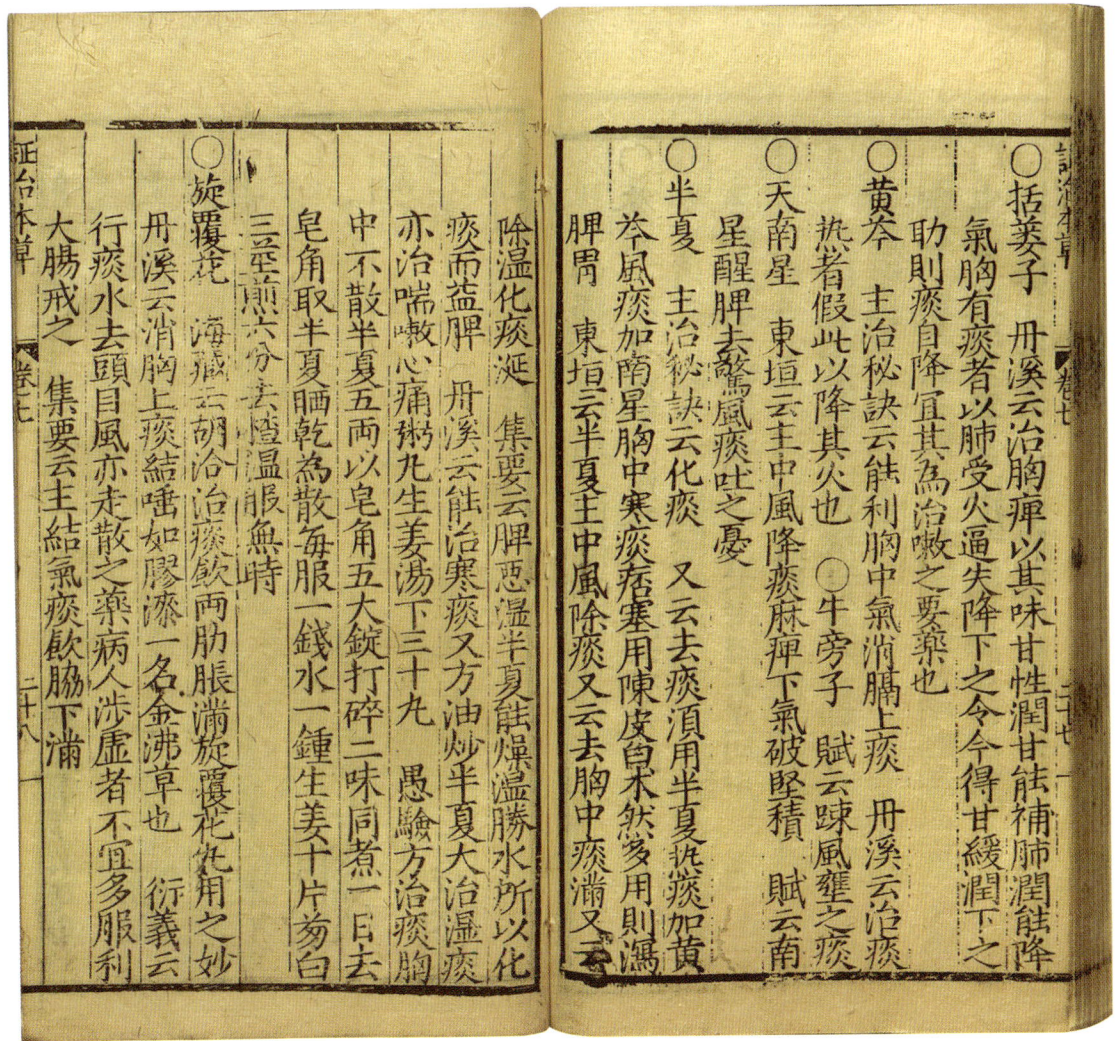

○瓜蒌子　丹溪云：治胸痹，以其味甘性润，甘能补肺，润能降气。胸有痰者，以肺受火逼，失降下之令。今得甘缓润下之助，则痰自降，宜其为治嗽之要药也。

○黄芩　《主治秘诀》云：能利胸中气，消膈上痰。丹溪云：治痰热者，假此以降其火也。

○牛蒡子　《赋》云：疏风壅之痰。

○天南星　东垣云：主中风降痰，麻痹下气，破坚积。《赋》云：南星醒脾，去惊风痰吐之忧。

○半夏　《主治秘诀》云：化痰。又云：去痰，须用半夏；热痰，加黄芩；风痰，加南星；胸中寒痰痞塞，用陈皮、白术。然多用，则泻脾胃。东垣云：半夏主中风，除痰。又云：去胸中痰满。又云：除湿化痰涎。《集要》云：脾恶湿，半夏能燥湿胜水，所以化痰而益脾。丹溪云：能治寒痰。又方：油炒半夏，大治湿痰，亦治喘嗽心痛。粥丸，生姜汤下，三十丸。愚验方治痰，胸中不散，半夏五两，以皂角五大锭，打碎二味，同煮一日，去皂角，取半夏晒干为散，每服　钱，水一钟，生姜十片，葱白三茎，煎六分，去渣，温服，无时。

○旋覆花　海藏云：胡洽治痰饮，两胁胀满，旋覆花丸用之，妙。丹溪云：消胸上痰结，唾如胶漆，一名金沸草也。《衍义》云：行痰水，去头目风，亦走散之药。病人涉虚者，不宜多服，利大肠戒之。《集要》云：主结气痰饮，胁下满。

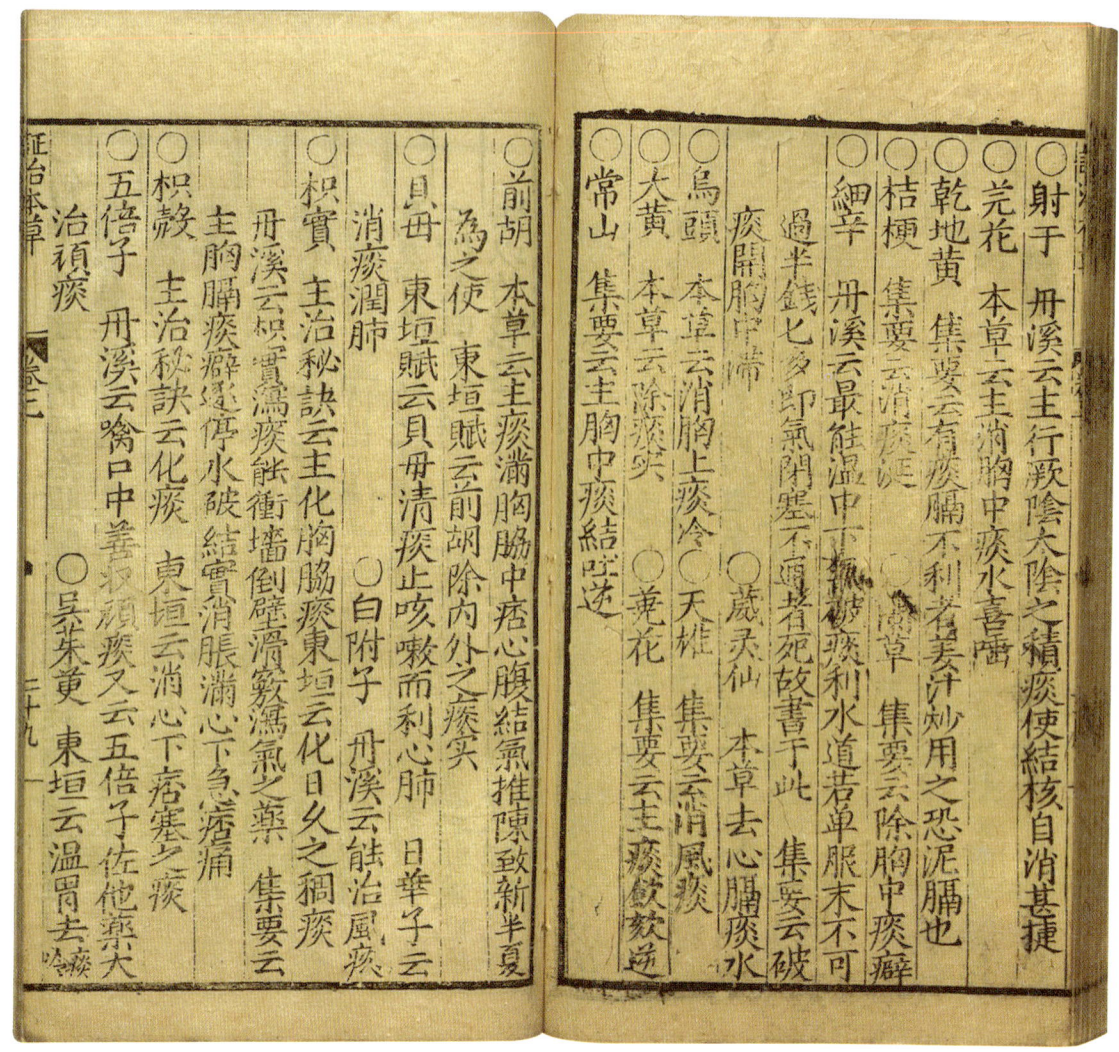

○射干　丹溪云：主行厥阴、太阴之积痰，使结核自消，甚捷。○芫花　《本草》云：主消胸中痰水，喜唾。○干地黄　《集要》云：有痰膈不利者，姜汁炒用之，恐泥膈也。

○桔梗　《集要》云：消痰涎。○兰草　《集要》云：除胸中痰癖。

○细辛　丹溪云：最能温，气，破痰，利水道。若单服末，不可过半钱匕，多即气闭塞不通者死，故书于此。《集要》云：破痰，开胸中滞。

○威灵仙　《本草》：去心膈痰水。○乌头　《本草》云：消胸上痰冷。

○天雄　《集要》云：消风痰。○大黄　《本草》云：除痰实。

○莞花　《集要》云：主痰饮咳逆。○常山　《集要》云：主胸中痰结吐逆。

○前胡　《本草》云：主痰满，胸胁中痞，心腹结气，推陈致新，半夏为之使。《东垣赋》云：前胡除内外之痰实。

○贝母　《东垣赋》云：贝母清痰，止咳嗽而利心肺。《日华子》云：消痰润肺。

○白附子　凡溪云：能治风痰。○枳实　《主治秘诀》云：主化胸胁痰。东垣云：化日久之稠痰。丹溪云：枳实泻痰，能冲墙全倒，滑窍泻气之药。《集要》云：主胸膈痰癖，逐停水，破结实，消胀满，心下急痞痛。

○枳壳　《主治秘诀》云：化痰。东垣云：消心下痞塞之痰。

○五倍子　丹溪云：噙口中善收顽痰。又云：五倍子佐他药，大治顽痰。

○吴茱萸　东垣云：温胃去痰冷。

○竹沥 丹溪云：竹沥治膈间有痰，或颠狂，或健忘，或风痰，亦能养血，与荆沥同。又云：痰在四肢，非竹沥不行。痰之为物，随气升降，故无处不到。又云：痰在皮里膜外，非竹沥不除。气虚之人有痰，非竹沥不开。又云：竹沥滑痰，非佐以姜汁不行经络。又云：大治热痰，及能养血清热，有痰厥不省人事几死者，得竹沥灌之，遂苏，诚起死回生药也。用水竹早笙竹，佳。《正传》云：俗名雷竹苏。东坡曰：淡竹、苦竹为反耳，除苦竹之外，皆淡竹也。我丹溪先生存日只用此二竹，盖取其为诸竹中之最淡者，以其笋味之甘淡也。取法：以竹截长二尺许，每段劈作四片，以薄砖二块排定，将竹片架于砖上，两头露一二寸，下以烈火迫之，两头以盆盛沥六分，中加姜汁一分，服之，痰热甚者，止可加半分耳。

○竹叶 《集要》云：主胞中痰热。又云：消虚痰，痰盛人气虚少食者，宜用之。

○牡荆实 《集要》云：止消渴，除痰唾。气实痰盛人，宜服之。丹溪云：虚痰用竹沥，实痰用荆、沥二味，开经络，行血气，俱用姜汁助送。又云：能治热痰，功胜竹沥，但不补耳。

○茯苓 《集要》云：去膈中痰水。○槐实 东垣云：止涎唾。

○槟榔 《东垣赋》云：槟榔豁痰而逐水。《集要》云：主消谷，逐水，除痰癖。

○茗苦茶 《集要》云：去痰热渴。

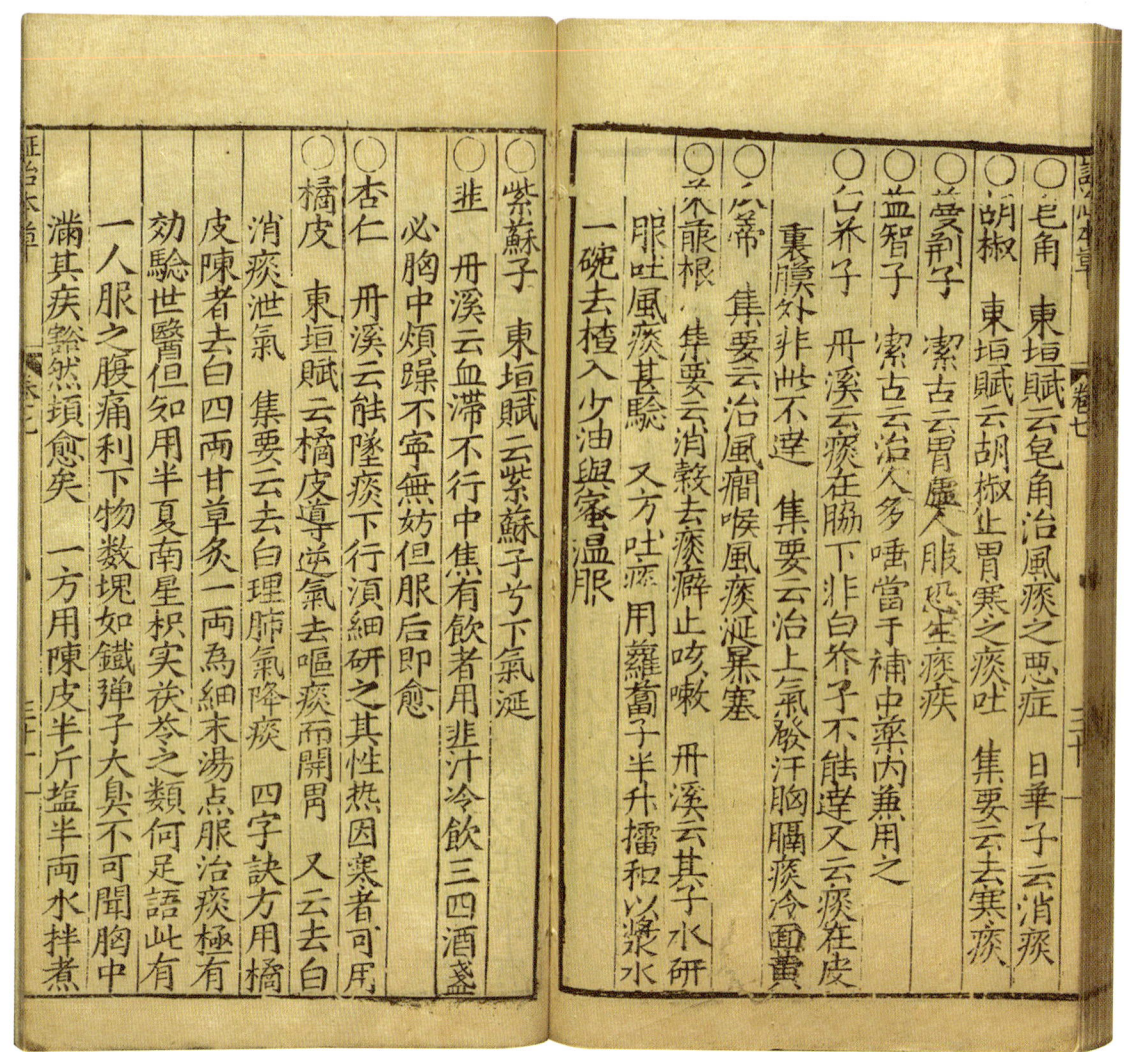

○皂角　《东垣赋》云：皂角治风痰之恶症。《日华子》云：消痰。

○胡椒　《东垣赋》云：胡椒止胃寒之痰吐。《集要》云：去寒痰。

○蔓荆子　洁古云：胃虚人服，恐生痰疾。

○益智子　洁古云：治人多唾，当于补中药内兼用之。

○白芥子　丹溪云：痰在胁下，非白芥子不能达。又云：痰在皮里膜外，非此不达。《集要》云：治上气，发汗，胸膈痰冷面黄。○瓜蒂《集要》云：治风痫，喉风，痰涎暴塞。

○莱菔根　《集要》云：消谷，去痰癖，止咳嗽。丹溪云：其子水研服，吐风痰甚验。又方：吐痰，用萝卜子半升擂，和以浆水一碗，去渣，入少油与蜜温服。

○紫苏子　《东垣赋》云：紫苏子兮，下气涎。○韭　丹溪云：血滞不行，中焦有饮者，用韭汁冷饮三四酒盏，必胸中烦躁不宁，无妨，但服后即愈。

○杏仁　丹溪云：能坠痰下行，须细研之。其性热因寒者，可用。

○橘皮　《东垣赋》云：橘皮导逆气，去呕痰而开胃。又云：去白，消痰泄气。《集要》云：去白，理肺气，降痰。《四字诀》方：用橘皮，陈者去白四两，甘草炙一两，为细末，汤点服。治痰，极有效验。世医但知用半夏、南星、枳实、茯苓之类，何足语此。有一人服之腹痛，利下物数块，如铁弹子大，臭不可闻，胸中满，其疾豁然，顿愈矣。一方用陈皮半斤，盐半两，水拌煮陈皮，候干焙燥为末，入甘草末一两，炊饼丸亦好。去胸膈有痰兼嗽，上热，加青、金；有湿，加苍术或加参、苓，看虚实用。

〇白梅　《液象》云：以盐为白梅亦入，除痰药，去核用。

〇安石榴　丹溪云：石榴味酸，病人须戒之，以其性涩滞而汁恋膈成痰，盖榴者，留也。

〇木瓜　《集要》云：止渴，降痰唾。

〇海粉　丹溪云：热痰能降，湿痰能燥，结痰能软，顽痰能消，可入丸内，勿入煎剂。

〇文蛤　海藏云：能坠痰。〇蛤粉　丹溪云：治痰气，能降能消，能软能燥。

〇马刀　丹溪云：马刀与蚌蛤、蛳蚬大同小异，属金，有水木土。《衍义》云：其冷而不言其湿，多食其肉，则发疾，以其湿中有火，久则气上升而不降，因生痰，痰生热，热生风，何冷之有。

〇虾　丹溪云：吐痰宜用，或虾半斤，入酱、葱、姜等物料水煮，先吃虾，后饮汁，少时以鹅翎探吐，其鹅翎先以桐油浸，而以皂角水洗晒干，待用，如服瓜蒂、藜芦等药，不用探法自吐。〇芒硝　《本草》云：治腹中痰实。〇朴硝　《本草》云：除停痰痞满。

〇矾石　《集要》云：除风，消痰，止渴。治痰壅及心肺烦热。又云：性却水，故治涎药多用之。〇硼砂　《集要》云：消痰，止嗽，破症结。

〇赤石脂　《千金翼方》：治痰饮吐水，无时节者，其源以饮冷过多，遂令脾胃气弱，食不消化，饮食入胃，则皆变冷水，反吐不停，赤石脂散主之。赤石脂一斤捣筛，服方寸匕，酒饮任服，稍稍加至三钱匕，服尽一斤，终身不吐冷水，又不下利，补五脏，令人肥健。有人痰饮，服诸药不效，服此即痊。

○石膏　《丹溪方》：治食积痰火，又能大泻胃火，软石膏细末，醋糊丸豆大，每服二十丸。

○盐　《集要》云：吐胸中痰癖。《丹溪方》：一人醉饱后，乱言妄见，且言伊亡兄生前事甚的，知食鱼腥与酒太过，痰所为耳。灌盐汤一大碗，吐痰一升而安。

○人中黄　《丹溪方》：人中黄饭丸，绿豆大，每服十五丸，汤下，能降阴火，清痰，治食积。

治郁结证药类

○贝母　海藏：《别说》云：贝母能散心胸郁结之气，殊有功。今用以治心中气不快，多愁郁者，甚有功信矣。

○兰叶　丹溪云：其叶能散久积陈郁之气，甚有力，入药煎煮用之。东垣方中尝用矣。

○芎䓖　《集要》云：温中散寒，开郁行气，燥湿。

○郁金　丹溪云：因轻扬之性，古人用以治郁遏不能散者，恐命名因于此始。

○香附米　《丹溪方》云：气郁用香附，横行胸臆间。必用童便浸，否则性燥。

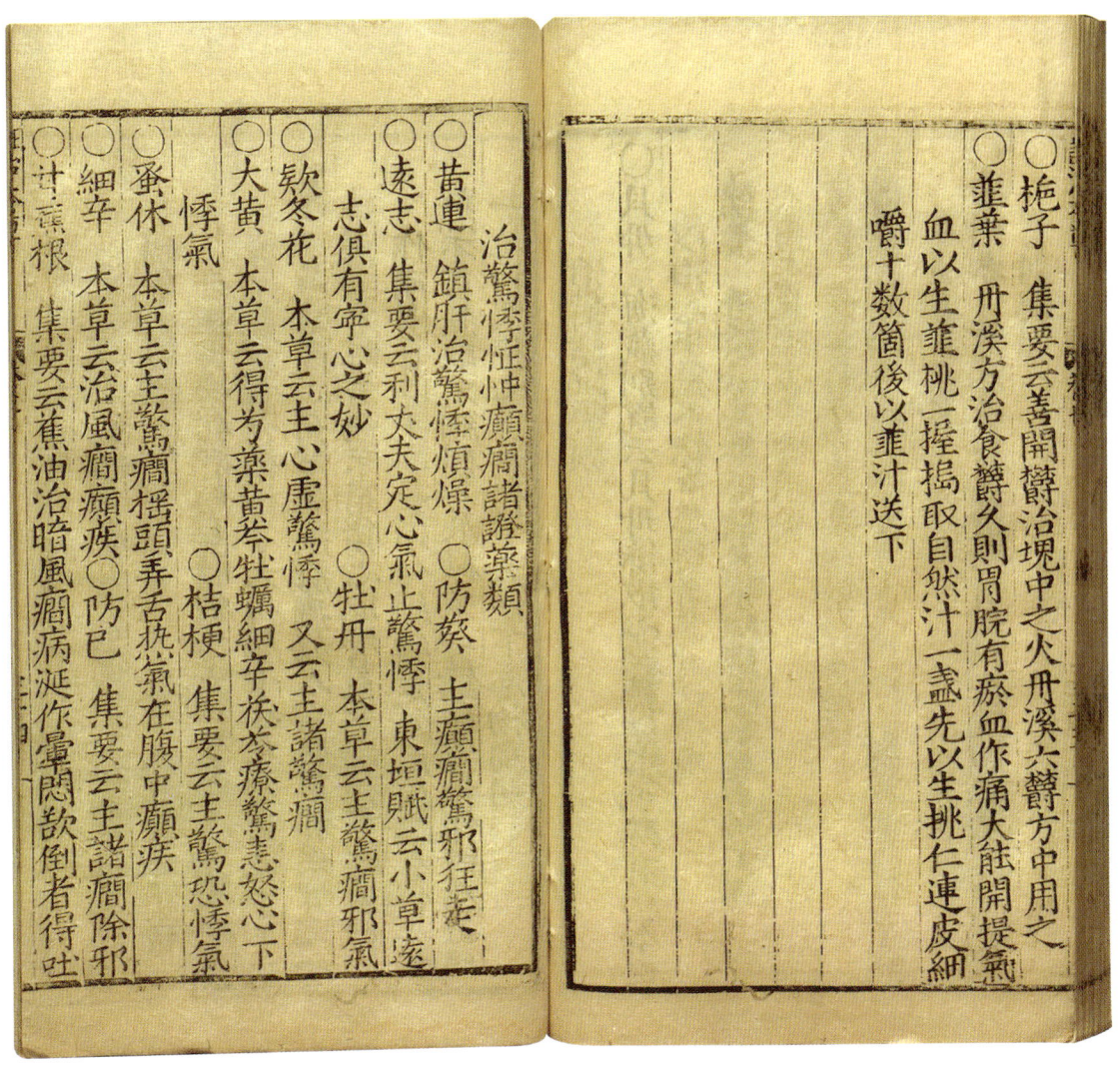

○栀子 《集要》云：善开郁，治块中之火。丹溪六郁方中用之。

○韭叶 《丹溪方》：治食郁，久则胃脘有瘀血作痛，大能开提气血。以生韭桃一握，捣取自然汁一盏，先以生桃仁连皮，细嚼十数个，后以韭汁送下。

治惊悸怔忡癫痫诸证药类

○黄连 镇肝，治惊悸烦燥。○防葵 主癫痫，惊邪狂走。

○远志 《集要》云：利丈夫，定心气，止惊悸。《东垣赋》云：小草、远志，俱有宁心之妙。

○牡丹 《本草》云：主惊痫邪气。

○款冬花 《本草》云：主心虚惊悸。又云主诸惊痫。

○大黄 《本草》云：得芍药、黄芩、牡蛎、细辛、茯苓，疗惊，恚怒，心下悸气。

○桔梗 《集要》云：主惊恐悸气。

○蚤休 《本草》云：主惊痫，摇头弄舌，热气在腹中，癫疾。

○细辛 《本草》云：治风痫癫疾。

○防己 《集要》云：主诸痫，除邪。

○甘蕉根 《集要》云：蕉油治暗风痫病，涎作晕闷欲倒者，得吐

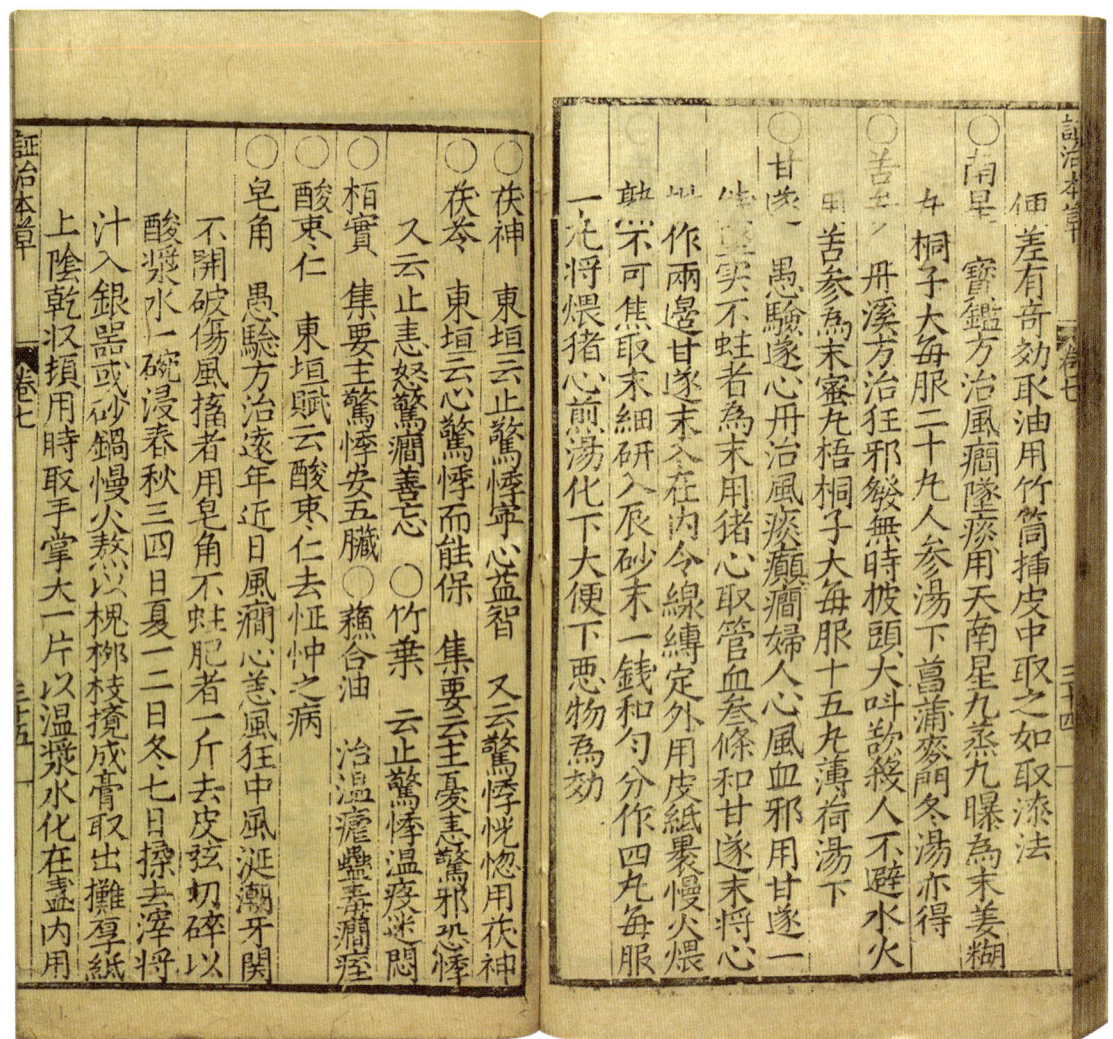

便差，有奇效。取油，用竹筒插皮中取之，如取漆法。

　　○南星　《宝鉴》方：治风痫坠痰，用天南星九蒸九曝为末，姜糊丸桐子大，每服二十丸，人参汤下，菖蒲麦门冬汤亦得。○苦参　《丹溪方》：治狂邪发无时，披头大叫欲杀人，不避水火。用苦参为末，蜜丸梧桐子大，每服十五丸，薄荷汤下。

　　○甘遂　愚验遂心丹，治风痰，癫痫，妇人心风血邪。用甘遂一钱，坚实不蛀者为末，用猪心取管血三条，和甘遂末，将心批作两边，甘遂末入在内，令线绔定，外用皮纸裹，慢火煨熟，不可焦，取末细研，入辰砂末一钱和匀，分作四丸，每服一丸，将煨猪心煎汤化下，大便下恶物为效。

　　○茯神　东垣云：止惊悸，宁心益智。又云：惊悸恍惚，用茯神。

　　○茯苓　东垣云：心惊悸而能保。《集要》云：主忧恚，惊邪恐悸。又云：止恚怒，惊痫，善忘。○竹叶　云：止惊悸，温疫迷闷。○柏实　《集要》：主惊悸，安五脏。

　　○苏合油　治温疟，蛊毒，痫痉。○酸枣仁　《东垣赋》云：酸枣仁去怔忡之病。

　　○皂角　愚验方治远年近日风痫，心恚，风狂，中风，涎潮，牙关不开，破伤风搐者。用皂角不蛀肥者一斤，去皮弦，切碎，以酸浆水一碗浸，春秋三、四日，夏一、二日，冬七日，揉去滓，将汁入银器或砂锅，慢火熬以槐柳枝搅成膏，取出摊厚纸上阴干，收顿，用时取手掌大一片，以温浆水化在盏内，用

竹筒灌入病人鼻孔内良久涎出為驗欲涎止服溫盐湯一二口便止忌雉魚生硬溼麵等物

○瓜蒂 方名獨聖散治中風痰迷心竅癲狂煩亂人事昏沉痰涎壅盛及治五癇心風等症用瓜蒂不拘多少為細末每服一錢以虀汁調下 愚驗通泄散治風涎暴作氣塞倒仆用苦丁香為末叄錢加輕粉一字水半合調勻灌之良久涎自出如未出含砂糖一塊下咽涎出

○麻仁 附餘治癲風麻仁四升以水六升猛火煮人牙生去滓煎取七合旦空心服或發或不發或多言語勿怪之但人摩手足須定凡進三剂愈

○龍骨 集要云齒主小兒大人驚癇身熱癲疾狂走 又云角主驚癇瘈瘲身熱如火 成聊攝云龍骨牡蠣黃丹皆收斂神氣以鎮驚凡用燒通赤研為粉

○白馬眼 集要主驚癇腹滿疟疾殺用之懸蹄主驚邪逐鬼

○牛黃 集要云主驚癇寒熱熱盛狂痊除邪逐鬼 又云治大人狂癲中風失音 ○麝香 集要云主癇痊

○羚羊角 集要云除邪氣驚夢狂越僻謬 又云止驚悸

○兔頭骨 集要云主頭眩痛癲疾 ○野猪黃 集要云療癲癇

○豚卵 集要云主驚癇癲疾

○白狗血 集要云味鹹主癲疾發作及兒擊之病取熱血一

証治本草 卷七 三十六

竹筒灌入病人鼻孔内，良久涎出为验。欲涎止，服温盐汤一二口，便止。忌雉鱼、生硬、湿面等物。○瓜蒂 方名独圣散，治中风痰迷心窍，癫狂烦乱，人事昏沉，痰涎壅盛，及治五痫心风等症。用瓜蒂不拘多少，为细末，每服一钱，以虀汁调下。愚验通泄散治风涎暴作，气塞倒仆。用苦丁香为末，三钱加轻粉一字，水半合，调匀灌之，良久涎自出。如未出，含砂糖一块，下咽涎出。

○麻仁 《附余》：治癫风，麻仁四升，以水六升，猛火煮，人牙生去滓，煎取七合，旦空心服，或发或不发，或多言语，勿怪之。但人摩手足，须定，凡进三剂愈。

○龙骨 《集要》云：齿主小儿大人惊痫身热，癫疾狂走。又云：角主惊痫，瘈疭，身热如火。成聊摄云：龙骨、牡蛎、黄丹，皆收敛神气，以镇惊。凡用烧通赤，研为粉。

○白马眼 《集要》：主惊痫，腹满，疟疾，杀用之悬蹄，主惊邪，瘈疭。

○牛黄 《集要》云：主惊痫寒热，热盛狂痊，除邪逐鬼。又云：治大人狂癫，中风失音。○麝香 《集要》云：主痫痊。

○羚羊角 《集要》云：除邪气惊梦，狂越僻谬。又云：止惊悸。

○兔头骨 《集要》云：主头眩痛，癫疾。○野猪黄 《集要》云：疗癫痫。

○豚卵 《集要》云：主惊痫，癫疾。

○白狗血 《集要》云：味咸，主癫疾发作及鬼击之病。取热血一

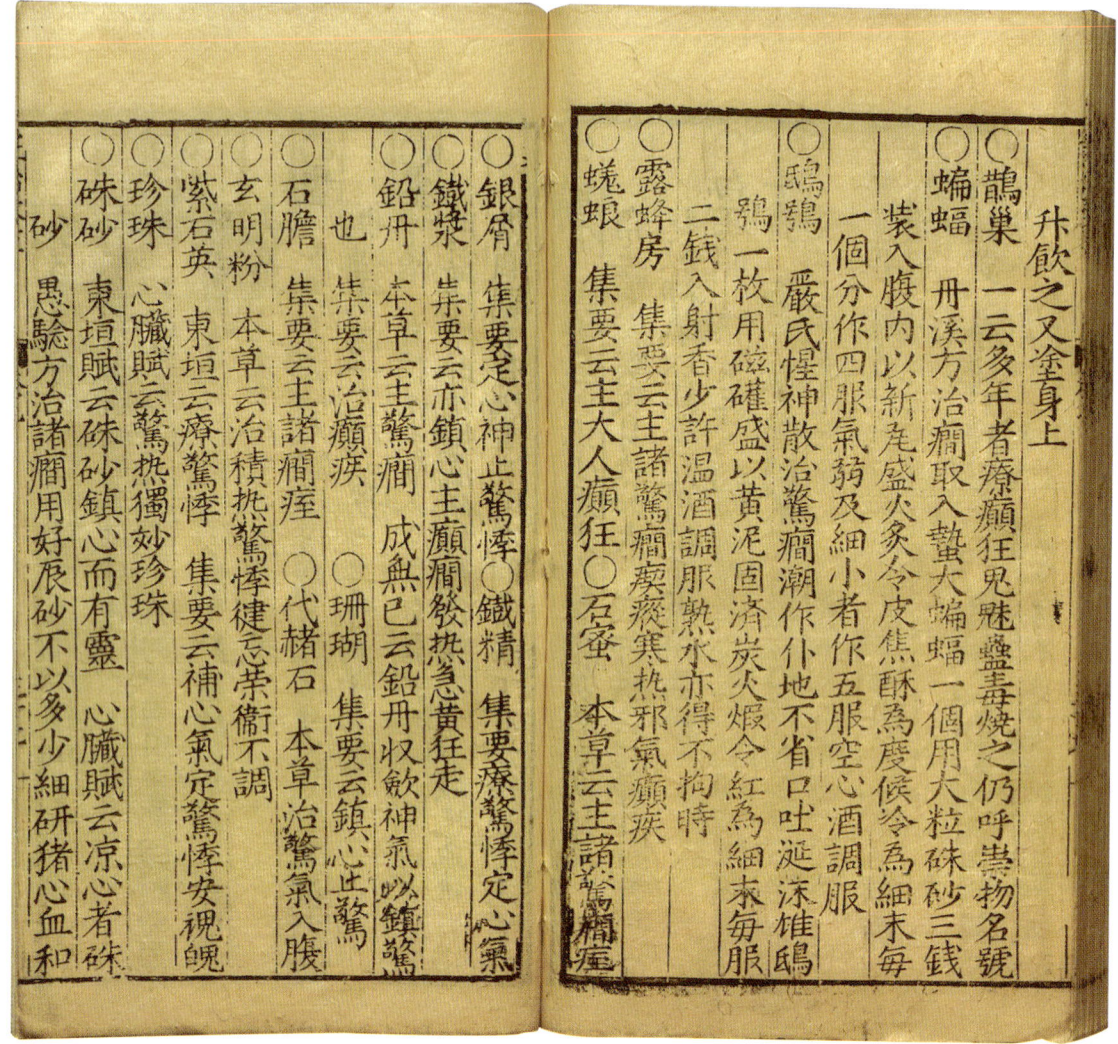

升饮之，又涂身上。

　　○鹊巢　一云：多年者疗癫狂，鬼魅，蛊毒，烧之仍呼祟物名号。

　　○蝙蝠　《丹溪方》：治痫，取入蛰大蝙蝠一个，用大粒朱砂三钱，装入腹内，以新瓦盛火炙令皮焦酥为度，候冷为细末，每一个分作四服，气弱及细小者作五服，空心，酒调服。

　　○鸱鸮　《严氏》惺神散：治惊痫潮作，仆地不省，口吐涎沫。雄鸱鸮一枚，用磁罐盛，以黄泥固济，炭火煅令红，为细末，每服二钱，入麝香少许，温酒调服，熟水亦得，不拘时。

　　○露蜂房　《集要》云：主诸惊痫，瘈疭，寒热邪气，癫疾。

　　○蜣螂　《集要》云：主大人癫狂。○石蜜　《本草》云：主诸惊痫，痓。

　　○银屑　《集要》：定心神，止惊悸。○铁精　《集要》：疗惊悸，定心气。

　　○铁浆　《集要》云：亦镇心，主癫痫，发热，急黄狂走。○铅丹　《本草》云：主惊痫。成无己云：铅丹收敛神气，以镇惊也。《集要》云：治癫疾。

　　○珊瑚　《集要》云：镇心，止惊。○石胆　《集要》云：主诸痫，痓。

　　○代赭石　《本草》：治惊气入腹。○玄明粉　《本草》云：治积热，惊悸，健忘，荣卫不调。○紫石英　东垣云：疗惊悸。《集要》云：补心气，定惊悸，安魂魄。

　　○珍珠　《心脏赋》云：惊热，独妙珍珠。○朱砂　《东垣赋》云：朱砂镇心而有灵。《心脏赋》云：凉心者，朱砂。愚验方治诸痫，用好辰砂，不以多少，细研，猪心血和

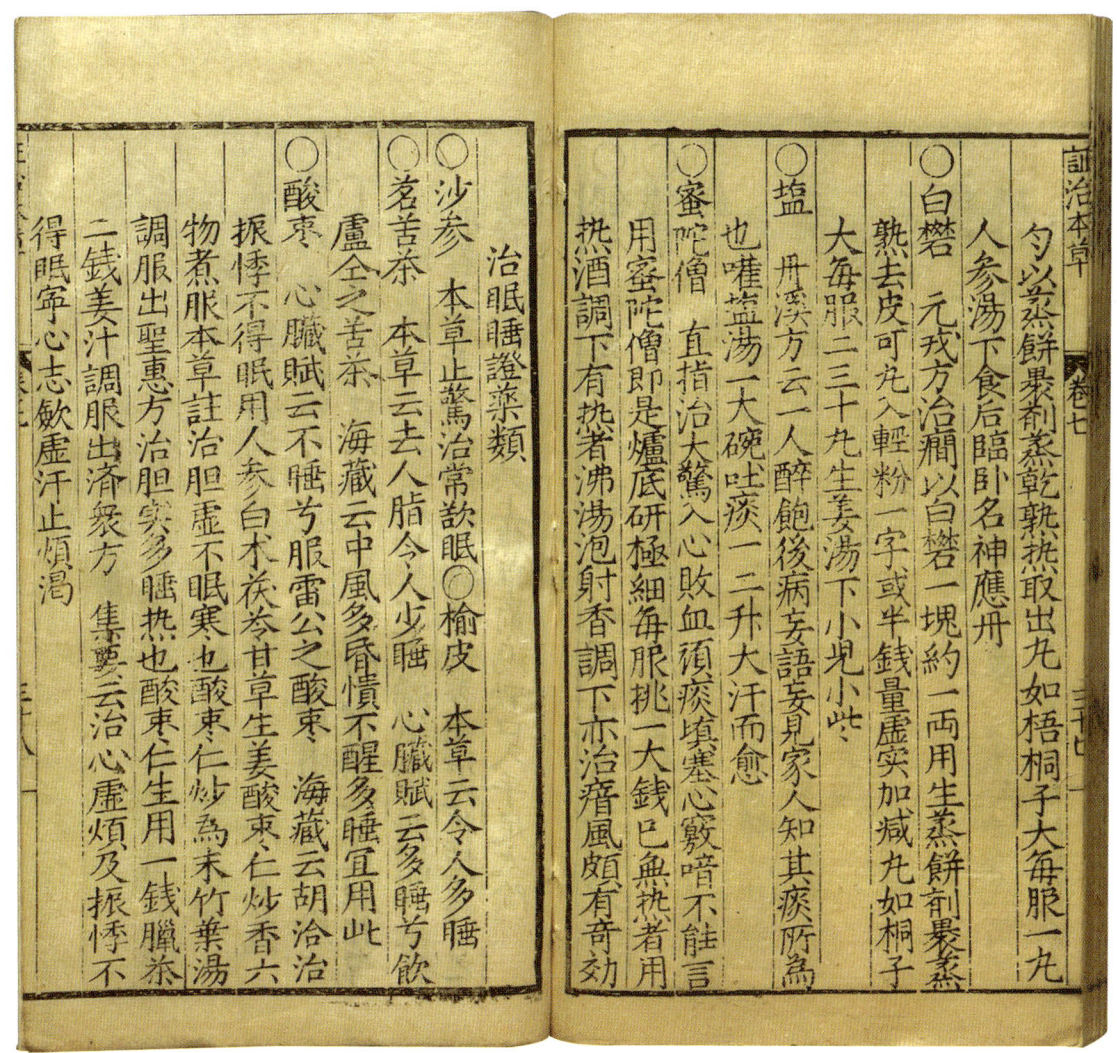

匀，以蒸饼裹剂，蒸干熟热，取出，丸如梧桐子大，每服一丸，人参汤下，食后，临卧，名神应丹。

〇白矾 《元戎》方：治痫，以白矾一块约一两，用生蒸饼剂裹，蒸熟去皮，可丸，入轻粉一字或半钱，量虚实加减，丸如桐子大，每服二三十丸，生姜汤下，小儿小些。

〇盐 《丹溪方》云：一人醉饱后病，妄语妄见，家人知其痰所为也。灌盐汤一大碗，吐痰一二升，大汗而愈。〇密陀僧 《直指》：治大惊入心，败血顽痰，填塞心窍，暗不能言。用密陀僧，即是炉底，研极细，每服挑一大钱，已无热者，用热酒调下。有热者，沸汤泡麝香调下，亦治暗风，颇有奇效。

治眠睡证药类

〇沙参 《本草》：止惊，治常欲眠。〇榆皮 《本草》云：令人多睡。

〇茗苦茶 《本草》云：去人脂，令人少睡。《心脏赋》云：多睡兮，饮卢同之苦茶。海藏云：中风，多昏愦不醒，多睡，宜用此。

〇酸枣 《心脏赋》云：不睡兮，服雷公之酸枣。海藏云：胡洽治振悸不得眠，用人参、白术、茯苓、甘草、生姜、酸枣仁炒香六物，煮服。《本草》注：治胆虚不眠，寒也。酸枣仁炒为末，竹叶汤调服，出《圣惠方》。治胆实多睡，热也。酸枣仁生用一钱，腊茶二钱，姜汁调服，出《济众方》。《集要》云：治心虚烦及振悸不得眠，宁心志，敛虚汗，止烦渴。

治口腋臭气证药类

○茴香　洁古云：茴香破一切臭气。

○生姜　《集要》云：久服，去臭气，通神明。又云：狐臭，用汁涂腋下，绝根本。

○阿魏　《集要》云：去臭气。○草豆蔻　《集要》云：去口臭气。

○杜若　《集要》云：除口臭气。○香薷　《集要》云：治口气甚臭，盖口臭，是脾有郁火，溢于肺中。○丁香　丹溪云：口气病者，口有气而已，自嫌之，以其脾有郁火溢于肺中，失其清和甘美之意，浊气上干，所谓口气病也。若以丁香含之，扬汤止沸尔，惟香薷治之甚捷，故录之。

○藿香　海藏云：治口臭，上焦壅，煎汤嗽口，入手足太阴经。○水苏　《集要》云：辟口臭。○胡荽　《集要》云：久食损人精神，令人多忘，发腋臭脚气。

○蜘蛛　《直指方》：治腋下遗臭，不可向迩。用大蜘蛛一个，以黄泥入少赤石脂，并盐杵为窠子，纳裹蜘蛛，烧令通红，候冷，取蜘蛛研细，入轻粉一字，米醋调膏，临卧，浴净，傅之腋下，来早泻黑汁恶物，为效，埋之僻处。

○夜明砂　《直指方》：治腋下臭，用夜明砂为末，豉汁调傅。

○田螺　《附余方》田螺散：治体气，患此疾者，耳内有油湿，是用大田螺一枚，水中养之，俟靥开，以巴豆一粒去壳，将针挑巴豆放在内，取去拭干，仰顿盏内，夏月一宿，冬月五七宿，

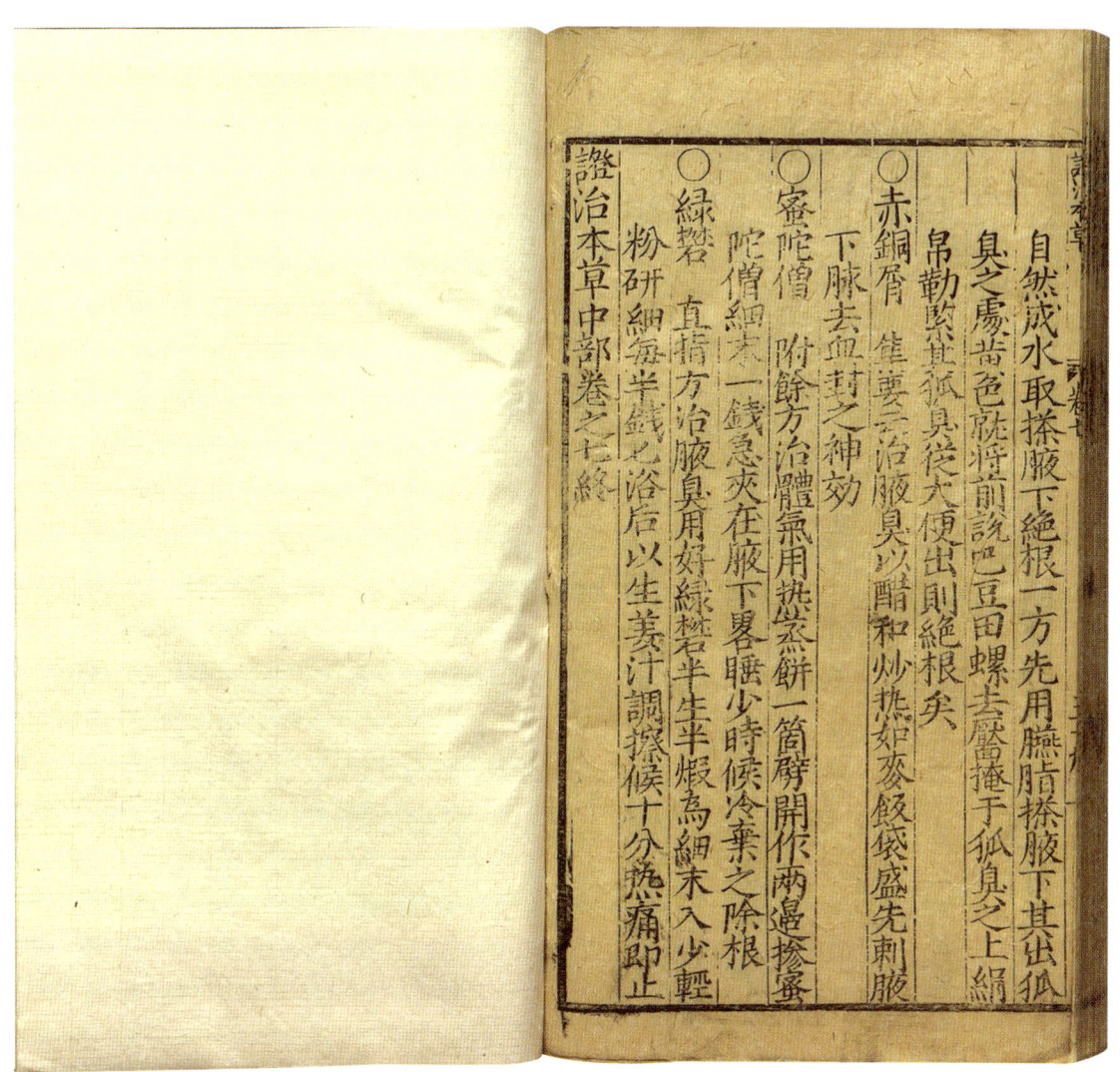

自然成水，取搽腋下，绝根。一方先用胭脂搽腋下，其出狐臭之处黄色，就将前说巴豆、田螺去殻，掩于狐臭之上，绢帛勒紧，其狐臭从大便出，则绝根矣。

○赤铜屑　《集要》云：治腋臭，以醋和炒热如麦饭，袋盛，先刺腋下脉去血，封之，神效。

○密陀僧　《附余方》：治体气，用热蒸饼一个，劈开作两边，掺密陀僧细末一钱，急夹在腋下，略睡少时，候冷弃之，除根。

○绿矾　《直指方》：治腋臭，用好绿矾，半生半煅为细末，入少轻粉研细，每半钱匕，浴后以生姜汁调擦，候十分热，痛即止。

证治本草中部卷之七　终

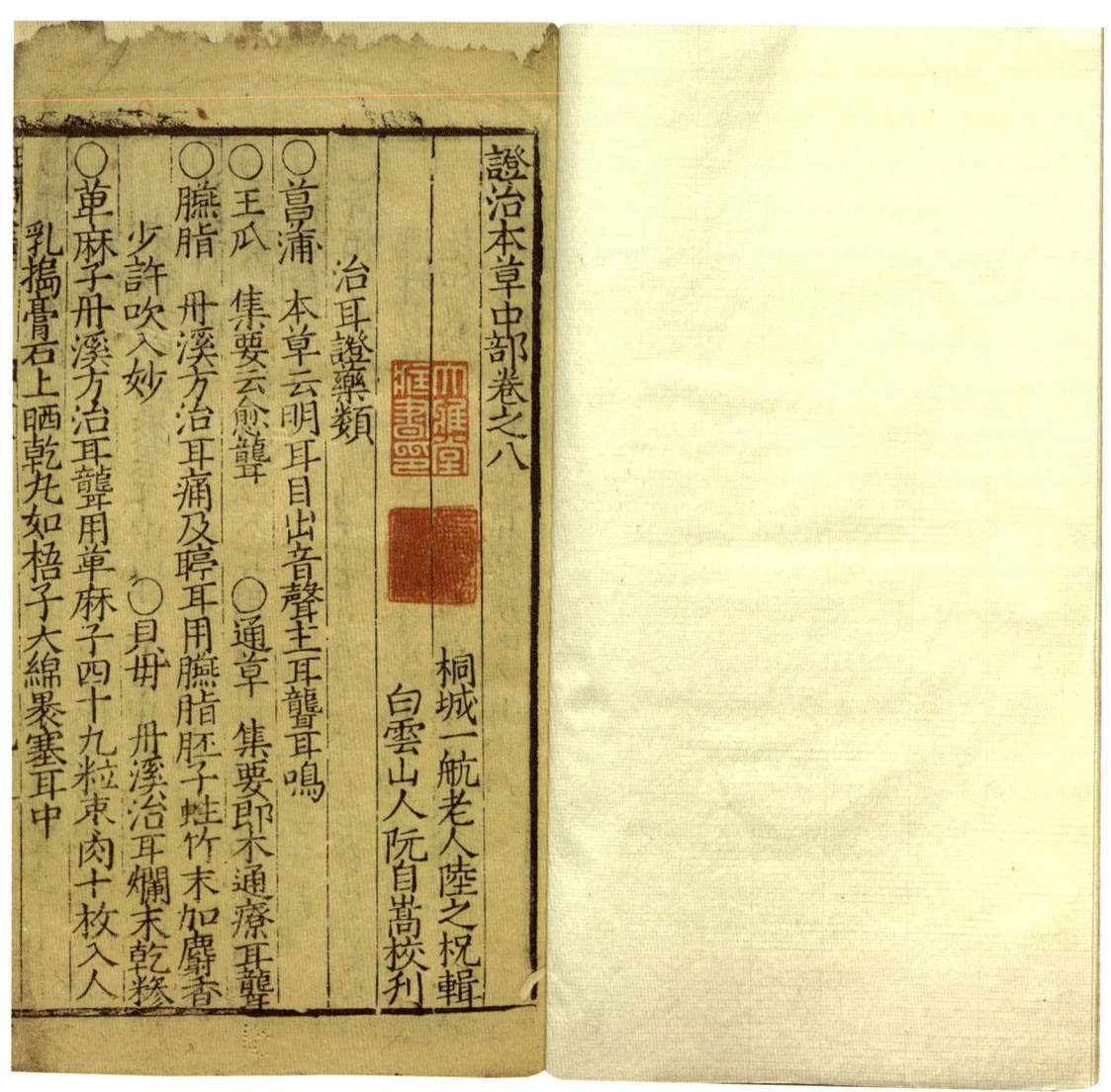

证治本草中部卷之八

桐城一航老人陆之枳辑

白云山人阮自嵩校刊

治耳证药类

○菖蒲 《本草》云：明耳目，出音声，主耳聋耳鸣。

○王瓜 《集要》云：愈聋。

○通草 《集要》：即木通，疗耳聋。

○胭脂 《丹溪方》：治耳痛及聤耳。用胭脂胚子蛀竹末，加麝香少许，吹入妙。

○贝母 丹溪：治耳烂，末干糁。

○蓖麻子 《丹溪方》：治耳聋，用蓖麻子四十九粒，枣肉十枚，入人乳，捣膏石上晒干，丸如梧子大，绵裹塞耳中。

○甘遂　《附余方》：治耳聋，久不闻音，用甘遂末吹入左耳，甘草末吹入右耳，立效。《直指方》：治耳作脓者，用甘遂一块，如枣核大，以绵裹塞耳中，以甘草口中徐徐嚼下。

○蓝青　《直指方》：治虫入耳，以蓝青研汁，滴入耳。

○生姜　《直指方》：治蜈蚣入耳，用生姜取汁，灌耳中，少时自出。

○龙脑香　《集要》云：主耳聋。○乳香　《集要》云：主耳聋。

○黄柏　《丹溪方》：治耳鸣欲聋，用黄柏一味不拘多少，细切，盐酒拌，新瓦上炒褐色为细末，滴水丸梧桐子大，每服一百丸。如气虚，四君子汤下；血虚，四物汤下，名大补丸。

○箬　《丹溪方》：治耳龙耳青，箬烧灰，吹入耳中妙。

○竹管　《附余》：治一切虫物入耳，用竹管入耳，以口尽力吸出。

○巴豆　《附余方》：治耳痛及聋，用巴豆十四粒研烂，以鹅油半两溶化，和巴豆末为丸，如小豆大，以绵裹塞耳中。《直指方》：用大蒜一瓣，从一头开孔，以巴豆肉一料，慢火煨极热，入蒜孔中，以新绵包塞耳，逐日换。

○椒　《直指方》：治虫入耳，用川椒为末法，醋浸一宿，滴耳。

○韭　《千金方》：治百虫入耳，杵韭汁灌入耳中，立瘥，亦治漆疮。

○桃　《直指》：治虫入耳，用桃叶挼细，塞耳自出。《丹溪方》：诸虫入耳，用桃叶卷作角子，切齐，其头纳耳中，虫从角中走出。

○杏仁　《严氏方》：治耳卒痛，或有水出，以杏仁一钱，炒令焦，研

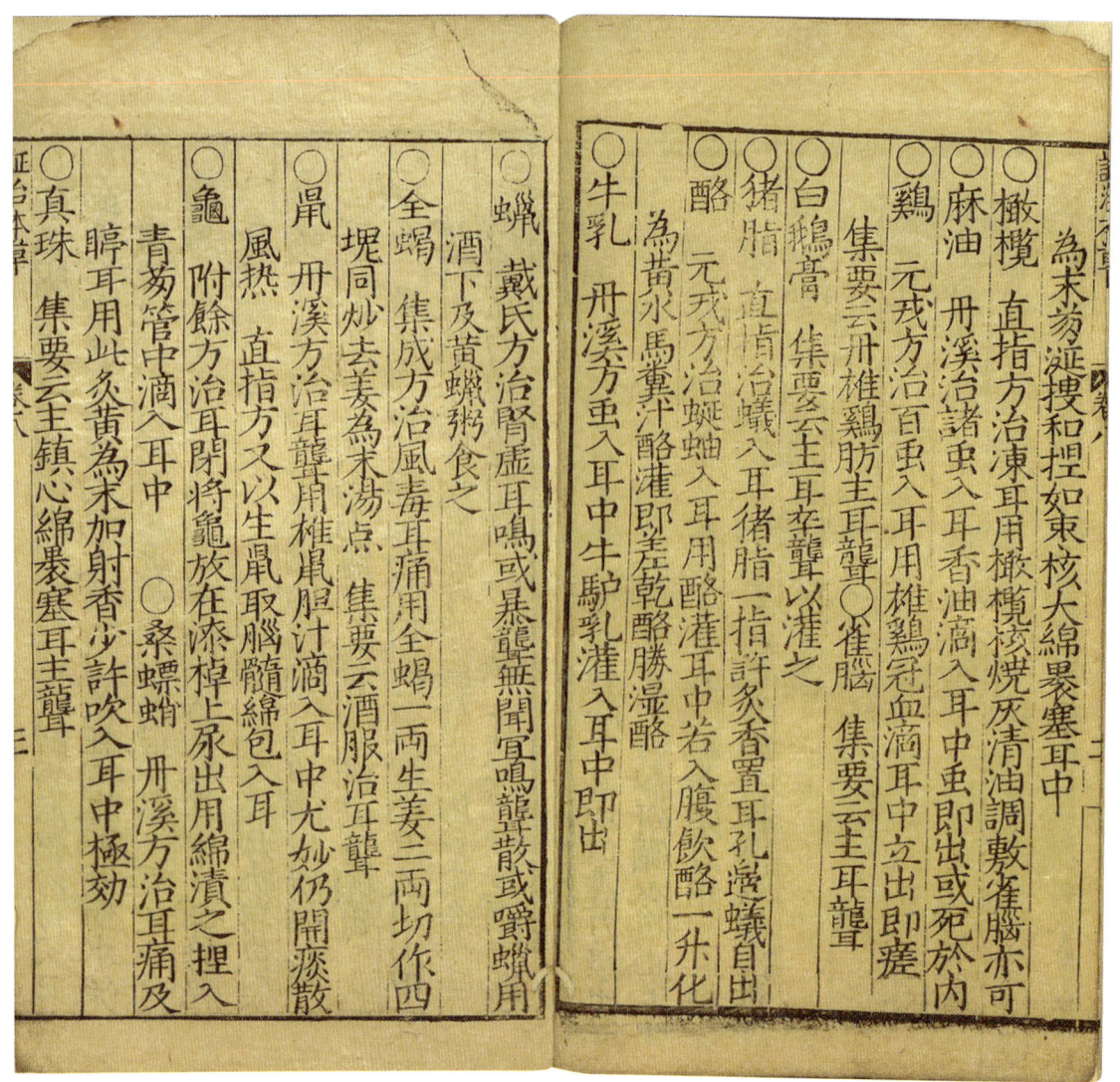

为末，葱涎搜和捏如核大，绵裹塞耳中。

〇橄榄　《直指方》：治冻耳，用橄榄核烧灰，清油调敷，雀脑亦可。

〇麻油　丹溪：治诸虫入耳，香油滴入耳中，虫即出，或死于内。

〇鸡　《元戎》方：治百虫入耳，用雄鸡冠血滴耳中立出，即瘥。《集要》云：丹雄鸡肪主耳聋。〇雀脑　《集要》云：主耳聋。〇白鹅膏　《集要》云：主耳卒聋，以灌之。

〇猪脂　《直指》：治蚁入耳，猪脂一指许，炙香，置耳孔边，蚁自出。

〇酪　《元戎》方：治蜈蚣入耳，用酪灌耳中，若入腹，饮酪一升化为黄水，马粪汁酪灌即差。干酪胜湿酪。〇牛乳　《丹溪方》：虫入耳中，牛驴乳灌入耳中，即出。

〇蜡　《戴氏方》：治肾虚耳鸣，或暴聋无闻，宜鸣聋散或嚼蜡用酒下，及黄蜡粥食之。

〇全蝎　《集成方》：治风毒耳痛，用全蝎一两，生姜二两，切作四块同炒，去姜为末，汤点。《集要》云：酒服，治耳聋。〇鼠　《丹溪方》：治耳聋，用雄鼠胆汁滴入耳中，尤妙，仍开痰，散风热。《直指方》：又以生鼠取腊髓，绵包入耳。

〇龟　《附余方》：治耳闭，将龟放在漆棹上，尿出用绵渍之，捏入青葱管中，滴入耳中。
〇桑螵蛸　《丹溪方》：治耳痛及聤耳，用此炙黄为末，加麝香少许，吹入耳中，极效。

〇珍珠　《集要》云：主镇心，绵裹塞耳，主聋。

○鲤鱼胆 《集要》：耳聋滴之。《直指》：以生鲤鱼脑髓，绵包入耳。

○蛇蜕 《虞氏方》：治耳内忽大痛，如有虫在内奔走，或血水流出，或干痛不可忍者，蛇蜕烧存性，研，鹅管吹入耳中，立愈。○白矾 《丹溪方》：治耳热暴痛，用白枯矾吹入耳中，及青矾烧灰吹之，皆效。○白盐 治耳痛，炒热，帛包熨。

○猛熠石 《直指方》：治耳聋，用猛熠石半钱，捣碎，生研细，入聋耳孔，别用针砂末，入不聋耳孔，自然通透，然后倾出。

○磁石 愚验方治耳聋久不闻，用磁石一块如豆大，川山甲烧存性为末，一字用新绵子裹塞于患耳内，口中含些生铁，觉耳内如风声，即愈。○生铁 耳聋烧赤，投酒中饮。

治目证药类

○菊花 《本草》云：主目欲脱泪出。洁古云：明目养目，血去翳膜。《东垣赋》云：能明目而清头风。《要略》云：白菊花治痘疮，入目明目止泪。东垣云：甘菊花止两目欲脱之泪出。○女萎 《本草》云：即萎蕤，主目痛眦烂泪出。东垣云：泪出，两目眦烂。

○玄参 《本草》：补肾，令人目明。○车前子 《本草》云：明目，疗肝中风热冲，目赤痛障翳，脑痛泪出。东垣云：大能明目。

○菟丝子 东垣云：补肾明目。○地肤子 《本草》云：作汤洗目，去热暗雀盲涩痛。

○决明子 《本草》云：主青盲目淫，肤赤白膜，眼赤痛，泪出，除肝家热，久服益精。光日取一匙，挼令净，空心吞之，百日见夜光。作枕胜黑豆，治头痛明目。东垣云：和肝气而目明。

○青葙子 《本草》云：子名草决明，治肝脏热毒冲眼，赤障青盲，翳肿。

○通草 《日华子》云：明目退热。

○黄连 《本草》云：主热气目痛，眦伤泪出，明目。又云：点赤眼昏痛。洁古云：治眼暴赤肿痛。又云：眼痛不可忍者，用黄连、当归根，酒浸，煎服。《四字诀》云：肝经有热，目赤睛痛，视物昏涩。治方用黄连多矣，而羊肝丸尤奇异。用黄连末一两，白羊子肝一具，去膜，同于砂盆内研，令极细，众手为丸如梧桐子大，每服以温水下三十丸，连作五剂。但是诸目疾及障翳青盲皆治，忌猪肉、冷水。唐崔承元者，因官治一死囚出活之，因后数年以病自致死。一旦，崔为内障所苦，丧明逾年后，半夜叹息独坐，忽闻阶除悉窣之声，崔问为谁？徐曰：是昔蒙活者囚，今故报恩至此，遂以此方告言而没。崔依此合服，不数月，眼复明。《直指》黄连解毒汤：治诸热眼，赤肿羞明，冒暑饮酒患眼通用。用黄连去须捣碎，色红者，随意新水浸半日，以磁椀盛，重汤椀，食后服，滓再椀。《戴氏方》云：寻常赤眼，用黄连碾末，先用大菜头一个，切了盖，剜中心作一窍，入连末在内，复以盖遮住竹签，签定，慢火内煨熟，取出，候冷以菜头中水，滴入眼中。

○胡黄连 《略》云：乳浸，点目良。○银柴胡 《要略》：治暴赤痛火眼。

○龙胆草 洁古云：治两目赤肿，睛胀瘀肉高起，痛不可忍，以柴胡为主，龙胆草为使，治眼中之病，必用药也。《心》云：除下焦之湿及翳膜之湿。○蒺藜 东垣云：明目。

○细辛 《本草》云：止眼风泪下。又云：得决明、鲤鱼胆汁、青羊肝，共疗目痛。

○瞿麦 洁古云：明目去翳。○防风 《本草》：治风邪，目盲无所见。洁古云：散头目中滞气。○白芷 东垣云：头风侵目泪出，头眩目痒，治目赤努肉。

○木贼 《本草》：主目疾，退翳膜，益肝胆，明目。东垣云：去目翳。

○黄芩 洁古云：疗上热，目中赤肿，瘀肉壅盛必用之药。○羌活 《本草》云：治一切风赤目疼痛。东垣云：明目。○当归 洁古云：眼痛不可忍者，和黄连，酒浸煎服。血壅而不流则痛，当归身辛温以散之，使气血各有所归。

○白豆蔻 洁古云：赤眼暴发白睛红者，用之少许。东垣云：退目中之云气。又云：去太阳经，目内大眦红筋。《心》云：专入肺经，去白睛翳膜，红者不宜多用。

○谷精草 《要略》云：明目，疗翳膜遮睛。

○夏枯草 《要略》：治肝虚目痛，香附为君，佐以此物及苦茗良。

○苦参 《本草》云：明目止泪，养肝胆气。

○川芎 《本草》云：除面上游风，目泪出，多涕唾。

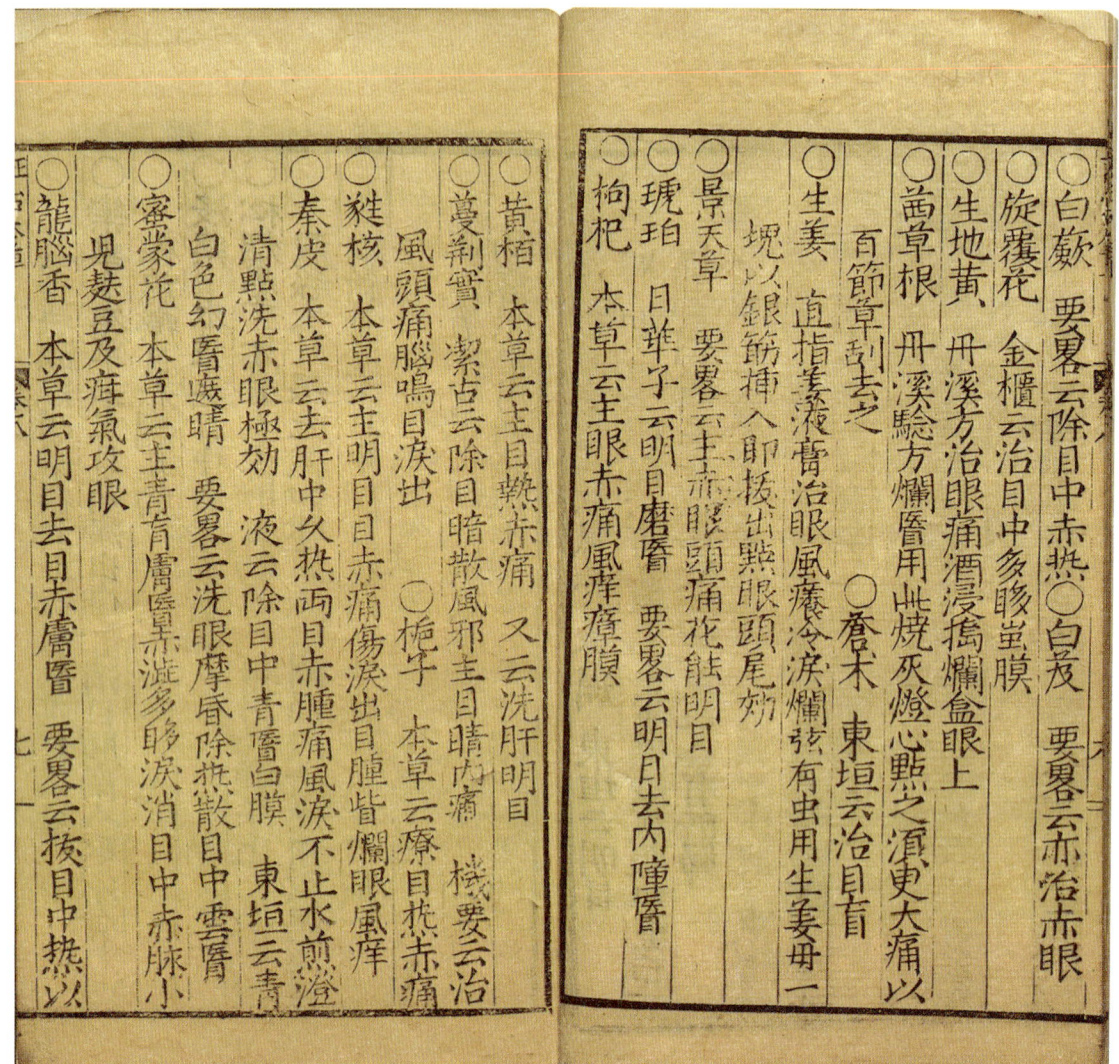

○白薂 《要略》云：除目中赤热。○白及 《要略》云：亦治赤眼。

○旋覆花 《金匮》云：治目中多眵蚩膜。

○生地黄 《丹溪方》：治眼痛，酒浸，捣烂盒眼上。

○茜草根 《丹溪》验方：烂臀，用此烧灰，灯心点之，须臾大痛，以百节草刮去之。

○苍术 东垣云：治目盲。○生姜 《直指》姜液膏：治眼风痒冷泪，烂弦有虫，用生姜母一块，以银筋插入即拔出，点眼头尾，效。○景天草 《要略》云：主赤眼头痛，花能明目。○琥珀 《日华子》云：明目磨臀。《要略》云：明日去内障臀。

○枸杞 《本草》云：主眼赤痛，风痒瘴膜。○黄柏 《本草》云：主目热赤痛。又云：洗肝明目。○蔓荆实 洁古云：除目暗，散风邪。主目睛内痛。《机要》云：治风头痛，脑鸣，目泪出。○栀子 《本草》云：疗目热赤痛。

○蕤核 《本草》云：主明目，目赤痛伤泪出，目肿眦，烂眼风痒。

○秦皮 《本草》云：去肝中久热，两目赤肿痛，风泪不止。水煎澄清，点洗，赤眼极效。《液》云：除目中青臀白膜。东垣云：青白色幻臀遮睛。《要略》云：洗眼摩昏，除热，散目中云臀。

○蜜蒙花 《本草》云：主青盲肤臀赤涩，多眵泪消，目中赤脉，小儿麸豆及疳气攻眼。

○龙脑香 《本草》云：明目，去目赤肤臀。《要略》云：拔目中热，以其辛热，故点眼，能散其血而拔出其热毒也。

〇栾华　《本草》云：主目痛泪出，伤眦消目肿，南人取以合黄连作煎，疗目赤烂，甚效。〇没药　《本草》云：目中翳晕痛，肤赤。

〇松烟墨　《本草》云：主眯目，物芒入目，磨点瞳子上。愚验治飞丝落入眼，红肿如眯，痛涩不开，鼻流清涕。用京墨浓磨，以新笔涂入目中，闭目少时，以手张开，其丝自成一块，着有眼白上，却用绵轻轻拭去，则愈。如未尽，再治。眯目，用盐与豉置水中浸之，视水，其渣立出。（《孙真人方》）一云：山居物落眼中，用新笔蘸水缴之。又方：浓研，好墨点立出。〇五倍子　《本草》云：煎澄汁洗眼，去风热湿痒肿痛。

〇茶　《本草》云：目热赤涩痛，嚼烂，贴目两角，痛即止。

〇苦竹叶及沥　《本草》云：疗口疮，目赤痛，明目。

〇秦椒　《本草》云：明目，去云膜。〇川椒　东垣云：退两目翳膜。

〇木鳖子　《丹溪方》：治目拳毛倒睫，用一个去壳为末，绵裹塞鼻中，左目塞右，右目塞左，一二夜，其睫自分上下。《直指》云：倒睫拳毛，因邪风攻入脾经，致使两皮风痒不住，双手皆揉目，久赤烂，拳毛入眼内，将木鳖子依前法治之，次服五退散。

〇柘木　《启微》：治飞丝入目，用柘树浆点了，用绵裹箸头，蘸水于眼上，缴拭涎毒。○桑枝 《戴氏方》：医眼以青桑干枝，就硬炭火上烧，取白灰，铜筋点二三次，妙甚，不可用水桑、黄桑，亦不可杂炭灰。○楮实子 《直指方》：治肝热生瞖，亦治气瞖。细点者，用楮实子研细，以蜜汤调下，食后服，亦治小儿瞖眼。

○葫 丹溪云：久食伤肝气，损目，令人面无颜色。《集要》云：生食、久食，伤肝气，损目明，又伤脾、伤肺，引痰，宜戒之。○苋实 《本草》云：主青盲白翳，明目。

○马齿苋 《本草》云：主目盲白翳。子明目，主青盲白翳，杵为末，每一匙煮葱豉粥和搅食之。

○荠 《本草》云：其实名蒫菜子，主明目，目暴赤痛，去障瞖。根汁点目中，亦效。

○荆芥穗 东垣云：清头目。

○杏仁 《直指方》：治肝肾风虚，瞳人带青，润泽脏腑，洗垢开光，能驱风明目。用真杏仁水浸五枚，去皮尖，五更初就床端坐，勿言，勿唾息，虑澄神，嚼杏仁一粒，勿咽，逐一细嚼至五粒，俟津液满口，分为三咽，直入肝肾，惟在久而成功。

○豆腐 《戴氏方》云：赤眼，服药后仍用豆腐切片，傅其上，盐就者可用，酸浆者不可用，即乌豆腐傅盦之意。

○火麻子 《启微》：治飞丝入目，以一合杵碎，井水一椀浸搅，却将水中涎抹目出，效。一方：茄子叶杵碎，加麻子法，尤妙。

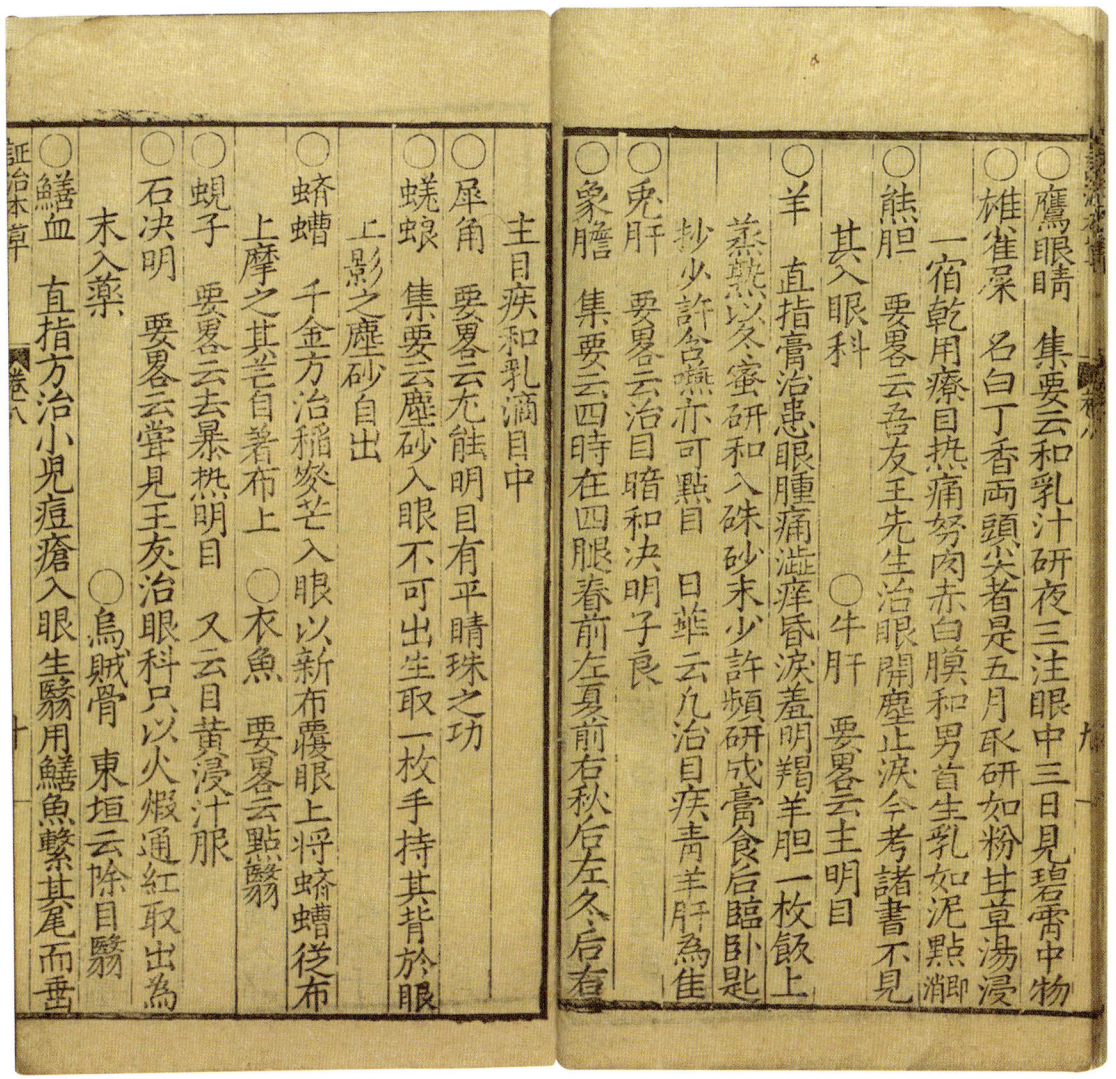

○鹰眼睛　《集要》云：和乳汁研，夜三注眼中，三日见碧霄中物。

○雄雀屎　名白丁香，两头尖者是。五月取研如粉，甘草汤浸一宿。干用，疗目热痛，努肉，赤白膜，和男首生乳如泥，点即消。

○熊胆　《要略》云：吾友王先生治眼开尘止泪，今考诸书不见，其入眼科。

○牛肝　《要略》云：主明目。○羊　《直指》膏：治患眼肿痛涩痒，昏泪羞明。羖羊胆一枚，饭上蒸熟，以冬蜜研和，入朱砂末少许，频研成膏，食后临卧，匙抄少许含咽，亦可点目。《日华》云：凡治目疾，青羊肝为佳。○兔肝　《要略》云：治目暗，和决明子良。

○象胆　《集要》云：四时在四腿，春前左，夏前右，秋后左，冬后右。主目疾，和乳，滴目中。○犀角　《要略》云：尤能明目，有平睛珠之功。

○蜣螂　《集要》云：尘砂入眼不可出，生取一枚手持，其背于眼上，影之尘砂自出。

○蛴螬　《千金方》：治稻麦芒入眼，以新布覆眼上，将蛴螬从布上摩之，其芒自着布上。

○衣鱼　《要略》云：点翳。○蚬子　《要略》云：去暴热明目。又云：目黄，浸汁服。

○石决明　《要略》云：尝见王友治眼科，只以火煅通红，取出为末，入药。

○乌贼骨　东垣云：除目翳。

○鳝血　《直指方》：治小儿痘疮，入眼生翳。用鳝鱼系其尾而垂

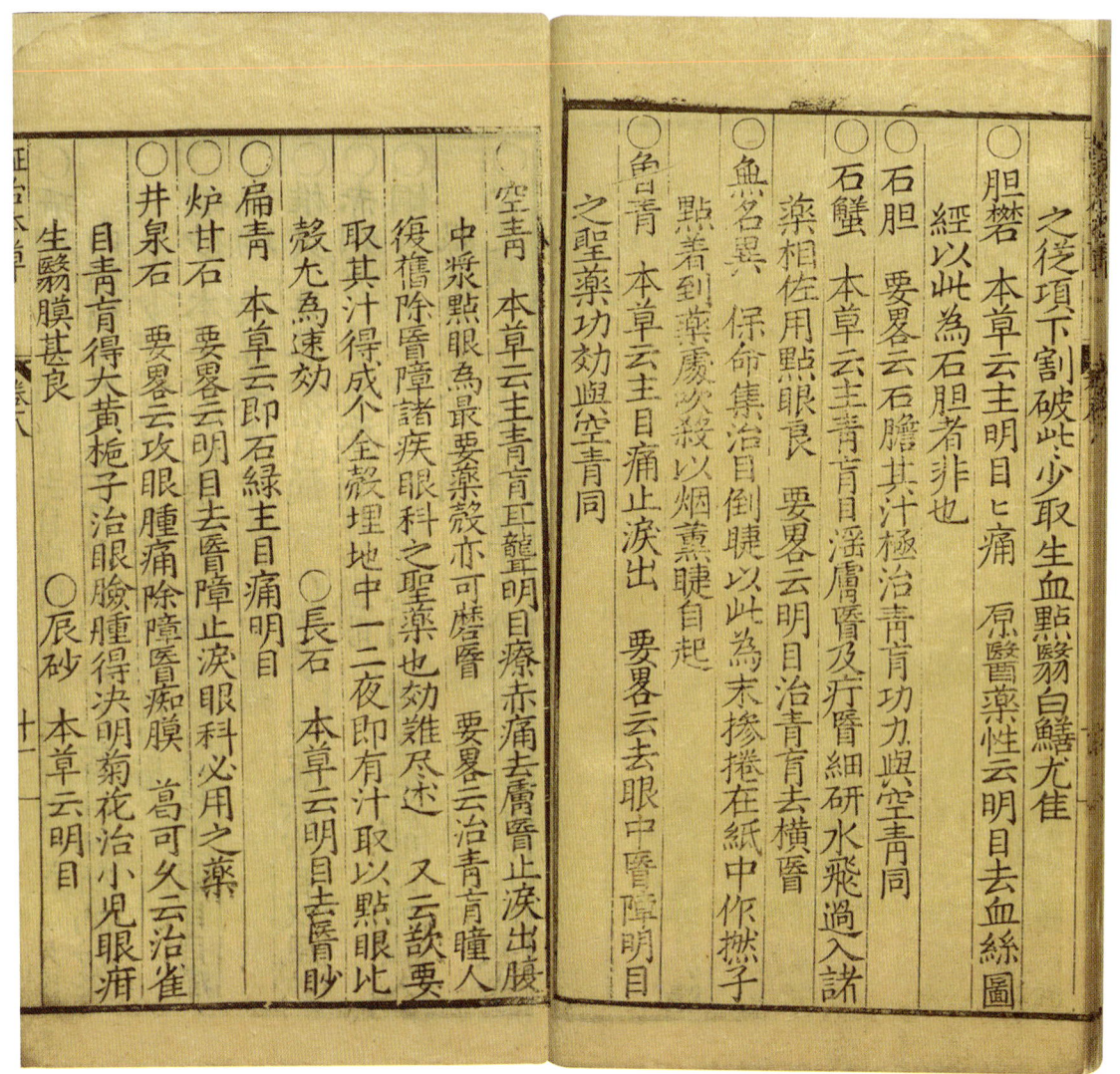

之，从项下割破些，少取生血，点翳，白鳝尤佳。

○胆矾 《本草》云：主明目目痛。《原医药性》云：明目，去血丝。《图经》以此为石胆者，非也。○石胆 《要略》云：石胆其汁极治青盲，功力与空青同。

○石蟹 《本草》云：主青盲，目淫肤翳及疗翳。细研，水飞过，入诸药相佐，用点眼良。《要略》云：明目，治青盲，去横翳。○无名异 《保命集》：治目倒睫，以此为末，掺卷在纸中作捻子，点着到药处吹杀，以烟熏睫自起。

○曾青 《本草》云：主目痛，止泪出。《要略》云：去眼中翳障，明目之圣药，功效与空青同。

○空青 《本草》云：主青盲耳聋，明目，疗赤痛，去肤翳，止泪出。腹中浆点眼，为最要药。壳亦可磨翳。《要略》云：治青盲，瞳人复旧，除翳障，诸疾眼科之圣药也，效难尽述。又云：欲要取其汁，得成个全壳埋地中一二夜，即有汁，取以点眼，比壳尤为速效。

○长石 《本草》云：明目，去翳眇。○扁青 《本草》云：即石绿，主目痛明目。

○炉甘石 《要略》云：明目，去翳障，止泪，眼科必用之药。

○井泉石 《要略》云：攻眼肿痛，除障翳痴膜。葛可久：治雀目青盲，得大黄、栀子；治眼脸肿，得决明、菊花；治小儿眼疳生翳膜，甚良。○辰砂 《本草》云：明目。

○珊瑚　《本草》云：明目，去目中翳。《金匮》云：治七八岁小儿眼内肤①翳，血气未坚，不可妄施别药。只宜将此细研为粉，每日少少点之，立效。又云：去胀翳，除目昏。

○硇砂　《本草》云：合他药，治目中翳。《要略》：即戎盐，主明目目痛。

○玛瑙　《要略》云：治目中胀翳，尉目赤烂。○雄黄　《要略》云：治目痛。

○硫黄　《要略》云：治目收风弦。○赤铜屑　《要略》云：微明目，治风眼。

○铜青　《本草》云：明目，去肤赤息肉。《要略》云：洗眼暗风弦，入眼药、疮药及煎膏用。

○古文钱　《本草》云：治翳障，明目，疗风赤眼，盐卤浸用。眼暴赤痛，用生姜一块，净洗去皮，古青钱刮取姜汁，就钱棱上点，热泪出愈。○白矾　《要略》云：治目痛。

○朴硝　丹溪：点赤眼，以此不拘多少，置豆腐上蒸化，待流下，磁器盛之，名春雪膏。

○芒硝　《御药院方》白龙散：去翳膜，明眼目。用芒硝五两，取真白如雪者，置销银锅内，以新瓦盖，用熟炭火，用一小砖火内放，先烧砖热，然后下药在锅砖上，四面有火，慢慢熬溶良久，锅内有声，先去顶上火并瓦锅中，觑未沸，显清明汁，以铁钳钳出锅，倾药汁在别器中，凝结如五色者方好，研极细，入龙脑各等分，用点退下翳，或吹入鼻中，立有神效。

①肤：原作"麸"，据理改。

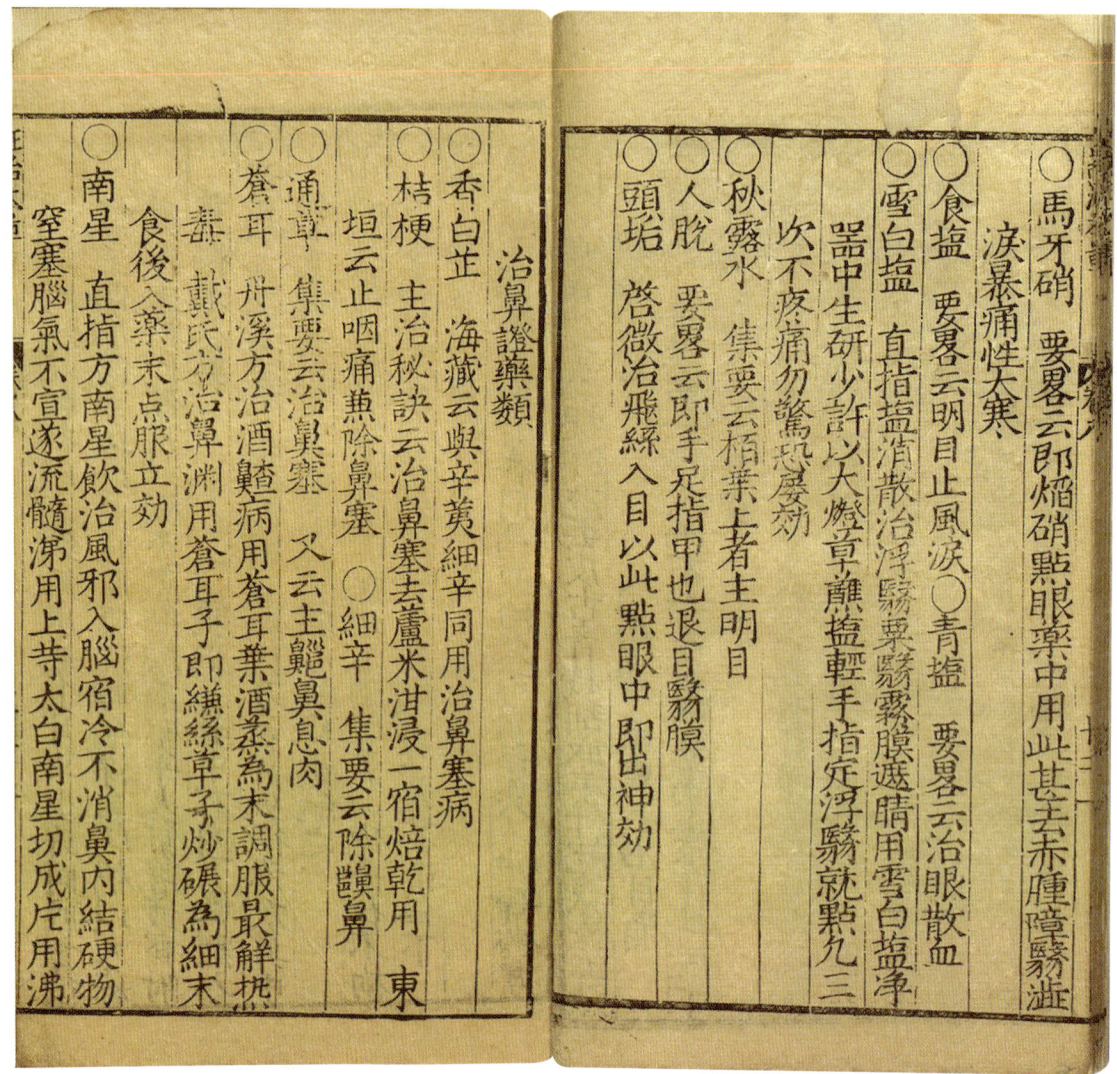

○马牙硝 《要略》云：即焰硝，点眼药中用此，甚去赤肿障翳，涩泪暴痛，性大寒。

○食盐 《要略》云：明目，止风泪。○青盐 《要略》云：治眼散血。

○雪白盐 《直指》盐消散：治浮翳粟翳，雾膜遮睛。用雪白盐，净器中生研少许，以大灯草蘸盐，轻手指定浮翳就点。凡三次不疼痛，勿惊恐，屡效。

○秋露水 《集要》云：柏叶上者，主明目。

○人脱 《要略》云：即手足指甲也，退目翳膜。

○头垢 《启微》：治飞丝入目，以此点眼中即出，神效。

治鼻证药类

○香白芷 海藏云：与辛荑、细辛同用，治鼻塞病。

○桔梗 《主治秘诀》云：治鼻塞，去芦，米泔浸一宿，焙干用。东垣云：止咽痛兼除鼻塞。○细辛 《集要》云：除如鼽鼻。○通草 《集要》云：治鼻塞。又云：主齆鼻，息肉。○苍耳 《丹溪方》：治酒齄病，用苍耳叶，酒蒸为末，调服，最解热毒。《戴氏方》：治鼻渊，用苍耳子，即缫丝草子，炒碾为细末，食后入药，末点服，立效。

○南星 《直指方》南星饮：治风邪入脑，宿冷不消，鼻内结硬物，窒塞脑气不宣，遂流髓涕。用上等太白南星切成片，用沸汤荡两次，焙干，每服二钱，用枣七个，甘草少许同煎，食后服，三四服后，其硬物自出，脑气流转，髓涕自收。仍以大蒜、荜拨末杵作饼，用纱衬炙热，贴囟前，熨斗火熨透，或香附、荜拨末，入鼻。

○龙脑　鼻中有肉下垂，点入。○辛荑　《集要》云：通鼻塞，涕出。《戴氏方》云：鼻尖微赤及鼻中热生疮者，用辛荑碾末，入脑、麝少许，绵裹纳之。

○山栀　丹溪：治肺热，鼻发赤瘰，俗名酒齇鼻。山栀子仁不拘多少，为细末，黄蜡丸如弹子大，食后嚼一丸，茶酒任下。○桂　《集要》云：治鼻齆。

○瓜蒂　海藏云：与麝香同为使，治久不闻香臭。仲景钤方：瓜蒂十四枚，丁香一枚，黍米四十九粒为末，含水搐一字，取下。《集要》云：主鼻中息肉为末，羊脂和少许傅之，日三。《丹溪方》：治鼻中息肉，用瓜蒂末，绵裹塞鼻中。

○丝瓜藤　《经验秘方》：治鼻内时刻流鼻黄水，甚者脑亦时痛，俗名控脑砂，有虫食脑中。用丝瓜藤近根三五尺许，烧存性，为细末，酒调服之即愈。

○胡荽　《附余》：治鼻中瘜肉，胡荽揉烂，塞鼻中一夕，自然落出。

○杏仁　《附余》：治鼻疮，用杏仁研乳汁傅之。《直指》：亦治鼻疮。

○牛耳垢　《直指方》：治鼻疮，用乌牛耳垢傅。

○鳖甲　《本草》云：除鼻中瘜肉。

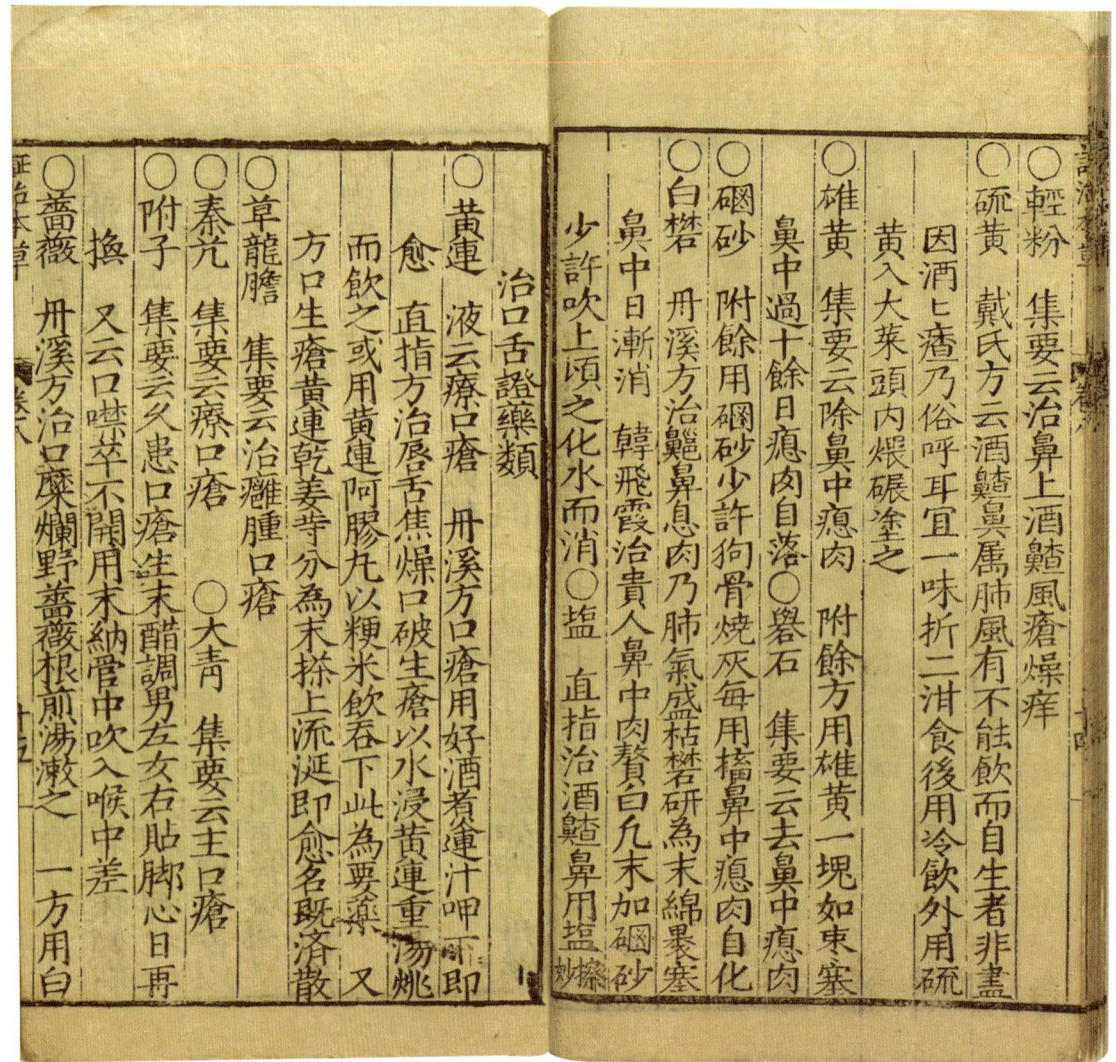

○轻粉 《集要》云：治鼻上酒齄，风疮燥痒。

○硫黄 《戴氏方》云：酒齄鼻，属肺风，有不能饮而自生者，非尽，因酒酒瘟，乃俗呼耳。宜一味折二泔，食后用冷饮，外用硫黄，入大菜头内煨碾，涂之。

○雄黄 《集要》云：除鼻中瘜肉。《附余方》：用雄黄一块如枣，塞鼻中，过十余日，瘜肉自落。○礜石 《集要》云：去鼻中瘜肉。

○硇砂 《附余》：用硇砂少许，狗骨烧灰，每用搐，鼻中瘜肉自化。○白矾 《丹溪方》：治齄，鼻息肉乃肺气盛，枯矾研为末，绵裹塞鼻中，日渐消。韩飞霞治贵人鼻中肉赘，白矾末加硇砂少许吹，上顷之化水而消。○盐 《直指》：治酒齄鼻，用盐擦妙。

治口舌证药类

○黄连 《液》云：疗口疮。《丹溪方》：口疮，用好酒煮连汁，呷下即愈。《直指方》：治唇舌焦燥，口破生疮，以水浸黄连，重汤姚而饮之，或用黄连阿胶丸，以粳米饮吞下，此为要药。又方：口生疮，黄连、干姜等分为末，搽上流涎即愈，名既济散。

○草龙胆 《集要》云：治痈肿口疮。○秦艽 《集要》云：疗口疮。

○大青 《集要》云：主口疮。○附子 《集要》云：久患口疮，生末醋调，男左女右，贴脚心，日再换。又云：口噤，卒不开，用末纳管中，吹入喉中，差。

○蔷薇 《丹溪方》：治口糜烂，野蔷薇根煎汤漱之。一方：用白薔薇根杵汁，傅之。○升麻　《本草》云：治口疮。

○蒲黄　愚验方舌肿大，塞口，不通饮食者，用真者一味，频刷舌上自退。若能咽药，即以黄连一味，煎浓汁细细呷之，以泻心经之火，则愈。《戴氏方》云：有舌暴肿大，名曰重舌，以一味真蒲黄末掺之。《直指方》：治舌出血，用蒲黄生傅。

○山豆根　《直指》：治唇舌疮肿，用山豆根剉细含咽，或末掺傅。

○南星　《集成方》：治口疮，用末，醋调傅涌泉穴。○百草霜　《直指方》：治舌肿，用百草霜为末，以好醋调敷，立效。《集成方》：治舌肿硬，以锅底墨、醋、盐傅之。

○黄柏皮　洁古云：蜜炙此一味，为细末，治口疮，如神。丹溪云：舌颊疮多生于郁，用之以配细辛，治口疮有奇效。东垣方：治口疮久不愈者，用黄柏不计多少，蜜涂其上，炙黄色，为细末，干掺疮上，临卧。忌醋、酱、盐。又方：治口疮，黄柏四钱，青黛二钱，为末，傅之立效，名赴筵散。○槐实　东垣云：治口风。《集要》云：槐白皮煮汁含之，治口齿风疳。《直指方》：治舌出血，用槐花晒为末，傅舌上。又方：治失音，槐花用染黄色者，新瓦上炒熟，怀之随处，细嚼一二粒咽之，久久自愈。此欧公与梅圣俞书云云。

○苦竹叶及沥　《集要》云：疗口疮。

○五倍子　丹溪云：口疮，以末掺之，便可饮食，即文蛤也。其内多虫，又名百虫仓。《心脏赋》云：文蛤末傅，愈口疮。

　　○楮皮　《丹溪方》：唇紧，以皮纸捻于刀上熏，取沥傅，立效。

　　○冰片　《心脏赋》云：舌长过寸，研冰片傅之即收。《严氏方》如神散：治伤寒热毒攻心，舌出过寸。用梅花片脑不拘多少，为细末，以一字糁于舌上，未短再糁，则愈。

　　○吴茱萸　《戴氏方》云：下虚上盛，致口舌生疮，服镇坠之药，仍于临卧，热汤洗足，炒拣净吴茱萸小撮，拭足了，便以炒热置足心，用片扎之，男左女右。

　　○槟榔　《直指方》：治口吻边疮，用白烂槟榔烧存性，和少轻粉研傅。

　　○茄子　蒂木烧灰，以治口疮，皆甘缓火之意。

　　○西瓜　《丹溪方》：治口疮，以西瓜水徐徐饮之，无瓜时，以瓜皮烧灰糁之。

　　○青皮　《丹溪方》：治唇紧，燥裂生疮，用青皮烧灰，猪脂调傅，夜卧，头垢傅亦可。

　　○荷花　《丹溪方》云：一人唇生疮，以白荷花瓣贴之。

　　○橄榄　《严氏方》：治唇紧，燥裂生疮，用橄榄不拘多少，烧灰为细末，以猪脂和涂患处。《丹溪方》：治烂疳疮，用橄榄烧灰存性，为末，先用米泔水洗净后，掺上药。

　　○醋　《集要》云：治口疮，以醋渍黄柏皮，含之良。

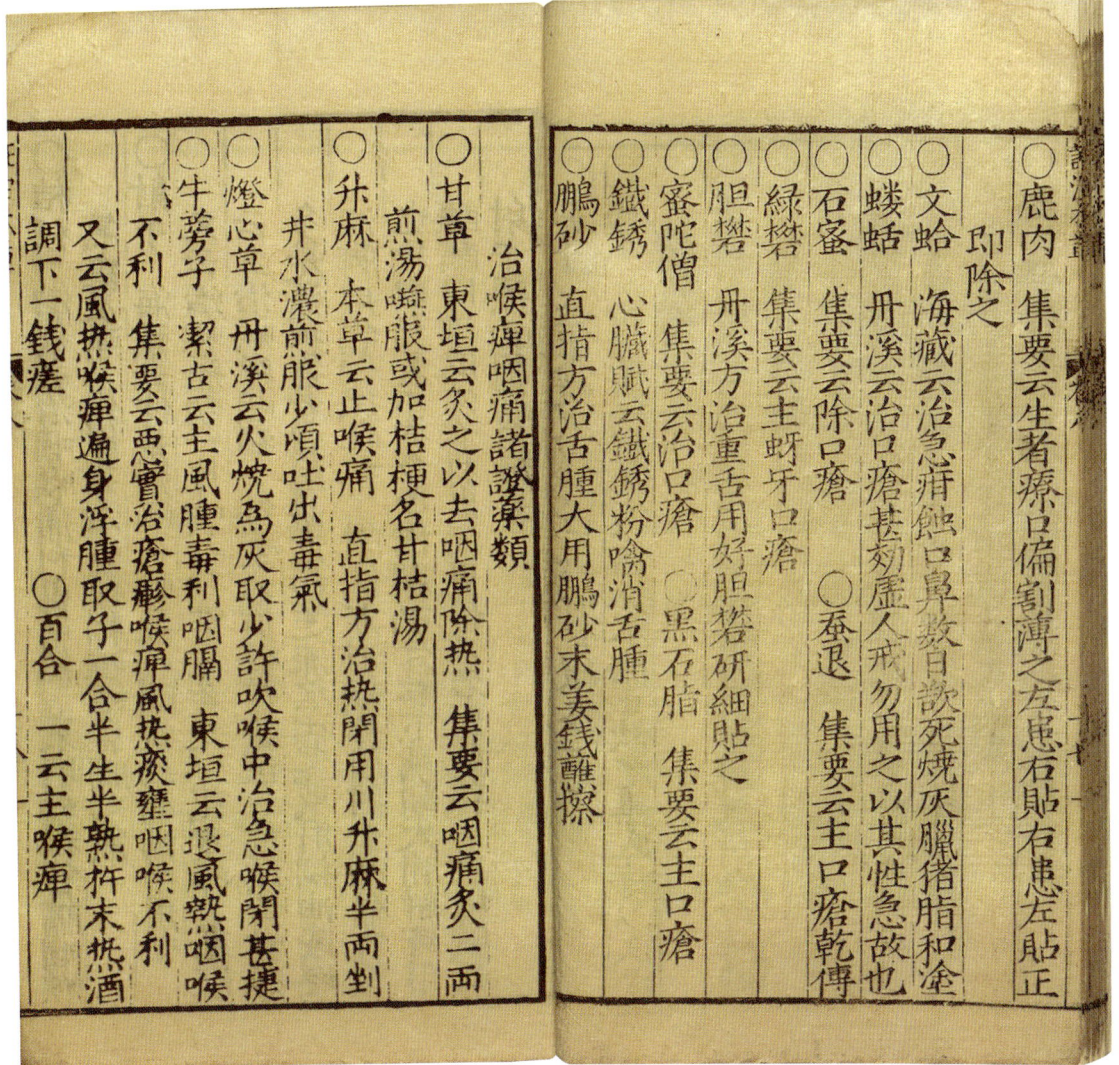

○鹿肉　《集要》云：生者，疗口偏割薄之，左患右贴，右患左贴，正即除之。

○文蛤　海藏云：治急疳蚀口鼻，数日欲死，烧灰腊，猪脂和涂。

○蝼蛄　丹溪云：治口疮甚效，虚人戒，勿用之，以其性急故也。

○石蜜　《集要》云：除口疮。○蚕蜕　《集要》云：主口疮，干傅。

○绿矾　《集要》云：主蚜牙口疮。○胆矾　《丹溪方》：治重舌，用好胆矾研细，贴之。

○密陀僧　《集要》云：治口疮。○黑石脂　《集要》云：主口疮。

○铁锈　《心脏赋》云：铁锈粉，噙消舌肿。

○硼砂　《直指方》：治舌肿大，用硼砂末，姜钱蘸擦。

治喉痹咽痛诸证药类

○甘草　东垣云：炙之以去咽痛，除热。《集要》云：咽痛，炙二两，煎汤咽服，或加桔梗，名甘桔汤。○升麻　《本草》云：止喉痛。《直指方》：治热闭，用川升麻半两，剉井水浓煎服，少顷，吐出毒气。

○灯心草　丹溪云：火烧为灰，取少许吹喉中，治急喉闭，甚捷。

○牛蒡子　洁古云：主风肿毒，利咽膈。东垣云：退风热，咽喉不利。《集要》云：恶实，治疮疹喉痹，风热痰壅，咽喉不利。又云：风热喉痹，遍身浮肿，取子一合，半生半熟，杵末，热酒调下一钱，瘥。○百合　一云：主喉痹。

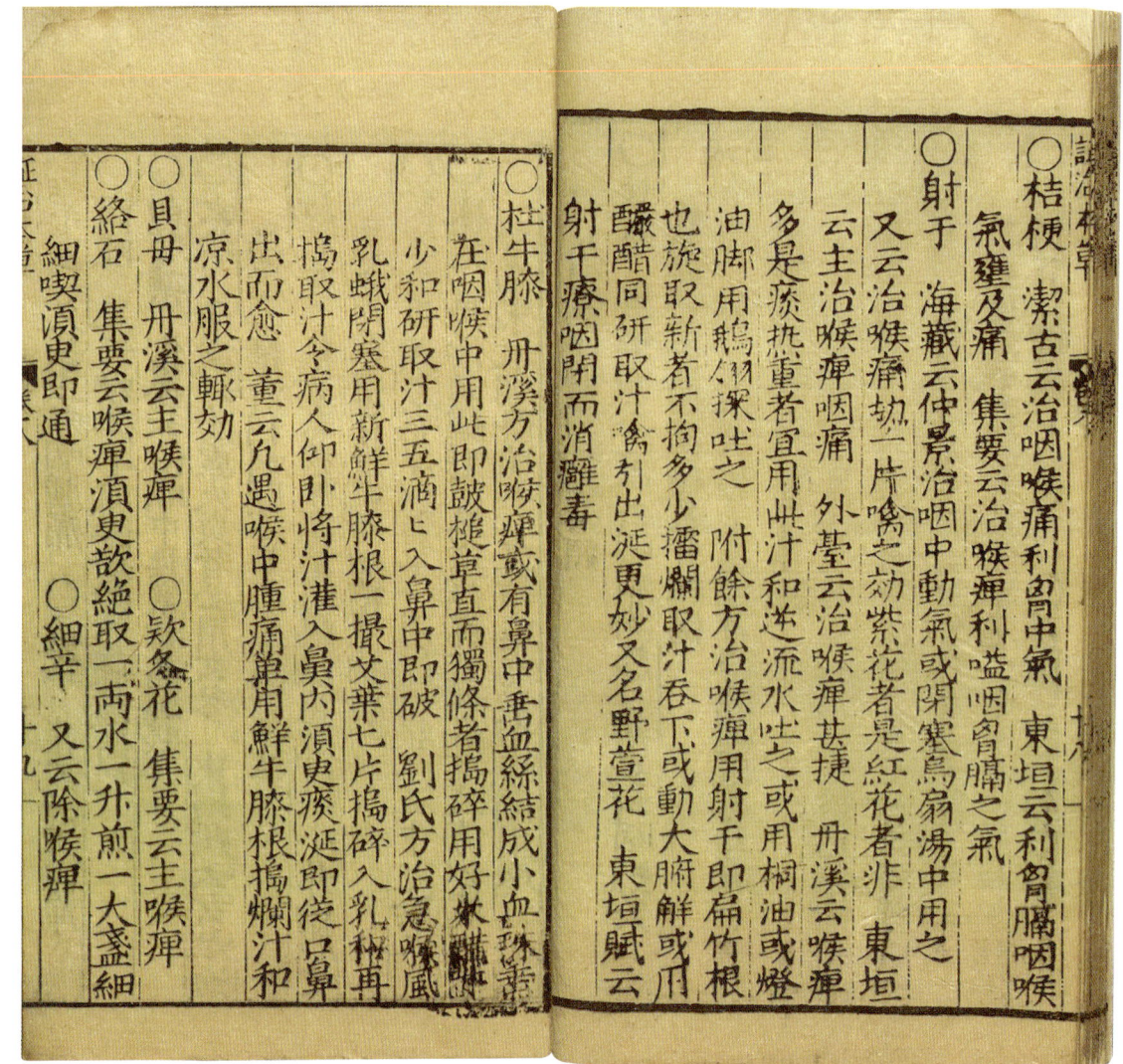

○桔梗　洁古云：治咽喉痛，利胸中气。东垣云：利胸膈咽喉，气壅及痛。《集要》云：治喉痹，利嗌咽胸膈之气。

○射干　海藏云：仲景治咽中动气或闭塞，乌扇汤中用之。又云：治喉痛，切一片噙之，效。紫花者是，红花者非。东垣云：主治喉痹咽痛。《外台》云：治喉痹，甚捷。丹溪云：喉痹多是痰热重者，宜用此汁，和逆流水吐之，或用桐油，或灯油脚。用鹅翎探吐之。《附余方》：治喉痹，用射干，即扁竹根也。旋取新者，不拘多少，擂烂取汁吞下，或动大腑解。或用酽醋同研取汁噙，引出涎，更妙。又名野萱花。《东垣赋》云：射干疗咽闭而消痈毒。

○杜牛膝　《丹溪方》：治喉痹，或有鼻中垂血丝，结成小血珠垂在咽喉中。用此即鼓槌草，直而独条者，捣碎，用好米醋些①少和研，取汁三五滴，滴入鼻中，即破。《刘氏方》：治急喉风，乳蛾闭塞，用新鲜牛膝根一撮，艾叶七片，捣碎入乳和，再捣取汁，令病人仰卧，将汁灌入鼻内，须臾，痰涎即从口鼻出而愈。董云：凡遇喉中肿痛，单用鲜牛膝根捣烂，汁和凉水，服之辄效。○贝母　丹溪云：主喉痹。○款冬花　《集要》云：主喉痹。

○络石　《集要》云：喉痹，须臾欲绝。取一两，水一升煎一大盏，细细吃，须臾即通。

○细辛　又云：除喉痹。

①些：底本版蚀，据《丹溪心法》卷四补。

○半夏　又云：主喉咽肿痛。○通草　《集要》云：主喉痹。

○商陆　又云：喉痹不通，薄切，醋熬肿处傅之。

○白芍药　《集要》云：治喉中热塞，常痛肿胀。

○玄参　丹溪云：阴虚火炎者，必用玄参。《东垣赋》云：玄参治结热毒壅，清利咽膈。

○红蓝花　《集要》云：喉痹塞不通，捣湿花绞汁一小升，细服之，差为度。无湿花，浸干者如前法，极验。○茜草　《丹溪方》：喉痹，以茜草一两作一服，降血中之阴火。

○远志　丹溪云：缠喉风，属痰热，亦宜探吐之。又方：以远志去心为末，水调傅项上。《直指》：远志散治喉闭，用远志去心取肉，为细末，以管子擀开口，吹药入喉，则令头低涎出愈。○倒摘刺根　《丹溪方》：治喉疮并痛，用此入好醋少许，研汁滴入喉中愈，或耳中痒应。○蒺藜子　一云：主喉痹。

○灯笼草　《丹溪方》：喉疮痛，以此炒为末，酒调傅喉中。○艾　《虞氏方》：治喉痹，新取青艾叶杵汁，灌入喉中即愈。愚验治喉痹秘方括，喉痹为急病，须臾，命不通。急研新艾水，入口便和同腊内无新艾蛇床瓶内，烧其烟，缠入口，此病一时消。

○蛇床子　愚验方治喉痹，以此于有嘴瓶中烧，令病者以瓶嘴布口中，吸咽入喉内愈。

○山豆根　《东垣赋》云：山豆根解毒，能止咽喉之痛。《百一选

方治咽喉腫閉以山豆根洗淨新汲水浸少時以一塊入口中含之嚥下苦汁未愈再用

〇生薑 楊立之自廣州府通判歸楚州喉間生癰既腫潰而膿水流注曉夕不止寢食俱廢醫者束手適楊吉老求赴郡守招立之兩子走往邀之至熟視良久曰不須看脈已得之矣然此疾甚異須先啖生薑一片乃可投藥否則無法也語畢即出子有難色曰喉中潰膿痛楚豈宜食生薑立之曰吉老醫術通神其言不妄試取一片啖看如不能進則屏去無害遂食之殊有甘香稍加益至半斤許痛處已寬滿一斤始覺味辛辣膿血頓盡粥飲入口了無滯碍明日招吉老謝而問之對曰君居南方多食鷓鴣此禽好啖半夏久而毒發故以薑製之今病源已清無服他藥予記唐小說載崔魏公暴亡醫梁新診之曰中食毒僕曰常好食竹雞梁曰竹雞多食半夏苗蓋其毒也命擣生薑汁折齒灌之遂復活甚與此相類也 仁齋楊氏云有人喉間麻痒醫問其平日所嗜曰常吃鳩子乃知鳩食半夏苗以生薑治之而愈

〇附子 微義三因蜜附子治腑寒咽閉吞吐不利大附子一個去皮臍切作大片蜜塗炙令黃每含嚥津甘味盡更以附片塗蜜炙用

方》：治咽喉肿闭，以山豆根洗净，新汲水浸少时，以一块入口中含之，咽下苦汁，未愈再用。

〇生姜　杨立之自广州府通判归楚州，喉间生痈，既肿溃而脓水流注，晓夕不止，寝食俱废，医者束手。适杨吉老求赴郡守招，立之两子走往邀之至，熟视良久，曰：不须看脉，已得之矣。然此疾甚异，须先啖生姜一片，乃可投药，否则无法也。语毕即出，子有难色，曰：喉中溃脓痛楚，岂宜食生姜？立之曰：吉老医术通神，其言不妄，试取一片啖看，如不能进，则屏去无害。遂食之，殊有甘香，稍加，益至半斤许，痛处已宽，满一斤，始觉味辛辣，脓血顿尽，粥饮入口，了无滞碍。明日招吉老谢而问之，对曰：君居南方，多食鹧鸪，此禽好啖半夏，久而毒发，故以姜制之。今病源已清，无服他药，予记唐小说载雀魏公暴亡，医梁新诊之曰：中食毒。仆曰：常好食竹鸡，梁曰：竹鸡多食半夏苗，盖其毒也。命搅生姜汁，折齿灌之，遂复活。甚与此相类也。《仁斋》杨氏云：有人喉间麻痒，医问其平日所嗜，曰：常吃鸠子，乃知鸠食半夏苗，以生姜治之而愈。

〇附子　《微义》：三因蜜附子治腑寒咽闭，吞吐不利。大附子一个，去皮脐，切作大片，蜜涂炙令黄，每含咽津，甘味尽，更以附片涂蜜炙用。

○缩砂 《戴氏方》云：凡喉痛热上壅，并宜缩砂壳烧灰存性，研末，水调服之。

○马兰羊叶 《集成方》：治喉痹，用马兰羊叶，入香油些少许杵汁，点喉中就退。

○白瑞香 《集成方》：以白瑞香花根，研水灌之。

○皂角 《丹溪方》：治喉痹，用猪牙皂角为末，和霜梅噙。《直指方》：以皂角肉半锭剉细，以米醋一大盏，煎至七分滤清，咽。《元戎》方：治喉痹，逡速不救。用皂荚去皮、子，生半两为细末，箸头点少许在痛处，更以醋糊药末，厚涂项上，须臾便破，血出立效。

○槐花 《直指》金花散：治失音，亦治喉痹。用槐花新瓦上炒香熟，三更后，床上仰卧随意食之，热症通用。○竹叶 《集要》云：主风痉喉痹。

○木鳖子 丹溪云：治喉痹，用木鳖子，将盐苦水浸，久噙一丸。

○巴豆 《丹溪方》：治咽喉牙关紧闭。《经验》：用巴豆去壳，以纸包豆肉，用竹管压出巴豆油在纸上，却以此纸作个捻子，点灯吹灭，以烟熏入鼻中，一霎时，口鼻涎流，牙关开矣。又张子和方：将巴豆去皮，以绵子微裹，随左右塞于鼻中，立透。如右左俱有者，用二枚，塞左右鼻中。○黄柏 《直指方》：治口疮赤烂，用清蜜浸黄柏一宿，取汁含咽。

○荆芥 丹溪云：咽痛必用之。○葱实 《集要》云：治喉痹不通。

○萝卜 《直指方》：治痰热闭喉，以萝卜汁和皂角浆，吐之。

○白梅　《丹溪方》：治喉痹，以白梅入蜒蚰令化，噙梅于口中。又方：以霜梅捣丸，牙皂末噙化。○乌梅肉　《集成方》：治缠喉急症，用乌梅肉包胆矾，绵裹含之。

○李实根　《丹溪方》：治喉痹，用李实根皮一片，噙口内，更用李实根研水敷项上一周，围用新菜园者。

○芝麻　《直指方》：治喉痹，用芝麻炒为末，以汤点服。

○醋　《集要》云：敛咽疮。

○鸡　海藏云：阴不足者，补之以血。若咽有疮，以鸡子一枚，去黄留白，用苦酒倾壳中，以半夏入苦酒中，取壳，置刀环上，安火上熬，微沸，去滓，旋旋呷之。

○象牙　《集要》云：喉中刺，水调饮之。旧牙梳屑，尤佳。

○白僵蚕　丹溪云：老得金气，僵而不化，治喉痹者，取其火中清化之气，从以治相火，散浊逆结滞之痰耳。用通神散，治喉痹吐出风痰，甚效。用白僵蚕七个，焙干研末，生姜汁半盏调服，立吐出风痰。少时，又用七个依法，再吐尽。《集要》云：中风，急喉痹欲死者，生姜自然汁调灌之。愚验治缠喉风，气息不通，以直者炒去毒为末，每服二钱，生姜蜜水一盏调下，细细服之，不拘时候，名开关散。《东垣赋》云：僵蚕治诸风之喉闭。

○蛇皮　《直指方》：治喉风喉痹，用蛇皮略洗过，日干，剪作细屑，白梅肉研和员，含化，屡效。

○蚕蜕纸 《直指方》：治喉风喉痹，用蚕蜕纸烧存性，为末，炼蜜员皂子大，含咽。

○青鱼胆 治咽喉闭塞肿痛，并双单乳蛾，大有神效。一方：用好鸭嘴胆矾，盛于青鱼胆内，阴干为末，吹入喉中。

○蛛窝 治喉闭，双乳蛾。壁上蛛白窝取下，患者脑后发拔一根，缠定蛛窝，灯上以银簪挑而烧之存性，为末，吹入即消。

○秤锤 《集要》云：主喉痹热塞，并烧令赤，投酒中，热饮之，无钟用斧或杵。

○硼砂 喉痹，含化咽津，缓效。○硝石 《日华》云：含之，治喉痹。

○玄明粉 《本草》：治喉咽闭塞。

○胆矾 《直指方》：治咽闭，用胆矾细研，以管子挑少许，吹入喉中即破。续以白梅煎汤，调炒僵蚕末，以去其风，如无胆矾，只透明绿矾代之亦得。又方：治喉闭，用鸭嘴胆矾研细，以酽醋调灌，即去痰涎，立瘥，大有奇验。

○绿矾 又方：用绿矾研细，米醋调咽，一边痛，侧卧含咽。

○矾石 《集要》云：生含咽津，治急喉痹。又方：以明矾烧灰存性，和盐花研细，箸头点患处。愚验白矾散，治缠喉风，急喉闭，白矾三钱，巴豆三枚去壳，分作六瓣，将矾及豆于铫内慢火熬化为水，候干，去豆取矾，研为细末，每用少许，以芦管吹入喉中。

○发 《集要》云：食中误吞发，绕喉，取已头发烧灰，水调服一钱。

治齿证药类

　　○升麻　《本草》云：治牙根浮烂恶臭。东垣云：升麻引石膏，止足阳明之齿痛。《直指方》：治齿热痛，龈肿，用川升麻煎汤漱咽，解毒。○独活　《集要》云：主风毒齿痛。

　　○细辛　《本草》云：能除齿痛。《集要》云：除齿痛口臭。

　　○秦艽　《主治秘诀》云：能去手阳明下牙痛。

　　○天南星　《集要》云：中风，牙噤不开，取末，和龙脑少许，擦齿二三十遍即开。

　　○白头翁　《集要》云：疗齿痛。○零陵香　《集要》云：牙齿痛，煎含良。

　　○芦荟　《集要》云：蜃齿，取四分杵末，先以盐揩齿洗净，然后傅少末于上，妙。

　　○当归　《集要》：疗齿痛不可忍。

　　○杜若　《集要》云：口臭之蜃齿肿痛，煮取浓汁，热含冷吐，瘥。○天仙子　《瑞竹方》：治虫牙痛，用天仙子不以多少，烧烟，用竹筒抵牙，引烟熏之，其虫即死。

　　○蒺藜　《瑞竹方》：治打动牙齿，用蒺藜根烧灰，贴动处。愚验东垣方治一切牙痛风疳，以北地蒺藜，不以多少，阴干为细末，每用刷牙上，以热浆水漱牙，外粗末熬浆水刷牙，大有神效，不可具述，名独圣散。《御药院方》：治牙齿疼痛，龈肿动摇，常用擦漱固齿。用土蒺藜去角生用，不以多少为粗末，每服五钱，淡浆水半碗，煎至七八沸，去滓，入盐末一捻带热时时漱之，别无所忌。然虽药味不众，盖单方之药，取效急速。兼《神仙秘旨》云：若人服蒺藜一年已后，冬不寒，夏不热，服之二年，老者复少，发白复黑，齿落重生，服之三年，轻身长生。今虽不作汤散服饵而漱之，其验亦同。

○香附子　愚验　《戴氏方》牙痛，有风毒热壅龋蛀，肾虚，俱宜香附子炒黑，三分炒盐，一分研匀，揩用如常。《直指方》：治牙疳，□香附末可为齿药。

○鹤虱　《直指方》：治牙蛀痛，用鹤虱为细末，擦良久，盐汤洗口。

○缩砂　《直指方》：治酒齿痛，用缩砂嚼傅，齿痛通用缩砂。

○屋游　《济生》驱毒饮：治热毒上攻宣露血出，齿龈肿痛，不可忍者。以此药不拘多少，洗净煎汤，澄清，入盐一小撮，放温，频频漱之。屋游，即瓦屋上青苔。

○槐实　东垣云：治齿风。《集要》云：春采嫩枝，煅为黑灰，以揩齿去虫。

○郁李仁　《药性论》云：根治齿痛。《日华子》云：根凉无毒，风虫牙，浓煎汁含之。《集要》：根主齿龈肿，龋齿坚齿，煎浓汁含漱。

○梧桐泪　《日华子》云：治风虫牙齿痛，杀火毒并面毒。海藏云：主风疳䘌齿，牙疼痛。《丹溪方》：治牙痛，用梧桐泪少加麝香擦之。○丁香　《集要》云：主齿疳䘌。

○竹叶　《集要》云：齿间出血，苦竹茹四两，醋渍一宿含之。

又云：以竹叶浓煮，与盐少许含之。○辛荑 《集要》云：治面肿引齿痛，眩冒。

○蜀椒 又云：除齿痛。又云：坚齿发。又云：齿痛，醋煎含之。

○汉椒 愚验方治虫牙痛不可忍，用汉椒为末，以巴豆一粒，研成膏，饭丸如蛀孔大，绵裹安于蛀孔内，立效，屡试有验。○枫香脂 《集要》云：治齿痛。

○乳香 《戴氏方》云：虫牙已出，其孔穴空虚而痛者，此乃不可不知。宜用乳香少许，火炙令软以实之。《直指》虫蛀牙痛方：用明乳香一钱，川巴豆肉三枚，同研溶蟢[1]员麻子大，每用一员塞孔。○柳枝 《集要》云：细剉，煎汁含之，治齿痛。

○五倍子 又云：疗齿宣疳䘌。《直指方》：治酒齿痛，以百药煎泡汤，微冷含咽。

○巴豆 《丹溪方》：治虫蛀牙，用巴豆烧烟漱之。愚验方治牙蛀痛，用巴豆一粒烂研，搓乳香细末，丸之塞蛀孔中。《集成方》：治风䘌[2]牙，用北枣一枚去核，入巴豆一粒，合起炙焦，出火毒，研细，以纸捻入孔中十数次，效。

○槐椒 《集成方》：治牙缝出血者，用槐椒嫩叶杵烂，傅牙关。

○皂角 《戴氏方》：治风毒牙痛，用皂角寸节实之，以盐火煨熟汤泡通口漱，吐下涎沫。

○蘩蒌 《集要》云：治口齿。方用蘩蒌烧灰或作末，揩齿宣露。

---

① 蟢："蜡"之俗字。

② 䘌（zhòng 重）：虫咬；被虫咬坏的。

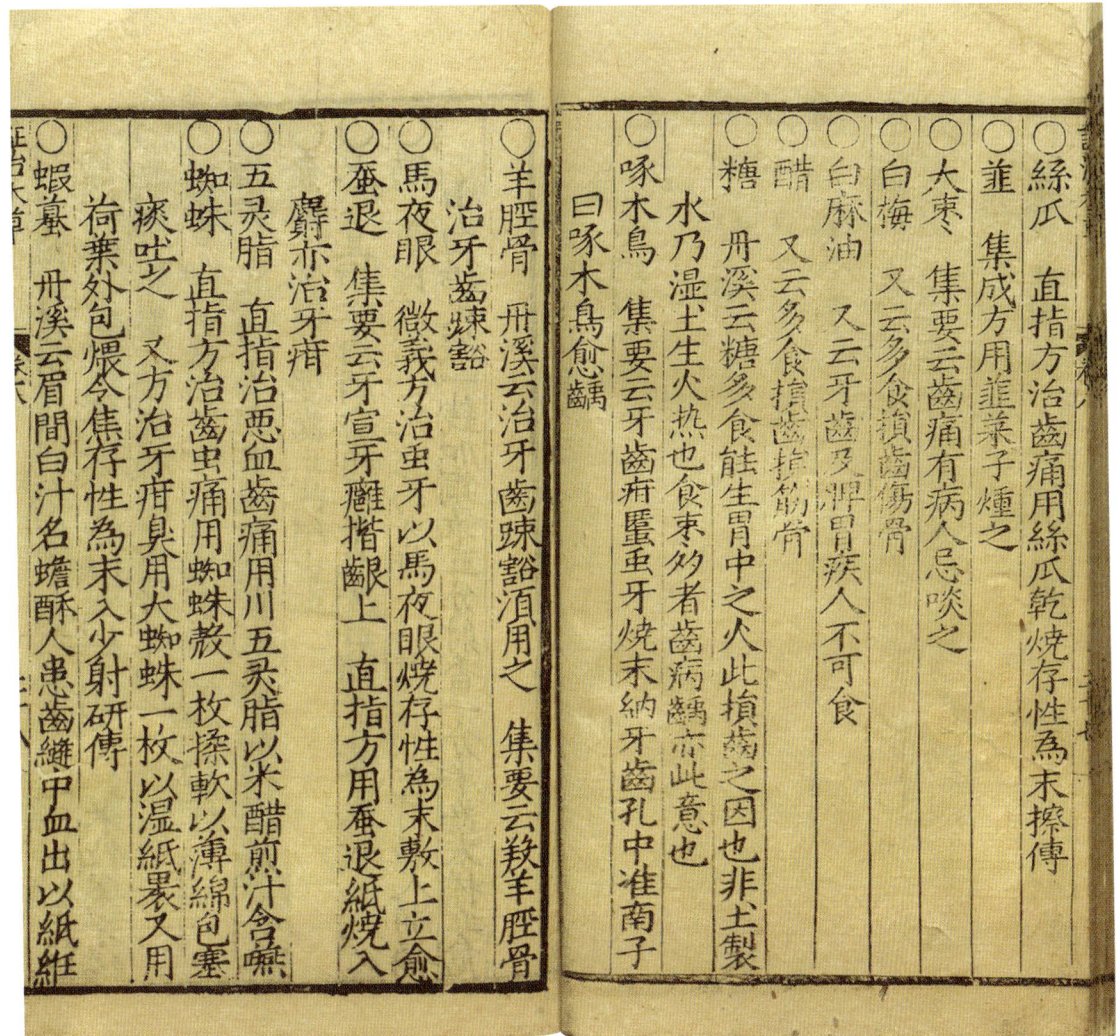

○丝瓜 《直指方》：治齿痛，用丝瓜干烧存性，为末，擦傅。

○韭 《集成方》：用韭菜子煙之。○大枣 《集要》云：齿痛，有病人忌啖之。

○白梅 又云：多食损齿伤骨。○白麻油 又云：牙齿及脾胃疾人不可食。

○醋 又云：多食损齿，损筋骨。

○糖 丹溪云：糖多食，能生胃中之火，此损齿之因也。非土制水，乃湿土生火热也。食枣多者，齿病龋亦此意也。

○啄木鸟 《集要》云：牙齿疳䘌虫牙，烧末，纳牙齿孔中。《淮南子》曰：啄木鸟愈龋。

○羊胫骨 丹溪云：治牙齿疏豁，须用之。《集要》云：羖羊胫骨，治牙齿疏豁。

○马夜眼 《微义方》：治虫牙，以马夜眼烧存性为末，敷上立愈。

○蚕蜕 《集要》云：牙宣牙痛，揩龈上。《直指方》：用蚕蜕纸烧入麝，亦治牙疳。

○五灵脂 《直指》：治恶血齿痛，用川五灵脂，以米醋煎汁，含咽。

○蜘蛛 《直指方》：治齿虫痛，用蜘蛛壳一枚揉软，以薄绵包塞痰吐之。又方：治牙疳臭，用大蜘蛛一枚，以湿纸裹，又用荷叶外包煨，令焦存性为末，入少麝，研傅。

○虾蟆 丹溪云：眉间白汁，名蟾酥。人患齿缝中血出，以纸纴

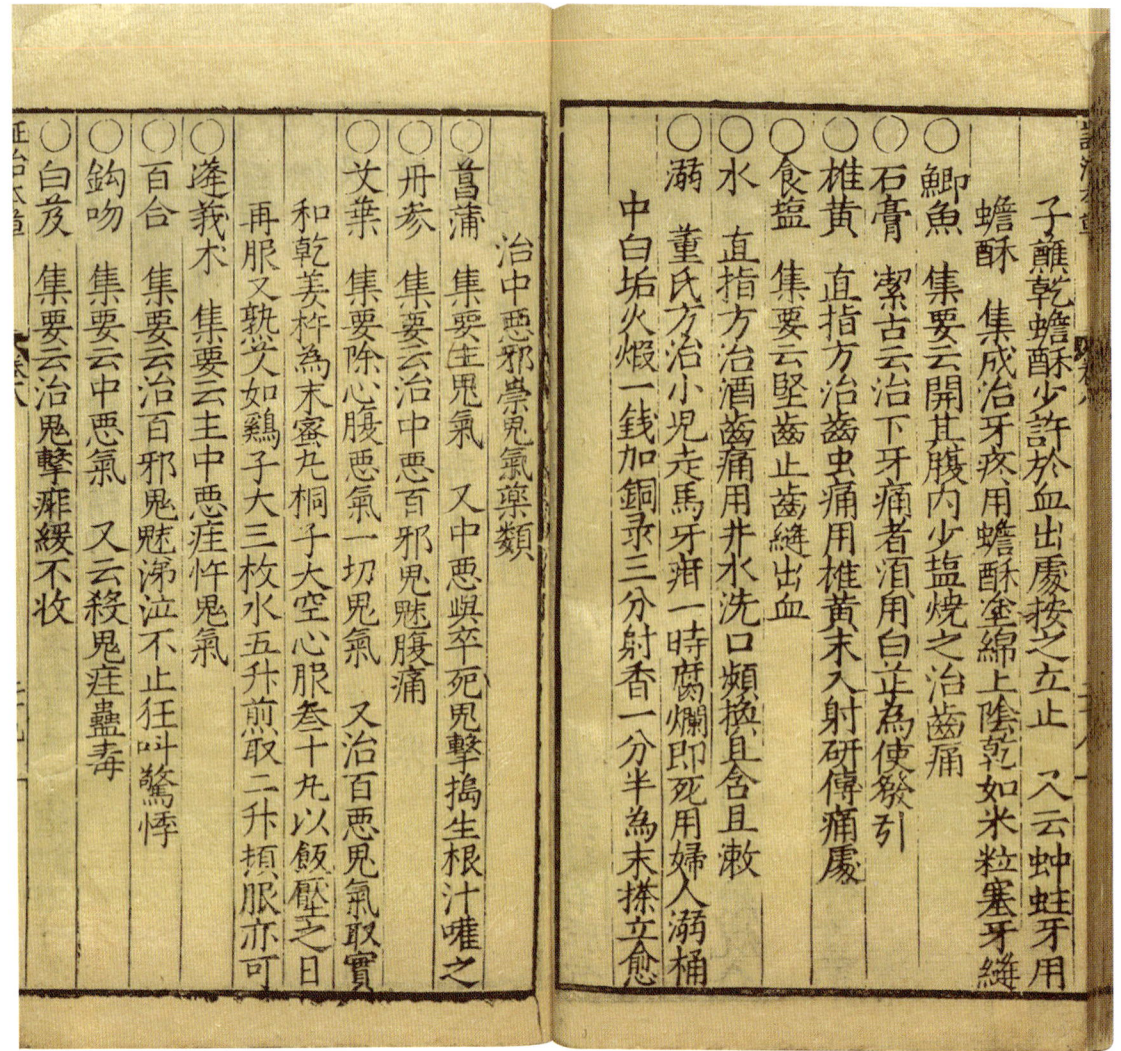

子蘸干蟾酥少许，于血出处按之立止。又云：蚛蛀牙，用蟾酥。《集成》：治牙疼，用蟾酥涂绵上，阴干如米粒，塞牙缝。○鲫鱼 《集要》云：开其腹内少盐烧之，治齿痛。

　　○石膏 洁古云：治下牙痛者，须用白芷为使发引。

　　○雄黄 《直指方》：治齿虫痛，用雄黄末入麝，研傅痛处。

　　○食盐 《集要》云：坚齿，止齿缝出血。○水 《直指方》：治酒齿痛，用井水洗口，频换，且含且漱。○溺 《董氏方》：治小儿走马牙疳，一时腐烂即死。用妇人溺桶中白垢，火煅一钱，加铜绿三分，麝香一分半，为末，搽立愈。

治中恶邪祟鬼气药类

　　○菖蒲 《集要》：主鬼气。又中恶与卒死鬼击，捣生根汁，灌之。

　　○丹参 《集要》云：治中恶百邪鬼魅腹痛。○艾叶 《集要》云：除心腹恶气，一切鬼气。又治百恶鬼气，取实和干姜，杵为末，蜜丸桐子大，空心服叁十丸，以饭压之，日再服。又熟艾如鸡子大三枚，水五升，煎取二升，顿服亦可。

　　○蓬莪术 《集要》云：主中恶疰忤鬼气。○百合 《集要》云：治百邪鬼魅，涕泣不止，狂叫惊悸。○钩吻 《集要》云：中恶气。又云：杀鬼疰蛊毒。

　　○白及 《集要》云：治鬼击痹缓不收。

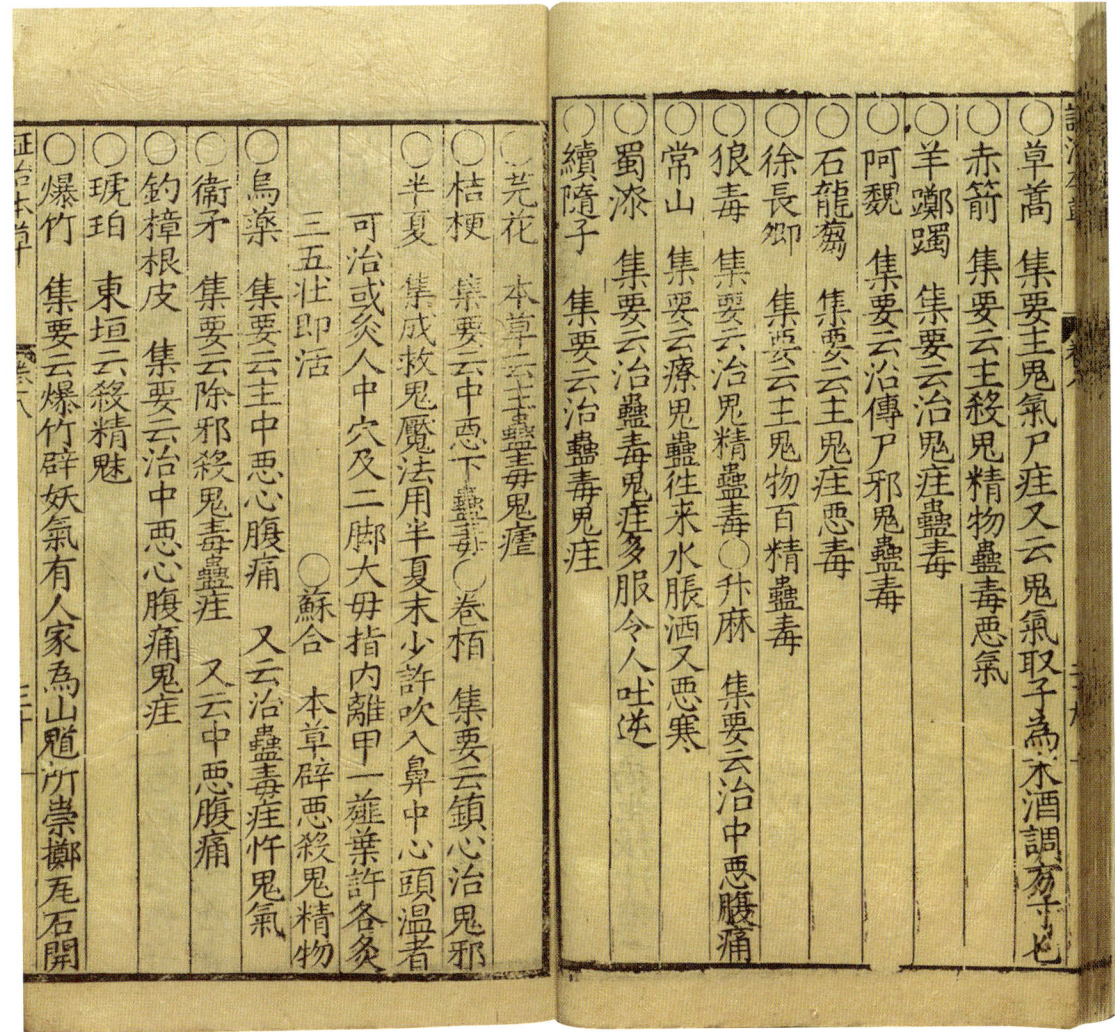

○草蒿　《集要》：主鬼气尸疰。又云：鬼气，取子为末，酒调方寸匕。

○赤箭　《集要》云：主杀鬼精物，蛊毒恶气。○羊踯躅　《集要》云：治鬼疰蛊毒。

○阿魏　《集要》云：治传尸邪鬼蛊毒。○石龙蒭　《集要》云：主鬼疰恶毒。

○徐长卿　《集要》云：主鬼物百精蛊毒。○狼毒　《集要》云：治鬼精蛊毒。

○升麻　《集要》云：治中恶腹痛。

○常山　《集要》云：疗鬼蛊往来，水胀，酒又恶寒。

○蜀漆　《集要》云：治蛊毒鬼疰，多服令人吐逆。

○续随子　《集要》云：治蛊毒鬼疰。○芫花　《本草》云：主蛊毒鬼疟。

○桔梗　《集要》云：中恶，下蛊毒。○卷柏　《集要》云：镇心治鬼邪。

○半夏　《集成》救鬼魇法：用半夏末少许，吹入鼻中，心头温者可治，或灸人中穴及二脚大拇指内离甲一薤叶许，各灸三五壮即活。○苏合　《本草》：辟恶，杀鬼精物。

○乌药　《集要》云：主中恶心腹痛。又云：治蛊毒疰忤，鬼气。

○卫矛　《集要》云：除邪，杀鬼毒蛊疰。又云：中恶腹痛。

○钓樟根皮　《集要》云：治中恶心腹痛，鬼疰。

○琥珀　东垣云：杀精魅。

○爆竹　《集要》云：爆竹辟妖气，有人家为山魈所祟，掷瓦石开户，牖不安，诸祷禳不效。后有人教以旦夜于庭落中，若除夕爆竹数十竿，至晚寂然，遂止。

○安息香 《集要》云：主心腹恶气鬼疰，治邪气魍魉，鬼胎蛊毒，烧之去鬼来神，辟众恶。○蜀椒 《集要》云：杀鬼疰蛊毒。

○韭 《本草》云：中恶腹胀，捣饮之。○白芥 《集要》云：子主傅射工及疰气。

○桃花 《集要》云：杀疰恶鬼。○桃枭 《集要》云：治中恶腹痛，破血。又云：主杀百鬼精物，五毒不祥。○桃符 《集要》云：主精魅邪气，煮汁饮之。桃者，五木之精，今人作符着门上，厌邪气鬼所畏也。○酒 《集要》云：主杀百邪恶毒气。

○鸡 《集要》云：丹雄鸡头，主杀鬼。又黑雌鸡血，主中恶腹痛。

○燕屎 《集要》云：主蛊毒鬼疰，逐不祥邪气。

○羚羊角 《集要》云：辟蛊毒恶鬼不祥。

○羖羊角 《集要》云：烧之辟恶鬼，虎狼去蛇。

○犀角 《集要》云：主百毒蛊疰，邪鬼瘴气。

○雄狐 《集要》云：头烧以辟邪。又云：心肝生服，治狐魅。又云：雄狐粪烧之，辟恶，在木石上尖头坚者是。

○狸 《集要》云：狸肉疗诸疰，作羹臛食之。又狸骨主风疰尸疰，鬼疰毒气，在皮肤中淫跃如针刺者，心腹痛走无常处。

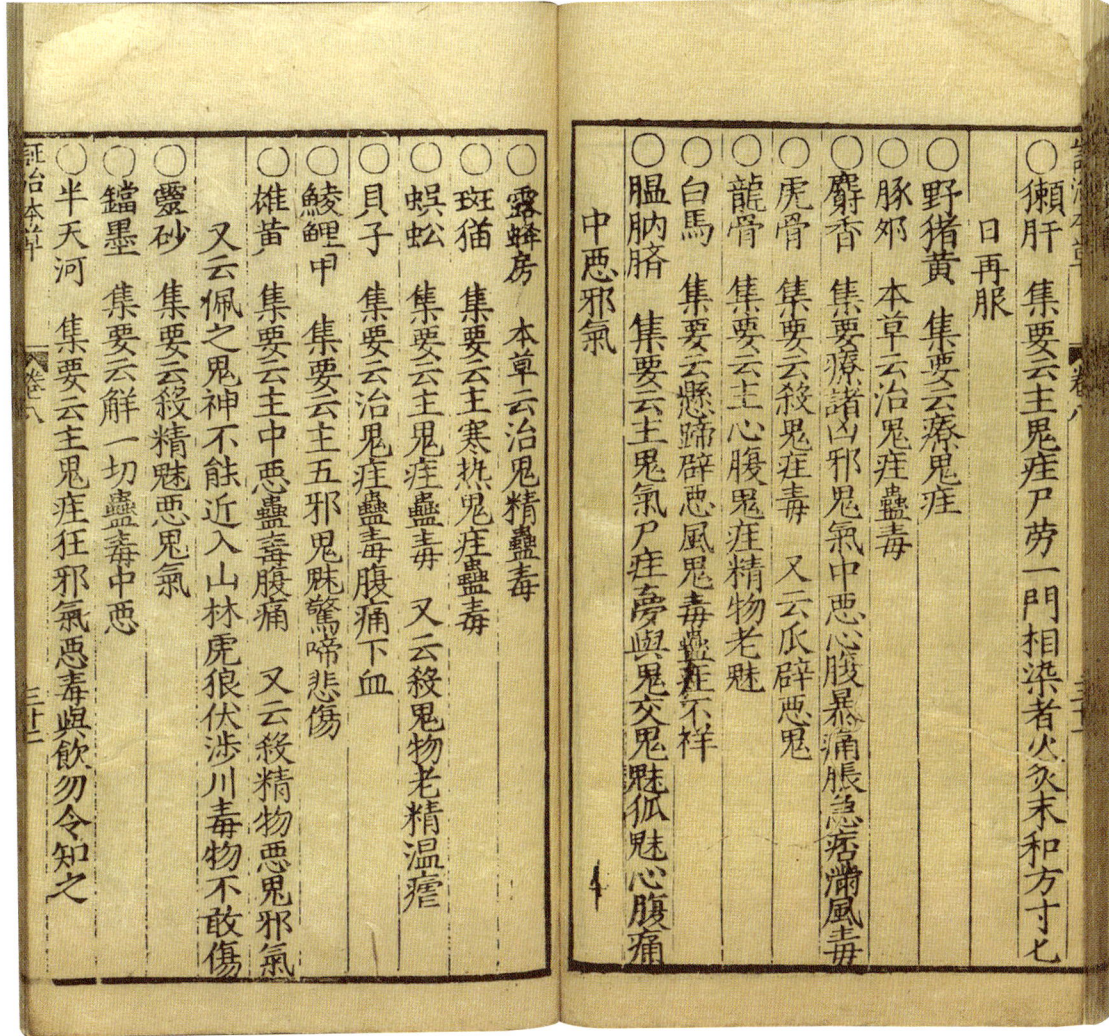

○獭肝　《集要》云：主鬼疰尸劳，一门相染者，火炙末，和方寸匕，日再服。

○野猪黄　《集要》云：疗鬼疰。○豚卵　《本草》云：治鬼疰蛊毒。

○麝香　《集要》：疗诸凶邪鬼气，中恶心腹暴痛，胀急痞满，风毒。

○虎骨　《集要》云：杀鬼疰毒。又云：爪辟恶鬼。

○龙骨　《集要》云：主心腹鬼疰，精物老魅。

○白马　《集要》云：悬蹄辟恶风鬼毒，蛊疰不祥。

○腽肭脐　《集要》云：主鬼气尸疰，梦与鬼交，鬼魅狐魅，心腹痛，中恶邪气。

○露蜂房　《本草》云：治鬼精蛊毒。○斑蝥　《集要》云：主寒热鬼疰蛊毒。

○蜈蚣　《集要》云：主鬼疰蛊毒。又云：杀鬼物老精，温疟。

○贝子　《集要》云：治鬼疰蛊毒，腹痛下血。

○鲮鲤甲　《集要》云：主五邪鬼魅，惊啼悲伤。

○雄黄　《集要》云：主中恶蛊毒腹痛。又云：杀精物恶鬼邪气。又云：佩之，鬼神不能近。入山林，虎狼伏；涉川，毒物不敢伤。

○灵砂　《集要》云：杀精魅恶鬼气。

○锴墨　《集要》云：解一切蛊毒中恶。

○半天河　《集要》云：主鬼疰，狂邪气，恶毒，与饮勿令知之。

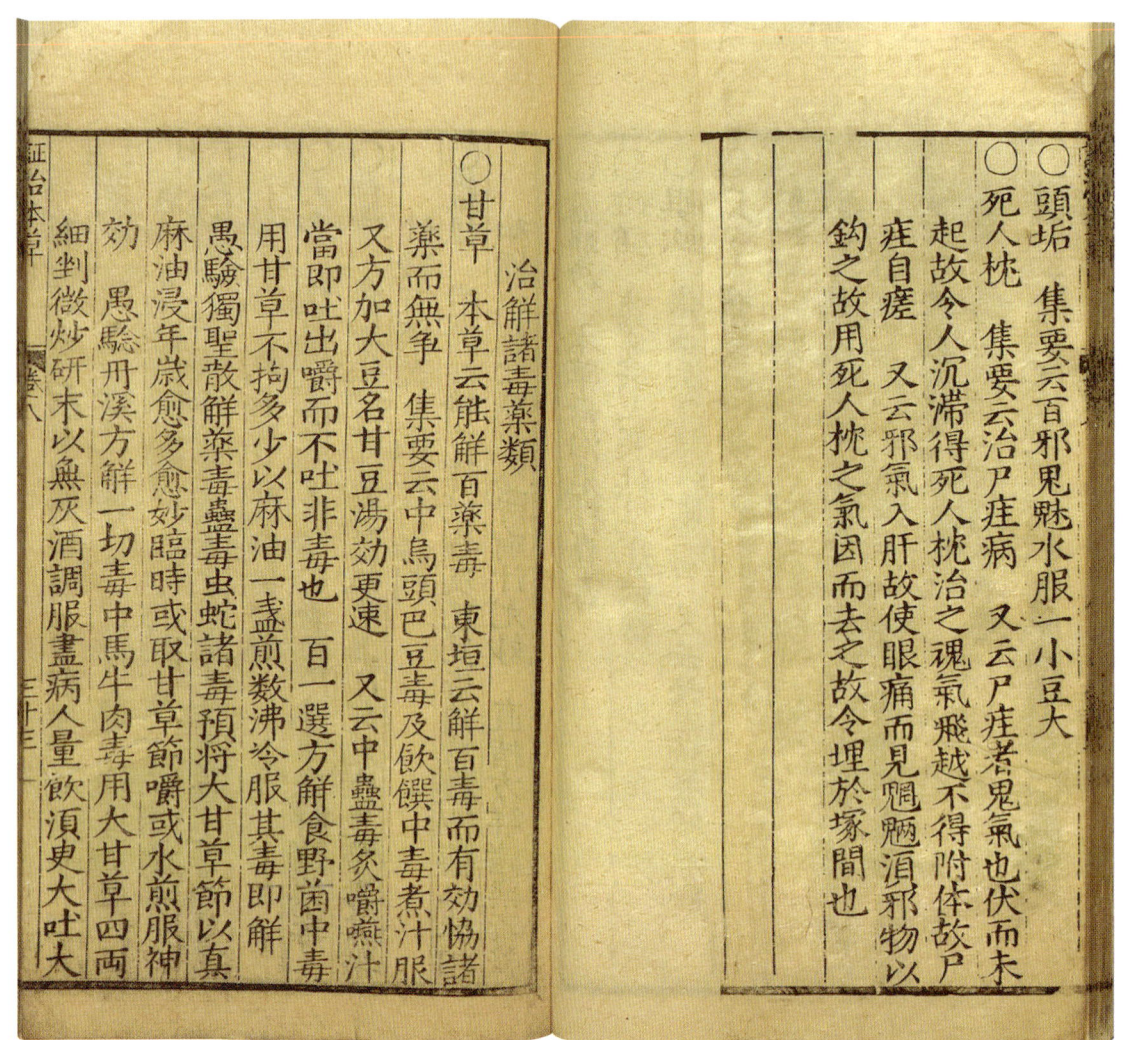

○头垢 《集要》云：百邪鬼魅，水服一小豆大。

○死人枕 《集要》云：治尸疰病。又云：尸疰者，鬼气也。伏而未起，故令人沉滞，得死人枕治之，魂气飞越，不得附体，故尸疰自瘥。又云：邪气入肝，故使眼痛而见魍魉，须邪物以钩之，故用死人枕之气，因而去之，故令埋于冢间也。

治解诸毒药类

○甘草 《本草》云：能解百药毒。东垣云：解百毒而有效，协诸药而无争。《集要》云：中乌头、巴豆毒及饮馔中毒，煮汁服。又方：加大豆，名甘豆汤，效更速。又云：中蛊毒，炙嚼咽汁，当即吐出，嚼而不吐，非毒也。《百一选方》：解食野菌中毒，用甘草不拘多少，以麻油一盏煎数沸，冷服，其毒即解。愚验独圣散，解药毒、蛊毒、虫蛇诸毒，预将大甘草节以真麻油浸，年岁愈多愈妙，临时或取甘草节嚼，或水煎服，神效。愚验《丹溪方》解一切毒，中马牛肉毒，用大甘草四两细剉，微炒研末，以无灰酒调服尽，病人量饮须臾，大吐大泻，毒亦随出。虽十分渴，不可饮水，饮水必死。

○芦荟 《集要》云：解巴豆毒。○通草 《集要》云：主蛊毒。

○百合 《集要》云：杀蛊毒。○商陆 《集要》云：泻蛊毒。

○白兔藿 《集要》云：菜肉蛊毒，鬼疰风疰，诸大毒不可入口者，皆消除。又云：毒入腹煮饮，即解。○大青 《集要》云：主金石药毒。○青黛 《本草》云：解诸药毒。

○蓝实 《集要》云：解诸毒，杀蛊蚑（音其小儿鬼），疰鬼螫毒，其叶汁杀百药毒，毒药、毒箭、毒刺。

○蓝根 《附余》经验方：解砒毒及巴豆毒，用蓝根、沙糖二味相和，擂水服之，或更入薄荷汁，尤妙。《直指方》：解诸药毒，杀腹内毒虫，用蓝青叶多研，水调服。

○荠苨 《集要》云：解百药毒，杀蛊毒。一云饮馔中毒，未审何毒，甘草荠苨汤服。

○预知子 《集要》云：疗蛊，治诸毒。《又传》云：取二枚缀衣领上，遇蛊毒物则闻其有声，当便知之故名。又云：双仁者可带。

○连翘 《集要》：治蛊毒，有神功。○蚤休 《集要》云：解百毒。

○葛根 《本草》云：杀野葛、巴豆、百药毒。《食疗》云：葛根蒸食之消毒，其粉亦甚妙。以水调三合，能解鸩毒。

○马兜铃 《圣惠方》：治五种蛊毒。《附余方》：治五种蛊毒，用马兜铃根三两，捣筛分为三贴，用一贴，以水一大盏煎至五

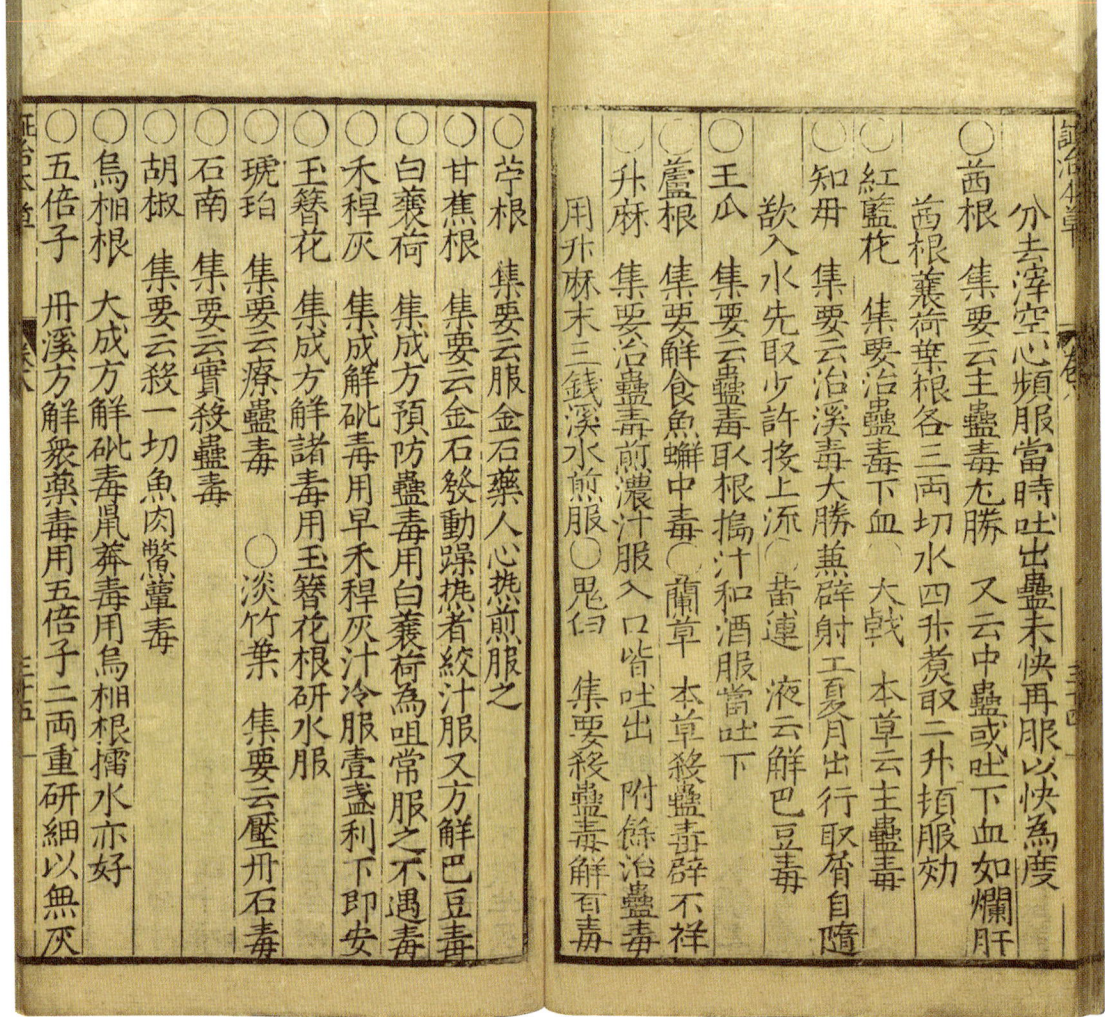

分，去滓，空心，频服，当时吐出蛊，未快再服，以快为度。

○茜根　《集要》云：主蛊毒尤胜。又云：中蛊或吐下血如烂肝，茜根、襄荷叶根各三两切，水四升煮，取二升，顿服效。○红蓝花　《集要》：治蛊毒下血。

○大戟　《本草》云：主蛊毒。○知母　《集要》云：治溪毒大胜，兼辟射工。夏月出行，取屑自随。欲入水，先取少许，投上流。○黄连　《液》云：解巴豆毒。

○王瓜　《集要》云：蛊毒，取根捣汁，和酒服，当吐下。

○芦根　《集要》：解食鱼蟹中毒。○兰草　《本草》：杀蛊毒，辟不祥。

○升麻　《集要》：治蛊毒，煎浓汁服，入口皆吐出。《附余》：治蛊毒，用升麻末三钱，溪水煎服。

○鬼臼　《集要》：杀蛊毒，解百毒。○苧根　《集要》云：服金石药人心热，煎服之。

○甘蕉根　《集要》云：金石发动躁热者，绞汁服。又方解巴豆毒。

○白襄荷　《集成方》：预防蛊毒，用白襄荷为咀，常服之，不遇毒。

○禾秆灰　《集成》：解砒毒，用早禾秆灰汁，冷服壹盏，利下即安。

○玉簪花　《集成方》：解诸毒，用玉簪花根研水服。

○琥珀　《集要》云：疗蛊毒。○淡竹叶　《集要》云：压丹石毒。

○石南　《集要》云：实杀蛊毒。○胡椒　《集要》云：杀一切鱼肉鳖葷毒。

○乌桕根　《大成》方：解砒毒鼠莽毒，用乌桕根擂水，亦好。

○五倍子　《丹溪方》：解众药毒，用五倍子二两重，研细，以无灰

○酒溫調服之，如毒在上即吐，在下即瀉。

○萊菔根　《集要》云：解麵毒。○瓜蒂　《集要》云：殺蠱毒。

○葱實　《集要》云：殺百藥毒。又云：治蚯蚓毒。《本草》云：葱汁治溺血，解藜蘆毒。○紫蘇　《集要》：治蟹毒，生藕汁亦好。○水蘇　《本草》云：去毒，辟惡氣。

○橄欖　丹溪云：能解魚毒。○綠豆　《集要》云：治丹毒，煩熱風疹，藥石發動，熱氣奔豚。生研絞汁服，亦煮食。一方解砒霜毒，用半升擂，去粗，新水調服。

○黑大豆　《集要》云：煮汁飲，殺鬼毒，止痛，烏頭、斑猫諸藥毒。

○大黑江豆　《附餘》：解鼠莽草毒，用大黑江豆煮汁服，如欲試其驗，先用鼠莽草葉，以豆汁澆其根，從此敗爛，不復生矣。又云：嚼生大豆不覺腥者，蠱。豆皮脹爛者，蠱。

○白扁豆　《集要》云：殺一切草木及酒毒，河豚毒。

○香油　《集成方》：用此解一切毒，河豚魚毒尤妙。

○鸕鶿　《集要》云：主嶺南野葛、菌毒、生金毒。

○白鴨屎　《集要》云：殺石藥毒，解結縛，散蓄熱。

○白鵝　《集要》云：毛主射工水毒，亦可飲其血及以塗身。

○鷄　《醫方》：解砒毒，鼠莽毒。旋刺鷄血或鴨血，熱服效。《直指》云：蠮螉，妖蟲也。隱壁間尿射人影，令人遍體爛瘡，如湯火傷。治法以鷄羽燒存性，麻油調傅。鷄食蟲，故能治。又方：凡中蠱毒，不論年月遠近，但煮一鷄卵去壳，以小銀釵插

酒温调，服之。如毒在上即吐，在下即泻。

○莱菔根　《集要》云：解面毒。○瓜蒂　《集要》云：杀蛊毒。

○葱实　《集要》云：杀百药毒。又云：治蚯蚓毒。《本草》云：葱汁治溺血，解藜芦毒。○紫苏　《集要》：治蟹毒，生藕汁亦好。○水苏　《本草》云：去毒，辟恶气。

○橄榄　丹溪云：能解鱼毒。○绿豆　《集要》云：治丹毒，烦热风疹，药石发动，热气奔豚。生研绞汁服，亦煮食。一方解砒霜毒，用半升擂，去粗，新水调服。

○黑大豆　《集要》云：煮汁饮，杀鬼毒，止痛，乌头、斑蝥诸药毒。

○大黑江豆　《附余》：解鼠莽草毒，用大黑江豆煮汁服，如欲试其验，先用鼠莽草叶，以豆汁浇其根，从此败烂，不复生矣。又云：嚼生大豆不觉腥者，蛊。豆皮胀烂者，蛊。

○白扁豆　《集要》云：杀一切草木及酒毒，河豚毒。

○香油　《集成方》：用此解一切毒，河豚鱼毒尤妙。

○鸬鹚　《集要》云：主岭南野葛、菌毒、生金毒。

○白鸭屎　《集要》云：杀石药毒，解结缚，散蓄热。

○白鹅　《集要》云：毛主射工水毒，亦可饮其血及以涂身。

○鸡　《医方》：解砒毒，鼠莽毒。旋刺鸡血或鸭血，热服效。《直指》云：蠮螉，妖虫也。隐壁间尿射人影，令人遍体烂疮，如汤火伤。治法以鸡羽烧存性，麻油调傅。鸡食虫，故能治。又方：凡中蛊毒，不论年月远近，但煮一鸡卵去壳，以小银钗插

入其中，并含入口，一饭之顷，取钗视卵俱黑，即为中毒。治百盅不愈，用白鸡鸭血灌口中良。○诸血　《集要》云：解诸药毒，止渴。又云：去丹毒，除烦热。

○羊　《集要》云：羖羊角解盅毒吐血。《医方》：解砒毒，鼠莽毒，旋刺羊血，热服效。○獭肝　《集要》云：治盅毒。○麝香　《本草》云：治盅毒。

○犀角　《集要》云：解山瘴溪毒。

○败鼓皮　《集要》云：主盅毒，烧作屑，水和服之。病人当呼盅主姓名，令取盅即瘥。又《直指》云：黄南卫生治盅毒单方，用破鼓皮烧存性，为末，新水调下二钱服之。中盅者虽昏眊[1]，口中言盅主姓名。○猬皮　《附余方》：治中毒下血者，用此烧为灰，细研，以水调下二钱，日进三服，立愈。○蛇蜕　治盅毒蛇痫，辟恶。

○鳗鲡鱼　《集要》：压诸丹石毒。

○蚕蜕纸　《直指》：黄南卫生治盅毒单方，用蚕蜕纸不拘多少，以麻油纸捻烧存性，为末，研细，新水调一钱，频服。诸中毒面青脉绝，昏迷如醉，口噤，吐血，服之即苏。

○蚌　《集要》云：压丹石毒。○蟹　食鳝鱼中毒，食蟹即解。

○石首鱼　《丹溪方》：治蕈毒，用石首鱼头服之，即白鲞头也。

○铁浆　《集要》云：解诸毒入腹。○长石　《本草》：下三虫，杀盅毒。

○石蟹　解一切药毒并盅毒。○凝水石　压丹石毒，解巴豆毒。

○铅粉　《集成方》：治砒毒，用地浆调铅粉末服之。

①眊（mào 冒）：眼睛看不清。

○朴硝　《太清伏炼法》云：硝能制伏阳精，解火石之毒。

○明矾　《医方大成》：解鼠莽毒，百毒。用枯过矾，同极等好茶末少许，新汲冷水调服。今人用之，累效。一云：得吐即愈，不吐再服。一云：嚼白矾末，甘不涩者蛊。

○食盐　《集要》云：中蚯蚓毒，化汤中洗沃之。又云：卤咸下蛊毒。

○地浆　《集要》云：主解中诸毒，烦闷，山中毒菌。丹溪云：枫树上菌，食之令人笑不止，以地浆解之。○新汲水　《集成》：解附子毒，用新汲水饮之。一云：或大呕泄而解。

○头垢　中蛊毒及蕈毒，米饮下。

○浣裤汁　《集要》云：交洲夷人以焦铜为镞毒药，镞锋上中之即死，月水汁解之。

禁用诸药类

○生姜　海藏云：人言夜间勿良生姜，食则令人闭气，何也？曰：生姜辛温，主开发。夜则气本收敛，反食生姜，开发其气，则违天道，是以不宜食，以平人论之，可若有病，则不然也。若破血调中，去冷气，除痰开胃，须热，即去皮。若要冷，即留皮。

○干山药　丹溪云：干之意者，盖生湿则滑，不可入药，熟则只堪啖，亦滞气也。

○桂　洁古：春夏二时为禁药。

○蜀椒　《集要》云：多食令人乏气，又十月勿食之，口闭者杀人。

○栗　丹溪云：陈者难化。又云：生者难化，熟者滞气隔食，生虫。

○橄榄　丹溪云：性热，多食能致上壅。

○赤小豆 《集要》：久食令人虚。○黑大豆 久服，令人身重。

○罂子粟 东垣云：今人虚劳嗽者，多用止嗽；及湿热泄痢者，用止痢。劫病之功虽急，杀人如剑，戒之。○香油 丹溪云：香油须炒芝麻，乃可取之，人食之美且不致病。若煎炼食之，与火无异，戒之。

○酒 丹溪云：酒性喜升，气必随之，痰郁于上，溺涩于下，肺受贼邪，金体太燥，恣饮寒凉，其热内郁，肺气得热，必大伤，其始也病浅，或呕吐，或自汗，或疮疥，或鼻皶，或自泄，或心脾痛，尚可散而出其久也；病深或为消渴，为内疽，为肺痿，为内痔，为鼓胀，为失明，为哮喘，为劳嗽，为癫痫，为难明之病，倘非具眼，未易处治，可不谨乎！陶云：大寒凝海，惟酒不冰。大热明矣，方药所用，行药势故也。三人晨行，遇大寒，一人食粥者病，一人腹空者死，一人饮酒者安，则知其热也。

○熊脂 《集要》云：有痼疾者不可食，食则终身不能除。

○乳糖 丹溪云：石蜜甘喜入脾，其多之害，必生于脾。而西北人得之有益，东南人得之未有不病者，亦气之厚薄不同耳。虽然东南地下多湿，宜乎其得之为害也；西北地高多燥，宜乎其得之为益也。

○蛤蜊 《集要》云：此物虽冷，然与丹石相反，服丹石人不宜食。

○礜石 《本草》云：不炼，服则杀人及百兽。

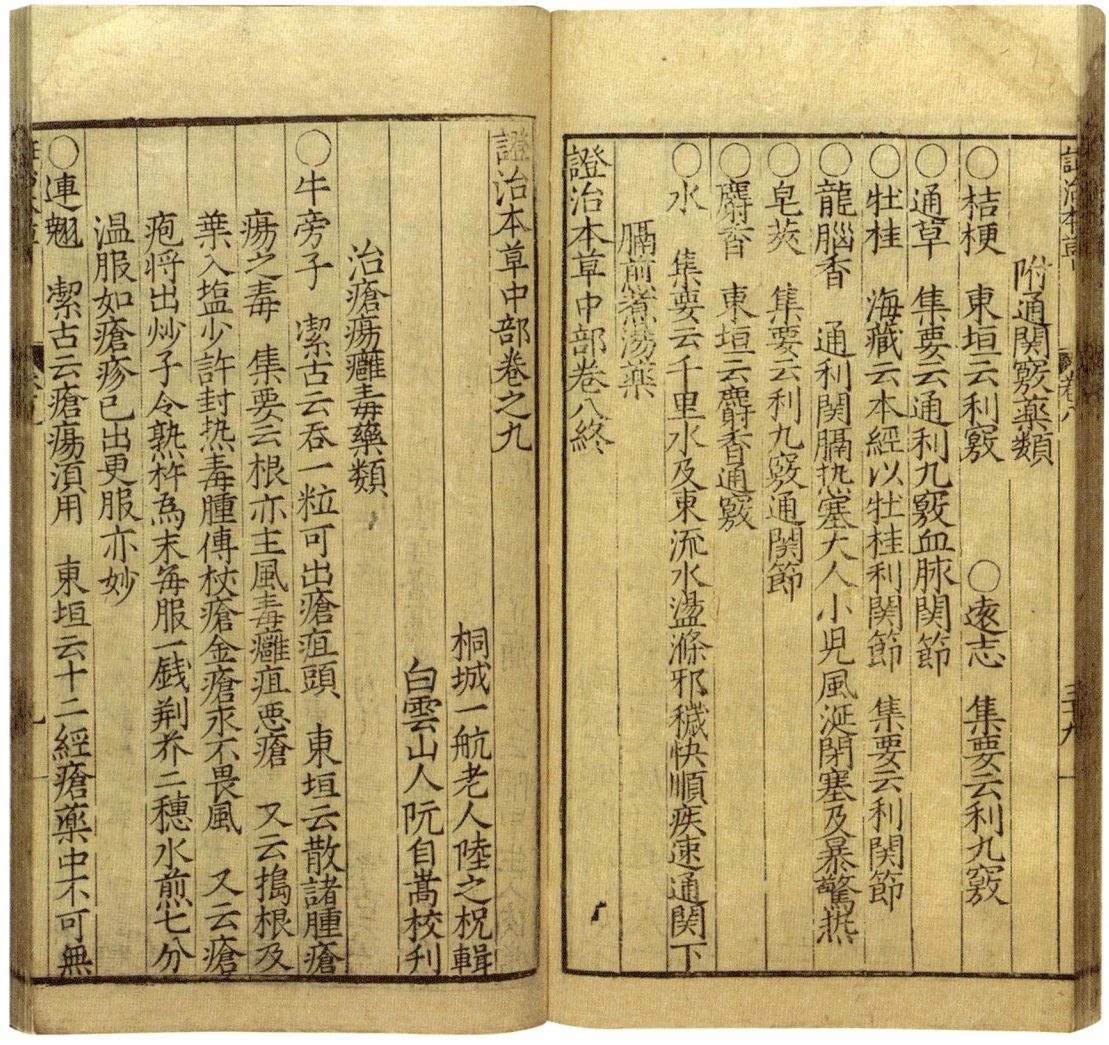

附：通关窍药类

○桔梗　东垣云：利窍。○远志　《集要》云：利九窍。○通草　《集要》云：通利九窍，血脉关节。○牡桂　海藏云：《本经》以牡桂，利关节。《集要》云：利关节。

○龙脑香　通利关膈热塞，大人小儿风涎闭塞及暴惊热。

○皂荚　《集要》云：利九窍，通关节。○麝香　东垣云：麝香通窍。

○水　《集要》云：千里水及东流水荡涤邪秽，快顺疾速，通关下膈，煎煮汤药。

证治本草中部卷八　终

证治本草中部卷之九

桐城一航老人陆之枕辑

白云山人阮自嵩校刊

治疮疡痈毒药类

○牛蒡子　洁古云：吞一粒，可出疮疽头。东垣云：散诸肿疮疡之毒。《集要》云：根亦主风毒，痈疽恶疮。又云：捣根及叶，入盐少许，封热毒肿，傅杖疮金疮，永不畏风。又云：疮疱将出，炒子令熟，杵为末，每服一钱，荆芥二穗，水煎七分，温服。如疮疹已出，更服亦妙。

○连翘　洁古云：疮疡须用。东垣云：十二经疮药中不可无，乃结者散之之义。能散诸经血结气聚，此疮疡之神药也。《赋》云：连翘排疮脓与肿毒。又云：泻诸经之客热，散诸肿之疮疡。海藏云：治疮疡瘤气，瘰起结核有神，与柴胡同功，但分气血之异耳。与鼠粘子同用，治疮疡别有神效。丹溪云：疮瘘痛毒，不可缺也。《集要》云：主寒热鼠瘘，瘰疬，痛肿，恶疮。○当归 东垣：治诸疮疡肿结。

○黄芪 《本草》云：主治痈疽，排脓止痛，内托补虚。洁古云：治疮疡，血脉不行，内托阴症，疮疡必用之药也。又云：治疮疡，排脓止痛。东垣云：黄芪活血脉，生血，乃疮家圣药也。《集要》云：主痈疽，久败疮，排脓止痛。又云：陷甲生入肉，常有血疼痛，以黄芪同当归为末，贴疮上。

○甘草 海藏云：能消五发之痈疽。每用甘草二两，水三碗，慢火熬至半碗，去滓服之。又云：消疮肿，与黄芪同功。黄芪亦能消诸肿痈疽，修治之法，与甘草同。《集要》云：节生用，消肿导毒。《四字诀》：国老膏治一切痈疽，诸发预期，服之能消肿逐毒，使毒气不内攻，功效不可具述。粉草二斤，用大横纹者，搥令碎，河水浸一宿，揉令浆汁浓，去尽筋渣，再用密绢滤过，银石器内慢火熬成膏，磁罐收之，每服一二匙，无灰酒调服，或白汤亦可。曾服燥药丹剂亦解之，或微利无防。《直指》炙甘草方：治痈疽漏疮通用，神妙。用粉草，以山泉溪涧长流水一小碗，徐蘸水，慢火炙水尽为度，秤一两，剉粗末，用醇酒三碗煎二碗，空心，随意温服，最活血消毒。又痈疽大便秘方：用甘草生一两剉碎，井水浓煎，入酒调服，能疏导恶物。又乳初肿方：用甘草生二钱，炙二钱粗末，分两次，新水煎服，即令人吮乳。《集成》：粉草膏治悬痈，用横纹大甘草一两，四寸切一段，河水一碗，慢火炙令水尽，剉酒煎服，或灸百余壮，令开，或火针针之。愚验方治骑马痈，用大粉草带节四两，长流水一碗，以甘草炙淬浸，水尽为末，皂角灰少许，作四服，汤调顿服，大效。

〇柴胡　东垣云：能治疮疡。又云：十二经疮药中须用，以散诸经血结气聚，功用与连翘同。又云：治疮疡之在左。

〇羌活　洁古云：能除痈疽败血。东垣云：排巨阳肉腐之疽。

〇芎藭　《本草》云：治诸疮疡及排脓血。《集要》云：痔瘘，脑痈，发背，瘰疬瘿赘，排脓，消瘀长肉。

〇黄连　《本草》云：治疮疥。《集要》云：诸疮肿毒必用之。《直指方》：治头疮，用黄连为末，用麻油轻粉调得所摊于碗中，将艾一撮烧烟，碗覆其上熏之，续再加艾熏用。《千金方》：治热病后豌豆疮，用黄连一物，煮浓汁服。

〇防风　东垣云：凡疮在胸膈以上，虽无手足太阳症，亦当用之。为能散结，去上部风。病人身体拘急者，风也，诸疮见此症者，亦须用之。○百合 《集要》：治发背，诸疮肿。

○王不留行 东垣云：主治乳痈。《集要》云：治风毒风疹，痈疽恶疮，瘘乳。

○芍药 主消痈肿发背，痔瘘。

○夏枯草 丹溪云：夏枯草无臭味，治瘰疬。臭草有臭味，方作紧面药，即茺蔚是也。《集要》云：主寒热瘰疬，鼠瘘头疮。《丹溪方》：治瘰疬，用夏枯草，大能散结气而有补养厥阴血脉之功，能退寒热。虚者，尽可倚仗实者，以行散之药佐之，外施艾灸，亦渐取效。《附余方》：治瘰疬，用夏枯草不拘多少，于锅内煮烂，除草，将汁熬膏贴之。《直指方》：治汗斑紫白色者，用夏枯草浓煎水，日洗数次。

○蒲公草 《集要》云：主妇人乳痈肿，水煮汁，佐以少酒饮之，及封之，立消。又云：傅丁肿诸疮及恶刺。丹溪云：蒲公英属土，开黄花似菊，而小折断有白汁，茎中空虚，化热毒，消恶肿结核，有奇功。田间路侧皆有之，三四月开黄花似菊，味甘。又云：洗净细剉，同忍冬藤煎浓汤，入少酒佐之。以治乳痈，服罢随手欲睡，是其功也。睡觉，病已安矣。又云：麦熟有之质甚脆，有白汁，四时常花，花罢飞絮，絮中有子，落处即生，即今之地丁也。治疔肿有奇功，故书之。

○白蔹 东垣云：味苦甘，主治痈肿疮疽，涂一切肿毒，傅疔疮，火灼疮，治发背。《戴氏方》：治瘰疬，一味用白蔹末，酒调服，

多多為上仍以酒一呷搏白蘞盦患處掘取生者尤好

○白茇　東垣云主癰腫惡瘡敗疽發背瘰癧
腫惡瘡敗疽傷陰死肌
白茇疔腫發背水調末傳之良　又云古今服餌方少用
多用於斂瘡方中　張子和方治手足裂用白茇末不拘多
少為末水調塗裂處　危氏方治疔瘡用水澄膏白茇末
半錢水盞內澄去水脚於皮紙上攤開貼瘡上

○薑黃　集要云消癰腫毒其主治功力烈于欝金

○昆布　東垣云味大鹹治瘡之堅硬者鹹能軟堅也

○蛇床子　集要云主惡瘡濕癬　愚驗方治癩風下癩疥

常濕欲得淋洗則以蛇床子一味煎湯用之

○芫花　本草云主治癰腫　集要云其根療疥瘡

○苦參　東垣云治热毒風皮膚煩燥　主瘡赤癩脫眉　集要
云除癰毒療惡瘡下部蟨又殺虫瘡疥　寶鑑方治肺毒
邪熱頭面生瘡遍身生疥癬並宜服之以苦參為末粟米
飯丸如桐子大每服五十丸空心米飲湯送下　愚驗良
方治肺風皮膚瘙痒或生癮疹疥癬有人病遍身風热細
疹痛不可任者連胸頸臍腹及近隱慶皆然涎痰亦多夜
不得睡用苦參一斤皂莢去皮并子二斤以水一斗浸揉
去濃汁濾去渣熬成膏將苦參搗為細末用皂莢膏和丸

多多为上，仍以酒一呷搏白蔹盦患处，掘取生者尤好。

○白及　东垣云：主痈肿恶疮，败疽，发背，瘰疬。《集要》云：主痈肿恶疮，败疽，伤阴死肌。又云：除白癣疥疮。又云：白蔹、白及，疔肿发背，水调末，傅之良。又云：古今服饵方少用，多用于敛疮方中。张子和方：治手足裂，用白及不拘多少为末，水调，涂裂处。《危氏方》：治疔疮，用水澄膏，白及末半钱，水盏内澄，去水脚于皮纸上摊开，贴疮上。

○姜黄　《集要》云：消痈肿毒，其主治功力烈于郁金。

○昆布　东垣云：味大咸，治疮之坚硬者，咸能软坚也。

○蛇床子　《集要》云：主恶疮湿癣。愚验方治风，下癩疽。若癩常湿，欲得淋洗，则以蛇床子一味，煎汤用之。

○芫花　《本草》云：主治痈肿。《集要》云：其根疗疥疮。

○苦参　东垣云：治热毒风，皮肤烦燥。主疮，赤癩脱眉。《集要》云：除痈毒，疗恶疮，下部蟨。又杀虫疮疥。《宝鉴》方：治肺毒邪热，头面生疮，遍身生疥癣，并宜服之。以苦参为末，粟米饭丸如桐子大，每服五十丸，空心，米饮汤送下。愚验良方治肺风，皮肤瘙痒或生癮疹疥癣，有人病遍身风热细疹，痛不可任者，连胸颈脐腹，及近隐处皆然，涎痰亦多，夜不得睡。用苦参一斤，皂荚去皮，并子二斤，以水一斗浸，揉去浓汁，滤去渣，熬成膏，将苦参捣为细末，用皂荚膏和丸，

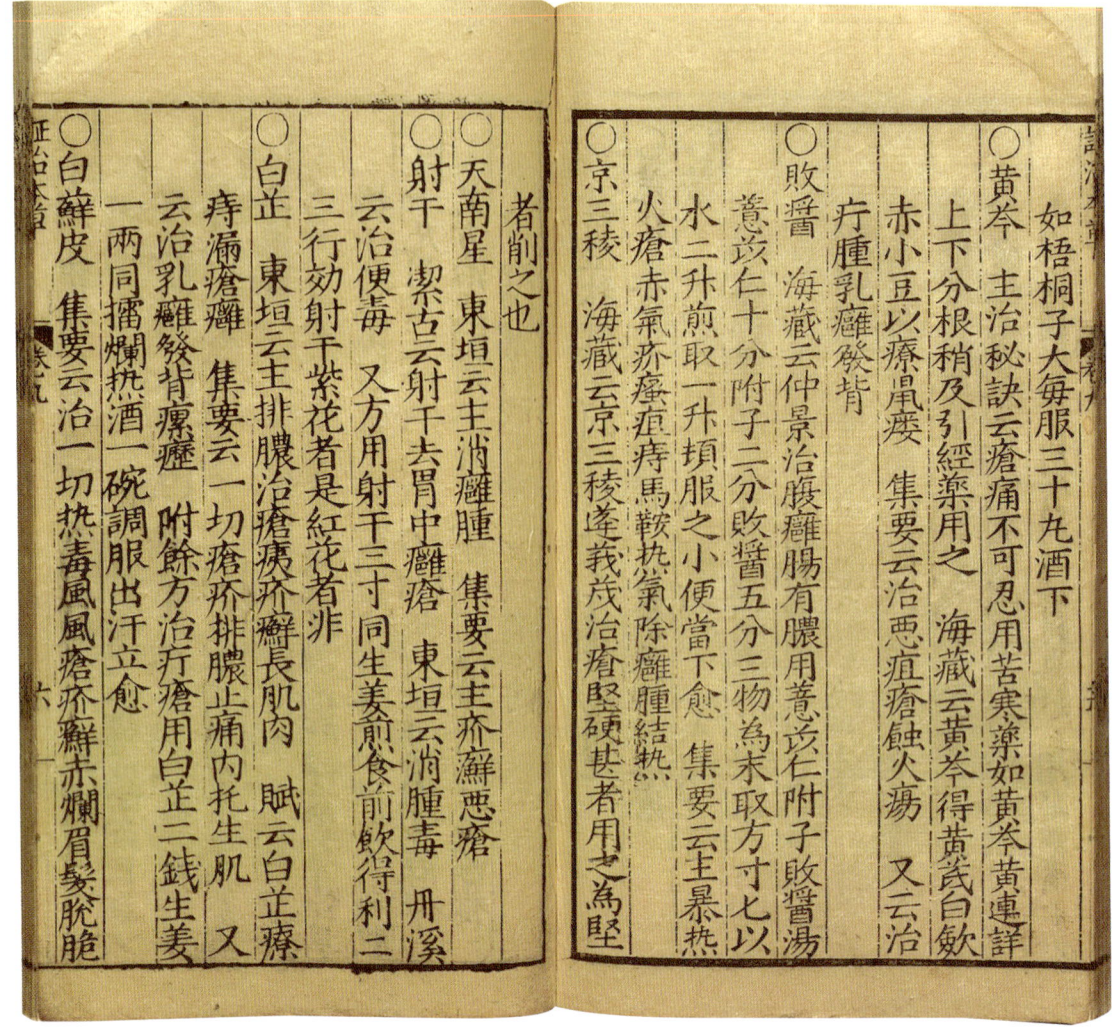

如梧桐子大，每服三十丸，酒下。

○黄芩　《主治秘诀》云：疮痛不可忍，用苦寒药，如黄芩、黄连，详上下，分根稍及引经药用之。海藏云：黄芩得黄芪、白蔹、赤小豆，以疗鼠瘘。《集要》云：治恶疽，疮蚀火疡。又云：治疗肿，乳痈发背。

○败酱　海藏云：仲景治腹痛肠有脓，用薏苡仁附子败酱汤，薏苡仁十分，附子二分，败酱五分，三物为末，取方寸匕，以水二升煎取一升，顿服之，小便当下，愈。《集要》云：主暴热，火疮赤气，疥瘙，疽痔，马鞍热气，除痈肿结热。

○京三棱　海藏云：京三棱、蓬莪茂治疮坚硬甚者用之，为坚者削之也。

○天南星　东垣云：主消痈肿。《集要》云：主疥癣，恶疮。

○射干　洁古云：射干去胃中痈疮。东垣云：消肿毒。丹溪云：治便毒。又方：用射干三寸，同生姜煎，食前饮，得利二三行效。射干紫花者是，红花者非。

○白芷　东垣云：主排脓，治疮痍疥癣，长肌肉。《赋》云：白芷疗痔漏疮痈。《集要》云：一切疮疥，排脓止痛，内托生肌。又云：治乳痈发背，瘰疬。《附余方》：治疗疮用，白芷二钱，生姜一两同擂烂，热酒一碗调服，出汗立愈。

○白鲜皮　《集要》云：治一切热毒风，风疮，疥癣赤烂，眉发脱脆。

○水萍 《集要》云：恶疾遍身疮，浓煮，渍浴半日效，此方甚奇。古河间方治金丝疮：一云红丝瘤，其状如线或如绳，巨细不等，《经》所谓丹毒是也。但比熛毒，不甚广阔。人患此疾，头手有之，下行至心则死，下有之上行亦然。法当于疮头上截经，而刺之以出血，后嚼萍草根涂之，立愈。《直指》灵章丹：治一切风疾及瘾疹，紫白癜风，痛痒顽麻。采紫背浮萍草摊于竹筛内，下着水晒干，为细末，炼蜜丸如弹子大，每服一丸，用黑豆淋酒化下，及治脚气，打扑伤损，浑身麻痹。又方：治恶癣，用紫背草入生明矾，研细，傅两三次，断根。又方：治便毒初发，用紫背草研，醋调傅。

○九里香草 《集成方》：治肚痛，用此捣碎，酒浸，取汁服。

○半夏 《集要》云：摩涂，消痈肿。○瞿麦 《集要》云：决痈肿，排脓。

○商陆 《集要》云：熨除痈肿。又云：傅恶疮。又云：一切热毒肿，和盐少许，捣傅之，日再易。

○蓖麻子 丹溪云：其叶主脚上肿疮。又云：子性善收，能追脓取毒。《集要》云：主身体疮痒，疥癞，浮肿，尸疰恶气。榨取油涂之。又云：一切肿毒疼痛，捣傅差。又云：治瘰疬，炒熟去皮，烂嚼，临睡，服二三四枚，渐加八九枚效。

○狼毒 《集要》云：主恶疮，鼠瘘。○荠苨 《集要》云：封疔肿。

○牙子 《集要》云：治疥瘙，恶疡疮痔。

○石韦 《集要》云：南中医人炒末，冷酒服，疗发背效。

○海藻 《集要》云：治痈肿。又云：治颈下瘰疬如梅李，取壹斤洗净，酒浸数日，稍稍饮之。又治颈下卒结囊欲成瘿，同前法。又同昆布等分为末，蜜丸如杏核大，含之，稍稍咽汁。○蓝实 《集要》云：治疔疮肿毒，游风热肿。又云：青布烧作灰，傅恶疮经年不瘥者，及灸疮止血，令不中风。

○青黛 《集要》云：摩傅热疮恶肿，金疮下血。《千金方》：治热病后豌豆疮，好青黛大如枣，水服之，差。○青淀汁 《直指方》：治丹毒，用青淀汁傅。《附余方》：治疔肿初发，用苍耳根茎苗烧灰，以蓝靛调傅好。

○贝母 《日华子》云：烧灰，油调，傅人恶疮至能敛疮口。《集要》云：人畜恶疮，烧灰，油调傅之。又云：昔有人左膊有疮，如人面，历试诸药无苦。至贝母，疮乃聚眉闭口。因以小苇芦筒毁其口灌之，数日成痂愈。《直指方》：治乳痈初发，用贝母为末，每服二钱，温酒调下，即以两手覆按于棹上，垂乳良久自通。《戴氏方》：治紫白癜风，服药后浴了，以醋调贝母末，笔蘸刷之，频浴频用佳。○泽兰 《集要》云：治痈肿疮脓。

○王瓜 《集要》云：治热结鼠瘘。又云：散痈肿留血。

○苎根 《集要》云：治诸痈发背，或发乳房，捣傅之。

○甘蕉根 《集要》云：主痈肿，结热，发背诸毒。《直指方》：治便毒，用蕉弓叶干者，焙焦为末，法醋、生姜自然汁等分，调傅。丹溪：治恶疮，用霜凋芭蕉叶为末，香油调傅，油纸掩。先用忍冬藤、葱、椒、金丝草煎洗。《直指》：治丹毒，用芭蕉根取汁傅。又治头痕，用大干芭蕉叶，熨斗内烧存性，为末，麻油、轻粉打和，傅痕留头，以软纱贴换，易三次，或散或破无痕。

〇升麻 《东垣赋》云：升麻消风热肿毒，发散疮痍。《集要》云：疮家之圣药。

〇大戟 《集要》云：治颈痛肿。〇羊蹄根 丹溪云：今人生采根，用摩涂疮癣，立效，俗呼为秃菜。《集要》云：主头秃疥瘙，除热。又云：疽痔，杀虫，醋磨贴肿毒，涂癣立效。愚验方治遍身生癣，日久不愈，上至头面，用独茎羊蹄根，别捣白矾为末一处，以极酸米醋调，抓破搽药，候痒极至痛即止。隔日治，出不过两上即愈。又方：治癜风，以苎麻刮热，以此药掺之三四度愈。

〇沙参 《日华子》云：治恶疮疥癣及身痒，排脓，消肿毒。

〇乌头 《集要》云：主瘘疮根，结核，瘰疬，毒肿及蛇咬。先取药涂四畔，渐渐近疮，习习逐病至骨，疮有热脓及黄水出，涂之；若无脓水，有生血及新伤肉破，即不可涂，立杀人。中之者，以甘草、蓝青、小豆叶、浮萍，冷水解之。

〇草乌头 《附余》：铁柱杖治疔疮发背，头风。用草乌头不拘多少，去皮净为末，用葱白去须叶，捣烂为丸如豌豆大，以雄黄为衣，每服一丸，先将葱细嚼，热酒送下，或有恶心，吐三四口，用冷水一口止之，即卧，以被厚盖，汗出为度。又《直指方》：治疗癣，用草乌头不去皮尖，截小块，一半用猪脂煮，令浮黄，一半用盐炒，令焦黄为末，酒面糊员桐子大，每拾五员，茶酒恁下，亦治诸风顽痹。

○黑附子 《集要》云：治疗肿，甚者生末，醋调涂之，干即再涂。《直指》：治冻烂脚成疮。黑附子生去皮脐为末，面水调贴。○白附子 《集要》云：治疥癣，风疮，头面痕。

○何首乌 《集要》云：主瘰疬，消痈肿，疗头面风疮。《东垣赋》云：何首乌治疮疥之资。

○茴香子 《集要》云：疗恶毒肿毒，取苗叶捣汁，服之，日三四。用滓贴肿上，冬月用根。○萆薢 《集要》云：主恶疮不瘥。

○芦荟 《集要》云：治痔病，疮瘘。又云：恶癣在颈顷间延，上耳颊。用一两研炙甘草半两，末和匀，先以温浆水洗过，帛盛干傅之，神效。

○大黄 《集要》云：傅贴一切疮疖痛肿。《宝鉴》方：治冻疮，皮肤破烂，痛不可忍。以川大黄为末，新水调，搽冻破疮上。《集成方》：单煮大黄汤，治癞头。用大黄一味，酒水煎，以利为度。

○通草 《集要》云：散痛肿结不消，及金疮恶疮。又治鼠瘘。又云：其花上粉，主诸虫瘘，恶疮，痔疾，取粉纳疮中。

菖蒲 集要云主癰瘡疥瘙殺諸蟲 又云遍身熱毒瘡痛不痒搗
貼之瘡乾者搗末水調塗 又云遍身熱毒瘡痛不痒搗
末二三斗布席上恣臥以被蓋之五七日愈
石菖蒲 戴氏方治露痕名為羊核生取石菖蒲爛研盦之
又方治瘰癧先以石菖蒲爛研盦患處微破却以猫狸皮
連毛燒灰香油調傅
茺蔚子 集要云搗傅疔腫乳癰 又搗苗絞汁服消疔腫
諸惡腫毒 丹溪治乳癰益母草搗盦之或乾末水調塗
蒺藜子 東垣賦云蒺藜療風瘡 集要云白癜風取白子
生搗為末酒調服之 又収花陰乾為末每服二三錢飯

後溫酒調服
地膚子 集要云其葉搗絞汁主解惡瘡毒
青箱子 集要云殺三蟲惡瘡疥虱
漏蘆 東垣云主皮膚熱惡瘡疽乳癰及下乳汁俗名英蒿
丹參 集要云治惡瘡瘰贅腫毒排膿止痛生肌肉
玄參 集要云散頸核痈腫 紫參 集要云主痈腫諸瘡
茅根 集要云瘡腫未潰者煮服之潰一針一孔二針二孔
艾葉 集要云治下部䘌瘡 又云醋煎作煎治癬良 直
指方治痈疽瘡口冷滯膿血少肉色白久不合逐日用北
艾一把煎湯密室中洗仍以白膠燒烟熏之

○菖蒲 《集要》云：主痈疮，疥瘙，杀诸虫。又云：痈肿发，生捣贴之疮，干者捣末，水调涂。又云：遍身热毒，疮痛不痒，捣末二三斗，布席上恣卧，以被盖之五七日愈。

○石菖蒲 《戴氏方》：治露痕，名为羊核，生取石菖蒲烂研盦之。又方：治瘰疬，先以石菖蒲烂研盦患处，微破，却以猫狸皮连毛烧灰，香油调傅。

○茺蔚子 《集要》云：捣傅疔肿乳痈。又捣苗绞汁服，消疔肿，诸恶肿毒。丹溪：治乳痈，益母草捣盦之，或干末，水调涂。

○蒺藜子 《东垣赋》云：蒺藜疗风疮。《集要》云：白癜风，取白子，生捣为末，酒调服之。又收花阴干为末，每服二三钱，饭后温酒调服。

○地肤子 《集要》云：其叶捣绞汁，主解恶疮毒。

○青箱子 《集要》云：杀三虫，恶疮疥虱。

○漏芦 东垣云：主皮肤热，恶疮疽，乳痈及下乳汁，俗名英蒿。

○丹参 《集要》云：治恶疮瘰赘，肿毒，排脓止痛，生肌肉。

○玄参 《集要》云：散颈核痛肿。○紫参 《集要》云：主痛肿诸疮。

○茅根 《集要》云：疮肿未溃者，煮服之，溃一针一孔，二针二孔。

○艾叶 《集要》云：治下部䘌疮。又云：醋煎，作煎治癣良。《直指方》：治痈疽，疮口冷滞，脓血少，肉色白，久不合。逐日用北艾一把煎汤，密室中洗，仍以白胶烧烟熏之。

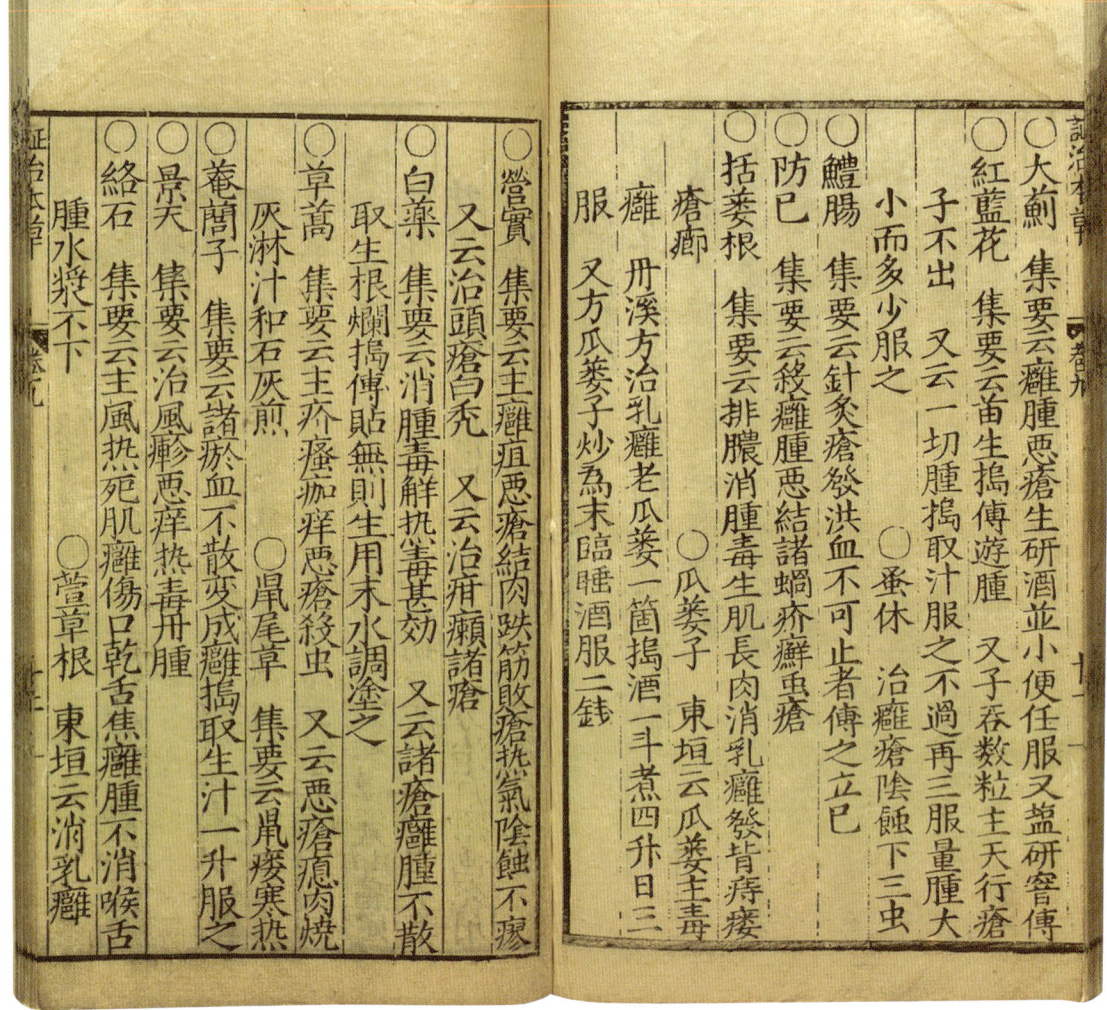

○大薊　《集要》云：痈肿恶疮，生研，酒并小便任服。又盐研，窨傅。

○红蓝花　《集要》云：苗生捣，傅游肿。又子吞数粒，主天行疮，子不出。又云：一切肿，捣取汁服之，不过再三服，量肿大小而多少服之。○蚤休　治痈疮，阴蚀，下三虫。

○鳢肠　《集要》云：针灸疮发，洪血不可止者，傅之立已。

○防己　《集要》云：杀痈肿，恶结诸蜗疥癣，虫疮。

○瓜蒌根　《集要》云：排脓，消肿毒，生肌长肉，消乳痈发背，痔瘘疮疖。

○瓜蒌子　东垣云：瓜蒌主毒痈。《丹溪方》：治乳痈，老瓜蒌一个，捣酒一斗，煮四升，日三服。又方：瓜蒌子炒为末，临睡，酒服二钱。○营实　《集要》云：主痈疽恶疮，结肉跌筋，败疮热气，阴蚀不瘳。又云：治头疮白秃。又云：治疖癞诸疮。

○白药　《集要》云：消肿毒，解热毒，甚效。又云：诸疮痈肿不散，取生根烂捣傅贴，无则生用末，水调涂之。

○草蒿　《集要》云：主疥瘙痂痒，恶疮，杀虫。又云：恶疮瘜肉，烧灰淋汁，和石灰煎。○鼠尾草　《集要》云：鼠瘘寒热。

○菴蕳子　《集要》云：诸瘀血不散，变成痈，捣取生汁一升服之。

○景天　《集要》云：治风疹恶痒，热毒丹肿。

○络石　《集要》云：主风热，死肌痈伤，口干舌焦，痈肿不消，喉舌肿，水浆不下。

○萱草根　东垣云：消乳痈。

○威灵仙　东垣云：散苟疮，皮肤之风。

○凌霄藤　《直指方》：治瘯疮发歇不止。用凌霄藤叶煎汤温洗，此藤傍松柏模生，数次洗效。

○生地黄　《东垣赋》云：生地黄宣血，更医眼疮。《丹溪方》：治乳痈，用生地黄汁傅热即易之，无不效。

○谷精草　《微义》方：治漆疮，用谷精草煎汤洗，甚速效。

○菊花　《丹溪方》：治疔疮，用野菊为末，酒调饮醉，睡觉即痛定热除，不必去疔，自愈也。又云：一切疔疮，紫梗菊根、茎、叶、花皆可研碎，取汁滴门中饮之。《元戎》方：治疔疮垂死，用菊花叶一握，捣汁一升，下口即活，如神。冬无叶，用根。

○苍耳　愚验方治疔疮甚，内服雄黄末，酒调多服，外以苍耳，或叶或子，或根或茎，但取一件烧为灰，醋调如泥涂上，干即拔根（出《神验》）。《直指方》：亦用苍耳治疔，所制同上。但云苍耳一名鼠粘子，未知是否。《元戎》方：治发背，以苍耳子炒黄，擦去刺，再炒深黄，不见风，碾细末，每服五钱匕，好热酒调服，食前，临卧。《附余方》：治疔肿初发，用苍耳草一大握，生姜四两同研烂，入生头酒一碗，去渣，热服大汗即愈。仍用渣，傅疮。愚验苍耳丸治诸风及诸风疮，瘾疹，白紫癜风。五月五日，割取苍耳草叶，洗净，晒干为末，炼蜜丸，如梧桐子大，每服十丸，日三服。若身体有风处，或如麻豆粒，此为风毒出也。可以针刺，黄汁出尽乃止。《集要》云：枲耳实治瘰疬，疥癣瘙痒。

○芙蓉 《戴氏方》云：芙蓉发散诸般毒，多碾白芙蓉叶，入草乌末少许，蜜调傅。重者，加入南星末。愚验铁箍散，治诸般发背，疮疖肿毒，杖疮。用芙蓉花及叶，晒干为细末，以好醋调，傅贴患处。如杖疮赤肿，用鸡弹清调贴，冷水亦可，加皂角少许，尤妙。《集成方》：治癞头疮，先用松毛柳枝煎汤洗，后以芙蓉根为末，香油调傅。

○远志 《三因方》：治一切痈疽发背，疖毒。用远志一味洗净，去心，焙干为末，调二钱，澄清服之，以滓傅患处。

○黑牵牛 《直指》痈疽宣毒方：用黑牵牛去皮取仁，入猪肾中线扎，湿纸包热火灰内煨香熟，候冷，温酒嚼下。

○香附 《直指》神授香附汤：治痈肿结硬聚毒作痛。用香附去皮，将生姜汁浸一宿，晒干为末，每一钱半，米饮调下，或紫苏甘草煎汤调下，进数服，肿硬自消，有脓即出，于气症尤便。急用，只小乌沉汤。

○秦艽 《直指方》：治一切疮口不合，用秦艽末掺之。

○生姜 《戴氏方》：治癞风痒不可忍者，用姜汁，入香油一二滴，搅匀涂之。《直指方》：治便毒初发，用生姜一大块，米醋一合，以姜蘸醋磨，取千步峰泥，敷之即散。千步峰泥，地上人经行日久，其泥突起者是。

○白术　《元戎》方：治足跟疮久不愈，毒气攻注。用白术不以多少为细末，将盐浆水温洗，干贴，二日一换，可以负重涉险。

○忍冬花　《戴方》：治疮毒久不干成漏者，用忍冬草浸酒，常服。《直指方》：宣散痈疽肿毒。用老翁须草，亦名金银花、忍冬草、鹭丝藤、水杨藤，其藤左缠，花五出而白，微香，蒂带红色，野生延蔓，或花与叶生捣，暖酒调服。无花，只用叶，酒和叶烘暖，可傅疮。

○水藻　《直指方》：治丹毒，捣傅。○五叶藤　《附余方》：治痈疽发背及恶肿毒。用五叶藤，即五爪龙捣烂，傅患处立瘥。又方：治乳痈无名肿毒初起，用五叶藤，即五爪龙不拘多少，生姜一块，好酒一碗，擂烂，去粗，热服，汗出为度，仍以粗敷患处。

○榻地藤　《丹溪方》：治砂疮，用榻地藤烧灰敷。○马鞭草　《丹溪方》：治砂疮并马疥疮，用马鞭草，不犯铁器，捣取原汁半盏，饮尽，十日内愈，神效。

○剪红罗　《戴氏方》：治火带疮绕腰。生者，用一味剪红罗，或花或叶，细末，蜜调傅立效，或小纸贴在上亦可。

○皂荚　丹溪云：皂荚刺治痈疽，已溃未溃，能引至溃处，甚验。又云《神仙传》言：崔言者，职隶左亲骑军，一旦得疾，双眼昏，咫尺不辨人物，眉发自落，鼻梁崩倒，肌肤疮癣，皆为恶疾，势不可救。一道流不言名，授其方曰：皂角刺一二斤，为久蒸久晒，研为末，食上浓煎大黄汤，调一钱匕，服一旬，须发再生而愈。《集要》云：治疮中，用之直达疮所。又米醋煎，嫩刺作浓煎，贴傅疮癣奇效。又云：投荚酒中尽，取其精火内煎成膏，涂帛，贴一切肿毒兼止疼痛。愚验方治大小痈疖无头，用皂角刺针不拘多少，烧存性，研为末，酒调服，即可见烙处薄头也。此药内亦可加川山甲炮焦为末，酒调服之。《圣济方》：治发背，诸疮肿，用皂角针春取一半，新采一半，黑者不拘多少，晒干为末，食后，酒调二三钱服。丹溪曰：此药治痈疽，已破未破皆用，直劁领到溃处，意谓当入群队中用也，名金针散。《直指》皂角膏：治痈疽肿结通用。将不蛀皂角满尺者，搥碎去核弦，以法醋煮烂研膏，傅之自消，亦治便毒。又方：治妇人吹乳。诗曰：妇人吹奶治如何？皂角烧灰蛤粉和，热酒一盏调八字，双手揉散笑呵呵。一方加乳香少许。

○椶 《戴氏方》：治诸毒方结成者，以皂角树上所生之椶，磨乌醋涂。此椶须预藏在烟阁头，缓急取用。

○麒麟竭 傅一切恶疮疥癣久不合者。

○乳香 《东垣赋》云：疗痈止痛于乳香。《直指方》：治痈疽虚症，寒战。用明乳香研细，半两，每服一钱，熟水调下，战发于肝。乳香着肝而温之，寒战随止。东垣云：疗风水肿毒，去恶风。《集要》云：疗诸疮，调血气。又云：煎膏，止痛，长肌肉。

○枫香脂　丹溪云：其液名白胶香，为外科家要药，近世不知，误以松脂之清莹者，甚失《本经》初意也。《附余方》：治下疳，用透明白胶香为末，入轻粉、麝香少许，干掺，干则用油调傅之。又方：治外臁脚疮，用白胶香末，以腊酒瓶上箬叶，夹药在内贴之。

○大枫子　主风疮疥癣，杀虫。○胡梧泪　洁古云：味咸，治瘰疬，非此不能除。

○楝实　《集要》云：皮治游风热毒，风疹恶疮，疥癞秃疮，并煎汤洗。

○苦楝根　《直指方》：治浸淫疮，用苦楝根日干烧存性，为末，猪脂调傅，湿则掺，先用苦参、大腹皮煎汤洗。又方：治白秃疮，用楝根皮烧猪脂调傅。

○连树叶　《集成》验方：治小肠痛，用连树叶冬月取皮，亦得捣烂，入姜七片，同捣入白酒汁一大钟，食前，温服。

○没药　《东垣赋》云：没药在治疮散血之科。《集要》云：主破血止痛，疗诸恶疮。

○蜀椒　《集要》云：漆疮，煎汤洗。

○苏方木　丹溪云：排脓止痛，消痈肿瘀血。东垣云：破疮疡之死血，非此无功。

○芜荑　《集要》云：治恶疥癣。

○柳华　《集要》云：治黑痂疥恶疮。实主溃痈，逐脓血。又云：柳叶及根皮煎作膏，涂痈疽肿毒，丁疮妒乳。《圣济方》：治漆疮，用生柳叶三斤，冬月皮煎汤，适寒，温洗之。

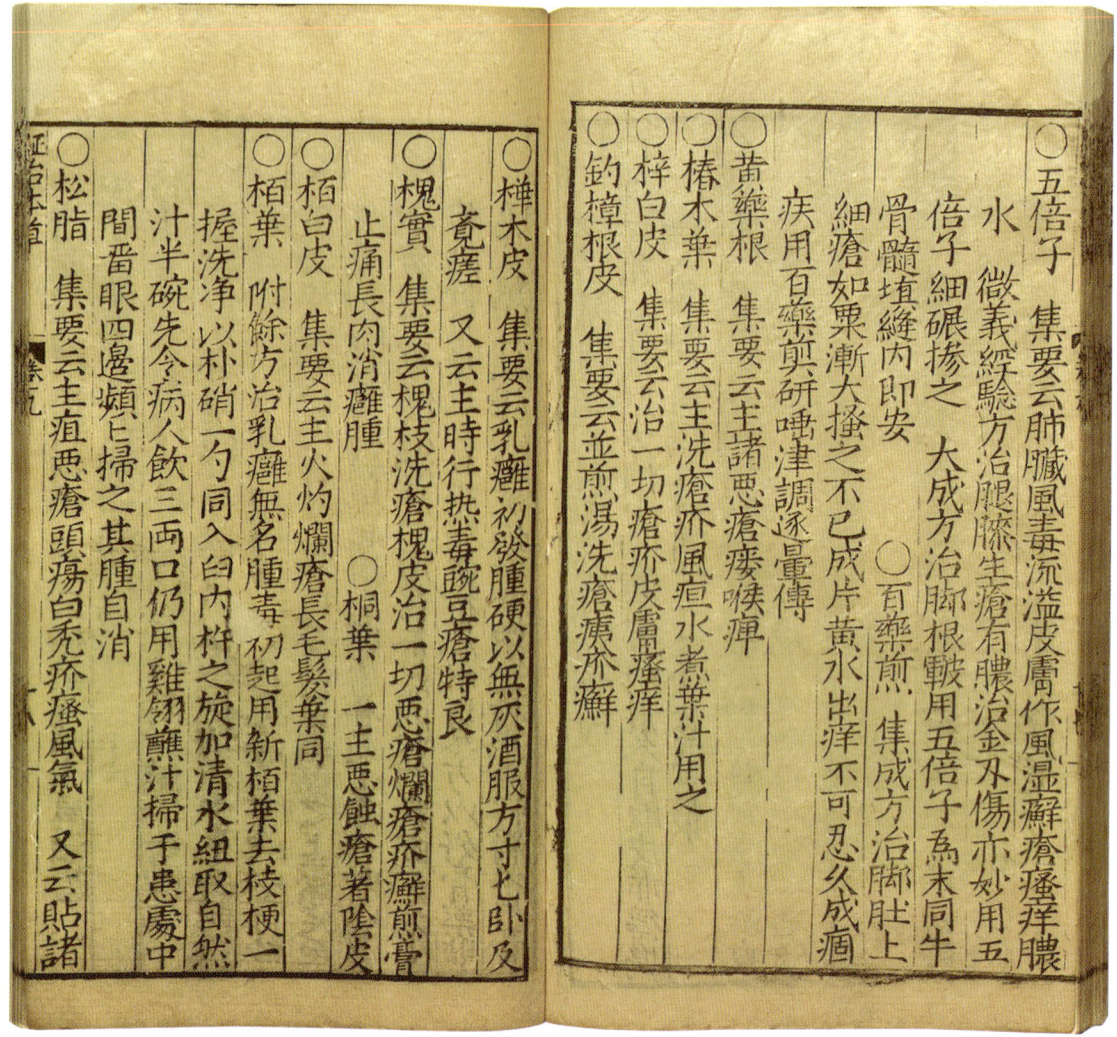

○五倍子 《集要》云：肺脏风毒，流溢皮肤，作风湿癣疮，瘙痒脓水。《微义》经验方：治腿膝生疮有脓，治金刃伤亦妙。用五倍子细碾掺之。《大成》方：治脚根皲，用五倍子为末，同牛骨髓填缝内即安。

○百药煎 《集成方》：治脚肚上细疮，如粟渐大，搔之不已，成片，黄水出，痒不可忍，久成痼疾。用百药煎研，唾津调，逐晕傅。○黄药根 《集要》云：主诸恶疮瘘，喉痹。

○椿木叶 《集要》云：主洗疮疥风疽，水煮叶汁用之。

○梓白皮 《集要》云：治一切疮疥，皮肤瘙痒。

○钓樟根皮 《集要》云：并煎汤，洗疮痍疥癣。

○桦木皮 《集要》云：乳痈初发肿硬，以无灰酒服方寸匕，卧及觉瘥。又云：主时行热毒，豌豆疮特良。

○槐实 《集要》云：槐枝洗疮。槐皮治一切恶疮，烂疮，疥癣。煎膏止痛长肉，消痈肿。○桐叶 一主恶蚀疮着阴皮。○柏白皮 《集要》云：主火灼烂疮，长毛发，叶同。

○柏叶 《附余方》：治乳痈无名肿毒初起，用新柏叶去枝梗一握，洗净，以朴硝一勺，同入臼内杵之，旋加清水，纽取自然汁半碗，先令病人饮三两口，仍用鸡翎蘸汁扫于患处，中间留眼，四边频频扫之，其肿自消。

○松脂 《集要》云：主疽恶疮，头疡白秃，疥瘙风气。又云：贴诸疮脓血，生肌，止痛，抽风。又云：松叶苦温，主风湿疮。

○栀子 《集要》云：治白癫，赤癫，疮疡。

○竹叶 《集要》云：卒得恶疮不识，烧苦竹叶和鸡子黄，傅之。愚验竹叶膏，治两脚骨胻疮。先用小网虾三十尾，去头、壳、尾，同糯米饭一合研细，临卧以帛扎患处上下，次以青纱罩疮，却将虾饭傅青纱上，别用青纱罩虾饭之上系定，至五更初解纱，连虾饭揭起，挂空闲处，皆是小赤虫，即以汉椒、葱白煎汤，候温淋洗。次用旧茶笼内白竹叶随疮大小剪贴，软帛系之，一日两换，直待汁水出尽，方以好膏药贴，逐日煎苦楝根汤淋洗，仍换膏药，直待生肉将满，不用膏药。其疮口如筋尾，乃可以血蝎或降真香节夹白蔹，收疮口，切忌动风发气等物。

○大桑叶 《直指方》：治疮口大窟，专以大桑叶日干末之，频掺，效。经霜黄桑叶尤好，掺傅、煎汤皆可用。

○桑椹子 《丹溪方》：治瘰疬，用椹子黑熟者，捣烂，熬膏汤调服。红者晒干为末，服亦效。《机要方》：治结核，耳前后或耳下、颔下有者，皆瘰疬也。桑椹二斗，极熟黑色者，以布裂取自然汁，砂器内文武火慢熬，成薄膏子，每日白汤点一匙，食后，日三服。

○桑黄 《直指方》：治乳痈神效。用桑黄不拘多少，用好酒磨热服，即安。

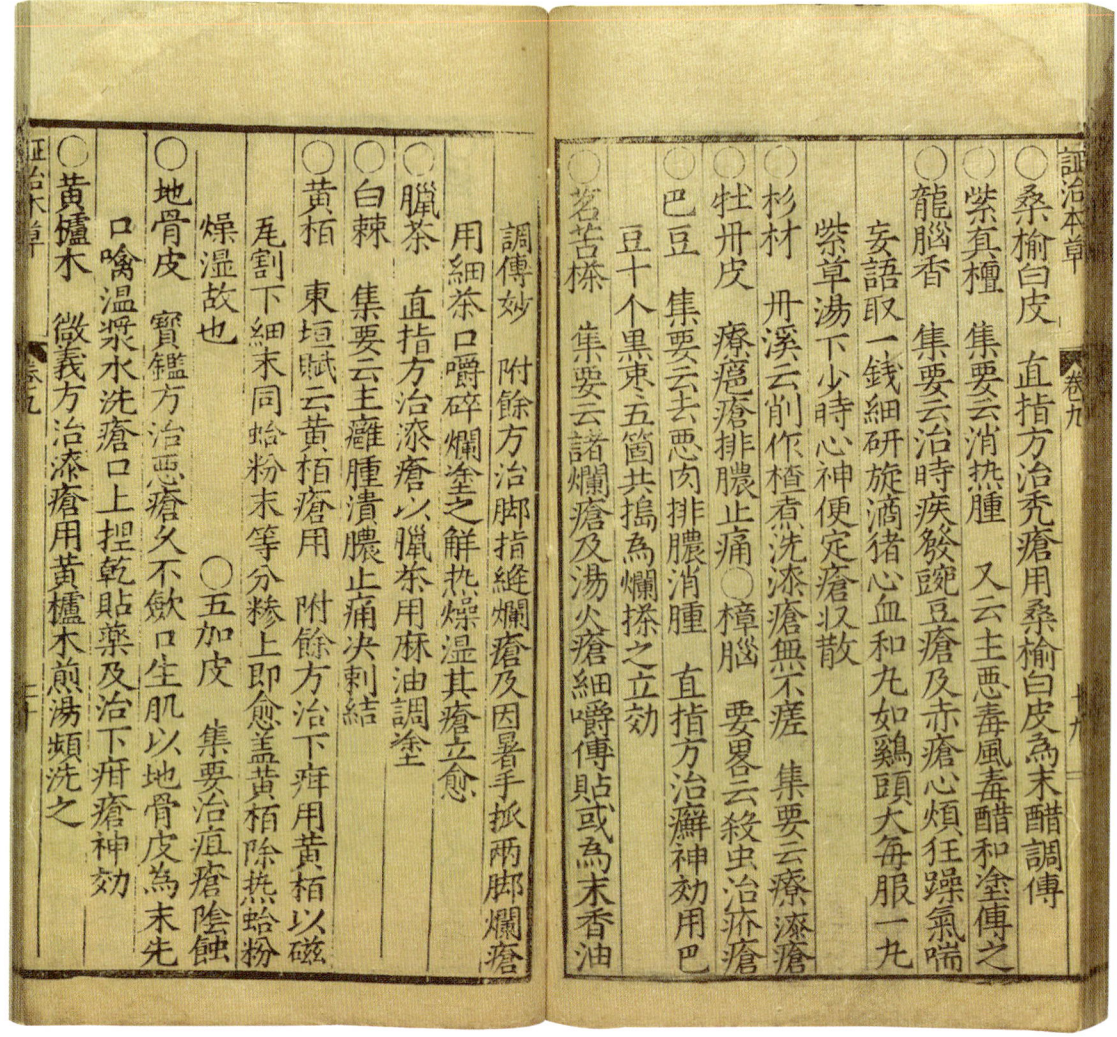

○桑榆白皮　《直指方》：治秃疮，用桑榆白皮为末，醋调傅。

○紫真檀　《集要》云：消热肿。又云：主恶毒风毒，醋和涂傅之。

○龙脑香　《集要》云：治时疾发豌豆疮及赤疮，心烦狂躁，气喘妄语。取一钱细研，旋滴猪心血，和丸如鸡头大，每服一丸，紫草汤下，少时心神便定，疮收散。

○杉材　丹溪云：削作楂煮，洗漆疮，无不瘥。《集要》云：疗漆疮。

○牡丹皮　疗痈疮，排脓止痛。○樟脑　《要略》云：杀虫，治疥疮。

○巴豆　《集要》云：去恶肉，排脓消肿。《直指方》：治癣神效。用巴豆十个，黑枣五个，共捣为烂，搽之立效。

○茗苦搽　《集要》云：诸烂疮及汤火疮，细嚼，傅贴或为末，香油调传妙。《附余方》：治脚指缝烂疮，及因暑手抓两脚烂疮，用细茶口嚼碎烂，涂之，解热燥湿，其疮立愈。

○腊茶　《直指方》：治漆疮，以腊茶用麻油调涂。

○白棘　《集要》云：主痈肿溃脓，止痛，决刺结。

○黄柏　《东垣赋》云：黄柏疮用。《附余方》：治下疳，用黄柏，以磁瓦割下细末，同蛤粉末等分糁上，即愈。盖黄柏除热，蛤粉燥湿故也。○五加皮　《集要》：治疽疮阴蚀。

○地骨皮　《宝鉴》方：治恶疮久不敛口，生肌。以地骨皮为末，先口嚼，温浆水洗疮口上，捏干贴药，及治下疳疮，神效。

○黄栌木　《微义》方：治漆疮，用黄栌木煎汤，频洗之。

○木鳖子　《直指方》：治瘰疬，经年发歇无已。用木鳖仁二个，用厚纸捍去油，研碎，以乌鸡子清调和，磁盏盛之甑内蒸熟，每日食后吃一次，服之半月，自然消靡。

○橡斗子　《元戎》方：治下疳久不愈。用橡斗子二个，合成黄丹，令满相和，以乱发厚缠定，烧烟尽为度，同研为细末，先以葱白热浆水洗疮，脓尽，次上药，甚者不过三次，如神。○楮实　《集要》云：叶主恶疮生肉。又云：皮间白汁疗癣。

○合欢皮　《集要》云：煎膏，消痈肿，续筋骨。

○桱树皮　《附余》桱皮散：治头面荷叶癣，用川桱树皮为末，醋调汤顿如胶，敷上，候疮癣抓破再搽，数日即愈。○榆皮　《集要》云：消痈肿诸疮。又云：涂诸疮癣，妙。

○冬青叶　《丹溪方》：治肱疮，用沙糖水，煮冬青叶三五沸，捞起，石压干，将叶贴疮上，日换二遍。又方：冬青叶醋煮贴之。

○丁香　《丹溪方》：治乳头裂破，用丁香末傅，如燥以津润。

○贯众　《圣济方》：治漆疮，用荷叶燥者，一斤煮水洗之，以贯众末掺之，干则油和涂。○冬瓜　丹溪云：《衍义》以其散痈疽毒气，有从干走而性急也。

○苦苣　《集要》云：折取茎中白汁，傅疔肿出根。

○荆芥　洁古云：捣和醋，封肿毒。《集要》：主寒热瘰疬，鼠瘘生疮。又杵末，醋和封风毒疔肿。《赋》云：荆芥穗，风疮之用。

○冬葵子 《集要》云：痈疖未溃者，水吞三五粒，便作头脓出。又云：根主恶疮。

○蜀葵 《集要》云：治恶疮。又云：治一切疮疥。《直指方》：蜀葵膏治痈疽肿毒，以黄蜀葵花用盐掺服，入磁器密封，经年不坏，每用患处傅之。如无花根叶，皆可用。《集要》云：黄蜀葵花，疮家要药。主诸恶疮脓水，久不瘥者，作末傅之愈。《附余方》：治痈疽无头者，用蜀葵花子一粒，新汲水吞下，须臾即破。如要多破，服三四粒有验。

○莱菔根 《集要》云：子醋研涂，消肿毒。

○芜菁 《集要》云：根主傅热毒风肿。

○马齿苋 《集要》云：治痈疮。又云：和头垢，封疔瘇。又云：主三十六种风结疮，以一釜煮澄清，内蜡三两重，煎成膏涂之。《元戎》方：治瘰疬结成核，用马齿苋烧灰，腊猪脂调，暖清泔洗疮，拭干傅之。日三壮者，玄明粉泻之。

○芥 《集要》云：子治风肿毒及麻痹，醋研傅之。

○白芥 《集要》云：游肿诸毒，为末，猪胆和如泥，傅之，日三易。

○茄子根 《丹溪方》：根煮汤，淋洗脚疮甚效。《百一选方》：治冻疮，用茄子根浓煎汤，洗并以雀儿脑髓涂之。《直指方》：治白癜，黑黚，白癣，用生小茄儿分为节，擦之三五次效。又方：治妇人乳头裂，用秋后冷露茄儿裂开者，晒干，烧存性

筋脚於先乾處灸之或兩處先乾皆灸但五七壯而止
又法屈指從四圍尋按遇痛處是根就此重按深入自覺
輕快即此灸之更於別處尋灸若或大腫即搗蒜為餅焙
乾蘸法醋灸熱更換頻罨或以熨法火於蒜餅上熨之更
換熱餅頻熨如覺患處走散即以綿帛覆蓋勿令氣泄使
少間傅藥凡癰疽展大如龜之形且看頭向上下先灸其
前兩脚以灸其尾或紅筋走緊而長從盡處灸之須留頭
並后兩脚勿灸若盡灸之不惟火氣壅聚彼毒無所走散
又攻入裏也　　愚按凡用灸法須內服托裏解散之藥良

○胡荽子　集成方治癩頭瘡用臘月豬油煎胡荽子去渣以

為末水調傅患處甚驗　集要云主凍脚瘡煮湯漬之

○蘩蔞　集要云主積年惡瘡不愈有奇效

○薤　集要云諸瘡中風寒水腫生搗熱塗之

○葫　集要云主散痛腫蠱瘡　愚驗方痛疽發背惡瘡腫核
初發取紫皮獨頭蒜橫切作片子厚一分貼腫頭中心
炷艾如梧桐子大灸蒜上勿令大熱若覺痛即拿起蒜焦
更用新者如已痛者灸至不痛不痛灸至痛以多為善無
不效者疣贅之類亦依此灸　直指方云痛疽初發小點
一二日間以大蒜頭橫切如錢貼其中心頓小艾炷灸之
五壯而止若形狀稍大以黃稈紙蘸酒全貼認先乾處為

为末，水调傅患处，甚验。《集要》云：主冻脚疮，煮汤渍之。

　　○蘩蔞　《集要》云：主积年恶疮不愈，有奇效。

　　○薤　《集要》云：诸疮中风寒，水肿，生捣热涂之。

　　○葫　《集要》云：主散痛肿蠱疮。愚验方痛疽发背，恶疮肿核初发，取紫皮独头蒜横切作片子，厚一分，贴肿头中心，炷艾如梧桐子大，灸蒜上，勿令大热，若觉痛，即拿起蒜，蒜焦更用新者。如已痛者，灸至不痛，不痛灸至痛，以多为善，无不效者，疣赘之类，亦依此灸。《直指方》：云痛疽初发小点一二日间，以大蒜头横切，如钱贴其中心，顿小艾炷灸之五壮而止。若形状稍大，以黄秆纸蘸酒，全贴，认先干处为筋脚，于先干处灸之，或两处先干皆灸，但五七壮而止。又法屈指从四围寻按，遇痛处是根，就此重按深入，自觉轻快，即此灸之，更于别处寻灸。若或大肿，即捣蒜为饼焙干，蘸法醋灸热，更换频罨，或以熨法火于蒜饼上熨之，更换热饼频熨。如觉患处走散，即以绵帛覆盖，勿令气泄，使少间傅药。凡痛疽展大如龟之形，且看头向上下，先灸其前两脚，以灸其尾，或红筋走紧而长，从尽处灸之，须留头并后两脚勿灸，若尽灸之，不惟火气壅聚，彼毒无所走散又攻入里也。愚按：凡用灸法，须内服托里解散之药良。

　　○胡荽子　《集成方》：治癞头疮，用腊月猪油煎胡荽子，去渣，以

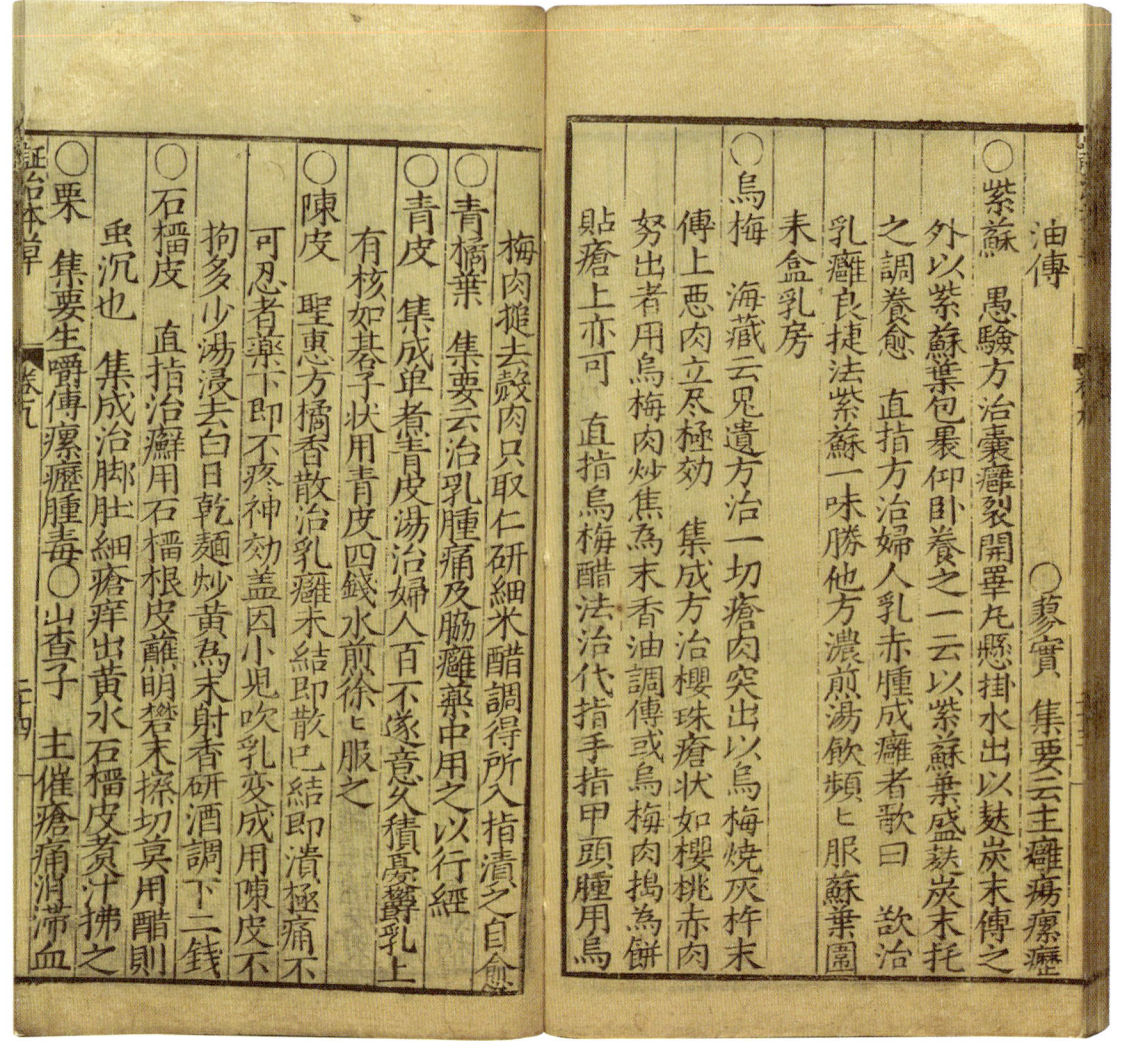

油傅。〇蓼实 《集要》云：主痈疡瘰疬。

〇紫苏　愚验方治囊痈裂开，睾丸悬挂水出。以麸炭末传之，外以紫苏叶包裹，仰卧养之。一云：以紫苏叶盛麸炭末托之，调养愈。《直指方》：治妇人乳赤肿成痈者。歌曰：欲治乳痈良捷法，紫苏一味胜他方。浓煎汤饮频频服，苏叶围来盒乳房。

〇乌梅　海藏云：《鬼遗方》治一切疮肉突出，以乌梅烧灰，杵末傅上，恶肉立尽，极效。《集成方》：治樱珠疮，状如樱桃，赤肉努出者，用乌梅肉炒焦为末，香油调传，或乌梅肉捣为饼，贴疮上亦可。《直指》乌梅醋法：治代指、手指甲头肿，用乌梅肉摅去壳肉，只取仁，研细，米醋调得所，入指渍之自愈。

〇青橘叶 《集要》云：治乳肿痛及胁痈药中用之，以行经。

〇青皮 《集成》单煮青皮汤：治妇人百不遂意，久积忧郁，乳上有核如棋子状。用青皮四钱水煎，徐徐服之。

〇陈皮 《圣惠方》橘香散：治乳痈未结即散，已结即溃，极痛不可忍者，药下即不疼，神效。盖因小儿吹乳变成，用陈皮不拘多少，汤浸去白，日干，面炒黄为末，麝香研酒调下二钱。

〇石榴皮 《直指》：治癣，用石榴根皮蘸明矾末擦切，莫用醋，则虫沉也。《集成》：治脚肚细疮，痒出黄水，石榴皮煮汁拂之。

〇栗 《集要》：生嚼，傅瘰疬肿毒。〇山楂子 主催疮痛，消滞血。

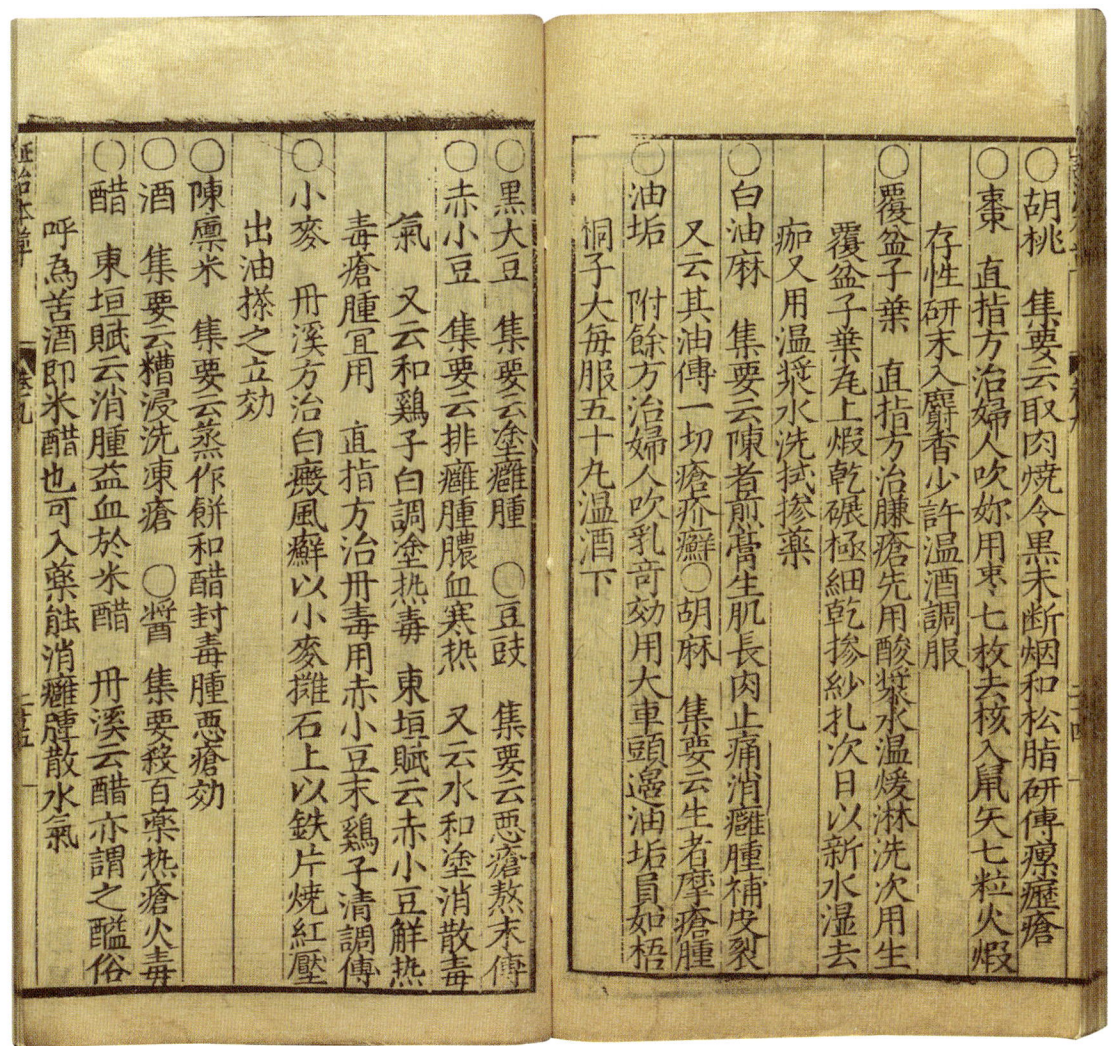

○胡桃 《集要》云：取肉烧令黑，未断烟，和松脂研，傅瘰疬疮。

○枣 《直指方》：治妇人吹奶，用枣七枚去核，入鼠屎七粒，火煅存性，研末，入麝香少许，温酒调服。○覆盆子叶 《直指方》：治朒疮，先用酸浆水温暖淋洗，次用生覆盆子叶瓦上煅干，碾极细，干掺纱扎，次日以新水湿去痂，又用温浆水洗拭掺药。

○白油麻 《集要》云：陈者煎膏，生肌长肉，止痛消痈肿，补皮裂。又云：其油傅一切疮疥癣。○胡麻 《集要》云：生者摩疮肿。

○油垢 《附余方》：治妇人吹乳奇效。用大车头边油垢，员如梧桐子大，每服五十丸，温酒下。○黑大豆 《集要》云：涂痛肿。○豆豉 《集要》云：恶疮，熬末傅。

○赤小豆 《集要》云：排痈肿脓血，寒热。又云：水和涂，消散毒气。又云：和鸡子白，调涂热毒。《东垣赋》云：赤小豆解热毒，疮肿宜用。《直指方》：治丹毒，用赤小豆末，鸡子清调傅。

○小麦 《丹溪方》：治白癜风癣，以小麦摊石上，以铁片烧红压出油，搽之立效。

○陈廪米 《集要》云：蒸作饼，和醋封毒肿恶疮，效。

○酒 《集要》云：糟浸洗冻疮。○酱 《集要》：杀百药，热疮火毒。

○醋 《东垣赋》云：消肿益血，于米醋。丹溪云：醋亦谓之酰，俗呼为苦酒，即米醋也。可入药，能消痈肿，散水气。

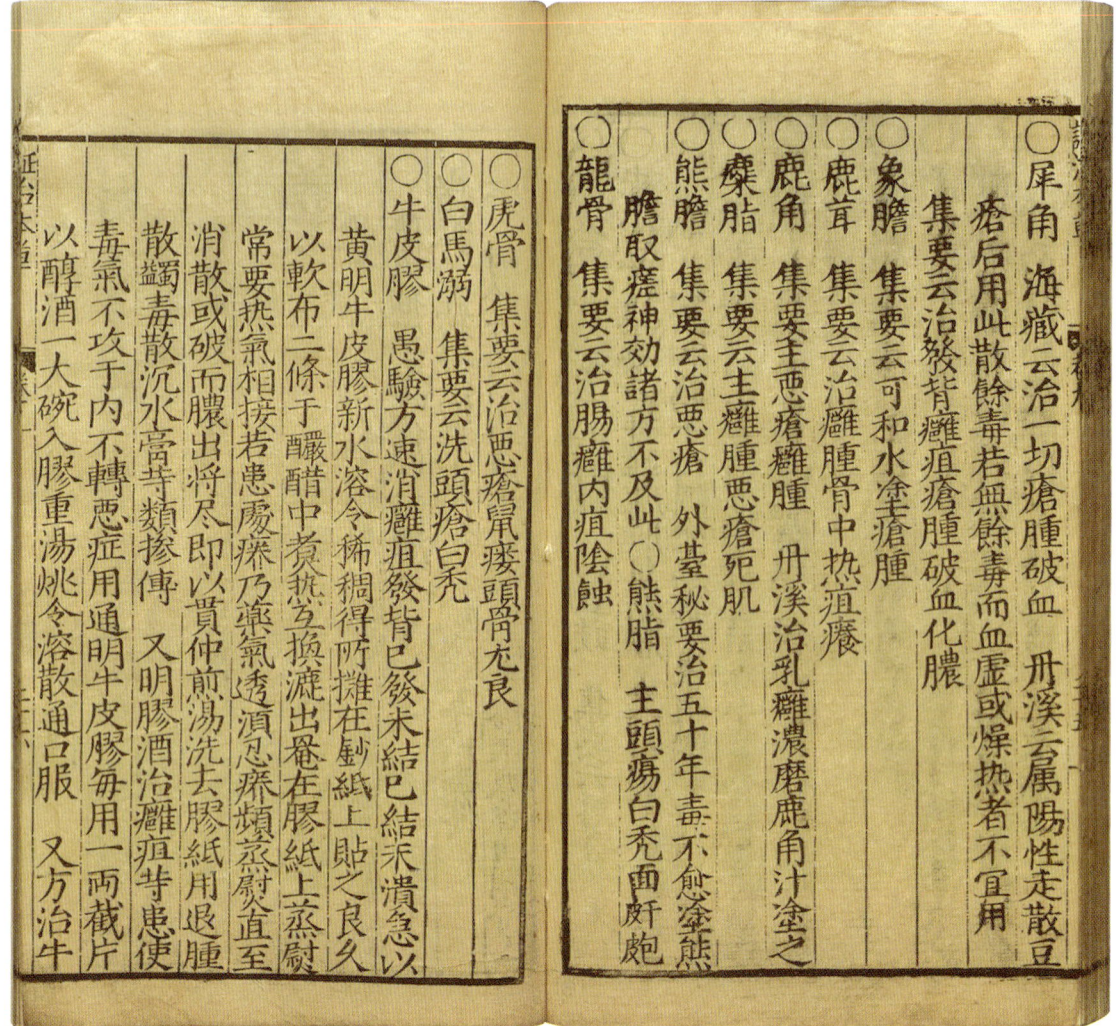

○犀角　海藏云：治一切疮肿破血。丹溪云：属阳，性走散。豆疮后用此，散余毒。若无余毒而血虚，或燥热者，不宜用。《集要》云：治发背痈疽，疮肿，破血化脓。

○象胆　《集要》云：可和水，涂疮肿。○鹿茸　《集要》云：治痈肿，骨中热疽痒。

○鹿角　《集要》云：主恶疮痈肿。丹溪：治乳痈，浓磨鹿角汁涂之。

○麋脂　《集要》云：主痈肿，恶疮，死肌。

○熊胆　《集要》云：治恶疮。《外台秘要》：治五十年毒不愈，涂熊胆取瘥神效，诸方不及此。○熊脂　主头疡白秃，面皯疱。

○龙骨　《集要》云：治肠痈内疽，阴蚀。

○虎骨　《集要》云：治恶疮鼠瘘，头骨尤良。

○白马溺　《集要》云：洗头疮白秃。

○牛皮胶　愚验方速消痈疽发背，已发未结，已结未溃。急以黄明牛皮胶，新水溶令稀稠，得所摊在钞纸上贴之，良久以软布二条于酽醋中煮热，互换漉出，罨在胶纸上蒸熨，常要热气相接。若患处痒，乃药气透，须忍痒，频蒸熨直至消散，或破而脓出将尽，即以贯仲煎汤洗，去胶纸，用退肿散、蠲毒散、沉水膏等类掺傅。又明胶酒治痈疽等患，使毒气不攻于内，不转恶症，用通明牛皮胶，每用一两截片，以醇酒一大碗，入胶重汤姚令溶散，通口服。又方：治牛

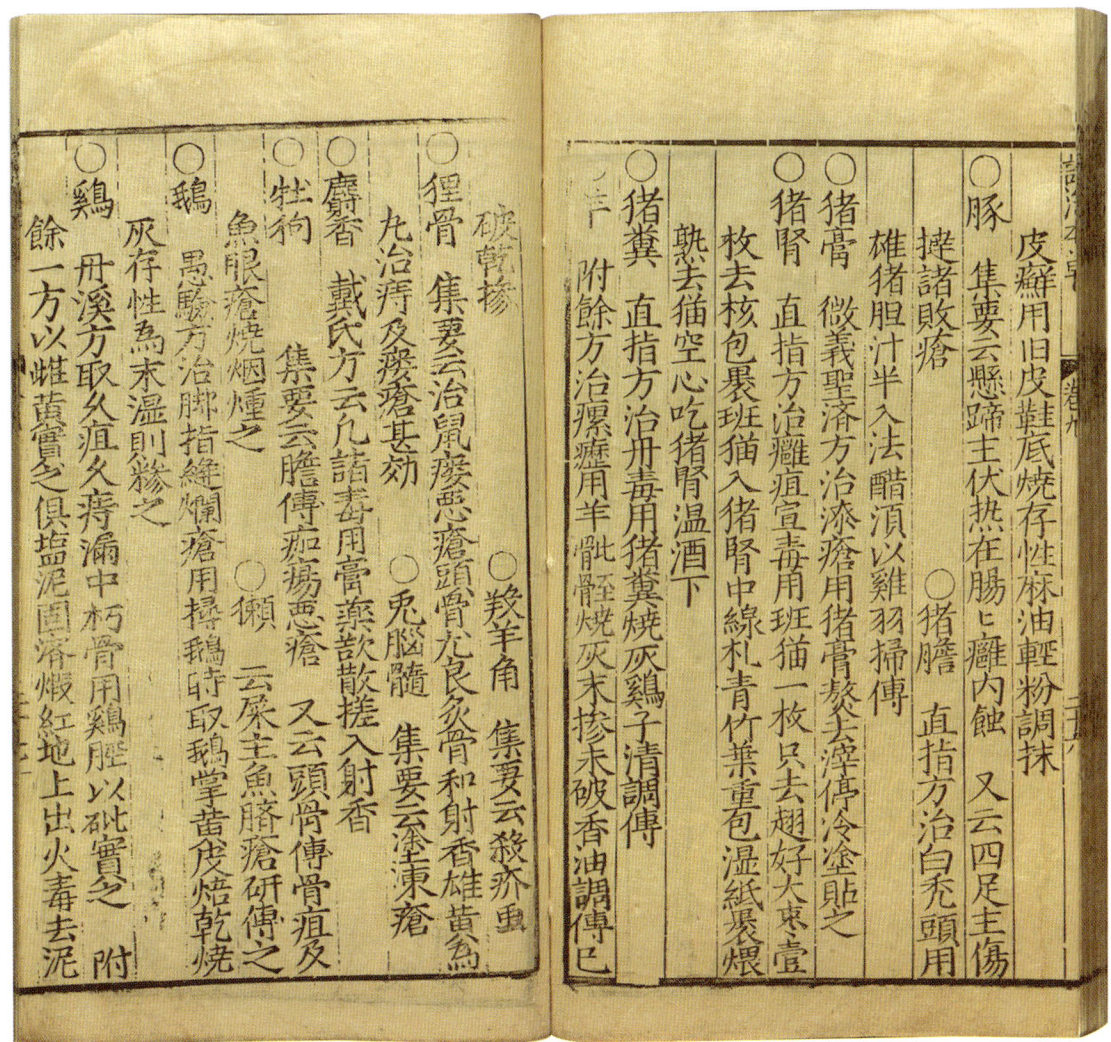

皮癣，用旧皮鞋底烧存性，麻油、轻粉调抹。

　　○豚　《集要》云：悬蹄主伏热在肠，肠痛内蚀。又云：四足主伤挞，诸败疮。

　　○猪胆　《直指方》：治白秃头，用雄猪胆汁半，入法醋，须以鸡羽扫傅。

　　○猪膏　《微义》《圣济方》：治漆疮，用猪膏熬，去滓停冷，涂贴之。

　　○猪肾　《直指方》：治痈疽宣毒，用斑蝥一枚，只去翅，好大枣壹枚，去核，包裹斑蝥，入猪肾中线扎青竹叶，重包湿纸裹煨熟，去蝥，空心，吃猪肾，温酒下。

　　○猪粪　《直指方》：治丹毒，用猪粪烧灰，鸡子清调傅。

　　○羊　《附余方》：治瘰疬，用羊骴[1]骺烧灰末掺，未破香油调傅，已破干掺。

　　○羖羊角　《集要》云：杀疥虫。○狸骨　《集要》云：治鼠瘘恶疮，头骨尤良。炙骨和麝香、雄黄为丸，治痔及瘘疮甚效。○兔脑髓　《集要》云：涂冻疮。

　　○麝香　《戴氏方》云：凡诸毒，用膏药欲散，搓入麝香。○牡狗　《集要》云：胆傅痂疡恶疮。又云：头骨傅骨疽及鱼眼疮。烧烟煇之。○獭云：屎主鱼脐疮，研傅之。

　　○鹅　愚验方治脚指缝烂疮，用挦鹅时取鹅掌黄皮，焙干，烧灰存性为末，湿则掺之。

　　○鸡　《丹溪方》：取久疽久痔漏中朽骨，用鸡胫以砒实之。《附余》一方：以雌黄实之，俱盐泥固济，煅红，地上，出火毒，去泥，

---

①骴（cī 疵）：骨之尚有肉者，及禽兽之骨，皆是。

用骨研细，饭丸如粟米大，以纸捻送入窍内，更以膏药贴之。又方：治下痔疮，以鸡内金，即鸡肫皮，烧存性，为末，傅之。《集要》云：丹雄鸡冠血疗白癜风，诸疮。又云：黑雌鸡治痈疽，排脓，补新血。子主除热火疮。《圣济方》：治漆疮，用鸡子黄涂疮上，干则易之，不过三次。《直指方》：治癜风，用鸡子一枚，以酸醋浸一宿。

○白鸭屎　《集要》云：主热肿毒疮，鸡子白和傅之。

○雀脑　《集要》云：涂冻疮，立瘥。○鹊巢　云：多年者，傅瘘疮良。

○雄雀屎　《集要》云：名白丁香，两头尖者是。五月取之良，研如粉，煎甘草汤，浸一宿，干任用，决痈疖，涂之立溃。

○伏翼　《集要》云：粪名夜明沙，炒服治瘰疬。

○燕窠　《直指方》：治蜗疮久不瘥，用燕窠取抱子处土为末掺，先以白芷、大腹皮煎汤，洗拭后掺。

○牡蛎　东垣云：治痈疮鼠瘘。海藏云：能去瘰疬，一切疮肿。丹溪云：主疮肿，为软坚收敛之剂。《集成方》：治瘟瘰疮，用牡蛎煅为末，以玄参膏丸服。

○蜣螂　《日华子》云：和干姜，傅恶疮，出箭头。《图经》云：主治疔疮。《圣济》：治疔疮，取蜣螂心腹下稍白者，研贴半日许，再易，血尽根出愈，如神。忌食羊肉。

○蜘蛛　《集要》云：鼠瘘，肿核痛，已有疮口出脓水。烧二七枚傅之。又云：治发背疮，杵以醋和，先挑四畔，令血出根露，傅之，干即易。《直指》：治诸疮，蜘蛛晒为末，麻油、轻粉调傅。

　　○原蚕蛾　《集要》云：治冻疮。○蚕蜕　《集要》：傅疗疮肿，烧用。

　　○蚕茧　《圣济》透脓散：治诸般痈疖及贴骨痈不破者，宜此。不用针刀，大蚕茧儿一个烧灰，酒调服即透，切不可用两三个，恐疮口亦作两三孔也。

　　○蚕沙　《直指方》：治丹毒，用蚕沙一升，井水煎温和密室洗。

　　○白僵蚕　《元戎》方：治疗疮肿，以白僵蚕为细末，津调涂，根自出。《集要》云：灭黑黯，诸疮瘢痕，令人面色好。又云：研末，傅疗肿，根当自出。

　　○衣鱼　《集要》云：傅疮灭瘢。○露蜂房　《集要》云：乳痈汁不出，烧灰研，每服二钱，水一盏，煎六分，温服。○蛴螬　主傅痈疽，痔漏，恶疮。

　　○斑蝥　《集要》云：鼠瘘疥癣，瘰疬恶疮，疽蚀死肌。《微义》方：制乌鸡弹，治瘰疬马刀腋下生者。用斑蝥七个，去头足翅，将鸡子一个顶上开敲些，小搅清黄，令匀入药，在内纸封固，了于饭上蒸熟取出，去壳切开，去药，五更空心，和米饭嚼服，候小便通如米泔水状，如脂即验也。如大便小便不通，却服琥珀散三二贴催之，然后常服后二药尤佳。《直指》涌泉膏：治痈疽软而疮头不破或已破，而疮头肿结无脓，用斑蝥去头足翅，焙为末，揉和蒜膏似小豆许，点在膏药

瘭惡瘡虫食下部　又癬瘡燒末豬脂和傅之　又云眉

○蝦蟇

○螻蛄

○蟾酥

間白汁名蟾酥治癧疽疔腫　附餘方敷腫毒未破者用

蝦蟇一箇先炒石灰後用剉開炒研泥絹攤貼患處自破

嚴氏方治疗瘡腫用蟾酥一枚為末以白麪和黃丹

搜作劑員如麥粒大針破患處以一粒內之神妙

集要云潰痛腫　又云解毒除惡瘡

○蜈蚣

附餘方治白禿瘡用金頭蜈蚣一條皂角不蛀一片

擘開去皮弦以蜈蚣納入夾定以麻紮緊沉于糞缸底七

日取出焙乾碾為細末先以溫湯將瘡浸洗濕潤然後傅

之如乾以清油調搽數次除根　直指秘傳獨聖散治一

○蝦蟇

○蟬蛻

○蚺蛇膽

○蛇蛻

○蟬退

中准瘡口處貼之少頃膿出即去藥或用綠礬真雀屎少

許用餅藥調一點傅瘡頭軟處亦破湏四圍塗藥護之

又治濕癬方用斑猫去頭足糯米炒去米為末以淮棗盪

軟取肉研員津唾調抹

附餘方治疗瘡用蟬蛻為末蜜水調半碗服之及以

津唾調搽瘡上即愈

集要云治下部䘌瘡

集要云疗諸惡瘡　又云白癜風煎汁傅入藥炙用

直指方治疗瘡用蛇皮洗净晒乾炙焦為末鷄子清調傅

又方治白禿瘡用蛇皮燒存性為膏調傅

集要云破癥結血痛腫陰瘡服之不患熱病　又治鼠瘻

中准疮口处贴之，少顷脓出即去药，或用绿矾、真雀屎少许，用饼药调一点傅疮头软处亦破，须四围涂药护之。又治湿癣方：用斑蝥去头足，糯米炒去米为末，以淮枣荡软，取肉研员，津唾调抹。

○蝉蜕 《附余方》：治疗疮，用蝉蜕为末，蜜水调半碗服之。及以津唾调，搽疮上即愈。○蚺蛇胆 《集要》：治下部䘌疮。

○蛇蜕 《集要》云：疗诸恶疮。又云：白癜风，煎汁傅入药，炙用。《直指方》：治疗疮，用蛇皮洗净晒干，炙焦为末，鸡子清调傅。又方：治白秃疮，用蛇皮烧存性，为膏调傅。

○虾蟇 《集要》：破癥结血痛肿，阴疮，服之不患热病。又治鼠瘘恶疮，虫食下部。又癣疮，烧末，猪脂和傅之。又云：眉间白汁，名蟾酥，治痈疽疔肿。《附余方》：敷肿毒未破者，用虾蟇一个，先炒石灰，后用剉开炒，研泥绢摊贴患处，自破。

○蟾酥 《严氏方》：治疗疮肿，用蟾酥一枚为末，以白面和黄丹搜作剂，员如麦粒大，针破患处，以一粒内之神妙。○螻蛄 《集要》云：溃痛肿。又云：解毒，除恶疮。

○蜈蚣 《附余方》：治白秃疮，用金头蜈蚣一条，皂角不蛀一片，擘开，去皮弦，以蜈蚣纳入夹定，以麻扎紧，沉于粪缸底，七日取出，焙干，碾为细末，先以温汤将疮浸洗湿润，然后傅之，如干，以清油调搽数次除根。《直指》秘传独圣散：治一

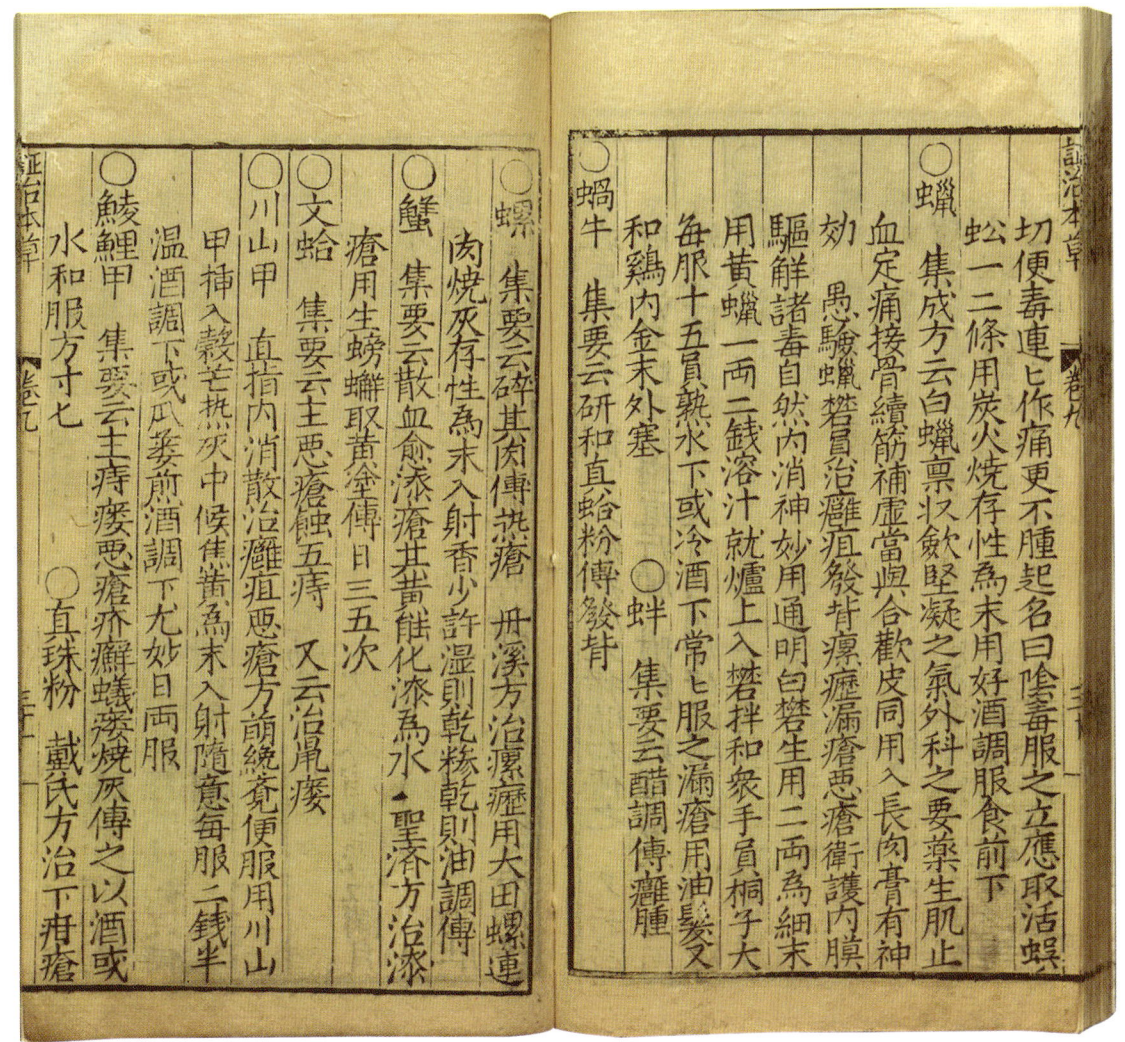

切便毒，连连作痛，更不肿起，名曰阴毒，服之立应。取活蜈蚣一二条，用炭火烧存性为末，用好酒调服，食前下。

○蜡 《集成方》云：白蜡禀收敛坚凝之气，外科之要药。生肌止血，定痛，接骨续筋，补虚。当与合欢皮同用，入长肉膏有神效。愚验蜡矾员，治痈疽发背，瘰疬，漏疮恶疮，卫护内膜，驱解诸毒，自然内消神妙。用通明白矾，生用二两为细末，用黄蜡一两二钱溶汁，就炉上，入矾，拌和众手员桐子大，每服十五员，熟水下或冷酒下，常常服之。漏疮，用油发，又和鸡内金末外塞。○蚌[1] 《集要》云：醋调，傅痛肿。

○蜗牛 《集要》云：研和真蛤粉，傅发背。○螺 《集要》云：碎其肉，傅热疮。《丹溪方》：治瘰疬，用大田螺连肉烧灰存性，为末，入麝香少许，湿则干糁，干则油调傅。

○蟹 《集要》云：散血愈漆疮，其黄能化漆为水。《圣济方》：治漆疮，用生螃蟹取黄，涂傅，日三五次。○文蛤 《集要》云：主恶疮，蚀五痔。又云：治鼠瘘。

○川山甲 《直指》内消散：治痈疽恶疮方萌，纔觉便服，用川山甲插入谷芒热灰中，候焦黄为末，入麝随意，每服二钱半，温酒调下，或瓜蒌煎酒调下，尤妙。日两服。

○鲮鲤甲 《集要》云：主痔瘘恶疮，疥癣蚁瘘。烧灰傅之，以酒或水和，服方寸匕。

○真珠粉 《戴氏方》：治下疳疮，

①蚌：同"蚌"。

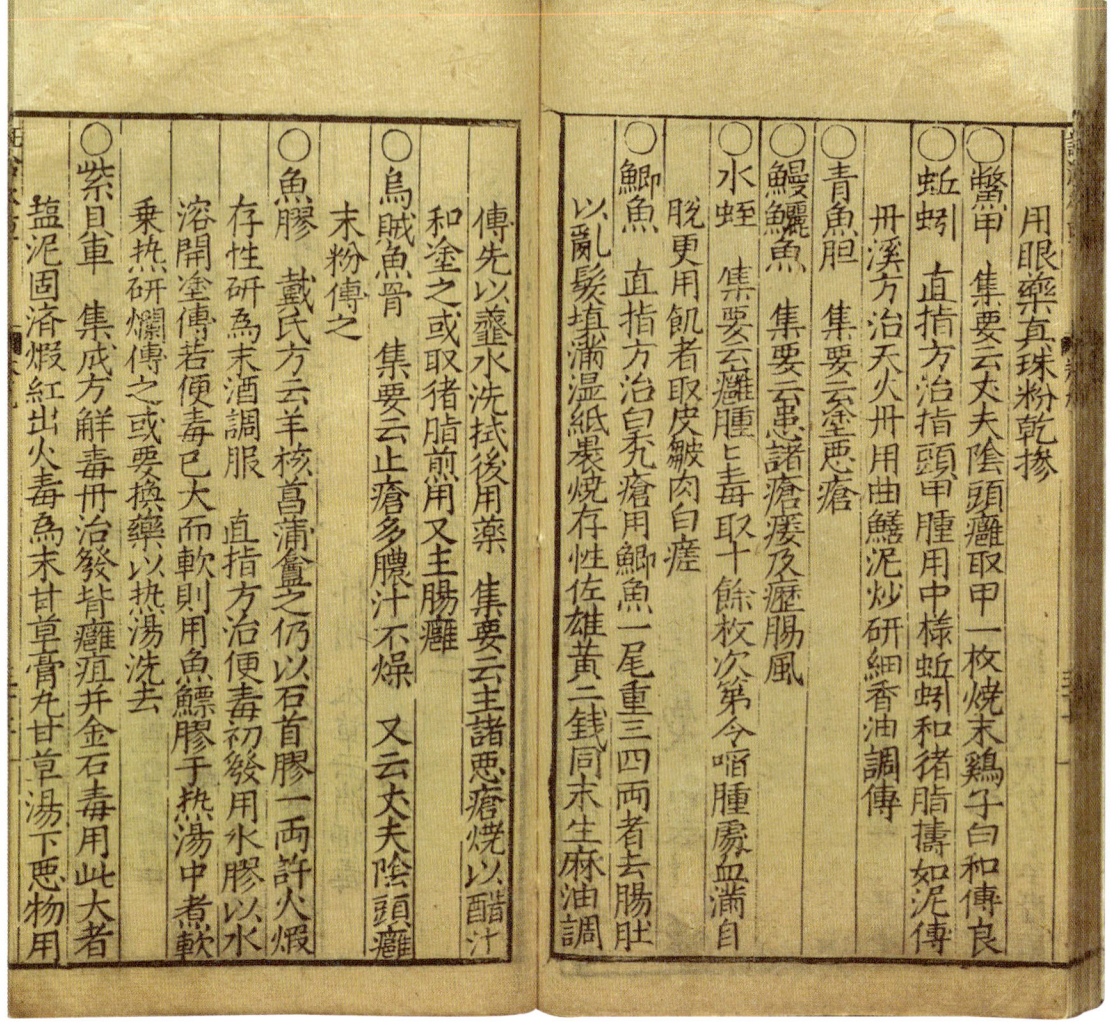

用眼药，真珠粉干掺。

○鳖甲　《集要》云：丈夫阴头痛，取甲一枚烧末，鸡子白和傅良。

○蚯蚓　《直指方》：治指头甲肿，用中样蚯蚓和猪脂，捣如泥傅。《丹溪方》：治天火丹，用曲鳝泥炒研细，香油调傅。○青鱼胆　《集要》云：涂恶疮。

○鳗鲡鱼　《集要》云：患诸疮瘘及痔肠风。

○水蛭　《集要》云：痈肿肿毒，取十余枚，次第令咬肿处，血满自脱。更用饥者，取皮皱肉白，瘥。

○鲫鱼　《直指方》：治白秃疮，用鲫鱼一尾重三四两者，去肠肚，以乱发填满，湿纸裹烧存性，佐雄黄二钱同末，生麻油调传。先以畜水洗拭，后用药。《集要》云：主诸恶疮，烧以醋汁和涂之，或取猪脂煎用，又主肠痈。

○乌贼鱼骨　《集要》云：止疮，多脓汁，不燥。又云：丈夫阴头痛，末粉傅之。

○鱼胶　《戴氏方》云：羊核，菖蒲盦之，仍以石首胶一两许，火煅存性，研为末，酒调服。《直指方》：治便毒初发，用水胶以水溶开，涂傅。若便毒已大而软，则用鱼鳔胶于热汤中煮软，乘热研烂，傅之，或要换药，以热汤洗去。

○紫贝车　《集成方》：解毒丹，治发背痈疽并金石毒，用此大者，盐泥固济，煅红出火毒为末，甘草膏丸、甘草汤下。恶物用

○寒水石煅紅入甆瓶中沉井中臘猪油調傅

○鐵鏽 集要云主惡瘡疥癬和油塗之

○鐵落 集要云主風熱惡瘡瘲疽瘡痂疥氣在皮膚中

○水銀 集要云主疹瘻痂瘍白禿殺皮膚中蝨

○芒硝 藥性論云下瘰癧治漆瘡以汁傅之 聖濟方治漆瘡用芒硝五兩湯化浸洗之 直指方治丹毒用芒硝末水調傅

○朴硝 本草云消腫毒 ○玄明粉 本草云消腫毒治一切熱毒 元戎方治瘰癧經年久不瘥者以玄明粉末傅之日二

○伏龍肝 液時習云消痛腫毒氣醋調傅或蒜和作泥傅

○石灰 集要云主疽瘍疥瘙熱氣惡瘡癩疾死肌墮眉殺痔蟲去黑子息肉 ○硇砂 日華云治惡瘡瘜肉

○礜石 集要云主惡熱鼠瘻蝕瘡死肌風痺 又云消癰腫

○薑石 集要云主熱豌豆瘡丁腫等毒大凡石類多主癰疽

○不灰木 集要云主熱痱瘡和棗葉石灰爲粉傅身

○半天河 本草云槐樹間主諸風及惡瘡風瘙疥癢取溫洗瘡

○丹砂 集要云治瘡瘍疥瘻 ○鉛粉 本草云療惡瘡

○殷孽 本草云治惡瘡疽瘻痔男女陰蝕瘡寒熱鼠瘻

○石膽 集要云治金瘡鼠瘻惡瘡

寒水石煅红，入瓷瓶中，沉井中，腊猪油调傅。

○铁锈 《集要》云：主恶疮疥癣，和油涂之。

○铁落 《集要》云：主风热恶疮，瘲疽疮痂，疥气在皮肤中。

○水银 《集要》云：主疹瘘，痂疡，白秃，杀皮肤中虱。

○芒硝 《药性论》云：下瘰疬，治漆疮，以汁傅之。《圣济方》：治漆疮，用芒硝五两，汤化浸洗之。《直指方》：治丹毒，用芒硝末，水调傅。

○朴硝 《本草》云：消肿毒。○玄明粉 《本草》云：消肿毒，治一切热毒。《元戎》方：治瘰疬经年久不瘥者，以玄明粉末传之，日二。

○伏龙肝 《液》《时习》云：消痛肿毒气，醋调傅，或蒜和作泥傅。

○石灰 《集要》云：主疽疡疥瘙，热气恶疮，癞疾，死肌，堕眉，杀痔虫，去黑子息肉。○硇砂 《日华》云：治恶疮，瘜肉。

○礜石 《集要》云：主恶热，鼠瘘蚀疮，死肌风痹。○石蟹 《本草》云：漆疮。又云：消痈肿。○姜石 《集要》云：主热豌豆疮，丁肿等毒。大凡石类，多主痈疽。

○不灰木 《集要》云：主热痱疮，和枣叶、石灰为粉，傅身。

○半天河 《本草》云：槐树间，主诸风及恶疮，风瘙疥癣。取温洗疮。

○丹砂 《集要》云：治疮疡疥瘘。○铅粉 《本草》云：疗恶疮。

○殷孽 《本草》云：治恶疮，疽，瘘痔，男女阴蚀疮，寒热，鼠瘘。

○石胆 《集要》云：治金疮，鼠瘘，恶疮。

○紫石英　《集要》云散癰腫醋淬生姜米醋煎傅之

○石脂　本草云赤石脂治痛疽瘡痔黑石脂治陰蝕瘡又云青赤黃白黑石脂等俱主痛腫疽痔惡瘡頭瘍疥瘙　集要云主陰蝕惡瘡瘰癧疥癬　又云甲疽或因割甲傷肌或甲長侵肉遂成瘡腫火枯為末着瘡中痛急即塗少酥　直指方治諸瘡痛便毒用明白礬煆為末鎔蠟員桐子大每服七員溫熟水下

○綠礬　集要云治惡瘡疥癬　集成方治櫻珠瘡狀如櫻桃赤肉努出者用綠礬煆為末傅香油調亦可

○白浮石　直指方治頭枕後生正者為腦側者為痹用輕浮白浮石燒存性為末用麻油輕粉調鷄羽掃上勿用手按即漲或用黃牛糞於瓦上焙乾加之尤好亦治頭瘋

○磁石　集要云消痛腫鼠瘻頸核喉痛　外臺秘要方治疔瘡用磁石搗為粉好醋酢和封其根立出瘥

○寒水石　元戎方治發疽發背已成瘡用寒水石入輕粉上出膿　又云治腦疽發背不可忍者用凝水石燒粉研細上之　又方治發背瘡肉長疾皮不及裹見風即成腫用寒水石燒細末研微傅上再用銅綠細末微上之肉即當下皮乃及長而不作腫

○石膏　直指方治乳癰初發用石膏燒紅碗覆地出毒細末

○紫石英　《集要》云：散痛肿，醋淬生姜，米醋煎，傅之。

○石脂　《本草》云：赤石脂治痛疽疮痔，黑石脂治阴蚀疮。又云：青、赤、黄、白、黑石脂等，俱主痛肿，疽痔，恶疮，头疡，疥瘙。

○矾石　《集要》云：主阴蚀恶疮，瘰疬疥癣。又云：甲疽或因割甲伤肌，或甲长侵肉，遂成疮肿。火枯为末着疮中，痛急即涂少酥。《直指方》：治诸疮痛便毒，用明白矾煅为末，镕蜡员桐子大，每服七员，温熟水下。

○绿矾　《集要》云：治恶疮疥癣。《集成方》：治樱珠疮，状如樱桃，赤肉努出者，用绿矾煅为末，傅香油调亦可。

○白浮石　《直指方》：治头枕后生正者为脑，侧者为痹，用轻浮白浮石烧存性，为末，用麻油、轻粉调，鸡羽扫上，勿用手按即涨，或用黄牛粪于瓦上焙干，加之尤好，亦治头痕。

○磁石　《集要》云：消痛肿鼠瘘，颈核喉痛。《外台秘要》：方治疔疮，用磁石捣为粉，好醋酢和封，其根立出，瘥。

○寒水石　《元戎》方：治发疽发背已成疮，用寒水石入轻粉上，出脓。又云：治脑疽发背不可忍者，用凝水石烧粉，研细上之。又方：治发背疮肉长疾，皮不及裹，见风即成肿，用寒水石烧细末，研微傅上，再用铜绿细末微上之肉，即当下皮，乃及长而不作肿。

○石膏　《直指方》：治乳痈初发，用石膏烧红，碗覆地出毒，细末

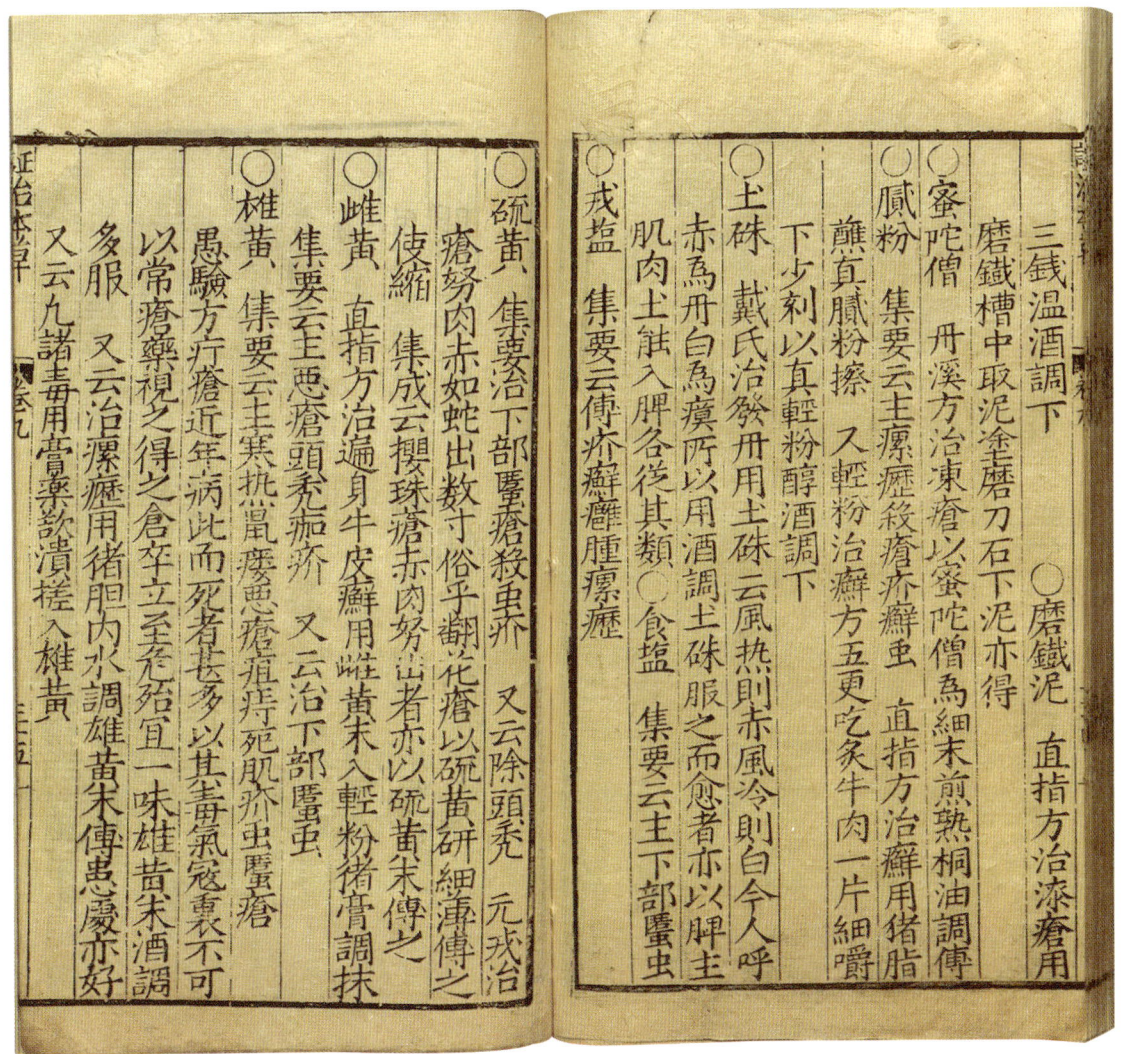

三钱，温酒调下。

○磨铁泥　《直指方》：治漆疮，用磨铁槽中取泥涂，磨刀石下泥亦得。

○密陀僧　《丹溪方》：治冻疮，以密陀僧为细末，煎熟桐油调傅。

○腻粉　《集要》云：主瘰疬，杀疮疥癣虫。《直指方》：治癣，用猪脂蘸真腻粉擦。又轻粉治癣方：五更吃炙牛肉一片，细嚼下，少刻以真轻粉醇酒调下。

○土朱　戴氏：治发丹，用土朱。云：风热则赤，风冷则白。今人呼赤为丹，白为瘼，所以用酒调土朱服之而愈者，亦以脾主肌肉，土能入脾，各从其类。

○食盐　《集要》云：主下部䘌虫。○戎盐　《集要》云：傅疥癣，痈肿，瘰疬。

○硫黄　《集要》：治下部䘌疮，杀虫疥。又云：除头秃。《元戎》：治疮，努肉赤如蛇出数寸，俗乎翻花疮。以硫黄研细，薄傅之，使缩。《集成》云：樱珠疮，赤肉努出者，亦以硫黄末傅之。○雌黄　《直指方》：治遍身牛皮癣，用雌黄末入轻粉，猪膏调抹。《集要》云：主恶疮，头秃痂疥。又云：治下部䘌虫。

○雄黄　《集要》云：主寒热鼠瘘，恶疮疽痔，死肌，疥虫，䘌疮。愚验方疔疮，近年病此而死者甚多，以其毒气寇里，不可以常疮药视之，得之仓卒，立至危殆。宜一味雄黄末，酒调多服。又云：治瘰疬，用猪胆内水调雄黄末，傅患处亦好。又云：凡诸毒，用膏药欲溃，搓入雄黄。

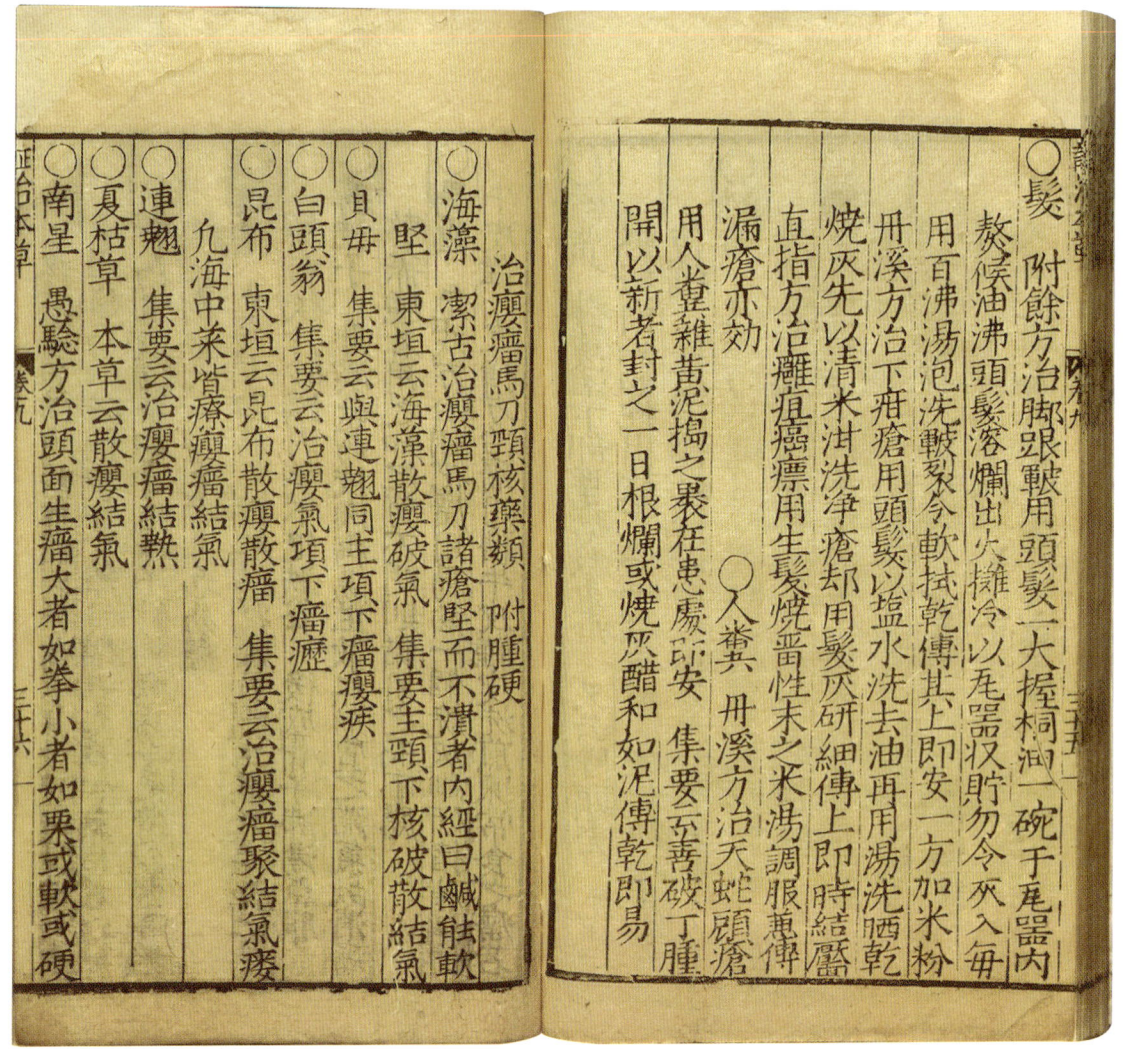

○发　《附余方》：治脚跟皲，用头发一大握，桐油一碗于瓦器内熬，候油沸，头发溶澜，出火摊冷，以瓦器收贮，勿令灰入。每用百沸汤泡洗皲裂，令软，拭干，傅其上即安。一方加米粉。《丹溪方》：治下疳疮，用头发以盐水洗去油，再用汤洗，晒干烧灰，先以清米泔洗净疮，却用发灰研细，传上实时结靥。《直指方》：治痈疽，癌瘰，用生发烧留性，末之，米汤调服，兼傅漏疮亦效。

○人粪　《丹溪方》：治天蛇头疮，用人粪杂黄泥捣之，裹在患处，即安。《集要》云：善破丁肿，开以新者，封之一日，根烂或烧灰，醋和如泥，傅干即易。

治瘿瘤马刀颈核药类　附：肿硬

○海藻　洁古：治瘿瘤马刀，诸疮坚而不溃者。《内经》曰：咸能软坚。东垣云：海藻散瘿破气。《集要》：主颈下核，破散结气。○贝母　《集要》云：与连翘同主项下瘤瘿疾。

○白头翁　《集要》云：治瘿气，项下瘤疬。

○昆布　东垣云：昆布散瘿散瘤。《集要》云：治瘿瘤聚结气，瘘。凡海中菜，皆疗瘿瘤结气。○连翘　《集要》云：治瘿瘤结热。

○夏枯草　《本草》云：散瘿结气。

○南星　愚验方治头面生瘤，大者如拳，小者如栗，或软或硬，

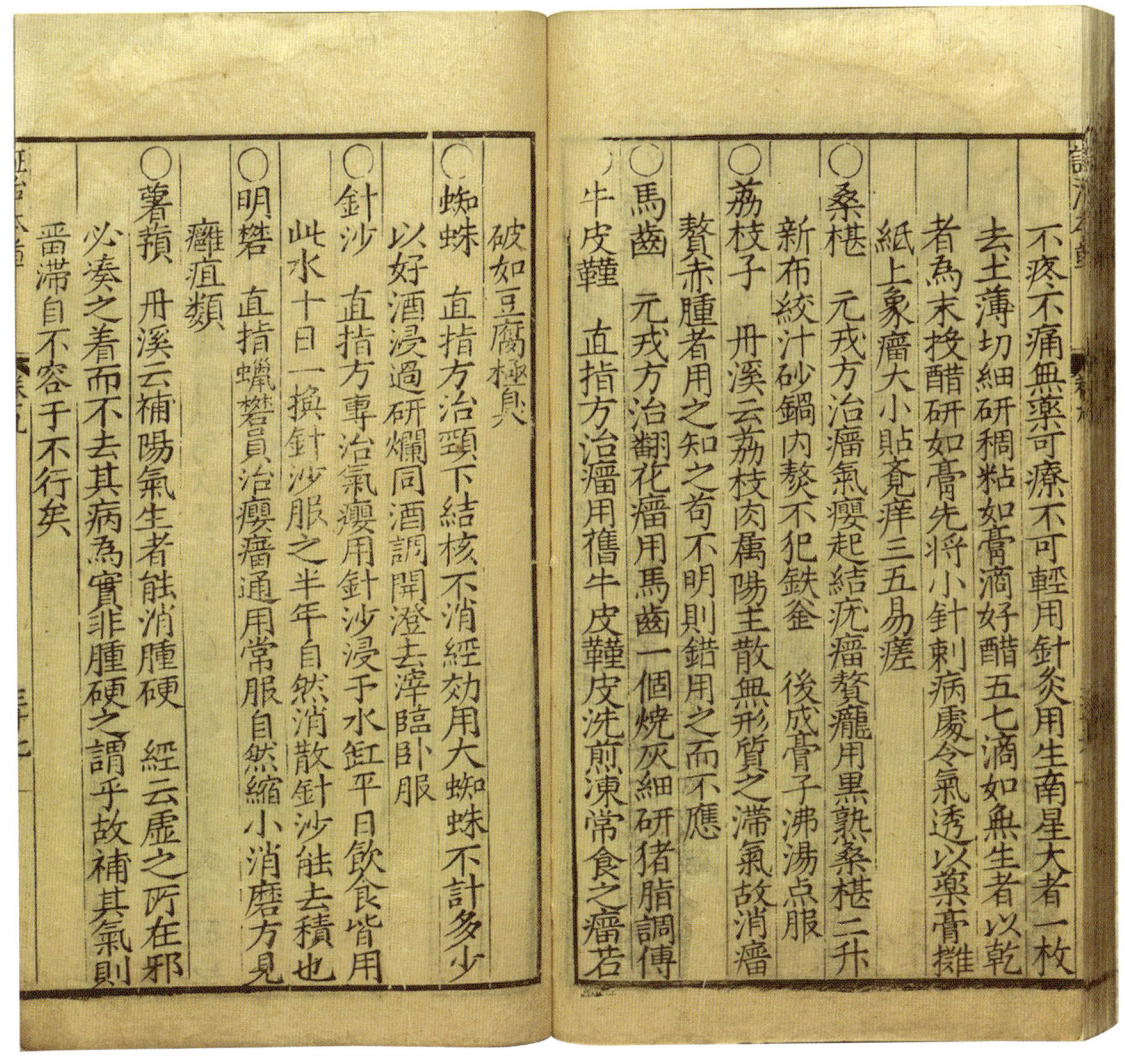

不疼不痛，无药可疗，不可轻用针灸。用生南星大者一枚，去土薄切，细研，稠粘如膏，滴好醋五七滴，如无生者，以干者为末，投醋研如膏，先将小针刺病处，令气透，以药膏摊纸上，象瘤大小，贴觉痒，三五易瘥。

〇桑椹　《元戎》方：治瘤气瘿起，结疣瘤赘瘤，用黑熟桑椹二升，新布绞汁，砂锅内熬，不犯铁釜。后成膏子，沸汤点服。

〇荔枝子　丹溪云：荔枝肉属阳，主散无形质之滞气，故消瘤赘，赤肿者用之知之，苟不明则错用之而不应。

〇马齿　《元戎》方：治翻花瘤，用马齿一个烧灰，细研，猪脂调傅。

〇牛皮鞋　《直指方》：治瘤用旧牛皮鞋，皮洗煎冻，常食之。瘤若破如豆腐，极臭。

〇蜘蛛　《直指方》：治颈下结核不消，经效。用大蜘蛛不计多少，以好酒浸过，研烂，同酒调开，澄去滓，临卧服。

〇针沙　《直指方》：专治气瘿，用针沙浸于水缸，平日饮食皆用此水，十日一换针沙，服之半年，自然消散。针沙能去积也。

〇明矾　《直指》蜡矾员：治瘿瘤通用，常服自然缩小。消磨方见痈疽类。

〇薯蓣　丹溪云：补阳气生者，能消肿硬。《经》云：虚之所在，邪必凑之，着而不去，其病为实。非肿硬之谓乎？故补其气，则滞自不容于不行矣。

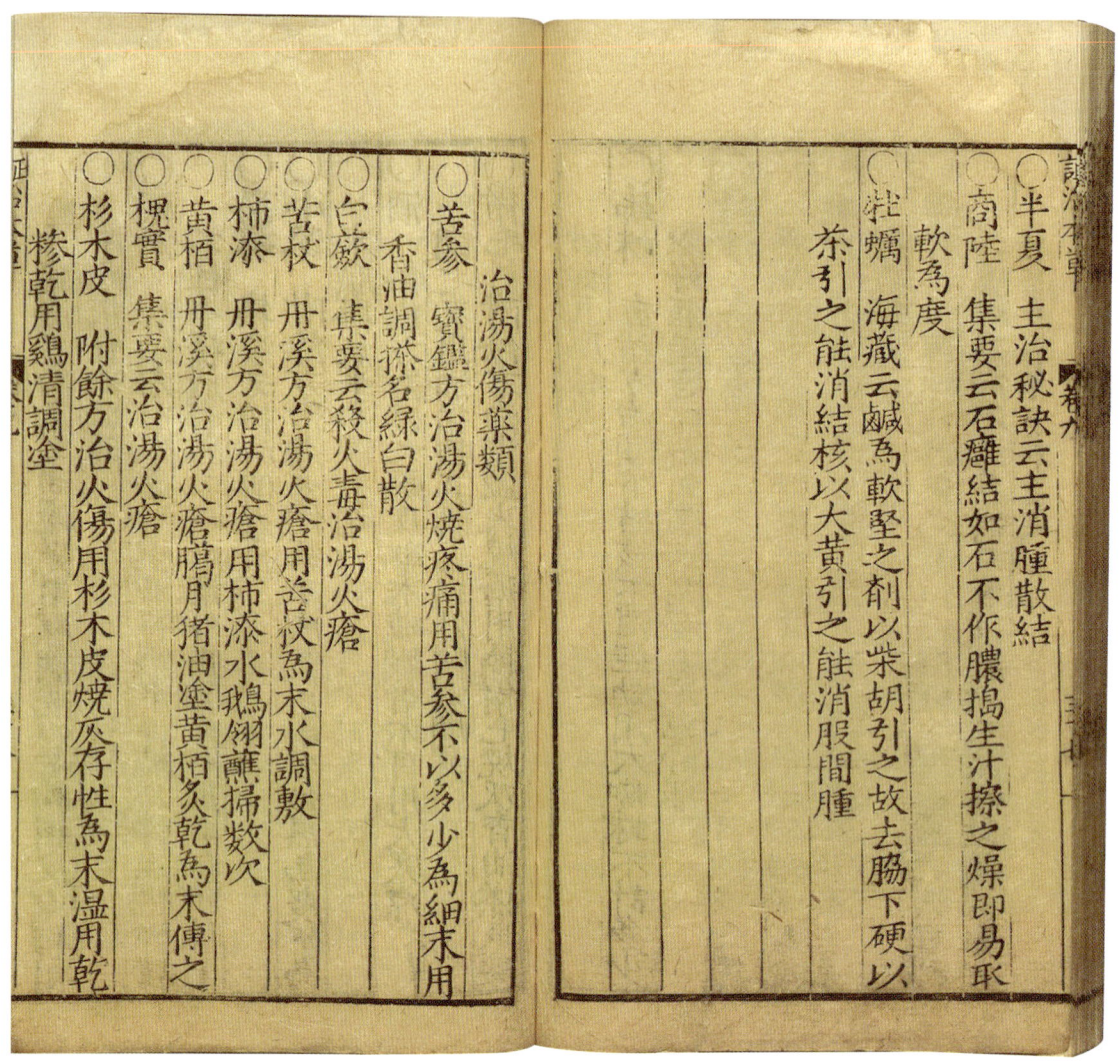

○半夏　《主治秘诀》云：主消肿散结。

○商陆　《集要》云：石痈结如石，不作脓，捣生汁擦之，燥即易，取软为度。

○牡蛎　海藏云：咸为软坚之剂，以柴胡引之，故去胁下硬。以茶引之，能消结核；以大黄引之，能消股间肿。

治汤火伤药类

○苦参　《宝鉴》方：治汤火烧疼痛，用苦参不以多少，为细末，用香油调搽，名绿白散。

○白蔹　《集要》云：杀火毒，治汤火疮。

○苦杖　《丹溪方》：治汤火疮，用苦杖为末，水调敷。

○柿漆　《丹溪方》：治汤火疮，用柿漆水，鹅翎蘸扫数次。

○黄柏　《丹溪方》：治汤火疮，腊月猪油涂，黄柏炙干为末，传之。

○槐实　《集要》云：治汤火疮。

○杉木皮　《附余方》：治火伤，用杉木皮烧灰存性，为末，湿用干糁，干用鸡清调涂。

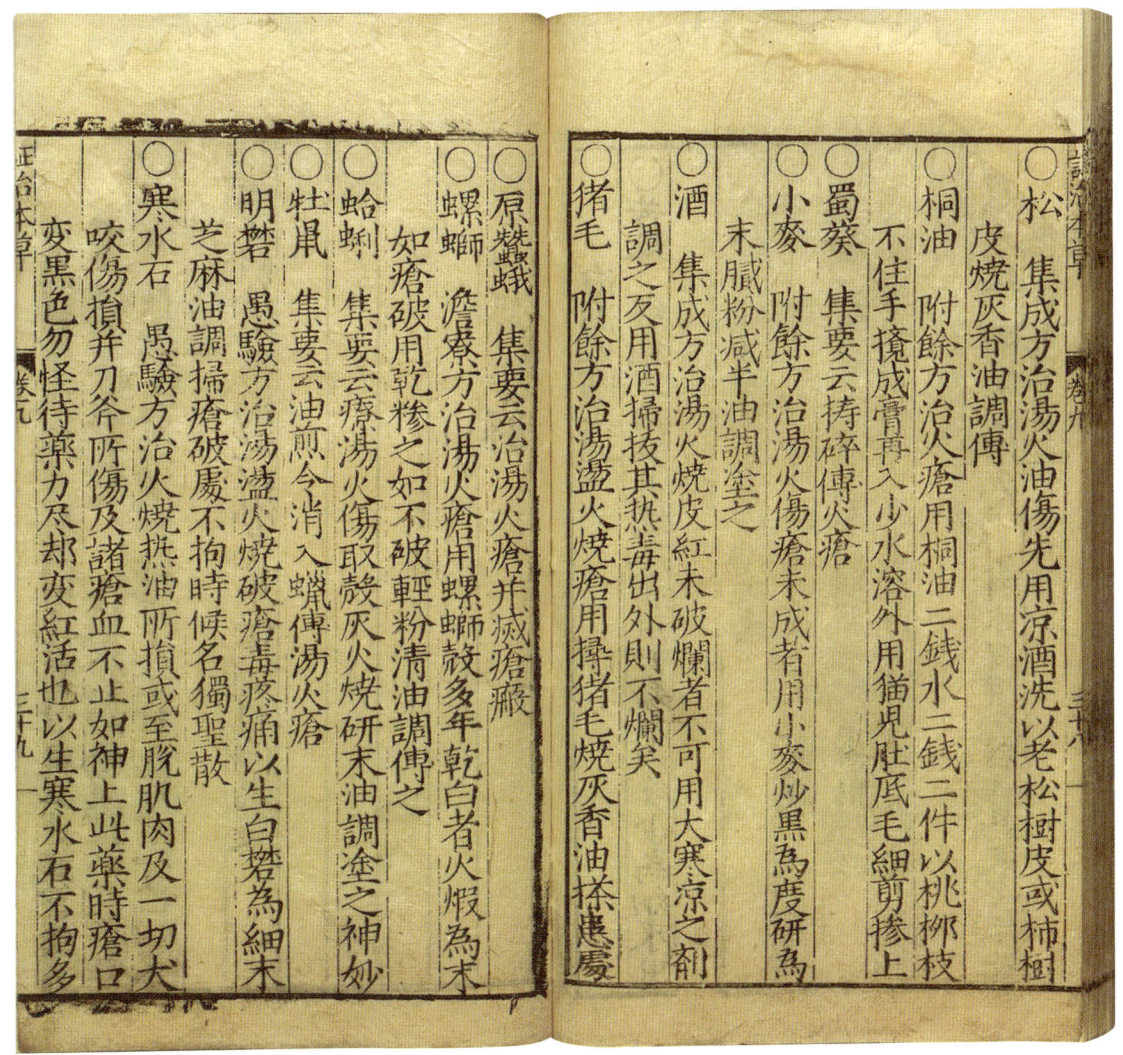

○松　《集成方》：治汤火油伤，先用凉酒洗，以老松树皮或柿树皮，烧灰，香油调傅。

○桐油　《附余方》：治火疮，用桐油二钱，水二钱，二件以桃柳枝不住手搅成膏，再入少水溶，外用猫儿肚底毛，细剪掺上。○蜀葵　《集要》云：捣碎，傅火疮。

○小麦　《附余方》：治汤火伤疮未成者，用小麦炒黑为度，研为末，腻粉减半，油调涂之。○酒　《集成方》：治汤火烧皮，红未破烂者，不可用大寒凉之剂调之，反用酒扫拔其热毒出外，则不烂矣。

○猪毛　《附余方》：治汤荡火烧疮，用捋猪毛烧灰，香油搽患处。

○原蚕蛾　《集要》云：治汤火疮并灭疮瘢。

○螺蛳　《澹寮方》：治汤火疮，用螺蛳壳多年干白者，火煅为末。如疮破，用干掺之；如不破，轻粉、清油调傅之。

○蛤蜊　《集要》云：疗汤火伤，取壳灰火烧研末，油调涂之，神妙。

○牡鼠　《集要》云：油煎令消，入蜡，傅汤火疮。○明矾　愚验方治汤荡火烧，破疮毒疼痛，以生白矾为细末，芝麻油调，扫疮破处，不拘时候，名独圣散。

○寒水石　愚验方治火烧热油所损，或至脱肌肉，及一切犬咬伤损，并刀斧所伤，及诸疮血不止，如神。上此药时，疮口变黑色勿怪，待药力尽，却交红，活也。以生寒水石，不拘多少，

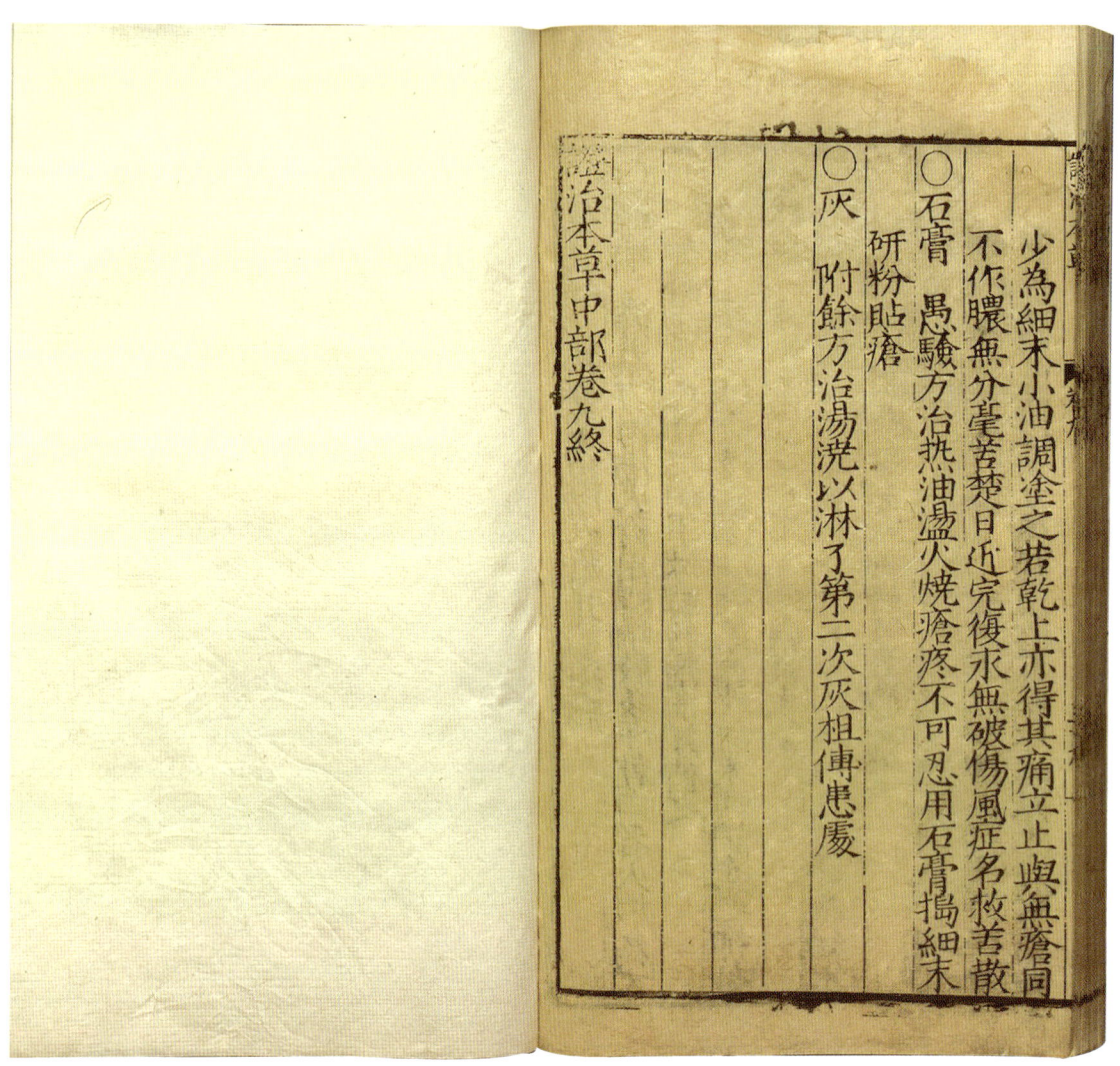

为细末，小油调涂之。若干上亦得，其痛立止，与无疮同不作脓，无分毫苦楚，日近完复，永无破伤风症，名救苦散。

　　○石膏　愚验方治热油荡火烧疮，疼不可忍，用石膏捣细末，研粉，贴疮。

　　○灰　《附余方》：治汤浇，以淋了第二次灰相傅患处。

证治本草中部卷九　终

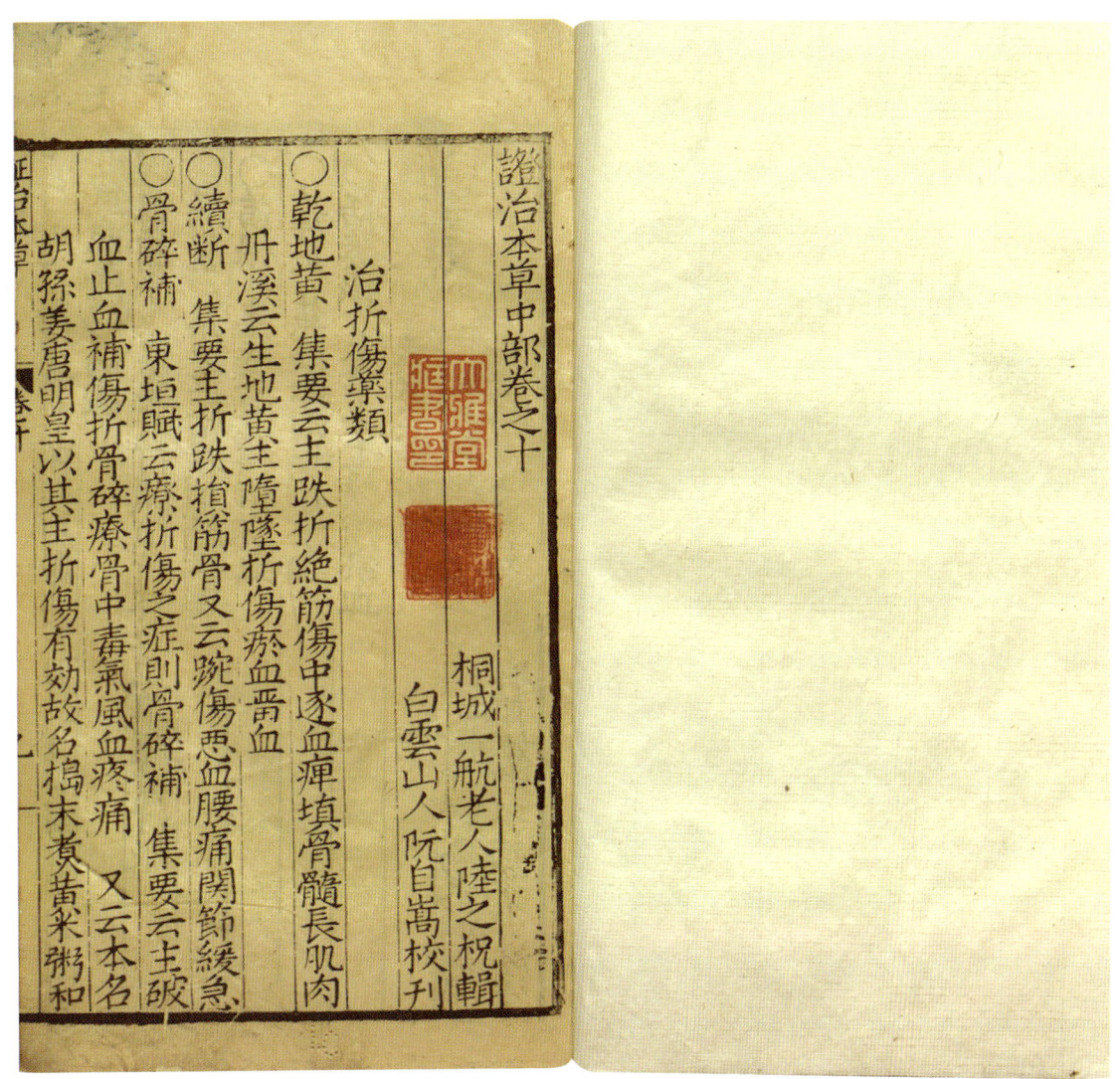

证治本草中部卷之十

桐城一航老人陆之杞辑

白云山人阮自嵩校刊

治折伤药类

○干地黄　《集要》云：主跌折绝筋，伤中，逐血痹，填骨髓，长肌肉。丹溪云：生地黄主堕坠折伤，瘀血留血。

○续断　《集要》：主折跌，损筋骨。又云：踠伤恶血，腰痛，关节缓急。

○骨碎补　《东垣赋》云：疗折伤之症，则骨碎补。《集要》云：主破血止血，补伤折骨碎，疗骨中毒气，风血疼痛。又云：本名胡孙姜，唐明皇以其主折伤有效，故名。捣末，煮黄米粥和

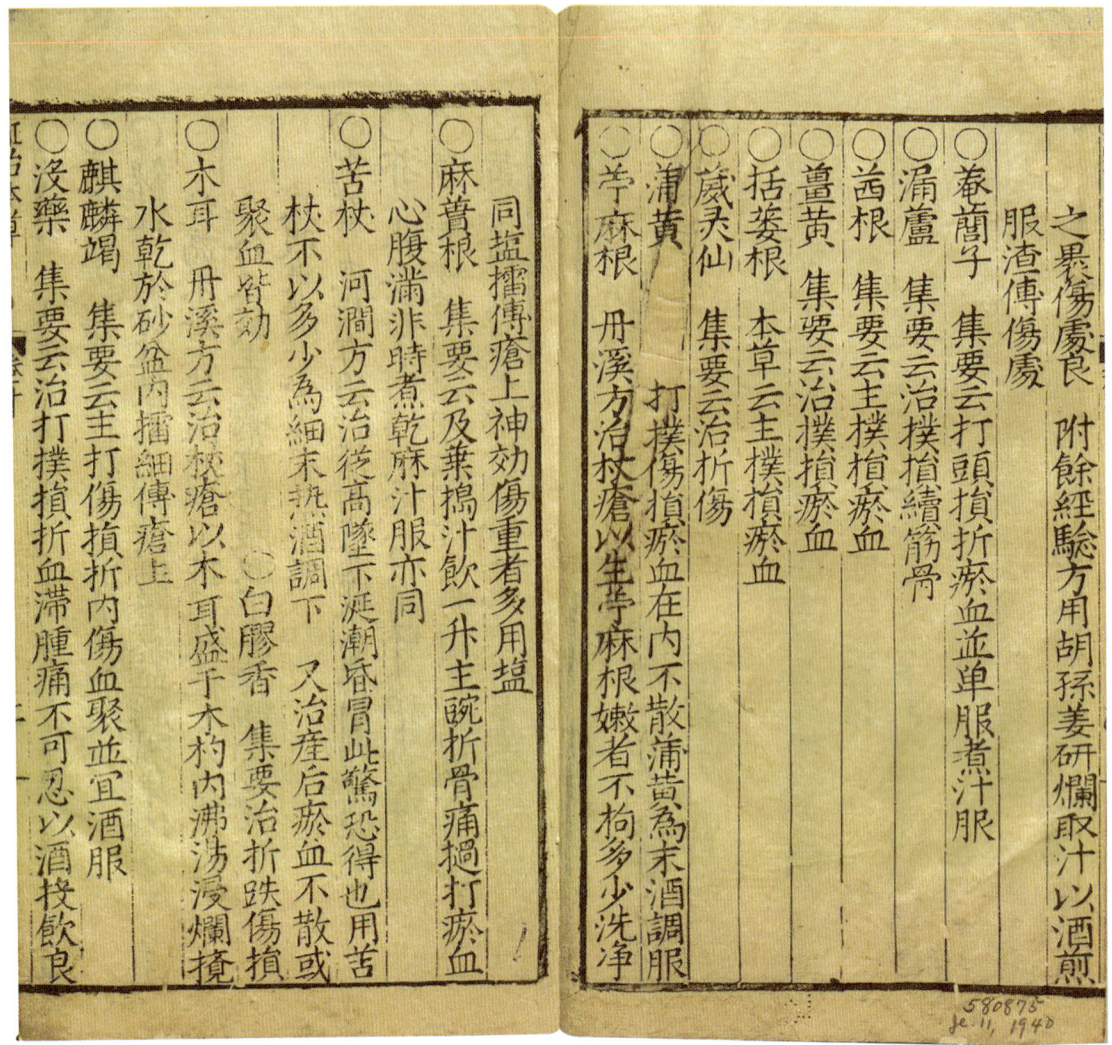

之，裹伤处良。《附余》经验方：用胡孙姜研烂取汁，以酒煎服，渣傅伤处。

○菴蕳子　《集要》云：打头损折瘀血并单服，煮汁服。

○漏芦　《集要》云：治扑损，续筋骨。○茜根　《集要》云：主扑损瘀血。

○姜黄　《集要》云：治扑损瘀血。○瓜蒌根　《本草》云：主扑损瘀血。

○威灵仙　《集要》云：治折伤。○蒲黄　打扑伤损，瘀血在内不散。蒲黄为末，酒调服。○苎麻根　《丹溪方》：治杖疮，以生苎麻根嫩者，不拘多少洗净，同盐擂，傅疮上神效。伤重者，多用盐。

○麻蕡根　《集要》云：及叶捣汁，饮一升。主踠折骨痛，挝①打瘀血，心腹满，非时煮干麻汁服，亦同。

○苦杖　河间方云：治从高坠下，涎潮昏冒，此惊恐得也。用苦杖不以多少为细末，热酒调下。又治产后瘀血不散或聚血，皆效。

○白胶香　《集要》：治折跌伤损。

○木耳　《丹溪方》云：治杖疮，以木耳盛于木杓内，沸汤浸烂搅水干，于砂盆内擂细，傅疮上。○麒麟竭　《集要》云：主打伤损折，内伤血聚，并宜酒服。

○没药　《集要》云：治打扑损折，血滞肿痛不可忍，以酒投饮良。

①挝（zhuā 抓）：打，敲打。

细切壹两同于砂锅炒至黑色杵为细末用好醋调成膏
子摊在纸上贴干损伤处后用杉木皮或板以纸包裹四
面四片用绢袋扎缚不可动摇三日一换内服前接骨药

○绿豆粉　附余方治打扑伤折手足用绿豆粉新铁铫内炒
令紫色用新汲井水调稀厚傅损处以纸将杉木片纫定
立效　集成方治杖疮用此炒为末鸡子清调刷之重者
以人溺和酒饮之　○社酒　云糟署扑损瘀血

○黑雌鸡　集要云血主跷折骨痛

○虾蟆　集要云跌折损伤生捣烂署之驳取皮贴亦效

○水蛭　集要治折伤热酒调下末一钱食顷痛可更一服或

○木鳖子　本草云主折伤　○苏方木　集要治扑损瘀血

○虎杖根　集要云扑损瘀血酒渍根服之　○辣桂　附余桂枝酒治打扑伤坠
瘀血澒闷身体疼痛用辣
桂为末每二钱温酒调下或用辣
桂一分大黄当归各半
分每三钱生姜紫苏煎服取下黑物即安或未有药仓卒
且服米醋一小盏亦散瘀血

○荆芥　直指方治打扑惊忤九窍出血用荆芥酒煎通口服

○芥　集要云子治扑损瘀血腰痛肾冷和生姜研微暖涂贴

○葱　元戎治脑骨破及骨折用葱白烂研和蜜厚封损处效

○黄米粉　愚验方治打扑损伤傅药用小黄米粉四两葱白

○木鳖子 《本草》云：主折伤。○苏方木 《集要》：治扑损瘀血。

○虎杖根 《集要》云：扑损瘀血，酒渍根服之。○辣桂 《附余》桂枝酒：治打扑伤坠，瘀血澒闷，身体疼痛。用辣桂为末，每二钱，温酒调下，或用辣桂一分，大黄、当归各半分，每三钱，生姜、紫苏煎服，取下黑物即安。或未有药，仓卒且服米醋一小盏，亦散瘀血。

○荆芥 《直指方》：治打扑惊忤，九窍出血。用荆芥酒煎，通口服。

○芥 《集要》云：子治扑损瘀血，腰痛肾冷，和生姜研微暖，涂贴。

○葱 《元戎》：治脑骨破及骨折，用葱白烂研，和蜜厚封损处，效。

○黄米粉　愚验方治打扑损伤，傅药用小黄米粉四两，葱白细切壹两，同于砂锅炒至黑色，杵为细末，用好醋调成膏子，摊在纸上，贴于损伤处后，用杉木皮或板，以纸包裹四面四片，用绢袋扎纫，不可动摇，三日一换，内服前接骨药。

○绿豆粉 《附余方》：治打扑伤折手足，用绿豆粉新铁铫内炒，令紫色，用新汲井水调稀厚，傅损处，以纸将杉木片纫定，立效。《集成方》：治杖疮，用此炒为末，鸡子清调刷之，重者以人溺和酒饮之。○社酒 云：糟署扑损瘀血。

○黑雌鸡 《集要》云：血主跷折骨痛。○虾蟆 《集要》云：跌折损伤，生捣烂署之驳，取皮贴亦效。

○水蛭 《集要》：治折伤，热酒调下，末一钱，食顷痛，可更一服。或和麝香研为末，酒调一钱，当下畜血，盖苦走血咸胜血也。

○乌贼骨 《直指》：治跌破出血，乌贼骨细末傅，亦治汤火伤烂。

○牡鼠 《集要》云：疗蹉折，续筋骨，捣傅之，三日一易。

○钱 《附余》续股散：治折伤筋骨，用半两钱七个，以桑柴火烧红，好醋内淬之，取钱上碎末，再入珍珠末一分，乳香、没药少许，同研极细，好酒调服。

○自然铜 《本草》云：疗折伤，散血止痛。《集要》云：续筋骨，破积聚，以酒磨服，治打扑损，研极细，水飞过，同当归、没药各半钱，酒调顿服，仍磨，傅痛处。丹溪云：世以此为接骨之药，大抵骨折在补气、补血、补胃。俗工惟在速效，以罔利迎合病人之意，而铜非煅不可用。若新出火者，其火毒、金毒相扇，挟香热药毒。虽有接骨之功，燥散之祸，甚如刀剑，戒之。

○生铁 《集要》云：被打瘀血在骨节肋外不去，取一斤，用酒三升煮，取一升服之。

○赤石脂 愚验方治诸般打扑伤损，皮破血出，痛不可忍者，用赤脂研末，傅之效。

○朱砂 愚验朱砂丸治打扑惊忤，血入心窍，不能语言。用朱砂为细末，以雄猪心生血，和员麻子大，日干，每服七员，石菖蒲煎汤下，枣汤亦可。

○人溺 《集要》云：打扑杖疮及蛇犬等咬，热淋患处。

治金疮刀斧伤药类

○王不留行　东垣云：主金疮，止血逐痛。○当归　东垣云：治金疮恶血。《集要》云：主金疮。○马鞭草　丹溪云：主治金疮，行血活血。

○牛膝　《集要》云：金疮痛，及卒得恶疮不识，取生根捣傅之。

○芎劳　《集要》：主缓急金疮。又《春秋》注云：得细辛，疗金疮，止痛。

○白芍药　《戴氏方》：治刀伤，血不止。用一味白芍药，散白酒调服，即以散掺伤处。

○天名精　《集要》：治金疮折伤。○续断　《集要》云：主金疮痛伤。又云：金疮血内漏，止痛生肌。○漏芦　《集要》云：傅金疮，止血长肉。

○茅根　《集要》云：生按傅金疮，止血并痛。又云：疗金疮。

○地榆　《集要》云：疗金疮，止痛，除恶肉蚀脓，诸瘘，恶疮热疮，可作金疮膏。

○郁金　《集要》云：治金疮生肌。○蓝实　《集要》云：刺金疮血闷。

○景天　《本草》云：金疮止血。○贝母　《集要》云：治金疮，风痉。

○天南星　《集要》云：散金疮，扑损瘀血。陈藏器云：主金疮，伤折瘀血，取根捣，傅伤处。○白头翁　逐血止痛，疗金疮。

○葛根　《集要》云：叶主金疮，止血。○旋覆花　《本草》云：叶主傅金疮，止血。

○泽兰　《集要》云：疗金疮。○钩吻　《集要》云：主金疮。

○營實 《集要》云主金瘡傷撻生肉復肌

○白藥 《本草》云主金瘡生肌 ○防風 《集要》云治金瘡內痋

○草蒿 《集要》云生接傅金瘡止血生肉止痛

○白蘝 《集要》云主刀箭瘡白蘝白及古今服餌方少用多用於斂瘡方中

○蛇魚草 《戴氏方》治刀傷出血用蛇魚草搗塞非特治刀傷撲血不止亦可

○絡石 《集要》云刀斧瘡封之瘥

○劉寄奴 《東垣賦》云劉寄奴破血療湯火金瘡之苦

○甘草 丹溪治金瘡用大粉草剉細將竹筒一段割去青兩頭留節節上開一竅入草在內滿后用油灰塞孔竅從立冬日放糞缸內待立春先一日取起竪立有風無日陰處二十一日多最好破竹取草為細末用傅金瘡乾者水調

○琥珀 《集要》云生肌合金瘡 ○釣樟根皮 一主金瘡止血

○楮皮紙 《集要》云燒灰酒調服止金瘡出血

○桑根白皮 《集要》云作線可以縫金瘡更以熱鷄血塗之唐安金藏剖腹用此法 ○桑皮中白汁 《集要》云塗金刀所傷燥痛須臾血止更剝白皮裹之令汁得入瘡中良冬月用根皮 又方用桑葉陰乾為末乾貼如無旋熨乾末貼之妙

○桑寄生 《集要》主金瘡除痹

○杉樹皮 《醫要》一方治金瘡用老杉樹皮為末傅之

○营实 《集要》云：主金疮伤挞，生肉复肌。○白药 《本草》云：主金疮生肌。○防风 《集要》云：治金疮内痋。○草蒿 《集要》云：生挼傅金疮，止血生肉，止痛。

○白蔹 《集要》云：主刀箭疮。白蔹、白及，古今服饵方少用，多用于敛疮方中。

○蛇鱼草 《戴氏方》：治刀伤出血，用蛇鱼草捣塞，非特治刀伤，扑血不止亦可。

○络石 《集要》云：刀斧疮，封之瘥。

○刘寄奴 《东垣赋》云：刘寄奴破血，疗汤火金疮之苦。

○甘草 丹溪：治金疮，用大粉草剉细，将竹筒一段割去青两头，留节，节上开一窍，入草在内，满后用油灰塞孔窍，从立冬日放粪缸内，待立春先一日取起，竖立有风无日阴处二十一日，多最好，破竹取草为细末，用傅金疮，干者水调。

○琥珀 《集要》云：生肌合金疮。○钓樟根皮 一主金疮止血。

○楮皮纸 《集要》云：烧灰，酒调服。止金疮出血。

○桑根白皮 《集要》云：作线，可以缝金疮，更以热鸡血涂之。唐安金藏剖腹，用此法。○桑皮中白汁 《集要》云：涂金刀所伤，燥痛须臾，血止。更剥白皮裹之，令汁得入疮中良。冬月用根皮。又方：用桑叶阴干为末，干贴，如无旋，熨干末，贴之妙。

○桑寄生 《集要》：主金疮除痹。

○杉树皮 《医要》一方：治金疮，用老杉树皮为末，傅之。

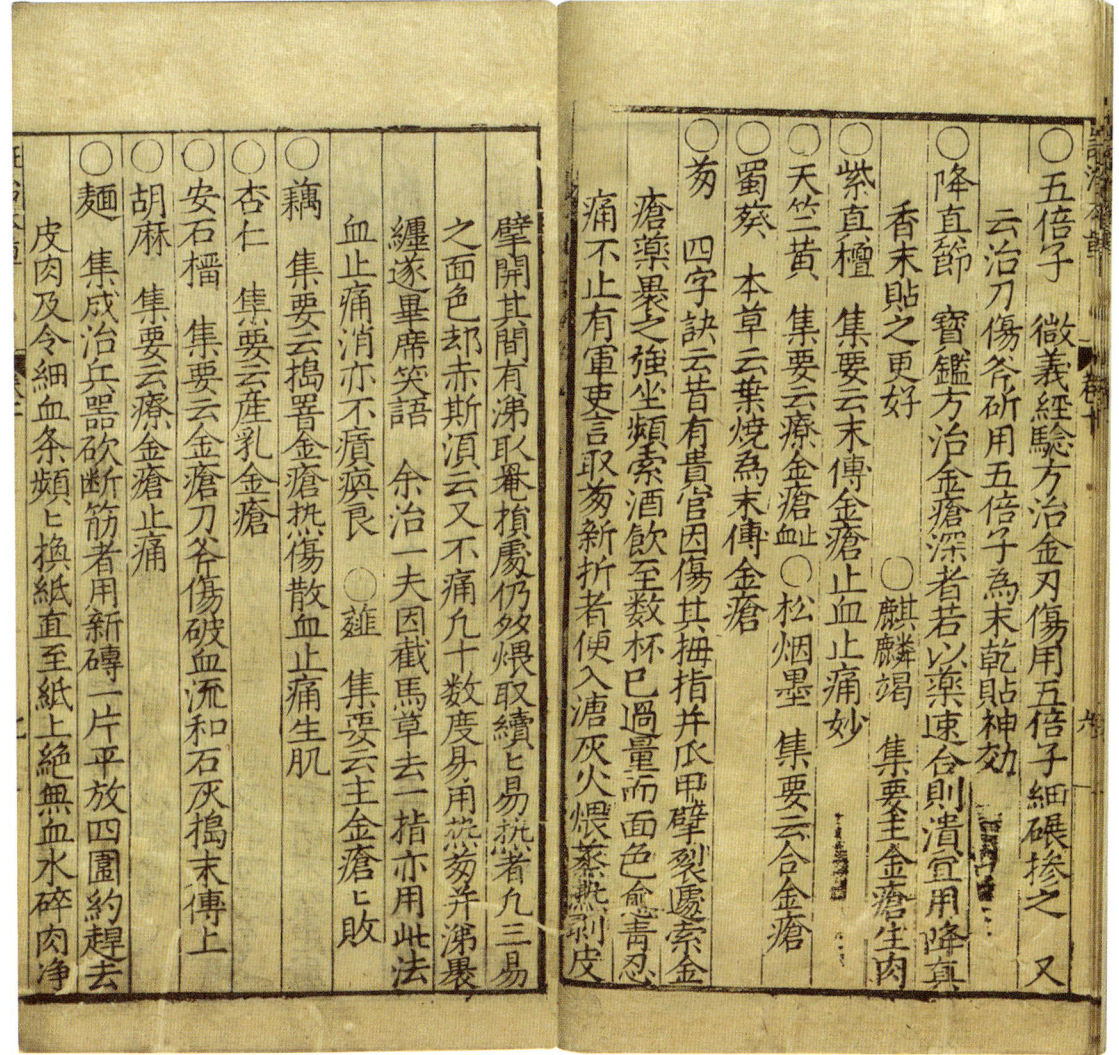

○五倍子　《微义》经验方：治金刃伤，用五倍子细碾掺之。又云：治刀伤斧斫，用五倍子为末，干贴神效。

○降真节　《宝鉴》方：治金疮深者，若以药速合则溃，宜用降真香末贴之，更好。

○麒麟竭　《集要》：主金疮生肉。○紫真檀　《集要》云：末傅金疮，止血止痛，妙。

○天竺黄　《集要》云：疗金疮止血。○松烟墨　《集要》云：合金疮。

○蜀葵　《本草》云：叶烧为末，傅金疮。

○葱　《四字诀》云：昔有贵官，因伤其拇指并爪甲擘裂，遽索金疮药裹之，强坐，频索酒饮，至数杯，已过量，而面色愈青，忍痛不止。有军吏言：取葱新折者，便入溏灰，火煨蒸熟，剥皮擘开，其间有涕，取罨损处，仍多煨取续，续易热者。凡三易之，面色却赤。斯须云又不痛。凡十数度易用热葱并涕裹缠，遂毕席笑语。余治一夫因截马草去一指，亦用此法，血止痛消，亦不瘢痍良。

○薤　《集要》云：主金疮疮败。○藕　《集要》云：捣罯金疮热伤，散血，止痛，生肌。○杏仁　《集要》云：产乳金疮。○安石榴　《集要》云：金疮刀斧伤破血流，和石灰捣末傅上。○胡麻　《集要》云：疗金疮止痛。

○面　《集成》：治兵器砍断筋者，用新砖一片平放，四围约赶去皮肉及令细血条，频频换纸，直至纸上绝无血水碎肉，净了不要经水，以绯绢一方，以疮阔二三分周围剪开些少，以防贴上，急迫用飞罗面，井花水调稠膏，放下一壁，先以芍药细细匀掺疮上，令一服药末皆尽。却以面膏薄摊绯帛上，便可行百许步，实时不疼，冷应如冰，一二日间周围干起，逐渐剪去，只一服收功。忌生姜、鸡、鱼、椒等物，戒房室。

○龙骨 《戴氏方》：治血出不止，用龙骨佐以乳香研末，窒患处。

○牡狗 《集要》云：头骨主金疮止血，烧灰存性，傅之。

○乌翎 《宝鉴》方：治针铁误入皮肤，以乌翎三五枚，火炙焦为末，好醋调成膏，涂疮上，纸盖一两次，其针自出。

○鼠 《附余方》：治金刃，用初生小鼠，同石灰捣匀阴干，傅金刃跌扑出血，甚妙。

○野猪黄 云：止金疮血，生肌。○原蚕蛾 《集要》云：治金疮。

○白僵蚕 《集要》云：傅刀斧所伤一切金疮。○蜜蜡 《本草》云：续绝伤金疮。

○蟹 《集要》云：脚中髓，壳中黄熬为末，内金疮中能续断筋。

○水蛭 《集成》治金疮云：堆起火城，中间放水蛭炙干，每用壹条研末，水调，捻作小绳样接断处，用赤白石脂蜜调护患处，如断多日，断处略刮去二边，断处黑筋令见血，方用药，仍用厚桑白皮夹定孔出水，用山茱萸叶汤洗，再傅药。

○铅丹 《本草》云：治金疮溢血。○铜 《集成》：治砍断血筒，血出如涌泉者是伤经，用铜末傅之。

又用葱一斤炒，乘热熨之。

○铜青 《集要》云：合金疮止血。

○密陀僧 《集要》云：主金疮。

○铛墨 《集要》云：涂金疮，生肌止血，在面慎勿涂之，墨入肉如印。

○代赭石 《集要》云：治金疮长肉。

○花蕊石 《集要》云：主金疮止血，仓卒中金刃，刮末传之，即合不作脓。《东垣赋》云：花蕊石治金疮，而血行则止。《附余》花蕊石散：治一切金刃所伤，打扑伤损，身体出血者，急于伤处糁药，其血自化为黄水，如有内损，血入脏腑，热煎童子小便，入酒少许，调一钱服之，立效。若牛抵肠出不损者，急送入用细丝桑白皮尖茸为线，缝合肚皮，缝上糁药，血止立活。如无桑白皮，用生麻缕亦得，并不得封裹疮口，恐作脓血，如疮干，以津液润之，然后糁药。用花蕊石一两，捣为粗末，佐以硫黄上色明净者，四两捣为粗末，二味相伴和匀，先用纸筋和盐泥固济，瓦罐子一个候泥干，入药于内，再用泥封口候干，安在四方砖石上，书八卦五行字，用炭一秤笼迭周匝，自巳午时，从下着火，令渐渐上彻，直至经宿火冷炭消，又放经宿罐冷，取出细研，以细绢罗了，罗极细磁盒内盛，依前法服。

○凝水石 《元戎》方：治金疮痛甚者，用凝水石生为末，小油调傅。若唇口肉内有伤者，粉干上之，其痛立止。

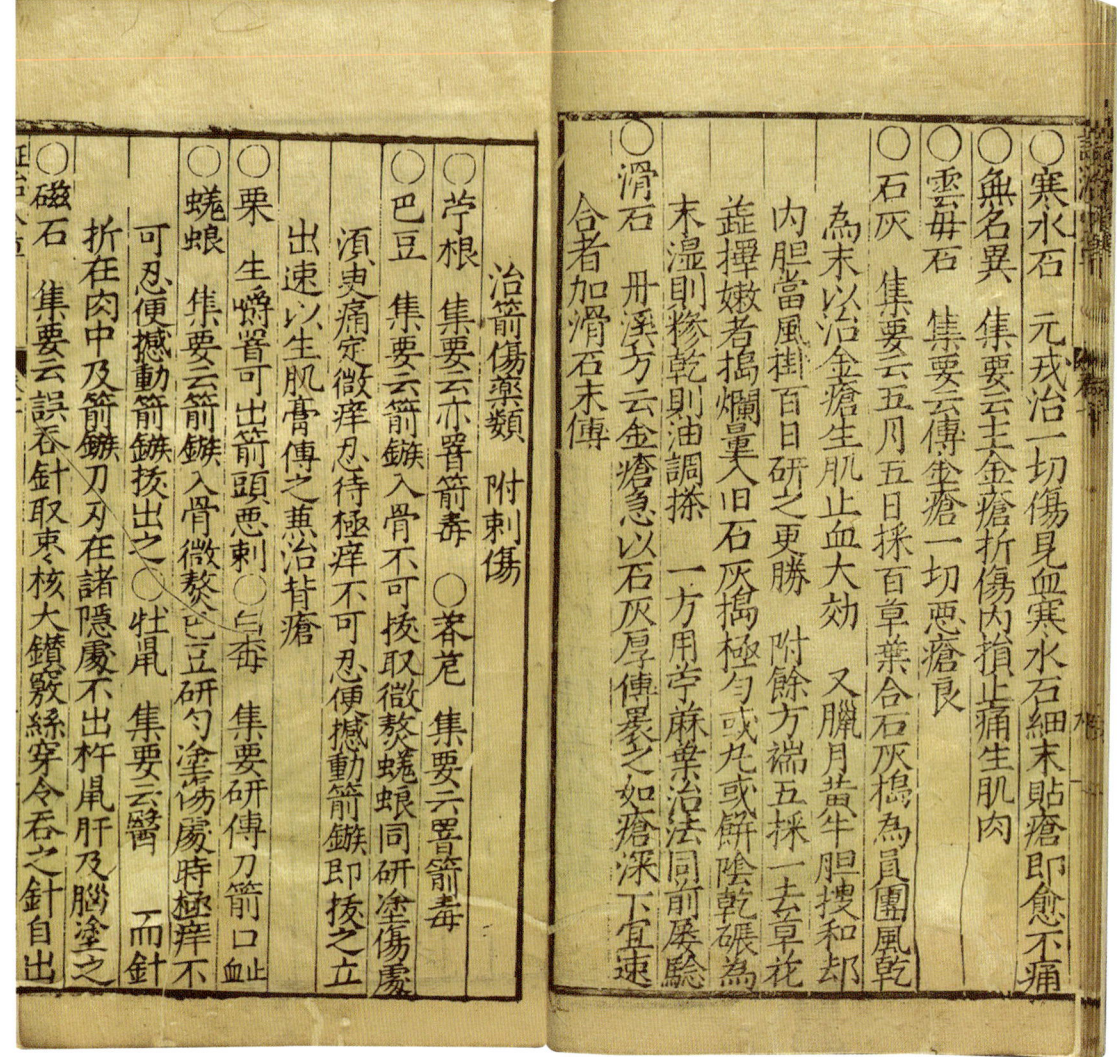

○寒水石 《元戎》：治一切伤见血。寒水石细末，贴疮即愈，不痛。○无名异 《集要》云：主金疮折伤内损，止痛，生肌肉。○云母石 《集要》云：傅金疮，一切恶疮良。

○石灰 《集要》云：五月五日，采百草叶合石灰，捣为员，团风干为末，以治金疮，生肌止血大效。又腊月黄牛胆搜和，却内胆，当风挂百日研之，更胜。《附余方》：端午采一去草花蕊，择嫩者捣烂，量入旧石灰捣极匀，或丸或饼，阴干碾为末，湿则糁，干则油调搽。一方：用苎麻叶，治法同前，屡验。

○滑石 《丹溪方》云：金疮急以石灰厚傅裹之，如疮深下，宜速合者，加滑石末傅。

治箭伤药类　附：刺伤

○苎根 《集要》云：亦署箭毒。○荠苨 《集要》云：署箭毒。

○巴豆 《集要》云：箭镞入骨不可拔，取微熬蜣螂同研，涂伤处须臾，痛定微痒，忍待极痒不可忍，便撼动箭镞，即拔之立出，速以生肌膏傅之，兼治背疮。

○栗　生嚼，署可出箭头恶刺。○白梅 《集要》：研傅刀箭口，止血。

○蜣螂 《集要》云：箭镞入骨，微熬巴豆研匀，涂伤处时极痒不可忍，便撼动箭镞，拔出之。○牡鼠 《集要》云：医针人[1]而针折在肉中，及箭镞刀刃在诸隐处不出，杵鼠肝及脑涂之。

○磁石 《集要》云：误吞针，取枣核大钻窍丝穿，令吞之针自出。

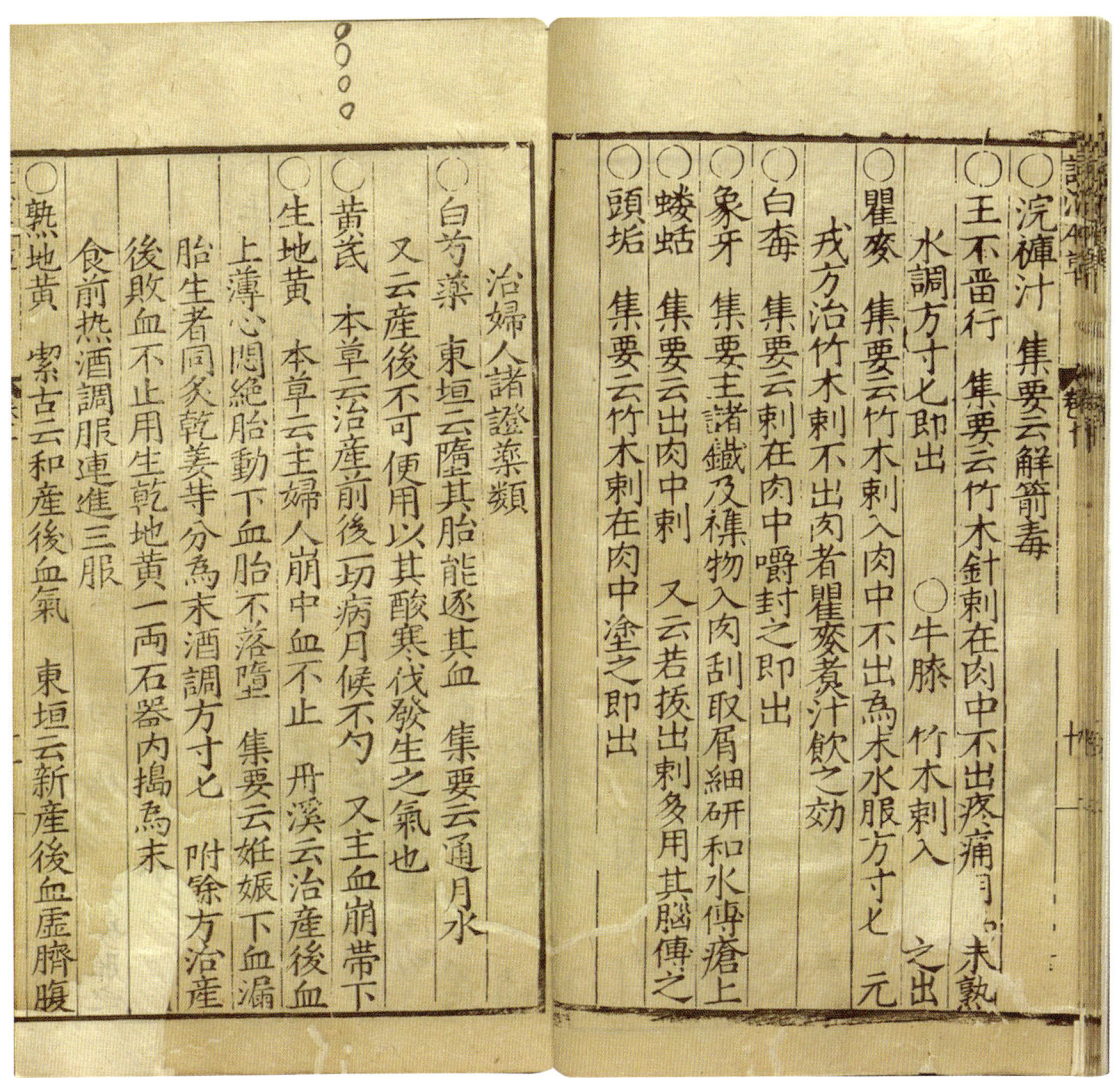

○浣裤汁　《集要》云：解箭毒。

○王不留行　《集要》云：竹木针刺在肉中不出，疼痛，用为[1]末，熟水调方寸匕，即出。

○牛膝　竹木刺入肉，罨[2]之出。○瞿麦　《集要》云：竹木刺入肉中不出，为末，水服方寸匕。《元戎》方：治竹木刺不出肉者，瞿麦煮汁，饮之效。

○白梅　《集要》云：刺在肉中，嚼封之即出。○象牙　《集要》：主诸铁及杂物入肉，刮取屑细研，和水傅疮上。○蝼蛄　《集要》云：出肉中刺。又云：若拔出刺，多用其脑傅之。

○头垢　《集要》云：竹木刺在肉中，涂之即出。

治妇人诸证药类

○白芍药　东垣云：堕其胎，能逐其血。《集要》云：通月水。又云：产后不可便用，以其酸寒伐发生之气也。○黄芪　《本草》云：治产前后一切病，月候不匀。又主血崩带下。

○生地黄　《本草》云：主妇人崩中血不止。丹溪云：治产后血上薄心闷绝，胎动下血，胎不落堕。《集要》云：妊娠下血漏胎生者，同炙干姜等分为末，酒调方寸匕。《附余方》：治产后败血不止，用生干地黄一两，石器内捣为末，每服二钱[3]，食前，热酒调服，连进三服。

○熟地黄　洁古云：和产后血气。东垣云：新产后血虚，脐腹

[1]为：底本版蚀，据《本草集要》卷三补。
[2]肉罨：底本版蚀，据《本草衍义》卷七牛膝条补。
[3]每服二钱：底本版蚀，据《丹溪心法附余》卷二十一补。

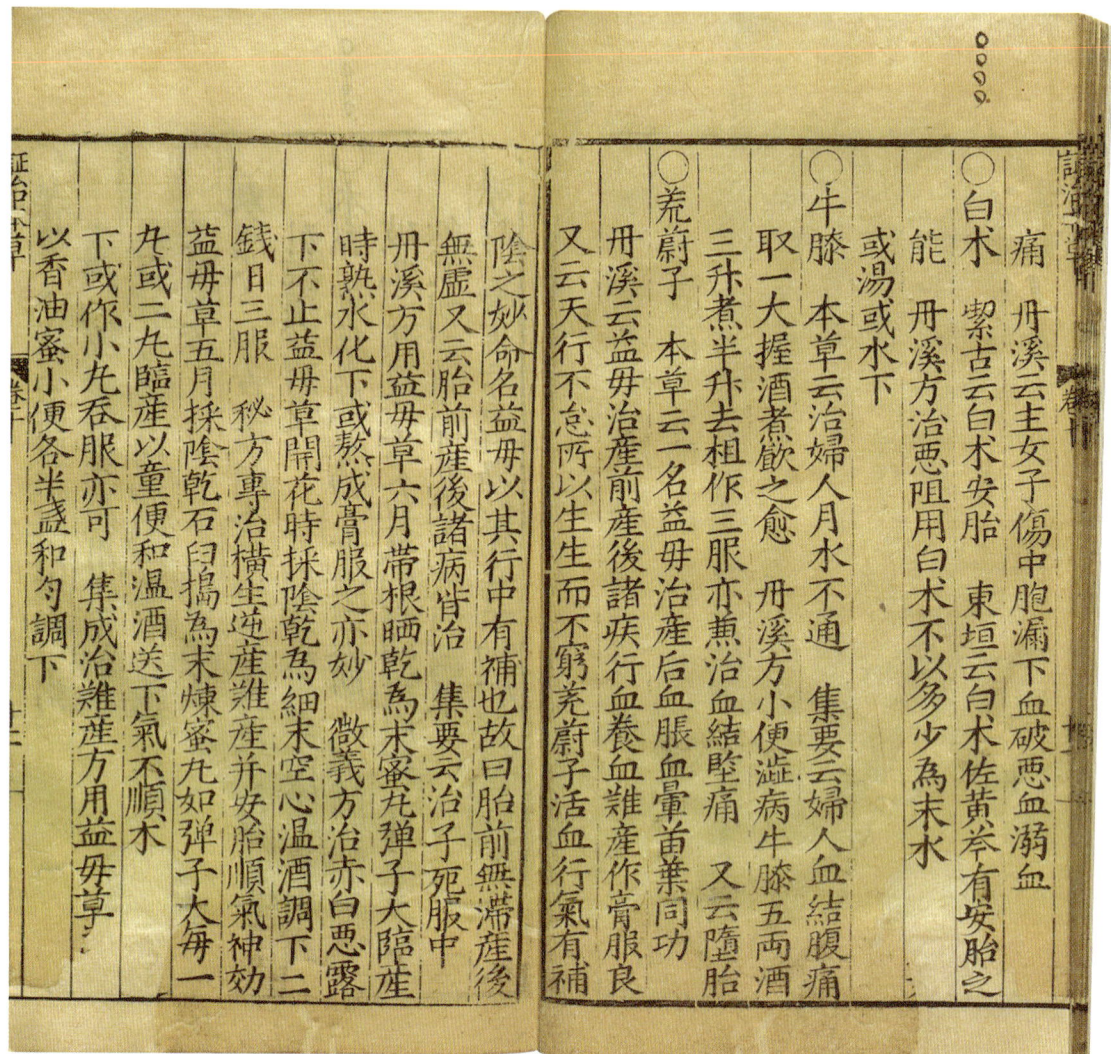

痛。丹溪云：主女子伤中，胞漏下血，破恶血溺血。

〇白术　洁古云：白术安胎。东垣云：白术佐黄芩，有安胎之能。《丹溪方》：治恶阻，用白术不以多少为末，水丸，随所好①，或汤或水下。

〇牛膝　《本草》云：治妇人月水不通。《集要》云：妇人血结腹痛，取一大握，酒煮饮之愈。《丹溪方》：小便涩病，牛膝五两，酒三升煮，半升去粗，作三服，亦兼治血结坚痛。又云堕胎。

〇茺蔚子　《本草》云：一名益母，治产后血胀血晕，苗叶同功。丹溪云：益母治产前产后诸疾，行血养血，难产，作膏服良。又云：天行不怠，所以生生而不穷。茺蔚子活血行气，有补阴之妙，命名益母，以其行中有补也，故曰胎前无滞，产后无虚。又云：胎前产后，诸病皆治。《集要》云：治子死服中。《丹溪方》：用益母草，六月带根，晒干为末，蜜丸弹子大，临产时熟水化下，或熬成膏服之，亦妙。《微义》方：治赤白恶露下不止，益母草开花时采，阴干为细末，空心，温酒调下二钱，日三服。秘方专治横生逆产，难产，并安胎顺气，神效。益母草五月采，阴干，石臼捣为末，炼蜜丸如弹子大，每一丸或二丸，临产以童便和温酒送下。气不顺，木□□□下，或作小丸，吞服亦可。《集成》治难产方：用益母草□□，以香油蜜小便各半盏，和匀调下。

---

①丸，随所好：底本版蚀，据《丹溪心法》卷五补。

○柴胡　东垣云：在脏调经内，主血。海藏云：妇人经水适来适断，《伤寒杂病》、洁古俱用小柴胡主之，加以四物之类，并秦艽、牡丹皮辈，同为调经之剂。《集要》云：妇人产前后必用之药。○天南星　东垣云：散血堕胎。

○麦门冬　洁古云：麦门冬能治经枯，乳汁不行，汤润去心用引经，须以酒浸。

○葛根　主治妊娠热病心闷。

○木香　《本草》云：能安胎。丹溪云：安胎健脾，补也。除痃癖块，破也。《集要》云：女人血气刺痛，酒末服之。《丹溪方》：女人血气刺心，痛不可忍，木香末，酒调服。

○芎䓖　洁古云：治妊妇数月胎不动，加当归二味各二钱，水二觥，煎至一觥，服之神效。《集要》云：疗妇人血闭无子。又妇人崩中不止，壹两剉酒一盏，煎五分，入生地黄汁二合，煎二三沸，食前，分作二服。愚验方妇人经住三月验胎法，以真川芎不拘多少为细末，空心，浓烈艾汤下一匕，腹内微动是有胎也。又方：治崩中昼夜不止，芎䓖八两，清酒五升，煎取二升半，分三服，徐徐饮之。又治胎妇忽然倒地，举擎重，促损腹中不安及子死腹中。川芎生末，酒服方寸匕，须臾一二服出。《简易方》：川芎散治妊妇从高坠下，胎气不和，转动不能，腹脐疼痛，用南川芎为末，每服二钱，温酒调下。

①类、并：底本版蚀，据《汤液本草》卷三补。
②产前后：底本版蚀，据《本草集要》卷二补。
③妇从：底本版蚀，据《袖珍方》卷四引《简易方》补。

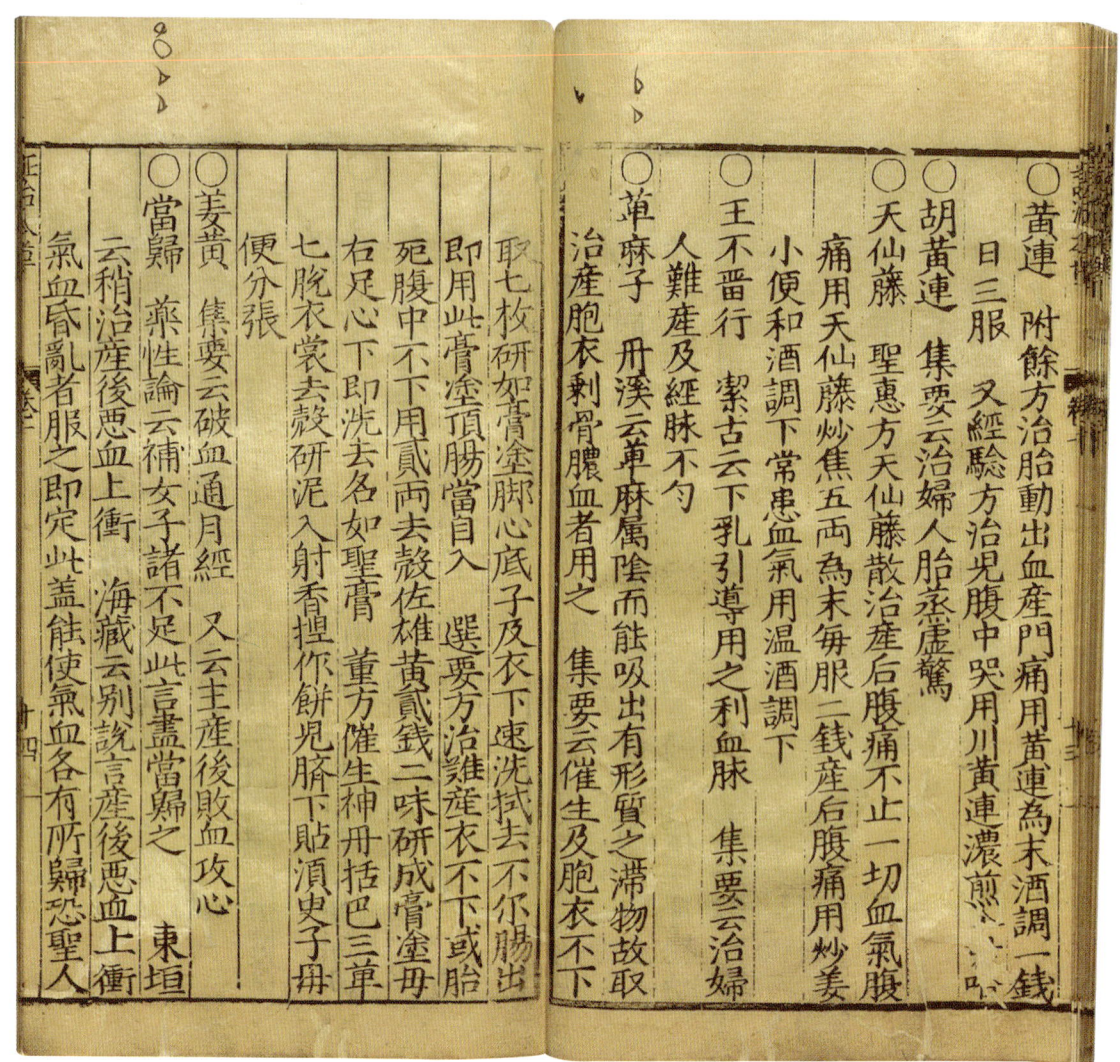

○黄连 《附余方》：治胎动出血，产门痛，用黄连为末，酒调一钱，日三服。又《经验方》治儿腹中哭，用川黄连浓煎，令母哈之①。○胡黄连 《集要》云：治妇人胎蒸虚惊。

○天仙藤 《圣惠方》天仙藤散：治产后腹痛不止，一切血气腹痛。用天仙藤炒焦，五两为末，每服二钱。产后腹痛，用炒姜，小便和酒调下。常患血气，用温酒调下。

○王不留行 洁古云：下乳，引导用之，利血脉。《集要》云：治妇人难产及经脉不匀。

○蓖麻子 丹溪云：蓖麻属阴，而能吸出有形质之滞物，故取治产胞衣，剩骨脓血者用之。《集要》云：催生及胞衣不下，取七枚研如膏，涂脚心底子及衣下，速洗拭去。不尔，肠出，即用此膏涂顶，肠当自入。《选要方》：治难产衣不下，或胎死腹中不下。用贰两去壳，佐雄黄贰钱，二味研成膏，涂母右足心下，即洗去，名如圣膏。《董方》催生神丹括：巴三草七脱衣裳，去壳研泥入麝香，捏作饼儿脐下贴，须臾子母便分张。

○姜黄 《集要》云：破血，通月经。又云：主产后败血攻心。

○当归 《药性论》云：补女子诸不足，此言尽当归之用②矣。东垣云：稍治产后恶血上冲。海藏云：《别说》言产后恶血上冲，气血昏乱者，服之即定。此盖能使气血各有所归，恐圣人

---

① 令母哈之："令母哈"三字版蚀，据《丹溪心法附余》卷二十一补，另据此补"之"字。
② 之用：底本版蚀，据《证类本草》卷八补。

立当归之名必因此出。入手少阴，以其心生血也。入足太阴，以其脾裹血也。入足厥阴，以其肝藏血也。若用在参、芪①，皆能补血，用在牵牛、大黄，皆能破血。《集要》云：□妇②人漏下绝子。又云：妇人产后备急。《戴氏方》云：破血，用归须补血，用归身与头，即是官桂肉收汗、枝发汗之义。《丹溪方》：逆产子死腹中，当归末，酒调服。

○贝母　海藏祖方下乳三母散：用牡蛎、知母、贝母三物为细末，以猪蹄汤调下。《集要》云：治乳难。又云：产后及胞衣不下，取七枚作末，酒调下。《丹溪方》：妊娠咳嗽，贝母炒为末，砂糖和末丸，夜含化妙。

○黄芩　《本草》云：治女子血闭，淋露下血。洁古云：主治妇人产前养阴退阳，又云安胎。《汤液》云：妊娠安胎散内多用黄芩，今医家常用有效者，因著之《千金方》也。又云：妇人带下，手足寒热者，久服之行及奔马，甚验。丹溪云：黄芩安胎，乃上、中二焦药，能降火下行也。又云：胎孕，宜此清热凉血，使循经而不妄行，乃能养胎。黄芩必取细条沉实者用之，故云安胎之圣药也。愚验方治崩中下血，云今人多用止血补血之药，少能见效，此阳乘阴则经水沸③溢，宜清之为愈。用黄芩不以多少为末，每一二钱烧秤锤④淬酒调卜，食前服。《元戎》方：治血崩，黄芩粗末，水煎服。愚验

①芪：底本版蚀，据《药鉴》补。
②妇：底本版蚀，据《本草集要》卷二补。
③水沸：底本版蚀，据《济阴纲目》卷二补。
④秤锤：底本版蚀，据《济阴纲目》卷二补。

芩心丸，治四十九岁已后，天癸当住，每月却行或过多不止。用黄芩新条者二两重，以米醋浸七日，炙干，又浸又炙，如此七次，为末，醋糊丸如梧子大，每服七十丸，空心①温酒下，日三服。《集成》断孕丸：用黄芩半斤，炒黑为末，加水银三钱，研匀，水糊丸，茶清下。

　　○缩砂　《东垣赋》云：缩砂安胎。丹溪云：缩砂安胎止痛，行气故也。若血虚而胎不安者，阿胶主之。——缩砂，非八九个月内，不宜多用。《集要》云：缩砂密主妊娠因气动胎痛不可忍，炒熟捣为末，酒调服二钱。《良方》：治血崩，新缩砂不以多少，瓦上炒香为细末，米饮调下三钱。《严氏方》：治妊娠胃虚气逆，呕吐不食，缩砂不以多少炒为末，每二钱，用姜汤调服，艾汤亦可。愚验方治妊娠或从高坠下，或重物所压，或别有所伤胎动疼痛不住，或下血不止。连皮缩砂不以多少炒焦，去皮为末，每二钱，温酒调下。若觉腹中动处，热已安矣，不饮酒，艾汤、米饮亦可，名保安散。

　　○地榆　《本草》云：崩后除恶血，止疼痛。东垣云：主治妇人乳疾，七伤带下。《赋》云：地榆疗崩漏止血。又云：止下焦不禁之月经。《集要》云：治月水不止，血崩，产前后诸血②疾。

　　○白薇　海藏云：《局方》多用治妇人，以《本经》疗伤中淋露故也。

　　○黑附子　洁古云：治经闭。丹溪云：堕胎为百药之长，慎之。

①空心：底本版蚀，据《瑞竹堂经验方》补。
②诸血：底本版蚀，据《本草集要》卷二补。

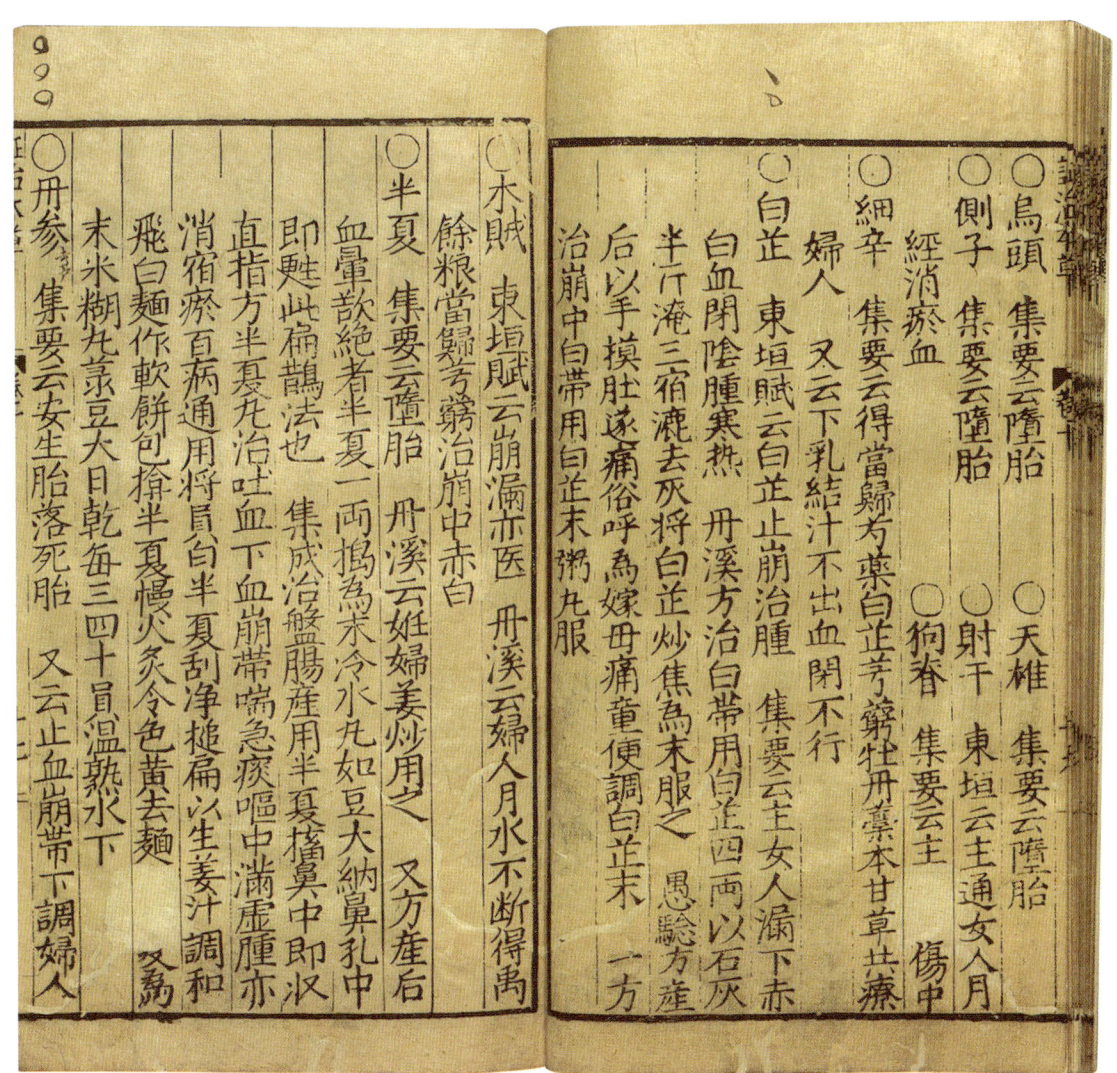

○乌头 《集要》云：堕胎。○天雄 《集要》云：堕胎。○侧子 《集要》云：堕胎。

○射干 东垣云：主通女人月经，消瘀血。○狗脊 《集要》云：主女子[1]伤中。

○细辛 《集要》云：得当归、芍药、白芷、芎劳、牡丹、藁本、甘草，共疗妇人。又云：下乳，结汁不出，血闭不行。

○白芷 《东垣赋》云：白芷止崩，治肿。《集要》云：主女人漏下赤白，血闭，阴肿，寒热。《丹溪方》：治白带，用白芷四两，以石灰半斤淹三宿，漉去灰，将白芷炒焦为末，服之。愚验方产后以手摸肚遂痛，俗呼为嫁母痛，童便调白芷末。一方治崩中白带，用白芷末，粥丸服。○木贼 《东垣赋》云：崩漏亦医。丹溪云：妇人月水不断，得禹余粮、当归、芎劳，治崩中赤白。

○半夏 《集要》云：堕胎。丹溪云：妊妇，姜炒用之。又方：产后血晕欲绝者，半夏一两捣为末，冷水丸如豆大，纳鼻孔中即苏，此扁鹊法也。《集成》：治盘肠产，用半夏搐鼻中即收。《直指方》：半夏丸治吐血，下血，崩带，喘急痰呕，中满虚肿，亦消宿瘀，百病通用。将员白半夏刮净搥扁，以生姜汁调和飞白面，作软饼包掩半夏，慢火，炙令色黄，去面，取半夏[2]为末，米糊丸绿豆大，日干，每三四十员，温熟水下。

○丹参 《集要》云：安生胎，落死胎。又云：止血崩带下，调妇人

①女子：底本版蚀，据《本草集要》卷三补。
②取半夏：底本版蚀，据《仁斋直指方论·卷之二十六》补。

经脉不匀。《大全良方》丹参散：治妇人经脉不调，或前或后，或多或少，产前胎不安，产后恶血不下并治之，兼治冷热劳，腰脊痛，骨节烦疼，用丹参去芦，不以多为末[1]，每服二钱，酒调下。经脉不调，食前；冷热劳，无时。

〇白药子 《附余方》：热病护胎，用白药子不拘多少为末，以鸡蛋清调，摊于纸上如碗大，贴脐下胎存处，干以温水润之。

〇补骨脂 《集要》云：主妇人血气。《大全良方》通气散：治妊娠腰痛，状不可忍，此药神妙。将破故纸不以多少，瓦上炒令香熟，为末，嚼胡桃肉半个，空心，温酒调下二钱。

〇大黄 《本草》云：治女子血闭胀，小腹痛，诸老血留结。《集要》云：得硝石、紫石英、桃仁，疗女子血闭。愚验方治妇人干血气，不可不用也。此药通妇人经水之仙药也。用锦纹大黄酒浸干，四两为末，用酽醋一升，熬成膏丸如鸡蛋大，每服一丸，热酒化开，临卧温服，大便利一二行后，红脉自下，名血极膏。又云：加香附。又方：治产后恶血冲心，胞衣不下，腹中血块亦用。锦纹大黄一两为末，以好醋半升，熬成膏丸如梧桐子大，以醋大半钟化五丸，服之须臾即下。

〇郁金 《集要》云：女人宿血结聚，或血气心痛，俱温醋摩[2]服之。《附余方》：治下胎或产后血上心已死，用郁金烧灰存性，为末，每服二钱，米醋一呷调灌之，立活。

①为末：底本版蚀，据《妇人大全良方》卷二补。
②醋摩：底本版蚀，据《本草集要》卷二补。

○知母　丹溪云：治产后蓐劳。《宝鉴》：治妊娠胎动不安及产后小户痛不可忍，知母去皮炒为末，蜜丸如弹子大，每服一丸，清酒一盏化下，食前，名万应丸。《圣惠方》知母丸：治日月未足而似欲产腹痛者，用知母为末，炼蜜丸如鸡头大，每服一丸，温酒嚼下，日一服。一方如梧桐子大，每服二十丸，粥饮汤下。

○蛇床子　《集要》云：令妇人子脏热。又云：久服令人有子。

○败酱　《集要》云：催生落胎及产后诸病，止腹痛。

○酸浆草　《集要》云：产难吞其实，立产。《丹溪方》：诸淋不止，小便赤涩，疼痛转胞，用酸浆草嫩者洗净，绞汁一合，酒一合和，空心服之甚妙。

○芦根　《集要》：治妊娠人心热。○草蒿　《集要》云：妇人血气腹内满及冷热久痢，止泻。○连翘　《集要》云：通月经。

○蓝实　《集要》云：止产后血晕。○景天　《集要》云：花主女人漏下赤白。

○王瓜　《集要》云：下乳汁，为末，酒服二钱，日三。又主瘀血月闭。

○苎根　丹溪云：其根善能安胎。《集要》云：妊娠胎动不安，漏胎下血及治产前后心烦闷。又云：苎麻，产妇枕之止血晕，安脐上止产后腹痛。

○骨碎补　主入妇人血气药。

○甘蕉根　《集要》云：治产后血胀闷。《丹溪方》：妇人发不黑，芭蕉油涂之。

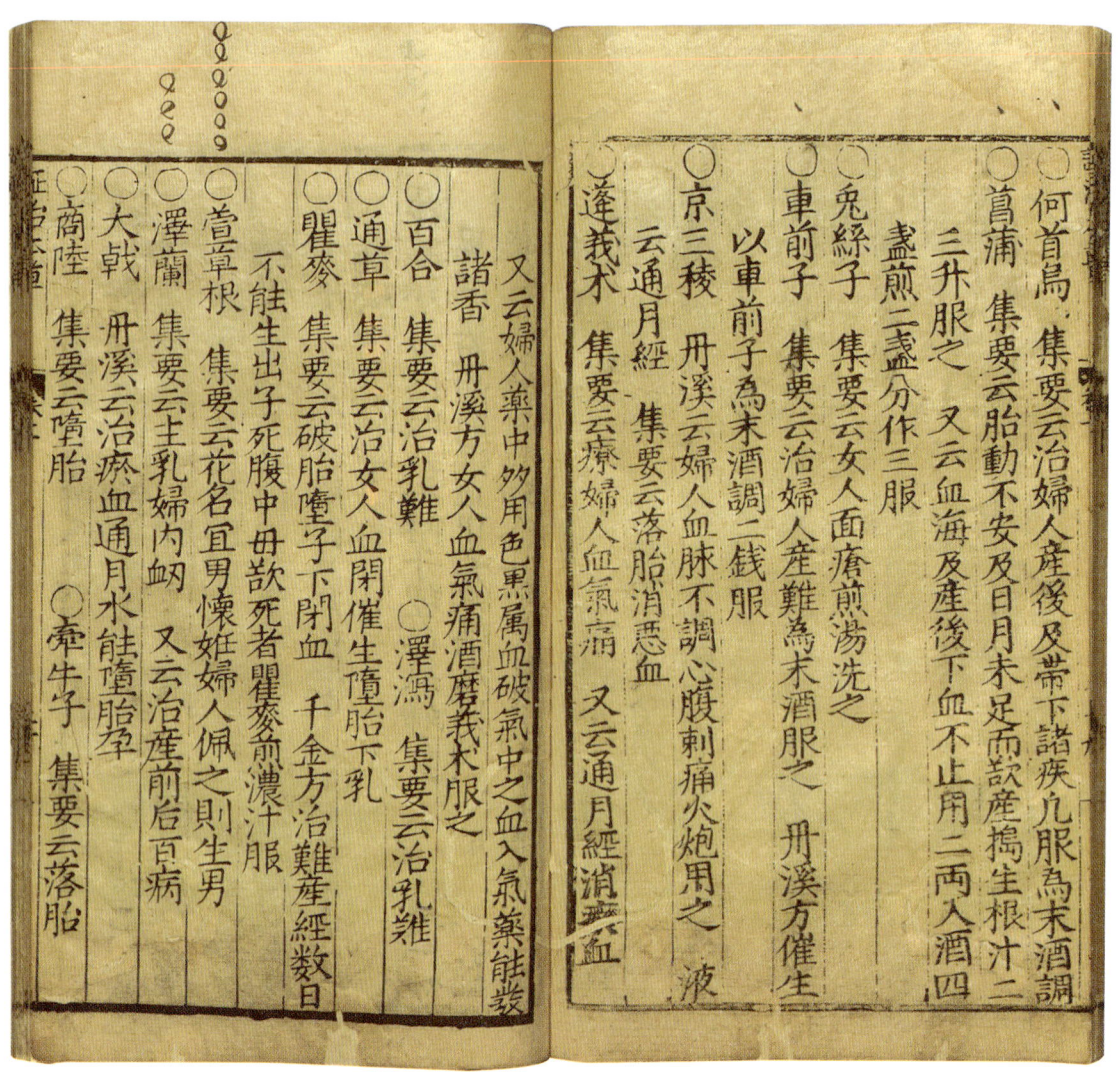

○何首乌　《集要》云：治妇人产后及带下诸疾。凡服为末，酒调。

○菖蒲　《集要》云：胎动不安及日月未足而欲产，捣生根汁二三升，服之。又云：血海及产后下血不止，用二两，入酒四盏，煎二盏，分作三服。

○菟丝子　《集要》云：女人面疮，煎汤洗之。○车前子　《集要》云：治妇人产难，为末，酒服之。《丹溪方》：催生，以车前子为末，酒调二钱服。

○京三棱　丹溪云：妇人血脉不调，心腹刺痛，火炮用之。《液》云：通月经。《集要》云：落胎，消恶血。

○蓬莪术　《集要》云：疗妇人血气痛。又云：通月经，消瘀血。又云：妇人药中多用，色黑属血，破气中之血，入气药能发诸香。《丹溪方》：女人血气痛，酒磨莪术服之。

○百合　《集要》云：治乳难。○泽泻　《集要》云：治乳难。

○通草　《集要》云：治女人血闭，催生，堕胎，下乳。○瞿麦　《集要》云：破胎堕子，下闭血。《千金方》：治难产，经数日不能生出，子死腹中母欲死者，瞿麦煎浓汁服。

○萱草根　《集要》云：花名宜男，怀妊妇人佩之则生男。

○泽兰　《集要》云：主乳妇内衄。又云：治产前后百病。

○大戟　丹溪云：治瘀血，通月水，能堕胎孕。○商陆　《集要》云：堕胎。

○牵牛子　《集要》云：落胎。

○续随子 《集要》云：主妇人血结月闭，癥瘕，疝癖，瘀血。

○延胡索 东垣云：活精血，疗产后之疾，调月水，主胎前之症。《赋》云：理气痛血凝。丹溪言：《象》云破血，治妇人月水不调，小腹痛及产后诸疾，因血为病，皆可疗之。《集要》云：腹中结块，崩中淋沥，因损下血，产后血晕，暴血冲上，或酒磨及煮服。《圣惠方》：治胎落，车马筋骨疼痛不止。玄胡索一两为细末，豆淋酒下。

○莎草根 《东垣赋》云：香附子理血气，妇人之用。《集要》云：炒黑，能止血，治崩漏血中之气药。凡血气药必用之，能引血药至气分而生血，妇人之仙药也。又妇人乳肿痛，捣末，醋煮后傅之。《元戎》方：治血崩不止，面色黄，血刺痛不可忍，小产血不止。香附不以多少炒，去毛捣碎，再炒黄为细末，每服三五钱，好酒调下。能破血积，米饮调下；能止血冷气，姜汤下；带下，艾汤下，醋少许；妇人一切心腹诸疾并治之，粥饮下。许学士治妇人血气不调，有积血者，能破之；若血崩，能止之。愚验煮附丸，治经候不调，血气刺痛，腹胁膨胀，头晕恶心，崩漏带下，并宜服之。香附子擦去皮，不以多少，米醋浸一日，用瓦铫煮令醋尽，醋糊为丸如梧子大，日干，每五十丸，淡醋汤下。一方：香附一斤，艾叶四两，当归二两制，同名艾附丸。《戴氏方》云：血虚而气旺者，宜抑

原文

气汤，即香附末。愚验四制醋附丸，治妇人女子经候不调，将香附子去毛一斤，作四分，一分好酒浸七日，一分小便浸七日，一分盐水浸七日，一分米醋浸七日，各焙干为末，醋糊丸如梧桐子大，每服七十丸，空心，食前，盐酒送下。肥人依方服，瘦人加泽兰叶、赤茯苓各二两。愚按：香附子，血中之气药也。妇人血用事，今用香附子开郁行气，盖气行而血亦行矣。何病之不瘳哉！又《直指方》：治诸下血，用净香附，酒、醋各半煮透，焙为末，黄糯米糊员桐子大，每四五十丸，米汤下。又方：用大香附杵去毛皮，以童子小便浸一日夜，日干截碎。又用米醋蘸过，焙干为末，每二钱米汤调下。治冷带，用炒艾叶煎汤调下。《董氏方》：专宜妾婢，盖妾婢多郁，情不宣畅，经多不调，故难孕，此方最妙，不须更服他药。香附不拘多少，去毛粗皮，米泔水浸一宿，晒干，用上好米醋砂锅内煮，旋添醋，旋煮透，极烂为度，取出焙干为末，仍用醋糊为丸如梧子大，每服五七十丸，经不调者即调，久不孕者亦孕。

○艾叶　《东垣赋》云：艾叶治崩漏暖宫。《集要》云：主妇人漏血，安胎，止腹痛，辟风寒，暖子宫，令人有子。《丹溪方》：胎动不安，或但腰痛，或胎转抢心，或下血不止。艾叶鸡子大，酒四升，煮二升，分二服，大妙。又云：《本草》止言其温，不言其热，其性入火灸则气下行，入药服则气上行。世人喜温，令妇人欲子者，率多服之，及其毒发，何尝归咎于艾，惜哉！予尝考《图经》而默，有感于其中也，故云。

○瓜蒌根　东垣云：补虚，通月经。《集要》云：通月水，又下乳汁。取仁炒干，令香熟为末，酒调一匕，合面卧少时。《集成方》：治乳汁不通，用天花粉五钱，酒水煎服。

○鸡冠子　《集要》云：主妇人崩中带下。○卷柏　《集要》云：治女子癥瘕，血闭绝子。

○蒲黄　东垣云：蒲黄止崩，治衄，消瘀，调经。《集要》云：治血症带下，月候不匀，心腹痛，产后诸血病。《元戎》方：治产后恶血不下，蒲黄水煎服。日月未足欲产，蒲黄水调服。愚验方产后血不止，蒲黄三两，水三升，煎一升服。《戴氏方》：产后血虚而烦，蒲黄隔纸炒，东流水调下。

○蒲公英　《董方》：治妇人乳痈或乳岩初起，用蒲公英连根叶捣汁，入酒饮之，将相敷患处即消。○续断　《东垣赋》云：治崩漏，安胎。《集要》云：治妇人乳难，产前后一切病，崩中漏血尿血。又云：治子宫冷。

○菴䕡子　《集要》云：妇人月水不通，以此治之。

○蒺藜子　《集要》云：主乳难。○漏芦　《集要》云：下乳汁。

○茜根　《日华子》云：治月经不止。《集要》云：治产后血晕乳结。

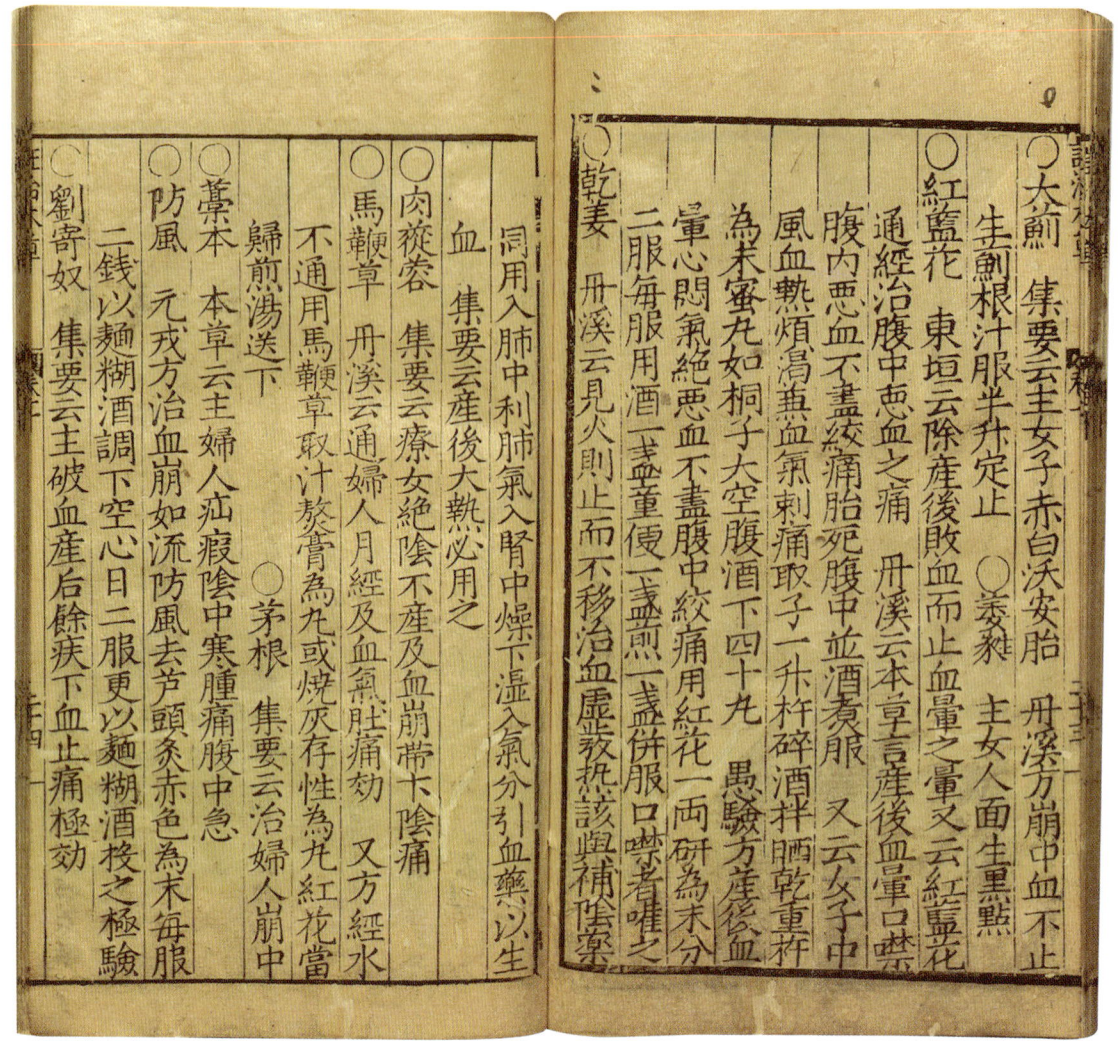

○大蓟　《集要》云：主女子赤白沃，安胎。《丹溪方》：崩中血不止。生蓟根汁服半升，定止。○萋蕤　主女人面生黑点。

○红蓝花　东垣云：除产后败血，而止血晕之晕。又云：红蓝花通经，治腹中恶血之痛。丹溪云：《本草》言产后血晕，口噤，腹内恶血不尽，绞痛，胎死腹中，并酒煮服。又云：女子中风，血热烦渴兼血气刺痛。取子一升杵碎，酒拌，晒干，重杵为末，蜜丸如桐子大，空腹酒下四十丸。愚验方产后血晕，心闷气绝，恶血不尽，腹中绞痛，用红花一两研为末，分二服，每服用酒一盏，童便一盏，煎一盏并服口噤者灌之。

○干姜　丹溪云：见火则止而不移，治血虚发热，该与补阴药同用。入肺中，利肺气；入肾中，燥下湿；入气分引血药，以生血。《集要》云：产后大热必用之。

○肉苁蓉　《集要》云：疗女绝阴不产及血崩带下阴痛。

○马鞭草　丹溪云：通妇人月经及血气肚痛，效。又方：经水不通，用马鞭草取汁熬膏为丸，或烧灰存性为丸，红花、当归煎汤送下。

○茅根　《集要》云：治妇人崩中。○藁本　《本草》云：主妇人疝瘕，阴中寒肿痛，腹中急。○防风　《元戎》方：治血崩如流，防风去芦头，炙赤色为末，每服二钱，以面糊酒调下，空心，日二服，更以面糊酒投之，极验。

○刘寄奴　《集要》云：主破血，产后余疾，下血止痛极效。

○黄麻 《戴氏方》云：妇人崩甚，腹痛亦有，以早黄麻根烧灰为末，米饮下。

○紫参 《集要》云：疗妇人血闭。○玄参 丹溪云：《本草》治女子产乳余疾。

○沙参 《戴氏方》：治妇人赤白带，并宜米饮调沙参末。

○独活 《戴氏方》：治妇人角弓反张，用此一味为末，豆淋酒调下。

○百草霜 《丹溪方》：崩漏，急则治标，白芷汤调此服。

○苍耳草 《丹溪方》：产后诸风，苍耳草汁半盏，温服，牙疼亦可治。又血气入脑，头旋闷不知人，苍耳嫩心，阴干为末，酒调服之。又妇人风瘙痒，瘾疹痒不止，用苍耳花、叶子为末，豆淋酒饮二三钱。○草鞋鼻 《附余方》：催生，用草鞋鼻绳路上者，名千里马，洗净，烧灰末，童便和酒调服。

○鬼臼 《大全良方》一字神散：治子死腹中，胎不下，胞破不生，此方累有效验。用鬼臼不拘多少，黄色者，去毛研末，以手指捻之，如粉极细为度。此药不用罗，每服三钱，用无灰酒一盏，同煎至八分，通口服，立生如神。

○墓头回草 《董方》：治崩中，赤白带下，不拘远年近日，少则一服，多则三服，效如神。此草干久益善，剉碎，每服一把，水酒各半盏，童便半盏，新红花一捻煎七分，临卧服。

○地骨皮 东垣四物汤：加地骨皮、牡丹皮，治妇人骨蒸最妙。

○猪苓　海藏云：治妊娠淋及治妊娠从脚上至腹肿胀，小便不利。《丹溪方》：治妊娠从脚连腹肿满，小便不利，微渴。猪苓五两为末，熟水服方寸匕，日三服。

○槐实　《药性论》云：臣治大热难产。东垣云：治妇人乳瘕。《集要》云：治妇人乳瘕，子藏急痛。又堕胎催生，吞七粒。《产室方》：治崩中不止，不问年深月远，槐木耳烧灰为末，酒服方寸匕。又《简要方》：治妇人漏下血不绝，槐花萼不以多少烧灰，细碾，食前，温酒服二钱匕。《虞氏方》：治妇人乳瘕，子脏急痛，槐实以七月七日取，入捣取汁，铜盂内盛之，日煎令可丸，大如鼠屎，内窍中，三易愈。又主堕胎。

○棠球子　《丹溪方》：治妇人儿枕痛，浓煎汁，入砂糖调服，立效。

○榆皮　《集要》云：滑胎。又云：妊娠滑胎易产，焙捣末，临月，日三服方寸匕，临产极易。

○牡丹皮　东垣云：主妇人冷热血气，排脓通经。《集要》云：主女子经脉不通，血沥腰痛，治胎下胞产后一切冷热血气。

○干漆　疗女子疝瘕癥坚，经脉不通，削年深积，治血气心痛。

○秦皮　东垣云：治女子崩中带下。《集要》云：治妇人带下。

○乳香　《集要》云：催生。《良方》：催生用，滴乳为末，猪心血为丸。五月五日午时合，如桐子大，朱砂为衣，母一粒，面东，酒吞下，未下再服。如胎干者，先与四物汤。

○枳壳 《集要》云：湖阳公主胎肥难产，方士进瘦胎散。用四两和甘草二两为末，空心服六钱匕，茶清点服。《附余方》：治产后生肠不收，用枳壳二两，去穰，煎汤，温浸良久即入。○巴豆 《本草》云：烂胎。《集要》云：治女子月闭。

○麒麟竭 《本草》云：带下止痛，破积血。○松烟墨 丹溪云：主产后血晕，崩中，卒下血。醋磨服之。《集要》云：产后血晕，以丈夫小便浓研墨，服一升效。

○卫矛 《集要》云：主女子崩中下血，腹满汗出。又云：疗妇人血气，大效，能落胎。

○没药 治妇人产后血气痛。○虎杖根 《集要》云：主通利月水，破血癥结恶痕。

○苏方木 东垣云：除产后之败血，有此立验。丹溪云：治月经不调及血晕口噤，极效。《集要》云：治妇人血气，心腹痛。又云：主破血，产后血胀闷欲死者，酒煮五两，取浓汁服，效。

○琥珀 《药性论》云：治产后血疹痛。《集要》云：产后血晕，止血。

○蔓荆子 《宝鉴》方：治妊娠小便不通，蔓荆子为末，每服二钱，浓煎葱白汤调下，食前，日三服，名独圣散。○山茱萸 《集要》：止月水不定。

○乌药 《集要》云：治妇人血气。○桑寄生 《东垣赋》云：益血安胎。《集要》云：安胎。又云：女子崩中，不足怀妊，漏血不止，产后余疾，下乳汁。

○厚朴 《丹溪方》：月水不通，厚朴三两，水三升，煎一升，分三服，

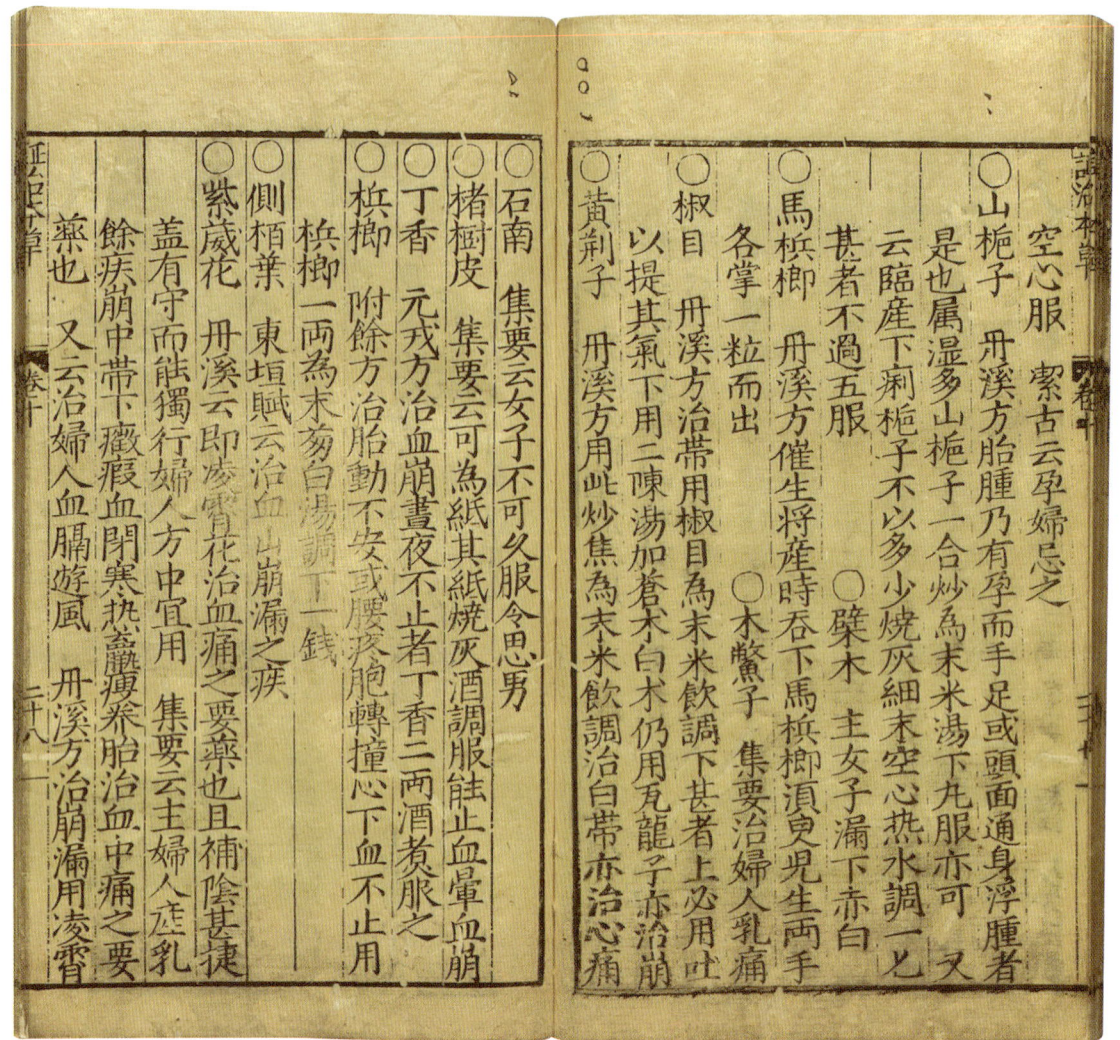

空心服。洁古云：孕妇忌之。

　　○山栀子　《丹溪方》：胎肿，乃有孕而手足或头面通身浮肿者是也。属湿多，山栀子一合炒为末，米汤下，丸服亦可。又云：临产下痢，栀子不以多少烧灰，细末，空心，热水调一匕，甚者不过五服。○檗木　主女子漏下赤白。

　　○马槟榔　《丹溪方》：催生，将产时，吞下马槟榔，须臾儿生，两手各掌一粒而出。

　　○木鳖子　《集要》：治妇人乳痛。○椒目　《丹溪方》：治带，用椒目为末，米饮调下。甚者上必用吐，以提其气；下用二陈汤加苍术、白术，仍用瓦龙子，亦治崩。

　　○黄荆子　《丹溪方》：用此炒焦为末，米饮调，治白带，亦治心痛。

　　○石南　《集要》云：女子不可久服，令思男。

　　○楮树皮　《集要》云：可为纸，其纸烧灰，酒调服。能止血晕血崩。

　　○丁香　《元戎》方：治血崩昼夜不止者，丁香二两，酒煮服之。

　　○槟榔　《附余方》：治胎动不安或腰疼，胞转撞心，下血不止。用槟榔一两为末，葱白汤调下一钱。○侧柏叶　《东垣赋》云：治血山崩漏之疾。

　　○紫葳花　丹溪云：即凌霄花，治血痛之要药也。且补阴甚捷，盖有守而能独行妇人方中宜用。《集要》云：主妇人产乳余疾，崩中带下，癥瘕，血闭，寒热，羸瘦，养胎，治血中痛之要药也。又云：治妇人血膈游风。《丹溪方》：治崩漏，用凌霄花末，酒下后以四物加干姜调治。○皂角 《本草》云：主妇人胎不落。《附余》皂角散：治乳汁不通及乳结硬疼痛。有吹乳，括见疮疡类。

○棕榈子 《集要》云：崩中带下及养血。又云：破癥，治崩中带下。《丹溪方》：崩漏甚者，用棕榈烧灰存性服。《大全良方》：治血崩不止，用棕榈烧灰存性，为末，汤泡酒令淡，调下三钱，空心服。

○樗白皮 《集要》云：女子血崩，月信来多，赤白带下。取东引细根皮，水煮服之。丹溪固肠丸：湿气下利，大便血，白带。去脾胃陈积之疾，用此以燥其湿，亦不可单用，须看病作汤，使椿根白皮性凉而燥，须炒用为末，酒糊丸服。

○桂心 《集要》云：能堕胎。《元戎》：治血崩。以桂烧灰，酒调下愈。救生方：治横生逆产，用桂心为末，童便酒调一钱服，神效。

○竹茹 《丹溪方》：血淋。竹茹一握煎汤，空心，温服，立效。《大全良方》竹茹汤：疗妊娠烦燥或胎不动。用淡青竹茹一两，用水一大升，煮四合，徐徐服尽为度。

○竹叶 《集要》云：怀妊人头旋倒地，安胎，治子烦。

○蜀葵花 洁古云：赤者治赤带，白者治白带，赤治血燥，白治气燥。丹溪云：带下病主乎湿热。葵花白者，治白带；赤者，治赤带。《集要》云：花催生落胎。又云：花有五色，用赤白

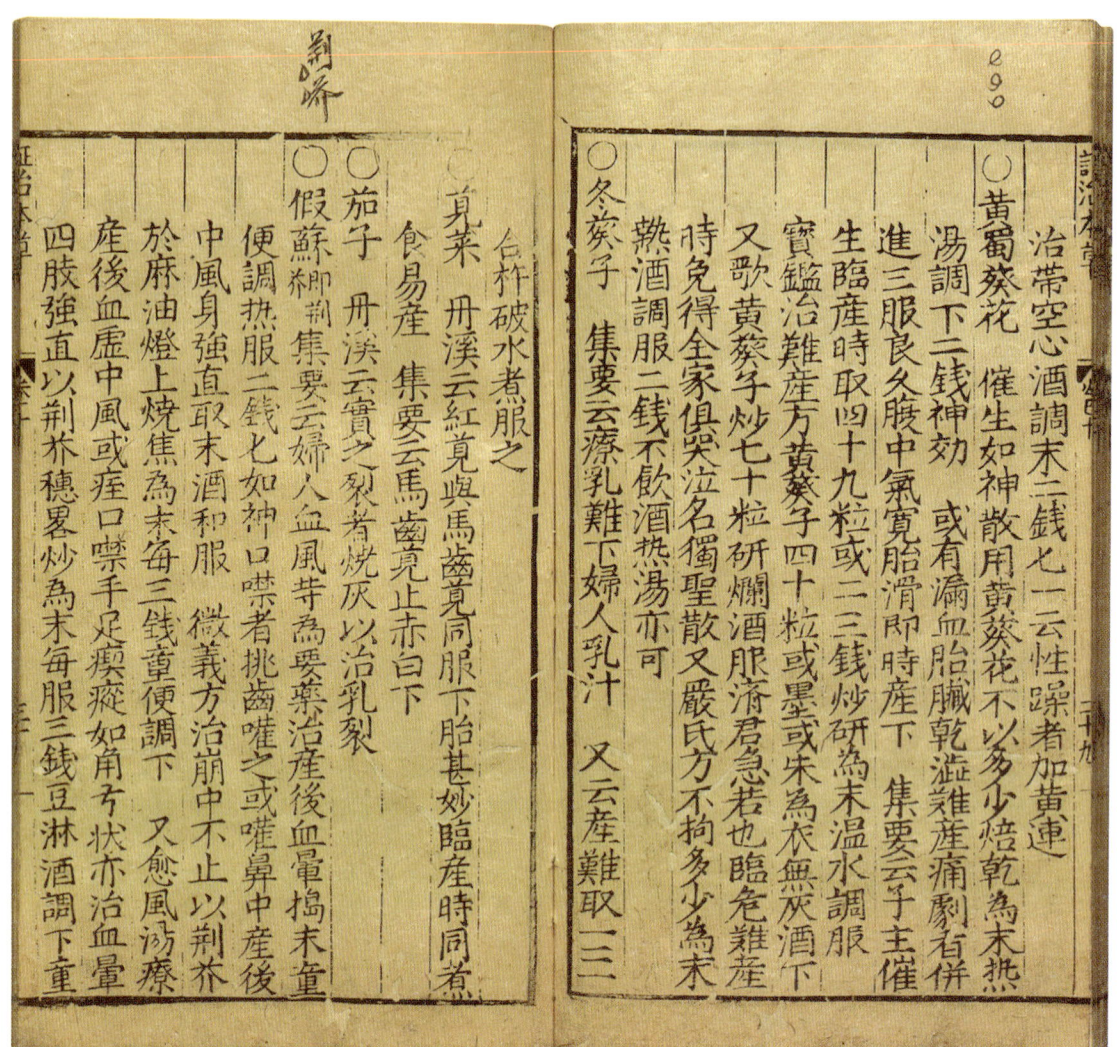

治带，空心，酒调末二钱匕。一云性躁者，加黄连。

○黄蜀葵花　催生如神散：用黄葵花不以多少，焙干为末，热汤调下二钱，神效。或有漏血，胎脏干涩，难产痛剧者，并进三服良久，腹中气宽胎滑，实时产下。《集要》云：子主催生，临产时取四十九粒或二三钱，炒研为末，温水调服。《宝鉴》治难产方：黄葵子四十粒，或墨或朱为衣，无灰酒下。又歌：黄葵子炒七十粒，研烂酒服济君急，若也临危难产时，免得全家俱哭泣。名独圣散。又《严氏方》：不拘多少为末，热酒调服二钱，不饮酒，热汤亦可。

○冬葵子　《集要》云：疗乳难，下妇人乳汁。又云：产难取一三合杵破，水煮服之。

○苋菜　丹溪云：红苋与马齿苋同服，下胎甚妙。临产时，同煮食，易产。《集要》云：马齿苋止赤白下。

○茄子　丹溪云：实之裂者，烧灰，以治乳裂。

○假苏即荆芥　《集要》云：妇人血风等为要药，治产后血晕，捣末，童便调，热服二钱匕，如神。口噤者，挑齿灌之，或灌鼻中。产后中风身强，直取末，酒和服。《微义》方：治崩中不止，以荆芥于麻油灯上烧焦为末，每三钱，童便调下。又愈风汤疗产后血虚中风或痉，口噤，手足瘛疭如角弓状，亦治血晕，四肢强直。以荆芥穗略炒为末，每服三钱，豆淋酒调下，童便亦可，其效如神。豆淋即大豆黄卷，熟以酒沃之，去黄卷取汁是一方，只以好酒调服。《元戎》：治新产血虚痉者，荆芥穗不以多少，微炒为细末，好酒调五钱匕，服之。愚验方治产后发热迷闷，新瓦上炒荆芥不拘多少，半炒半生为末，温熟水调下一钱，名独行散。或疑豆淋酒太热，用童便调尤宜。若剉散便煎，亦得荆芥，乃产后要药。角弓反张，豆酒调极妙。盛怒失喜，迷闷不发热者，便调，无不效。又愈风汤加当归等分，入酒少许，水煎灌下即醒。徐氏曰：风本阳邪。《经》曰：贼邪阳受之，所以诸方皆用气分之药多，血分之药少。惟此方以产后多因血虚，故专用行血之药。

　　○葱　《集要》云：葱实安胎。《元戎》方：治妊娠伤寒，用葱白二把，以水一升煮熟服，取汗食尽，亦主安胎。若胎死，须臾即出。

　　○韭　愚验方治产后血晕，用韭叶细切，盛于有嘴瓶中，以热醋沃之，急封瓶口，以瓶嘴纳产妇鼻中。又方：经血逆行，或血腥，或唾血，或吐血，用韭菜汁服，立效。

　　○水芹　《集要》云：主女子赤沃，止血养精，保血脉，益气，令人肥健嗜食。

　　○繁缕　《集要》云：破血，宜产妇。

　　○芜菁　《元戎》杨氏方：治妊娠，小便不利。芜菁子末，水调服方寸匕，日二，芜菁即蔓青也。○水苏　《集要》：产后中风下气。

　　○藕　《集要》云：破产后血闷。○荷叶　《集要》云：荷叶及房皆

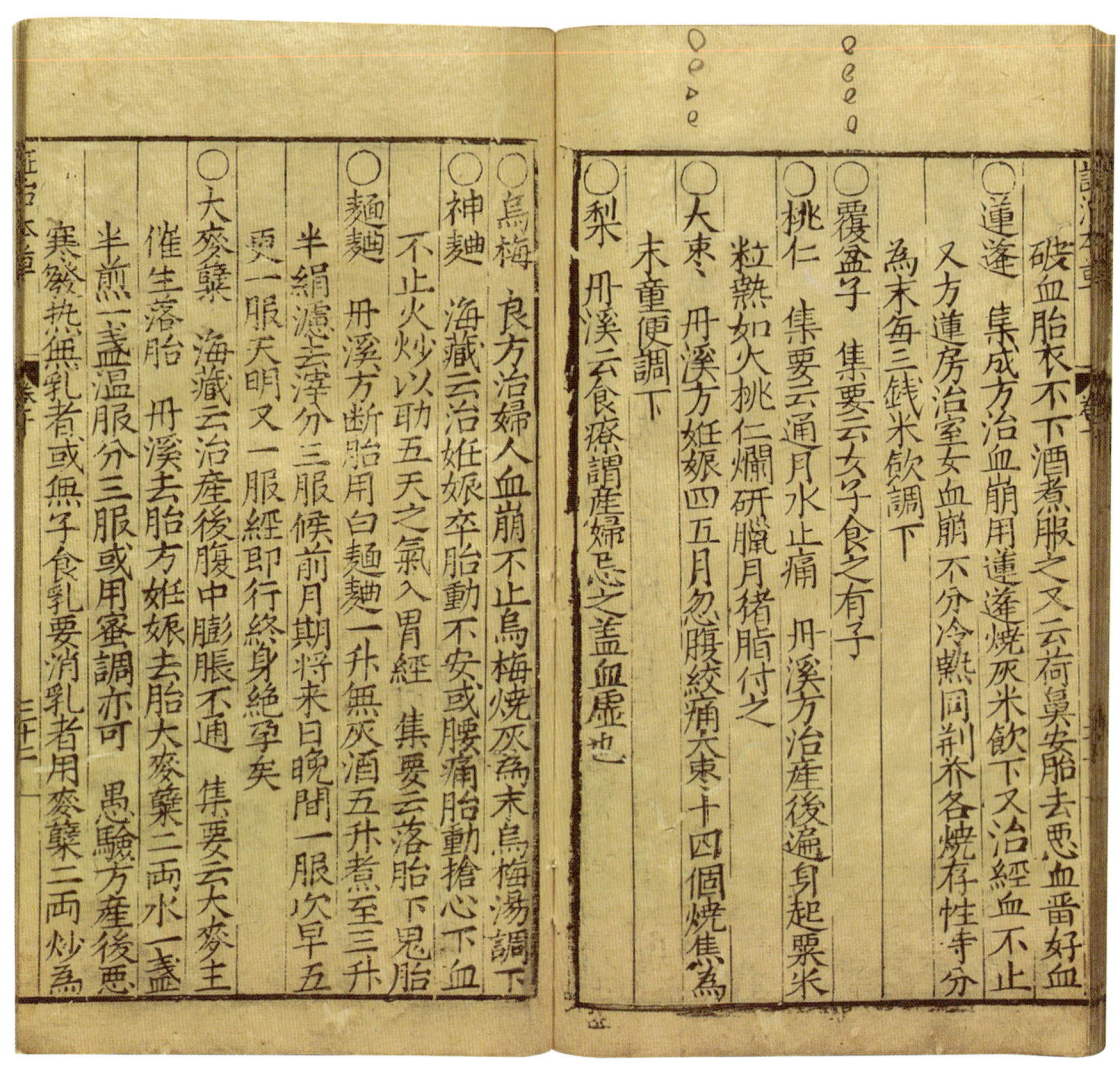

破血，胎衣不下，酒煮服之。又云：荷鼻安胎，去恶血，留好血。

○莲蓬　《集成方》：治血崩，用莲蓬烧灰，米饮下。又治经血不止。又方：莲房治室女血崩，不分冷热，同荆芥各烧存性，等分为末，每三钱，米饮调下。

○覆盆子　《集要》云：女子食之有子。

○桃仁　《集要》云：通月水，止痛。《丹溪方》：治产后遍身起粟米粒，热如火，桃仁烂研，腊月猪脂付之。

○大枣　《丹溪方》：妊娠四五月，忽腹绞痛，大枣十四个烧焦为末，童便调下。

○梨　丹溪云：《食疗》谓产妇忌之，盖血虚也。

○乌梅　《良方》：治妇人血崩不止，乌梅烧灰为末，乌梅汤调下。

○神曲　海藏云：治妊娠卒胎动不安或腰痛，胎动抢心，下血不止，火炒以助五天之气入胃经。《集要》云：落胎，下鬼胎。

○面曲　《丹溪方》：断胎，用白面曲一升，无灰酒五升煮至三升半，绢滤去滓，分三服，候前月期将来日晚间一服，次早五更一服，天明又一服，经即行，终身绝孕矣。

○大麦蘖　海藏云：治产后腹中膨胀不通。《集要》云：大麦主催生落胎。丹溪去胎方：妊娠去胎，大麦蘖二两，水一盏半，煎一盏，温服，分三服，或用蜜调亦可。愚验方产后恶寒发热，无乳者或无子食乳要消乳者，用麦蘖二两炒为

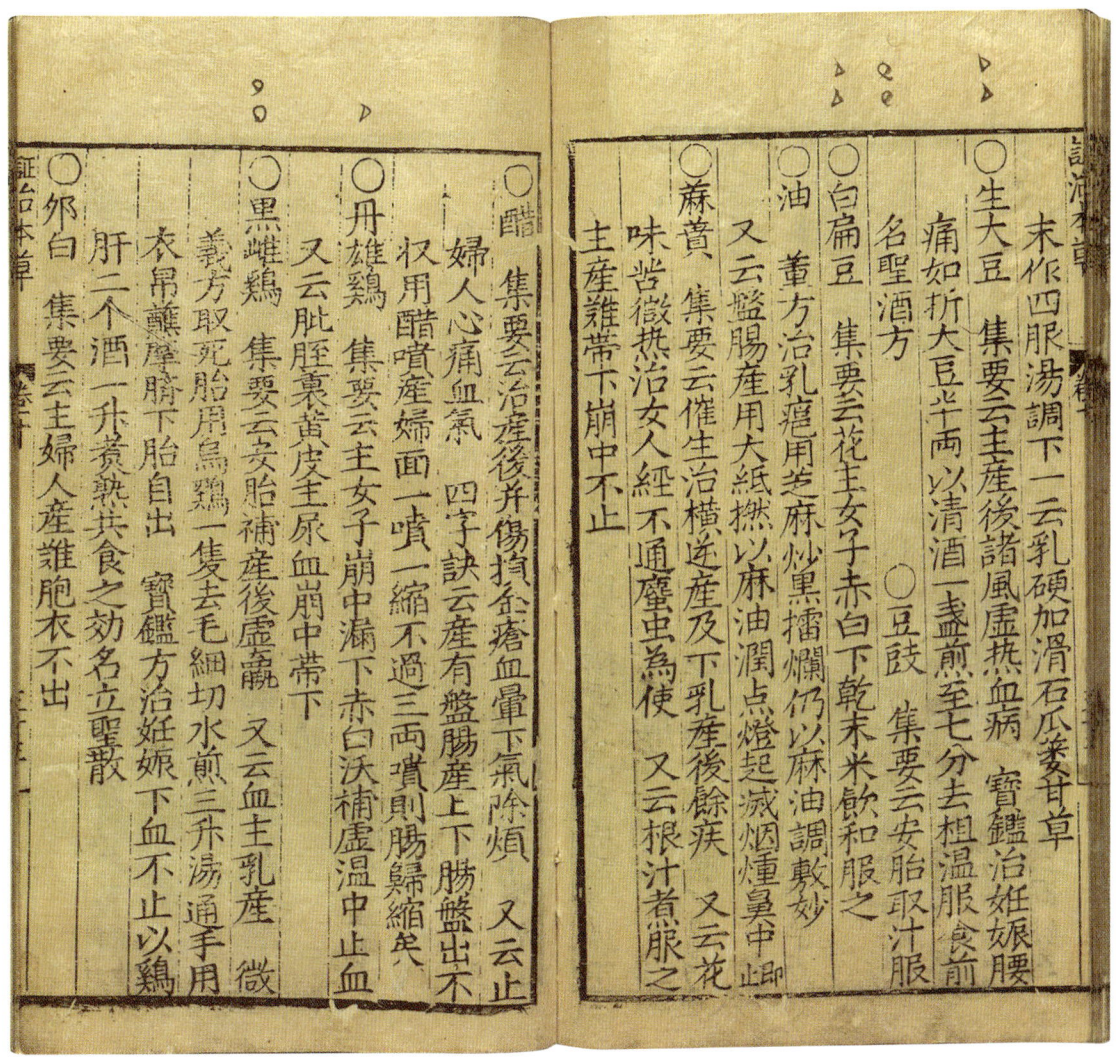

末，作四服，汤调下。一云乳硬加滑石、瓜蒌、甘草。

〇生大豆　《集要》云：主产后诸风虚热血病。《宝鉴》：治妊娠腰痛如折，大豆半两，以清酒一盏煎至七分，去相，温服，食前，名圣酒方。〇豆豉　《集要》云：安胎，取汁服。

〇白扁豆　《集要》云：花主女子赤白下，干末，米饮和服之。

〇油　《董方》：治乳痈，用芝麻炒黑，擂烂，仍以麻油调敷，妙。又云：盘肠产，用大纸捻以麻油润点灯，起灭烟熏鼻中，即止。

〇麻蕡　《集要》云：催生，治横逆产及下乳，产后余疾。又云：花味苦，微热，治女人经不通，䗪虫为使。又云：根汁煮服之，主产难，带下崩中不止。

〇醋　《集要》云：治产后并伤损，金疮，血晕，下气，除烦。又云：止妇人心痛血气。《四字诀》云：产有盘肠产，上下肠盘出不收。用醋喷产妇面，一喷一缩，不过三两，喷则肠归缩矣。

〇丹雄鸡　《集要》云：主女子崩中漏下，赤白沃，补虚，温中止血。又云：肶胵里黄皮，主尿血，崩中带下。〇黑雌鸡　《集要》云：安胎，补产后虚羸。又云：血主乳产。《微义》方：取死胎，用乌鸡一只，去毛细切，水煎三升汤通。手用衣帛蘸摩脐下，胎自出。《宝鉴》方：治妊娠下血不止，以鸡肝二个，酒一升，煮熟共食之，效。名立圣散。

〇卵白　《集要》云：主妇人产难，胞衣不出。

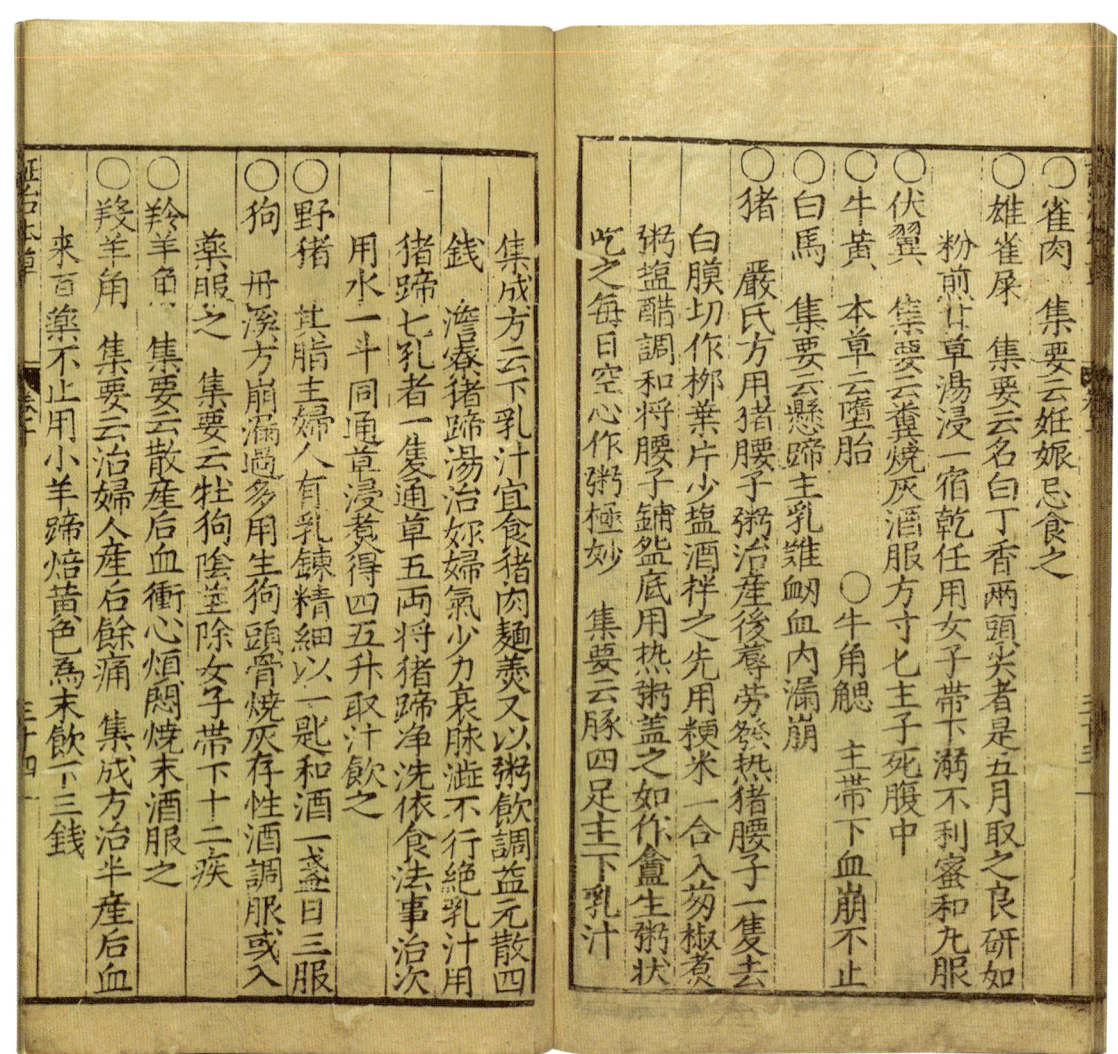

○雀肉　《集要》云：妊娠，忌食之。

○雄雀屎　《集要》云：名曰丁香，两头尖者是。五月取之良，研如粉，煎甘草汤浸一宿，干任用女子带下，溺不利，蜜和丸服。○伏翼　《集要》云：粪烧灰，酒服方寸匕。主子死腹中。○牛黄　《本草》云：堕胎。○牛角䚡　主带下，血崩不止。

○白马　《集要》云：悬蹄主乳难，衄血，内漏崩。

○猪　《严氏方》：用猪腰子粥，治产后蓐劳发热。猪腰子一只，去白膜，切作柳叶片，少盐、酒拌之。先用粳米一合，入葱、椒煮粥，盐、醋调和，将腰子铺碗底，用热粥盖之如作盦，生粥状吃之，每日空心，作粥极妙。《集要》云：豚四足，主下乳汁。《集成方》云：下乳汁，宜食猪肉面羹。又以粥饮，调益元散四钱。《澹寮》猪蹄汤：治奶妇气少力衰，脉涩不行，绝乳汁。用猪蹄七孔者一只，通草五两，将猪蹄净洗，依食法事治，次用水一斗，同通草浸煮，得四五升，取汁饮之。○野猪　其脂主妇人有乳，炼精细，以一匙和酒一盏，日三服。

○狗　《丹溪方》：崩漏过多，用生狗头骨烧灰存性，酒调服，或入药服之。《集要》云：牡狗阴茎，除女子带下十二疾。○羚羊角　《集要》云：散产后血冲心烦闷，烧末，酒服之。

○羖羊角　《集要》云：治妇人产后余痛。《集成方》：治半产后血来，百药不止。用小羊蹄焙黄色为末，饮下三钱。

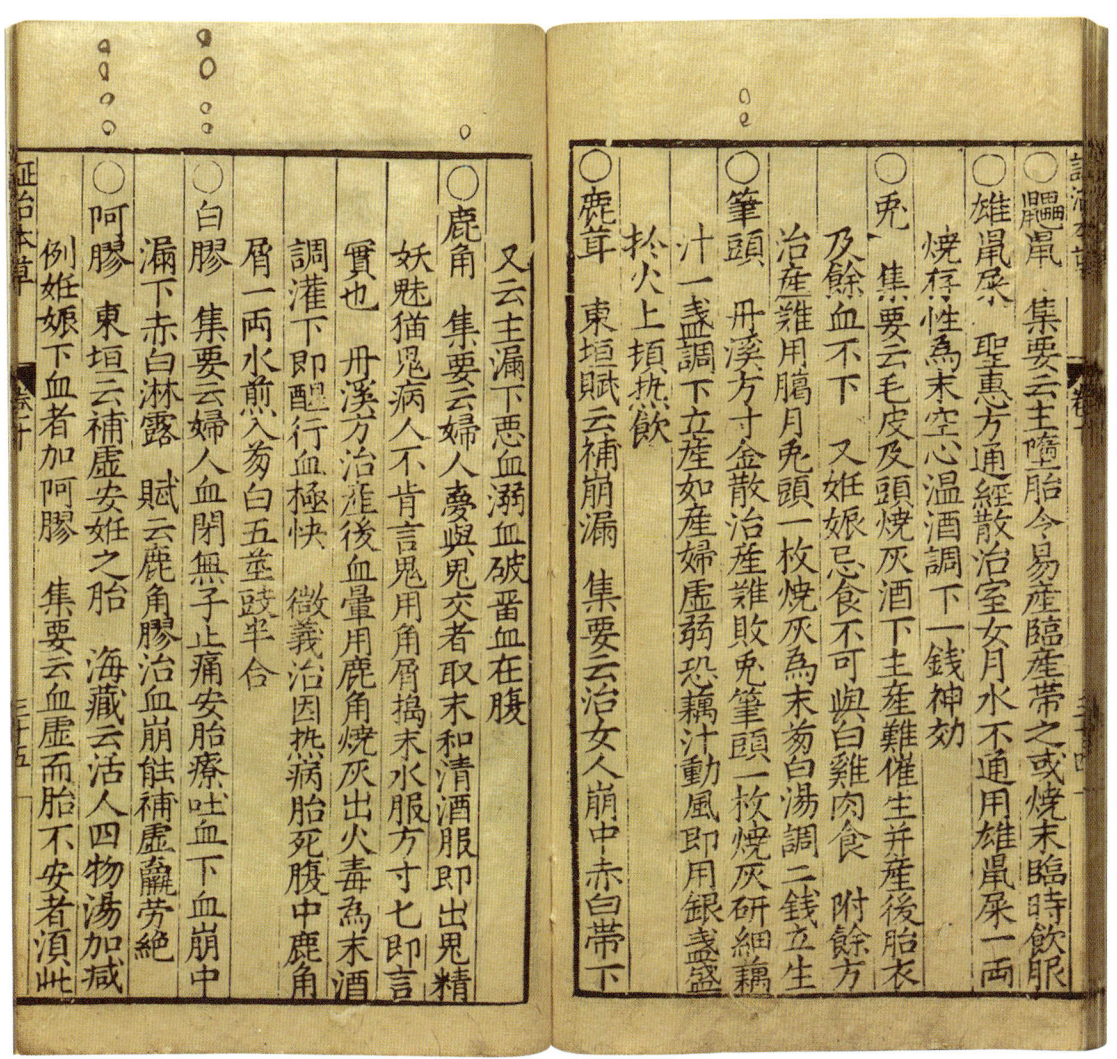

○鼺鼠　《集要》云：主堕胎，令易产。临产带之，或烧末，临时饮服。

○雄鼠屎　《圣惠方》通经散：治室女月水不通，用雄鼠屎一两烧存性，为末，空心，温酒调下一钱，神效。

○兔　《集要》云：毛皮及头烧灰，酒下。主产难催生，并产后胎衣及余血不下。又妊娠忌食，不可与白鸡肉食。《附余方》：治产难，用腊月兔头一枚烧灰，为末，葱白汤调二钱，立生。○笔头　《丹溪方》寸金散：治产难，败兔笔头一枚烧灰，研细，藕汁一盏调下，立产。如产妇虚弱，恐藕汁动风，即用银盏盛于火上顿热饮。

○鹿茸　《东垣赋》云：补崩漏。《集要》云：治女人崩中，赤白带下。又云：主漏下恶血，溺血，破留血在腹。

○鹿角　《集要》云：妇人梦与鬼交者，取末，和清酒服，即出鬼精妖魅，猫鬼。病人不肯言鬼，用角屑捣末，水服方寸匕，即言实也。《丹溪方》：治产后血晕，用鹿角烧灰，出火毒为末，酒调灌下即醒，行血极快。《微义》：治因热病胎死腹中，鹿角屑一两，水煎，入葱白五茎，豉半合。○白胶　《集要》云：妇人血闭无子，止痛安胎。疗吐血下血，崩中漏下，赤白淋露。《赋》云：鹿角胶治血崩，能补虚羸劳绝。

○阿胶　东垣云：补虚，安妊之胎。海藏云：活人四物汤加减例，妊娠下血者，加阿胶。《集要》云：血虚而胎不安者，须此。

又治下血安胎。又云：主心腹内崩劳极，洒洒如疟状。《附余》：治月水不止，阿胶炒枯为末，好酒，空心调服，或艾汤。

○龙骨 《东垣赋》云：燥湿，更治血崩。《集要》云：主女子漏下。《千金方》：治妇人无故尿血。龙骨二两为末，以酒调服方寸匕，空心，日二。

○麝香 一云妇人产难，堕胎。○牡蛎 东垣云：主女子带下赤白。又云：女人赤白崩中。○䗪虫 《衍义》云：乳汁不行，研一枚，水半合，滤清汁服，勿令服药人知之。

○木虻 《集要》云：主瘀血，血闭，寒热，酸惭无子。

○白僵蚕 《集要》云：主女子崩中赤白，产后余痛。

○蚕蜕 《本草》云：主血风病，益妇人。《集成》欲堕方：用蚕布纸一尺烧灰，醋汤下，永不产也。

○弓弦 《丹溪方》：初觉有娠，即以弓弩弦绊腰间，满二月解，却转女为男，秘法不传。又《抱朴子》法：妇人绝嗣孕，弓弦用紧腰，三个月足后，胎气受逍遥。

○文蛤 《集要》云：主大孔出血，崩中漏下。○蛤蜊 《集要》云：妇人血块，煮食之。○斑蝥 《集要》云：堕胎。○蜈蚣 《集要》云：堕胎，去恶血。

○桑螵蛸 《集要》云：主女子血闭腰痛。《严氏方》：治妊娠，小便不禁。桑螵蛸十二个，炙为细末，每服二钱，空心，食前，米饮调服。

　　○蝼蛄　《集要》云：主产难。

　　○蚱蝉　《集要》云：治妇人乳难，胞衣不出，又堕胎。

　　○露蜂房　《集要》：崩中，漏下赤白，使人无子。炙末三指撮，酒服。

　　○五灵脂　《本草》云：治心腹冷气，妇人心痛，血气刺痛甚效。又云：止血，行经血有功，不能生血。《集要》云：通利血脉，女子月闭，产妇血晕。东垣云：灵脂治崩漏，理血气之刺痛。《丹溪方》：产后恶露不下，以五灵脂为末，神曲糊丸，白术陈皮汤下。又方：治崩过多者，先用五灵脂末一服，当分寒热。五灵脂，能行能止。又方：五灵脂半生半熟为末，酒调服，后以四物汤加干姜调补之。《元戎》方：治血崩，五灵脂末，炒出烟尽，当归酒煎。如血室干，醋煎和滓服，空心。一云：治妇人经血不止，五灵脂末炒令过熟，出尽烟，每服五六钱，当归二片，酒一盏，与药同煎至六分，去滓，温服，连三五服效。愚验治血崩不止，五灵脂十两为细末，水五盏，煎至三盏，去滓澄清，再煎为膏，入神曲末二两，和丸桐子大，每服三二十丸，空心，温酒下便止。又治产妇血晕昏迷，上冲闷绝，不知人事者，五灵脂二两，一半生用，一半熟炒为细末，每服一二钱，温熟水调下，或酒童便皆可。如口噤者，以物幹开，灌之入喉即愈，谓之独胜散。丹溪独行丸：治妇人产后血冲心动，及治男子血气心腹痛。有孕者

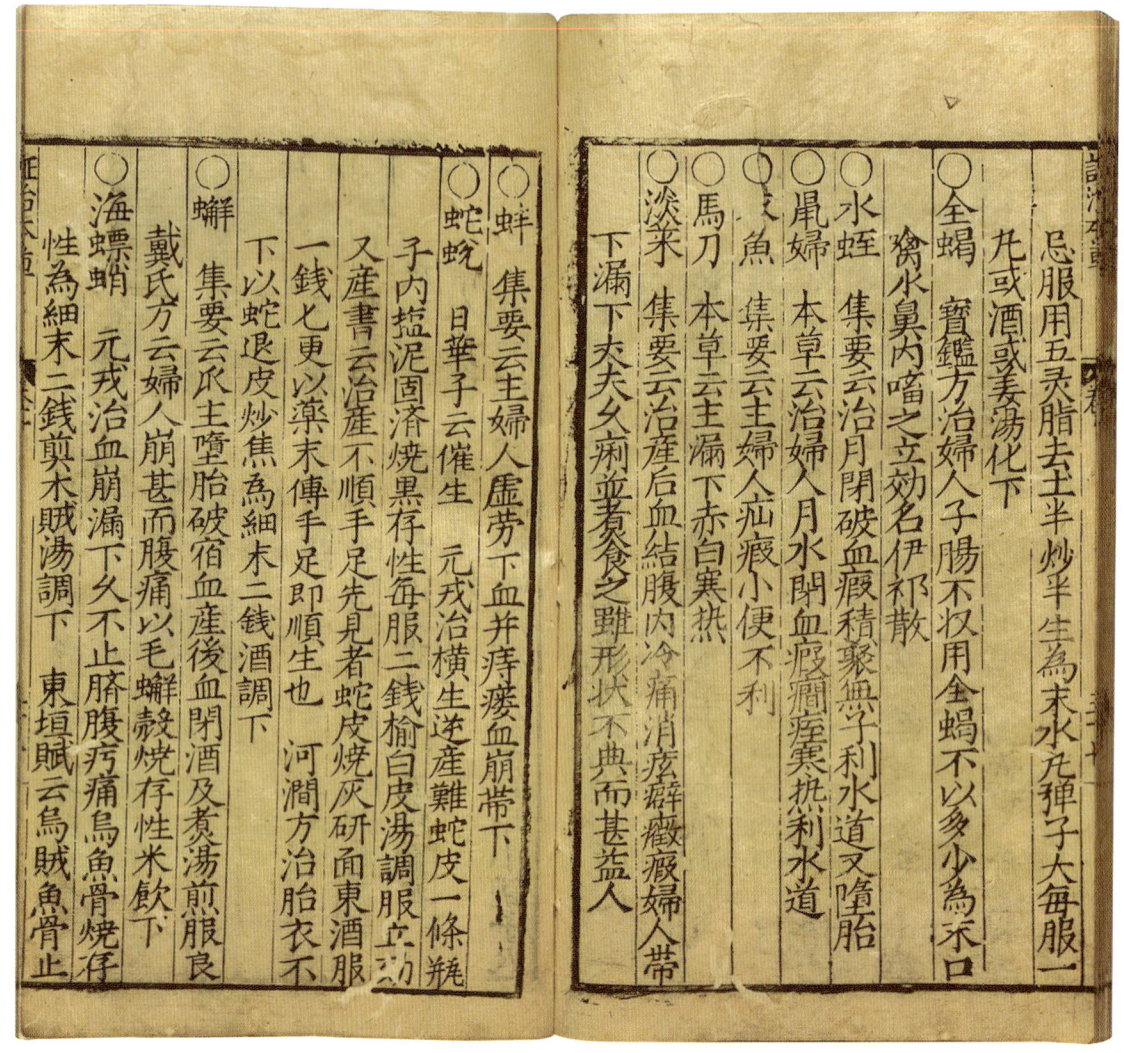

忌服。用五灵脂去土，半炒半生为末，水丸弹子大，每服一丸，或酒或姜汤化下。

○全蝎 《宝鉴》方：治妇人子肠不收，用全蝎不以多少为末，口噙水，鼻内嗜之，立效。名伊祁散。○水蛭 《集要》云：治月闭，破血瘕积聚，无子，利水道，又堕胎。

○鼠妇 《本草》云：治妇人月水闭，血瘕，痫痓，寒热，利水道。

○衣①鱼 《集要》云：主妇人疝瘕，小便不利。

○马刀 《本草》云：主漏下赤白，寒热。○淡菜 《集要》云：治产后血结腹内冷痛，消痃癖癥瘕，妇人带下漏下，丈夫久痢。并煮食之，虽形状不典而甚益人。

○蚌 《集要》云：主妇人虚劳下血并痔瘘，血崩带下。○蛇蜕 《日华子》云：催生。《元戎》：治横生逆产难，蛇皮一条，瓶子内盐泥固济，烧黑存性，每服二钱，榆白皮汤调服，立效。又《产书》云：治产不顺，手足先见者，蛇皮烧灰研，面东，酒服一钱匕，更以药末傅手足，即顺生也。河间方：治胎衣不下，以蛇蜕皮炒焦，为细末，二钱，酒调下。

○蟹 《集要》云：爪主堕胎，破宿血，产后血闭。酒及煮汤煎服良。《戴氏方》云：妇人崩甚而腹痛，以毛蟹壳烧存性，米饮下。

○海螵蛸 《元戎》：治血崩漏下久不止，脐腹疞痛。乌鱼骨烧存性，为细末，二钱，煎木贼汤调下。《东垣赋》云：乌贼鱼骨止

①衣：底本版蚀，据下文补。

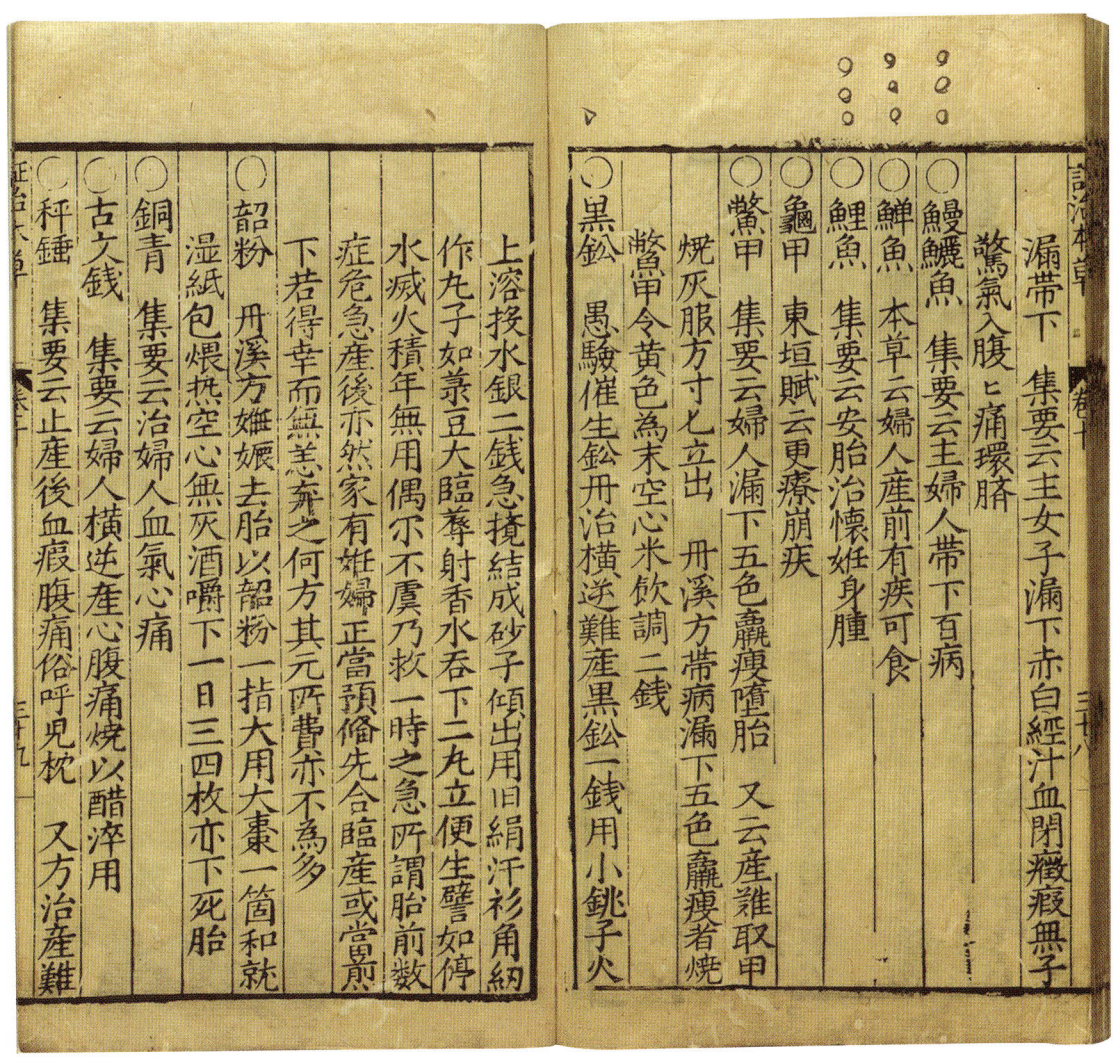

漏带下。《集要》云：主女子漏下赤白，经汁血闭，癥瘕无子，惊气入腹，腹痛环脐。

○鳗鲡鱼　《集要》云：主妇人带下百病。

○鳝鱼　《本草》云：妇人产前有疾，可食。

○鲤鱼　《集要》云：安胎，治怀妊身肿。

○龟甲　《东垣赋》云：更疗崩疾。

○鳖甲　《集要》云：妇人漏下五色羸瘦，堕胎。又云：产难，取甲烧灰，服方寸匕，立出。《丹溪方》：带病，漏下五色羸瘦者，烧鳖甲令黄色，为末，空心，米饮调二钱。

○黑铅　愚验催生铅丹，治横逆难产，黑铅一钱，用小铫子火上溶，投水银二钱，急搅结成砂子倾出，用旧绢汗衫角绉作丸子，如绿豆大，临蓐，麝香水吞下二丸，立便生。譬如停水灭火，积年无用，偶尔不虞，乃救一时之急。所谓胎前数症危急，产后亦然，家有妊妇，正当预备先合，临产或当煎下，若得幸而无恙，弃之何方？其元所费，亦不为多。

○韶粉　《丹溪方》：妊娠去胎，以韶粉一指大，用大枣一个和，就湿纸包煨热，空心，无灰酒嚼下，一日三四枚，亦下死胎。

○铜青　《集要》云：治妇人血气心痛。

○古文钱　《集要》云：妇人横逆产，心腹痛，烧以醋淬用。

○秤锤　《集要》云：止产后血瘕腹痛，俗呼儿枕。又方：治产难

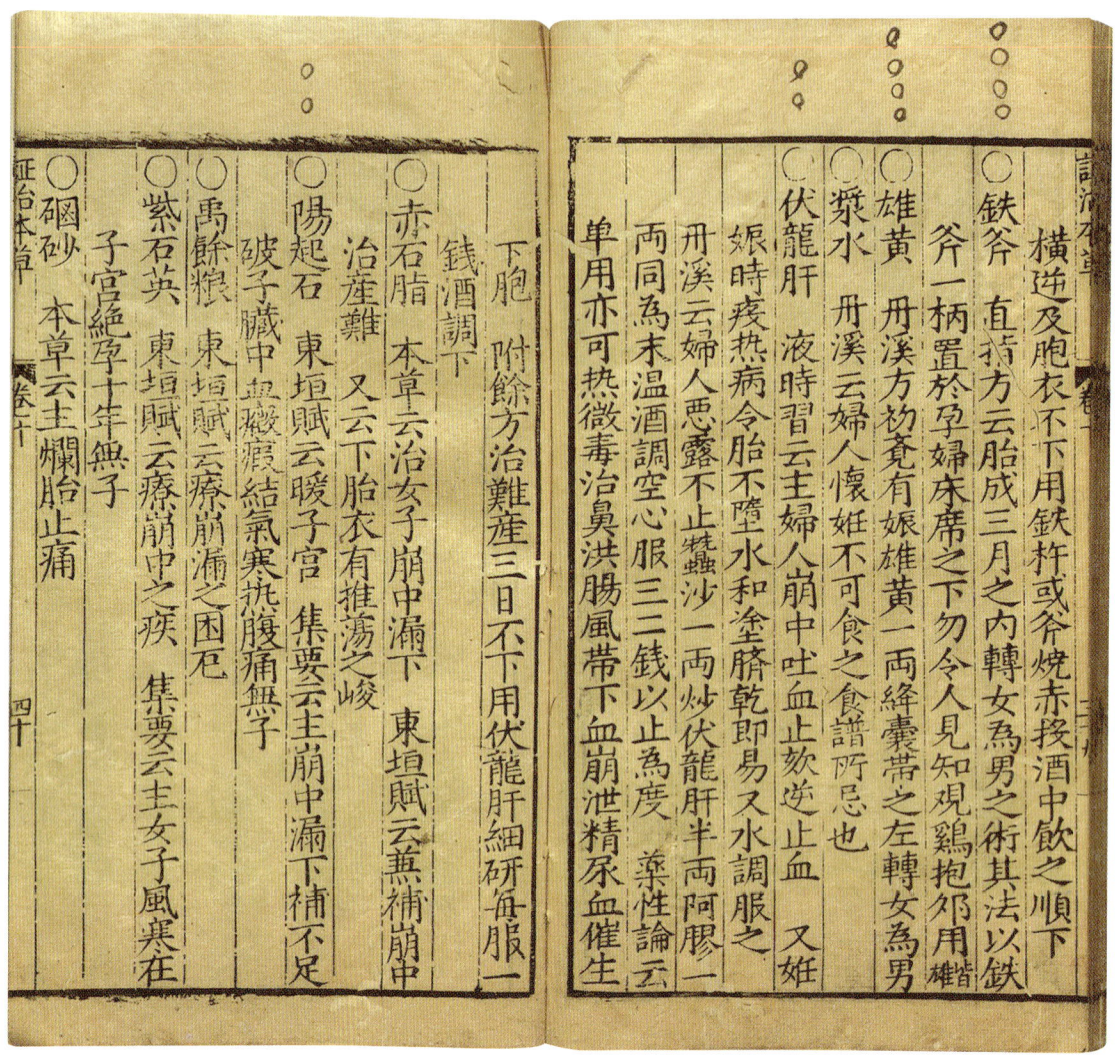

横逆及胞衣不下，用铁杵或斧烧赤，投酒中饮之，顺下。

○铁斧 《直指方》云：胎成三月之内，转女为男之术。其法以铁斧一柄，置于孕妇床席之下，勿令人见，知观鸡抱卵，用皆雄。

○雄黄 《丹溪方》：初觉有娠，雄黄一两，绛囊带之，左转女为男。

○浆水 丹溪云：妇人怀妊，不可食之，食谱所忌也。

○伏龙肝 《液》《时习》云：主妇人崩中，吐血，止咳逆，止血。又妊娠时疫热病，令胎不堕，水和涂脐，干即易。又水调服之。丹溪云：妇人恶露不止，蚕沙一两，炒伏龙肝半两，阿胶一两，同为末，温酒调，空心服三二钱，以止为度。《药性论》云：单用亦可热，微毒，治鼻洪，肠风，带下血崩，泄精，尿血，催生下胞。《附余方》：治难产三日不下，用伏龙肝细研，每服一钱，酒调下。

○赤石脂 《本草》云：治女子崩中漏下。《东垣赋》云：兼补崩中，治产难。又云：下胎衣有推荡之峻。○阳起石 《东垣赋》云：暖子宫。《集要》云：主崩中漏下，补不足，破子脏中血，癥瘕结气，寒热腹痛，无子。

○禹余粮 《东垣赋》云：疗崩漏之困厄。○紫石英 《东垣赋》云：疗崩中之疾。《集要》云：主女子风寒在子宫，绝孕十年无子。

○硇砂 《本草》云：主烂胎，止痛。

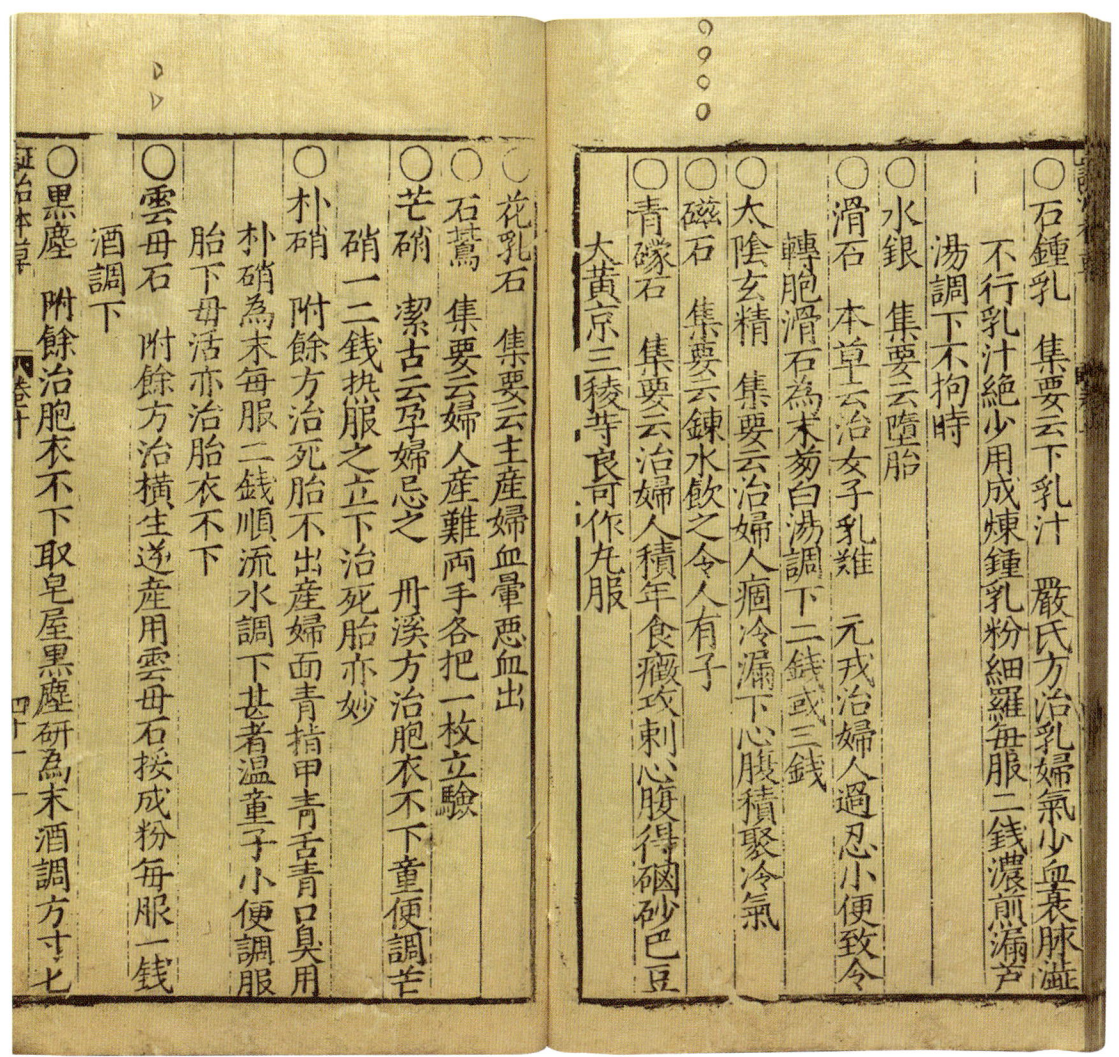

○石钟乳 《集要》云：下乳汁。《严氏方》：治乳妇气少血衰，脉涩不行，乳汁绝少。用成炼钟乳粉细罗，每服二钱，浓煎，漏芦汤调下，不拘时。

○水银 《集要》云：堕胎。

○滑石 《本草》云：治女子乳难。《元戎》：治妇人过忍小便致令转胞，滑石为末，葱白汤调下，二钱或三钱。

○太阴玄精 《集要》云：治妇人癥冷，漏下，心腹积聚冷气。

○磁石 《集要》云：炼水饮之，令人有子。

○青礞石 《集要》云：治妇人积年食癥，攻刺心腹，得硇砂、巴豆、大黄、京三棱等良，可作丸服。○花乳石 《集要》云：主产妇血晕恶血出。

○石燕 《集要》云：妇人产难，两手各把一枚，立验。

○芒硝 洁古云：孕妇忌之。《丹溪方》：治胞衣不下，童便调。芒硝一二钱热服之，立下，治死胎亦妙。

○朴硝 《附余方》：治死胎不出，产妇面青，指甲青，舌青口臭。用朴硝为末，每服二钱，顺流水调下，甚者温童子小便调服，胎下母活，亦治胎衣不下。

○云母石 《附余方》：治横生逆产，用云母石挼成粉，每服一钱，酒调下。

○黑尘 《附余》：治胞衣不下，取皂屋黑尘研为末，酒调方寸匕。

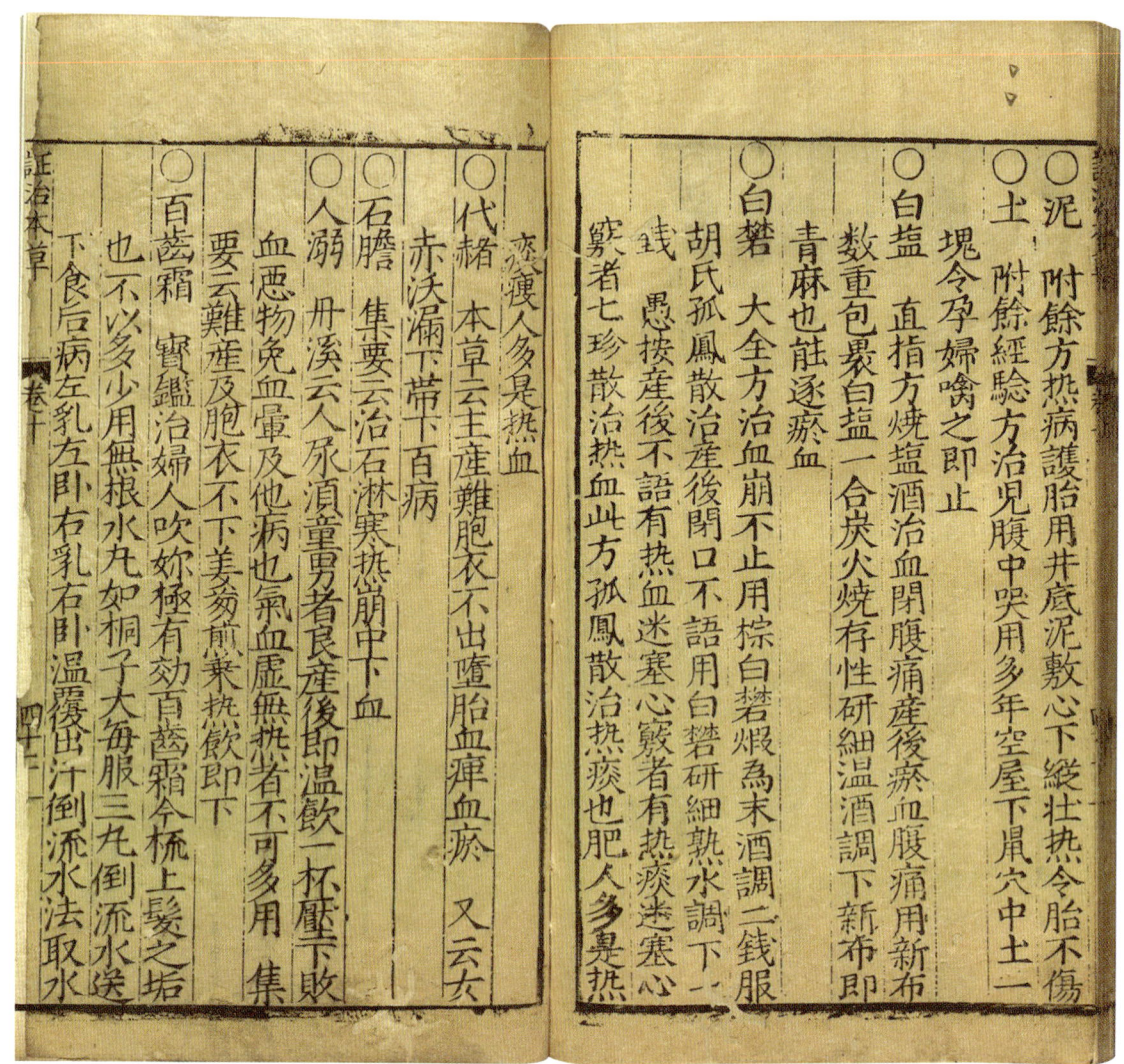

○泥　《附余方》：热病护胎，用井底泥敷心下，纵壮热，令胎不伤。

○土　《附余》经验方：治儿腹中哭，用多年空屋下鼠穴中土一块，令孕妇嚼之即止。

○白盐　《直指方》：烧盐酒，治血闭腹痛，产后瘀血腹痛。用新布数重，包裹白盐一合，炭火烧存性，研细，温酒调下。新布，即青麻也，能逐瘀血。

○白矾　《大全方》：治血崩不止，用棕白矾煅为末，酒调二钱服。胡氏孤凤散：治产后闭口不语，用白矾研细，熟水调下一钱。愚按：产后不语，有热血迷塞心窍者，有热痰迷塞心窍者，七珍散治热血，此方孤凤散治热痰也。肥人多是热痰，瘦人多是热血。

○代赭　《本草》云：主产难，胞衣不出，堕胎，血痹，血瘀。又云：女赤沃漏下，带下百病。

○石胆　《集要》云：治石淋寒热，崩中下血。

○人溺　丹溪云：人尿须童男者良。产后即温饮一杯，压下败血恶物，免血晕及他病也。气血虚无热者，不可多用。《集要》云：难产及胞衣不下，姜、葱煎，乘热饮即下。

○百齿霜　《宝鉴》：治妇人吹奶，极有效。百齿霜，今梳上发之垢也，不以多少，用无根水丸如桐子大，每服三丸，倒流水送下，食后，病左乳左卧，右乳右卧，温覆出汁。倒流水法取水，

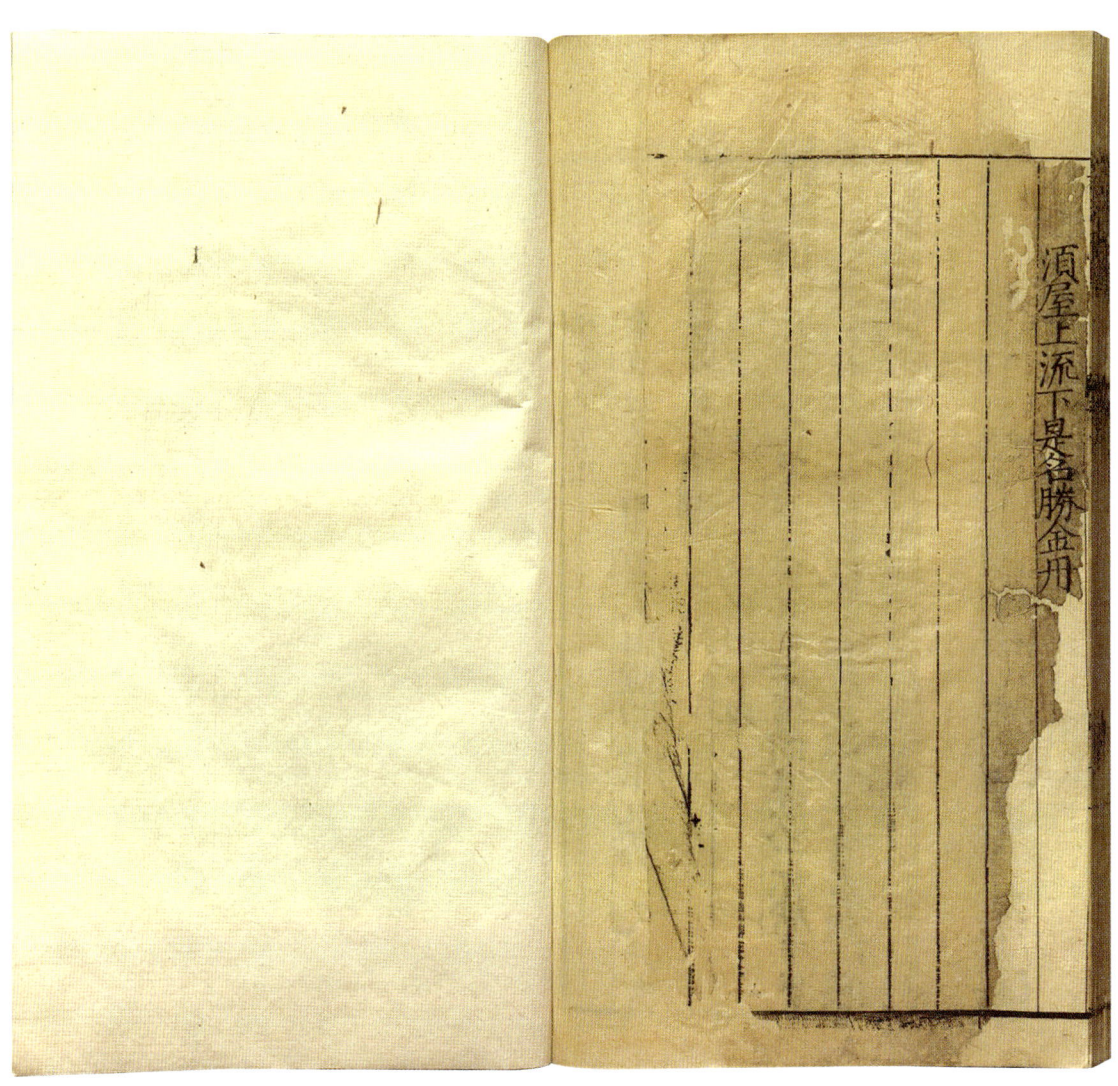

须屋上流下，是名胜金丹。

证治本草中部卷十　终[①]

---

①证治本草中部卷十终：原无，据体例补。

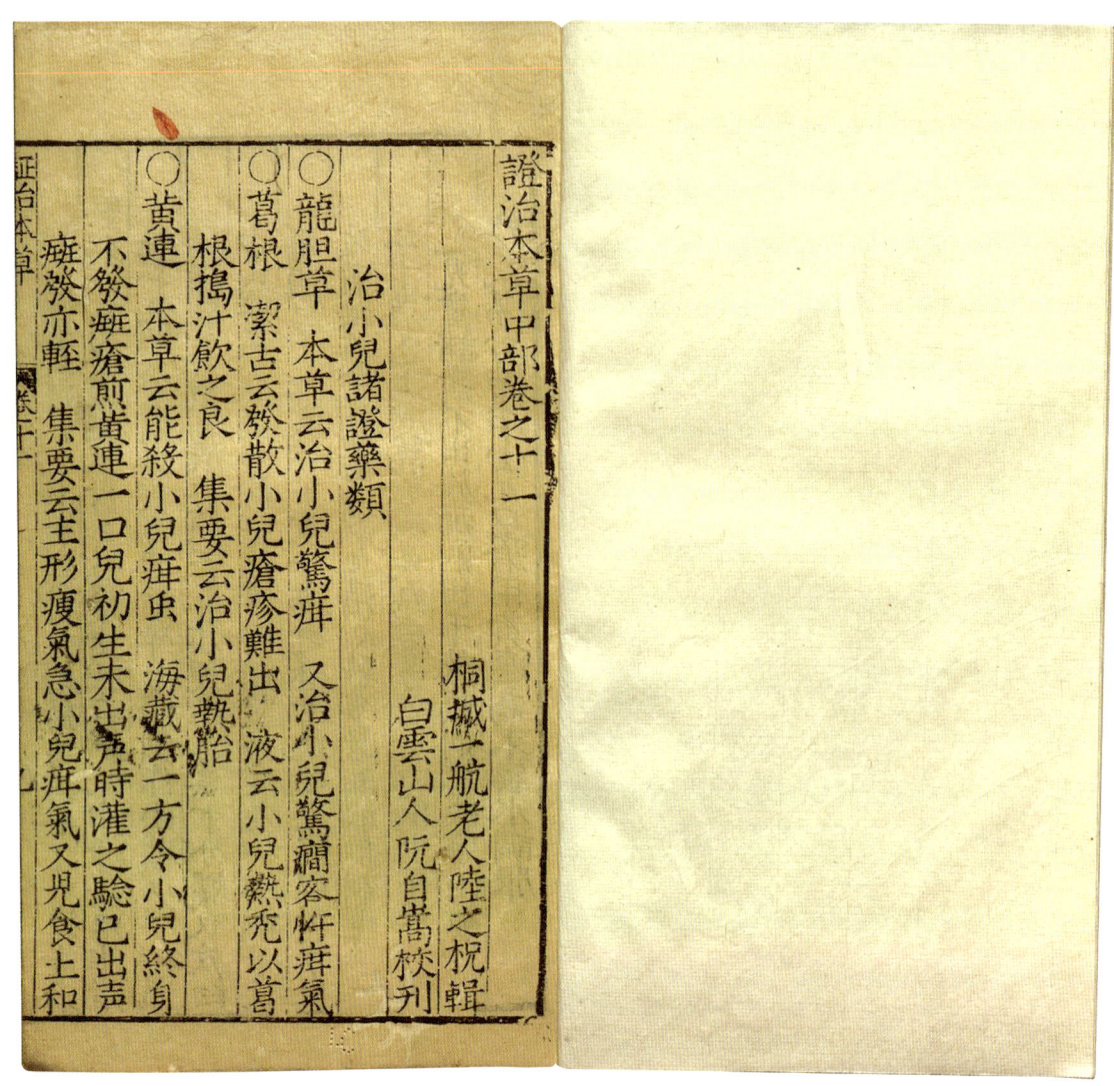

证治本草中部卷之十一

桐城一航老人陆之枳辑

白云山人阮自嵩校刊

治小儿诸证药类

○龙胆草　《本草》云：治小儿惊疳。又治小儿惊痫，客忤疳气。

○葛根　洁古云：发散小儿疮疹难出。《液》云：小儿热秃，以葛根捣汁，饮之良。《集要》云：治小儿热胎。

○黄连　《本草》云：能杀小儿疳虫。海藏云：一方令小儿终身不发痈疮，煎黄连一口，儿初生未出声时，灌之验。已出声，痈发亦轻。《集要》云：主形瘦气急，小儿疳气。又儿食土，和好土浓煎汁，搜之，日干与服。《附余方》：治鼻下一道赤者，名曰䘌。以黄连末付。愚验猪肚黄连丸治疳疮，用雄猪肚一具洗净，鹰爪黄连去须，净七两，剉作小截，少水和，湿纳猪肚中，用线缝密，顿在五升粳米上，蒸十分烂取，放臼中，入些蒸饭捣千余杵，粘实得所众，手捏丸如小桐子大，每服二十丸，米饮下，童子倍之，冠者又倍之。仍以川芎、生地黄、茯苓、茯神与之，调血清心，热多者间服，和剂生犀散。二十岁以上潮热发疮，是为虚劳，皆一种病也，用药同前。凡儿童诸病不出于疳，则出于热，热则生痰，常须识此矣。钱氏泻心汤治小儿口疮，用黄连为末，蜜水调服。

○胡黄连　小儿惊痫寒热，不下食，霍乱下痢，小儿药多用之。

○甘草　丹溪云：小儿初生休与乳，取一指节长炙，剉水二合煮，取一合，绵渍点口中，可蚬壳，止儿当吐恶汁，待后儿机，更与两服，不吐尽，一合止，得吐尽，令儿无病。或加黄连一条，尤妙。又云：治小儿尿血，出甘草煎服。《直指》甘草汤：治撮口取吐，用甘草生一钱剉，煎服，令吐出痰涎。却以猪乳点入口中，即瘥。又方：治小儿尿白如米泔，用大甘草头煎汤服。又预解痘毒，用此炙末，汤下半钱。

○景天　《集要》云：浴小儿，去烦热惊，紫风疹。又云：生捣，付小儿赤游丹毒。《附余方》：治走马火丹，用景天，一名慎火草，一名仙指甲，不拘多少，捣烂取汁，涂之即效。

○灯心草　丹溪云：烧灰，涂乳上。与小儿吃，治夜啼。《三因方》：灯花散治邪热在心内，燥夜啼用灯花三两颗，研为末，灯心煎汤，调末，口中以乳汁送下，日二服。

○天南星　丹溪云：小儿百日之内伤风鼻塞，服药不退，乃是出浴时被风吹，所以有此。用天南星末，姜汁调贴囟门上，鼻不塞，去之。《微义》：治小儿惊风已退，声哑不能言。以南星大者，炮为末，三岁一钱，猪胆汁调下，咽入喉中便能言。愚验猪胆南星散治诸痫，瘖不能言者，盖咽喉为气之道路，风伤其气，以掩声音道路之门，抑亦血滞于心，心窍不通所致耳。用大天南星湿纸，炮香熟为末，每服一字，雄猪胆汁调下。《附余方》：治小儿口噤，牙关不开，诸病不效者。用天南星末一钱，脑子少许研匀，用纸蘸生姜自然汁，湿药于左右大牙根上，搽之便开。《杨氏方》：治小儿心有容热，满口生疮。用天南星末，醋调，贴脚心。又方：治小儿吐泻，大南星八九钱以上者，用地坑子一个深三寸，烧赤，入好酒半盏，下南星，用炭火三两条，盖候南星微裂，取出剉，再炒，放冷，为细末，每半钱或一字浓煎，生姜防风汤调下。

○白芍药　丹溪云：活血散治痘疮出不快，白芍药炒一钱，为末，酒调服。《选要方》：治痘疮已出未出，烦燥不宁。白芍药不拘多少，为末，每服二钱，白汤调下，大能活血，止痘疮胀痛，屡用屡效。

○赤芍药 《集成》活血散：治痘痛甚用。赤芍药为末，酒下半钱，紫草汤亦可。

○蒲黄 愚验方云：重舌者，心脾有热，附舌根而重生一物，形如舌而短小是也。有着颊里及上腭者，曰重腭；有着齿龈者，曰重龈。皆当刺去其血也。用真蒲黄付之。

○苧根 愚验方治小儿遍身火丹，诸药不效。取野苧根生杵汁，擦之立效。

○蛇床子 《汤氏方》：治湿癣疮，用蛇床子为末，先以韭根煎汤洗，次用腊□猪脂调药付之。

○附子 愚验□附散治冻烂脚成疮，用生附子为末，面水调，贴之即愈。

○半夏 愚验半夏散治小儿胃虚呕吐，水谷不入。用员白半夏汤浸七次，焙干一两，陈粳米三钱，剉细，每服一钱，水大盏，姜五片，北枣一枚煎半，温服。

○败草 愚验败草散治痘疮，身体肢节上有疳蚀疮，脓水不绝者，用盖房多年烂草，或盖墙烂草亦可，其草经霜露，感天地阴阳之气，善解疮毒，其功不能尽述。取草不以多少，晒干或焙干为末，干贴疮上。若浑身疮破，脓水不绝，粘贴衣裳，难以坐卧，可用二三升，摊于席上，令儿坐卧，其效如神。仍服木香散，加丁香、官桂，同煎服。

○天麻　丹溪云：治小儿痫惊。东垣云：治小儿风痫惊悸。

○麻黄　《集要》云：小儿疮疱倒黡黑者，去节，半两，以蜜一匙同炒良久，水半升煎沸，去沫再煎，去二分之一，乘热尽服之，避风，其疮后出。一法用无灰酒煎，效更速。

○肉豆蔻　《本草》云：治小儿伤乳吐逆，泄泻之要药。○使君子　丹溪云：小儿虫痛。使君子以火煨，任意食之，以壳煎汤送下。《集要》云：主小儿五疳，小便白浊，杀虫，疗泻痢。○芦荟　《本草》云：小儿诸热，癫痫惊风，疗五疳，杀三虫。

○紫草　《集要》云：合膏，疗小儿疮及面皯。又云：单煮汤饮，治豌豆疮，其效尤速。又云：剉细二两，百沸汤一大盏泡，便以物合定，勿令泄气，俟温，量儿大小服半合至一合出，当轻减。《直指》紫草饮：治疮痘出不快及变陷者，用紫草一两剉细，百沸汤大椀沃之，盖定，勿令气出，逐旋温服。盖紫草能导大便，发出亦轻。○紫苑　《集要》云：治小儿惊疳。○菖蒲　《集要》云：小儿温疟积热不解，煎汤浴之。

○菟丝子　《集要》云：小儿头疮，煎汤洗之。又小儿热痱，取茎叶挼以浴之。又小儿痘疮痒塌，取子及茎叶，煎浓汤，热洗之。○茺蔚子　《本草》云：治小儿疳痢。

○蒺藜子　《集要》云：主小儿头疮，痛肿阴瘄。

○茅根　《本草》云：苗如针，谓之茅针，可啜。益小儿。

○地榆　《集要》：治小儿疳热泻痢。又小儿疳痢，浓煮汁饮之。

○红蓝花　丹溪云：《本草》言其子吞数颗，主天行疮不出。又胭脂主小儿聤耳，滴耳中妙。又以胭脂涂眼眶，痘疮不生。○前胡　《集要》：治小儿疳气。

○桔梗　治小儿惊痫客忤。○青蓝　丹溪云：小儿赤痢，青蓝捣汁，每服半盏。又云小儿丹毒，以蓝靛敷之。《集要》云：蓝实治小儿壮热，热疳，丹热，秃疮。

○青黛　丹溪云：宫气方治小儿疳痢赢瘦。毛焦有方歌，见青黛散。《集要》云：小儿诸热，惊痫发热，天行头痛，水研服之。又治小儿疳热痢，消瘦诸病。

○白头翁　东垣云：治小儿头秃膻腥。○甘蕉根　《集要》云：小儿赤游，捣传之，干即易。丹溪云：小儿赤游上下至心即死，捣芭蕉根汁，煎涂。

○升麻　丹溪云：痘瘫疮心，躁眠不安，升麻煎汁，绵蘸洗拭。《集要》云：小儿瘫疮及豌豆疮，心躁不安，用五两水煮，绵沾汁洗之。又云：治小儿风痫。

○连翘　《集要》云：犹宜治小儿。○白蔹　主小儿惊痫，温疟。

○甘遂　愚验猪心汤治五痫，癫痫及心风血迷神。用甘遂末一钱，将带性猪心一个，取三管头血三条，和甘遂末。如血多，只随药末得中，和之，将猪心批作两片，将所和药入在内，再合用线绍定，外以湿纸包，慢火内煨熟，不可过度，取出去纸，取甘遂细研，次入朱砂末半钱和之，分作四员，每服一员，以所煨猪心煎汤调下后，别用猪心煎汤。重者只守本方，轻者加苏合香员一粒，准过半日不动，又进一服，如大便以下，恶物即止。后剂急与醒脾散，以助胃气。

○大戟　愚验治小儿瘢疹，大便秘结，以大戟一两（去骨），枣三枚（去核），二味用水一碗煎至水尽为度，去大戟不用，将枣焙干，可和剂旋丸，从少至多，以利为度，名枣变百祥丸。百祥丸治痘疮黑陷，甚者红芽，大戟阴干，以浆水煮极软，去骨，日晒干，复纳汁中煮，汁尽焙干为末，丸如粟米大，每服一二十丸研，赤芝麻汤下，吐利同。

○黄芩　《元戎》：治小儿丹毒，黄芩细末，水调服，大人丹毒亦然。

○紫苏　丹溪云：小儿脱囊，肿大坠下不收，紫苏茎叶为末，水调，敷荷叶包之。一人传此方用野白苏叶为末，湿则糁之，干则清油调傅。虽皮溃子坠，皆有神效，此用紫苏亦同功。

○薏苡仁　丹溪云：小儿蛔虫攻心，薏苡仁根浓煎汁服。

○鹤虱　丹溪云：治小儿蛔虫咬心吐水，鹤虱为末，蜜丸，空心，蜜汤或醋汤下三十丸。

○生姜　丹溪云：小儿咳嗽，用生姜四两煎汤沐浴。

○干姜　丹溪云：治小儿丹毒恶疮，五色无常，干姜末蜜调傅之，或以水中苔焙干末傅，淬水饮良。

○当归　丹溪云：小儿肠寒，多啼成痫者，当归末，乳汁调灌。又方：以鸡窠草安卧席下，母令母知。又云：治小儿脐久不干，当归焙末，糁脐，或脓出清水，或尿入成疮，皆可。

○苍耳　丹溪云：小儿大风历节，手指拘挛，痛不可忍。苍耳茎叶、根、实，皆可为末，丸服。《附余方》：用苍耳叶治鼻赤，酒蒸焙干为末，调服，最解食毒。

○酸浆　《集要》云：小儿食之，能除热，有益。

○白芷　治小儿身热，煎汤浴之，仍避风。一云：苦参煎汤亦可。

○金毛狗脊　丹溪云：小儿冻疮，取金毛狗脊上毛，贴之。

○鼠粘子　治痘疮初出时，以此为末，蜜调贴囟门，免患眼疾。

○桑东南根　《时习》云：根暖无毒，研汁，治小儿天吊，惊疳客忤及傅鹅口疮，大效。《集要》云：桑皮中白汁，主小儿口疮及鹅口舌上疮，傅之神效。

○桑寄生　《主小儿背强痛肿。○郁李仁　《日华子》云：根凉无毒，治小儿发热，作汤浴。○柏实　《药性论》：主小儿惊痫，柏子仁古方十精丸用之。

○楮实　《集要》云：叶主小儿身热，食不下，生肌，可作汤浴。

○五加皮　丹溪云：治小儿头项软，五加皮末，酒调，敷项骨上。《集要》云：疗躄，小儿不能行。

○榆皮花 《集要》云：主小儿癎，小便不利，伤热。又小儿白秃疮，捣皮末，醋和涂之，虫当出。○榆皮实 疗小儿头疮，痂疮。○牡荆实 《集要》云：疗小儿心热惊癎。

○钓藤 《集要》云：主小儿寒热，十二惊癎，客忤胎风，惟疗小儿。

○秦皮 东垣：疗小儿风热惊癎。又云：小儿癎，身热，作汤浴，差。

○蜜蒙花 《集要》云：小儿麸痘及痳气攻眼。

○仙人杖 《集要》云：小儿吐乳，大人吐食，并水煮服。又云：小儿惊癎及夜啼，安身伴睡良。○松烟墨 《集要》云：小儿客忤，捣筛和水，温服之。

○松叶 丹溪云：小儿三岁中风，不效者，松叶一斤，酒一斗煮，取三升，顿服，汗出立瘥。○雷丸 《集要》云：作摩膏，除小儿百病，除皮中热结积蛊毒，白虫、寸白自出不止。○梓白皮 煎汤，洗小儿壮热。○五倍子 《本草》云：治小儿面鼻疳疮。

○樗白皮 《集要》云：小儿疳癎，杀口鼻中疳虫及蛔虫。

○竹叶 治小儿头疮，苦竹叶烧灰，鸡子白调敷。又云：耳上生疮，苦竹叶烧灰，和猪油傅。又小儿惊癎天吊，茎叶同用。

○竹沥 丹溪云：小儿多热狂言欲作惊，以竹沥饮之良，大人亦然。《附余》：治小儿重舌，用竹沥清黄檗，无时点舌上。

○天竺黄 《集要》云：小儿惊风天吊，客忤，痰壅失音，镇心明目，去诸风热。又云：滋养五脏，小儿药最宜和缓故也。

○黄柏　《直指方》：治小儿重舌，用黄柏点之。

○苦楝根　愚验治小儿吐蛔，苦楝根为君，佐以二陈汤煎服。

○母丁香　《集成》：治惊风，用此一粒嚼人中白，以母中指取血调，擦牙上即苏。

○巴豆　《附余方》：治小儿心有客热，满口生疮。用巴豆一粒，去壳捣烂，黄丹少许和捏饼，外用纸护，贴眉心立止。○槐花　《附余方》：治泻痢脱肛，用陈槐花不拘多少，为末，陈米汤调下。《集要》云：槐皮煎汤，洗小儿惊痫壮热。茎叶同。《别录》云：槐叶煎汤，洗小儿惊痫热，疥癣疔疮，皮根同用良。

○檞皮　《附余》：治婴孩小儿瘰疬作疼痛，用檞皮去粗皮，此树在处有，即包盐树叶木也，不拘多少切碎，水煎温汤，频洗。

○乳香　愚验乳香散治痘疮既收，心痛不可忍者，余毒归心，急煎乳香散服之。乳香半钱或一钱，用水一盏煎服。一方：加没药、赤芍药、当归，同煎。

○枳壳　丹溪云：小儿久痢不止，水谷不消。为末，米饮调服二钱。

○箬　丹溪云：治小儿脏毒，用花箬烧灰，煮酒调下。

○梳篦垢　《集要》云：主小儿恶气霍乱，水和饮之。

○韭汁　《集要》云：小儿初生灌之即吐，恶血，令无病。

○葱　丹溪云：儿生下不饮乳，小便不通，葱白一寸分四破，以乳汁三合于瓦器中煎浓汤，灌之立愈。

　　○冬瓜　丹溪云：治小儿一月至五月乍寒乍热，炮冬瓜绞汁服，亦止大人渴。

　　○蓼实　《集要》：捣敷小儿头疮。

　　○萝卜　丹溪云：治小儿大小便不通，老萝卜头煎汤，冷服。《汤氏方》：治鼻衄，用生萝卜去叶捣汁，仰头滴入鼻中，或血妄行，取汁饮之立效。《直指》萝卜子散：治盘肠气痛，用萝卜子炒黄，不拘多少为末，每服半钱，辣桂煎汤调下，或只入苏合香员，则用姜汤调下。

　　○胡荽　《集要》云：小儿秃疮，油煎傅之。愚验小儿痘疹不出，欲令速出，用胡荽二三两切，酒二大盏煎，令沸沃之，便以物合定，不令泄气，候冷，去滓，微微从颈以下喷一身遍，除面不喷。又验胡荽酒治初觉痘疮，以芫荽煎酒，薄傅其身，厚傅其足，喷其衣服，并以厚绵盖之，亦用胡荽酒绕房喷之，以辟秽浊之气，则痘疮易收。出《丹溪书》。

　　○蜀葵　治小儿风疹子。又云：灸煮与小儿食，治热毒下痢。

　　○丝瓜　《丹溪云：痘疮初出或未出时，见人有患者，宜预服此药。多者可少，而重者可轻用。丝瓜近蒂者三寸，连瓜子、皮，都烧灰存性为末，砂糖拌干吃，入朱砂末亦可。《集验》丝瓜汤：五六月间，取丝瓜小小蔓延藤丝，阴干，约二两半重，收起。至正月初一日子时，父母只令一人知，将前丝瓜藤

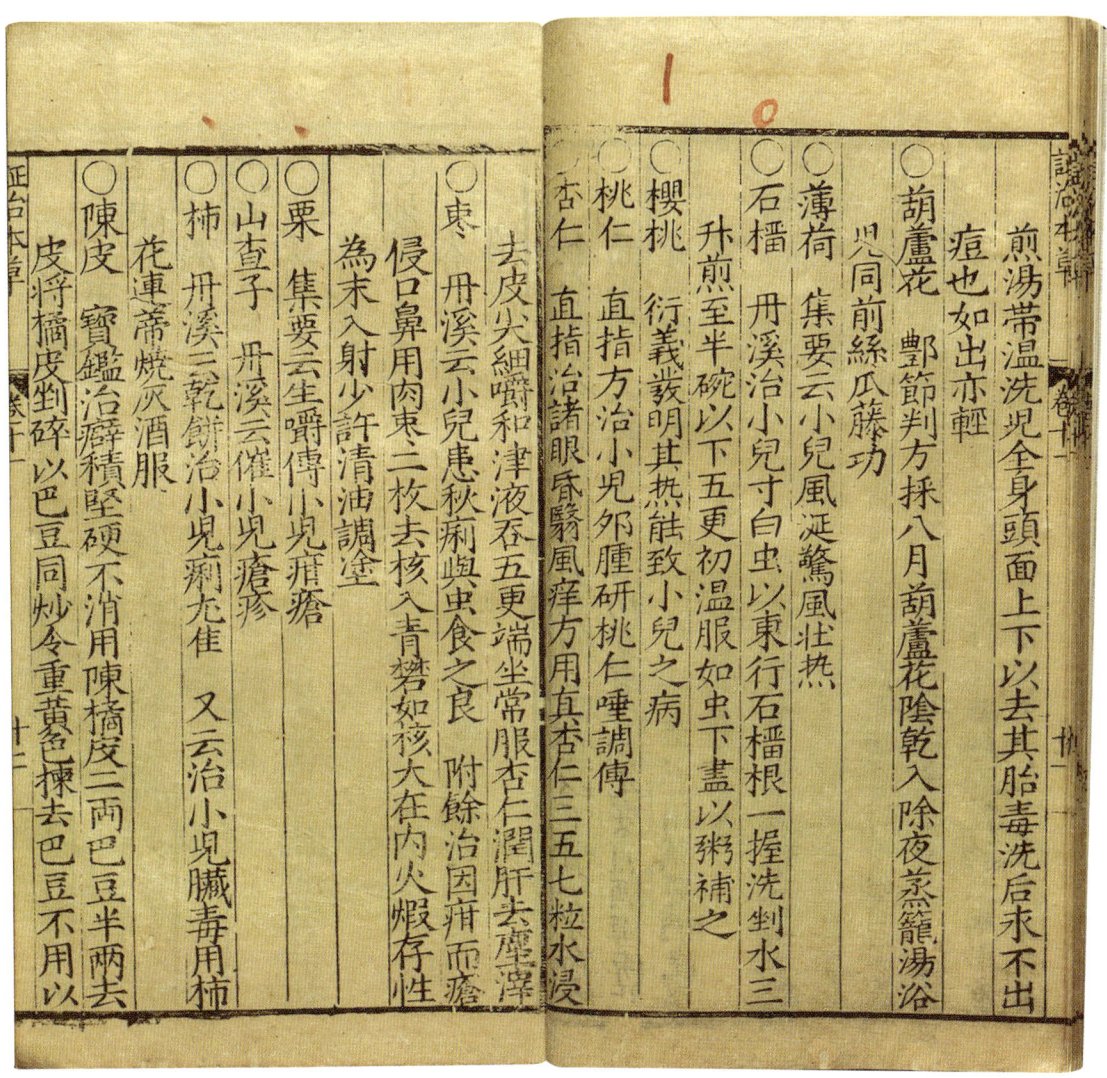

煎汤，带温洗儿全身，头面上下，以去其胎毒，洗后永不出痘也。如出亦轻。

〇葫芦花　鄞节判方：采八月葫芦花，阴干，入除夜蒸笼汤浴儿。同前丝瓜藤功。

〇薄荷　《集要》云：小儿风涎，惊风壮热。

〇石榴　丹溪：治小儿寸白虫，以东行石榴根一握洗，剉水三升，煎至半碗以下，五更初温服。如虫下尽，以粥补之。

〇樱桃　《衍义》：发明其热，能致小儿之病。

〇桃仁　《直指方》：治小儿卵肿，研桃仁，唾调傅。

〇杏仁　《直指》治诸眼昏翳风痒方：用真杏仁三五七粒，水浸，去皮尖，细嚼，和津液吞，五更端坐，常服杏仁，润肝，去尘滓。

〇枣　丹溪云：小儿患秋痢，与虫食之良。《附余》：治因疳而疮侵口鼻，用肉枣二枚（去核），入青矾如核大，在内火煅存性为末，入麝少许，清油调涂。

〇栗　《集要》云：生嚼，傅小儿疳疮。

〇山楂子　丹溪云：催小儿疮疹。

〇柿　丹溪云：干饼，治小儿痢尤佳。又云：治小儿脏毒，用柿花连蒂烧灰，酒服。

〇陈皮　《宝鉴》：治癖积坚硬不消，用陈橘皮二两，巴豆半两，去皮，将橘皮剉碎，以巴豆同炒，令重黄色，拣去巴豆不用，以陈皮为末，软烂饭研为丸，如绿豆大，每服二十丸，用姜汤送下，食前量儿岁数，旋丸大小加减。

○神曲　海藏云：治小儿腹坚大如盘，胸中满。

○社酒　《集要》云：纳小儿口中，令速语。

○赤小豆　《集要》云：取汁，洗小儿急黄烂疮。

○淡豆豉　《董方》：用一二枚研极细，抹入儿口，以乳啖之，能利脐屎，其毒自消。

○沙糖　《集要》云：小儿多食损齿，发疳䘌，生蛕虫。甘生湿，湿生火也。与鲫鱼同食成疳，葵菜同食生流澼，与笋同食笋不消，成癥。

○胡麻　《本草》云：嚼涂小儿头疮及浸淫恶疮。

○白油麻　《集要》云：生嚼，傅小儿头上诸疮良。《扁鹊》油剂方：治小儿方一二岁，发热成疮痘，以此止之。用生麻油、童子小便各半盏，逐旋夹和，以柳枝频搅，令如蜜。每服二蚬壳许，服毕，令弘少时，但三四服，大小便利，身体热退，即不成疮痘之症。若形迹已露，则不可服也。愚验方治小儿初生，气欲绝，不能啼哭者，必是难产或冒寒所致，急以绵絮包裹抱怀中，未可断脐带，急捻大纸，捻蘸油点灯，于脐带上往来遍带，熏烧之，盖脐带连儿腹，待火气由脐入腹，更以热醋汤荡洗脐带，须臾气回，啼哭如常，方可浴洗，浴洗了，方断脐带。又方：以手蘸麻油，摩其背脊中间，亦验。

〇诸鸡　丹溪云：治小儿急慢惊风，用白乌骨雄鸡血抹唇上，立苏。《元戎》：治狂邪颠痫，不欲卧眠，自贤自智，骄倨妄行。用白雄鸡一只煮熟，五味调和，作羹粥食之。《集要》云：小儿鹅口，不乳，烧肶胵黄皮末，乳和服之。又云：小儿卒惊，似有痛处而不知疾状，冠血滴口中少许，差。又《直指》鸡肠散：治遗尿，用鸡肶胵一具，鸡肠烧存性为末，每一钱，酒下。男用雌鸡，女用雄鸡。

〇鸡卵　丹溪云：治小儿鳝攻头，用鸡子壳煅存性，为末，香油调，围涂之。《集要》云：卵白治小儿下泄。《附余方》：治休息痢及痸泻日久不能安者，用鸡子一枚打破，用黄蜡一块如指大，铫内溶，以鸡子拌和炒熟，空心食之。

〇鹅　丹溪：治小儿疝，用陈年鹅子壳为末，空心，酒服。又稻芒入喉中，取鹅涎，灌之立出。

〇白鹅毛　主小儿惊痫极者。

〇蝙蝠　丹溪云：治小儿十月后精神不爽，身体痿痹，用伏翼烧灰，细研，粥饮下半钱，日五服。炙香熟哺，亦好。《集成》：治惊，用蝙蝠一个成块，朱砂三钱，装入肚内，新瓦盛，煅法烧铫炒，令皮焦酥为度，候冷，研细，空心调服。每一个作四服，禀弱幼少者作五服。《集要》云：小儿无辜，用伏翼粪熬捣为散，任意拌饭并吃食与吃。

○燕屎 《集要》云：窠与屎同多，以作汤浴小儿，治惊邪。

○牛齿 《集要》云：主小儿牛痫。

○牛口沫 《直指》牛沫方：治口噤不开，取东行牛口沫，涂儿口及额上即效。

○牛粪 丹溪云：治小儿夜啼，以干牛粪如掌大，着席下。又云：痘疮脓溃沾衣者，可用腊月黄牛粪烧灰，挹睡，免生痘疮痛且不成瘢。《直指》：治卒得瘰疬，用赤烂牛粪烧灰，傅。○牛黄 《集要》云：疗小儿百病诸痫热，口噤不开。又云：小儿初生二三日，去惊邪，辟恶气。取一大豆许，细研，和熟蜜，以绵蘸之，令吮之，一日令尽。《圣惠方》：治撮口，用牛黄一钱，研竹沥一合，调匀，滴入口中。

○猪 丹溪云：儿生下时，以猪胆一个，水五升，煎四升，澄清，浴儿无疮疥。又云：治小儿转食呕吐，用猪肚带连屎，炭火煅过为末，枣肉丸服之。《宝鉴》：治小儿疮倒靥黑陷，用小猪尾刺血三五点，入生脑子少许，研匀，新汲水调下，立效。愚验治痘疹，四五日不大便者，可用肥嫩猪肉一块，以淡白水浸，火煮软熟，取出切如豆大或皂子大，与小儿食之，令脏腑滋润，使疮痂易落，百无滞碍，切不可妄投宣药恐内虚，疮毒入于里，伤儿真气。

○羊 丹溪云：治小儿尿床，以羊肚盛水令满，系两头，煮熟开水，顿服。《附余方》：治痘疮欲落不落，当灭瘢痕，用羊髑骨髓一两，入轻粉一钱，研成白膏，以磁盒盛之，涂疮上。

○羖羊角　《集要》云：主小儿惊痫。

○羖羊齿　《集要》云：主小儿羊痫寒热，三月三日取。

○马　丹溪云：治小儿癫头，用腊月马脂搽之。《集要》云：白马齿主小儿惊痫，水摩服。○马尾　《直指》：治中马汗气臭忤，或马鸣惊忤。用马尾烧烟煴儿面，频煴，以瘥为度。

○狐阴茎　《集要》云：主小儿阴癫卵肿。

○熊胆　《集要》云：治小儿惊痫，五疳杀虫。

○虎骨　《本草》云：胆主小儿疳痢惊痫，研小服之。

○犀角　《本草》云：治小儿风热惊痫。丹溪云：性走散，以诸角尤甚。痘疮后用此，以散余毒，俗以为常。若无余毒而血虚者，或已燥热发散者而误用之，祸立至，人所不知也。

○龙骨　主小儿热气惊痫。又小儿脐疮不瘥，烧灰，细研傅之。

○麝香　《直指》麝香饮：治客忤腹痛危急，用麝香少许研细，乳汁调涂口中，仍以母衣覆其身，即愈。愚验方治小儿落胎之时，视其脐软者，无脐风即不须治，脐硬直者定有脐风，速用簪尖，于脐根旁刺破一二处，入麝香末少许，灸三炷后，无脐风。

○兔　《集验方》兔血丸：腊月八日，取采生兔一只，取血，以荞面和之，少加雄黄四五分，候干成饼。凡初生小儿，三日后如绿豆大者，与二三丸，乳汁送下，遍身发出红点是其征验。有终身不出痘疹者，虽出亦不甚稠密也。婴儿已长成会饮食者，就以兔肉啖之，尤妙。

○酥油　丹溪云：头面痘痂，剥去脓血，出真酥油润之，免成癣。

○五灵脂　《集要》云：主小儿五疳，辟疫。

○白僵蚕　《集要》云：主小儿惊痫，夜啼，去三虫。《直指》僵蚕方：治撮口，用直僵蚕二枚，去嘴，略炒为末，蜜调，傅唇口中。○蚕蜕　丹溪云：小儿走马疳，用此烧存性，为末，入麝香少许，贴患处，或蜜和付，加枯矾少许，尤妙。

○绵茧　愚验绵茧散治痘疮，身体肢节上有疳蚀疮，脓水不绝者，用出蛾绵茧不拘多少，以生白矾搥碎，入绵茧内令满，以炭火烧，令白矾尽出，方取研细，干糁疮上。

○蛇蜕皮　《元戎》食疗云：去风邪，明目。治小儿一百二十种惊痫，寒热，肠痔，蛊毒，恶疮，安胎。以蛇脱皮熬用，治蛇痫，弄舌摇头者宜用，全脱也。《直指》鱼脐疮方：治疮头黑深，破之黄水出，四畔浮浆。用蛇脱皮烧存性，细研，鸡子清调傅。《直指》喉痹肿痛方：用蛇脱烧存性，为末，每半钱，乳汁调下。又方：治小儿白秃疮，用蛇皮烧存性，为末，猪膏调傅。○蚱蛇胆　《集要》云：治儿五疳。○真珠　小儿惊热药中用之。

○蚯蚓　丹溪云：小儿天火丹齐腰起者，名赤溜。用蚯蚓泥油调敷。又治丹毒恶疮，五色无常者，用水调敷。又小儿外肾肿硬及阴疮，地龙末津调涂。又阴囊肿痛，生甘草汁调地龙粪，轻轻敷之。《附余》应验备急丸：治急慢惊风，以五月五日取地龙数条，用竹刀分中截，作两段，看地龙跳得急者、慢者，各另一处研烂，用朱砂末同研，和匀，得所丸，如小绿豆大，急惊用急跳者，慢惊用慢跳者，金钱薄荷汤送下，量大小加丸数。如合药后，分明写记急慢，各另包裹，收顿。

○全蝎　丹溪云：小儿惊风，用全蝎一个，去翅足，薄荷四叶裹，合于火上，炙令叶焦，同研为末，作四服，汤下。大人风涎，只作一服。《集要》云：小儿惊风不可阙。《汤氏方》：治胎痫惊风，用全蝎头尾全者，以生薄荷叶裹之，以线扎定，火上炙燥，研为末，入麝香、朱砂少许，麦门冬汤下。《附余》安神散：治搐搦，用全蝎四个，塘水浸一宿，南星大者一个，开一窍，入蝎在内，以南星末盖其口，用面裹，火煨令赤色，取出放地坑一宿，去南星，用蝎为末，每服一字，磨刀水调下。愚验全蝎散治小儿惊风不语，通窍豁痰，大人通用。全蝎七枚，各用紫苏叶包，涂蜜炙，重包又涂蜜炙，为细末，每服一字，姜汁入蜜搜和，含化。

○衣鱼　小儿中风，项强背起，摩之。淋闭，摩脐及小腹，溺即通。

○蚱蝉　《集要》云：主小儿惊痫，夜啼，癫病，寒热。

○蝉脱 药性论云使治小兒渾身壮热惊癎兼能止渇 丹溪云治儿啼不止如鬼状用蝉蜕下半截去上半截為末炒一字薄荷湯下 附餘治小兒夜啼用蝉脱二七枚全者去翅足為末入硃砂一字蜜調為丸使吮之 愚驗小兒中蚯蚓毒陰囊腫痛以蝉蜕半兩水一碗煎洗其痛立止以五苓散服之 集要云水煎汁治小兒出痘疹不快良 ○蝉花 丹溪云小兒諸热丹毒水磨蛂蜋功勝紫雪 集要云主小兒惊癎瘛瘲腹脹寒热疳虫 ○蜘蛛 集要云小兒大腹丁奚燒熟嗷之 直指方治口噤不開不能吮乳用蜘蛛一枚去足及口炙令焦細研用豬乳一合調和為三服徐々灌之神妙牙疳亦用蜘蛛麝香 ○牡蠣 直指牡蠣散治小兒外肾腫大莖物通明用牡蠣粉研十分細先以津唾塗腫處次以牡蠣粉掺傅 ○白螺 愚驗治痘瘡不收用白螺蛳殼不拘多少古墙上取用時去土洗净火煉紅存性為細末瘡口湿處乾掺為妙 ○蝎虎 愚驗方治撮口取活蝎虎一箇江南名壁虎裝內硃砂細末瓶內封口食砂月餘取出其身赤色陰乾為細末每服一二分酒下大効 直指蝎虎散治惊癎

○蝉脱 《药性论》云：使治小儿浑身壮热惊痫，兼能止渴。丹溪云：治儿啼不止如鬼状，用蝉蜕下半截，去上半截为末，炒一字，薄荷汤下。《附余》：治小儿夜啼，用蝉脱二七枚全者，去翅足，为末，入朱砂一字，蜜调为丸，使吮之。愚验小儿中蚯蚓毒，阴囊肿痛，以蝉蜕半两，水一碗煎洗，其痛立止。以五苓散服之。《集要》云：水煎汁，治小儿出痘疹不快良。○蝉花 《药性论》云：脱壳，头上有一角如花冠状，谓之蝉花，最佳。味甘寒，无毒。主小儿天吊惊痫，夜啼心悸。

○蛂蜋 丹溪云：小儿诸热丹毒，水磨蛂蜋功胜紫雪。《集要》云：主小儿惊痫瘛瘲，腹胀寒热，疳虫。○蜘蛛 《集要》云：小儿大腹丁奚，烧熟嗷之。《直指方》：治口噤不开，不能吮乳。用蜘蛛一枚，去足及口，炙令焦，细研，用猪乳一合，调和为三服，徐徐灌之，神妙。牙疳亦用蜘蛛、麝香。

○牡蛎 《直指》牡蛎散：治小儿外肾肿大，茎物通明。用牡蛎粉研十分细，先以津唾涂肿处，次以牡蛎粉掺傅。○白螺 愚验治痘疮不收，用白螺蛳壳不拘多少，古墙上取，用时去土洗净，火炼红存性，为细末，疮口湿处干掺，为妙。

○蝎虎 愚验方治撮口，取活蝎虎一个，江南名壁虎，装内朱砂细末，瓶内封口。食砂月余，取出其身，赤色阴干为细末，每服一二分，酒下，大效。《直指》蝎虎散：治惊痫，屡效。用褐色生蝎一个，连血细研，入朱砂末并麝香少许，同研，薄荷汤调，作一服，数年癫痫亦作效。盖痫疾皆心血虚滞，生蝎可以官守其血，继是即以二陈汤与之。若无生蝎，当取带性雄猪心血，代用入于代赭石散中，亦作效。

〇虾蟆　《直指方》：治月蚀耳疮，用虾蟆烧灰存性，捣为末，和猪膏傅。又方：治脐疮，用虾蟆灰傅亦好。愚验蚵蚾员治无辜疳，诸疳，一服虚热退，一服烦渴止，三服泻痢住。用蟾蜍一枚，夏月沟渠中，取腹大不跳不鸣者，其身多癞，取粪虫一杓置桶中，以尿浸之，桶上要干，不与虫走。却将蟾蜍打杀，顿在虫中，恁与虫食一日夜，次以新布作袋尽包系定，置之急流一宿，取出，瓦上焙为末，入麝一字，粳饭揉丸麻子大，每二三十员，米饮下。《集要》云：小儿洞泄下痢，烧存性灰末，饭调方寸匕。《集验方》：治小儿痞积，并立眉竖眼，头毛生疮结如麦穗者，并皆治之。用立秋后大虾蟆一只，去其首并四肢，刮去肠肚，以清油涂之，上加覆瓦，下加仰瓦，用火炙之令熟，与患者啖之，腹中积秽尽下，再加前法连服四五个，一月后，形容改变，非常效难尽述。

〇蟾酥　《集要》云：以朱砂、麝香为丸，如麻子大。小儿疳瘦者，空心，一丸。如脑疳，以乳汁调滴鼻中。

〇川山甲　愚验方治撮口，用川山甲尾上甲三片，羊油炙黄色，蝎稍七个，共为极细末，用人乳汁调涂乳上，令儿吮之，用厚衣包裹，须臾，小儿冷汗出愈。《直指》前甲散：治小儿眉丛中生疮，名曰炼银疮。用穿山甲前膊鳞炙焦为细末，麻油、轻粉调傅。愚验独圣散治倒靥黑陷，用川山甲取嘴上及前足者，汤洗净，炒令焦黄为末，每服半钱，入麝少许，南木香汤或紫草煎汤，或入红酒少许调服，即愈。若闭目无魂者，不治。

○狗蝇 《集验》云：一儿三岁，发热七日，疮出而倒靥色黑，唇口冰冷，危症。一人授药，移时即红润如常儿，遂起求方。用狗蝇七枚擂细，和醋酒少许调服。蝇即狗身上能飞者，夏月极多，易得，冬月则藏于狗耳中。

○螟蛉 《集成方》：治惊风，用螟蛉土窠一个，麝香少许，以蜜和匀，于口内腭子上沫定化。

○蜜 愚验方治痘疮痒甚，俱搔成疮，及疮痂欲落不落。用上等白蜜涂之，其痂落，亦无紫黑瘢痕。

○蜂房 治小儿喉痹肿痛，蜂房烧存性，为末，半钱，乳汁调下。

○蜈蚣 《直指》蜈蚣方：治口噤不开，不能收乳。用赤足蜈蚣半枚，去足，炙令焦为末，入麝少许，以猪乳一合和之，分三服猪乳。主小儿口噤不开，最良。

○蛴螬虫 愚验秘传神效方治脐风，取蛴螬虫一条，将尾须二根剪断，自然出水，滴入脐内，少刻即愈。其虫在多年墙毛内取，人家水缸底亦有。

○桑螵蛸　《直指》桑螵蛸散：治斑疮翳眼，用真桑螵蛸一分，炙焦，研细末，入麝少许，每服一钱，米泔温调，临睡服。

○牡鼠　《集要》云：粪名两头尖，主小儿痫疾大腹。

○龟　丹溪云：治小儿龟背，用龟尿点其背上骨节，其法以龟放荷叶上，候龟头四顾，急以镜照之，其尿自出。○鳖头　《集要》云：烧灰，主小儿诸疾。又治脱肛血，亦可涂之。

○鲫鱼　丹溪云：小儿脑疳，眉痒，毛发作穗，面黄瘦。用鲫鱼胆滴鼻中，三五日效。《集要》云：灰主咳嗽，小儿头疮，口疮重舌，目翳。《直指》鲫鱼方：治小儿白秃疮，用鲫鱼一尾重三四两者，去肠肚，以乱发填满，湿纸裹烧存性，佐以雄黄二钱，同末，生麻油调傅，先以畜水洗拭后用药。

○鲤鱼胆　《集要》云：涂小儿热肿。

○鳝鱼　《直指方》：治小儿斑翳，用生鳝鱼，以针刺其血，磁器盛之，点入翳上自愈。

○乌贼鱼骨　《集要》云：小儿痢下，研细，米饮下之。

○金屑　《本草》云：小儿惊伤风痫失志。

○银屑　《集要》云：小儿癫疾狂走。

○古镜　《元戎》云：古镜味辛，无毒。主惊痫邪气，小儿诸恶疾，煮

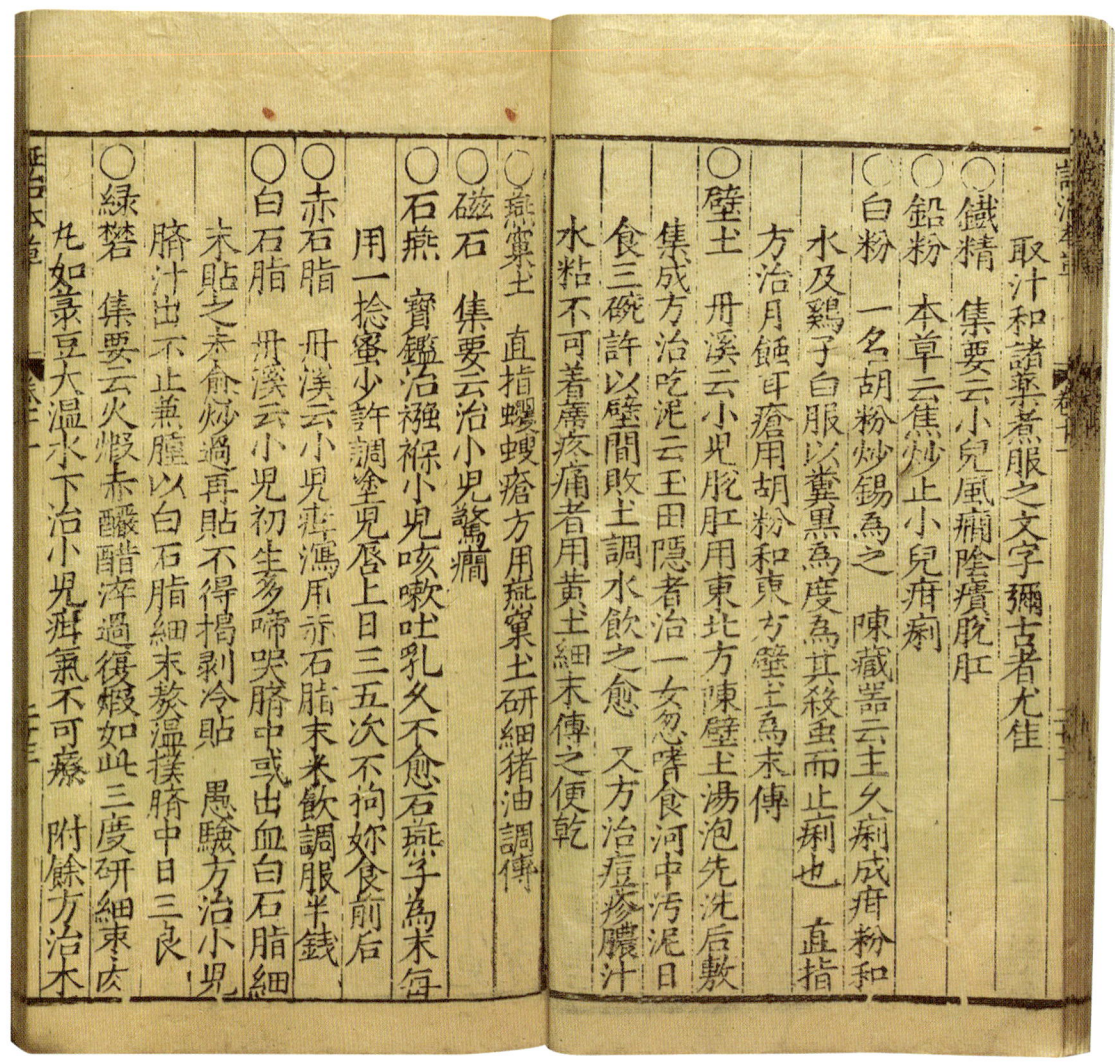

取汁，和诸药煮服之。文字弥古者，尤佳。

○铁精　《集要》云：小儿风痫，阴㿉脱肛。

○铅粉　《本草》云：焦炒，止小儿疳痢。

○白粉　一名胡粉，炒锡为之。陈藏器云：主久痢成疳，粉和水及鸡子白服。以粪黑为度，为其杀虫而止痢也。《直指》：主治月蚀耳疮，用胡粉和东方壁土为末，傅。

○壁土　丹溪云：小儿脱肛，用东北方陈壁土汤泡，先洗后敷。《集成方》：治吃泥。云：玉田隐者，治一女忽嗜食河中污泥，日食三碗许，以壁间败土，调水饮之愈。又方：治痘疹脓汁水粘不可着席，疼痛者，用黄土细末，傅之便干。

○燕窠土　《直指》蟆蝼疮方：用燕窠土研细，猪油调傅。

○磁石　《集要》云：治小儿惊痫。○石燕　《宝鉴》：治褓褓小儿咳嗽吐乳，久不愈。石燕子为末，每用一捻，蜜少许，调涂儿唇上，日三五次，不拘奶食前后。

○赤石脂　丹溪云：小儿疳泻，用赤石脂末，米饮调服半钱。

○白石脂　丹溪云：小儿初生多啼哭，脐中或出血。白石脂细末，贴之未愈，炒过再贴，不得揭剥冷贴。愚验方治小儿脐汁出不止，兼肿，以白石脂细末熬温，扑脐中日三，良。

○绿矾　《集要》云：火煅赤，酽醋淬过，复煅，如此三度，研细，枣肉丸如绿豆大，温水下。治小儿疳气不可疗。《附余方》：治木舌重舌，用好胆矾研细，傅之。

○白矾　《元戎》：治癎证。白矾一块约一两许，用生蒸饼裹蒸熟，去皮，临丸入轻粉一字或半钱，量虚实加减，丸桐子大，每服二三十丸，姜汤下，小儿丸小。丹溪云：小儿口疮，白矾末糁之。又云：小儿脐久不干，用白枯矾末敷之。又方：治小儿牙疳，用白矾装于五倍子内烧过为末，贴之。《直指》眼睛白膜方：治小儿眼病，用明白矾一分，井水四合，铜铫内煎，取半合入冬蜜大匙，以绵滤过，点芥子许。

○伏龙肝　《日华子》云：热，微毒，治小儿夜啼。丹溪云：治小儿赤游风，用伏龙肝和鸡子清敷，内用赤土，水调服。又方：治冷风丹。车前子叶捣汁，调伏龙肝末傅之，或服尤妙。又云：小儿脐久不干，用伏龙肝加黄柏末傅。《直指》伏龙肝方：治小儿客忤惊啼，壮热。用灶中黄土，和醋捣员球子大，摩儿头及五心。《集成方》：治小儿玉茎热肿，缠绕如螺蛳肉状，小便难者。伏龙肝、韭汁调傅。

○丹砂　丹溪云：小儿未满月，惊欲作中风即死。朱砂为末，新水调浓，涂五心，神验。愚验方痘疮已出未出，皆可用朱砂为末，蜜水调服，多可减少，少者可无。一云或朱砂、丝瓜合而服之。《集要》云：小儿初生，细研朱砂，蜜调涂口中，令吮之良。愚验朱矾散治口疮鹅口不能乳者，用朱砂细

○硫黃　愚驗治小兒吐利日久，脾胃虛損，手足厥逆，精神昏睡多露睛，口鼻氣冷，欲成慢驚，或身冷脈微，自汗，小便不禁。舶上硫黃十兩，去砂石為末，砂盒子盛八分滿，水和赤石脂封縫，鹽泥固濟，晒乾，再入水罐內，泥固濟，火煨過，候冷，於乳缽內研為細末，水浸蒸餅，丸桐子大或如綠豆大，每五十丸至百丸，米飲下。

研，白礬佐之為末，使亂髮纏指，揩舌上令淨，以藥傅之。愚驗方治小兒胎中受驚，故生未滿月而發驚。用朱砂研細，同牛黃少許，取豬乳汁調稀，抹入口中，或入麝香、當門子，尤妙也。

○雄黃　丹溪治小兒白瀉，用一錢炒熟麵八錢，和勻，薑湯調服。

○黃丹　丹溪云：小兒白屑滿口狀如鵝口，用髮纏，指蘸井水拭舌上煅，黃丹亦可敷。又云：治小兒胎痢，用雞彈敲去清，留黃，入黃丹一錢，將黃泥固濟，煨火中，候乾，米飲調下。

○青礞石　丹溪奪命散：治急慢驚風，痰涎潮壅滯於咽間，命在須臾脹，此無不愈，神效不可盡述。用青礞石一兩搗碎，焰硝一兩，和入銀鍋內，炭火煅紅，硝盡為度，候藥冷如金色，取出，碾細為末，每服一錢匕，急驚風痰發熱者，薄荷汁調下，涎藥自大便出，狀如稠涕。次服退熱截驚等劑，慢驚風脾虛者，以青州白丸子研，煎成稀糊，入蜜調下。一云

研，白矾佐之为末，使乱发缠指，揩舌上令净，以药傅之。愚验方治小儿胎中受惊，故生未满月而发惊。用朱砂研细，同牛黄少许，取猪乳汁调稀，抹入口中，或入麝香、当门子，尤妙也。

○硫黄　愚验治小儿吐利日久，脾胃虚损，手足厥逆，精神昏睡多露睛，口鼻气冷，欲成慢惊，或身冷脉微，自汗，小便不禁。舶上硫黄十两，去砂石为末，砂盒子盛八分满，水和赤石脂封缝，盐泥固济，晒干，再入水罐内，泥固济，火煨过，候冷，于乳体内研为细末，水浸蒸饼，丸桐子大或如绿豆大，每五十丸至百丸，米饮下。

○雄黄　丹溪：治小儿白泻，用一钱炒熟面八钱，和匀，姜汤调服。

○黄丹　丹溪云：小儿白屑满口状如鹅口，用发缠，指蘸井水拭舌上煅，黄丹亦可敷。又云：治小儿胎痢，用鸡弹敲去清，留黄，入黄丹一钱，将黄泥固济，煨火中，候干，米饮调下。

○青礞石　丹溪夺命散：治急慢惊风，痰涎潮壅滞于咽间，命在须臾胀，此无不愈，神效不可尽述。用青礞石一两捣碎，焰硝一两，和入银锅内，炭火煅红，硝尽为度，候药冷如金色，取出，碾细为末，每服一钱匕，急惊风痰发热者，薄荷汁调下，涎药自大便出，状如稠涕。次服退热截惊等剂，慢惊风脾虚者，以青州白丸子研，煎成稀糊，入蜜调下。一云：

只以木香入少蜜煎湯調下涎即墜入腹中次服花蛇併
川烏等劑　又方候冷為末雪糕薄糊丸綠豆大每服二
丸急驚薄荷荊芥湯調下慢驚南木香煎湯調下礞石炸
硝古文錢輩雖能利痰然其性非胃家所好須以木香佐
之　《集要》云又主小兒食積羸瘦

○代赭石　《直指》代赭石散治陰陽癇通用將代赭石煅醋淬
研為末水飛過日乾每服半錢以金銀煎湯和金銀箔調
下連進二服良久小兒脚脛上自有赤斑即邪氣發出其
病隨瘥若無赤斑則難治也

○滑石　《丹溪方》痘瘡痒塌者於形色脈上分虛實實則脈有
力氣壯虛則脈無力氣怯輕者淡蜜水調滑石末潤瘡上

○密陀僧　《直指》密陀僧飲治驚癇入心不語神效諸驚失音
大人通用用密陀僧為細末每服一字米醋湯調下大人
用二錢熱酒調下

○芒硝　丹溪云小兒丹毒水調芒硝塗之

○朴硝　愚驗方治陰囊生瘡疼痛先用川椒荊芥槐枝柳枝
蛇床子煎湯洗後用朴硝為末雞子清調敷　又方治重
舌刺血盡用馬牙硝傅之或焰硝亦好

○膩粉　《附餘方》治小兒喫泥用膩粉一錢砂糖和丸如麻子
大米飲下一丸瀉出土立瘥

只以木香入少蜜，煎汤调下，涎即坠入腹中，次服花蛇并川乌等剂。又方候冷为末，雪糕薄糊丸，绿豆大，每服二丸，急惊，薄荷荆芥汤调下；慢惊，南木香煎汤调下。礞石、炸硝、古文钱辈，虽能利痰，然其性非胃家所好，须以木香佐之。《集要》云：又主小儿食积羸瘦。

○代赭石　《直指》代赭石散：治阴阳痫通用。将代赭石煅醋淬，研为末，水飞过，日干，每服半钱，以金银煎汤，和金银箔调下，连进二服，良久，小儿脚胫上自有赤斑，即邪气发出，其病随瘥。若无赤斑，则难治也。

○滑石　《丹溪方》：痘疮痒塌者于形色脉上，分虚实，实则脉有力气壮，虚则脉无力气怯。轻者，淡蜜水调滑石末，润疮上。

○密陀僧　《直指》密陀僧饮：治惊痫入心不语，神效。诸惊失音，大人通用。用密陀僧为细末，每服一字，米醋汤调下。大人用二钱，热酒调下。

○芒硝　丹溪云：小儿丹毒，水调芒硝涂之。

○朴硝　愚验方治阴囊生疮疼痛，先用川椒、荆芥、槐枝、柳枝、蛇床子煎汤洗，后用朴硝为末，鸡子清调敷。又方：治重舌刺血尽，用马牙硝傅之，或焰硝亦好。

○腻粉　《附余方》：治小儿吃泥，用腻粉一钱，砂糖和丸如麻子大，米饮下一丸，泻出土，立瘥。

○盐　丹溪云：治小儿不小便，以盐安脐中熨之。

○腊雪　《集要》云：治小儿热痫狂啼。

○人牙　愚验人牙散治痘不起，或忽黑陷，或心烦躁，气喘妄语，或腹胀。人牙烧存性，研细，酒调入膈猪血三五滴，温服。

○发灰　《直指方》：治重舌刺出血后，以发灰傅之。愚验方治小儿初生，舌下有膜如石榴子，连于舌根，令儿言语不发，可摘断之，微有血，无害。如不止，烧发灰掺之。又方：治口角疮烂，发灰细末，猪脂和傅，燕窠亦好。又方：治惊啼，油发烧灰存性，每服一字，米汤调下。愚又验方治小儿吐血衄血，生地黄汁一合调发灰半钱，作两服，食后少顷，灌下。

○发髲　《集要》云：疗小儿痫。又云：合鸡子黄煎之，化为水，疗小儿惊热及热疮。又云：乱发主小儿惊痫，燕口疮，豌豆疮，鼻衄欲死，烧之研末，调方寸匕，又吹内，立已。

○脐带　《集验方》：小儿初生脐带脱落后，取置新瓦上，用炭火四围烧至烟将尽，放土地上，用瓦盏之类盖之存性，研为末，预将辰砂透明者为极细末，水飞过，脐带若有五分重，辰砂二分五厘，生地黄、当归身煎浓汁，一二蚬壳调和前两味，抹儿上腭间及乳母乳头上，一日至晚药下尽。次日，大便遗下秽污浊垢之物，终身永无疮疹及诸疾，生一子得一子，十分妙法也，名延生第一方。

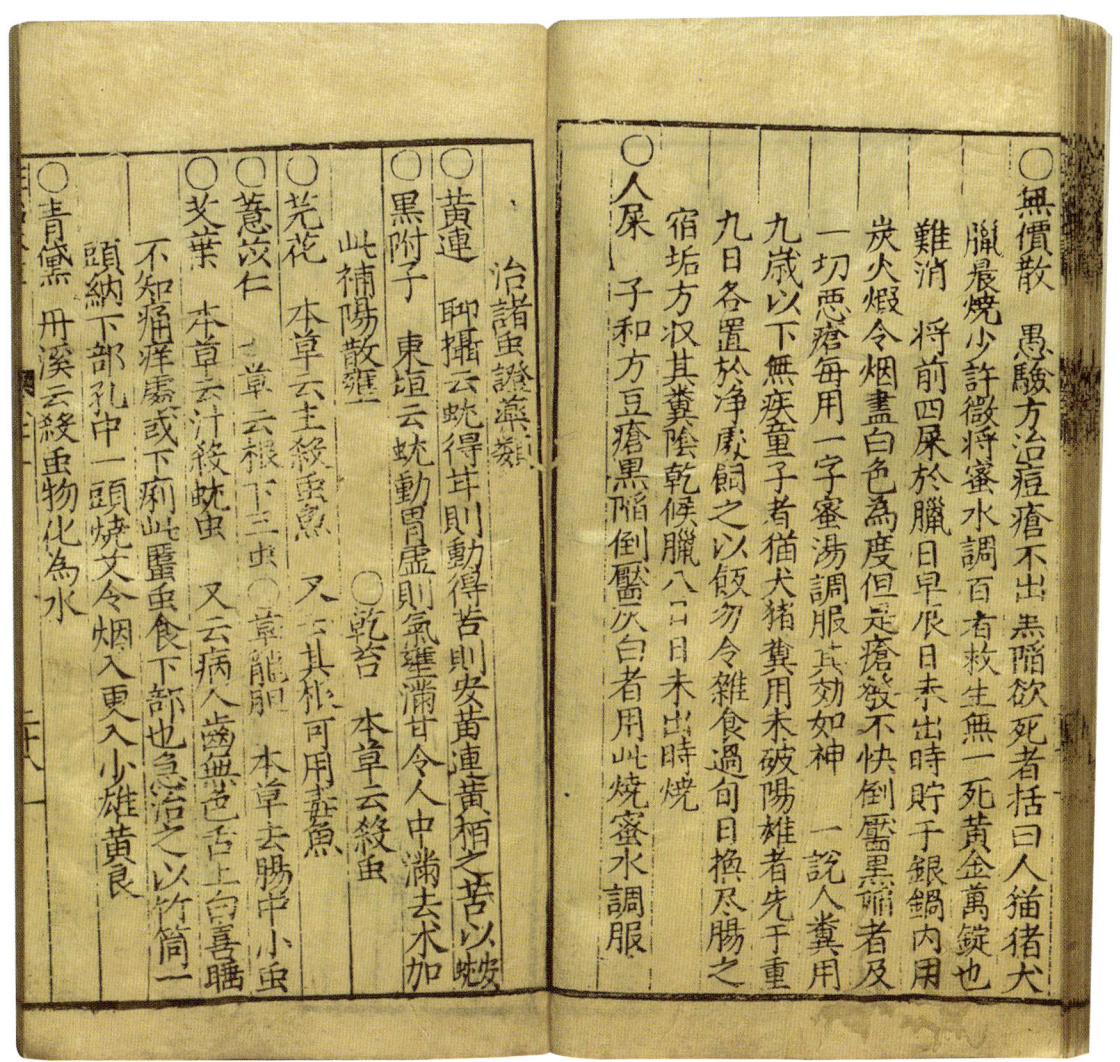

　　○无价散　愚验方治痘疮不出，黑陷欲死者。括曰：人猫猪犬腊晨烧，少许微将蜜水调。百者救生无一死，黄金万锭也难消。将前四屎于腊日早辰日未出时，贮于银锅内，用炭火煅令烟尽，白色为度。但是疮发不快，倒靥黑陷者及一切恶疮，每用一字，蜜汤调服，其效如神。一说人粪用九岁以下无疾童子者，猫、犬、猪粪用未破阳雄者，先于重九日各置于净处，饲之以饭，勿令杂食。过旬日，换尽肠之宿垢，方收其粪，阴干，候腊八日日未出时烧。

　　○人屎　子和方：豆疮黑陷倒靥灰白者，用此烧，蜜水调服。

治诸虫证药类

　　○黄连　聊摄云：蛔得甘则动，得苦则安。黄连、黄柏之苦，以安蛔。

　　○黑附子　东垣云：蛔动胃虚则气壅满，甘令人中满，去术，加此补阳散壅。

　　○干苔　《本草》云：杀虫。○芫花　《本草》云：主杀虫鱼。又云：其根，可用毒鱼。

　　○薏苡仁　《本草》云：根下三虫。○草龙胆　《本草》：去肠中小虫。

　　○艾叶　《本草》云：汁杀蛔虫。又云：病人齿无色，舌上白，喜睡，不知痛痒处，或下痢，此䘌虫食下部也。急治之，以竹筒一头纳下部孔中，一头烧艾，令烟入，更入少雄黄良。

　　○青黛　丹溪云：杀虫物，化为水。

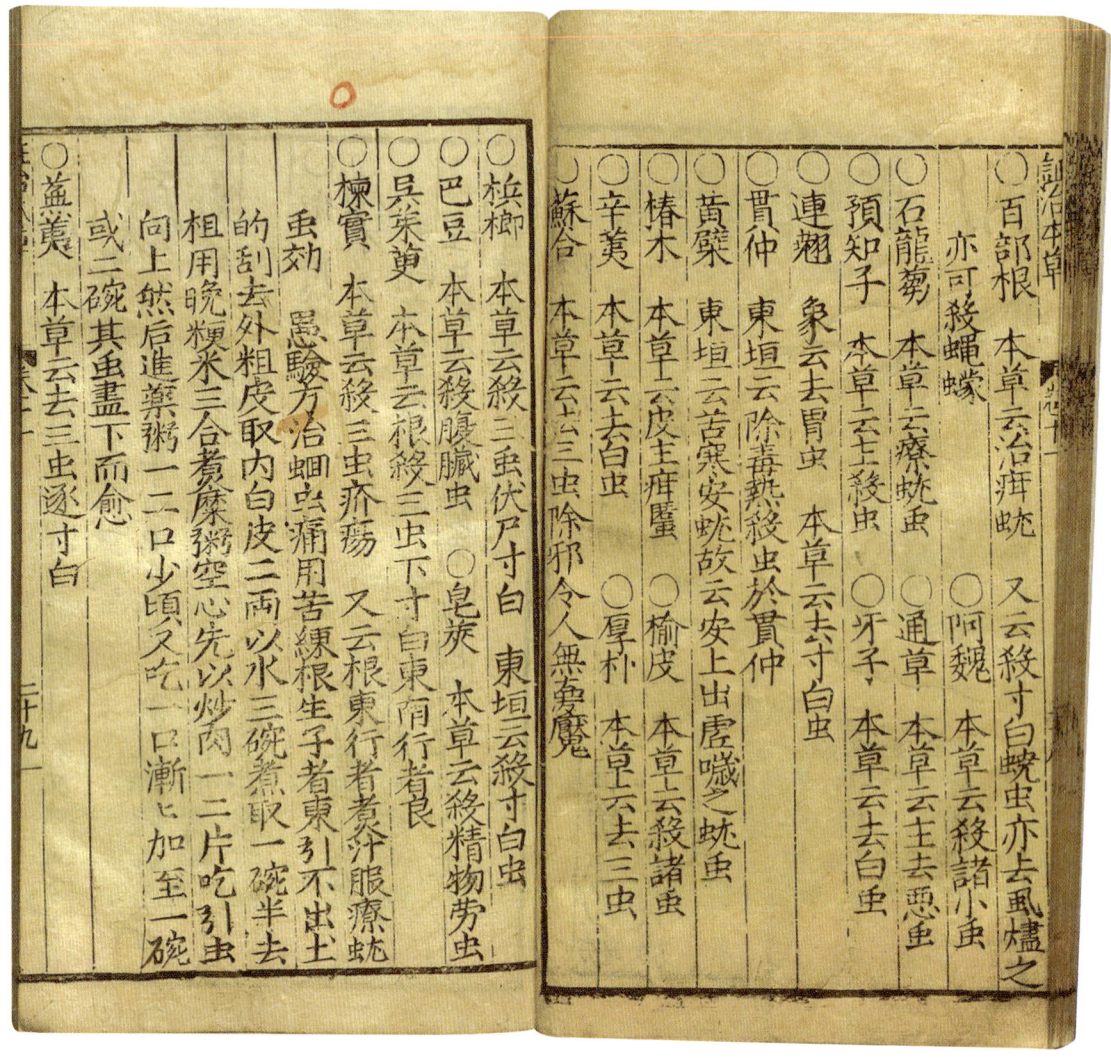

○百部根　《本草》云：治疳蛔。又云：杀寸白蛲虫，亦去虱，烬之，亦可杀蝇蠓。

○阿魏　《本草》云：杀诸小虫。○石龙芻　《本草》云：疗蛔虫。

○通草　《本草》云：主去恶虫。○预知子　《本草》云：主杀虫。

○牙子　《本草》云：去白虫。○连翘　《象》云：去胃虫。《本草》云：去寸白虫。

○贯仲　东垣云：除毒热，杀虫于贯仲。

○黄檗　东垣云：苦寒安蛔。故云：安上出虚哕之蛔虫。

○椿木　《本草》云：皮主疳䘌。○榆皮　《本草》云：杀诸虫。

○辛荑　《本草》云：去白虫。○厚朴　《本草》云：去三虫。

○苏合　《本草》云：去三虫，除邪，令人无梦魇。

○槟榔　《本草》云：杀三虫，伏尸，寸白。东垣云：杀寸白虫。

○巴豆　《本草》云：杀腹脏虫。○皂荚　《本草》云：杀精物劳虫。

○吴茱萸　《本草》云：根杀三虫，下寸白，东南行者良。

○楝实　《本草》云：杀三虫，疥疡。又云：根东行者，煮汁服，疗蛔虫效。愚验方治蛔虫痛，用苦楝根生子者，东引不出土的刮去外粗皮，取内白皮二两，以水三碗煮，取一碗半去粗，用晚粳米三合煮糜粥，空心，先以炒肉一二片吃，引虫向上，然后进药粥一二口，少顷，又吃一口，渐渐加至一碗或二碗，其虫尽下而愈。

○芜荑　《本草》云：去三虫，逐寸白。

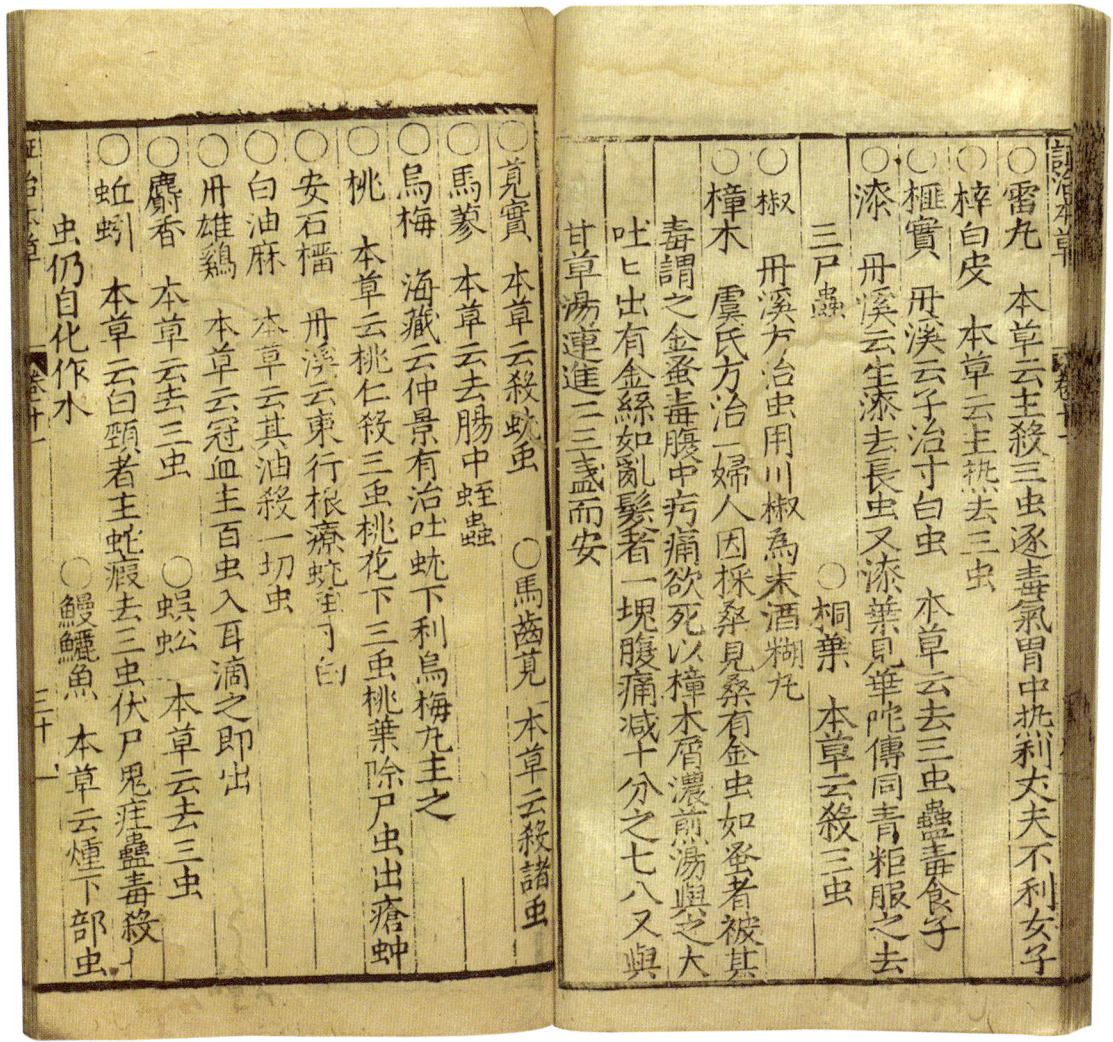

○雷丸 《本草》云：主杀三虫，逐毒气，胃中热，利丈夫，不利女子。

○梓白皮 《本草》云：主热，去三虫。

○樞实 丹溪云：子治寸白虫。《本草》云：去三虫，蛊毒，食子。

○漆 丹溪云：生漆去长虫。又漆叶见《华陀传》，同青粘服之，去三尸虫。

○桐叶 《本草》云：杀三虫。○椒 《丹溪方》：治虫，用川椒为末，酒糊丸。

○樟木 《虞氏方》：治一妇人，因采桑见桑，有金虫如蚕者，被其毒谓之金蚕毒。腹中疗痛欲死，以樟木屑浓煎汤，与之大吐，吐出有金丝如乱发者一块，腹痛减十分之七八，又与甘草汤连进二三盏而安。

○苋实 《本草》云：杀蛔虫。○马齿苋 《本草》云：杀诸虫。

○马蓼 《本草》云：去肠中蛭虫。○乌梅 海藏云：仲景有治吐蛔下利，乌梅丸主之。

○桃 《本草》云：桃仁杀三虫，桃花下三虫，桃叶除尸虫，出疮蚘。

○安石榴 丹溪云：东行根疗蛔虫寸白。○白油麻 《本草》云：其油杀一切虫。

○丹雄鸡 《本草》云：冠血主百虫入耳，滴之即出。

○麝香 《本草》云：去三虫。○蜈蚣 《本草》云：去三虫。

○蚯蚓 《本草》云：白颈者主蛇瘕，去三虫伏尸，鬼疰蛊毒，杀长[1]虫，仍自化作水。

○鳗鲡鱼 《本草》云：煙下部虫

①长：底本版蚀，据《神农本草经·下经》补。

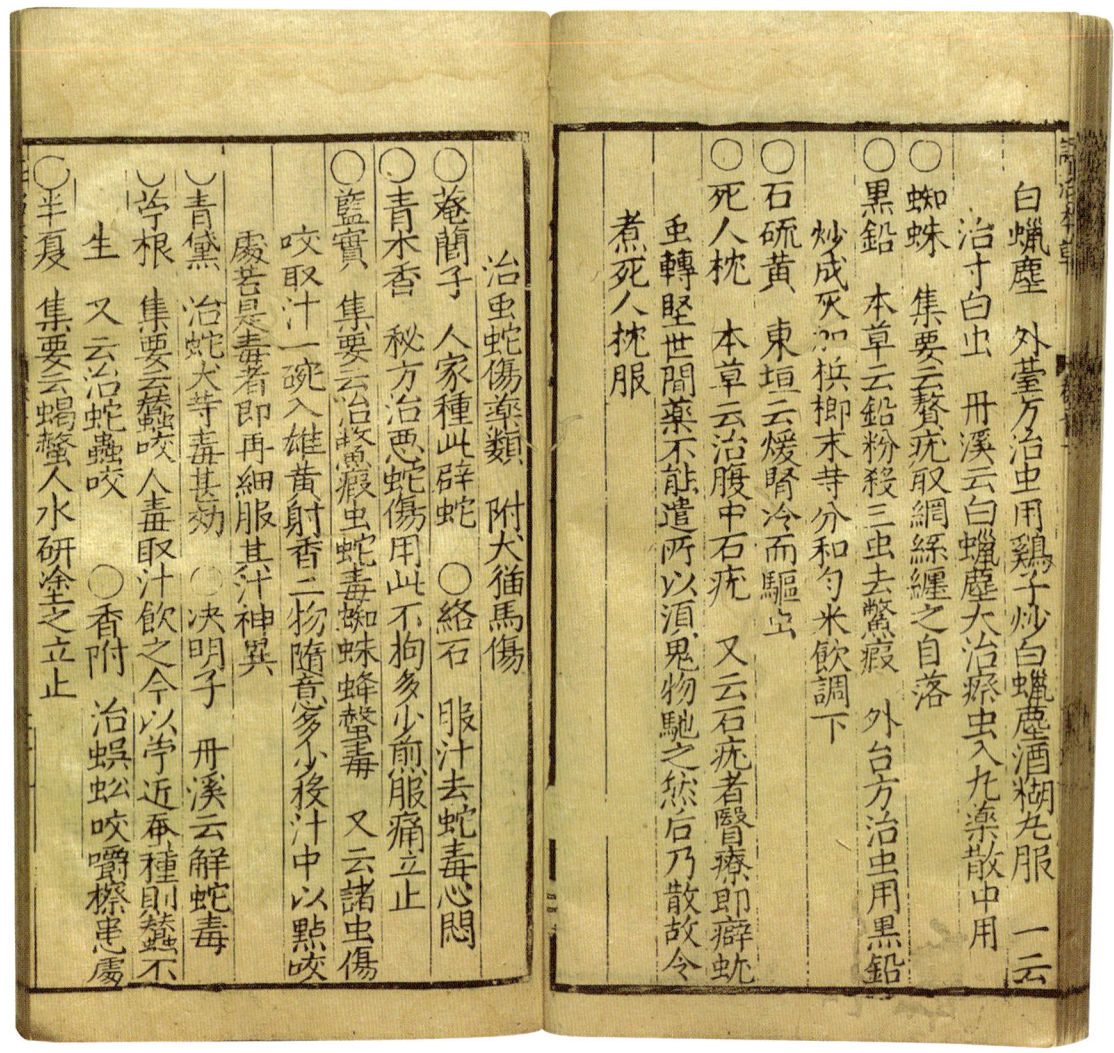

白蜡尘。《外台方》：治虫，用鸡子炒白蜡尘，酒糊丸服。一云：治寸白虫。丹溪云：白蜡尘大治疗虫，入丸药散中用。○蜘蛛 《集要》云：赘疣，取网丝，缠之自落。

○黑铅 《本草》云：铅粉杀三虫，去鳖瘕。《外台方》：治虫，用黑铅炒成灰，加槟榔末等分，和匀，米饮调下。○石硫黄 东垣云：暖肾冷而驱虫。

○死人枕 《本草》云：治腹中石蛔[1]。又云：石蛔者，医疗即瘥，蛔虫转坚，世间药不能遣，所以须鬼物驰之，然后乃散，故令煮死人枕服。

治虫蛇伤药类　附：犬猫马伤

○菴䕡子 人家种此，辟蛇。○络石 服汁，去蛇毒，心闷。

○青木香 秘方治恶蛇伤用此，不拘多少，煎服，痛立止。

○蓝实 《集要》云：治鳖瘕，虫蛇毒，蜘蛛蜂螫毒。又云：诸虫伤咬，取汁一碗，入雄黄、麝香二物，随意多少，投汁中，以点咬处。若是毒者，即再细服其汁，神异。

○青黛 治蛇、犬等毒，甚效。○决明子 丹溪云：解蛇毒。○苎根 《集要》云：蚕咬人毒，取汁饮之。今以苎近蚕种，则蚕不生。又云：治蛇虫咬。

○香附 治蜈蚣咬，嚼擦患处。○半夏 《集要》云：蝎螫人，水研涂之，立止。

①蛔：原作"疣"，应为"虬"之形误，据《证类本草》卷十五改。

○南星　《集要》云：治蛇虫咬。○藜芦　治头虱，用此末掺发。

○荞苊　《集要》云：治蛇虫咬。○白兔藿　主蛇虺、蜂蛋、猘狗。

○生芋梗　《集成方》：治蜂咬，用人溺洗，以生芋梗涂之。

○牙子　《集要》云：治蛇毒，腊月猪油捣和傅，立瘥。

○蚤休　《集要》云：去蛇毒。○预知子　傅一切蛇虫咬。

○贝母　《集成方》：治一切蛇咬，用贝母为末，酒调服，顿之酒，咬处为水流出，候水尽，却以药渣傅咬处即愈。○白芷　《戴氏方》：治虫蛇伤，白芷细嚼，傅患处，仍以酒调末服。○人参　丹溪：治蜈蚣毒，嚼参涂之。又治蜂蛋伤，嚼而傅之。

○艾　愚验方凡诸恶物伤，急于伤处灼艾数壮，亦佳。

○金线重楼　《丹溪方》：治一切蛇咬，用金线重楼，以水磨少许，傅咬处。又为细末，酒调饮之。○蕨萁　《戴氏方》：治蝽伤，用蕨萁、芒根烧灰，香油调傅。

○楮实　皮傅蛇虫蜂犬咬。○巴豆　杀虫鱼斑蛰蛇虺毒。

○蜀椒　《集要》云：治虫鱼蛇毒。又云：蛇入口中不得出，用刀破蛇尾，纳生椒二三粒裹着，须臾即出。

○桑皮　治蛇虫蜈蚣咬。用桑叶盐挼，傅伤处。又云：蛇咬，蜈蚣、蜘蛛毒，用桑皮中白汁傅。又治蜂咬，人溺洗桑树汁傅。

○黄药根　《集要》云：蛇犬咬毒，取根研服之，亦含亦涂。

○乌桕木　丹溪云：解蛇毒有功。又云：以野柏木根，治蛇咬。

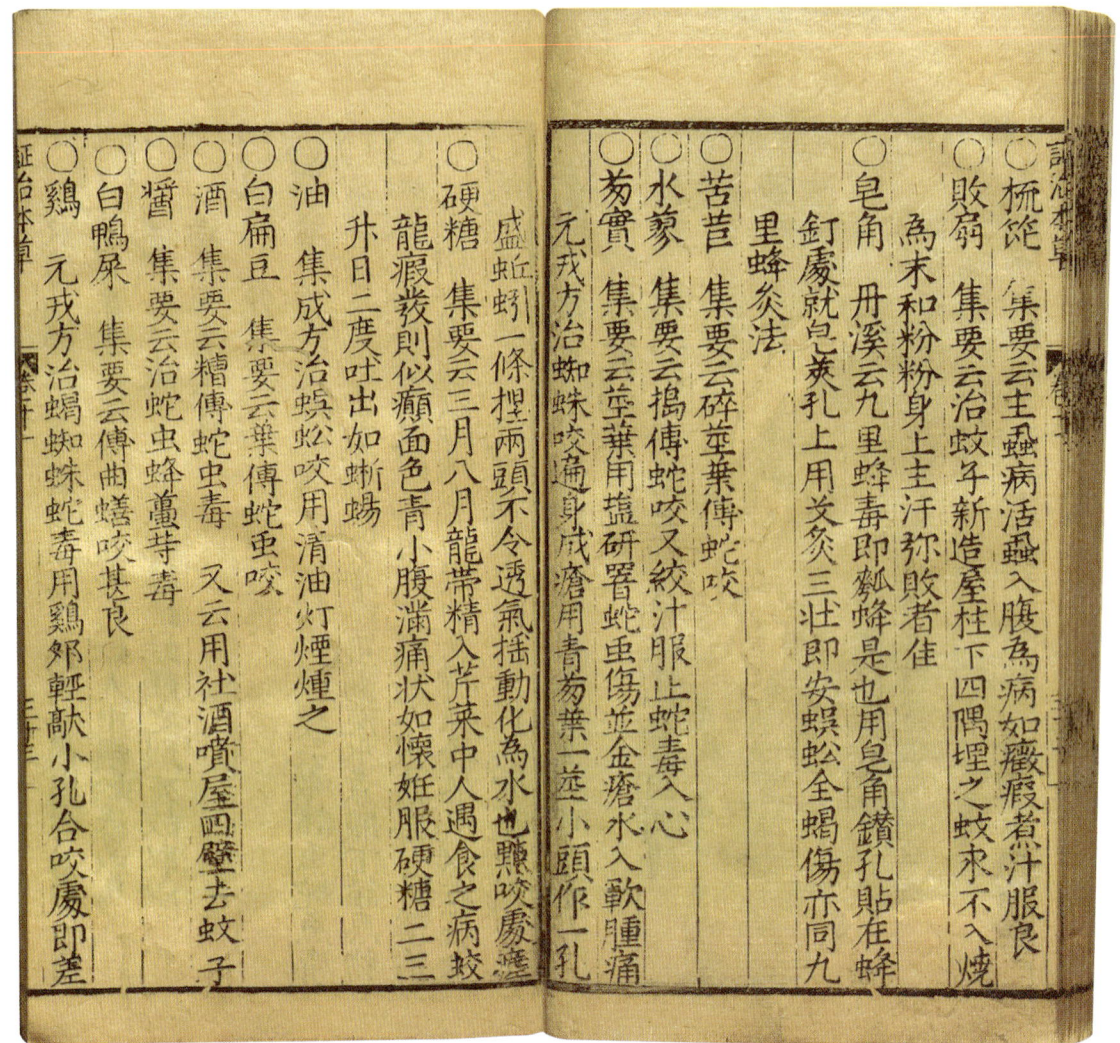

○梳篦 《集要》云：主虱病，活虱入腹为病，如癥瘕，煮汁服良。

○败扇 《集要》云：治蚊子。新造屋柱下四隅埋之，蚊来不入。烧为末，和粉粉身上，主汗，弥败者佳。

○皂角 丹溪云：九里蜂毒，即瓠蜂是也。用皂角钻孔，贴在蜂钉处，就皂荚孔上，用艾灸三壮即安。蜈蚣、全蝎伤亦同九里蜂灸法。

○苦苣 《集要》云：碎茎叶，傅蛇咬。○水蓼 《集要》云：捣傅蛇咬，又绞汁服，止蛇毒入心。○葱实 《集要》云：茎叶用盐研，罨蛇虫伤，并金疮水入，㽲[1]肿痛。《元戎》方：治蜘蛛咬，遍身成疮，用青葱叶一茎，小头作一孔，盛蚯蚓一条，捏两头不令透气，摇动化为水也，点咬处，瘥。

○硬糖 《集要》云：三月八月龙带精，入芹菜中，人遇食之病，蛟龙瘕，发则似癫，面色青，小腹满痛，状如怀妊。服硬糖二三升，日二度，吐出如蜥蜴。

○油 《集成方》：治蜈蚣咬，用清油灯烟煴之。○白扁豆 《集要》云：叶傅蛇虫咬。

○酒 《集要》云：糟傅蛇虫毒。又云：用社酒喷屋四壁，去蚊子。

○酱 《集要》云：治蛇虫蜂蜇等毒。○白鸭屎 《集要》云：傅曲蟮咬，甚良。

○鸡 《元戎》方：治蝎蜘蛛蛇毒，用鸡卵轻敲小孔，合咬处即差。

---

①㽲（hùn）：气逆。

又方治蜈蚣蜘蛛毒用雞冠血傅之　愚驗方治蜈蚣傷
用雞屎塗　集要云雞好食蜈蚣人中蜈蚣毒以烏雞屎
水調塗咬處　又云畏蛞蝓、蜒蚰、觸之則死故取以治其
毒大蒜塗之亦効

○犀角　集要云殺鈎吻鴆羽蛇毒　○麝香　集要云療蛇毒

○蜈蚣　集要云噉諸虫蛇魚毒

○露蜂房　療蜂毒炙末猪脂調塗煎湯洗水煮服下諸惡物

○蜘蛛　集要云蜂及蜈蚣毒生置痛處令吸其毒　丹溪治
蜈蚣全蝎傷以蜘蛛安傷處効急將蛛投水中以活其命

○鰻鱺魚　集要云燒之煙氊中斷蛀虫置其骨箱中斷白魚
諸虫咬衣服又煙諸木竹辟蛀虫又治蚊虫取乾者于室
燒之蚊化為水

○白鰲皮　治蜈蚣咬用此皮傅　○蟹　戴氏治蜂傷用諸
蟹殻燒存性研末蜜調傅　○鐵漿　集要云蛇犬虎狼惡虫等嚙服之

○鐵銹　集要云蜘蛛虫等咬和蒜磨傅之

○雄黄　集要云百虫毒勝五兵殺諸蛇心毒　四字訣云雄
黄能下蛇毒昔人涉春渴掬澗水兩口嚥數日心腹痛醫
診之云心脾受毒今心脈損甚答曰飲水云云得此病醫
云吃水時或蛇在澗邊遺下不淨在水內蛇巳成形在腹
中食心而痛遂以水調雄黄服果下赤蛇數條皆能走

又方：治蜈蚣蜘蛛毒，用鸡冠血傅之。愚验方治蜈蚣伤，用鸡屎涂。《集要》云：鸡好食蜈蚣，人中蜈蚣毒，以乌鸡屎水调，涂咬处。又云：畏蛞蝓、蜒蚰，触之则死。故取以治其毒，大蒜涂之亦效。

○犀角　《集要》云：杀钩吻、鸠羽、蛇毒。○麝香　《集要》云：疗蛇毒。

○蜈蚣　《集要》云：噉诸虫蛇鱼毒。

○露蜂房　疗蜂毒，炙末，猪脂调涂，煎汤洗，水煮服，下诸恶物。

○蜘蛛　《集要》云：蜂及蜈蚣毒。生置痛处，令吸其毒。丹溪：治蜈蚣、全蝎伤，以蜘蛛安伤处，效。急将蛛投水中，以活其命。

○鳗鲡鱼　《集要》云：烧之，煙氊中，断蛀虫，置其骨箱中，断白鱼诸虫咬衣服。又煙诸木竹，辟蛀虫。又治蚊虫，取干者于室烧之，蚊化为水。

○白鲞皮　治蜈蚣咬，用此皮傅。○蟹　戴氏：治蜂伤，用诸蟹壳烧存性，研末，蜜调傅。○铁浆　《集要》云：蛇犬、虎狼、恶虫等啮服之。

○铁锈　《集要》云：蜘蛛、虫等咬，和蒜磨傅之。

○雄黄　《集要》云：百虫毒，胜五兵，杀诸蛇心毒。《四字诀》云：雄黄能下蛇毒。昔人涉春，渴掬澗水两口咽，数日，心腹痛，医诊之，云：心脾受毒，今心脉损甚。答曰：饮水云云得此病。医云：吃水时或蛇在澗边遗下不净，在水内蛇已成形，在腹中食心而痛。遂以水调雄黄服，果下赤蛇数条，皆能走。

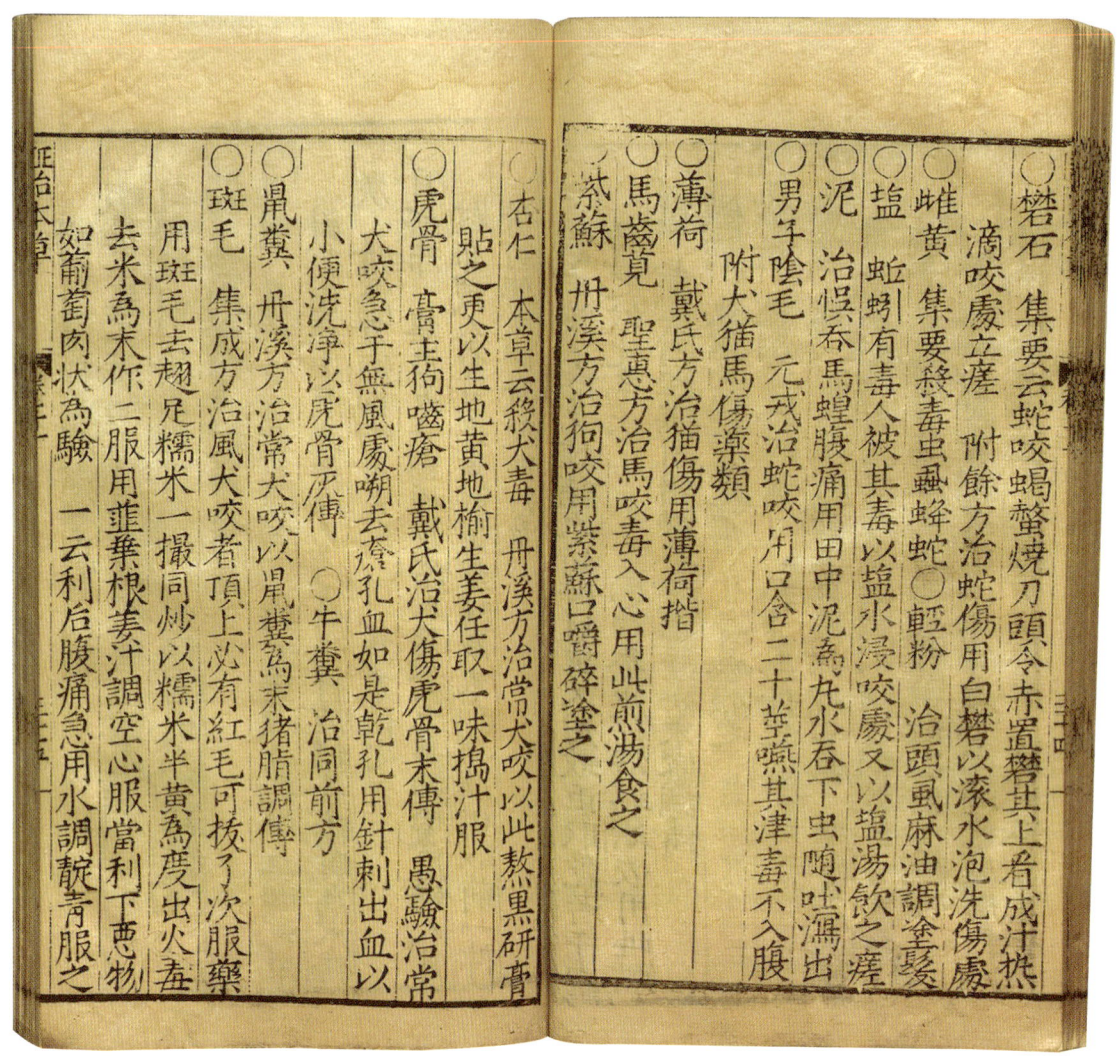

○矾石 《集要》云：蛇咬，蝎螯，烧刀头令赤，置矾其上，看成汁，热滴咬处，立瘥。《附余方》：治蛇伤，用白矾，以滚水泡洗伤处。

○雌黄 《集要》：杀毒虫、虱、蜂、蛇。○轻粉 治头虱，麻油调涂发。

○盐 蚯蚓有毒，人被其毒，以盐水浸咬处，又以盐汤饮之，瘥。

○泥 治误吞马蟥腹痛，用田中泥为丸，水吞下，虫随吐泻出。

○男子阴毛 《元戎》：治蛇咬，用口含二十茎，咽其津，毒不入腹。

附犬猫马伤药类

○薄荷 《戴氏方》：治猫伤，用薄荷揩。○马齿苋 《圣惠方》：治马咬，毒入心，用此煎汤食之。○紫苏 《丹溪方》：治狗咬，用紫苏，口嚼碎，涂之。

○杏仁 《本草》云：杀犬毒。《丹溪方》：治常犬咬，以此熬黑研膏贴之，更以生地黄、地榆、生姜，任取一味，捣汁服。

○虎骨 膏主狗啮疮。《戴氏》：治大伤，虎骨末傅。愚验治常犬咬，急于无风处嗍去疮孔血，如是干孔，用针刺出血，以小便洗净，以虎骨灰傅。

○牛粪 治同前方。○鼠粪 《丹溪方》：治常犬咬，以鼠粪为末，猪脂调傅。

○斑蝥 《集成方》：治风犬咬者，顶上必有红毛，可拔了，次服药，用斑蝥去翅足，糯米一撮同炒，以糯米半黄为度，出火毒，去米为末，作二服，用韭叶根，姜汁调，空心服，当利下恶物，如葡萄肉状为验。一云：利后腹痛，急用水调靛青服之，

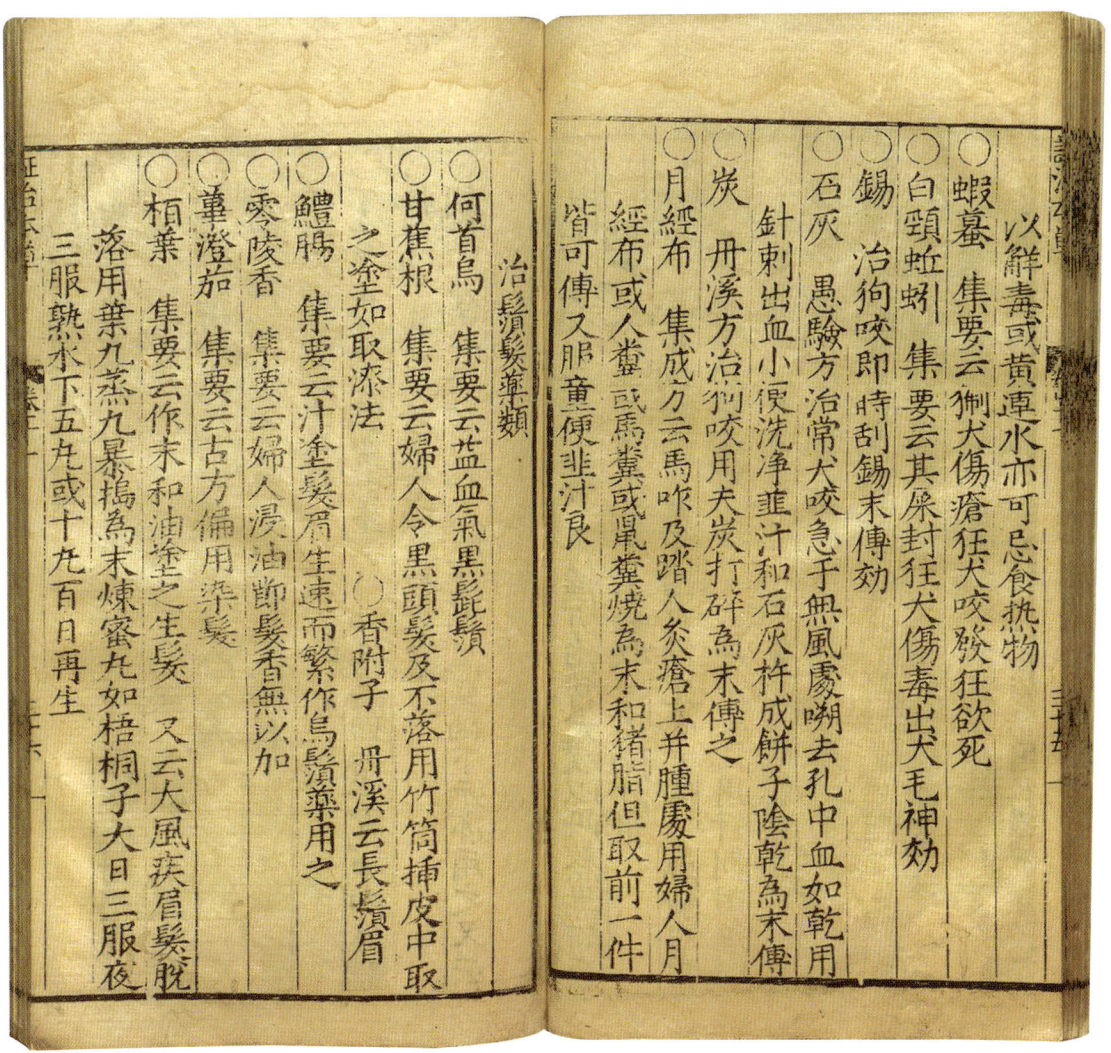

以解毒，或黄连水亦可。忌食热物。

　　○虾蟆　《集要》云：猘犬伤疮，狂犬咬，发狂欲死。

　　○白颈蚯蚓　《集要》云：其屎封狂犬伤毒，出犬毛神效。

　　○锡　治狗咬，实时刮锡末傅，效。○石灰　愚验方治常犬咬，急于无风处嘬去孔中血，如干，用针刺出血，小便洗净，韭汁和石灰杵成饼子，阴干为末，傅。

　　○炭　《丹溪方》：治狗咬，用夫炭打碎为末，傅之。

　　○月经布　《集成方》云：马咋及踏人，灸疮上并肿处，用妇人月经布，或人粪，或马粪，或鼠粪烧为末，和猪脂，但取前一件皆可傅。又服童便、韭汁良。

治须发药类

　　○何首乌　《集要》云：益血气，黑髭须。○甘蕉根　《集要》云：妇人令黑头发及不落，用竹筒插皮中取之涂，如取漆法。○香附子　丹溪云：长须眉。

　　○鳢肠　《集要》云：汁涂发眉生速而繁，作乌须药用之。○零陵香　《集要》云：妇人浸油节发，香无以加。○荜澄茄　《集要》云：古方偏用染发。

　　○柏叶　《集要》云：作末，和油涂之，生发。又云：大风疾，眉发脱落。用叶九蒸九暴，捣为末，炼蜜丸如梧桐子大，日三服，夜三服，熟水下五丸或十丸，百日再生。

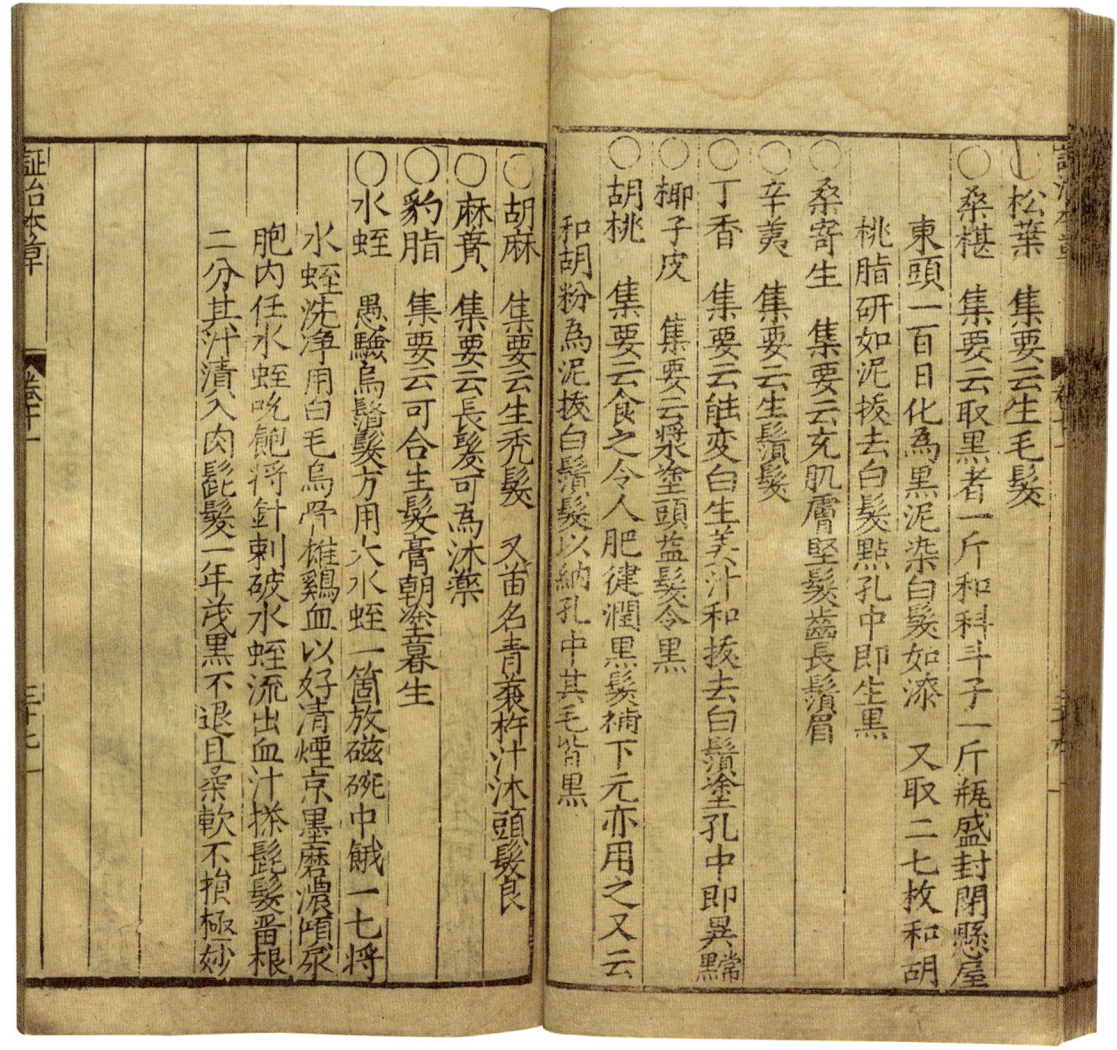

○松叶　《集要》云：生毛发。

○桑椹　《集要》云：取黑者一斤，和科斗子一斤，瓶盛封闭，悬屋东头一百日，化为黑泥，染白发如漆。又取二七枚，和胡桃脂研如泥，拔去白发，点孔中即生黑。

○桑寄生　《集要》云：充肌肤，坚发齿，长须眉。

○辛荑　《集要》云：生须发。

○丁香　《集要》云：能变白，生姜汁和，拔去白须，涂孔中即异 常黑。

○椰子皮　《集要》云：浆涂头，益发令黑。

○胡桃　《集要》云：食之令人肥健，润黑发，补下元亦用之。又云：和胡粉为泥，拔白须发，以纳孔中，其毛皆黑。

○胡麻　《集要》云：生秃发。又苗名青蘘，杵汁，沐头发良。

○麻蕡　《集要》云：长发，可为沐药。

○豹脂　《集要》云：可合生发膏，朝涂暮生。

○水蛭　愚验乌须发方：用大水蛭一个，放磁碗中，饿一七，将水蛭洗净，用白毛乌骨雄鸡血，以好清烟京墨磨浓，倾尿胞内，任水蛭吮饱，将针刺破水蛭，流出血，汁搽髭发，根二分，其汁渍入肉，髭发一年茂黑不退，且柔软不损，极妙。

附延年长生药类

○天门冬　《集要》云：益气延年。捣末，每服酒调下二钱，日三服。兼去癥瘕，积聚，风痰，癫狂，瘟痹，酿酒亦可。

○菊花　《集要》云：变白延年。三月上寅，采苗；六月上寅，采茎；九月上寅，采花；十二月上寅，采根，并阴干百日，等分，以成日合捣为末，酒调一钱，或蜜丸梧子大，酒服七丸，日三服，效。○黄精　《本草》云：延年不饥，耐寒暑。《博物志》曰：太阳之草，名曰黄精。饵之，可以长生。○苍术　丹溪云：苍术，一名山精。《经》曰：必欲长生，可服山精，结阴阳之精气故也。

治卒死证药类

○半夏　《宝鉴》：治卒病死，压死，溺死，一切横死，但心头温者，救之。用半夏为细末，将一字吹入鼻中，立活良法。又《直指方》：用半夏末，水员，风干，入鼻，气同即活。○艾　孙真人救落水法：急解去死人衣带，以艾灸脐中即活。

○皂角　《集成》救溺水法：用皂角末吹入谷道，如无皂角末，可灸脐中五十壮，则水从谷道中出，经宿者亦可活。又方：救落水冷冻，身强直，口眼闭，尚有微气者，用皂角一斗炒暖，以布三五重裹热熨，其心头冷则易之，得心头暖气通，自转口开，以稀粥稍稍咽下，仍依前法灸之则愈。

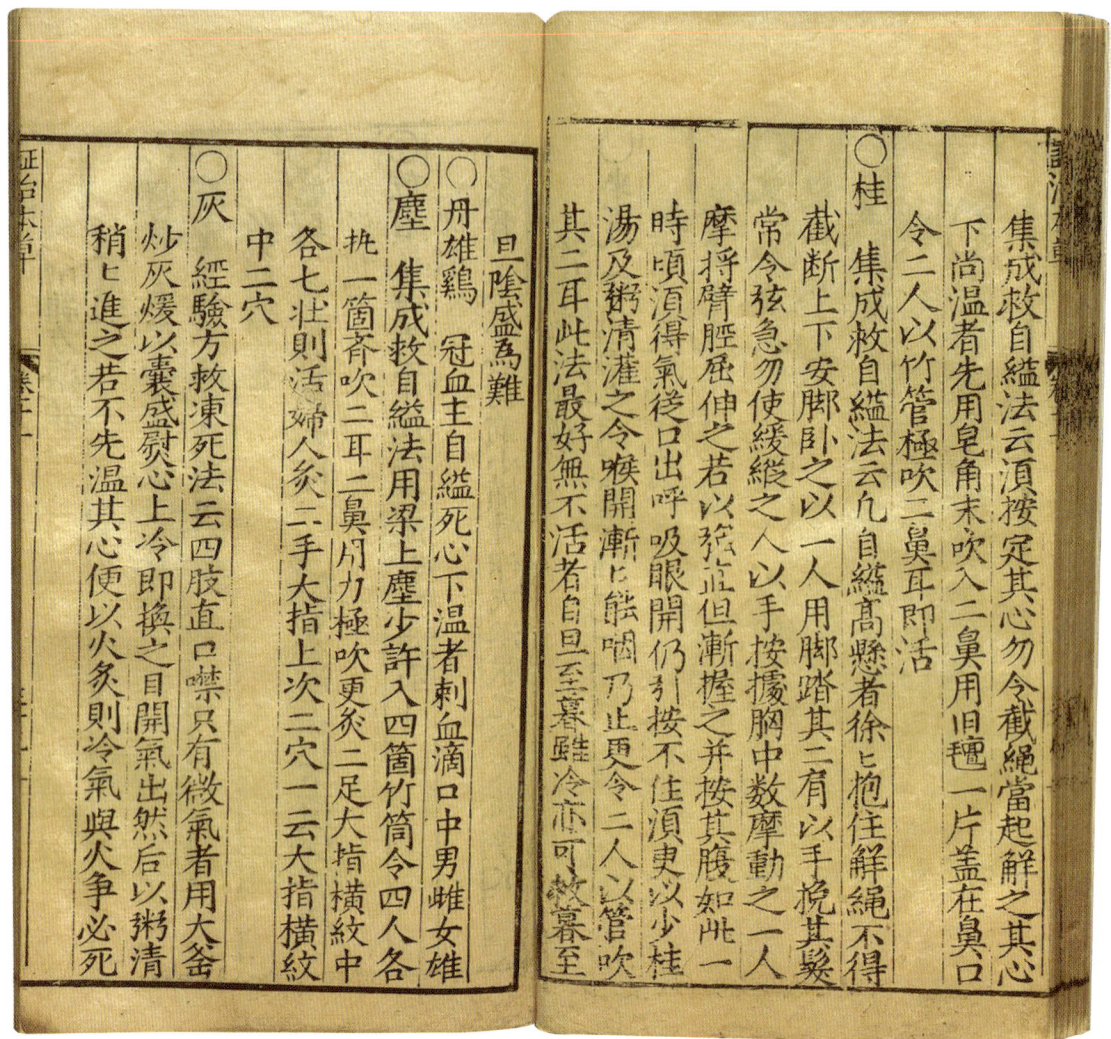

《集成》救自缢法云：须按定其心，勿令截绳，当起解之，其心下尚温者，先用皂角末吹入二鼻，用旧毡一片，盖在鼻口，令二人以竹管极吹二鼻耳，即活。

　　○桂　《集成》救自缢法云：凡自缢高悬者，徐徐抱住解绳，不得截断，上下安脚卧之。以一人用脚踏其二肩，以手挽其发，常令弦急，勿使缓纵之；人以手按据胸中，数摩动之；一人摩捋臂胫，屈伸之。若以强直，但渐握之并按其腹，如此一时顷，须得气从口出，呼吸眼开，仍引按不住，须臾，以少桂汤及粥清灌之，令喉开，渐渐能咽乃止，更令二人以管吹其二耳，此法最好，无不活者。自旦至暮，虽冷亦可救，暮至旦，阴盛为难。

　　○丹雄鸡　冠血主自缢死，心下温者，刺血滴口中，男雌女雄。

　　○尘　《集成》救自缢法：用梁上尘少许，入四个竹筒，令四人各执一个，齐吹二耳二鼻，用力极吹，更灸二足大指横纹中各七壮，则活。妇人灸二手大指上次二穴，一云大指横纹中二穴。

　　○灰　《经验方》救冻死法云：四肢直，口噤只有微气者，用大釜炒灰暖，以囊盛熨心上，冷即换之，目开气出，然后以粥清稍稍进之。若不先温其心，便以火灸，则冷气与火争必死。

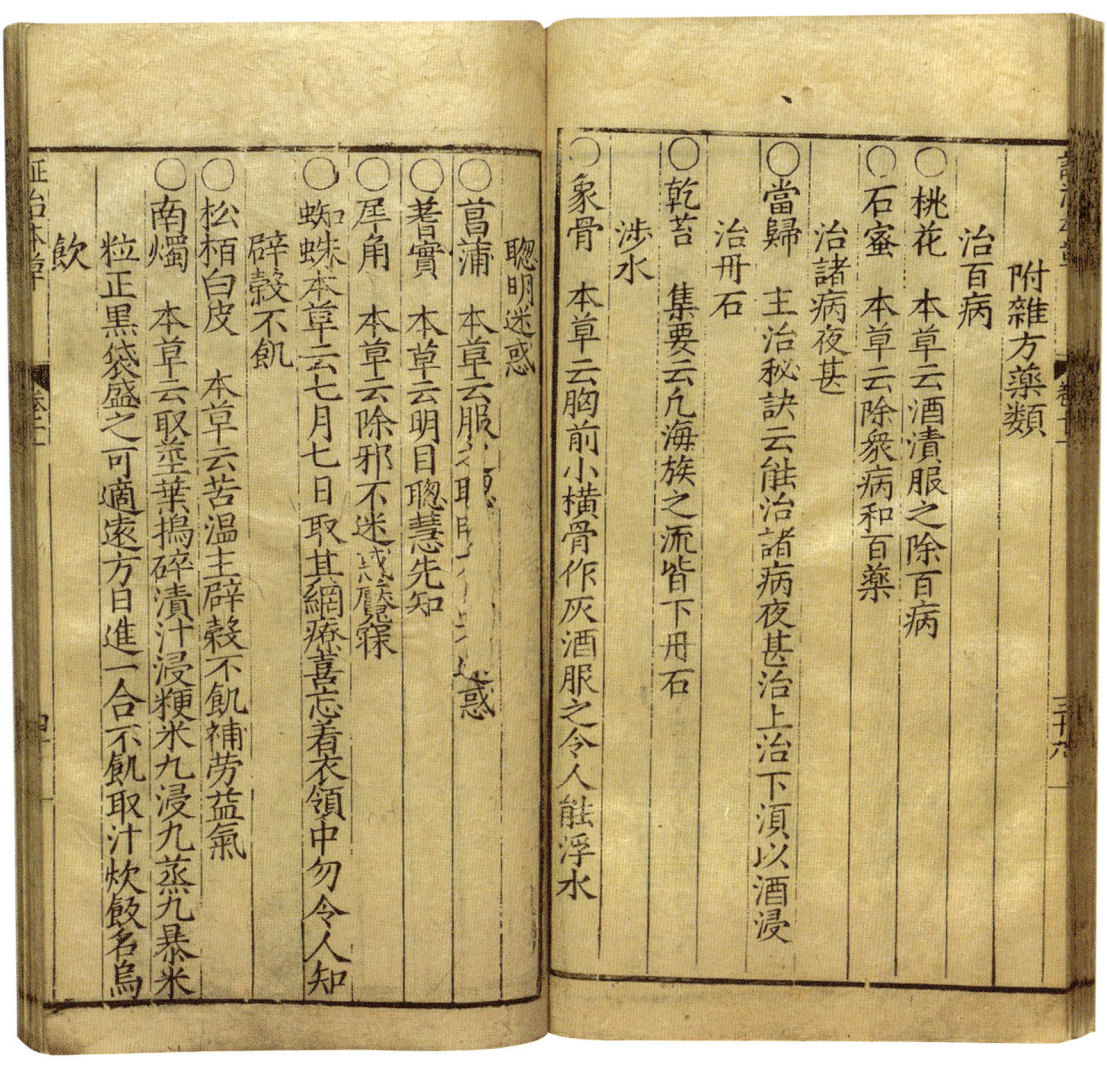

附：杂方药类

治百病

○桃花 《本草》云：酒渍服之，除百病。○石蜜 《本草》云：除众病，和百药。

治诸病夜甚

○当归 《主治秘诀》云：能治诸病夜甚，治上治下，须以酒浸。

治丹石

○干苔 《集要》云：凡海族之流，皆下丹石涉水。

○象骨 《本草》云：胸前小横骨作灰，酒服之，令人能浮水。

聪明迷惑

○菖蒲 《本草》云：服之，聪明，不忘不[1]迷惑。○薏实 《本草》云：明目聪慧先知。

○犀角 《本草》云：除邪，不迷惑魇寐。

○蜘蛛 《本草》云：七月七日，取其网，疗喜忘，着衣领中，勿令人知。

辟谷不饥

○松柏白皮 《本草》云：苦温，主辟谷不饥，补劳益气。

○南烛 《本草》云：取茎叶，捣碎渍汁，浸粳米，九浸九蒸九暴米粒，正黑袋盛之，可适远方，日进一合不饥，取汁炊饭，名乌饮。

---

①明，不忘不：底本版蚀，据《神农本草经》卷一补。

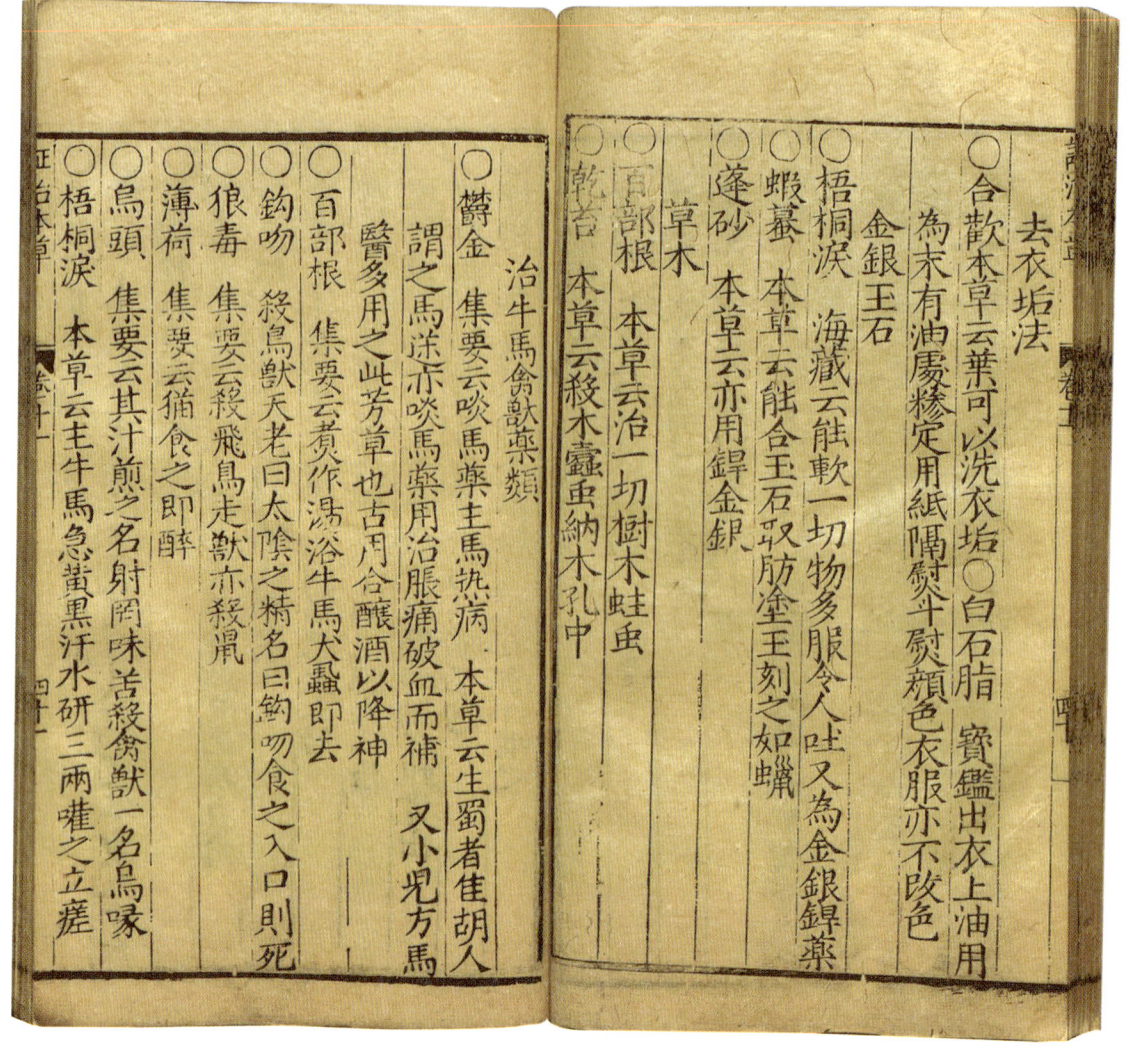

去衣垢法

○合欢　《本草》云：叶可以洗衣垢。○白石脂　《宝鉴》：出衣上油用，为末，有油处糁定，用纸隔，熨斗熨，颜色衣服亦不敢色。

金银玉石

○梧桐泪　海藏云：能软一切物，多服令人吐，又为金银焊药。○虾蟆　《本草》云：能合玉石，取肪涂玉刻之如蜡。○硼砂　《本草》云：亦用焊金银。

草木

○百部根　《本草》云：治一切树木蛀虫。○干苔　《本草》云：杀木蠹虫，纳木孔中。

治牛马禽兽药类

○郁金　《集要》云：唈马药，主马热病。《本草》云：生蜀者佳，胡人谓之马䒷，亦唈马药用，治胀痛，破血而补。又小儿方、马医多用之，此芳草也。古用合酿酒以降神。

○百部根　《集要》云：煮作汤，浴牛马犬，虱即去。○钩吻　杀鸟兽。天老曰：太阴之精，名曰钩吻，食之，入口则死。○狼毒　《集要》云：杀飞鸟走兽，亦杀鼠。

○薄荷　《集要》云：猫食之即醉。○乌头　《集要》云：其汁煎之，名射罔。味苦，杀禽兽，一名乌喙。

○梧桐泪　《本草》云：主牛马急黄黑汗，水研三两，灌之立瘥。

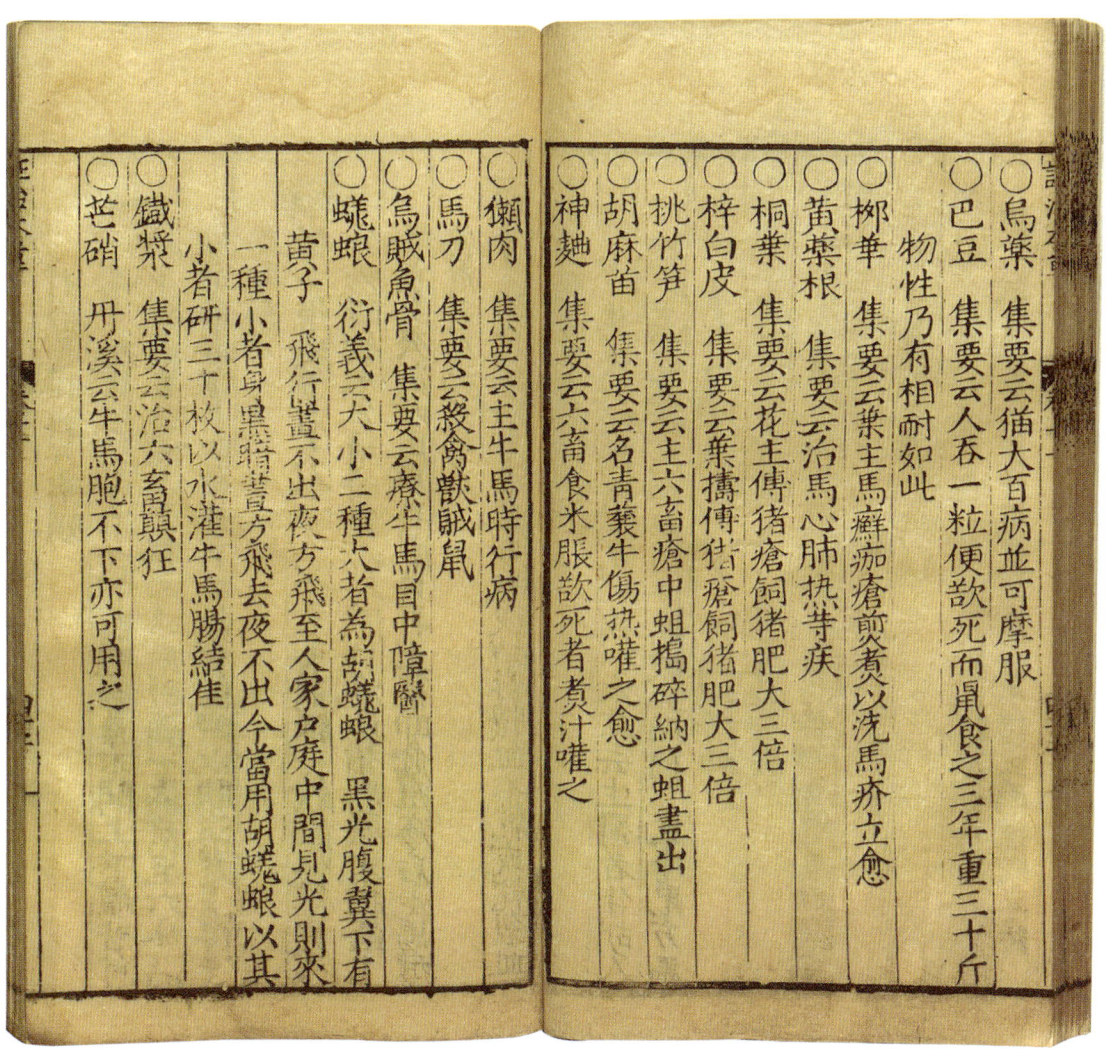

○乌药　《集要》云：猫大百病，并可摩服。

○巴豆　《集要》云：人吞一粒，便欲死，而鼠食之三年，重三十斤。物性乃有相耐，如此。○柳华　《集要》云：叶主马癣痂疮，煎煮，以洗马疥，立愈。

○黄药根　《集要》云：治马心肺热等疾。

○桐叶　《集要》云：花主傅猪疮，饲猪肥大三倍。

○梓白皮　《集要》云：叶捣傅猪疮，饲猪肥大三倍。

○桃竹笋　《集要》云：主六畜疮中蛆，捣碎纳之，蛆尽出。

○胡麻苗　《集要》云：名青蘘，牛伤，热灌之愈。

○神曲　《集要》云：六畜食米胀欲死者，煮汁灌之。

○獭肉　《集要》云：主牛马时行病。

○马刀　《集要》云：杀禽兽贼鼠。

○乌贼鱼骨　《集要》云：疗牛马目中障瞖。

○蜣螂　《衍义》云：大小二种。大者为胡蜣螂，黑光，腹翼下有黄子。飞行，昼不出，夜方飞至人家户庭中间，见光则来。一种小者，身黑暗，昼方飞去，夜不出。今当用胡蜣螂，以其小者研三十枚，以水灌牛马肠结佳。○铁浆　《集要》云：治六畜癫狂。

○芒硝　丹溪云：牛马胞不下，亦可用之。

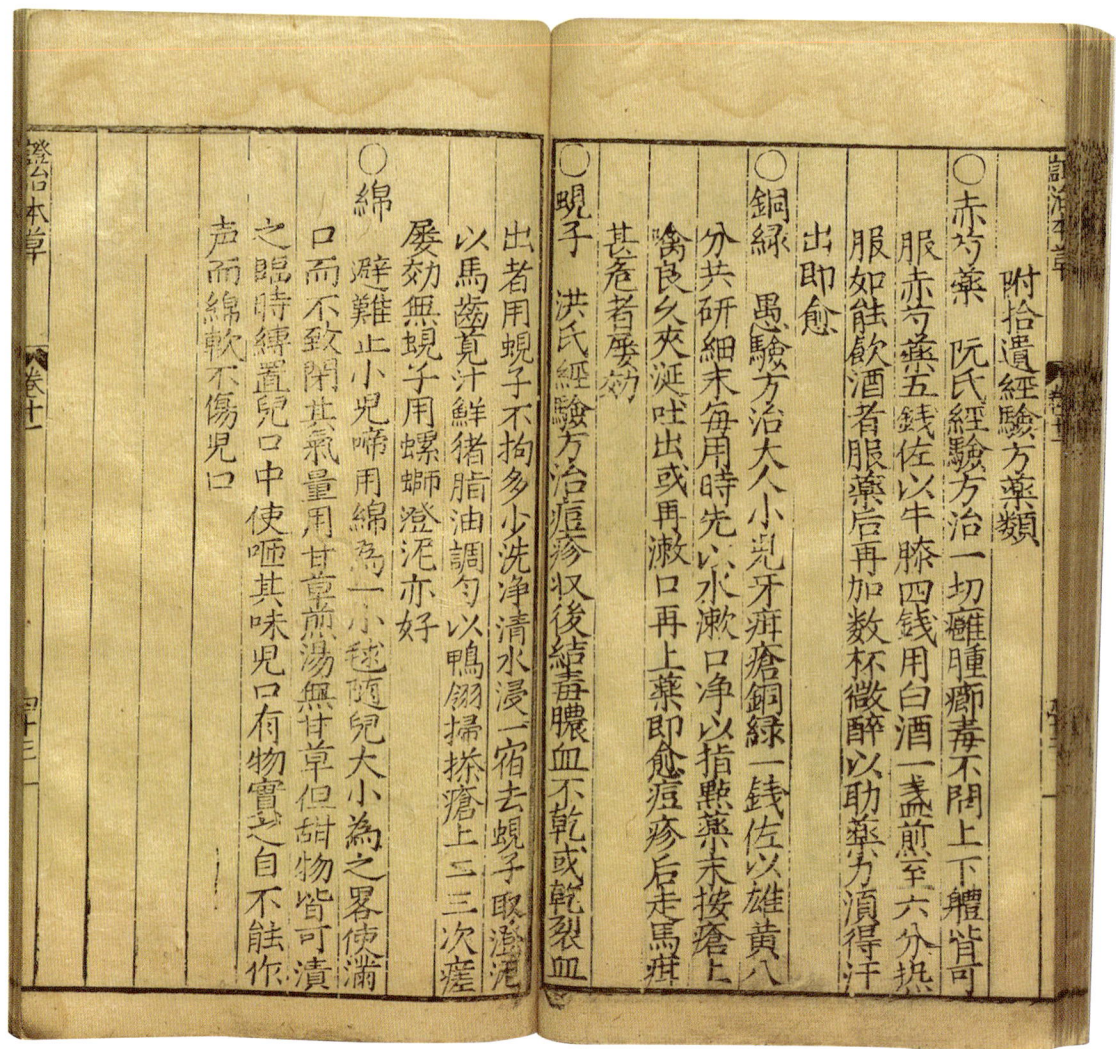

附拾遗经验方药类

○赤芍药 《阮氏经验方》：治一切痈肿疔毒，不问上下体，皆可服。赤芍药五钱，佐以牛膝四钱，用白酒一盏煎至六分，热服，如能饮酒者，服药后再加数杯，微醉，以助药力，须得汗出，即愈。

○铜绿 愚验方治大人小儿牙疳疮，铜绿一钱，佐以雄黄八分，共研细末，每用时，先以水漱口净，以指点药末，按疮上噙良久，夹涎吐出，或再漱口，再上药即愈。痘疹后走马疳甚危者，屡效。

○蚬子 《洪氏经验方》：治痘疹收后，结毒脓血不干，或干裂血出者。用蚬子不拘多少，洗净，清水浸一宿，去蚬子，取澄泥，以马齿苋汁，鲜猪脂油调匀，以鸭翎扫搽疮上二三次，瘥，屡效。无蚬子，用螺蛳澄泥亦好。

○绵 避难，止小儿啼。用绵为一小球，随儿大小为之，略使满口而不致闭其气，量用甘草煎汤，无甘草，但甜物皆可渍之。临时，纟+丽置儿口中，使咂其味，儿口有物实之，自不能作声，而绵软不伤儿口。

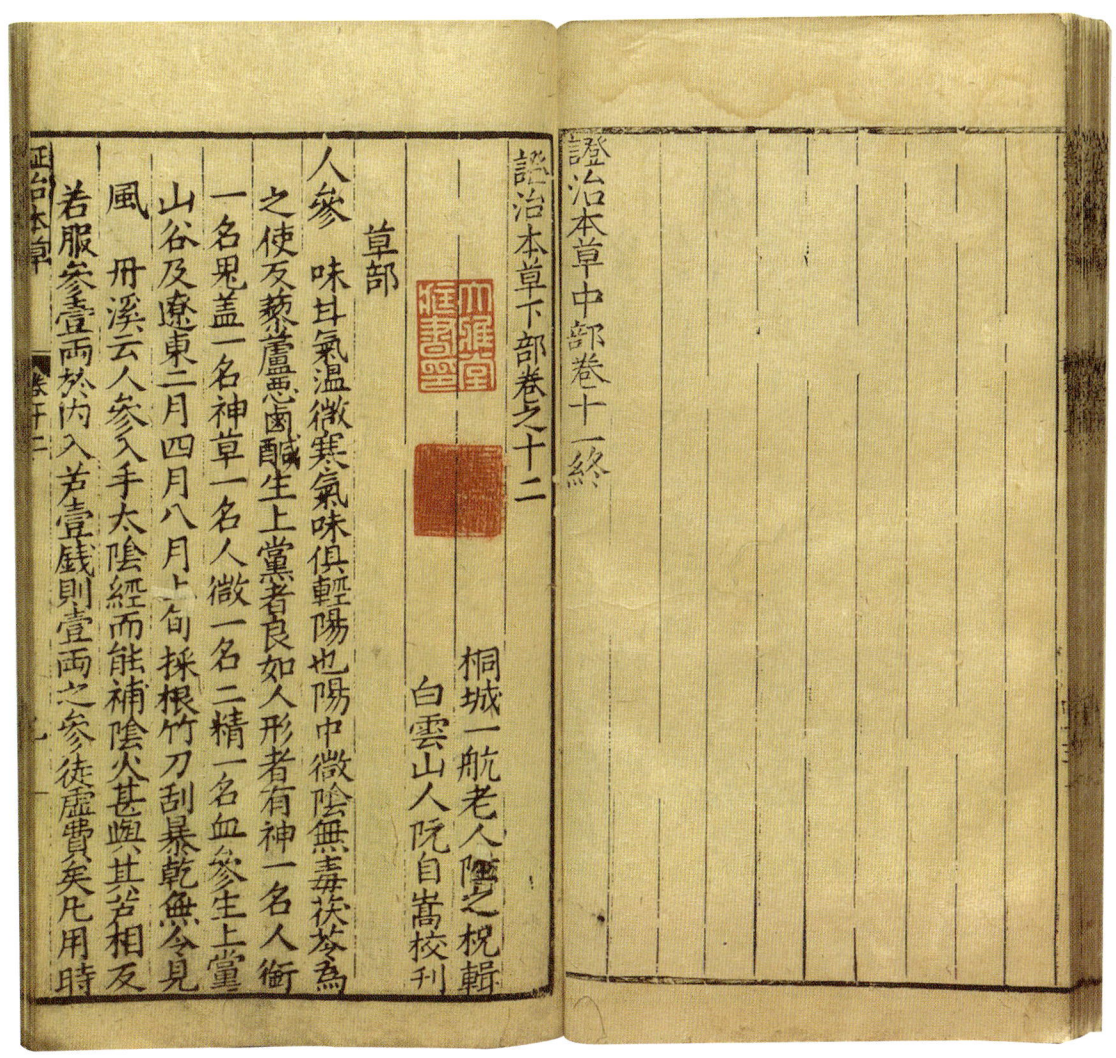

证治本草下部卷之十二

桐城一航老人陆之枳辑

白云山人阮自嵩校刊

草部

人参 味甘，气温，微寒，气味俱轻，阳也。阳中微阴，无毒。茯苓为之使，反藜芦，恶卤碱，生上党者良，如人形者有神。一名人衔，一名鬼盖，一名神草，一名人微，一名二精，一名血参。生上党山谷及辽东，二月、四月、八月上旬采根，竹刀刮，暴干，无令见风。丹溪云：人参入手太阴经，而能补阴火，甚与其芦相反。若服参壹两，于内入芦壹钱，则壹两之参徒虚费矣。凡用时，须去芦头，不去且令人吐，戒之。又云：人参和细辛密封，经年不坏。洁古云：非升麻为引用，不能补上升之气。升麻一分，人参叁分，可为相得。若补下焦元气，泻肾中火邪，茯苓为使。东垣云：人参甘温，能补肺中之气，肺气旺则四脏之气皆旺，肺主诸气故也。又云：里虚则腹痛，此药补之，是补其不足也。又云：人参补气之药，如气短，气不调及喘者，加之。海藏云：味既甘温，调中益气，即补肺之阳，泻肺之阴也。若但言补肺而不论阴阳寒热，何气不足则误矣。若肺受寒邪，宜此补之，肺受火邪，不宜用也。肺为天之地，即手太阴也，为清肃之脏，贵凉而不贵热，则其寒象可知。若肺伤热，则宜沙参。人参味甘，微温，补五脏之阳也。沙参味苦，微寒，补五脏之阴也。安得不异？易老取沙参以代人参，取其苦也。苦则补阴，甘则补阳。《本经》虽云补五脏，亦须各用本脏药相佐使，随所引而相补。一脏岂可不知！

沙参 味苦，甘，气微寒，无毒。恶防防己，反藜芦。一名苦心，一名志取，一名虎须，一名白参，一名识美，一名又希。生河内川谷及冤句、般阳续山，二月、八月采根，暴干。海藏云：沙参，厥阴经本经之药。

天门冬 味苦，甘，气平，大寒，气薄，味厚，阴也。阳中之阴，无毒，入手太阴经，足少阴经。地黄、贝母为之使，畏曾青。一名颠勒，生奉高山谷，二月、三月、七月、八月采根，爆干。凡用，去皮去心，服此忌食鲤鱼。

麦门冬　味甘，微苦，气平，微寒，阳中微阴，无毒。入手太阴经。地黄、车前为之使，恶款冬、苦瓠，畏苦参。阴干肥大者佳，秦名羊韭，齐名爱韭，楚名马韭，越名羊蓍，一名禹葭，一名禹粮叶，如韭，冬夏长生，生函谷、川谷及堤坂肥土石间久癖处。二月、三月、八月、十月采，阴干。凡用，抽去心，否则令人烦。愚按《本经》，用治脾胃多，后人用治心肺多。《衍义》云：治心肺虚热及虚劳客热。苗可作熟水饮之。

生地黄　味甘，平，大寒，无毒。得麦门冬、清酒良，恶贝母，畏芜荑。一名苄，一名芑，生咸阳川泽黄土地者佳。二月、八月采根阴干。初采，得以水浸，有浮者名天黄，不堪用；半沉者名人黄，为次；其沉者，名地黄，最佳也。其花即地髓花，可单服，延年。忌犯铁器，令人肾消，亦忌食莱菔，令人发白。《主治秘诀》云：性寒，味苦，气薄味厚，沉而降阴也，阴中微阳，酒浸上行。又云：生则凉血，宜斟酌用之，恐损胃气。有痰膈不利者，姜汁炒用之，恐泥膈也。海藏云：手少阴、手太阳之药，故钱氏泻丙与木通同用，以导赤也。

熟地黄　味甘，苦。日干者，平；火干者，温。无毒，得麦门冬、清酒良。恶贝母，畏芜荑。酒拌蒸九次，令黑烂者为熟。凡蒸以木甑、砂

鍋不可犯鐵器令人腎消男子損榮女損衛　主治秘訣云
性溫味苦甘氣薄味厚沉而降陰也治外治上以酒浸之假
酒力則微溫補　海藏云仲景製八味丸以熟地黃為諸藥
之首者天一所生之源也　湯液四物湯以治藏血之臟亦以
熟地黃為君者癸乙同歸一治也　陳藏器云蒸乾則溫補
生乾則平宣

蒼朮　味苦辛溫無毒入足陽明足太陰經防風地榆為之使
一名山精一名山薑一名山連生鄭山山谷漢中南鄭二月
三月八月九月採根暴乾有蒼白二種服之忌食桃李雀蛤
衍義云蒼朮治性多其長如大拇指肥實皮色褐氣味辛烈

須米泔浸洗再換泔浸二日去上粗皮

白朮　主治秘訣云氣溫味甘微苦氣味俱薄浮而升陽也東
垣云味苦而甘性溫味厚氣薄陽中陰也入手太陽足陽明
手少陰足太陰足厥陰　衍義云白朮麄促色微褐氣味亦
微辛苦而不烈其補性為多

黃耆　味甘氣微溫無毒入手少陽經手足太陰經惡龜甲白
鮮皮陰乾柔韌皮微黃肉中白者佳一名戴糝一名戴椹一
名獨椹一名芰草一名蜀脂一名百本生蜀郡山谷白水漢
中二月十月採陰乾治瘡瘍生用補虛蜜炒用性畏防風
風能制黃耆黃耆得防風其功愈大蓋相畏而相使者也故

锅，不可犯铁器，令人肾消，男子损荣，女损卫。《主治秘诀》云：性温，味苦，甘，气薄味厚，沉而降阴也。治外治上以酒浸之，假酒力则微温补。海藏云：仲景制八味丸以熟地黄为诸药之首者，天一所生之源也。《汤液》四物汤以治藏血之脏，亦以熟地黄为君者，癸乙同归一治也。陈藏器云：蒸干则温补，生干则平宣。

苍术　味苦，辛，温，无毒。入足阳明、足太阴经。防风、地榆为之使。一名山精，一名山姜，一名山连，生郑山山谷、汉中、南郑。二月、三月、八月、九月采根，暴干。有苍、白二种，服之忌食桃、李、雀蛤。《衍义》云：苍术治性多，其长如大拇指，肥实，皮色褐，气味辛烈。须米泔浸洗，再换泔，浸二日，去上粗皮。

白术　《主治秘诀》云：气温，味甘，微苦，气味俱薄浮而升阳也。东垣云：味苦而甘，性温，味厚，气薄，阳中阴也。入手太阳、足阳明、手少阴、足太阴、足厥阴。《衍义》云：白术麄促，色微褐，气味亦微辛苦而不烈，其补性为多。

黄芪　味甘，气微温，无毒。入手少阳经、手足太阴经。恶龟甲、白鲜皮。阴干，柔韧，皮微黄，肉中白者佳。一名戴糁，一名戴椹，一名独椹，一名芰草，一名蜀脂，一名百本。生蜀郡山谷、白水汉中。二月、十月采，阴干。治疮疡，生用；补虚，蜜炒用。性畏防风，防风能制黄芪。黄芪得防风，其功愈大，盖相畏而相使者也。故二味，世多相须而用。又东垣云：泻阴火谓内伤者，上焦阳气陷下阴分而为虚热，非阴分相火之火也。海藏云：性温，味甘，气薄味厚，可升可降，阴中阳也。黄芪有白水芪、木芪，功用皆同。惟木芪茎短而理横，折之如绵，皮黄褐色，肉内白色，谓之绵黄芪。若但坚脆味苦者，谓之苜蓿根，世人以苜蓿根代之，呼为土黄芪。但味苦，能令人瘦，特味甘者，能令人肥也。颇能乱真，用者宜审。其治气虚盗汗并自汗，即皮表之药，又治皮肤痛，则表药可知。又治咯血，柔脾胃，是又为中州药也。又治伤寒尺脉不至，又补肾脏之元气，以为里药。诚哉！是上、中、下、内、外三焦之药也。《图经》言河东者沁泄，绵上是也，故谓之绵芪。味甘如蜜，兼体骨柔软如绵。世以为如绵者，为绵黄芪，非也。《别说》云：黄芪本出绵上者为良。盖以地产为绵，若以柔韧如绵为绵，而伪者亦柔韧，但当以坚脆甘苦为别也。《灵枢》云：卫气者，所以温分肉而充皮肤，肥腠理而司开阖。黄芪既补三焦，实卫气，与桂同，特益气异耳，然亦在乎佐使。桂则通血脉，亦能破血而实卫气，通内而实外者软。桂以通血言，则芪为实气也。入手少阳、足太阴、足少阴命门之剂。

甘草 味甘，气平，生寒，炒熟温阳也。无毒，入足厥阴经、太阴经、少阴经。白术、干漆、苦参为之使，恶远志，反大戟、芫花、甘遂、海藻，为九土之精安，和七十二种石、一千二百种草。一名蜜甘，一名美草，一名蜜草，一名蕗草，生河西川谷积沙山及上郡。二月、八月除日采根，暴干十日成，去皮用。服此，忌猪肉及菘菜。洁古云：性寒，味甘，气薄味厚，可升可降，阴中阳也。凡用纯寒纯热之药，必用甘草以缓其力也。寒热相杂药亦用之，能调和诸药相协，力共为而不争。性缓，善解诸急，故有国老之称。国老，即帝师之称也，为君所宗，是以名之。海藏云：《经》云：脾欲缓，急食甘以缓之。甘以补脾，能缓之也。故《汤液》用此以建中。《经》曰：甘者，令人中满。又曰：中满者，勿食甘。则知非中满之药也。甘入脾，归其所喜攻也。或问附子理中汤、调胃承气汤皆用甘草者，如何？是调和之意。曰：附子理中用甘草者，恐其大僭也。调胃承气用甘草者，恐其速下也。二药用之，非调和也，皆缓之也。小柴胡汤有柴胡、黄芩之寒，人参、半夏之温，其中用甘草者，即有调和之意。凤髓丹用甘草者，缓肾湿而生元气，亦甘补之意也。《经》曰：以甘补之，以甘缓之，以甘泻之。夫五味之用苦直行而泄，辛横行而散，酸束而收敛，咸止而软坚，甘上行而发，如何？《本草》言下气，盖甘之味有升降浮沉，可上可下，可内可外，有和有缓，有补有泻，居中之道尽矣。

菊花 味苦甘，气平寒，无毒。桑白皮为之使。一名日精，一名女节，一名女华，一名女茎，一名更生，一名周盈，一名傅延年。生雍州川泽及田野。正月采根，三月采叶，五月采茎，九月采花，十一月采实，皆阴干。菊花属金而有水与土，大能补阴。须是味甘茎紫而花黄，应候开者入药。若山野间一种青茎而大，作蒿艾气，味苦不堪啖者，名苦薏，大伤胃，不用。又白菊入药。丹溪云：甘菊花养目血，惟单叶花小而黄者是。久服利血气，轻身耐老延年。所言苦者勿用，语曰苦如薏是也。

菖蒲　味辛苦，气温，无毒。秦艽为之使，恶麻黄，忌饴糖、羊肉，勿犯铁。一名昌阳，生上洛池泽及蜀郡严道，或生石涧一寸九节者良，露根不可用。五月、十二月采根，阴干。

远志　味苦，气温，无毒。得茯苓、冬葵子、龙骨良，杀天雄、附子毒，畏珍珠、藜芦、蜥蜴。叶名小草，一名棘菀，一名葽绕，一名细草，生太山及冤句川谷。四月采根，叶阴干，使去心，否则令人烦。

黄精　味甘，气平，无毒。一名重楼，一名菟竹，一名鸡格，一名救穷，一名鹿竹，生山谷。二月采根，阴干，单服。九蒸九曝入药，生用。《博物志》曰：太阳之草，名曰黄精，饵之可以长生。

薯蓣　味甘，气温平，无毒。手太阴经药。二门冬、紫芝为之使，恶甘遂。一名山芋，秦楚名玉延，郑越名土藷，生嵩高山谷。二月、八月采根，暴干，生用，怀庆者佳。丹溪云：山药属土而有金与水火。仲景八味丸用干山药者，以其凉而能补也。山药，即薯蓣也。《本草》不言山药，言薯蓣者，盖上一字犯今英庙讳，下一字曰蓣。唐代宗名蓣，故改下一字为药，如此则尽失当

四六一

日之本名，恐以山药为别物，故书之。又干之意者，盖生湿则滑，不可入药，熟则只堪啖，亦滞气也。

　　五味子　味酸，气温，味厚气轻，阴中微阳，无毒。入手太阴、足少阴经。一名会及，一名玄及，生齐山山谷及代郡。八月采实，阴干。苁蓉为之使，恶萎蕤，胜乌头。海藏云：仲景八味丸用此述类形象为肾气丸。丹溪云：五味子属水而有木与金。今谓五味，实所未晓。《尔雅》云：菋①，一作蘓。又五味皮肉甘酸，核中辛苦，都有咸味，此五味具也。食之多致虚热者，盖收补之骤也。《衍义》何惑之有？

　　肉苁蓉　味甘，酸咸，气微温，无毒。生河西山谷及代郡雁门。五月五日，采阴干。先用酒浸一宿，并刷去浮甲，劈破中心，去自膜，如草样，却用酒蒸酥油涂炙。丹溪云：肉苁蓉属土而有水与火。河西自从混一之后，人方知其真形，何曾有所谓麟甲者。以酒洗净，去黑汁作羹。黑汁既去，气味皆尽。然嫩者方可作羹，老者苦。入药少则不效。

　　锁阳　味甘咸，酥油阴炙。丹溪云：味甘可啖，煮粥弥佳。

　　菟丝子　味辛甘，气平温，无毒。一名菟芦，一名菟缕，一名唐蒙，一名玉女，一名赤纲，一名菟累，生朝鲜川泽田野蔓延草木之上。色黄而细为赤纲，色浅而大为菟累。九月采实，暴干，得酒良。酒浸暴干，再浸再暴，杵末，用宜丸不宜煮。丹溪云：菟

①菋（wèi 未）：即"五味子"。

丝子未尝与茯苓相共，种类分明，不相干涉。女萝附松而生，遂成讹而言也。

牛膝　味苦酸，气平，无毒。恶龟甲，畏白前。一名百倍，生河内川谷及临朐。二月、八月、十月采根，阴干，长大而柔润者佳。酒洗用，忌牛肉。

萎蕤　味甘，气平，无毒。畏卤碱。一名女萎，一名荧，一名地节，一名玉竹，一名马熏，生太山山谷及丘陵。立春后采，阴干。

薏苡仁　味甘，气微寒，无毒。一名解蠡，一名屋菼，一名起实，一名籨生，真定平泽及田野。八月采实，采根无时。丹溪先生详矣。又若《素问》言因寒则筋急，不可更用此也。凡用之，须倍于他药。此物力势和缓，须倍用，即见效。古方心肺药多用之，盖受寒使人筋急，受热使人筋挛。若但热而不曾受寒，亦能使人筋缓，受湿则又引长无力也。

石斛　味甘，气平，无毒。恶凝水石、巴豆，畏僵蚕、雷丸。一名林兰，一名禁生，一名杜兰，一名石遂，生陆安山谷水傍石上。七月、八月采茎，阴干，酒洗蒸用。

巴戟天　味辛甘，气微温，无毒。覆盆子为之使，恶雷丸、丹参。生巴郡及下邳山谷。二月、八月采根，阴干。

补骨脂　味苦辛，气大温，无毒。恶苦草，忌羊肉，酒浸一宿，东流水洗，蒸半日，日干。一名破故纸，生广南诸洲及波斯国。树高二尺，叶小似薄荷，其舶上来者最佳。

芎䓖 味辛，气温，无毒。少阳经药，入手足厥阴经。白芷为之使，畏黄连。形块重实，色白者良。一名胡䓖，一名香果，其叶名蘼芜。生武功川谷、斜谷西岭。三月、四月采根，暴干。《主治秘诀》云：性温，味辛苦，气厚味薄，浮而升阳也。海藏云：易老言川芎上行头角，下行血海，故清神四物皆所用也。入手足厥阴，然须以他药佐之，又不可久服，中病便已可也。丹溪云：芎久服能致暴亡，以其辛温也。辛甘发散之过欤！《局方》以沉檀、脑麝等诸香作汤，较之芎辛散之祸，孰为轻重，请试思之。《春秋》注云：麦曲、芎䓖所以御湿，详见楚子伐萧。

当归 味甘辛，气温，阳中微阴，无毒。入手少阴经、足太阴、厥阴经。畏菖蒲、海藻，恶热面。一名干归，生陇西川谷。二月、八月采根，阴干。酒浸用，先水洗土，酒制过，或火干、日干，去芦用。《别说》云：大补不足，决取立效之药。东垣云：性温，味辛，气厚味薄，可升可降，阳中阴也。其用有三，佐使分定，用者当知。从桂、附、茱萸则热，从大黄、芒硝则寒。

芍药 味苦酸，气微寒，气薄味厚，阴也降也，阴中之阳。有小毒，入手足太阴经。没药、乌药为之使，恶石斛，畏硝石、鳖甲、小蓟，反藜芦。有赤、白二种，花亦有二色。一名余容，一名犁食，一名解仓，一名铤。生中岳川谷及丘陵。二月、八月采根，暴干。海藏云：《衍义》言芍药全用根，其品亦多，须用花红而单叶，山中者为佳。花叶多，则根虚，然其根亦多赤色，其味涩。若有色白龛肥者，益好。今见花赤者为赤芍药，花白者为白芍药，俗云白补而赤泻。东垣云：涩者为上，大抵酸涩者为收敛停湿之剂，故主手足太阴收降之体，又能治血海而入九地之下，复至厥阴也。后人用赤泻白补者，以其色在西方，故补在南方，故泻也。

茺蔚子　味辛甘，气微温，无毒。一名益母，一名益明，一名大札，一名真蔚。生海滨池泽，五月采。毛诗云：中谷有蓷，益母也。又云臭秽，臭秽即茺蔚也。

车前子　味甘咸，气寒，无毒。一名当道，一名芣苢，一名虾蟆衣，一名牛遗。生真定平泽丘陵坂道中。五月五日采，阴干。

蓍实　味苦酸，气平，无毒。生少室山谷。八月、九月采实，日干。《唐本》注云：此草所在有之，以其茎为筮。

卷柏　味辛甘，气温平，微寒，无毒。一名万岁，一名豹足，一名求服，一名交时。生常山山谷石间。五月、七月采，阴干。

蒲黄　味甘，气平，无毒。生河东池泽，四月采。如破血消肿，则生用；补血止血，则炒用。

续断　味苦辛，气微温，无毒。地黄为之使，畏雷丸。一名龙豆，一名属拆，一名接骨，一名南草。生常山山谷。七月、八月采，阴干。

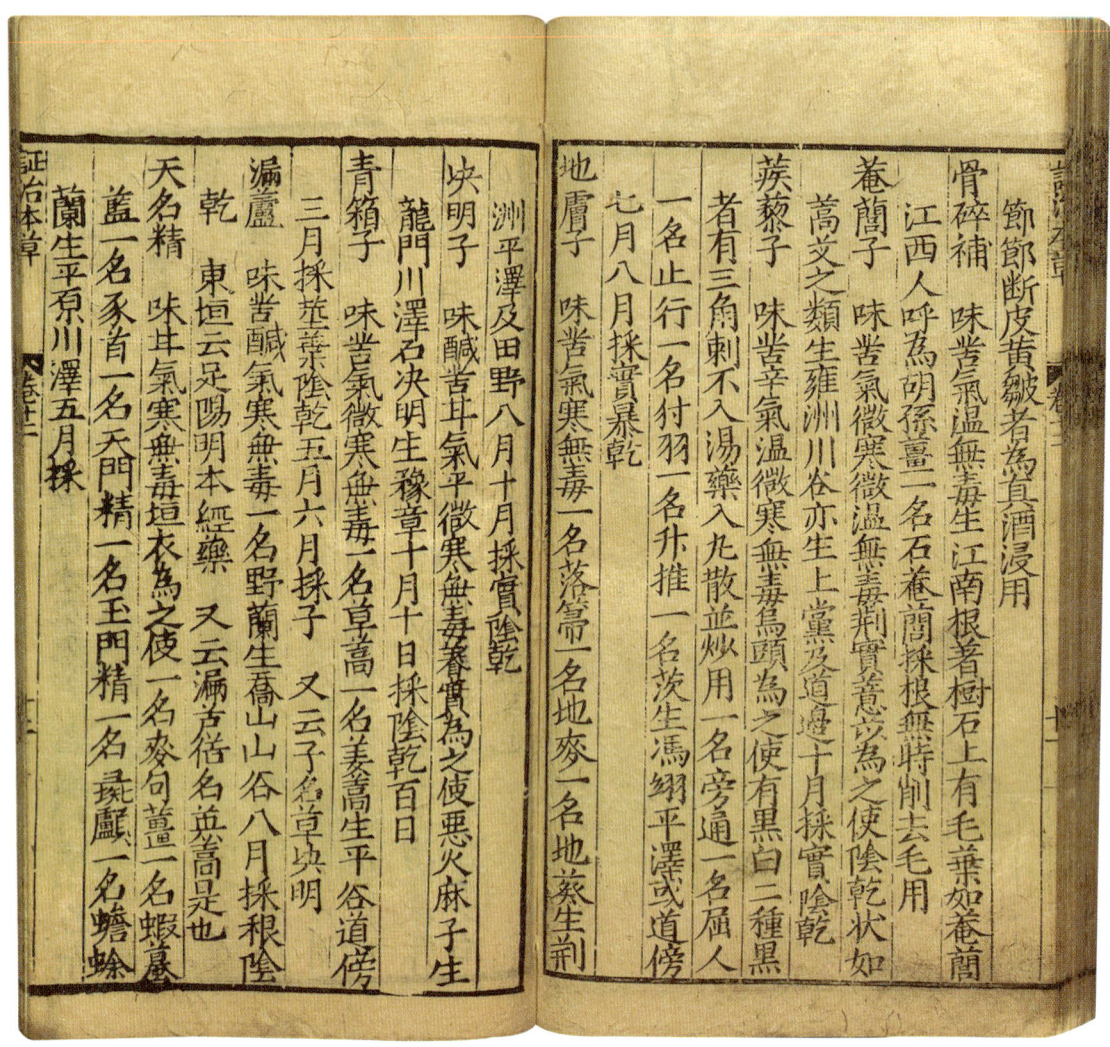

节节断皮黄皱者为真，酒浸用。

骨碎补 味苦，气温，无毒。生江南根着树石上，有毛叶如菴，江西人呼为胡孙姜，一名石菴蕳，采根无时，削去毛用。

菴蕳子 味苦，气微寒，微温，无毒。荆实、薏苡为之使，阴干状如蒿艾之类，生雍洲川谷，亦生上党及道边。十月采实，阴干。

蒺藜子 味苦辛，气温，微寒，无毒。乌头为之使。有黑、白二种，黑者有三角刺，不入汤药，入丸散并炒用。一名旁通，一名屈人，一名止行，一名狃羽，一名升推，一名茨。生冯翊平泽或道傍。七月、八月采实，暴干。

地肤子 味苦，气寒，无毒。一名落帚，一名地麦，一名地葵。生荆洲平泽及田野。八月、十月采实，阴干。

决明子 味咸、苦、甘，气平，微寒，无毒。蓍实为使，恶火麻子。生龙门川泽，石决明生豫章。十月十日采，阴干百日。

青葙子 味苦，气微寒，无毒。一名草蒿，一名姜蒿。生平谷道傍。三月采茎叶，阴干。五月、六月，采子。又云：子名草决明。

漏芦 味苦咸，气寒，无毒。一名野兰，生乔山山谷。八月采根，阴干。东垣云：足阳明本经药。又云：漏芦俗名英蒿是也。

天名精 味甘，气寒，无毒。垣衣为之使，一名麦句姜，一名虾蟆蓝，一名豕首，一名天门精，一名玉门精，一名彘颠，一名蟾蜍兰。生平原川泽，五月采。

丹参　味苦，气微寒，无毒。畏咸水及藜芦。一名郄蝉草，一名赤参，一名木羊乳。生桐柏山川谷及太山。五月采根，暴干。又云：冬采良，夏采虚恶。

玄参　味苦咸，气微寒，无毒。足少阴经君药，恶黄芪、干姜、大枣、山茱萸及藜芦。一名重台，一名玄台，一名鹿肠，一名正马，一名咸，一名端。生河间川谷及冤句。三月、四月采根，暴干。凡用勿犯铜。海藏云：易老言玄参乃枢机之剂，管领诸气，上下肃清而不浊，风[1]药中多用之。故《活人》治伤寒阳毒，用玄参升麻汤，治汗吐下后毒不散，即知肃清枢机之剂。以此论之，治空中氤氲之气，无根之火，以玄参为圣药也。

紫参　味苦辛，气寒，无毒。畏辛荑。一名牡蒙，一名众戎，一名童肠，一名马行。生河西及冤句山谷。三月采根，火炙使紫色。

茜根　味苦，气寒，阴中微阳。一名地血，一名茹藘，一名牙搜，一名蒨。生乔山川谷。二月、三月采根，暴干。入药炒用，勿犯铁。又云：《周礼》：庶民掌除蛊毒，以嘉草攻之，襄荷与茜也。

茅根　味甘，气寒，无毒。一名兰根，一名茹根，一名地管，一名地筋，一名兼杜。生楚地山谷田野。六月采根。

艾叶　味苦，气微温，阴中之阳，无毒。一名冰台，一名医草。生田野。三月三日、五月五日采，陈久者良，亦生捣汁用，又作煎，勿见风。丹溪云：艾属火而有水。生寒熟温。

①风：底本版蚀，据《汤液本草》卷四补。

地榆　味苦、甘、酸，气微寒，气味俱厚，阴也，无毒。得发良，恶麦门冬。生桐柏及冤句山谷。二月、八月采根，暴干。

大小蓟根　味甘苦，气温，又云凉。五月采，阴干。

红蓝花　味辛、甘、苦，气温，阴中之阳，无毒。堪用作脂及染真红。生梁汉及西域。一名黄蓝。《博物志》云：黄蓝，张骞明得。今苍魏地亦种。

郁金　味辛苦，气寒，纯阳，无毒。色赤，似姜黄，生蜀者佳。胡人谓之马蒁，亦唤马药。丹溪云：本草无香，属火属土与水。性轻扬，能致达酒气于高远也。正如龙涎无香，能散达诸香之气耳。因轻扬之性，古人用以治郁，遏不能散者，恐命名因于此始。《周礼》：人凡祭祀之裸，用郁鬯。又云：芳草也，合酿之以降神。又云：郁金属阴，上行之药。其香十二叶，为百草之英。按《魏略》云：生秦国。二月、三月有花，状如红蓝；四月、五月采，即香也。

姜黄　味辛苦，气寒。又云：温，无毒。色黄，类生姜有节，似郁金。云：是经种三年以上老姜也。主治功力烈于郁金，又治气为最。

延胡索　味辛苦，气温，无毒。入手足太阴经。生奚国，如半夏，色黄。不名玄胡索，避宋讳也。

莎草根　味甘，气微寒，阳中之阴，无毒。即香附子也，一名雀头香，一名蒲，一名侯莎，其实名缇。生田野。二月、八月采，阴干，石臼捣净，勿犯铁。用须童便浸或醋煮。海藏云：后世人用治崩漏，《本草》不言治崩漏，方中用治崩漏，是益气而止血也。又能逐去凝血，是推陈也。与巴豆能治泻泄不止，又能治大便不通，同意。

鳢肠　味甘酸，气平，无毒。阴干即旱莲草，生速而繁，生下湿地。

鼠尾草　味苦，气微寒，无毒。一名葝，一名陵翘。生平泽中。四月采叶，七月采花，阴干。

刘寄奴　味苦，气温，无毒。

鸡冠子　气凉，无毒，入药炒用。

柴胡　味微苦，气平，微寒，气味俱轻，阳也升也，阴中之阳，无毒。少阳经、厥阴经行经之药。半夏为之使，畏女苑、藜芦，生银夏者最良。一名地熏，一名山菜，一名茹草叶，一名芸蒿，辛香可食。生洪农川谷及宛句。二月、八月采根，暴干。《衍义》云：柴胡《本经》并无一字治劳，今人治劳方中鲜有不用者，呜呼！凡此误世多矣。尝原病劳有一种，真脏虚损，复受邪热，因虚而致劳，故曰劳者，牢也，须斟酌用之。《日华子》又谓：补五劳七伤。《药性论》亦谓：治劳乏羸瘦。若此等病，苟无实热，医者取而用之，不亡可待。注释本草，一字亦不可忽，盖万世之后，所误无穷尔。苟有明哲之士，自可处治。中下之士所学，不肯考究，枉致沦没，可不谨哉？可不戒哉！如张仲景治寒热往来如疟状，用柴胡汤，正合其宜。鄽经云：张仲景治伤寒，有大、小柴胡及柴

证治本草　四六九
明隆庆五年刻本

胡、龙骨、牡蛎，柴胡加芒硝等物，故后人治伤寒寒热，以此为最要之药。东垣云：柴胡者能引清气而行阳道，伤寒外诸药所知有热则加之，无热则不可加，又能引胃气上行，升腾如春令也。欲其如此，又何加之。能引清气上行而顺阳道，盖以少阳之气，初出地之皮为嫩阳，故以少阳当之。

前胡　味苦，气微寒，无毒。半夏为之使，恶皂荚，畏藜芦。二月、八月采根，暴干。

白薇　味苦咸，气平，大寒，无毒。恶黄芪、大黄、干姜、干漆、山茱萸、大枣。一名白幕，一名薇草，一名春草，一名骨美。生平原山谷。三月三日采根，阴干，近道处处有之。

黄连　味苦，气寒，味厚气薄，阴中阳也，无毒。入手少阴经。黄芩、龙骨为之使，恶菊花、芫花、玄参，畏款冬，胜乌头，解巴豆毒，服之恶猪肉，忌冷水。一名王连，生巫阳川谷及蜀郡太山。二月、八月采。仲景治九种心下痞，五等泻心汤皆用之，去须用。《珍》云：酒炒上行，酒浸行上头。海藏云：入手少阴经。性苦燥，故入心，火就燥也。虽然泻心，其实泻脾也。为子能令母实，实则泻其子。又宋王微云：黄连味苦，左右相因。断凉涤暑，阐命轻身。缙云昔御，飞毕上旻，不行而至，吾闻其人。又梁江淹云：黄连上草，丹砂之次。御药辟妖，长灵久视。骖龙行天，驯马匝地。鸿飞以宜，顺道则利。

胡黄连　味苦，气平，无毒。恶菊花、玄参。生胡国，似干杨柳，心黑外黄，折之尘出如烟者真。忌猪肉，令人漏精。一名割孤露泽。

黄芩　味苦，气平寒，味薄气厚，阳中阴也，无毒。入手太阴经。山茱萸、龙骨为之使，恶葱实，畏丹砂、牡丹、藜芦。一名腐肠，一名空肠，一名内虚，一名黄文，一名经芩，一名妒妇。其子主肠澼脓血。生秭归川谷及冤句。三月三日，采根，阴干。丹溪云：圆实者，名子芩，为胜。破者，名宿芩，其腹中皆烂，名腐肠，可入肺经也。其坚实，条芩，入大肠，除热也。

草龙胆　味苦涩，气大寒，气味俱厚，阴也，无毒。贯众为之使，恶防葵、地黄。一名陵游，生齐朐山谷及冤句。二月、八月、十一月采根，阴干。洁古云：其用与防己同，酒浸上行及外行。

防己　味辛苦，气平寒，阴也，无毒。通行十二经，杀雄黄毒，恶细辛，畏萆薢。一名解离，文如车辐理解者良。生汉中川谷。二月、八月采根，阴干，去皮用。汉防己君，木防己使。如陶所注，即是木防己，体用小同。按木、汉二防己，即是根苗为名。汉主水气，木主风气。又云：木防己，不入药，古方亦通用之。

葛根　味甘，气平，体轻浮，无毒。足阳明经行经的药。杀野葛、巴豆、百药毒。一名鸡齐根，一名鹿霍，一名黄斤。生汶山川谷。五月采根，暴干，取入土深者。海藏云：入足阳明经。东垣云：世或初病太阳证，便服葛根升麻汤者，是遗太阳，不惟遗经，反引太阳邪气入于阳明，不能解也。故仲景治太阳阳明合病，桂枝汤内加麻黄、葛根也。又有葛根黄芩黄连解肌汤，是知葛根非太阳药，即阳明药也。

瓜蒌根　味苦，气寒，味厚阴也，无毒。枸杞为之使，恶干姜，畏牛膝、干漆，反乌头，入地深者良。一名地楼，一名果蓏，一名天瓜，一名泽姑，实名黄瓜。生洪农川谷及山阴地，生卤地者有毒。二月、八月采根，暴干，三十日成。丹溪云：瓜蒌实属土而有水。雷公云：瓜蒌，实凡使皮、子、茎、根，效各别。其瓜并蒌样全别。若瓜，自圆，黄皮厚蒂小，苦。其蒌，惟形长，赤皮蒂龕，是阴人服。其实诗所谓果蓏之实，正谓此也。根亦名白药，其茎叶疗中热伤暑，最效。

苦参　味苦，气寒沉，纯阴，无毒。玄参为之使，恶贝母、菟丝丝，反藜芦。一名水槐，一名苦识，一名地槐，一名菟槐，一名骄槐，一名白茎，一名虎麻，一名岑茎，一名禄白，一名陵郎。生汝南山谷及田野。三、八、十月采根，暴干。少入汤用，多作丸服或浸酒。

防葵　味辛、甘、苦，气寒，无毒。一名梨盖，一名房慈，一名爵离，一名农果，一名利茹，一名方盖。生临淄川谷及蒿高、太山、少室。三月三日采根，日干。依时采者入水沉，勿误用狼毒。

蓝实　味苦、甘，气寒，无毒。即大叶，蓝茎叶，可染青。

青黛　味咸、甘，气寒。出波斯国，染瓮上池沫紫碧花者用之，同青黛功。又《宫气方》：小儿疳痢羸瘦。毛焦方歌曰：孩儿杂病变成疳，不问强羸女与男。恰似脊傍多变动，还如瘦尪[1]困耽耽。又歌曰：烦热毛焦鼻口干，皮肤枯槁四肢瘫。腹中时时更下痢，青黄赤白一般般。眼涩面黄鼻孔赤，谷道开张不欲看。忽若泻下成疳淀，又却浓洋一团团。唇焦呕逆不乳哺，壮热增寒卧不安。腹中有病须医药，何须祈祷信神盘。此方便是青黛散，孩儿百病服来看。

景天　味苦、酸，气平，无毒，一云有小毒。一名戒火，一名火母，一名救火，一名据火，一名慎火。生太山川谷。四月四日、七月七日采，阴干。

茵陈蒿　味苦辛，气平，微寒，阴中微阳，无毒。入足太阳，生太山及丘陵坡岸上。五月及立秋采，阴干。仲景治湿热，阳黄，茵陈栀子大黄汤，阴黄，茵陈附子汤，大抵以此药为主，各随寒热，而佐以他药。

知母　味苦辛，气寒，无毒。足少阴经本药。一名蚔母，一名连母，一名野蓼，一名地参，一名水参，一名水浚，一名货母，一名蝭母，一名女雷，一名女理，一名儿草，一名鹿列，一名韭逢，一名儿踵草，一名东根，一名水须，一名沈蟠。生河内川谷。二月、八月采根，暴干。勿犯铁器。行经上颈，酒炒用。海藏云：东垣言入足阳明经、手太阴经，味苦寒，润。《经》云：胸中有寒者，瓜蒂散

①尪：《证类本草》卷九青黛条作"疾"。

主之。又云：表热里寒者，白虎汤主之。夫以瓜蒂、知母味皆苦寒，而治胸中之寒，何也？盖陈无己注云：即伤寒寒邪之毒，为热病者也。读者当逆识之，如《论语》言乱臣十人之类，乱字，训作治字也。仲景所言"寒"之一字，举其初而言之，热病在其中矣。若以"寒"字为寒冷之寒，则无复用苦寒之剂。兼言白虎汤证，尺寸俱长，则其热可知之矣。

贝母 味苦，气平，微寒，无毒。厚朴、白薇为之使，畏秦艽、矾石，反乌头。一名空草，一名药实，一名苦花，一名苦菜，一名商草，一名勤母。生晋地。十月采根，暴干。凡使，去中心。丹溪云：诗人所言采其虻者是也。盖作诗者本以不得志而言之，今用治心中气不快，多愁郁者，甚有功信矣。又云：寒实结胸无热症者，仲景以小陷胸汤主之，白散亦可服，以其内有贝母也。

地骨皮 味苦，气寒，阴也。入足少阴经、手少阳经。去骨，用根皮。

紫菀 味苦辛，气温，无毒。款冬为之使，恶天雄、瞿麦、雷丸、远志，畏茵陈。一名紫蒨，一名青菀，生房陵山谷及真定、邯郸。二月、三月采根，阴干，蜜水浸一宿，焙干，去芦头。

百部根 味甘、苦，气微温，无毒。一云有小毒，火炒酒浸用。

款冬花 味辛、甘，气温，无毒。杏仁为之使，得紫菀良，恶硝石、玄参，畏贝母、辛荑、麻黄、黄芪、黄芩、黄连、青箱。百草中惟此不顾冰雪，最先春也。一名橐吾，一名颗冻，一名虎须，一名菟奚，一名氐冬。生常山山谷及上党冰傍。十一月采花，阴干，微见花未舒者良。

白前 味甘、辛，气微温，一云微寒，无毒。白而长于细辛，但麄而脆，不似细辛之柔。若以温药相佐使，则尤佳。仲景用。

马兜铃 味苦，气寒，无毒。土青木香子也。只取向里面子，去革膜，入药炒用。生关中，藤绕树而生，子状如铃，作四五办。根治气下膈，止刺痛。

桔梗 味辛苦，气微温，味厚气轻，阳中之阴，有小毒。畏白及、龙眼、龙胆。一名利如，一名房图，一名白药，一名梗草，一名荠苨。生嵩高山谷及冤句。二、八月采根，暴干。凡使，去头及两畔附枝。米泔浸一宿，焙干用。又云：能开提气血，气血药中宜用之。又得牡蛎、远志疗恚怒，硝石、石膏疗伤寒。海藏云：入手太阴、足少阳经。易老言桔梗能载诸药，不能下沉，为舟楫之剂，与国老并行，同为丹楫。如用将军苦泻峻下之药，欲引至胸中至高之分成功，非此辛甘不居，譬如铁石入江，非舟楫不载，故用辛甘之剂以升之也。

王瓜 味苦，气寒，无毒。即《月令》所谓王瓜生者，是也。一名土瓜，生鲁地平泽田野及人家垣墙间。三月采根，阴干。

菰根 味甘，气大寒，无毒。南人呼为茭。

苎根 味甘，气寒，属水而有土与金。

甘蕉根　味甘，气大寒，无毒。

芦根　味甘，气寒。

兰草　味辛甘，气平寒，无毒。一名水香，生大吴池泽。四月、五月采。《衍义》云：即春秋开花之兰香，入药煎用。东垣云：兰叶其气清香。《内经》云：消渴治之以兰是也。消渴症，非此不能除。丹溪云：兰叶，即今之人栽植座右，花开时满室尽香。禀金水清气而似有火，人知其花香之贵，而不知为用之方。东垣方中尝用矣。

杜若　味辛，气微温，无毒。得辛夷、细辛良，恶柴胡、前胡。一名杜蘅，一名杜莲，一名白莲，一名白芩，一名若芝。生武陵川泽及冤句。二月、八月采根，日干。

独活　味苦、平、甘、辛，气微温，无毒。一名羌青，一名护羌使者，一名胡王使者，一名独摇草。此草得风不摇，无风自动。生雍州川谷或陇西南安。二月、八月采根，暴干，去皮净用。《主治秘诀》云：黄色而作块者，名独活。独活气细，足少阴肾经行经之药。气厚味薄，沉而升阴中阳也。

羌活　《主治秘诀》云：紫色而节密者，为羌活。羌活气雄，手、足太阳本经风药也。气味俱薄浮而升阳也。《象》云：透关节，去黑皮并腐烂者用。海藏云：羌活，君药也。非无为之主，乃拨乱反正之主也。故大无不通，小无不入。足太阳、足厥阴、足少阴药也。与独活不分二种，后人用羌活多用鞭节者，用独活多用鬼眼者。羌活则气雄，独活则香细，故气雄者入太阳，香细者入少阴也。钱氏泻青丸用此者，壬乙同归一治也。或问治头痛者，何？答曰：巨阳从头走足，惟厥阴与督脉会于巅，逆而上行诸阳不得下，故令头痛也。足太阳厥阴之药也。

升麻 味甘苦，气平，微寒，味薄气厚，阳中之阴也，无毒。一名周麻，生益州山谷。二月、八月采根，日干。形轻而黑、坚实者第一，细削皮、青绿色者亦佳，谓之鸡骨升麻。去黑皮并腐烂用。洁古云：升麻乃足阳明胃、足太阴脾行经之药。若得白芷、葱白之类，亦能走手阳明太阴，非此四经不可用。海藏云：升麻入足阳明。若初病太阳证，便服升麻葛根，发出阳明经汗或失之过。阳明经燥，太阳经不可解，必传阳明矣，故投汤不当，非徒无益而又害之也。朱氏云：瘀血入里，若衄血吐血者，犀角地黄汤乃阳明之圣药也。如无犀角，以升麻代之，升麻、犀角性味相远不同，何以代之？盖以升麻止是引地黄及余药同入阳明经耳。初病太阳证，服升麻可乎？仲景云：太阳若发汗，若下，若利小便，重亡津液，胃中干燥，因而转属阳明病，其害不可胜言。仲景又云：太阳兀兀无汗者，葛根汤发之。若兀兀自汗者，表虚也，不宜用此。朱氏用葛根升麻者，以表实无汗也。

细辛 味大辛，气温，气厚于味，阳也，无毒。少阴经药，手少阴经引经之药。曾青、枣根为之使，恶狼毒、山茱萸、黄芪，畏硝石、滑石，反藜芦。一名小辛，生华阴山谷。二月、八月采根，阴干。忌生菜，单用不可过半钱匕，多即气塞不通死。凡使，去芦头并叶。易老云：细辛香味俱细而缓，故入少阴，与独活颇相类。

防风 味甘辛，气温，纯阳，无毒。脾胃二经行经药。恶干姜、藜芦、白蔹、芫花，杀附子毒。一名铜芸，一名茴草，一名百枝，一名屏风，一名蕳根，一名百蜚。生沙苑川泽及邯郸、琅琊、上蔡。二月、十月采根，暴干。实而脂润，头节坚者良。去芦并义头、义尾者不用。丹溪云：人之口通乎地，鼻通乎天。口以养阴，鼻以养阳。天主清，故鼻不受有形，而受无形为多。地主浊，故口受有形而兼乎无形。昔王太后病风不能言而脉沉，其事急，若以有形之汤药，则缓不及事，乃造防风黄芪汤数斛置于床下，气如烟雾，使口鼻皆受，其夕便得语，药力熏蒸，其效如此，善医者宜取法焉。

干姜 味辛，气温，大热，味薄气厚，阳中之阳，无毒。秦椒为之使，恶黄芩、黄连。《主治秘诀》云：性热，味辛，气味俱厚，半浮半沉，可升可降，阳中阴也。又云：辛温，纯阳。《内经》云：寒淫所胜，以辛散之。此之谓也。或问东垣曰：干姜一味辛热，人云补脾，今言泄脾，而不言补，何也？"泄"之一字，非泄脾之正气，是泄脾中寒邪湿气。盖以辛热之剂燥之，故曰泄脾也。

生姜　味辛甘，气微温，气味俱轻，阳也，无毒。生犍为川谷及荆州、扬州。九月采，去皮即热，留皮则冷，杀半夏毒。成聊摄云：姜枣味辛甘，固能发散而又不特专于发散之用，以脾主为胃行其津液。姜枣之用，专行脾之津液而和荣卫者也。海藏云：孙真人言生姜呕家圣药。或问东垣曰：生姜辛温入肺，如何是开胃口？俗指心下为胃口者，非也。咽门之下，受有形之物，系胃之系，便为胃口。与肺同处，故入肺而开胃口也。又云：姜屑比之干姜不热，比之生姜不润，以干生姜代干姜者，以其不僭也。

麻黄　味苦甘，气温，气味俱薄，阳也升也，无毒。手太阴之药，入足太阳经、手少阴经、阳明经荣卫药也。厚朴为之使，恶辛黄、石韦。一名卑相，一名龙沙，一名卑盐。生晋地及河东。立秋采茎，阴干令青，陈久者良。凡使，折去根节用。先煮二三沸，去上沫，否则令人烦闷。洁古云：麻黄苦，为在地之阴，阴当下行，何为发汗而升上？《经》云：味之薄者，乃阴中之阳。所以麻黄发汗而升上，亦不离乎阴之体，故入手太阴也。海藏云：麻黄治卫实之药，桂枝治卫虚之药。桂枝、麻黄虽为太阳经药，其实荣卫药也。以其在太阳地分，故曰太阳也。本病者即荣卫，肺主卫，心主荣，卫为气，荣为血，乃肺、心所主，故麻黄为手太阴之剂，桂枝为手少阴之剂。故伤寒、伤风而咳者，用麻黄、桂

枝郎湯液之源也

白芷　味辛氣溫氣味俱輕陽也無毒陽明經引經藥手陽明
本經藥當歸為之使惡旋覆花一名芳香一名白茝一名䕡
一名莞一名符蘺一名澤芬葉名蒿麻可作浴湯生河南川
谷下澤二月八月採根暴乾東垣云白芷味辛純陽其氣
芳香通行手足陽明經又為手太陰之引經

藁本　味辛苦氣溫氣厚味薄陽也升也無毒太陽經本經藥
惡䕡茹畏青箱子一名鬼卿一名地新一名微莖生崇山山
谷正月二月採根暴乾三十日成

天麻　味辛甘氣平無毒生郓州利州太山崿山諸山五月採
根暴乾其苗名定風草一名赤箭　丹溪云凡使勿悮用御
風草與天麻相似悮服則令人有腸結之患戒之慎之
義云凡用須別藥相佐使然後見功仍須多用之

赤箭　味辛氣溫無毒一云即天麻苗也一名離母一名鬼督
郵生陳倉川谷雍州及太山少室三月四月八月採根暴乾
丹溪云按今醫家見用天麻者即是此赤箭根今本草別是一
物古方取天麻者不用赤箭用赤箭者即無天麻方中諸藥
皆同天麻赤箭本為一物今所用不相違然赤箭則言苗用
之有自苗入裏之功天麻則言根用之有自內達外之理根
則抽苗徑直而上苗則結子成熟而落從幹中而下至土而

枝，即汤液之源也。

　　白芷　味辛，气温，气味俱轻，阳也，无毒。阳明经引经药，手阳明本经药。当归为之使，恶旋覆花。一名芳香，一名白茝，一名䕡，一名莞，一名符蓠，一名泽芬。叶名蒿麻，可作浴汤。生河南川谷下泽。二月、八月采根，暴干。东垣云：白芷味辛，纯阳。其气芳香，通行手足阳明经，又为手太阴之引经。

　　藁本　味辛苦，气温，气厚味薄，阳也升也，无毒。太阳经本经药。恶䕡茹，畏青葙子。一名鬼卿，一名地新，一名微茎。生崇山山谷。正月、二月采根，暴干，三十日成。

　　天麻　味辛甘，气平，无毒。生郓州、利州，太山、崂山诸山。五月采根，暴干。其苗名定风草，一名赤箭。丹溪云：凡使勿误用，御风草与天麻相似，误服则令人有肠结之患，戒之慎之。《衍义》云：凡用，须别药相佐使，然后见功，仍须多用之。

　　赤箭　味辛，气温，无毒。一云即天麻苗也，一名离母，一名鬼督邮。生陈仓、川谷、雍州及太山少室。三月、四月、八月采根，暴干。丹溪云：按今医家见用天麻，即是此赤箭根。今本草别是一物，古方取天麻者不用赤箭，用赤箭者即无天麻。方中诸药皆同，天麻、赤箭本为一物，今所用不相违。然赤箭则言苗，用之有自苗入里之功。天麻则言根，用之有自内达外之理。根则抽苗，径直而上。苗则结子，成熟而落，从干中而下，至土而

生以此粗可識其外内主治之理

菓耳實　味苦甘氣溫子熟時採目乾用忌食猪肉入藥炒用古今方書多單用一名胡菓一名蒼耳一名地葵一名蒐一名常思葉味苦辛微寒治療同生安陸川谷及陸安田野

秦艽　味苦辛氣平微溫陰中微陽手陽明經藥菖蒲為之使生飛烏山谷二月八月採根暴乾羅紋者佳去芦用

狗脊　味苦甘氣平微溫無毒萆薢為之使惡敗醬一名百枝一名強膂一名扶蓋一名扶筋生常山川谷二月八月採根暴乾細剉酒拌蒸從巳至申

白鮮　味苦鹹氣寒無毒惡螵蛸桔梗茯苓萆薢生上谷川谷及冤句四月五月採根陰乾根皮良

水萍　味辛酸氣寒無毒水中大萍葉圓闊寸許背紫色一名水花一名水白一名水鮮生雷澤池澤三月採暴乾五月取陰乾燒烟去蚊　丹溪云此是水中大萍非今溝渠所生者昔楚王渡江所得非斯實也

木賊　味甘微苦無毒出秦隴華成諸郡近水地苗長尺許叢生每根一稈無花葉寸寸有節色青陵冬不凋四月採去節水潤濕火上烘用　丹溪云本草不言發汗至易傳寫之誤

羊躑躅　味辛氣溫有大毒惡諸石及麵不入湯服一名玉支生大行山川谷及雉南山三四月採花陰乾取花黄色者羊

生。以此粗可识其外内，主治之理。

菓耳实　味苦甘，气温。子熟时采，日干用。忌食猪肉，入药炒用，古今方书多单用。一名胡菓，一名苍耳，一名地葵，一名蒐，一名常思。叶味苦辛，微寒，治疗同。生安陆川谷及陆安田野。

秦艽　味苦辛，气平，微温，阴中微阳。手阳明经药。菖蒲为之使，生飞乌山谷。二月、八月采根，暴干。罗纹者佳，去芦用。

狗脊　味苦甘，气平，微温，无毒。草薢为之使，恶败酱。一名百枝，一名强膂，一名扶盖，一名扶筋。生常山川谷。二月、八月采根，暴干。细剉，酒拌蒸，从巳至申。

白鲜　味苦咸，气寒，无毒。恶螵蛸、桔梗、茯苓、萆薢。生上谷川谷及冤句。四月、五月采根，阴干。根皮良。

水萍　味辛酸，气寒，无毒。水中大萍，叶圆，阔寸许，背紫色。一名水花，一名水白，一名水鲜。生雷泽、池泽。三月采，暴干，五月取，阴干，烧烟去蚊。《丹溪》云：此是水中大萍，非今沟渠所生者，昔楚王渡江所得非斯实也。

木贼　味甘，微苦，无毒。出秦陇华成诸郡近水地。苗长尺许，丛生，每根一秆，无花，叶寸寸有节，色青，陵冬不凋，四月采去节，水润，湿火上烘用。丹溪云：《本草》不言发汗，至《易传》写之误。

羊踯躅　味辛，气温，有大毒。恶诸石及面，不入汤服。一名玉支，生太行山川谷及雉南山。三、四月采花阴干，取花黄色者。羊

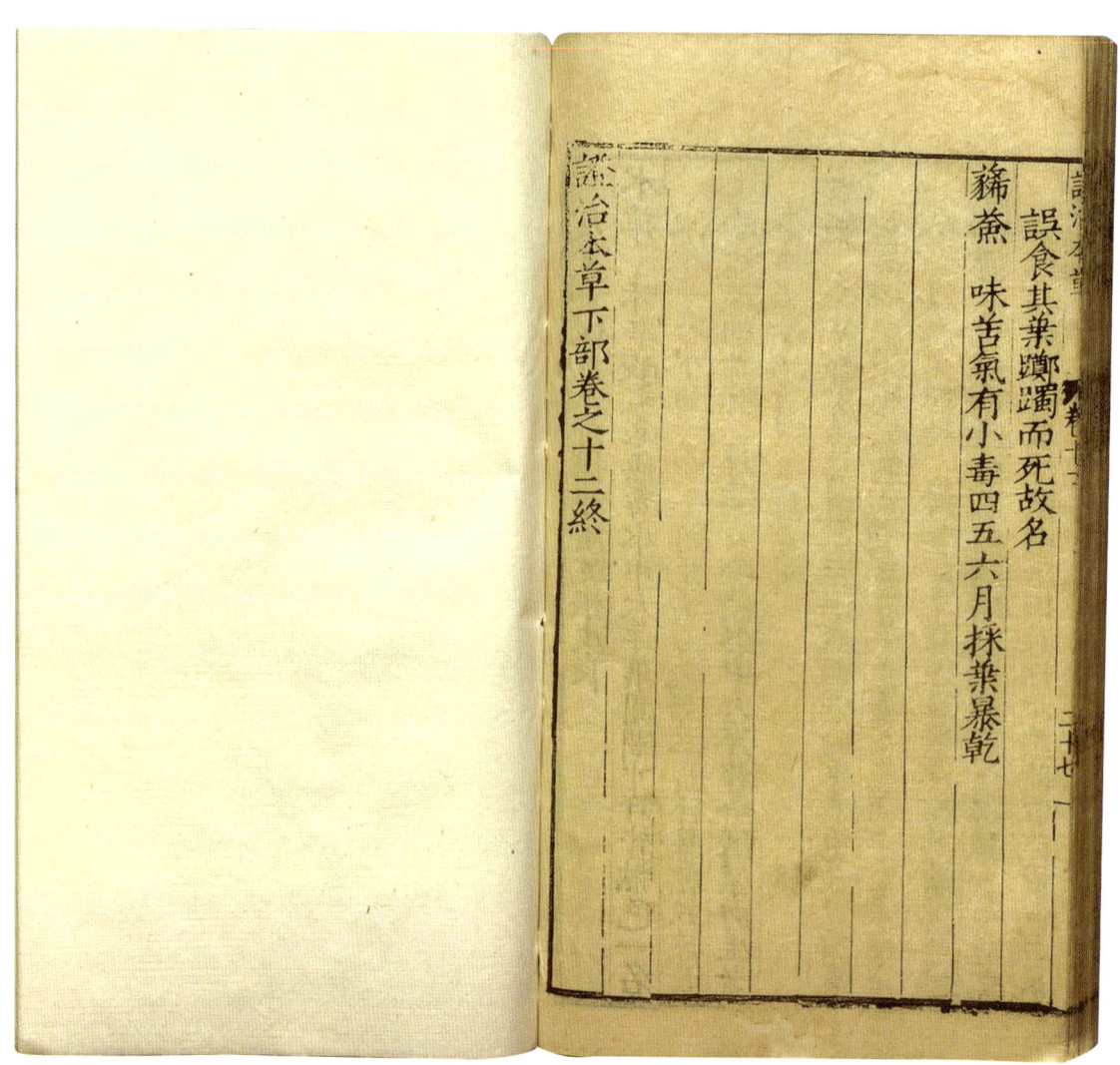

误食其叶，踯躅而死故名。

豨莶 味苦气，有小毒。四、五、六月采叶，暴干。

证治本草下部卷之十二 终

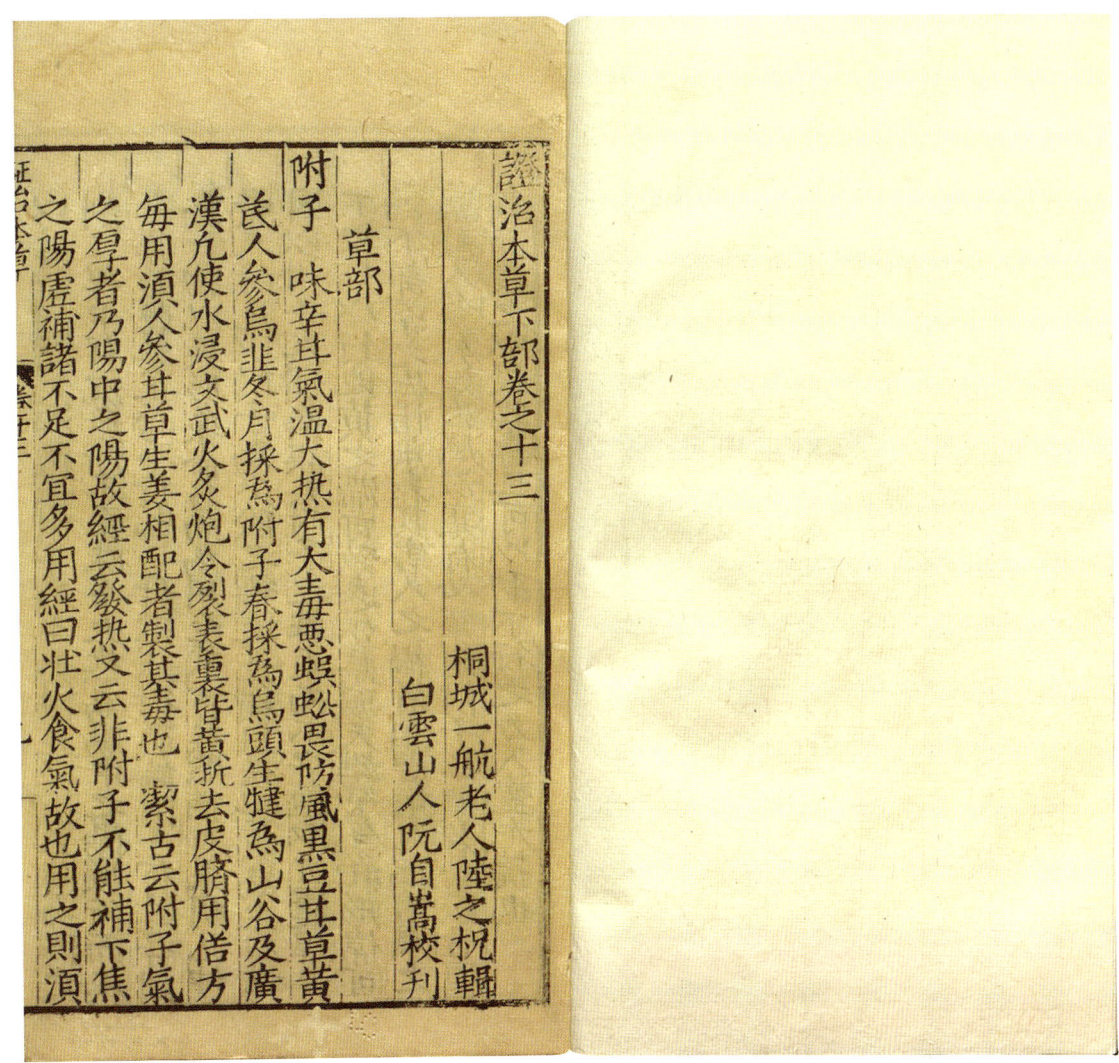

证治本草下部卷之十三

桐城一航老人陆之枳辑

白云山人阮自嵩校刊

草部

　　附子　味辛甘，气温，大热，有大毒。恶蜈蚣，畏防风、黑豆、甘草、黄芪、人参、乌韭。冬月采为附子，春采为乌头。生犍为山谷及广汉。凡使水浸，文武火炙，炮令裂，表里皆黄，折去皮脐用。俗方每用，须人参、甘草、生姜相配者，制其毒也。洁古云：附子气之厚者，乃阳中之阳。故《经》云发热。又云：非附子不能补下焦之阳虚，补诸不足，不宜多用。《经》曰：壮火食气，故也。用之，则须以甘草缓之。海藏云：附子入手少阳、足少阴、三焦命门之剂。其浮中有沉，无所不至。味辛，大热，为阳中之阳。故行而不止，非若干姜止而不行也。丹溪云：《衍义》论附子有五等，同为一物，以其形象命名而为用，至哉言矣，然犹有未明也。仲景八味丸以附子为少阴之向导，其补自是地黄为主，后世因以附子为补药，误矣。附子之性，走而不守，但取其健悍走下之性，以行地黄之滞，可致远尔。乌头、天雄皆气壮形伟，可为下部药之佐。惜无表，其害人之祸者相习，用之为治风之药，杀人多矣。如治风治寒，有必须用附子、乌头者，当以童便煮而浸之，以杀其毒，且可以助下行之力，入盐尤捷也。

乌头 味辛甘，气温，大热，有大毒。远志为之使，反半夏、瓜蒌、贝母、白蔹、白及，恶藜芦，忌豉汁。春时初生，有脑形以乌鸟之头，故名。其汁煎之，名射罔，杀禽兽。一名奚毒，一名郎子，一名乌喙。生朗陵山谷。正月、二月采，阴干。长三寸以上，为天雄。海藏云：乌附之类，皆水浸，炮裂，去皮脐用之。然多外黄里白，劣性尚存些少，莫若乘热切作片子，再炒，令表里皆黄色，劣性尽去为良也。今人罕知如此制之。

天雄 味辛甘，气大温，有大毒。远志为之使，忌豉汁。一名白幕，生少室山谷。二月采根，阴干。

侧子 味辛，气大热，有大毒。附子旁生，绝小如大枣核者是。又附子旁尖芽角削下者，亦是。附子、乌头、乌喙、天雄、侧子五物，同出而异名。似乌头者，为乌头。又云：原种者为乌头，两岐状如牛角者为乌喙，细长三四寸者为天雄，根旁如芋散生者为附子，旁连生小者为侧子。乌头旁出附子，附子旁出侧子。

半夏 味辛，微苦，气平，生微寒，熟温，阳中阴也，有毒。入足阳明经、太阴经、少阳经。射干、柴胡为之使，恶皂荚，畏雄黄、生姜、干姜、秦皮、龟甲，反乌头。陈久者良。一名守田，一名地文，一名水玉，一名示姑。生槐里川谷。五月、八月采根，暴干。凡用，以汤洗十许过，令滑净，不尔戟人喉。用此，必须生姜制其毒服之。忌羊肉、羊血、饴糖。丹溪云：半夏属金与土。仲景用于小柴胡，取其补阳明也。岂非有燥脾土之功，与今人惟知去痰，不言益脾，盖能分水故也。

天南星 味苦辛，气平，有毒。畏附子、干姜、生姜。生平泽，处处有之。叶似蒻叶，根似芋。二月、八月采之，入药炮用。丹溪云：欲其下行，以黄柏引之。今市人多以由跋小者似天南星，但南星小柔腻肌细，炮之易裂，差可办尔。

何首乌 味甘、苦涩，气微温，无毒。茯苓为使，忌猪、羊血，恶萝葍。本出顺州南河县，今岭外江南诸州皆有。蔓紫，花黄白，叶如薯蓣而不光，生必相对，根大如拳，有赤、白二种。赤者雄，白者雌。一名野苗，一名交藤，一名夜合，一名地精，一名陈知白。春

夏採臨用以苦竹刀刮切米泔浸經宿暴乾木杵臼搗忌鐵

草薢　味苦甘氣平無毒薏苡為之使畏葵根大黃柴胡牡蠣
一名赤節生真定山谷二月八月採根暴乾

葫蘆巴　味苦氣溫純陽云是番蘆菔子出廣州并黔州春生
苗夏結子作細莢至秋採今人多用嶺南者

白頭翁　味甘苦氣溫一云寒無毒一云有毒得酒良一名野
丈人一名胡王使者一名奈何草生高山谷及田野四月採

阿魏　味辛氣平熱無毒性極臭而能止臭亦奇物也凡使先
於淨鉢中研如粉了於熱酒器上裹過任用生西番及昆侖

木香　味辛苦氣溫味厚於氣陰中陽也無毒一名蜜香生永
昌山谷形如枯骨油重者良　丹溪云其昆侖青木香尤行
氣又土青木香不入藥

威靈仙　味苦氣溫無毒忌茗及麵湯出商州上洛山及華山
並平澤不聞水聲者良生先于眾草莖方數葉相對花淺紫
根生稠密歲久益繁冬月丙丁戊己日採根陰乾鐵腳佳去
蘆用　丹溪云威靈仙屬木採得流水聲響者知其性好走
也採不聞水聲佳朝服暮效恨性快多服疏人五臟真氣

仙茅　味辛氣溫有毒一名獨茅根一名茅瓜子一名婆羅門
參仙茅傳云十斤乳石不及一斤仙茅表其功力尒生西域
及大庾嶺二月八月採根用以米泔浸去赤汁出毒忌鐵器

夏采，临用以苦竹刀刮切，米泔浸经宿，暴干，木杵臼捣。忌铁。

　　草薢　味苦甘，气平，无毒。薏苡为之使，畏葵根、大黄、柴胡、牡蛎。一名赤节，生真定山谷。二月、八月采根，暴干。

　　葫芦巴　味苦，气温，纯阳。云是番芦菔子，出广州并黔州。春生苗，夏结子，作细荚，至秋采。今人多用岭南者。

　　白头翁　味甘苦，气温。一云寒，无毒。一云有毒。得酒良。一名野丈人，一名胡王使者，一名奈何草。生高山谷及田野。四月采。

　　阿魏　味辛，气平热，无毒。性极臭而能止臭，亦奇物也。凡使，先于净钵中研如粉了，于热酒器上裹过，任用。生西番及昆仑。

　　木香　味辛苦，气温，味厚于气，阴中阳也，无毒。一名蜜香。生永昌山谷，形如枯骨，油重者良。丹溪云：其昆仑青木香尤行气，又土青木香不入药。

　　威灵仙　味苦，气温，无毒。忌茗及面汤。出商州上洛山及华山，并平泽。不闻水声者良。生先于众草，茎方，数叶相对。花浅紫，根生稠密，岁久益繁。冬月丙丁戊己日采根，阴干。铁脚佳，去芦用。丹溪云：威灵仙属木，采得流水声响者，知其性好走也，采不闻水声佳。朝服暮效，恨性快，多服疏人五脏[1]真气。

　　仙茅　味辛，气温，有毒。一名独茅根，一名茅瓜子，一名婆罗门参。《仙茅传》云：十斤乳石，不及一斤仙茅，表其功力尔。生西域及大庾岭。二月、八月，采根用。以米泔浸，去赤汁，出毒。忌铁器，

---

①脏：原作"胀"，据《本草纲目·第十八卷》改。

及食牛乳及黑羊肉。

白附子 味甘辛，气温，无毒，一云小毒。生蜀郡。三月采，凡用炮。

高良姜 味辛苦，气大温，纯阳，无毒。

懷香子 味辛，气平，无毒。入手足少阴经、太阳经。一名茴香，阴干。得酒良，入药炒用。

零陵香 味甘、辛，气平，无毒。生零陵山谷。叶如罗勒，《南越志》名燕草，又名熏草，即蕙香也。《山海经》云：熏草，麻叶，方茎，气如靡芜，可以止疠，即零陵香也。

肉豆蔻 味苦辛，气温，无毒。入手阳明经。其形圆小，皮紫紧薄，中肉辛辣。生胡国，胡名迦拘勒。汤搜米面粉裹灰火中煨黄熟，用油色肥实者佳。丹溪云：肉豆蔻属金与土。

白豆蔻 味辛，气大温，味薄气厚，阳也，无毒。出伽古罗国，呼为多骨。形如芭蕉，叶似杜若，长八九尺，冬夏不凋，花浅黄色，子作朵，如葡萄，其子初出微青，熟则变白。七月采。

草豆蔻 味辛，气温，阳也，无毒。入足太阴阳明经。面包煨热用。

红豆蔻 云是高良姜子，其苗如芦，叶似姜，花作穗，嫩叶卷而生，微带红色。生南海诸谷。海藏云：是良姜子也。畏良姜，用红豆复用良姜，如用官桂复用桂花同意。

缩砂密 味辛苦，气温，无毒。入手足太阴经、阳明经。生南地。苗似廉姜，形如白豆蔻，其皮紧厚而皱，黄赤色。八月采。海藏云：缩砂与檀香、白豆蔻为使，则入肺；与人参、益智为使，则入脾；与黄蘗、茯苓为使，则入肾；与赤、白石脂为使，则入大、小肠。

荜澄茄　味辛，气温，无毒。嫩胡椒青时采者，生佛誓国。似梧桐子及蔓荆子，微大，亦名毗陵茄子。

使君子　味甘，气温，无毒。生交、广等州。形如栀子，棱瓣深而两头尖，亦似诃黎勒而轻。俗传如因潘州郭使君疗小儿，多是独用此物，后来医家因号为使君子也。

芦荟　味苦，气寒，无毒。一名讷会，一名奴会，俗呼为象胆，盖以其味苦如胆故也。生波斯国。似黑锡木滴脂泪而成。

京三棱　味苦辛，气平，阴中之阳，无毒。黄色体重，状若鲫鱼而小，火炮用。又有黑三棱状似乌梅而稍大，有须相连蔓延，体轻。为疗体并同。

蓬莪茂　味苦辛，气温，无毒。生西戎及广南诸州。火炮醋炒用，得酒醋良。

大黄　味苦，气大寒，味极厚，阴中之阴，降也，无毒。入手、足阳明经。黄芩为之使，无所畏。一名黄良，生河西山谷及陇西。二月、八月采根，火干。凡用，有蒸，有生，有熟或酒浸酒洗，锦纹者佳。又云：恶干漆。洁古云：大黄之性走而不守，泻诸实热，大肠不通，荡涤肠胃间热，专治不大便。又云：味苦，纯阴。热淫所胜，以苦泻之。酒浸入太阳经，酒洗入阳明经，余经不用酒。海藏云：味苦，寒，阴中之阴也。下泄，推陈致新，去陈垢而安五脏，谓如戡定祸乱以致太平无异，所以有将军之名。入手、足阳明经。以酒引之，上至高巅；以舟楫载之，可浮胸中；本苦泄之，性峻至于下。以酒将之，可至至高之分。若物在高巅，人迹不及之处，必射以取之也，故太阳阳明、正阳阳明承气汤，俱用酒浸。虽少阳阳明为下经，故小承气不用酒浸也。《杂证方》有生用者，有用面裹蒸熟者，其制不一。《衍义》云：仲景治心气不足，吐血衄血，泻心汤用大黄、黄芩、黄连。或曰：心气不足矣，而不用补心汤，更用泻心汤，何也？答曰：心气独不足，则不当吐衄也，此乃邪热因不足以客之，故吐衄。以苦泄其热，就以苦补其心，盖两全之。有此证者，用之无不效，量虚实而用之。丹溪云：大黄属水与火，苦寒而善泄。仲景用之，治心气不足而衄吐者，名曰泻心汤。正是因少阴经之阴气不足，本经之阳气亢甚，无所辅着，以致阴血妄行而飞越，故用大黄泄去亢甚之火，使之和平，则血归经而自安矣。夫心之阴气不足，非一日矣，肺与肝俱各受火而病作，故以黄芩救肺，黄连救肝。盖肺者阴之主，肝者心之母，血之舍也。肺肝之火既退，阴血自复其旧矣。《衍义》不与明说而曰：热因不足而客之，何以明仲景之意，开后人之盲瞶乎！

葶苈　味辛苦，气大寒，无毒。榆皮为之使，恶僵蚕。一名丁历，一名葶藶，一名大室，一名大适。生藁城平泽及田野。立夏后采实，阴干，炒用，酒良。海藏云：葶藶，仲景用苦者，余方或有用甜者，或有不言甜、苦者。大抵苦则下泻，甜则少缓，量病虚实用之，不可不审。《本草》虽云甘、苦主治同，然甜、苦之味，安得不异？仲景葶藶大枣泻肺汤用之。丹溪云：葶藶属火与水，有甜、苦两等，其形则一。《经》既言味辛苦，即甜者不复，更入药也。大概治体皆以走泄行水为用，故不可久服。

泽泻　味甘、咸，气寒，味厚，阴也，阴中微阳，无毒。入足太阳经、少阴经。畏海蛤、文蛤。一名水泻，一名及泻，一名芒芋，一名鹄泻。生汝南池泽。五月、八月采根，阴干，叶五月采，实九月采。海藏云：《衍义》言泽泻之功，尤长于行水。《本经》又引扁鹊云"多服，病人眼"，诚为行去其水。仲景八味丸用之者，亦不过接引桂、附等归就肾经，别无他意。凡服泽泻散人，未有不小便多者。小便既多，肾气焉得复矣？今人止泄精，多不敢用。

山慈菰根　有小毒。生山中湿地，一名金灯花。叶似车前，根如慈菰。零陵间又有团慈菰，根似小蒜，所主与此略同。

旋覆花　味咸、甘，气温。一云冷利，有小毒。一名戴椹，一名金沸草，一名盛椹。其根主风湿。花如菊，深黄色，呼为金钱花。生平泽川谷。五月采花，日干，二十日成。丹溪云：亦走散之药。病人涉虚者，不宜多服，利大肠戒之。

石龍芻　味苦氣微寒無毒一名龍鬚即今作席者一名草續
斷一名龍珠一名龍華一名懸莞一名草毒九節多味者良
生梁州山谷濕地五月七月採莖八月九月採根暴乾

通草　味辛甘氣平味薄陽也無毒今謂之木通又謂之通脫
木輕白可愛女工取以飾物也一名附支一名丁翁生石城
山谷及山陽正月採枝陰乾去皮用

瞿麥　味苦辛氣寒陽中微陰無毒蘘草牡丹為使惡螵蛸一
名巨句麥一名大菊一名大蘭生太山川谷立秋採實陰乾

百合　味甘氣平無毒花白者入藥一名重箱一名摩羅一名
中逢花一名強瞿生荊州川谷二月八月採根暴乾仲景

治百合病知母湯百合滑石代赭石湯有百合雞子湯百
合地黃湯或百合病已經汗者或未經汗下吐者或病形
如初或病變寒熱並見活人書

紫草　味苦氣寒無毒去土用茸一名紫丹一名紫芺生碭山
山谷及楚地三月採根陰乾可以染紫者

萱草根　味甘氣寒無毒五月採花八月採根丹溪云萱草
屬木性下走陰分一名宜男寧無微意存焉俗謂之鹿葱又
稽康養生論云合歡蠲怒萱草忘憂

燈心草　即前龍芻重出生江南澤地叢生莖員細而長直人
以為席敗席者服更良　潔古云氣平味甘

石龙刍　味苦，气微寒，无毒。一名龙须，即今作席者，一名草续断，一名龙珠，一名
龙华，一名悬莞，一名草毒。九节多味者，良。生梁州山谷湿地。五月、七月采茎，八月、
九月采根，暴干。

通草　味辛甘，气平，味薄，阳也，无毒。今谓之“木通”，又谓之“通脱木”。轻白可
爱，女工取以饰物也。一名附支，一名丁翁，生石城山谷及山阳。正月采枝，阴干，去皮用。

瞿麦　味苦辛，气寒，阳中微阴，无毒。蘘草、牡丹为使，恶螵蛸。一名巨句麦，一名
大菊，一名大兰。生太山川谷。立秋采实，阴干。

百合　味甘，气平，无毒。花白者入药，一名重箱，一名摩罗，一名中逢花，一名强瞿。
生荆州川谷。二月、八月采根，暴干。仲景治百合病，百合知母汤、百合滑石代赭石汤，有
百合鸡子汤、百合地黄汤。或百合病已经汗者，或未经汗下吐者，或病形如初，或病变寒热，
并见《活人书》。

紫草　味苦，气寒，无毒。去土，用茸。一名紫丹，一名紫芺。生碭山山谷及楚地。三
月采根，阴干。可以染紫者。

萱草根　味甘，气寒，无毒。五月采花，八月采根。丹溪云：萱草属木，性下走阴分，
一名宜男，宁无微意存焉？俗谓之鹿葱。又稽康《养生论》云：合欢蠲怒，萱草忘忧。

灯心草　即前龙刍重出生。江南泽地丛生，茎员细而长直。人以为席，败席者服更良。
洁古云：气平，味甘。

紫花似旋風草但花不白又有一種花黄葉似槐結角如綠

豆俗呼夾竹梅

海藻 味苦鹹氣寒無毒一云有小毒反甘草一名落首一名

薄生東海池澤七月七日採暴乾

澤蘭 味苦甘辛氣微溫無毒香草也有枝梗葉如菊而尖長

微香防巳為使一名虎蘭一名龍棗一名虎蒲生汝南諸大

澤傍三月三日採陰乾

昆布 味鹹氣寒無毒一云小毒生東海

甘遂 味苦甘氣大寒有毒一名甘藁一名陵藁一名陵澤一

名重澤一名主田瓜蒂為之使惡遠志反甘草生山中川谷

酸漿 味酸氣平寒無毒一名醋漿生荊楚川澤及人家田園

中俱有開白花結青殼熟則深紅殼中有子如櫻桃大赤紅

色五月採陰乾

石韋 味苦甘氣平微寒無毒杏仁為之使得菖蒲良一名石

韀一名石皮用之去黄毛毛射人肺令人欬不可療生華陰

山谷石上不聞水聲及人聲者良又有生古瓦上者名瓦韋

用治淋亦佳二月採葉陰乾入藥微炙用液云此一條與

本經無一字同恐別是一物有誤姑存之名遠墨子血見愁

鹿經草也時習云今一種作青苔帚名蚊子槐作血見愁又

隰州鼓角樓上一種名血見愁俱能破瘀血時習補或人言

酸浆 味酸，气平寒，无毒。一名醋浆，生荆楚川泽及人家田园中俱有。开白花，结青壳，熟则深红，壳中有子如樱桃大，赤红色。五月采，阴干。

石韦 味苦甘，气平，微寒，无毒。杏仁为之使，得菖蒲良。一名石韀，一名石皮。用之去黄毛，毛射人肺，令人咳，不可疗。生华阴山谷石上，不闻水声及人声者良。又有生古瓦上者，名瓦韦。用治淋，亦佳。二月采叶，阴干，入药微炙用。《液》云：此一条与《本经》无一字同，恐别是一物，有误，姑存之。名远墨子、血见愁、鹿经草也。《时习》云：今一种作青苔帚，名蚊子槐，作血见愁。又隰州鼓角楼上一种，名血见愁，俱能破瘀血。《时习》补：或人言，紫花似旋风草，但花不白。又有一种，花黄，叶似槐，结角如绿豆，俗呼夹竹梅。

海藻 味苦咸，气寒，无毒。一云有小毒，反甘草。一名落首，一名薄。生东海池泽。七月七日采，暴干。

泽兰 味苦、甘、辛，气微温，无毒。香草也，有枝梗，叶如菊而尖长，微香。防己为使。一名虎兰，一名龙枣，一名虎蒲。生汝南诸大泽傍。三月三日采，阴干。

昆布 味咸，气寒，无毒，一云小毒。生东海。

甘遂 味苦甘，气大寒，有毒。一名甘藁，一名陵藁，一名陵泽，一名重泽，一名主田。瓜蒂为之使，恶远志，反甘草。生山中川谷。

二月采根，阴干。连珠者良。丹溪云：用连珠者，然《经》中不言。

大戟 味苦甘，气寒，阴中微阳，有毒。一名邛钜。小豆为之使，反甘草，畏菖蒲、芦草、鼠屎。生常山。十二月采根，阴干。丹溪云：其叶名泽漆，味甘，无毒，主治颇同。

泽漆 大戟苗也。味苦辛，气微寒，有微毒。小豆为之使，恶薯蓣。一名漆茎。生太山川泽。三月三日、七月七日采茎叶，阴干。

莞花 味苦辛，寒，有毒。生咸阳川谷及河南中牟。六月采，阴干。

芫花 味苦辛，气寒，有毒。一名去水，一名毒鱼，一名杜芫。其根名蜀桑根，疗疥疮，可用毒鱼。生淮源川谷。三月日采花，阴干。

商陆 味辛、甘、酸，气平，有毒。如人形者，有神。忌犬肉。有赤、白二种，花赤者根赤，花白者根白。白者入药用，赤者见鬼神，甚毒。但贴肿外用，不可服。一名葛根，一名夜呼，生咸阳川谷。

牵牛子 味苦，气寒，有毒。海藏云：牵牛属火，性善走。有黑、白二种，黑者属水，白者属金。以气药引之则入气，以大黄引之则入血。张文懿公云：不可眈嗜，脱人元气。吾初亦疑之药有何眈嗜，后每见人因酒食病痞者，多服食药以导其气，及用神芎犯牵牛等丸。初服则快，药过其痞依然，依前再服，随药而效，药过服病，由是愈信其效，以此久服脱人元气而尤不知悔悟也。治法惟当益脾健胃，使人元气生而自然腐熟水谷，此法无以加矣。

蓖麻子　味甘辛，气平，属阴，有毒。

海金沙　出黔中郡，七月收采。生作小株，才高一二尺。收时全科于日中暴之，令小干，纸衬，以杖击之，有细沙落纸上，旋收之，且暴且击，以沙尽为度，用之或丸或散。

白兔霍　味苦，气平，无毒。一名白葛，生交州山谷。

徐长卿　味辛，气温，无毒。一名鬼督邮，生太山及陇西。三月采。

大青　味苦，气大寒，无毒。三四月采茎叶，阴干。

荠苨　味甘，气寒。

钩吻　味辛，气温，有大毒。半夏为之使，恶黄芩。叶似黄精，而头尖处有两毛。一名野葛，折之青烟出者，名固活，甚热，不入汤。生傳高山谷及会稽东野。

常山　味苦辛，气寒，有毒。畏玉扎，忌葱及菘菜、鸡肉。阴干如鸡骨者佳。丹溪云：常山属金而有火与水，而不明言其害。《外台秘要》乃用二两作一服煎，顿服，以治疟。予恐世人因《秘要》之言，而不知雷公之意云。又云：常山，蜀漆根也。

蜀漆　味辛，气平，微温，纯阳，有毒。瓜蒌、桔梗为使。生江淋山川谷及蜀汉中。常山苗也，五月采叶，阴干。东垣云：蜀漆洗去腥，与苦酒同用，以导胆。

狼毒　味辛，气平，有大毒。大豆为之使，恶麦句姜。一名续毒，生秦亭山谷及奉高。二月、八月采根，阴干。陈而沉水者良。

牙子　味苦酸，气寒，有毒。羌荑为使，恶地榆。一名狼牙，一名狼齿，一名狼子，一名大牙。生淮南川谷及冤句。八月采根，暴干。中湿腐烂生衣者，杀人。

鬼臼　味辛，气温，有毒。畏垣衣，不入汤。一名爵犀，一名马目毒公，一名九臼，一名天臼。生九真山谷及冤句。二月、八月采根。

续随子　味辛，气温，有毒。生蜀郡及处处有之。苗如大戟，一名拒冬，一名千金子。

鹤虱　味苦，气平，有小毒。

蚤休　味苦，气微寒，有毒。即紫河车，俗呼重楼金线，一名蚩休。生山阳川谷及冤句。五月采根，日干。

预知子　味苦，气寒，无毒。采无时。有皮壳，其实如皂荚子，去皮研服之，有效。

水蓼　味辛，无毒。生水泽中。茎赤叶大，如家蓼。

络石　味苦，气温，微寒，无毒。一名石鲮，一名石蹉，一名略石，一名明石，一名领石，一名悬石。生太山川谷，或石山之阴，或高山岩石上。正月采。杜仲、牡丹为之使，畏贝母、菖蒲。包络水石而生。茎节着处，即生根须，凌冬不凋。叶圆如细橘，正青，花白子黑。采茎叶，日干。附石者良，薜荔、木莲①、地锦、石血等其类也。

营实　味酸，气温，微寒，无毒。白花者良。一名墙薇，一名墙麻，一名牛棘，一名牛勒，一名蔷蘼，一名山棘。生零陵川谷及蜀郡。

①莲：原作"蓬"，据《证类本草》卷七改。

八月九月採陰乾根莖葉同功冬取根夏取莖葉

蛇床子　味苦辛甘氣平無毒一云小毒一名虵粟一名蛇米一名虺床一名思益一名繩毒一名棗棘一名墻蘼生臨淄川谷及田野惡牡丹巴豆貝母五月採實陰乾凡入藥挼去皮殼取仁微炒若作湯洗病則生使

王不留行　味苦甘氣平陽中之陰無毒生太山山谷二月八月採根苗花子並用

敗醬　味苦鹹氣平微寒無毒入足少陰經手厥陰經一名鹿腸一名鹿首一名馬草一名澤敗氣如敗豆醬故名

惡實　味辛苦氣平一名牛蒡子其未去萼時又為之鼠粘子根謂牛菜作菜茹尤益人生魯山平澤秋後採子酒伴蒸用冬採根蒸暴乾不尔令人吐

白藥　味辛氣溫無毒出原州今夔施江西嶺南亦有之三月生苗似苦苣葉四月而赤莖長似葫蘆蔓六月開白花八月結子亦名瓜蔞九月採根以水洗切細暴乾名白藥子

乾苔　味鹹氣寒即海中苔菜

草蒿　味苦寒無毒一名青蒿一名方潰生華陰川澤五月採苗日乾根莖花葉並入藥四者勿同用春夏用苗秋冬用子

藜蘆　味辛苦氣寒有毒黃連為之使反細辛芍藥五參惡大黃一名蔥苒一名蔥炎一名山蔥生太山山谷三月採根陰

八月、九月采，阴干。根、茎、叶同功。冬取根，夏取茎、叶。

蛇床子　味苦、辛、甘，气平，无毒，一云小毒。一名蛇粟，一名蛇米，一名虺床，一名思益，一名绳毒，一名枣棘，一名墙蘼。生临淄川谷及田野。恶牡丹、巴豆、贝母。五月采实，阴干。凡入药，挼去皮壳，取仁，微炒。若作汤洗病，则生使。

王不留行　味苦甘，气平，阳中之阴，无毒。生太山山谷。二月、八月采，根、苗、花、子并用。

败酱　味苦咸，气平，微寒，无毒。入足少阴经、手厥阴经。一名鹿肠，一名鹿首，一名马草，一名泽败，气如败豆酱，故名。

恶实　味辛苦，气平。一名牛蒡子。其未去萼时，又为之鼠粘子。根谓牛菜，作菜茹尤益人。生鲁山平泽。秋后采子，酒伴蒸用。冬采根蒸，暴干，不尔令人吐。

白药　味辛，气温，无毒。出原州，今夔施、江西岭南亦有之。三月生苗，似苦苣叶，四月而赤，茎长似葫芦蔓，六月开白花，八月结子，亦名瓜蒌，九月采根。以水洗，切细，暴干，名白药子。

干苔　味咸，气寒。即海中苔菜。

草蒿　味苦，寒，无毒。一名青蒿，一名方溃，生华阴川泽。五月采苗，日干。根、茎、花、叶并入药，四者勿同用，春夏用苗，秋冬用子。

藜芦　味辛苦，气寒，有毒。黄连为之使，反细辛、芍药、五参，恶大黄。一名葱苒，一名葱炎，一名山葱，生太山山谷。三月采根，阴干。去芦头，微炒用，不入汤。

射干 味苦，气平，微温，有毒。一名乌扇，一名乌蒲，一名乌翣，一名乌吹，一名草姜。生南阳川谷田野。三月三日，采根，阴干。丹溪云：射干属金而有木与水火，行厥阴、太阴之积痰。

山豆根 味甘，气寒，无毒。生敛南山谷，蔓如豆。

蛇含 味苦，气微寒，无毒。一名蛇，生益州山谷。八月采，阴干。

白蔹 味苦甘，气平，微寒，无毒，一云有毒。代赭为之使，反乌头。一名菟核，一名白草，一名白根，生衡山谷。二、八月采根，暴干。

白及 味苦辛，气平，微寒，阳中之阴，无毒。紫石英为之使，恶理石，畏杏仁。一名甘根，一名及草，生北山川谷及冤句及越山。

羊蹄 味苦，气寒，属水，无毒。取根用。一名东方宿，一名连虫陆，一名鬼目，一名蓄。生陈留川泽。《经》言羊蹄，不言根，《图经》加根字。今人生采根，用摩涂癣疮，立效。俗呼为秃菜。又《诗》云：言采其蓄，正谓此草。

连翘 味苦，气平，微寒，气味俱轻阳也，无毒。手、足少阳经、阳明经药，入手少阴经。一名异翘，一名兰华，一名折根，一名轵，一名三廉，生太山山谷。八月采，阴干。

百草灰 五月五日采，露取之一百种，阴干，烧灰，以井花水为团，重烧令白，以醋和为饼。

菌茹 味辛酸，气寒，有小毒。甘草为之使，恶麦门冬。一名屈据，

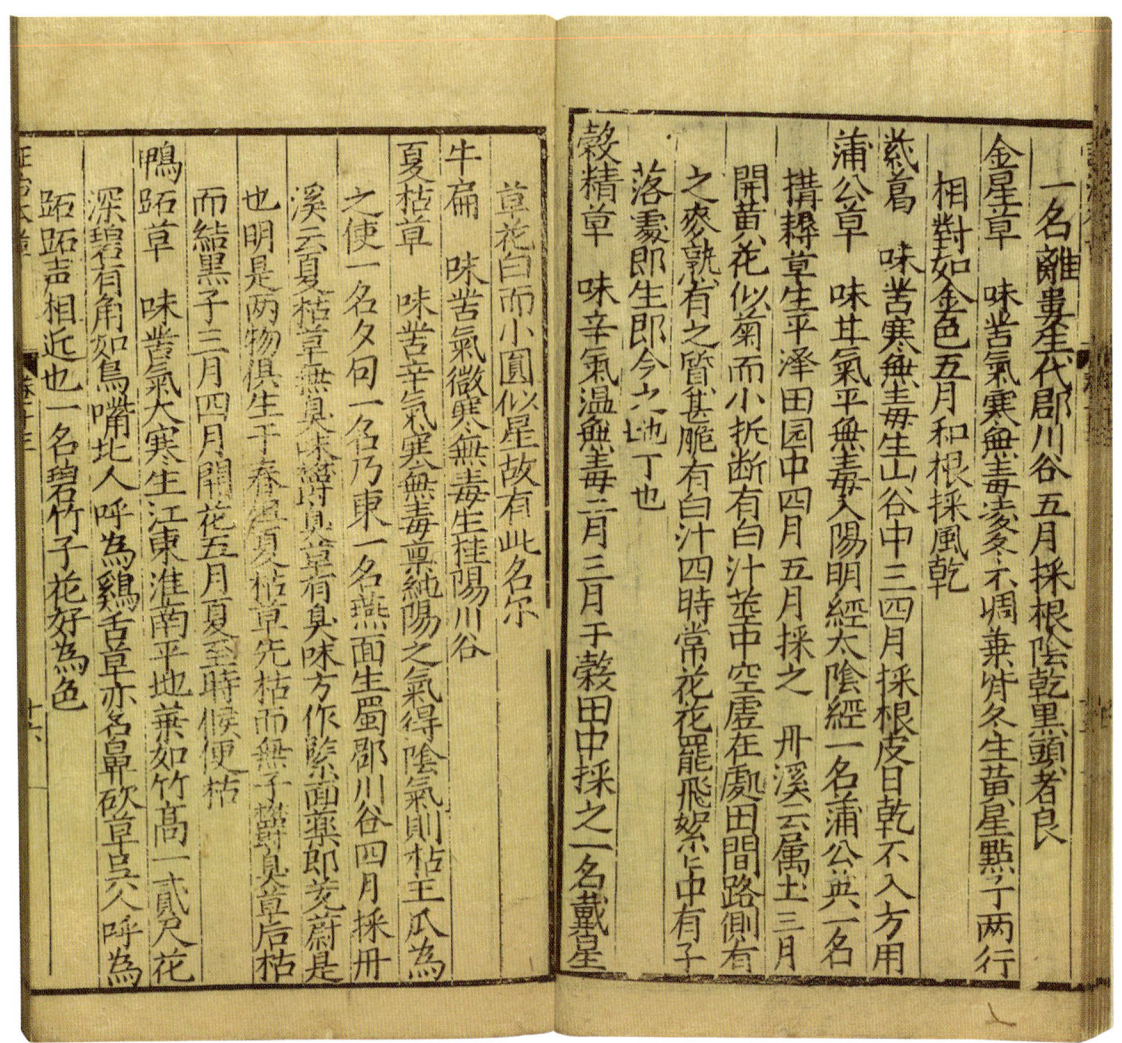

一名离娄，生代郡川谷。五月采根，阴干，黑头者良。

金星草　味苦，气寒，无毒。凌冬不凋，叶背冬生黄星点子，两行相对，如金色。五月和根采，风干。

紫葛　味苦，寒，无毒。生山谷中。三、四月采根皮，日干，不入方用。

蒲公草　味甘，气平，无毒。入阳明经、太阴经。一名蒲公英，一名构耨草，生平泽田园中。四月、五月采之。丹溪云：属土。三月开黄花，似菊而小，折断有白汁。茎中空虚，在处田间路侧有之，麦熟有之，质甚脆，有白汁，四时常花，花罢飞絮，絮中有子，落处即生，即今之地丁也。

谷精草　味辛，气温，无毒。二月、三月于谷田中采之，一名戴星草。花白而小，圆似星，故有此名尔。

牛扁　味苦，气微寒，无毒。生桂阳川谷。

夏枯草　味苦、辛，气寒，无毒。禀纯阳之气，得阴气则枯。王瓜为之使。一名夕句，一名乃东，一名燕面，生蜀郡川谷，四月采。丹溪云：夏枯草无臭味，郁臭草有臭味，方作紧面药，即茺蔚是也。明是两物，俱生于春，但夏枯草先枯而无子，郁臭草后枯而结黑子。三月、四月开花，五月夏至时候便枯。

鸭跖草　味苦，气大寒。生江东、淮南平地。叶如竹，高一贰尺。花深碧，有角如鸟嘴，北人呼为鸡舌草，亦名鼻砍草，吴人呼为跖。跖，声相近也。一名碧竹子，花好为色。

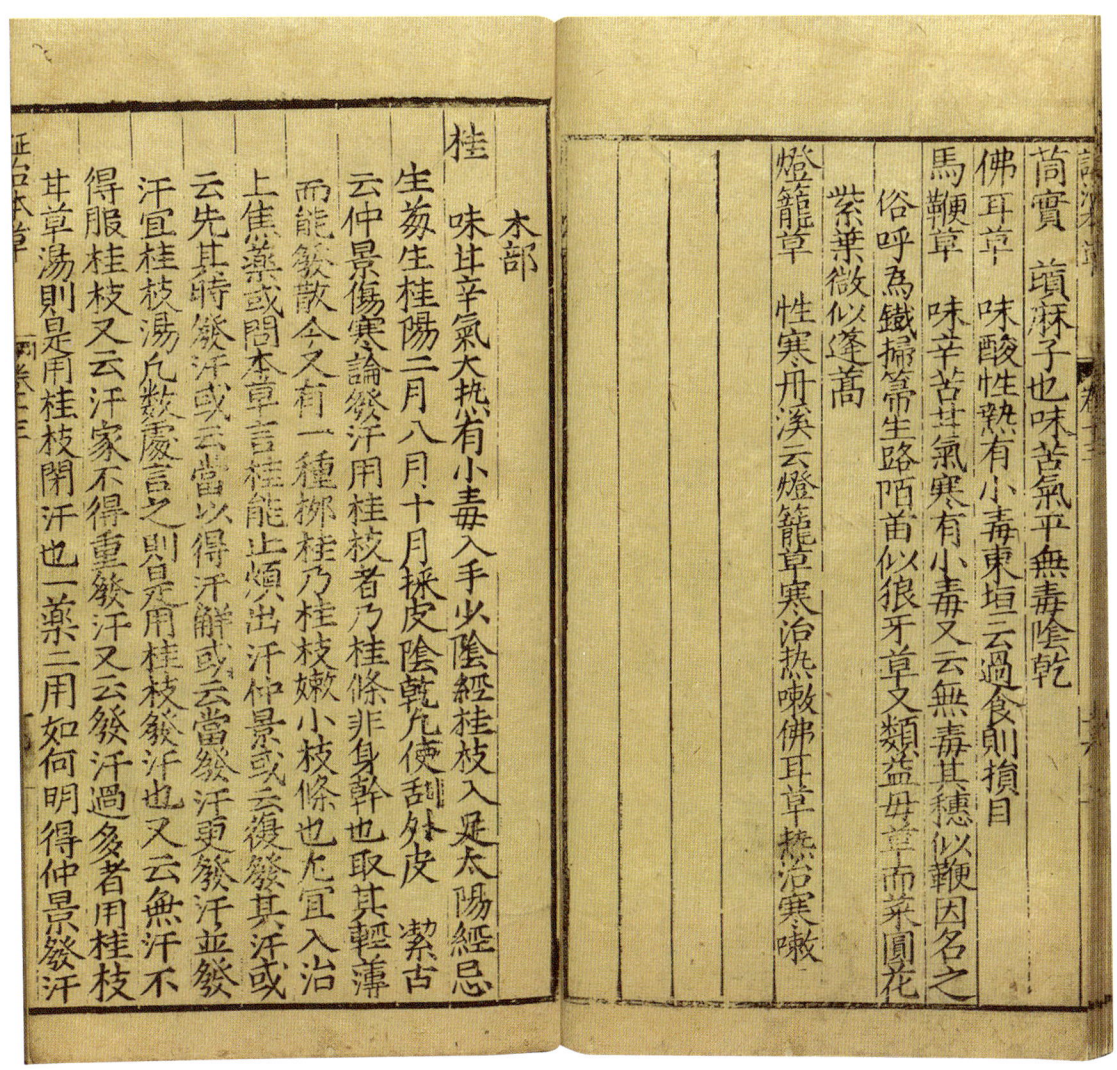

苘[1]实 葈麻子也，味苦，气平，无毒，阴干。

佛耳草 味酸，性热，有小毒。东垣云：过食则损目。

马鞭草 味辛、苦、甘，气寒，有小毒，又云无毒。其穗似鞭因名之，俗呼为铁扫箒。生路陌。苗似狼牙草，又类益母草。而菜圆花紫，叶微似蓬蒿。

灯笼草 性寒。丹溪云：灯笼草寒，治热嗽；佛耳草热，治寒嗽。

木部

桂 味甘辛，气大热，有小毒。入手少阴经。桂枝，入足太阳经。忌生葱。生桂阳。二月、八月、十月采皮，阴干。凡使，刮外皮。洁古云：仲景《伤寒论》发汗用桂枝者，乃桂条，非身干也，取其轻薄而能发散。今又有一种柳桂，乃桂枝嫩小枝条也，尤宜入治上焦药。或问《本草》言桂能止烦出汗，仲景或云复发其汗，或云先其时发汗，或云当以得汗解，或云当发汗更发汗并发汗，宜桂枝汤，凡数处言之，则是用桂枝发汗也。又云：无汗，不得服桂枝。又云：汗家不得重发汗。又云：发汗过多者，用桂枝甘草汤，则是用桂枝闭汗也。一药二用，如何明得仲景发汗、

①苘：原作"茼"，据《本草集要》卷三改。

闭汗與本草之義相通爲一若曰本草言桂味辛甘大抵無
毒能宣導百藥通血脈止煩出汗者是調其血而汗自出也
仲景云藏無他病發熱自汗者此是衛氣不和又云自汗
者爲榮氣不和則内外不諧盖衛氣不與榮氣相
和諧也若榮氣和則愈矣故用桂枝湯調和榮衛榮衛既
和則汗自出風邪由此而解非桂枝能開腠理而發出汗也
者不解閉汗之意凡見傷寒病者便用桂枝湯發汗若與中
風自汗者其效應如桴鼓因見其取效而病愈則曰此桂
發汗出也遂不問傷寒無汗者亦皆與桂枝湯誤之其矣故
仲景言無汗不得服桂枝是閉汗孔也又云發汗多

胃心下悸欲得按者用桂枝甘草湯此亦是閉汗孔也又
云汗家不重得發汗若用桂枝湯是重發其汗也凡桂枝湯
下言發字當認作出字是汗自然出也非若麻黄能開腠理
而發出汗也本草出二字下文有通血脈一句此非三焦衛
氣皮毛中藥此乃榮血中藥也如此則出汗二字當認作榮
衛和自然汗出耳非是桂枝開腠理發出汗也故後人用桂
治虛汗讀者當逆察其意可也噫神農作之于前仲景述之
于後前聖後聖其揆一也海藏云桂有菌桂牡桂筒桂肉桂
板桂桂心官桂之類用者罕有分別大抵細薄者爲枝爲嫩
厚脂者爲肉爲老但不用粗皮止用其心中者爲桂心也衍

闭汗，与《本草》之义相通为一？答曰：《本草》言桂味辛、甘，大热，无毒，能倡导百药，通血脉，止烦出汗者，是调其血而汗自出也。仲景云：藏无他病，发热自汗者，此是卫气不和也。又云：自汗者，为荣气不和。荣气不和，则内外不谐，盖卫气不与荣气相和谐也。若荣气和，则愈矣。故用桂枝汤调和荣卫，荣卫既和，则汗自出，风邪由此而解，非桂枝能开腠理而发出汗也。昧者不解闭汗之意，凡见伤寒病者，便用桂枝汤发汗。若与中风自汗者，其效应如桴鼓，因见其取效而病愈，则曰此桂枝发汗出也，遂不问伤寒无汗者，亦皆与桂枝汤，误之其矣。故仲景言无汗不得服桂枝，是闭汗孔也。又云：发汗多叉手[1]自冒心，心下悸欲得按者，用桂枝甘草汤，此亦是闭汗孔也。又云：汗家不重得发汗，若用桂枝汤，是重发其汗也。凡桂枝汤下言"发"字，当认作"出"字，是汗自然出也，非若麻黄，能开腠理而发出汗也。《本草》"出汗[2]"二字下文，有"通血脉"一句，此非三焦卫气皮毛中药，此乃荣血中药也。如此则"出汗"二字，当认作荣卫和自然汗出耳，非是桂枝开腠理发出汗也，故后人用桂治虚汗，读者当逆察其意可也。噫！神农作之于前，仲景述之于后，前圣后圣其揆一也。海藏云：桂有菌桂、牡桂、筒桂、肉桂、板桂、桂心、官桂之类，用者罕有分别，大抵细薄者为枝为嫩，厚脂者为肉为老。但不用粗皮，止用其心中者，为桂心也。《衍

①叉手：底本版蚀，据《伤寒论》第六十四条补。
②汗：原脱，据《此事难知》卷上补。

义》云：桂大热。《素问》云：辛甘发散为阳。故汉张仲景桂枝汤治伤寒，表虚皆须用此药，是专用辛甘之意也。《本草》云：疗寒以热。故知独有一字桂者，《本草》言"甘辛，大热"，正合《素问》"辛甘发散为阳"之说也。然《本经》止言桂，而仲景又言桂枝者，盖只取其枝上皮。其木身麄厚处，不中用。然筒桂厚实，气味重者，宜入治藏及下焦药；轻薄者，宜入治头目发散药。故《本经》以菌桂养精神，牡桂利关节，仲景汤液用桂枝发表，用肉桂补肾。本乎天者亲上，本乎地者亲下，理之自然。此药能护荣气而实卫气，桂枝发表，则在足太阳经；桂心入心，则在手少阴经。丹溪云：桂虚能补，此大法也。仲景救表用桂枝，非是表有虚，以桂补之也。盖卫有风邪，故病自汗，以桂枝发其风邪，卫和则表密，汗自止。非桂能收汗而用之也。今《衍义》云：乃谓仲景治表虚，误矣。《本草》止言出汗，正是《内经》辛甘发散之意，后人用桂止汗，失《经》旨矣。名曰官桂者，以桂多品，取其品之高者，可以充贡而名之曰官桂，乃贵之之词也。桂心者以皮之肉厚，去其粗而无味者，止留近木一层，其味辛甘者，故名之曰桂心，乃美之之词也。何必致疑若此乎！

牡桂　味辛，气温，无毒。生南海山谷。

菌桂　味辛，气温，无毒。生交趾、桂林山谷岩崖间，无骨，正圆如竹，立秋采。

槐实　味苦、酸、咸，气寒，无毒。景天为之使。生河南平泽，今处处有之。其木有极高大者，按《尔雅》，槐有数种。叶大而黑者，名怀槐；昼合夜开，名守宫槐；叶细而青绿者，但谓之槐，其功用不言有别。四月、五月开花，六月、七月结实。七月七日采嫩实，捣取汁作煎。十月采老实入药，皮根采无时。今医者，用槐者最多。槐白皮，味苦。槐花味苦、凉。

柏实　味甘辛，气平，无毒。牡蛎及桂为之使，畏菊花、羊蹄、诸石及面曲，入药微炒用。生太山山谷。柏叶尤良，味苦涩，气微温。四时各依方面采，阴干。用扁叶者，名侧柏。丹溪云：柏属阴与金，性善守，故采其叶，随月建方，以取得月令之气也。其柏子仁，出干州者佳。

松脂　味苦、甘，气温，无毒。六月采，通明如乳香者佳。一名松膏，一名松肪，生太山山谷。○松实　九月采，阴干。○松叶　苦，温。○松节　温，属阳，炒焦用。○松白皮　苦，温。○松花黄粉　名松黄拂，取似蒲黄。久服轻身，疗病。又树皮绿衣，名艾蒳，合和诸香烧之，其烟团聚，青白可爱。

茯苓　味甘，淡，气平，阳也，无毒。白者入手太阴、足太阳、少阳，赤者入足太阴、手少阳、少阴经。恶白蔹，畏杜蒙、地榆、雄黄、秦艽、龟甲，忌醋及酸物。得松之余气而成者，一名茯菟。其有抱根者，名茯神。生太山山谷大松下。二月八月采，阴干。中有赤筋，最损目，宜去之。丹溪云：茯苓属金，味甘而淡，性平，阳也。淡为在天之阳也，阳当上行，何谓利水而泄下？《经》曰：气之薄者，乃阳中之阴。所以茯苓利水而泄下，亦不离乎阳之体，故入足太阳。白者入庚辛壬癸，色赤者入丙丁。上有菟丝，下有茯苓之说，甚为轻信。又宋王微《茯苓赞》：皓苓下居，彤纷上荟，中状鸡凫，具容龟蔡。神侔少司，保延幼艾。终志不移，柔红可佩。

琥珀 味甘，气平，纯阳，无毒。松脂所化，以手摩热，可拾芥者为真。生永昌。又云：茯苓、琥珀二物，皆自松出，而所禀各异。茯苓生成于阴者也。琥珀生于阳而成于阴，故皆治荣而安心利水也。

枸杞 味苦，气寒。根大寒，子微寒，无毒。一名杞根，一名地骨，一名地辅，一名羊乳，一名却暑，一名仙人杖，一名西王母杖。生常山平泽及诸丘陵阪岸。冬采根，春夏采叶，秋采茎实，阴干。

酸枣 味酸，气平，无毒。恶防己。生河南川泽。八月采实，阴干，四十日成。

栀子 味苦，气寒，味薄，阴中阳也，无毒。入手太阴经。一名木丹，一名越桃，生南阳川谷。九月采实，暴干，炒用。海藏云：轻飘而象肺，色赤而象火，故治至高之分，泻肺中之火。用仁，去心胸热；用皮，去肌表热；去皮，泄心火；连皮，泄肺火。入手太阴、手少阴经。栀子豉汤，治烦躁少气；虚满者，加甘草；若呕哕者，加生姜、橘皮。下后，腹满而烦，栀子厚朴枳实汤。下后，身热微烦，栀子甘草干姜汤。栀子大而长者，染色不堪入药，皮薄而员，七棱至九棱者，名山栀子，所谓越桃者是也。

蘗木 味苦，微辛，气寒，阴中之阳，降也，无毒。足少阴经药，足太阳引经药。恶干漆。一名黄蘗，根名檀桓。生汉中山谷及永昌。二月、五月采，紧厚鲜黄者上。凡使，用生蜜水浸，晒干，再用蜜涂，慢火炙，令蜜尽佳。丹溪云：蘗皮属金，而有水与火。二制则治上焦，单制则治中焦，不治则治下焦也。又云：足少阴之剂。肾苦燥，故肾停湿也。栀子、黄芩入肺，黄连入心，黄蘗入肾，燥湿所归，各随其类也。《活人》解毒汤，上下内外通治之。

竹叶 味苦、甘，气平、寒，阴中微阳，无毒。箽竹、淡竹为上，苦竹次之，余不入药。○**竹实** 大如鸡子，叶层层包裹，味甘胜蜜，此凤凰所食者，今结实如小麦，子者非。○**淡竹叶** 味辛甘，气寒。○**烧沥** 味甘，性缓。○**竹皮茹** 味苦，气微寒。○**苦竹叶** 作沥，功用与淡竹同。丹溪云：竹沥，《本草》言大寒，泛观其意，以与石膏、黄芩、黄连等同类。而诸方治胎前产后诸病，及金疮口噤与血虚自汗，消渴尿多，皆是阴虚之病，无不用之。产后不得虚，胎前不损子，夫何世俗因"大寒"二字弃，而不用缩手待尽，岂不哀哉！《内经》云：阴虚则发热。夫寒而能补，正与病对。薯蓣寒而能补，世或用之，惟竹沥因大寒而置疑，是犹因盗嫂受金而弃陈平之国士也。夫大寒，言其功也，非以气言也，幸相与評其可否。若曰不然，世人食笋，自幼至老，何无一人因笋之寒而病。沥即笋之液也，况假于火而成者，何寒如此之甚？

楮实　味甘，气寒，无毒。一名谷实，生少室山所在有之。八月、九月采实，日干，四十日成。

山茱萸　味酸涩，气平，微温，无毒。入足厥阴经、少阴经。蓼实为之使，恶桔梗、防风、防己。一名蜀枣，一名鸡足，一名魃实，生汉中山谷及琅琊冤句、东海承县。九月、十月采实，阴干，去核用。

五加皮　味辛、苦，气温，微寒，无毒。远志为之使，畏蛇皮、玄参。一名豺漆，一名豺节，五叶者良。生汉中及冤句。五月、七月采茎，十月采根，阴干。

杜仲　味辛、甘，气平温，气味俱薄，阳也，无毒。恶蛇蜕、玄参。凡使，炒去丝。一名思仙，一名思仲，一名木绵，生止虞山谷及上党汉中。二月、五月、六月、九月采皮。

南藤　味辛，气温，无毒。生依南树，故号南藤。茎如马鞭，有节，紫褐色。一名丁公藤，生南山山谷。

石南　味辛苦，气平，有毒。五加皮为之使。一名鬼目，生华阴山谷。二月、四月采叶，八月采实，阴干。

女贞实　味苦甘，气平，无毒。似冬青树，或云即冬青也。生武陵川谷，立冬采。

桑根白皮　味甘辛，气温，无毒。入手太阴经。续断、桂心、麻子为之使，恶铁及铅。东行者佳。出土上杀人，采无时。刮去青黄薄皮，勿令皮上涎落入药，炒用。○桑耳　味甘，有毒。一名桑菌，一名木麦。

桑上寄生　味苦甘，气平，无毒。一名寄屑，一名寓木，一名宛童，一名茑，生弦农川谷桑树上。三月三日采茎叶，阴干。凡槲枒柳枫等上，皆有寄生，惟桑上者佳，假桑之气耳。丹溪云：桑寄生，药之要品也。难得真者，若得真桑寄生，下咽，必验如神。向承之吴山，及求药于诸邑，遍令人搜摘，卒不得，遂以实告，甚不乐。盖不敢以伪药罔人。邻邑有人伪以他木寄生送之，服之逾月而死。哀哉！又云：自《图经》以下失之，而俗医又不识其的，惜哉！以其生于近海川邑及海外，其地暖不蚕，从事卉服。由是桑木得气之厚，生意浓郁而无采摘之苦。但桑上自然生出，且所生处皆是光泽皮肤之上，何曾所谓节间可容他树子耶？此说得之海南北道宪佥老的公云。

牡丹皮　味辛苦，气寒，阴中微阳，无毒。入手厥阴经、足少阴经。畏菟丝子。一名鹿非，一名鼠姑，生巴郡山谷及汉中。二月、八月采根皮，阴干，去心。海藏云：易老言牝牡乃天地之称，牡为群花之首。叶为阳，发生；花为阴，成实。丹为赤，即火，故能泻阴中之火。一名百两金，惟山中单叶花红者为佳。

南烛枝叶　味苦，气平，无毒。取汁炊饭，名乌饭，亦名乌草，亦名牛筋，言食之健如牛筋也。色赤，名文烛，生高山，经冬不凋。

合欢　味甘，气平，无毒。生益州山谷，采皮及叶用，不拘时。一名夜合，人家多植庭除间，蠲人之忿。

益智子　味辛，气温，无毒。入手、足太阴经、足少阴经。主君相二火，去皮用。按《山海经》云：生昆仑国。海藏云：主手、足太阴、足少阴，本是脾药，在集香丸则入肺，在四君子汤则入脾，在凤髓丹则入肾。盖脾、肺、肾互用者，有子母相关之意。

榆皮　味甘，气平，性滑利，无毒。一名零榆，生颍川山谷。二月采皮，取白，暴干。八月采实，并勿令中湿，湿则伤人。

干漆　味辛咸，气温，有毒。半夏为之使，畏鸡子，又忌油脂，又畏蟹，见蟹则不干。入药捣碎，炒用。又漆叶见《华佗传》，同青粘服之。去三尸虫，利五脏，轻身益气，使人头不白。彭城樊阿从之，年五百余岁。

蔓荆实　味苦、辛、甘，气微寒，温阳中之阴，无毒。太阳经药，恶乌头、石膏。

牡荆实　味苦，气温，无毒。防风为之使，恶石膏。生河间南阳宛句山谷，或平寿都乡高岸上及田野中。八月、九月采实，阴干。

辛夷　味辛，气温，无毒。芎𧀼为之使，恶五石脂，畏菖蒲、蒲黄、黄连、石膏。一名辛矧，一名侯桃，一名房木，生汉中川谷。九月采实，暴干用之，去心及外毛。毛射人，肺令咳。

木兰　味苦，气寒，无毒。一名林兰，一名杜兰皮，似桂而香。生零陵山谷及太山。十二月采皮，阴干。

蕤核　味甘，气温。生函谷川谷及巴西。采实，去核壳，阴干。

钓藤　味甘、苦，气微寒，无毒。三月采。

秦皮　味苦，气微寒、大寒[1]，无毒。大戟为之使，恶吴茱萸。一名岑皮，一名石檀，生芦江川谷及冤句。二月、八月采皮，阴干。

蜜蒙花　味甘，气平，微寒，无毒。生益州川谷，树高丈许，叶似冬青叶而厚，背色白，有细毛。二月、三月采花。凡用，酒浸一宿，候干，却拌蜜合调蒸之，日干。

栾华　味苦，气寒，无毒。决明为之使。生汉中川谷。五月采花。

仙人杖　味咸，气无毒。此是笋欲成竹时立死者，色黑如漆。五六月收之，苦、桂竹多生此。

丁香　味辛，气温，纯阳，无毒。入手太阴、足阳明、少阴经。生交广南番。二月、八月采。丹溪云：丁香属火而有金。如钉长三四分，紫色中有麄大如茱萸者，俗呼为母丁香，可入心腹之药耳。以旧本丁香根注中有"不入心腹之用"六字，恐其根必是有毒，故云不入心腹也。

苏合香　味甘，气温，无毒。生中台川谷，此香来从西域，云是诸香汁煎之，色赤黄，非自然一物也。

沉香　味辛，气温阳也，无毒。入水沉而中实不空者佳。

①微寒、大寒：原脱，据《证类本草》卷十三补。

藿香　味甘、辛，气微温阳也。入手足太阴经。入顺气乌药，则补肺；入黄芪四君子汤，则理脾。去枝茎，用叶。

紫真檀　味咸、辛，气温，无毒。入手太阴、足少阴经，通行阳明经。

龙脑香及膏香　味辛苦，气温，属阳，无毒。出波律国，形似白松脂，作杉木气，明净者善。状若梅花辨者，甚佳。久经风日，或如雀屎者，不佳。云：合糯米炭、相思子贮之，则不耗。膏乃根下清液，砍木作坎而承之者。清香为百药先，万物中香无出其右。丹溪云：龙脑属火，世知其寒而通利，然未达其暖而轻浮飞扬。《局方》：但喜其香而贵细，故动辄与麝香同用，而为桂、附之佐，殊不知人身之阳易于动，阴易于亏，幸试思之。愚按：龙脑性大辛，善走，故能散热，通利结气。古今方目痛喉痹，下痈多用之，取辛散也。人欲死，吞之气散尽也。世人误以为寒，不知辛[1]散性甚，似乎凉耳。诸香皆属阳，岂有香之至者，而反寒乎？

安息香　味辛苦，气平，无毒。出西戎，似松脂，黄黑色为块，新者亦柔韧。

杉材　味辛，气温，纯阳，无毒。须油杉良。

乳香　味辛苦，气温，阳也。入丸散，微炒。

槟榔　味辛苦，气温，味厚气轻，阴中阳也，无毒。生南海。若鸡心，正稳尖长心不虚，中有锦纹者良。

枳壳　味苦、酸、辛，气微寒，味薄气厚，阳也，阴中微阳，无毒。生商

---

① 辛：底本版蚀，据《本草集要》卷四补。

州川谷，九月、十月采，阴干，陈久者良。去瓤核，麸炒，令熟用。

枳实 味苦、酸，气寒，纯阴，无毒。生河内川泽，商州者佳。九月、十月采，阴干，陈久者良。海藏云：壳主高而实主下，高者主气，下者主血，主气者在胸膈，主血者在心腹。《衍义》云：枳壳、枳实一物也，小则性酷而速，大则性详而缓。故仲景治伤寒仓卒之病，承气汤中用枳实，此其意也。取其疏通决泄、破结实之义。他方但导散风壅之气，可常服者，故用枳壳，其意如此。

厚朴 味苦辛，气温，阳中之阴，无毒。干姜为之使，恶泽泻、寒水石、消石。一名厚皮，一名赤朴，其树名榛，其子名逐，生交趾、宛句。三、九、十月采皮，阴干。肉厚紫色者佳，入药去麤皮，生姜汁炒用。东垣云：厚朴专除腹胀满，去邪气，大抵苦温用苦则泄，用温则补。《衍义》云：平胃散中用之，最调中。至今此药盛行，加减随证，如五积散治疫同功。

茗苦茶 味甘、苦，气微寒，无毒。入手、足厥阴经。早采者为茶，晚采者为茗。《液》云：腊茶是也。

乌药 味辛，气温，无毒。入足阳明经、少阴经。生岭南邕、容州及江南。树生似茶，高丈余，一叶三桠，叶青，阴白，根色黑褐，作车毂形状，似山芍药根，又似乌樟根，自余直根者不堪。一名旁其，八月采根。

巴豆 味辛，气温，有大毒。芫花为之使，恶蘘草，畏大黄、黄连。一名巴椒，生巴郡川谷。八月采，阴干。用之去心、皮，又熬令黄色，别捣如膏，以和丸散。

皂荚　味辛、咸，气温，有小毒。引入厥阴经。柏实为之使，恶麦门冬，畏空青、人参、苦参。九、十月采，阴干。生雍州川谷及鲁邹县。如猪牙者良，去皮、子，酥炙用，不入汤药。又铁磹以断金银，虽百十年不坏，以挝皂角，则一夕破碎。

大腹　味辛，气温，无毒。鸩鸟多栖此树上，宜先酒洗，仍以大豆汁洗，方可用。所出与槟榔相似，茎、叶、根、干小异。生南海诸国。

乌桕木根皮　味苦，气微温，有毒。生山南平泽。

猪苓　味苦甘而淡，气平，无毒。入足太阳经、少阴经。一名猳猪屎，生衡山山谷及济阴冤句。二月、八月采，阴干。

郁李仁　味酸苦，气平，阴中之阳，无毒。一名爵李，一名车下李，一名棣，生高山川谷及丘陵上。五月、六月采。

吴茱萸　味辛苦，气温，大热，气味俱厚，阳中阴也，有毒。入足太阴、少阴、厥阴经。蓼实为之使，恶丹参、消石，畏紫石英。九月九日采，阴干。一名藙，生上谷川及冤句。凡用，先于汤中浸去苦汁，凡六七过，然后用。海藏云：吴茱萸入足太阴、足厥阴、少阴，震坤合为，其色绿。仲景吴茱萸汤、当归四逆汤、大温脾汤及脾胃药，皆用此也。

秦椒　味苦辛，气温，有毒。恶瓜蒌、防葵，畏雌黄。去闭口者，生太山川谷及秦岭上，或琅琊。八月、九月采实。

蜀椒　味辛，气温，大热，有毒。杏仁为之使，畏款冬、雄黄。阴干，用须微炒，使出汗，取红去黄壳，去目。一名巴椒，一名唐菉，生武都川谷及巴郡。八月采实。丹溪云：凡使以蜀椒，为佳子，为椒目。椒目微苦辛，有小毒。

胡椒　味辛，气大温，无毒。属火而有金，性燥，生西戎。形如鼠李子，调食用之，味甚辛辣。一云：向阴者澄茄，向阳者胡椒也。胡椒多服损肺，味辛辣，力大如汉椒。

楝实　味苦，气寒，阴中之阳，有小毒。有雌雄二种，根白生子者为雌，服食用此无子雄者，误服吐泻杀人。生荆山山谷。洁古云：味酸、苦，阴中之阳。心暴痛者，非此不能除。

诃黎勒　味苦、酸，气温，性急喜降，无毒。生交爱州。六棱黑色，肉厚者良。取皮去核用，诃子即诃黎勒也。此物虽涩肠，又泄气，盖其味苦涩。又其子未熟时，风飘坠者，谓之随风子，尤珍贵，小者益佳。

麒麟竭　味甘、咸，气平，有小毒。勿误用，海母血最相似。但血竭咸而甘似栀子气，嚼之不烂如腊者上。

没药　味苦，气平，无毒。生波斯国。似安息香块，大小不定，黑色。

紫葳　味酸，气微寒，无毒。畏卤碱。即凌霄花也，一名陵苕，一名芰华，生西海川谷及山阳。茎叶味苦。

松烟墨　味辛，无毒。麁者不堪，非松烟者不入药。丹溪云：墨属金而有火，入药甚助补性。墨当松烟为之者，又鄜延界内有石油，燃之烟甚浓，其煤可为墨，黑光如漆，松烟不及。其识文曰：涎川石液者，是不可入药，当附于此。

卫矛　味苦，气寒，无毒。一名鬼箭，生霍山山谷。八月采，阴干，用之削取皮羽。

虎杖根　气微温。

天竺黄　味甘，气寒，无毒。此竹内所生如黄土，着竹成片者。一名竹膏，人多烧诸骨及葛粉等杂之。按《临海志》云：生天竺国，今诸竹内往往得之。

苏方木　味甘、咸、酸，气平，阳中之阴，无毒。

椰子皮　味苦，气平，无毒。生安南，树如棕榈，子壳可为器。《交州记》曰：椰子中有浆，饮之得醉。丹溪云：属土而有水，生海外极热之地，土人赖此解夏月喝渴。天之生物，盖可见矣，多食恐动气也。

棕榈子　皮味苦涩，气平。入药烧作灰，不可绝过，作绳入土，千年不烂。

枫香脂　味辛苦，气平，性疏通，无毒。一名白胶香，太山皆有。丹溪云：枫香属金而有水与火，性疏通，故木易有虫穴。其液名白胶香，为外科家要药，近世不知，误以为松脂之明莹者，甚失《本经》之意。又枫树上菌，食之令人笑不止，以地浆解之。

柳华 味苦，气寒，无毒。一名柳絮，生琅琊川泽。初生有黄药者，为花及花干，絮方出，絮之下有小黑子，随絮而飞。

芜荑 味辛，气平，无毒。一名无姑，一名蕨蘠，生晋山川谷。三月采实，阴干。

雷丸 味苦、咸，气寒，有小毒。一名雷矢，一名雷实，赤者杀人，荔实、厚朴为之使，恶葛根，入药炮用。生石城山谷及汉中土中。八月采根，暴干。

白棘 味辛，气寒，无毒。一名棘刺，一名棘针，小枣也，生雍州谷。

五倍子 味苦、酸，气平，无毒。一名文蛤，在处有。其子色青大者。

菜部

冬葵子 味甘，气寒，性滑利，无毒。黄芩为使。是秋种葵，覆养经冬，至春作子者。生以室山，十二月采之。

蜀葵 味甘，气寒，阴中之阳，无毒。根、茎并入药，根、花俱阴干。

黄蜀葵花 春生苗叶，与蜀葵别种，颇相似。其叶尖狭多缺，夏末开花，浅黄色。六七月采之，阴干用。

红蜀葵 花有五色，小花者名锦葵，一名茂葵，功用更强。

莱菔根 味辛甘，气温平，无毒。俗名萝卜，忌与地黄、何首乌同食，令发白。丹溪云：莱菔根属土而有金与水。其子又有推墙倒壁之功。

芜菁 味苦，气温，无毒。可长食

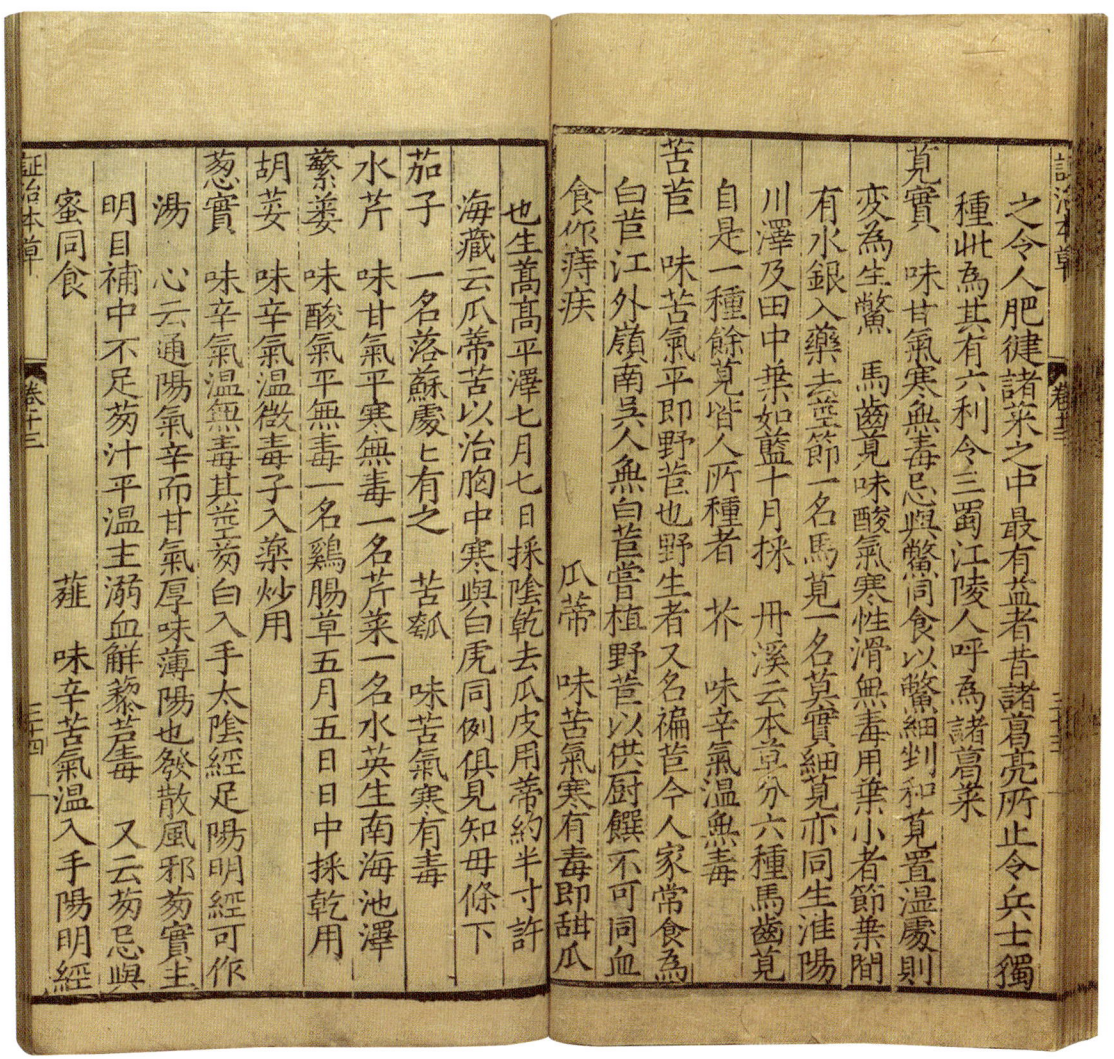

之，令人肥健，诸菜之中最有益者。昔诸葛亮所止，令兵士独种此，为其有六利，令三蜀江陵人呼为"诸葛菜"。

　　苋实　味甘，气寒，无毒。忌与鳖同食，以鳖细剉，和苋置湿处，则变为生鳖。

　　马齿苋　味酸，气寒性滑，无毒。用叶小者，节叶间有水银，入药去茎节。一名马苋，一名莫实，细苋亦同。生淮阳川泽及田中。叶如蓝，十月采。丹溪云：《本草》分六种，马齿苋自是一种，余苋皆人所种者。

　　芥　味辛，气温，无毒。

　　苦苣　味苦，气平。即野苣也，野生者又名褊苣。今人家常食为白苣，江外、岭南、吴人无白苣，尝植野苣，以供厨馔。不可同血食，作痔疾。

　　瓜蒂　味苦，气寒，有毒。即甜瓜也，生蒿高平泽。七月七日采，阴干，去瓜皮，用蒂约半寸许。海藏云：瓜蒂苦以治胸中寒，与白虎同例，俱见知母条下。

　　茄子　一名落苏，处处有之。

　　苦瓠　味苦，气寒，有毒。

　　水芹　味甘，气平、寒，无毒。一名芹菜，一名水英，生南海池泽。

　　蘩蒌　味酸，气平，无毒。一名鸡肠草，五月五日日中采，干用。

　　胡荽　味辛，气温，微毒。子入药，炒用。

　　葱实　味辛，气温，无毒。其茎葱白入手太阴经、足阳明经，可作汤。《心》云：通阳，气辛而甘，气厚味薄，阳也，发散风邪。葱实主明目，补中不足。葱汁平温，主溺血，解藜芦毒。又云：葱忌与蜜同食。

　　薤　味辛、苦，气温。入手阳明经。

无毒。取白良，白冷青热。忌与牛肉同食。

韭　味辛，微酸，气温，性急，无毒。忌与蜜同食，子入药炒用。丹溪云：韭属金，有水与土，故性急。○荠　味甘，温，无毒。实名荠莫子。

葫　味辛，气温属火，有毒。独子者入药佳。一名大蒜，端五日采。

小蒜　味辛，气温，有小毒。○蓼实　味辛，气温，无毒。

假苏　味辛苦，气温。一名荆芥，一名鼠莫，一名姜芥，生汉中川泽。取花实成穗者，暴干用。○水苏　味辛，气微温，无毒。一名劳祖，一名芥菹，一名芥苴。生九真池泽，七月采。○紫苏　味辛甘，气温。○香薷 味辛，气微温，无毒。

薄荷　味辛苦，气凉温，无毒。入手太阴经、厥阴经。

果部

藕实　味甘，气平寒，无毒。一名莲，一名水芝丹。○藕　甘、寒。

荷鼻　即荷叶蒂，味苦。○莲花　忌地黄、蒜，镇心轻身，益色驻颜。生汝南池泽，八月采。○鸡头实　味甘，气平，无毒。属土而有水，一名雁喙实，一名芡实。生雷泽、池泽，八月采。《衍义》言不益脾胃，恐是当时有食之过量而为病者，遂直书之，未之思耳。

覆盆子　味甘，气平，微热，无毒。一名蓬蘽，一名陵蘽，一名阴蘽，生荆山平泽及冤句。五月采。○山楂子

橘　味辛苦，气温，味厚，阴也，无毒。一名橘皮，陈久者良。生南山

川谷，生江南，十月采。橘、柚属木而有土与水。《本草》于条下叙功用至五十余字，皆言橘皮之能，非橘、柚之谓也。橘柚并言穰有浆者，而名橘之大者曰柚，则厚于橘。《衍义》以柚为橘，有无穷之患，何至是之甚耶？

青皮 味苦辛，性寒，气温而厚阴也。足厥阴经引经药，入手少阳经。海藏云：青皮与橘皮一种，青皮小而未陈熟者，成熟而大者橘也。因色红故名红皮，以藏日久者佳，故名陈皮。如枳实、枳壳一种，实则小而青色未花，壳则大而黄紫色已花。故壳高而治胸膈，实低而治心下，与陈皮治高、青皮治低之意同。或曰：陈皮、青皮有二种，枳实、枳壳亦有二种。

大枣 味甘，气平温，气厚，阳也，无毒。一名干枣，一名美枣，一名良枣。八月采，暴干。杀乌头毒，不宜合生葱食。入药用，劈去核。丹溪云：枣属土而有火，味甘性缓。经曰：甘先入脾。《衍义》乃言益脾。脾，土也。《经》言补脾，未尝用甘，今得此味多者，惟脾受病，习俗移人，《衍义》亦或不免。

栗 味咸，气寒，无毒。生山阴，九月采。丹溪云：栗属水与土，陈者难化。《衍义》云：生者难化。熟者滞气，隔食，生虫。

柿 味甘，气寒属阴，无毒。不可与蟹同食，令腹痛。丹溪云：柿属金而有土，为阴，有收之义，焉此物能除腹中宿血。又吃饼，治小儿痢尤佳。

梅實　味酸氣平陽也無毒火燻乾之為烏梅曝乾密器藏之
為白梅去核用生漢中川谷五月採火乾

桃核仁　味苦甘氣平苦重于甘陰中陽也無毒入手足厥陰
經七月採取仁陰乾湯浸去皮尖研如泥用○花味苦三月
三日採陰乾○桃梟味苦氣微溫着樹上不落實正月採之
一名桃奴一名梟景○桃蠧食桃樹虫也○桃葉味苦辛

杏核仁　味甘苦氣溫有小毒入手太陰經得火良惡黃芩
黃芪葛根解錫毒湯浸去皮尖熬令黃去兩仁者殺人可毒狗

荔枝子核　生嶺南及巴中其樹高一二丈葉青凌冬不凋形
如松子大殼朱若紅羅紋肉青白若水精甘美如蜜四五月
熟百鳥食之皆肥矣

木瓜實　味酸氣溫無毒入手足太陰經凡用勿犯鐵

安石榴　味甘酸無毒凡使皮根勿犯鐵漿水浸一宿用

梨　味甘微酸氣寒

胡桃　味甘氣溫無毒丹溪云胡桃屬土而有火性燥又云
過夏至不堪食又其肉煮漿粥下石淋良

榛子　味甘氣平無毒生遼東山谷樹高丈許子如小栗軍行
食之當糧中土亦有鄭注禮云榛似栗而小關中郭坊甚多

枇杷葉　味苦氣平無毒火炙布拭去毛用

沙糖　味甘氣寒無毒甘蔗汁煎作蜀地西戎江東並有之

梅实　味酸，气平，阳也，无毒。火熏干之为乌梅，曝干。密器藏之为白梅，去核用。生汉中川谷，五月采，火干。

桃核仁　味苦、甘，气平，苦重于甘，阴中阳也，无毒。入手、足厥阴经。七月采，取仁，阴干，汤浸，去皮尖，研如泥用。○花　味苦，三月三日采，阴干。○桃枭　味苦，气微温。着树上不落实，正月采之。一名桃奴，一名枭景。○桃蠹　食桃树虫也。○桃叶　味苦、辛。

杏核仁　味甘、苦，气温，有小毒。入手太阴经。得火良，恶黄芩、黄芪、葛根，解锡毒。汤浸，去皮尖，熬令黄。去两仁者杀人，可毒狗。

荔枝子核　生岭南及巴中。其树高一二丈，叶青，凌冬不凋。形如松子大，壳朱若红罗纹，肉青白若水精，甘美如蜜。四、五月熟，百鸟食之皆肥矣。

木瓜实　味酸，气温，无毒。入手、足太阴经。凡用，勿犯铁。

安石榴　味甘、酸，无毒。凡使，皮根，勿犯铁。浆水浸一宿用。

梨　味甘，微酸，气寒。

胡桃　味甘，气温，无毒。丹溪云：胡桃属土而有火，性燥。又云：过夏至，不堪食。又其肉煮浆粥，下石淋良。

榛子　味甘，气平，无毒。生辽东山谷，树高丈许。子如小栗，军行食之当粮。中土亦有。郑注《礼》云：榛似栗而小，关中郭坊甚多。

枇杷叶　味苦，气平，无毒。火炙，布拭去毛用。

沙糖　味甘，气寒，无毒。甘蔗汁煎作，蜀地、西戎、江东并有之。

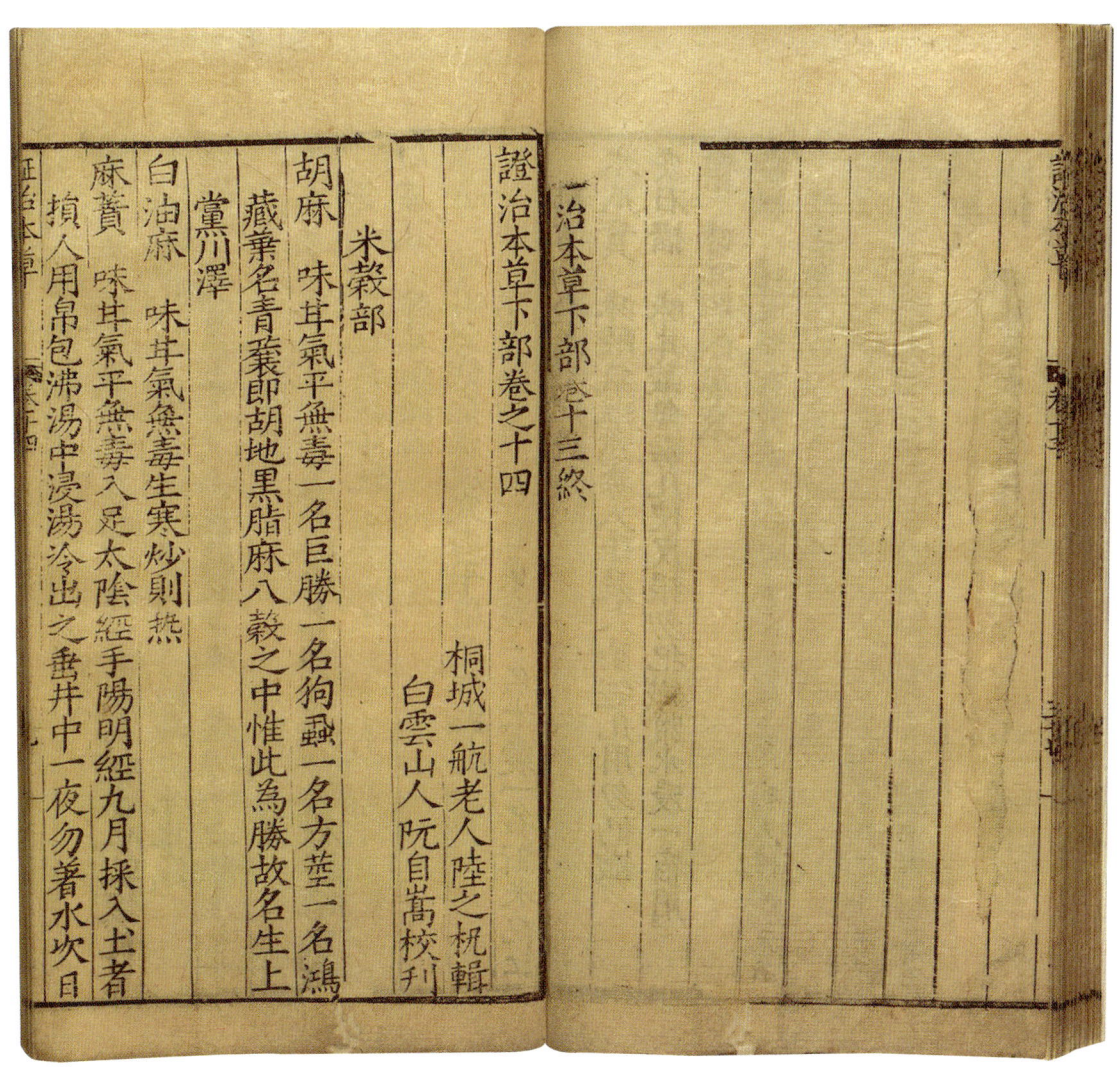

证治本草下部卷之十四

桐城一航老人陆之枞辑

白云山人阮自嵩校刊

米谷部

胡麻　味甘，气平，无毒。一名巨胜，一名狗虱，一名方茎，一名鸿藏。叶名青蘘，即胡地黑脂麻。八谷之中惟此为胜，故名。生上党川泽。

白油麻　味甘，气无毒。生寒，炒则热。

麻蕡　味甘，气平，无毒。入足太阴经、手阳明经。九月采。入土者损人，用帛包沸汤中浸，汤冷出之，垂井中一夜，勿着水，次日

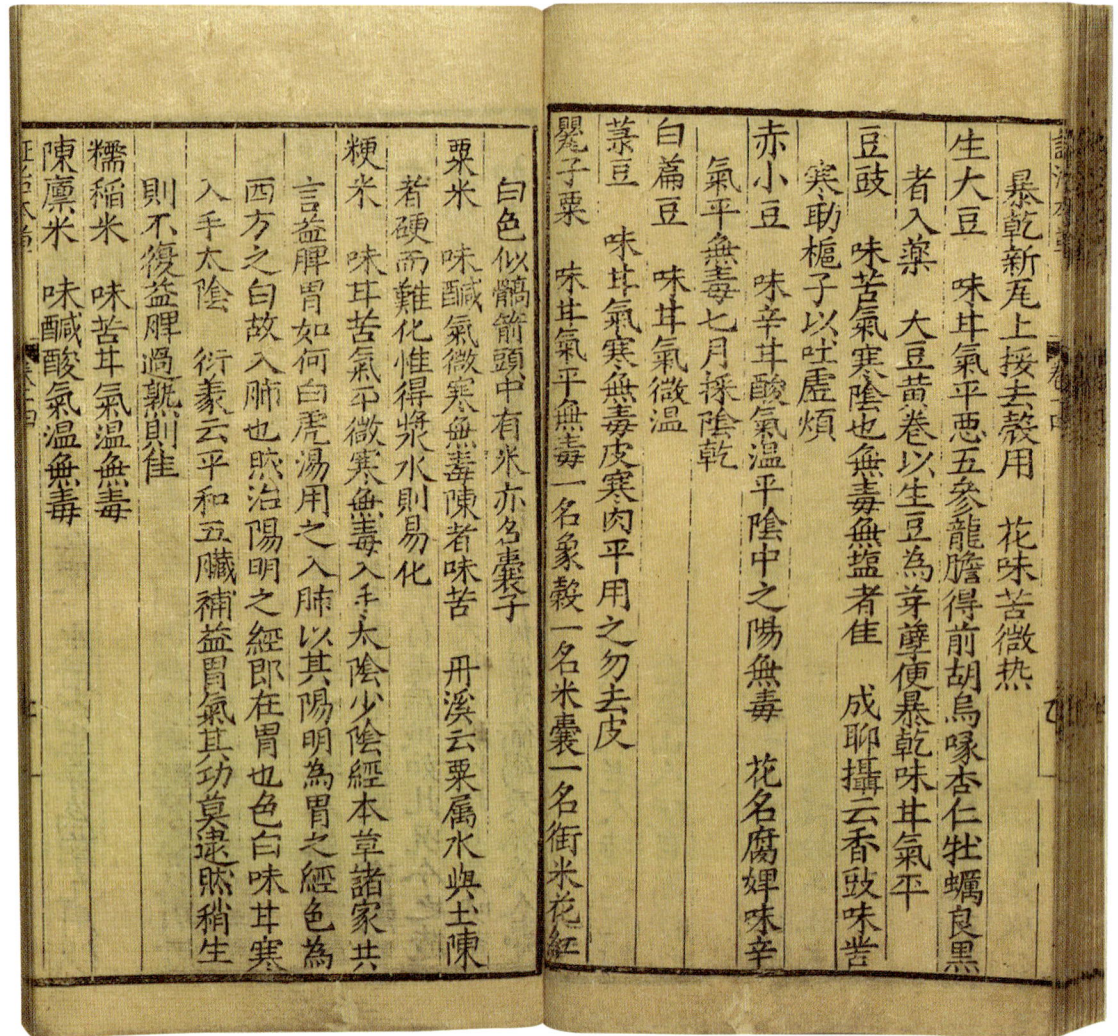

暴干，新瓦上㨮，去壳用。花味苦，微热。

生大豆　味甘，气平。恶五参、龙胆，得前胡、乌喙、杏仁、牡蛎良。黑者入药。

大豆黄卷　以生豆为芽蘖，便暴干。味甘，气平。

豆豉　味苦，气寒，阴也，无毒。无盐者佳。成聊摄云：香豉味苦，寒，助栀子，以吐虚烦。

赤小豆　味辛、甘、酸，气温平，阴中之阳，无毒。花名腐婢，味辛，气平，无毒。七月采，阴干。

白扁豆　味甘，气微温。

绿豆　味甘，气寒，无毒。皮寒，肉平，用之勿去皮。

罂子粟　味甘，气平，无毒。一名象谷，一名米囊，一名衔米。花红白色，似髇[1]箭头，中有米，亦名囊子。

粟米　味咸，气微寒，无毒。陈者味苦。丹溪云：粟属水与土。陈者硬而难化，惟得浆水则易化。

粳米　味甘、苦，气平，微寒，无毒。入手太阴、少阴经。本草诸家共言益脾胃，如何？白虎汤用之入肺，以其阳明为胃之经。色为西方之白，故入肺也。然治阳明之经，即在胃也。色白，味甘，寒，入手太阴。《衍义》云：平和五脏，补益胃气，其功莫逮。然稍生则不复益脾，过熟则佳。

糯稻米　味苦甘，气温，无毒。

陈廪米　味咸、酸，气温。无毒。

---

①髇（xiāo 消）：古响箭。

大麦　味咸、甘，气温，无毒。蜜为使。水渍之，生芽为蘖。凡用，炒黄，杵去皮，取面用。

小麦　味甘、咸，气微寒，无毒。去皮则热，面热而麸凉，带皮用。丹溪云：面热而麸凉，饥年用以代谷，须晒麦令燥，以少水润之，春去赤皮，煮以为饭，食之则无面热之后患。

神曲　味甘，气温。六月作陈久者良，入药炒令香。入足阳明经。

酒　味苦、甘、辛，气大热，有毒。糯米面曲造者，入药用。海藏云：古人惟以麦造曲酿黍，已为辛热，有毒。严戒如此，况今之造者，加以乌头、巴豆、姜、桂之类大毒大热之药，以增其气味，益加辛热之余烈。岂不伤中和，损精神，涸荣卫，竭天癸，夭人寿耶？又云：能行诸经而不止，与附子相同。味辛者能散，味苦者能下，味甘者居中而缓也。为导引，可以通行一身之表至极高之分。若味淡者，则利小便而速下也。

醋　味酸，气温，无毒。米造者入药，陈者良。一名苦酒，一名酰，同为一物也。

酱　味咸、酸，气冷利。以豆作陈久者良。

饴糖　味甘，气微温，无毒。入足太阴经。糯与粟米作者佳，余不堪用。海藏云：此即湿，饧糖也。以其色紫如深琥珀色，故谓之胶饴。色白而枯者，即干饧糖也，不入药。

禽部

丹雄鸡　味甘，气微温，无毒。一云有小毒。

白鹅膏　气微寒，无毒。

雁肪　味甘，气平，无毒。一名鹜肪，生江南池泽，取无时。

鸬鹚　味甘，气温，无毒，一云微毒。生江南，形似母鸡，鸣云"钩辀格磔[1]"者是。

雀卵　味酸，气温，无毒。

雄雀屎　名白丁香，两头尖者是。五月取之良，研如粉，煎甘草汤浸一宿，干任用。

伏翼　味咸，气平，无毒。苋实为之使。一名蝙蝠，生太山山谷及人家屋间。立夏后采，阴干。重弌[2]斤，色白如雪，集则倒悬者佳。

燕屎　味辛，气平，有毒。胡燕者入药。

乌鸦　气平，无毒。○白鸭屎　○鸲鹆肉　腊月者良。○鹰眼睛

雄鹊　味甘，气寒，无毒。烧作灰，以石投中解散者雄。凡鸟雌雄难别其翼，左覆右者雄，右覆左者雌。

鸬鹚头　气微寒。

啄木鸟　气平，无毒。此鸟有大有小，有褐有斑，褐者是雌，斑者是雄。穿木食□。《尔雅》云：鴷[3]斲木。《荆楚岁时记》云：野人以五月五日得啄木货之，主齿痛。《古今异传》云：本雷公采药吏，化为

---

①钩辀（zhōu 周）格磔（zhé 折）：鸬鹚鸣声。

②弌：同"壹"。

③鴷（liè 列）：啄木鸟。

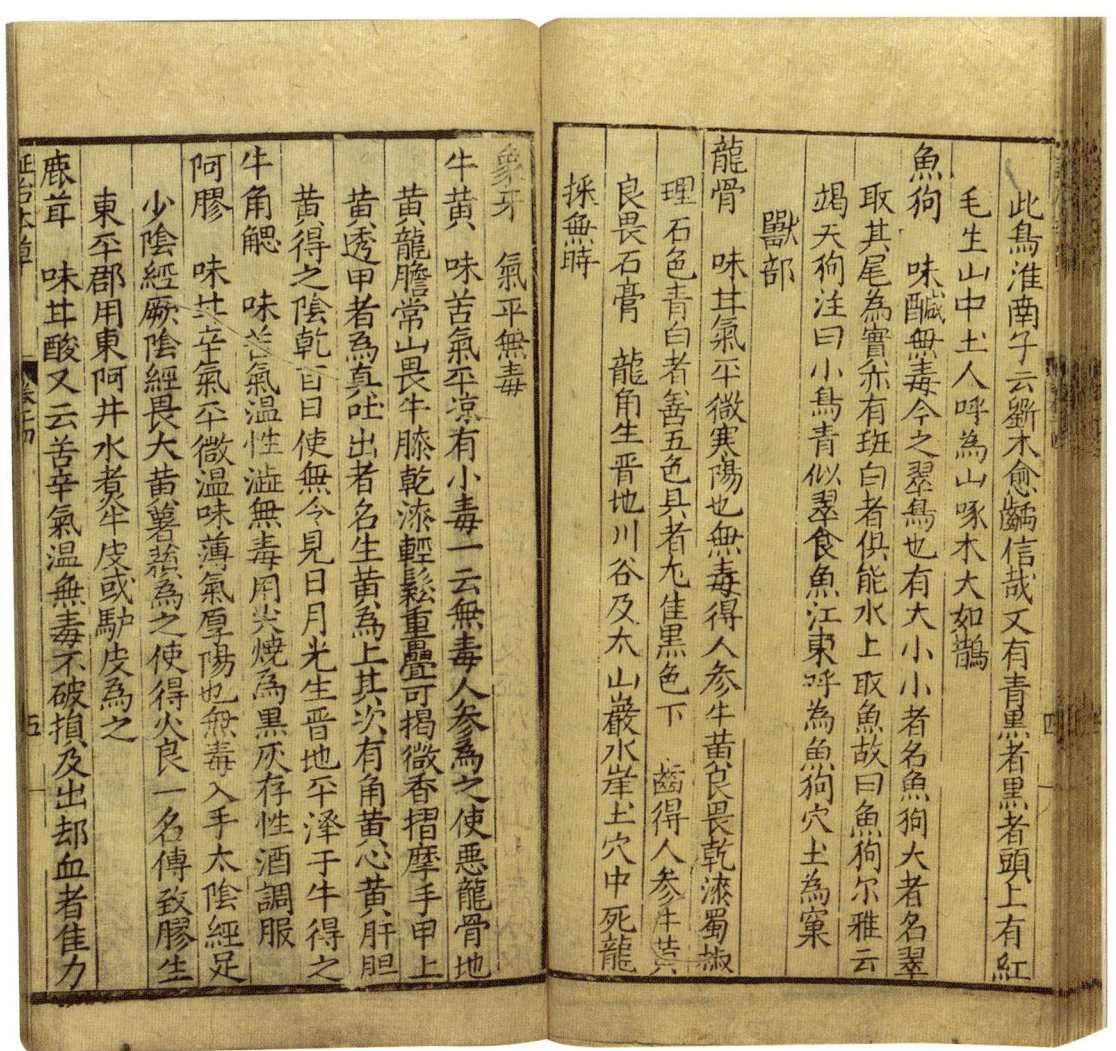

此鸟。《淮南子》云：斲木愈龋，信哉！又有青黑者，黑者头上有红毛，生山中，土人呼为山啄木，大如鹊。

鱼狗　味咸，无毒。今之翠鸟也。有大小，小者名鱼狗，大者名翠。取其尾为实，亦有斑白者，俱能水上取鱼，故曰鱼狗。《尔雅》云：竭天狗。注曰：小鸟青似翠，食鱼，江东呼为鱼狗，穴土为窠。

兽部

龙骨　味甘，气平，微寒，阳也，无毒。得人参、牛黄良，畏干漆、蜀椒、理石。色青白者善，五色具者尤佳，黑色下。齿得人参、牛黄良，畏石膏。龙角生晋地川谷及太山岩水岸土穴中死龙，采无时。

象牙　气平，无毒。

牛黄　味苦，气平凉，有小毒，一云无毒。人参为之使，恶龙骨、地黄、龙胆、常山，畏牛膝、干漆。轻松重迭可揭，微香，折摩手甲上，黄透甲者为真。吐出者名生黄，为上，其次有角黄、心黄、肝胆黄。得之阴干百日，使无令见日月光。生晋地平泽于牛得之。

牛角䚡　味苦，气温，性涩，无毒。用尖，烧为黑灰存性，酒调服。

阿胶　味甘、辛，气平，微温，味薄气厚，阳也，无毒。入手太阴经、足少阴经、厥阴经。畏大黄，薯蓣为之使，得火良。一名传致胶，生东平郡。用东阿井水煮牛皮或驴皮为之。

鹿茸　味甘、酸，又云苦、辛，气温，无毒。不破损及出却血者佳，力在血中也，形如小紫茄者上。又云：母用大嫩，惟长四五寸，茸端如玛瑙红者最佳。四月、五月解角时取，阴干，不可鼻嗅，酥炙用。角味咸，气温。杜仲为之使，七月采。髓味甘，气温。肉温补。按《月令》：夏至一阴生，鹿角解。

白胶　味甘，气平温，无毒。得火良，畏大黄。生云中，煮鹿角作之。一名鹿角胶。

麋脂　味辛，气温，无毒。

熊脂　味甘，气微寒，一云微温，无毒。生雍州山谷，十一月取。此是背上膏，寒月则有。胆味苦，气寒。恶防己、地黄。

麝香　味辛，气温，无毒。生中台川谷及益州、雍州山中，春分取之，生者益良。

犀角　味苦、酸、咸，又云甘、辛，气寒，无毒。松脂为之使，恶雷丸。生永昌山谷及益州。入药用牯者，须用生角，乌色，未经汤水浸煮，已经汤水浸煮不入药。用汤散，用则屑之为末，纸裹置怀中，良久取出，捣则易碎，故曰人气粉。犀若磨服，取角尖为佳。鹿取茸，犀取尖，其精锐之力尽在是矣。凡治一切角大忌盐。海藏云：升麻代犀角，其说见升麻条下。易老治畜血分三部：上焦畜血，犀角地黄汤；中焦畜血，桃仁承气汤；下焦畜血，抵当汤丸。丸但缓于汤耳，三法的当，后之用者，无以复加。

羚羊角　味咸、苦，气寒，无毒。属木，入厥阴经。角多节，蹙蹙员绕，

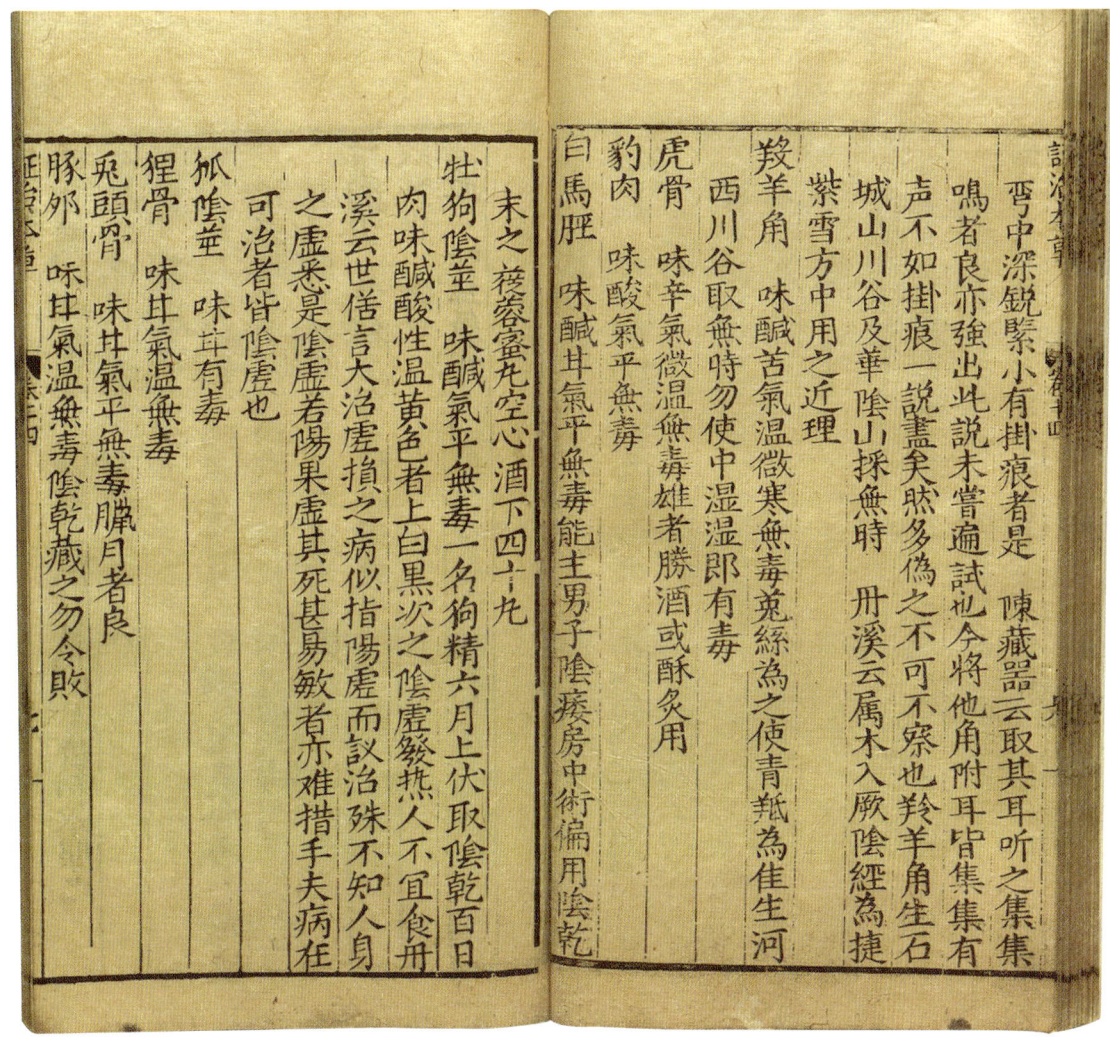

弯中深锐紧小，有挂痕者是。陈藏器云：取其耳听之，集集鸣者良，亦强出此说，未尝遍试也。今将他角附耳，皆集集有声，不如挂痕一说尽矣。然多伪之，不可不察也。羚羊角生石城山川谷及华阴山，采无时。丹溪云：属木，入厥阴经为捷，紫雪方中用之近理。

羧羊角　味咸、苦，气温，微寒，无毒。菟丝为之使，青珉为佳。生河西川谷，取无时。勿使中湿，湿即有毒。

虎骨　味辛，气微温，无毒。雄者胜，酒或酥炙用。

豹肉　味酸，气平，无毒。

白马茎[1]　味咸、甘，气平，无毒。能主男子阴痿，房中术偏用。阴干，末之。苁蓉蜜丸，空心，酒下四十丸。

牡狗阴茎　味咸，气平，无毒。一名狗精，六月上伏取，阴干百日。肉味咸、酸，性温。黄色者上，白、黑次之。阴虚发热人不宜食。丹溪云：世俗言大治虚损之病，似指阳虚而议治，殊不知人身之虚，悉是阴虚。若阳果虚，其死甚易。敏者亦难措手。夫病在可治者，皆阴虚也。

狐阴茎　味甘，有毒。

狸骨　味甘，气温，无毒。

兔头骨　味甘，气平，无毒。腊月者良。

豚卵　味甘，气温，无毒。阴干藏之，勿令败。

①茎：原作"胫"，据《本草集要》卷六改。

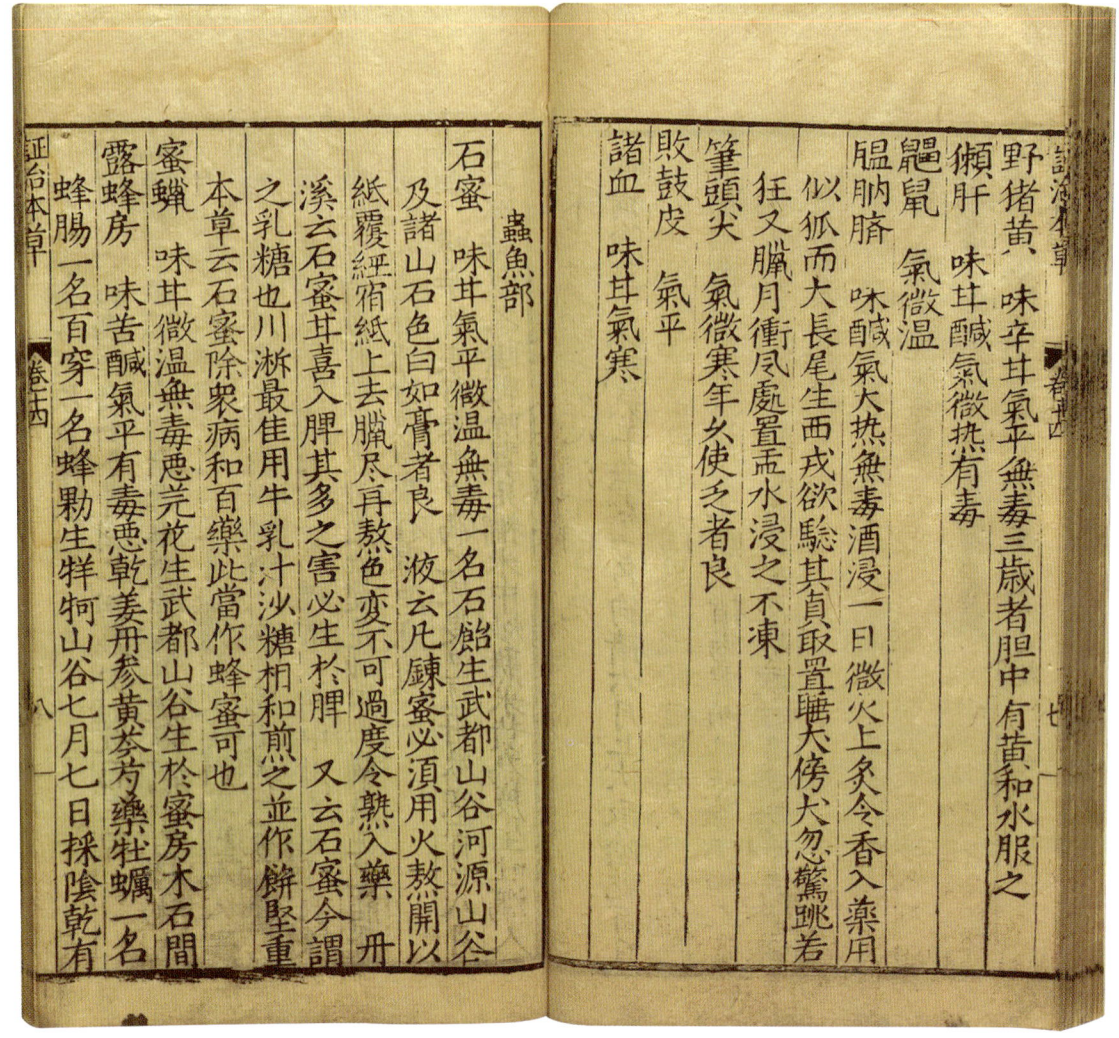

野猪黄　味辛、甘，气平，无毒。三岁者，胆中有黄，和水服之。

獭肝　味甘、咸，气微热，有毒。

鼺鼠　气微温。

膃肭脐　味咸，气大热，无毒。酒浸一日，微火上炙令香，入药用。似狐而大，长尾。生西戎。欲验其贞，取置睡犬傍，犬忽惊跳若狂。又腊月冲风处，置盂水浸之，不冻。

笔头尖　气微寒，年久使乏者良。

败鼓皮　气平。

诸血　味甘，气寒。

虫鱼部

石蜜　味甘，气平，微温，无毒。一名石饴，生武都山谷、河源山谷及诸山石。色白如膏者良。《液》云：凡炼蜜，必须用火熬开，以纸覆，经宿，纸上去腊尽，再熬色变，不可过度，令熟入药。丹溪云：石蜜甘，喜入脾，其多之害必生于脾。又云：石蜜今谓之乳糖也。川浙最佳，用牛乳汁、沙糖相和煎之，并作饼，坚重。《本草》云：石蜜除众病，和百药，此当作蜂蜜可也。

蜜蜡　味甘，微温，无毒。恶芫花。生武都山谷，生于蜜房木石间。

露蜂房　味苦、咸，气平，有毒。恶干姜、丹参、黄芩、芍药、牡蛎。一名蜂肠，一名百穿，一名蜂勒，生牂牁山谷。七月七日采，阴干。有大小二种，俱可用，入药炙。

白蜡　一名虫蜡，属金。冬青树上细虫食树液而生者。

桑螵蛸　味咸、甘，气平，无毒。得龙骨良，畏旋覆花。一名蚀肮，生桑枝上者良。螳螂子也。二三月采，蒸之，火炙用，否则令人泄。

蚱蝉　味咸、甘，气寒，无毒。生杨柳上，五月采，蒸，干之，勿令蠹。

木虻　味苦，气平，微寒，有毒。一名魂常，生汉中川泽。五月取采，嗷牛马时，腹有血者良。干之，去翅足，炒用。蜚虻，虻之能飞者，大如蜜蜂。味苦，气微寒，有毒。恶麻黄。

斑蝥　味辛，气寒，有毒。马力为之使，畏巴豆、丹参、空青。七八月豆盛时取之，阴干，除翼足，糯米中炒熟，米黄为度，生吐泻人。

蜻蛉　气微寒，无毒。此有数种，宜用青色大眼者，去翼足，炒用。

蜣螂　味咸，气寒，有毒。畏羊角、石膏。生长沙池泽。五月五日取，蒸，藏之，临用火炙良。去足，勿置水中，令人吐。

蜘蛛　气微寒，有毒。勿用五色者。取身小尻大，深灰色，腹内有苍黄脓者，去头足，研如膏，投入药用。

猬皮　味苦、甘，气平，无毒，一云有小毒。生楚山川谷、田野。取无时，勿使中湿。

牡鼠　味甘，气微温，无毒。

五灵脂　味甘，气温，无毒。出北地，此是寒号虫粪也。先以酒研飞炼，令去砂石佳。

蜒蚰　味咸，气温，有毒。生河内平泽人家积粪草中，反行者良。

白僵蚕 味咸辛氣平無毒一云有小毒惡螵蛸桔梗茯苓草
薢生穎川平澤四月取自死者勿令中濕濕有毒不可用丹
溪云白僵蚕屬火而有土與金木然蚕有兩三番惟頭番蚕
自僵死白色而條直者佳

原蚕蛾 味咸氣溫有小毒入藥取雄者原再也是第二番蚕
以其敏于生育也

蠍 味甘辛有毒形緊小者良捕得火逼乾死收用之去腹中
土有用全者有用稍者稍力尤切

石龍子 味咸寒有小毒惡硫黄斑蝥芫青大者長七八寸金
碧色一名蜥蜴一名山龍子一名守宮一名石蜴牛一名蝘
蜓生平陽川谷及荊山石間五月取著石上令乾

蟅蟲 味咸氣寒有毒畏皂莢菖蒲一名地鱉一名土鱉生河
東川澤及沙中人家牆壁門下土中濕處十月取暴乾

蜈蚣 味辛氣溫有毒生大吳川谷江南赤頭足者良七八月
採端午日者尤佳入藥炙去頭足用

蛤蚧 味咸氣平有小毒生嶺南山谷及城牆或大樹間身長
四五寸尾與身等形如大守宮一雄一雌相隨常自嘯其名
曰蛤蚧最護惜其尾或見人欲取之多自嚙斷其尾人即不
取之凡採之者須存其尾則用之力全故也入藥去頭足洗
出鱗鬣內不淨以酥炙用良方言曰桂林之中守宮能鳴

白僵蚕　味咸、辛，气平，无毒，一云有小毒。恶螵蛸、桔梗、茯苓、草薢。生颍川平泽，四月取自死者。勿令中湿，湿有毒，不可用。丹溪云：白僵蚕属火而有土与金水。然蚕有两三番，惟头番蚕自僵死，白色而条直者佳。

原蚕蛾　味咸，气温，有小毒。入药取雄者。原，再也。是第二番蚕，以其敏于生育也。

蝎　味甘、辛，有毒。形紧小者良。捕得，火逼干死，收用之，去腹中土。有用全者，有用稍者，稍力尤切。

石龙子　味咸，寒，有小毒。恶硫黄、斑蝥、芫青。大者长七八寸，金碧色。一名蜥蜴，一名山龙子，一名守宫，一名石蜴牛，一名蝘蜓，一名蝘蜓。生平阳川谷及荆山石间。五月取，着石上令干。

䗪虫　味咸，气寒，有毒。畏皂荚、菖蒲。一名地鳖，一名土鳖，生河东川泽及沙中人家墙壁门下土中湿处。十月取，暴干。

蜈蚣　味辛，气温，有毒。生大吴川谷江南。赤头足者良。七八月采，端午日者尤佳。入药炙，去头足用。

蛤蚧　味咸，气平，有小毒。生岭南山谷及城墙，或大树间。身长四五寸，尾与身等，形如大守宫，一雄一雌相随，常自呼其名曰蛤蚧。最护惜其尾，或见人欲取之，多自啮，断其尾，人即不取之。凡采之者，须存其尾，则用之力全故也。入药去头足，洗出鳞鬣内不净，以酥炙用良。《方言》曰：桂林之中，守宫能鸣者，谓蛤蚧。盖相似也。

鼠妇 味酸，气温，无毒。一名负蟠，一名蚜蝛，一名蜲蝛，生魏郡平谷及人家地上，下湿处瓮器底[1]及土坎中。五月五日取。《衍义》云：鼠妇，湿生虫也。

衣鱼 味咸，气温，无毒。一名白鱼，一名蟫，生咸阳平泽。多在故书中，即白蠹鱼也。

虾蟇 味辛、甘，气寒，有毒。一名蟾蜍，一名䖘[2]，一名去甫，一名苦蚩，生江湖池泽。五月五日取，阴干，东行者良。入药炙，或烧灰用。又取眉间有白汁，谓之蟾酥。以油单裹眉裂之，酥出单上，收之入药。又人患齿缝中血出，以纸纴子蘸干蟾酥少许，于血出处按之，立止。丹溪云：虾蟇属土与水，性寒，味甘，南方多食之。《本草》明言可食[3]，不患热病，由是病人喜食之。《本草》之意盖是或炙或干，或烧或灰，和在药剂中用之，非若世人煮为羹，入盐椒而啜其汤也。此物本湿化，火能发湿，久则湿亦化热，此因土气厚，自然生火。

缘桑螺 此螺全似蜗牛，黄小，雨后好缘桑叶。

蛞蝓 味咸，气寒，无毒。一名陵蠡，一名土蜗，一名附蜗。形似蜗牛，蛞蝓二角，蜗牛四角兼背有肉，附壳而行。生太山池泽及阴地沙石垣下。八月取。

蝼蛄 味咸，气寒，无毒，一云有毒。一名蟪蛄，一名天蝼，一名，

①底：原作"低"，据《证类本草》卷二十二改。

②䖘（qiū 邱）：鼃䖘，即蟾蜍。

③食：原脱，据《本草衍义补遗·凡一百五十三种》补。

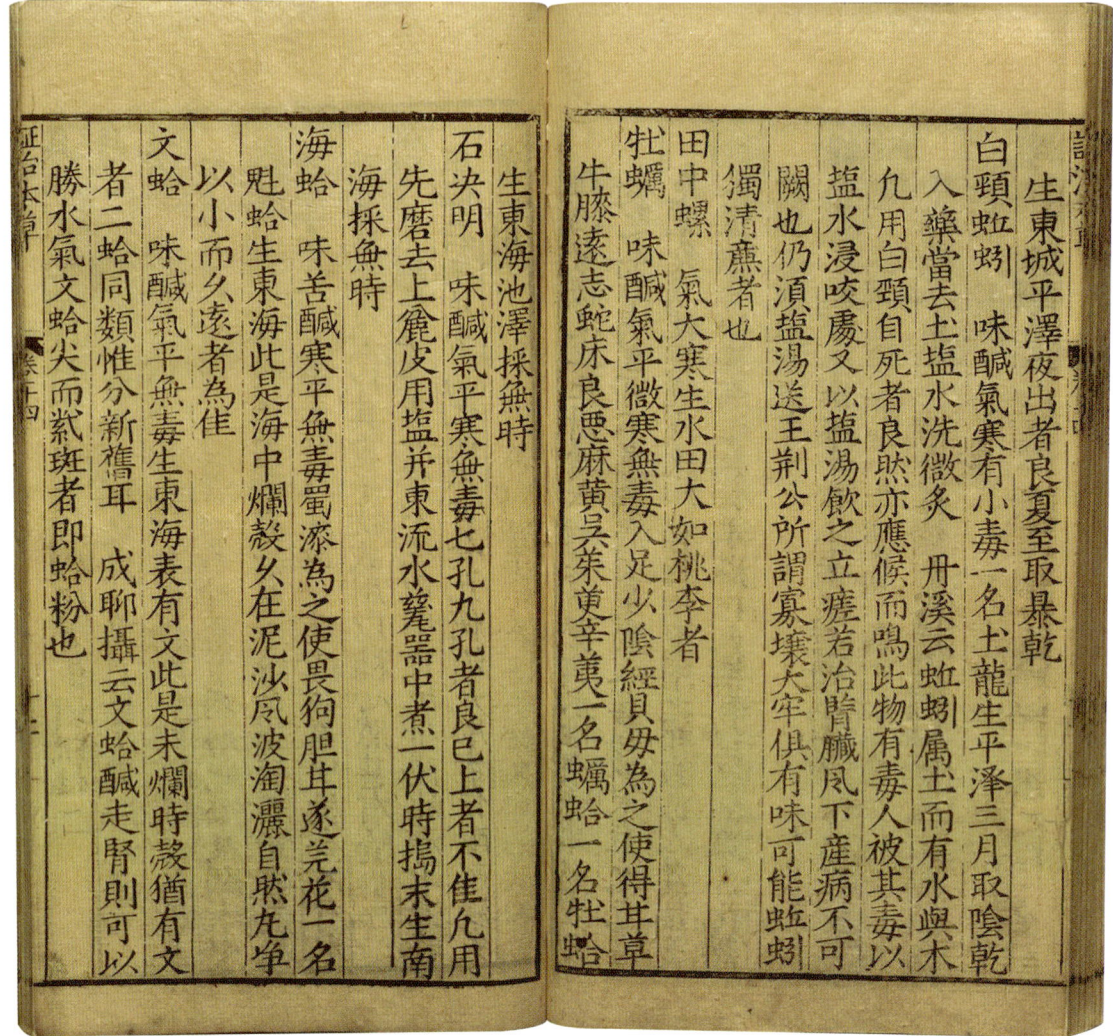

生东城平泽。夜出者良。夏至取，暴干。

白颈蚯蚓 味咸，气寒，有小毒。一名土龙，生平泽。三月取，阴干。入药当去土，盐水洗，微炙。丹溪云：蚯蚓属土而有水与木。凡用白颈自死者良，然亦应候而鸣。此物有毒，人被其毒，以盐水浸咬处，又以盐汤饮之，立瘥。若治肾脏风下产病，不可阙也，仍须盐汤送。王荆公所谓"槁[1]壤大牢俱有味，可能蚯蚓独清廉者"也。

田中螺 气大寒。生水田，大如桃李者。

牡蛎 味咸，气平，微寒，无毒。入足少阴经。贝母为之使，得甘草、牛膝、远志、蛇床良，恶麻黄、吴茱萸、辛夷。一名蛎蛤，一名牡蛤，生东海池泽，采无时。

石决明 味咸，气平、寒，无毒。七孔、九孔者良，以上者不佳。凡用，先磨去上麁皮，用盐并东流水，瓷器中煮一伏时，捣末。生南海，采无时。

海蛤 味苦、咸，寒、平，无毒。蜀漆为之使，畏狗胆、甘遂、芫花。一名魁蛤，生东海。此是海中烂壳，久在泥沙，风波淘洒，自然圆[2]净。以小而久远者为佳。

文蛤 味咸，气平，无毒。生东海，表有文。此是未烂时壳，犹有文者。二蛤同类，惟分新旧耳。成聊摄云：文蛤咸走肾，则可以胜水气。文蛤尖而紫斑者，即蛤粉也。

①槁：原作"宴"，据王安石《舒州被召试不赴偶书》诗改。
②圆：原作"丸"，据《本草纲目》卷四十六改。

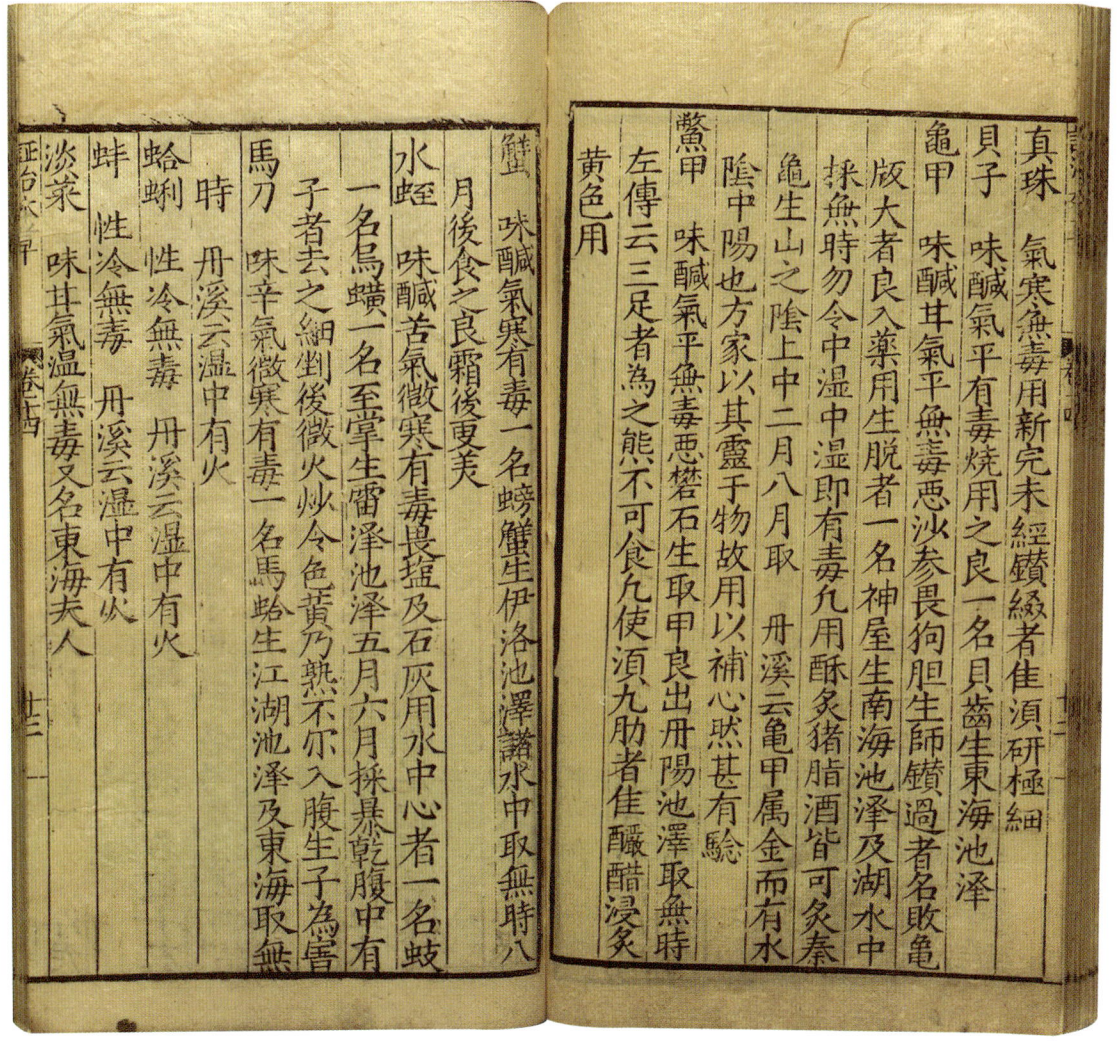

真珠 气寒，无毒。用新完，未经钻缀者佳。须研，极细。

贝子 味咸，气平，有毒。烧用之良。一名贝齿，生东海池泽。

龟甲 味咸、甘，气平，无毒。恶沙参，畏狗胆。生师钻过者，名败龟版。大者良，入药用生脱者。一名神屋，生南海池泽及湖水中，采无时。勿令中湿，中湿即有毒。凡用酥炙，猪脂、酒皆可炙。秦龟生山之阴土中，二月、八月取。丹溪云：龟甲属金而有水，阴中阳也。方家以其灵于物，故用以补心，然甚有验。

鳖甲 味咸，气平，无毒。恶矾石，生取甲良。出丹阳池泽，取无时。《左传》云：三足者为之能[①]，不可食。凡使，须九肋者佳。酽醋浸，炙黄色用。

蟹 味咸，气寒，有毒。一名螃蟹，生伊洛池泽诸水中。取无时，八月后食之良，霜后更美。

水蛭 味咸、苦，气微寒，有毒。畏盐及石灰，用水中心者。一名蚑，一名乌蟥，一名至掌，生雷泽池泽。五月六月采，暴干。腹中有子者，去之细剉后，微火炒令色黄乃熟。不尔，入腹生子为害。

马刀 味辛，气微寒，有毒。一名马蛤，生江湖池泽及东海。取无时。丹溪云：湿中有火。

蛤蜊 性冷，无毒。丹溪云：湿中有火。

蚌 性冷，无毒。丹溪云：湿中有火。

淡菜 味甘，气温，无毒。又名东海夫人。

①能：原作"熊"，据《证类本草》卷二十一改。

蚺蛇胆　味甘、苦，气寒，有小毒。割胆看内，细如粟米，水中浮走者是真。

蛇蜕　味咸、甘，气平，无毒，又云有毒。畏磁石及酒。一名龙子衣，一名蛇符，一名龙子皮，一名龙子单衣，一名弓皮，生荆州川谷及田野。五月五日、十五日，取之良。白如银色，完全石上者佳。海藏云：去翳膜用之，取其义也。蝉蜕亦同。

白花蛇　味甘、咸，气温，有毒。一名褰鼻蛇，白花者良。生南地及蜀郡诸山中。九月、十月采捕之，火干用，去头尾，酒浸三日，弃酒火炙，去皮骨。

乌蛇　味甘，气平，无毒。背有三棱，色黑如漆，尾细尖长者佳。眼下陷为真。酒浸，去头尾，炙热，去皮骨，入丸散用，亦酒合膏。

蠡鱼　即鳢。味甘，气寒，无毒。一名铜鱼，生九江池泽，取无时。诸鱼胆皆苦，惟此胆可食。〇鲮鲤甲　气微寒，有毒。

鲫鱼　味甘，气温。春不食其头，又不可合猪肝、鸡肉食。

鲤鱼胆　味苦，气寒，无毒。不计大小，并三十六鳞。头有毒。

乌贼鱼骨　味咸，气微温，无毒，又云有小毒。恶白蔹、白及、附子。生东海池泽，取无时。〇青鱼胆

鳗鲡鱼　味甘，有毒。有五色文者，其功胜。

石首鱼　味甘，无毒。初出水能鸣，夜视有光。又野鸭头中有石，云是此鱼所化。生东海。

金石部

丹砂　味甘，气微寒，无毒，又云有毒。恶磁石，畏咸水。大块，色光明者，神仙能化为汞，作末名真朱，光色如云母，可折者良。生符陵山谷，采无时。细研，水飞用。《经》云：丹砂法火，故色赤而主心。但宜生使。炼服则有毒，少有不作疾者。《周礼》以丹砂、石胆、雄黄、矾石、磁石为五毒，古人惟以攻疮疡。

玉屑　味甘，气平，无毒。恶鹿角。生蓝田，采无时。屑如麻豆大服之，久服轻身长年。

玉泉　《衍义》云："泉"字疑是"浆"字。味甘，气平，无毒。畏款冬花。一名玉札，生蓝田山谷，采无时。久服耐寒暑，不饥渴，不老神仙。人临死，服五斤，死三年，尸不变。

石钟乳　味甘，气温，无毒。蛇床为之使，恶牡丹、玄石、牡蒙，畏紫石英。明白，光润轻松，色如炼消石者佳。一名公乳，一名芦石，一名夏石，生少室山谷及太山。采无时，不炼服之，令人淋。丹溪云：石钟乳为慓悍之剂。《经》云：石药之气悍，仁哉言也。天生斯民养之以谷，及其有病治之以药。谷则气之和常食而不厌，药则气之偏可用于暂而不可久，石药偏之甚者也。自唐时太平日久，膏粱之家，惑于方士服食致长生之说，以药石体重气厚，可以延年。习以成俗，迨宋及今犹未已也。斯民何辜，受此气悍之祸，而莫之能救。哀哉！《本草》赞其久服有延年

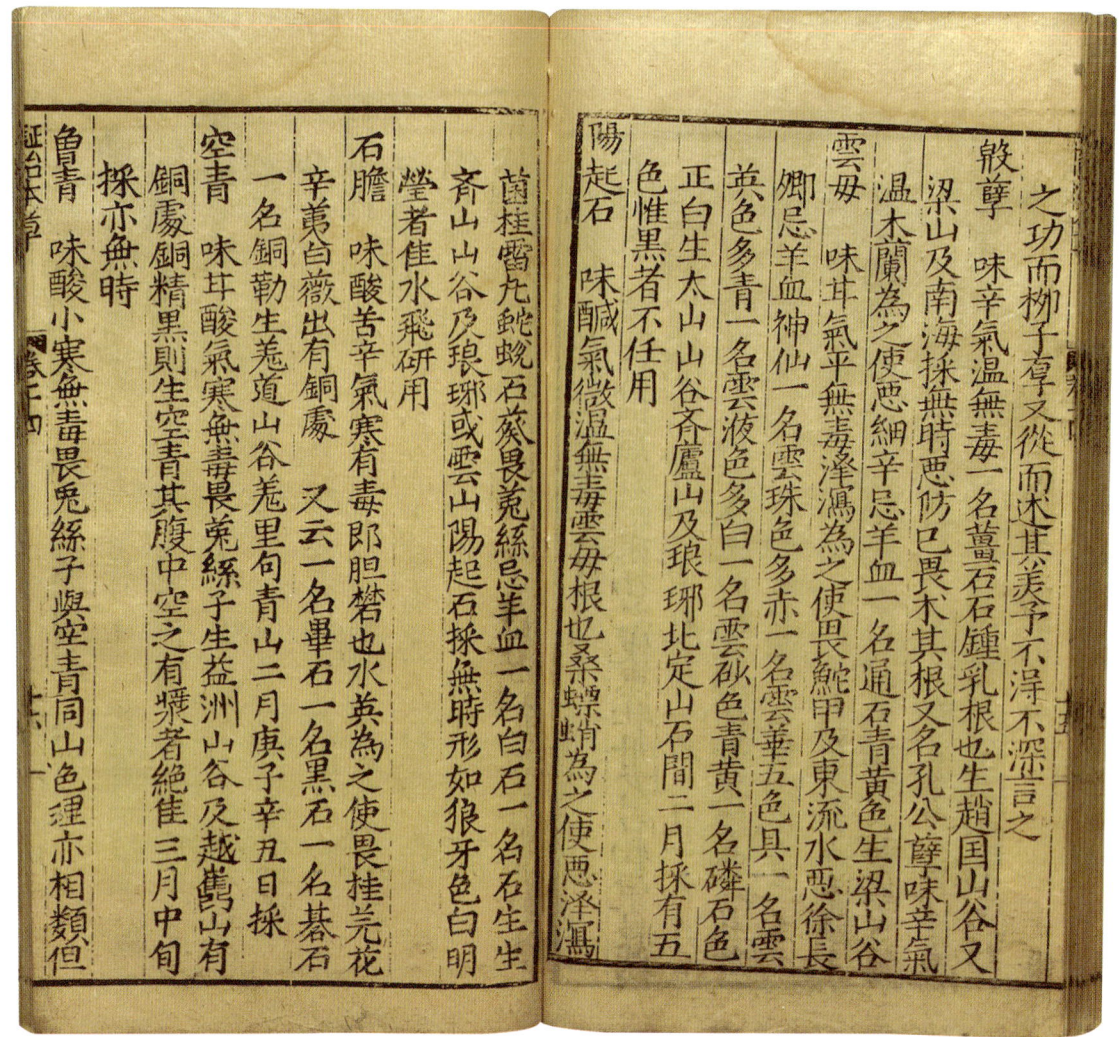

之功，而柳子厚又从而述其美，予不得不深言之。

　　殷孽　味辛，气温，无毒。一名姜石，石钟乳根也。生赵国山谷，又梁山及南海，采无时。恶防己，畏术。其根又名孔公孽，味辛，气温。木兰为之使，恶细辛，忌羊血。一名通石，青黄色，生梁山谷。

　　云母　味甘，气平，无毒。泽泻为之使，畏鮀甲及东流水。恶徐长卿，忌羊血。《神仙》：一名云珠，色多赤。一名云华，五色具。一名云英，色多青。一名云液，色多白。一名云砂，色青黄。一名磷石，色正白。生太山山谷、齐庐山及琅琊北定山石间，二月采。有五色，惟黑者不任用。

　　阳起石　味咸，气微温，无毒。云母根也。桑螵蛸为之使，恶泽泻、菌桂、雷丸、蛇蜕、石葵，畏菟丝，忌羊血。一名白石，一名石生，生齐山山谷及琅琊，或云山。阳起石，采无时。形如狼牙，色白明莹者佳。水飞研用。

　　石胆　味酸、苦、辛，气寒，有毒。即胆矾也。水英为之使，畏桂、芫花、辛黄、白薇。出有铜处。又云：一名毕石，一名黑石，一名棋石，一名铜勒，生羌道山谷羌里句青山。二月庚子辛丑日采。

　　空青　味甘、酸，气寒，无毒。畏菟丝子。生益洲山谷及越巂山有铜处。铜精黑则生空青，其腹中空之有浆者绝佳。三月中旬采，亦无时。

　　曾青　味酸，小寒，无毒。畏菟丝子。与空青同山色，理亦相类。但其形小，累累连珠相缀，甚难得。生蜀中山谷及越嶲，采无时。

扁青　味甘，气平，无毒。即石绿。生朱崖山谷、武都、朱提，采无时。

禹余粮　味甘，气寒，无毒。牡丹为之使。一名白余粮，生东海池泽及山岛中，或池泽中。雷公云：看如石，轻敲便碎，可如粉也。兼重重如叶子雌黄，此能益脾，安五脏。炼饵服之，不饥，轻身延年。重可以去怯，余粮之重为镇固之剂也。

白石英　味甘、辛，气微温，无毒。生华英山谷及太山。大如指，长二、三寸，陆面如削，白彻有光。其黄端白棱名黄石英，赤端名赤石英，青端名青石英，黑端名黑石英。二月采，亦无时。

紫石英　味甘、辛，气温，无毒。入手少阴经、足厥阴经。长石为之使，畏扁青、附子，不欲黄连、麦句姜。明澈如水精，紫石达头如樗蒲者。生太山山谷，采无时。得茯苓、人参、芍药，共疗心中结气。得菖蒲，疗霍乱。《衍义》云：仲景治风热瘛疭，风引汤：紫石英、白石英、寒水石、石膏、干姜、大黄、龙齿、牡蛎、甘草、滑石等分，㕮咀，以水弌升煎，去三分，食后，量多少，温呷之，不用粗，立效。

石脂　味甘，气平，无毒。畏黄芩、大黄。青石脂味甘、酸，生齐区山及海涯，采无时。赤石脂味甘、酸、辛，气温。恶松脂、大黄，畏芫花。生济南射阳及太山之阴，采无时。黄石脂味苦，恶细辛，畏黄连、飞蠊。生嵩高山，色如莺雏，采无时。白石脂味甘、酸，恶松脂，畏黄芩。生太山之阴，采无时。黑石脂味咸，一名

石涅一名石墨出類川陽城採無時　又云五色石脂各入
五臟補益

礬石　味酸澀氣寒無毒一云有小毒甘草為之使惡牡蠣畏
麻黃入藥用白色光明者　岐伯云久服傷人骨能使鐵為
銅　一名羽碬一名羽澤生河西山谷隴西武都石門採無時

綠礬　性涼無毒

消石　味苦辛鹹氣寒有毒朴硝再煎煉上結芒硝其在下
凝結如石燒之成燄者是火為之使惡苦參苦菜曾青天地
至神之物能化成十二種石一名芒硝生益州山谷及武都
隴西西羌採無時　海藏云硝石味鹹而辛辛微緩于鹹硝
石者硝之總名也但不經火者謂之生硝朴硝經火者謂之
盆硝芒硝古人用辛今人用鹹辛能潤燥鹹能軟堅其意皆
是老弱虛人不可下者若欲用者以玄明粉代之尤佳本經
云利小便而墜胎傷寒妊娠不可下者用此兼以大黃引之
直入大腸潤燥軟堅瀉熱子母俱安內經云有故無殞亦無
殞也此之謂歟

芒硝　水煎朴硝傾木盆中結芒有廉稜者是一名盆硝聖惠
方治代指用芒硝煎湯淋漬之愈　潔古云芒硝性寒味鹹
氣薄味厚沉而降陰也熱淫所勝治以鹹寒芒硝之鹹以攻
蘊熱又云芒硝一名硝石以其鹹能軟堅

石涅，一名石墨。出类川阳城，采无时。又云：五色石脂，各入五脏，补益。

矾石　味酸涩，气寒，无毒，一云有小毒。甘草为之使，恶牡蛎，畏麻黄。入药用白色光明者。岐伯云：久服伤人骨，能使铁为铜。一名羽碬，一名羽泽，生河西山谷、陇西、武都、石门，采无时。

绿矾　性凉，无毒。

消石　味苦、辛、咸，气寒，有毒。朴硝再煎，炼上结芒硝，其在下凝结如石，烧之成焰者是火，为之使，恶苦参、苦菜、曾青。天地至神之物，能化成十二种石。一名芒硝，生益州山谷及武都、陇西、西羌，采无时。海藏云：硝石味咸而辛，辛微缓于咸。硝石者，硝之总名也。但不经火者，谓之生硝、朴硝。经火者，谓之盆硝、芒硝。古人用辛，今人用咸。辛能润燥，咸能软坚，其意皆是，老弱虚人不可下者。若欲用者，以玄明粉代之尤佳。《本经》云：利小便而坠胎，伤寒、妊娠不可下者，用此兼以大黄引之，直入大肠，润燥，软坚，泻热，子母俱安。《内经》云：有故无殒，亦无殒也。此之谓欤！

芒硝　水煎朴硝，倾木盆中，结芒有廉棱者是。一名盆硝。《圣惠方》治代指用芒硝煎汤，淋渍之愈。洁古云：芒硝，性寒，味咸，气薄味厚，沉而降阴也。热淫所胜，治以咸寒。芒硝之咸，以攻蕴热。又云：芒硝一名硝石，以其咸能软坚。

朴硝　味苦辛鹹，氣寒，有毒。畏麥句姜，能化七十二種石。神仙煉之白如銀，能寒能熱，能滑能澀，能辛能苦，能鹹能酸，入地千歲不變色。青白者佳，黃者傷人，赤者殺人。一名硝石朴，生益洲山谷，有鹹水之陽，採無時。初採掃得一煎而成者是。仙經以朴硝制伏為玄明粉。硝是太陰之精華，水之子也。陰中有陽之藥也。丹溪云：硝屬陽金而有水與火土。善消化驅逐，而《經》言無毒，化七十二種石，不毒而能之乎？以之治病，則致其用，病退則已。若玄明粉以其火煅而成，性當溫。遂曰：常服、多服、久服皆可，豈理也哉！予觀見式式朋友不信予言而亡，故書此為戒云。三硝本一物，朴硝力緊，芒硝次，硝石更緩。

玄明粉　味辛甘，氣寒。以朴硝煉成者。丹溪云：以火煅而成，性溫，陰中有陽之藥。東垣云：玄明粉大抵用此以代盆硝佳。海藏云：正經言煖水臟，女子服之補益血脈，有失用藥寒熱之本意。《經》云：鹹能勝血，豈能補血哉！又有治陰毒一句，其言尤錯矣。若與硫黃、附子及諸陽藥多寡相佐而行，則可以治陰中有伏陽者，若的是陰毒，別無伏陽，殺人甚速，用者宜審。

食鹽　味鹹，氣寒，無毒。漏蘆為之使，河東者為勝。

戒鹽　味鹹，氣寒，無毒。一名胡鹽，生胡鹽山及西羌、北地、酒泉、福祿城東南角、北海青、南海赤。十月採。

鹵鹹　味苦鹹，氣寒，無毒。一名鹹，生河東鹽池。

朴硝　味苦、辛、咸，气寒，有毒。畏麦句姜，能化七十二种石。神仙炼之白如银，能寒能热，能滑能涩，能辛能苦，能咸能酸，入地千岁不变色。青白者佳，黄者伤人，赤者杀人。一名硝石朴，生益洲山谷，有咸水之阳，采无时。初采扫得一煎而成者是。仙经以朴硝制伏为玄明粉。硝是太阴之精华，水之子也。阴中有阳之药也。丹溪云：硝属阳金而有水与火土。善消化驱逐，而《经》言无毒，化七十二种石，不毒而能之乎？以之治病，则致其用，病退则已。若玄明粉以其火煅而成，性当温。遂曰：常服、多服、久服皆可，岂理也哉！予观见式式①朋友不信予言而亡，故书此为戒云。三硝本一物，朴硝力紧，芒硝次，硝石更缓。

玄明粉　味辛、甘，气寒。以朴硝炼成者。丹溪云：以火煅而成，性温，阴中有阳之药。东垣云：玄明粉大抵用此以代盆硝佳。海藏云：正经言暖水脏，女子服之补益血脉，有失用药寒热之本意。《经》云：咸能胜血，岂能补血哉！又有治阴毒一句，其言尤错矣。若与硫黄、附子及诸阳药多寡相佐而行，则可以治阴中有伏阳者，若的是阴毒，别无伏阳，杀人甚速，用者宜审。

食盐　味咸，气寒，无毒。漏芦为之使，河东者为胜。

戒盐　味咸，气寒，无毒。一名胡盐，生胡盐山及西羌、北地、酒泉、福禄城东南角、北海青、南海赤。十月采。

卤碱　味苦、咸，气寒，无毒。一名碱，生河东盐池。

①式：同"贰"。

太阴玄精 味咸，气温，无毒。色青白，龟背者良。出解县。

无名异 味甘，气平，无毒。出大食国，生于石上，状如黑石炭。蕃人以油炼如鳖石，嚼之如饧。

滑石 味甘，气寒，性沉重，无毒。入足阳明经。石韦为之使，畏曾青。一名液石，一名共石，一名脱石，一名番石，生赭阳山谷及太山之阴，或掖北，白山或卷山。采无时。凡使，有多般，勿误使。有黄滑石、绿滑石、乌滑石、冷滑石，皆不入药。有青黑色者勿用，杀人。惟白滑石似方解石，色白，于石上画有白腻文者，如凝脂软滑者佳。丹溪云：滑石属金而有土与水。滑能利窍，以通水道。水飞细用，无甘草以和之勿用。

石膏 味辛、甘，气微寒，无毒。入手太阴经、少阳经、足阳明经。鸡子为之使，恶莽草、巴豆，畏铁。一名细石，细理白泽者良，黄者令人淋。生齐山山谷及齐芦山、鲁蒙山，采无时。又云：生钱塘者，似棋子，白澈最佳，彭城者亦好。又有一种玉火石，医常用之，云：味甘，微辛，温。治伤寒发汗，止头痛目昏眩，功与石膏等，故附之。成聊摄云：石膏味甘、辛，微寒。风，阳邪也。寒，阴邪也。风则伤阳，寒则伤阴，荣卫阴阳为风寒两伤，则非轻剂所能独散也，必须轻重之剂以同散之，乃得阴阳之邪俱已，荣卫之气俱和。是以大青龙汤，以石膏为使。石膏为重剂，而又专达肌表者也。又云：热淫所胜，佐以苦甘。知母、石膏之苦甘以散热。洁古云：自汗，小便赤浊，大渴引饮，身体肌肉壮热、苦、头痛之药，白虎汤是也。善治本经头痛，若无以上证，勿服。多有脾胃虚劳，形体病证初得之时，与此有余之症同者，若医者不识而误用之，则不可胜救矣。《主治秘诀》云：性寒，味淡，气味俱薄，体重而沉降，阴中之阳也。乃阳明经大寒之药，能伤胃气，令人不食，非腹有极热者，不可轻用。能止阳明经头痛，胃弱者不可服。东垣云：仲景治伤寒阳明经证，身热，目痛鼻干，不得卧身，以前胃之经也。胸者，胃肺之室也。邪热在阳明，肺受火制，故用辛寒以清肺，所以号为"白虎汤"也。若伤寒热病大汗后，脉洪大，口舌燥，头痛，大渴不已，或着暑热，身疼倦息，白虎汤服之，无有不效。石膏为白虎汤之君，主也，知母条下更有说。丹溪云：石膏火煅细研，醋调封丹炉，其固密甚于石脂，苟非石膏，焉能为用？此兼质与能而得名，正与石脂同意。阎孝忠妄以方解石为石膏，况石膏味甘、辛，本阳明经药。阳明主肌肉，其甘也，能缓脾益气，止渴去火。其辛也，能解出汗，上行至头，又入手太阴、手少阳。彼方解石止有体重实坚，性寒而已。求其所谓有膏，而可为三经之主，安在哉！医欲责效，不亦难乎？

凝水石　味辛、甘，气寒，无毒。畏地榆。一名白水石，一名寒水石，一名凌水石，色如云母，可析者良，盐之精也。生常山谷，又，中水县及邯郸。入药须烧过，有二种，有纵理、有横理、清明者佳。

　　理石　味辛、甘，气寒，无毒。滑石为之使，恶麻黄。一名立制石，一名肌石，如石膏，顺理而细。生汉中山谷及卢山，采无时。

　　长石　味辛苦，气寒，无毒。一名方石，一名土石，一名直石。理如马齿方而润泽，玉色，状同石膏。但厚大纵理而长，生长子山谷及太山、临淄，采无时。

　　雄黄　味苦、甘、辛，气平寒。又云：大温，有毒。一名黄食石，生武都山谷、敦煌山之阳，采无时。赤如鸡冠，明澈而不臭者，可入服食药，余但可疗疮。

　　雌黄　味辛、甘，气平寒，有毒。生武都山谷，与雄黄同山生。其阴山有金，金精熏则生雌黄，色如金，似云母，甲错可折，采无时。

　　石硫黄　味酸、甘，气温，大热，有毒。生东海牧羊山谷中，及太山、河西山。矾石液也，至阳之精，能化金银铜铁奇物。海藏云：如太白丹佐以硝石，来复丹用硝石之类，以至阳佐以至阴也，与仲景白通汤佐以人溺、猪胆汁，大意相同，所以去格拒之寒。兼有伏阳，不得不尔；如无伏阳，只是阴证，更不必阴药佐之也。硫黄亦号为将军，功能破邪归正，返滞还清，挺出阳精，消化阴魄而生魂。

　　水银　味辛，气寒，性滑重，有毒。畏磁石。一名汞，生符陵平土，出于丹砂。杀金银铜锡毒，镕化还复为丹，得铅则凝，得硫黄则

結俟棗肉研之則散得紫河車則伏　輕粉味辛忌一切血

飛煉水銀為之

靈砂　味甘氣溫無毒一名二氣砂水銀壹兩硫黃六兩細研
先炒作青砂頭后入水火既濟爐抽之如束針絞者成就也
惡磁石畏鹹水

密陀僧　味鹹辛甘氣平有小毒

金屑　金薄同味辛氣平有毒用宜煉熟生者殺人生
益州採無時

銀屑　銀薄同味辛氣平有毒用煉熟者生永昌採無時

珊瑚　味甘氣平無毒生南海似玉□潤油色者佳

碙砂　味鹹苦辛氣溫有毒畏漿水忌羊血出西戎形如牙硝
光净者良用之飛澄去土石入甕器中重湯煮不宜生用日
華子云北庭砂味辛酸暖無毒畏一切酸凡修製黃丹石灰
作匵煅赤使用無毒柔金銀驢馬藥亦用　又云大熱有大
毒不用多服柔金銀藥性云能消五金八石腐壞人腸胃生
食之化人心為血

蓬砂　味苦辛氣溫無毒一名鵬砂

砒霜　味苦酸有大毒畏綠豆冷水醋入藥醋煮殺毒用信州
官井鑿取者佳色黃赤明徹不雜

磁石　味辛鹹氣寒無毒柴胡為之使殺鐵毒惡牡丹莽草石

结，并枣肉研之则散，得紫河车则伏。轻粉味辛，忌一切血。飞炼水银为之。

灵砂　味甘，气温，无毒。一名二气砂，水银壹两，硫黄六两，细研，先炒作青砂头，后入水火既济炉，抽之如束针绞者，成就也。恶磁石，畏咸水。

密陀僧　味咸、辛、甘，气平，有小毒。

金屑　金薄同，味、辛，气平，有毒。畏水银，用宜炼熟，生者杀人。生益州，采无时。

银屑　银薄同，味、辛，气平，有毒。用炼熟者。生永昌，采无时。

珊瑚　味甘，气平，无毒。生南海，似玉□润，油色者佳。

碙砂　味咸、苦、辛，气温，有毒。畏浆水，忌羊血。出西戎，形如牙硝，光净者良。用之飞澄，去土石，入瓷器中重汤煮，不宜生用。《日华子》云：北庭砂味辛、酸，暖，无毒。畏一切酸。凡修制，黄丹、石灰作匵，煅赤使用，无毒。柔金银，驴马药亦用。又云：大热有大毒，不用多服，柔金银。《药性》云：能消五金八石，腐坏人肠胃，生食之，化人心为血。

蓬砂　味苦、辛，气温，无毒。一名鹏砂。

砒霜　味苦、酸，有大毒。畏绿豆、冷水、醋。入药醋煮，杀毒用。信州官井凿取者佳。色黄赤明彻，不杂。

磁石　味辛、咸，气寒，无毒。柴胡为之使，杀铁毒，恶牡丹、莽草、石

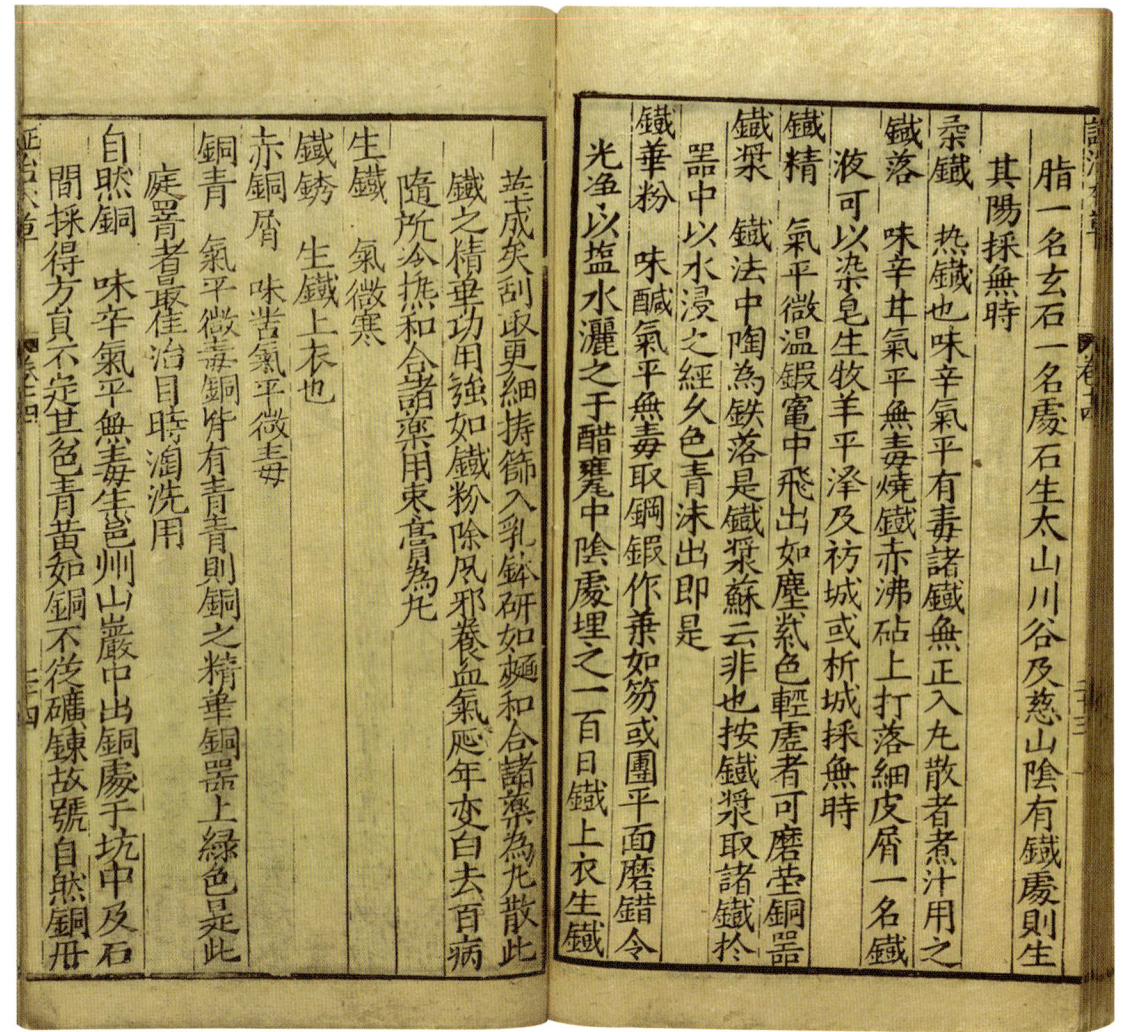

脂。一名玄石，一名处石，生太山川谷及慈山阴，有铁处则生其阳，采无时。

柔铁　热铁也。味辛，气平，有毒。诸铁无正入丸散者，煮汁用之。

铁落　味辛、甘，气平，无毒。烧铁赤沸，砧上打落细皮屑，一名铁液。可以染皂，生牧羊平泽及祊城，或析城，采无时。

铁精　气平，微温。锻灶中飞出如尘，紫色轻虚者。可磨莹铜器。

铁浆　铁法中陶为铁落，是铁浆。苏云：非也。按：铁浆取诸铁于器中，以水浸之，经久，色青沫出即是。

铁华粉　味咸，气平，无毒。取钢锻作叶如笏，或团平面磨错，令光净，以盐水洒之于醋瓮中，阴处埋之一百日，铁上衣生，铁华成矣。刮取更细，捣筛入乳钵，研如面，和合诸药为丸散。此铁之精华，功用强如铁粉。除风邪，养血气，延年变白去百病，随所冷热，和合诸药，用枣膏为丸。○生铁　气微寒。○铁锈　生铁上衣也。

赤铜屑　味苦，气平，微毒。

铜青　气平，微毒。铜背有青，青则铜之精华，铜器上绿色。是此庭署者最佳。治目时，淘洗用。

自然铜　味辛，气平，无毒。生邕州山岩中出铜处，于坑中及石间采得，方员不定，其色青黄如铜，不从矿炼，故号自然铜。丹溪云：石髓铅，即自然铜也。凡使，勿用方金牙，其方金牙真似石髓铅，若误饵，吐煞人。又云：自然铜，世以为接骨药，然此等方尽多。大抵妙在补气、补血、补胃，俗工不知，惟求速效，以罔利，迎合病人之意。而自然铜非煅不可服，若服新出火者，其火毒、金毒相扇，又挟香热药之毒，虽有接伤之功，其燥散之祸甚于刀剑，戒之。

铅丹　味辛，气微寒。即今黄丹化铅而成，别有法。《唐本》注：炒锡作，然称铅丹，则炒锡之说误矣，亦不为难辨。盖锡则色黯暗，铅则明白，以此为异尔。丹溪云：铅丹属金而有土与水火，丹出于铅。《日华》云：凉，无毒。予窃疑焉。曾见一中年妇人，因多子，于月内服铅丹式两，遂四肢冰冷强直，食不入口。时正仲冬，遂急服理中汤，加附子数十贴而安，谓之凉而无毒可乎！

粉锡　味辛、甘，气寒，无毒。即光粉也，一名解锡。

伏龙肝　味辛，气温。此灶中对釜月下年深黄土。

石灰　味辛，气温，有毒。用风化者，一名恶灰，一名希灰，生山谷。

礜石　味辛、甘，气大热，有毒。棘针为之使，忌羊血，恶鹜屎、虎掌、细辛，畏水，得火良。炼服，一名青分石，一名立制石，一名固羊石，一名白礜石，一名太白石，一名泽乳，一名食盐。生汉中山谷及少室，采无时。

石蟹　味咸，气寒，无毒。生南海。又云：是寻常蟹年月深久，水沫

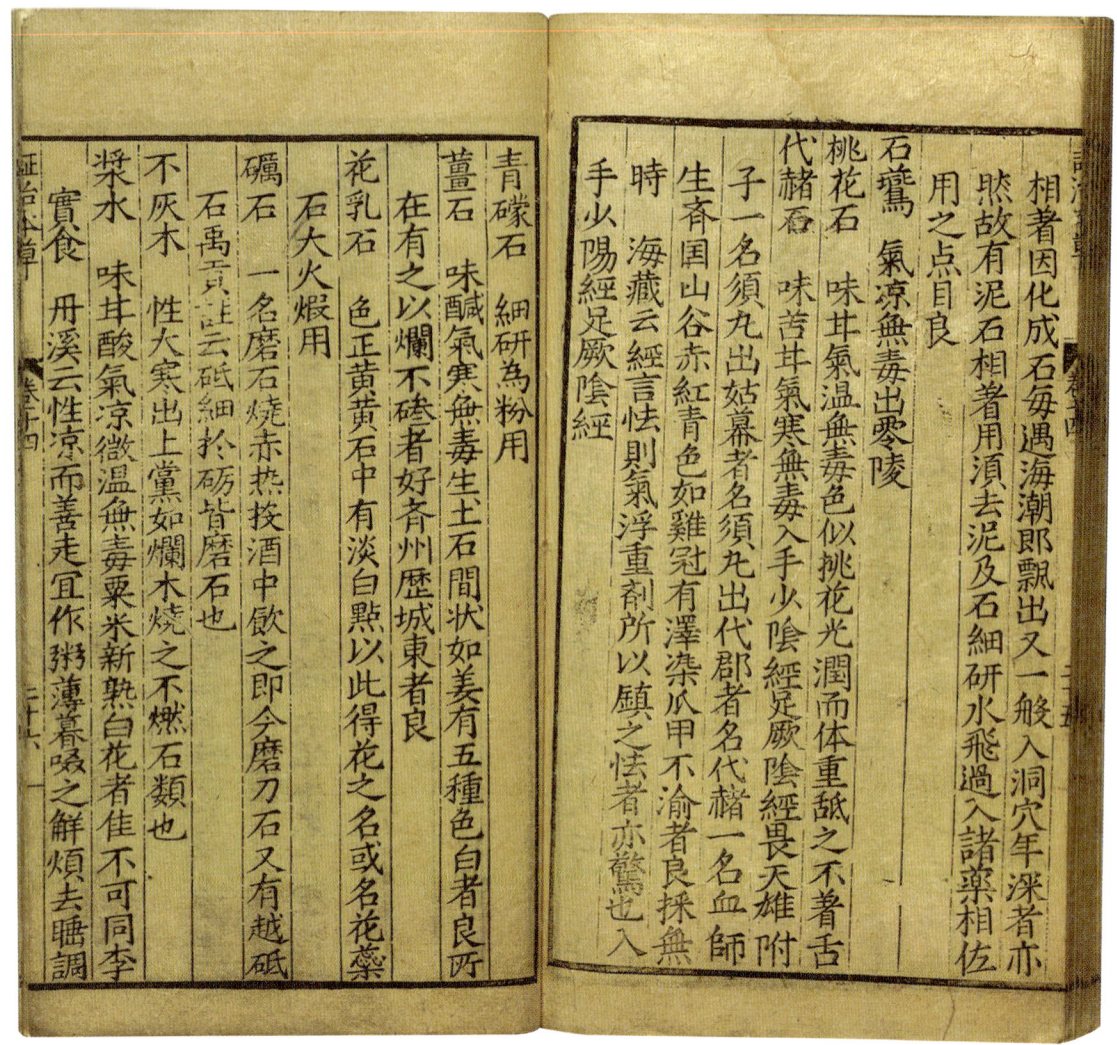

相着，因化成石。每遇海潮，即飘出。又一般入洞穴年深者亦然，故有泥石相着。用须去泥及石，细研，水飞过，入诸药相佐用之，点目良。

石燕　气凉，无毒。出零陵。

桃花石　味甘，气温，无毒。色似桃花，光润而体重，舐之不着舌。

代赭石　味苦、甘，气寒，无毒。入手少阴经、足厥阴经。畏天雄、附子。一名须丸，出姑幕者名须丸，出代郡者名代赭，一名血师，生齐国山谷。赤红青色如鸡冠，有泽，染爪甲，不渝者良。采无时。海藏云：《经》言怯则气浮，重剂所以镇之，怯者亦惊也。入手少阳经、足厥阴经。

青礞石　细研为粉用。

姜石　味咸，气寒，无毒。生土石间，状如姜，有五种，色白者良。所在有之，以烂、不碏者好。齐州历城东者良。

花乳石　色正黄，黄石中有淡白点，以此得花之名，或名花蕊石。大火煅用。

砺石　一名磨石，烧赤热，投酒中饮之。即今磨刀石，又有越砥石。《禹贡》注云：砥细于砺，皆磨石也。

不灰木　性大寒。出上党，如烂木，烧之不燃，石类也。

浆水　味甘、酸，气凉，微温，无毒。粟米新熟白花者佳。不可同李实食。丹溪云：性凉而善走，宜作粥，薄暮啜之，解烦去睡，调

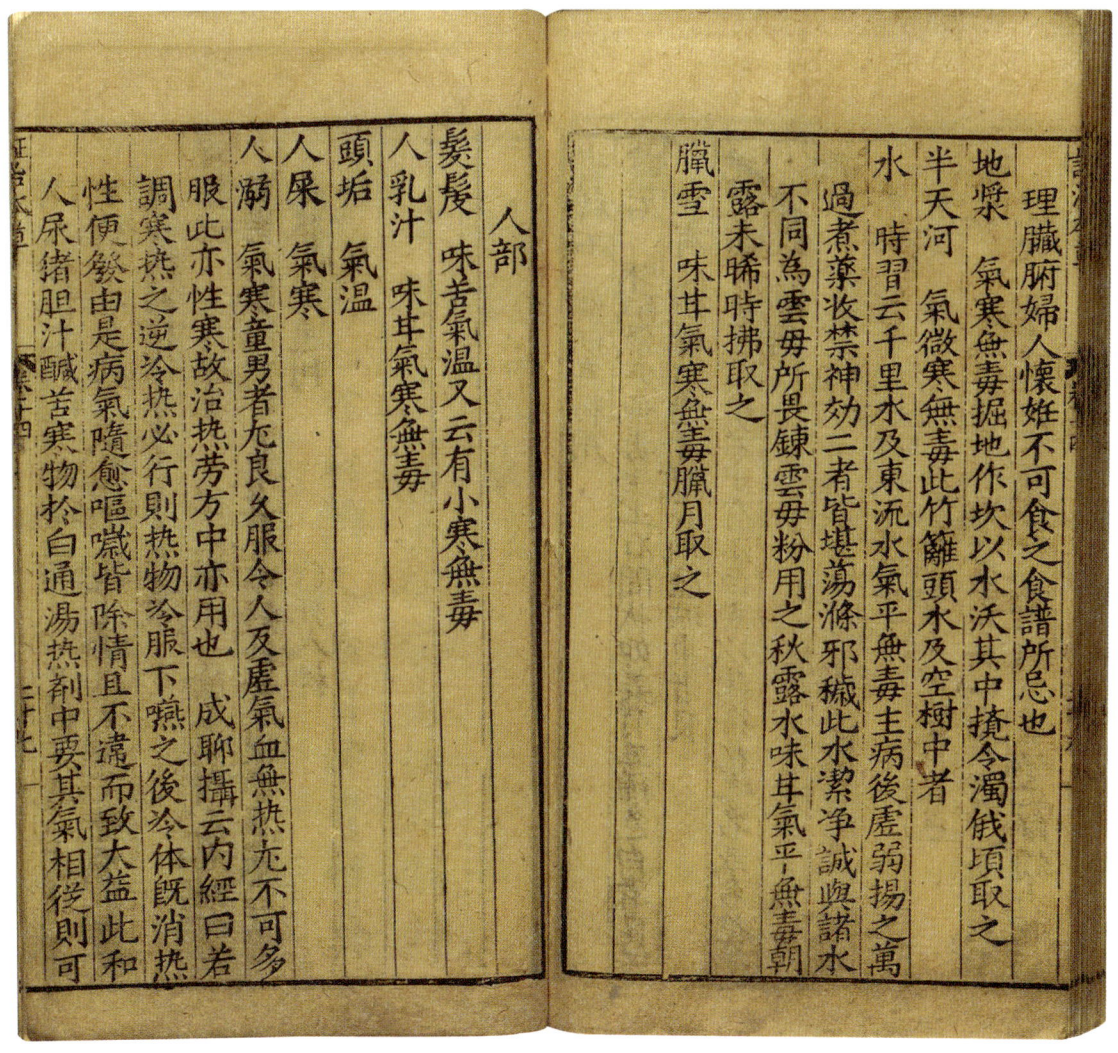

理脏腑。妇人怀妊不可食之，食谱所忌也。

地浆 气寒，无毒。掘地作坎，以水沃其中，搅令浊，俄顷取之。

半天河 气微寒，无毒。此竹篱头水及空树中者。

水 《时习》云：千里水及东流水。气平，无毒。主病后虚弱。扬之万过，煮药，收禁神效。二者皆堪荡涤邪秽。此水洁净，诚与诸水不同。为云母所畏，炼云母粉用之。秋露水味甘，气平，无毒。朝露未晞时，拂取之。

腊雪 味甘，气寒，无毒。腊月取之。

人部

发髲 味苦，气温。又云：有小寒，无毒。

人乳汁 味甘，气寒，无毒。

头垢 气温。

人屎 气寒。

人溺 气寒。童男者尤良。久服令人反虚，气血无热，尤不可多服。此亦性寒，故治热劳方中亦用也。成聊摄云：《内经》曰：若调寒热之逆，冷热必行，则热物冷服，下咽之后，冷体既消，热性便发。由是病气随愈，呕哕皆除，情且不违，而致大益。此和人尿、猪胆汁咸苦寒物，于白通汤热剂中，要其气相从，则可

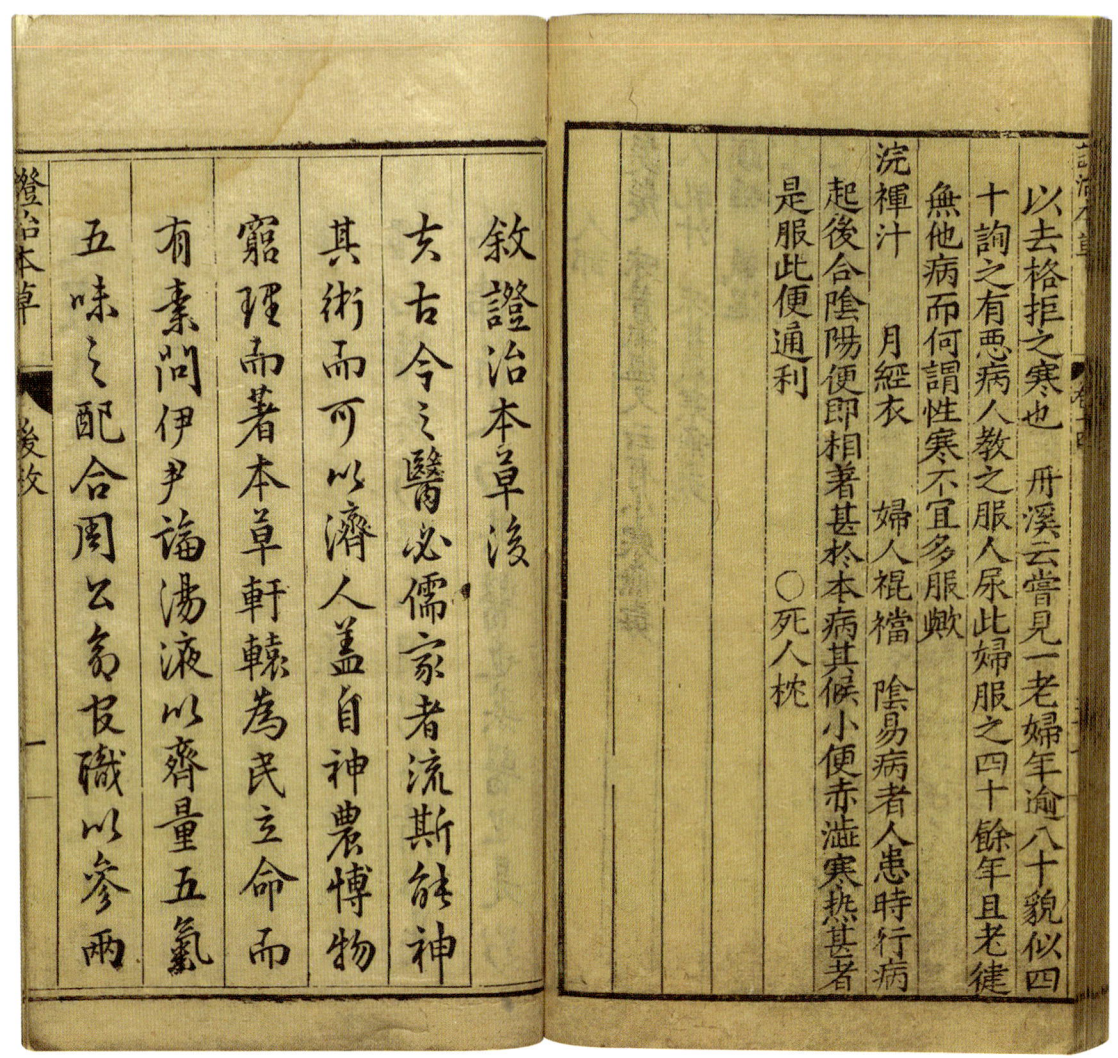

以去格拒之寒也。丹溪云：尝见一老妇年逾八十，貌似四十，询之有恶病人教之服人尿，此妇服之四十余年，且老健无他病，而何谓性寒不宜多服欤！

浣裈汁　月经衣　妇人裈裆　阴易病者人患时行病起后，合阴阳便即相着甚于本病，其候小便赤涩，寒热甚者，是服此便通利。○**死人枕**

叙《证治本草》后

夫古今之医，必儒家者流，斯能神其术而可以济人。盖自神农博物穷理而著《本草》，轩辕为民立命而有《素问》，伊尹论《汤液》以齐量①五气五味之配合，周公命官职以参两

①齐量：等同、同量。

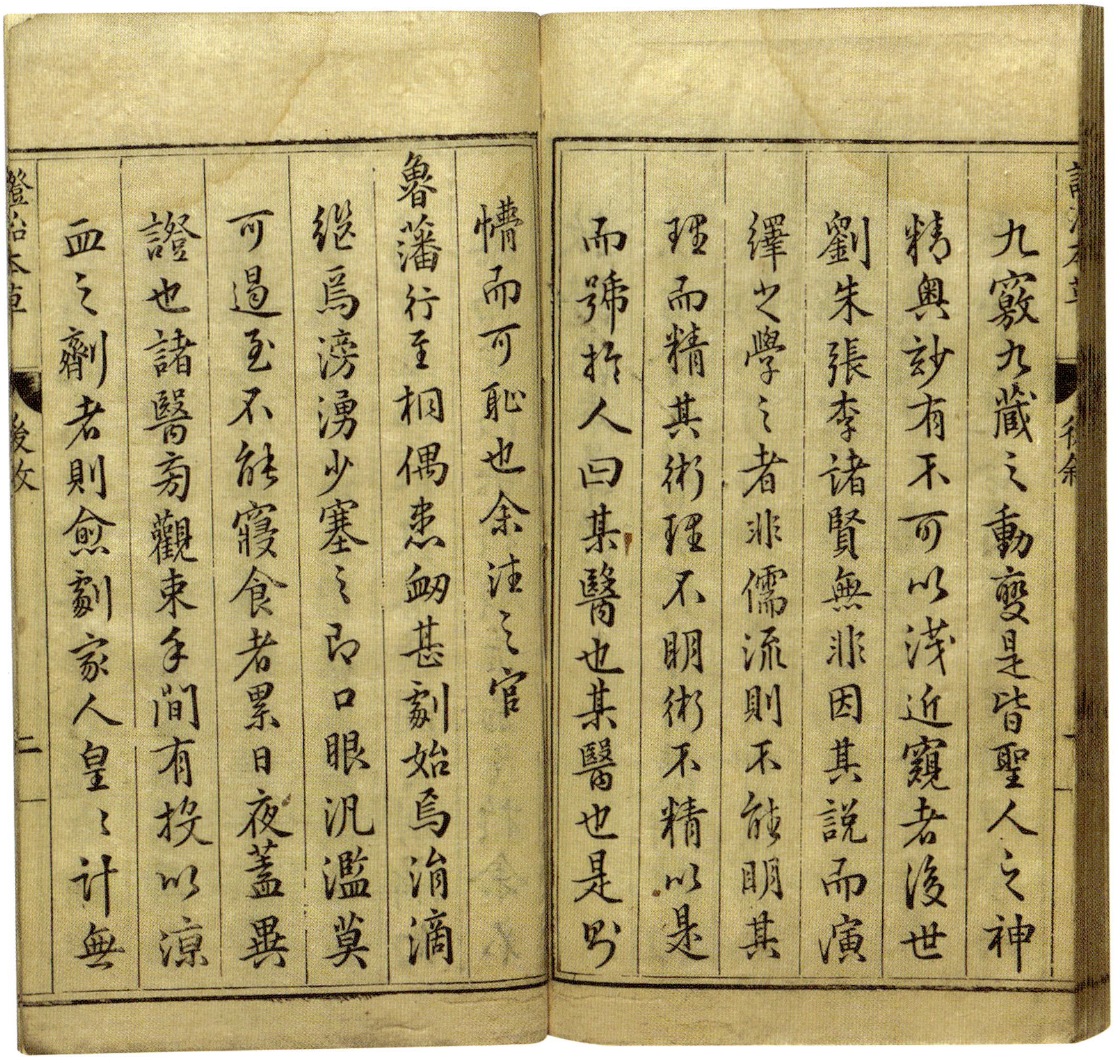

九竅九藏之動變是皆聖人之神
精奧妙有不可以淺近窺者後世
劉朱張李諸賢無非因其說而演
繹之學之者非儒流則不能明其
理而精其術理不明術不精以是
而號於人曰某醫也其某醫也是則

慚而可恥也余往之官魯
藩行至相偶患蛔甚劇始爲涓滴
繼爲滂湧少塞之即口眼泛濫莫
可遏至不能寢食者累日夜蓋異
證也諸醫旁觀束手間有投以涼
血之劑者則愈劇家人皇皇計無

九窍九藏之动变，是皆圣人之神精奥妙，有不可以浅近窥者。后世刘、朱、张、李诸贤，无非因其说而演绎之学之者，非儒流则不能明其理而精其术，理不明，术不精，以是而号于人曰"某医"也。某医也，是则慚而可耻也。余往之官鲁藩，行至相，偶患蛔甚剧，始焉涓滴，继焉滂涌，少塞之，即口眼泛滥莫可遏，至不能寝食者，累日夜，盖异证也。诸医旁观束手，间有投以凉血之剂者，则愈剧，家人皇皇，计无所出。适太医一航陆翁还自燕，亟临视之曰：是劳极气虚，不能帅血所致也。以独参汤疗之，效如影响。旋复举或议翁，用药太热为未宜，翁力主以理气养荣调之，则渐向瘳而平复矣。于戏若翁，之于余不有再造之功哉！使非遽于儒，而深造医闿者顾，安能明其理而精其术，持一定之见而出万死于一生哉！苏余栖迟藩邸者凡七年，退处家居者又八年，得与翁岁时晤语，优游泉石，以颐养天和，谓非翁之

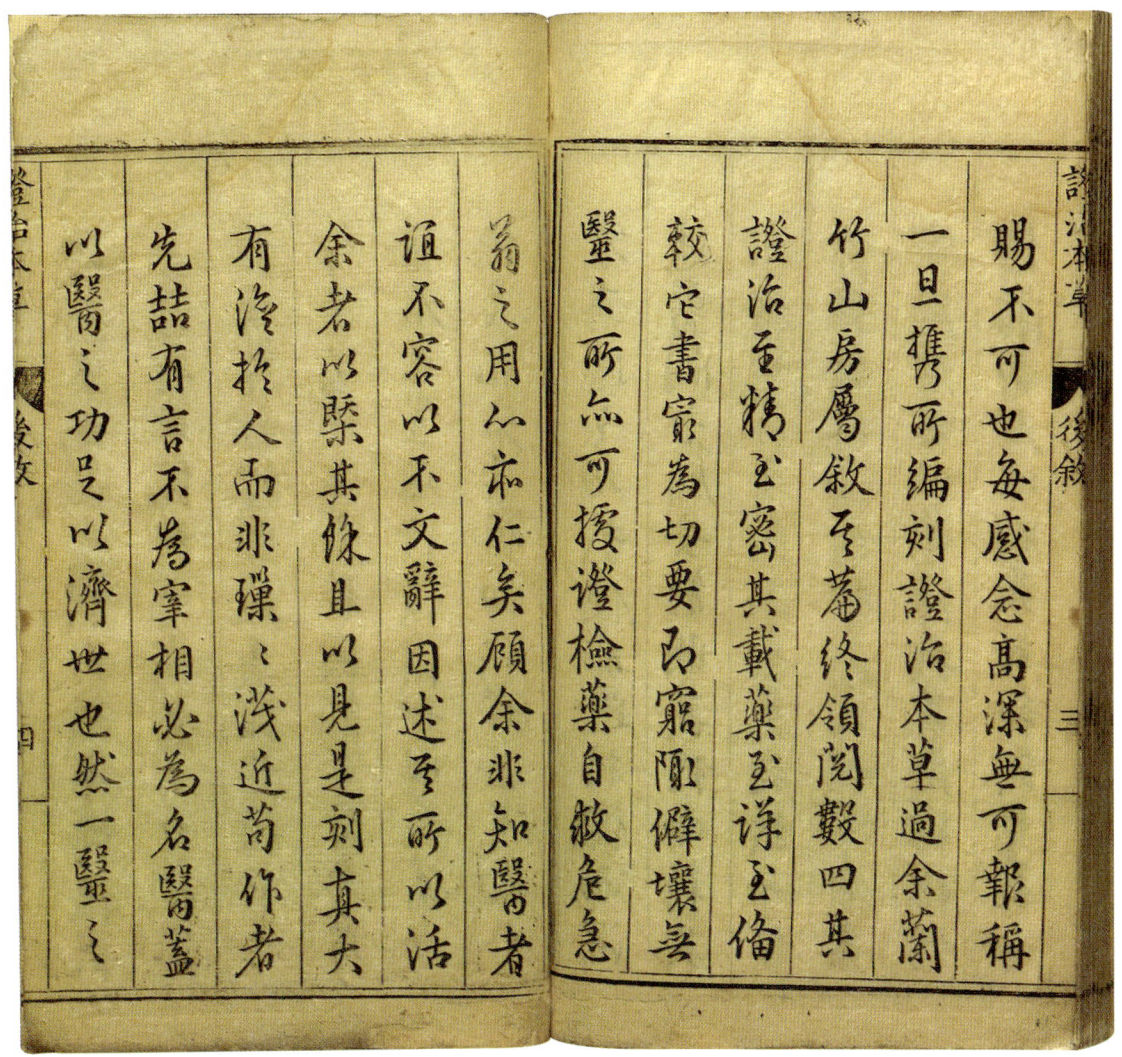

赐不可也。每感念高深，无可报称，一旦，携所编刻《证治本草》，过余兰竹山房，属叙至篇终。领阅数四，其证治至精至密，其载药至详至备，较它书最为切要，即穷陬僻壤，无医之所，亦可据证检药，自救危急，翁之用心亦仁矣。顾余非知医者，谊不容以不文辞，因述至所以活余者，以概其余，且以见是刻真，大有济于人，而非璪璪[1]浅近。苟作者先喆有言，不为宰相，必为名医。盖以医之功，足以济世也。然一医之

①璪璪：同"琐琐"。

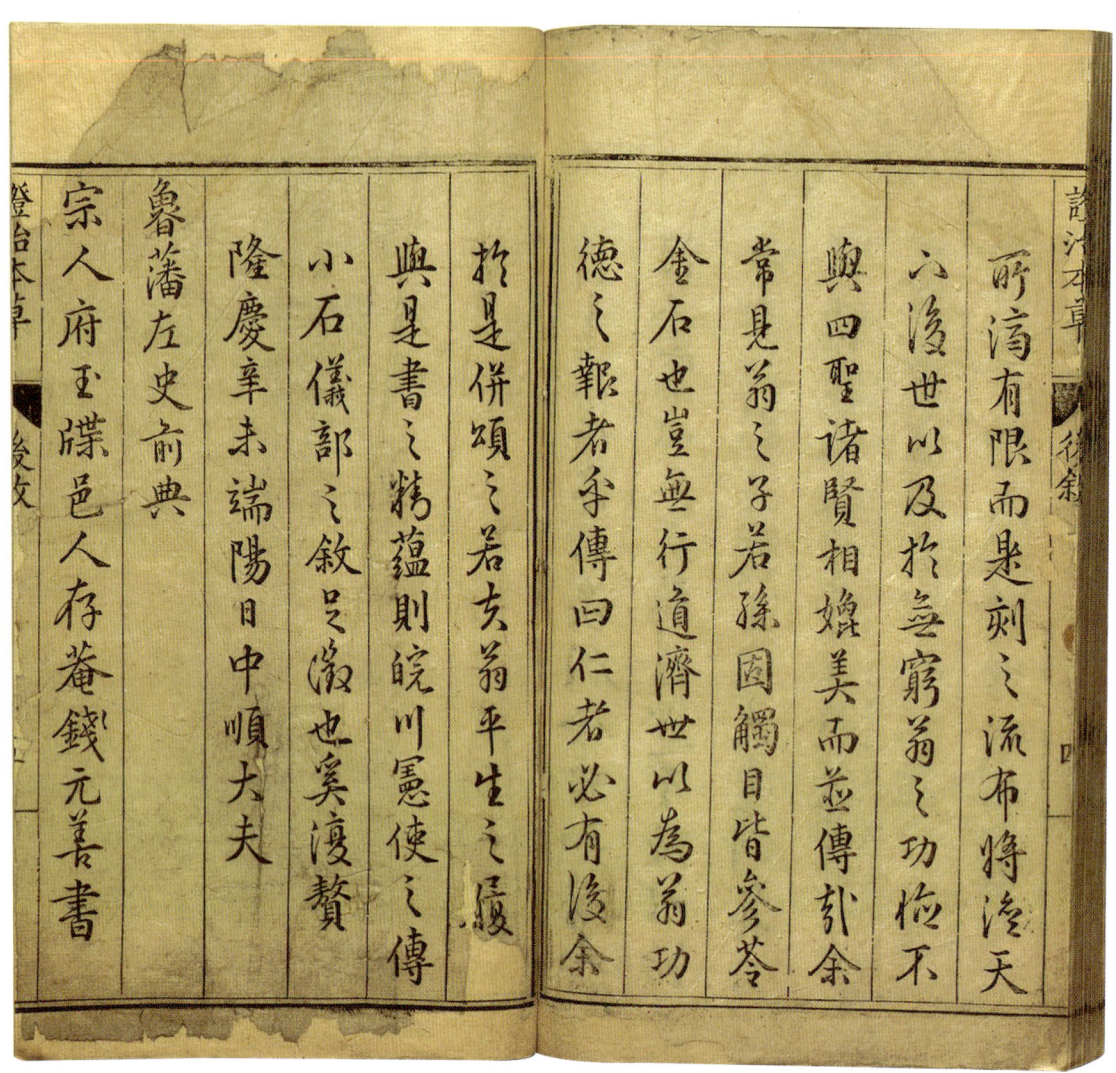

所济有限，而是刻之流布，将济天下后世，以及于无穷，翁之功，恼不与四圣诸贤相媲美而并传哉！余常见翁之子若孙，固触目皆参、苓、金石也，岂无行道济世，以为翁功德之报者乎！《传》曰：仁者，必有后余，于是并颂之。若夫翁平生之履，与是书之精蕴，则皖川宪使之传，小石仪部之叙，足征也，奚复赘。

隆庆辛未端阳日中顺大夫

鲁藩左史前典

宗人府玉牒邑人 存庵钱元善 书

（朱蕴菡校注）

《本草纂要》，又名《本草纂要至宝》，约成书于明嘉靖四十四年（1565），书前有《明经法制论》《用药权宜论》两文，书末附《药性赋》一文，正文九卷，载药178种。各药简述药性功效，间附药论及单方。《明史·艺文志》、明祁承㸁《澹生堂藏书目》、乾隆《浙江通志》及清代数种书目著录该书，名之为《本草集要》，但均称已佚。

编纂者方谷（1508—1584），徽州人，寓钱塘（今浙江杭州）。曾任仁和（今浙江杭州）医官，精于医，常与其弟子、门生讲医。子方隅将其平时讲学内容和临证心得编集成册，复经方谷自己校正，而成《医林绳墨》一书，医名始盛。方谷另著有《脉经直指》。

该书分草、木、果、谷、菜、人、金石、禽、兽、虫鱼十部，共载药179味。方氏宗《黄帝内经》《脉经》《伤寒论》等古典医籍，领东垣、丹溪、河间等宋、金、元诸先生之法，承其父亲与祖父的从医经验，再加自身的临床用药经验，融会贯通于书中。每药下先述其性味、阴阳、良毒、归经，后论其主治及功效，列举配伍药对、用药宜忌，并间附单方。方氏对辨证用药极为重视，细较各相似药物，辨明其专长和所适病证，可为初习医者之快捷方式。对用药宜忌的阐述也十分清晰，有理有据，附以己见，以便后学灵活运用。卷首所附的《用药权宜论》中，结合临证经验，对用药大法和炮制法则等一一阐明，在具体的药物中，也强调炮制对于药物药性及功效的重要性。方氏还对经验专方颇有经验，书中间附不少。明代倪朱谟所撰《本草汇言》中，曾引方龙潭药论方剂百四十余条。该书行文多用排比，简明精要，条理分明，颇切实用，"使后之医者近而易至，简而易闻，为初学之阶梯也"。

该书存世较少，现存仅有明隆庆六年（1572）刻本和明万历十五年丁亥（1587）杨鹤泉抄本两个版本。国内仅存杨鹤泉抄本，该抄本无序、跋，卷末附《药性赋》。据《历代中药文献精华》考证，杨鹤泉抄本是将明隆庆六年刻本十二卷合并为九卷，即将刻本卷一、二的草部上、下合并为卷一草部，刻本卷三、四的木部上、下合并为卷二木部，删去了刻本卷十禽部的大部分药物，仅保留蝙蝠及五灵脂，并置于虫鱼部。且杨鹤泉抄本因年代久远，保存不善，品相亦不佳。本书采用日本宫内厅书陵部图书寮藏明隆庆六年刻本影印，该版本明代传入日本后，先由与住书屋收藏，后归多纪氏江户医学馆，终归宫内厅书陵部，属皇室藏书，为孤本。

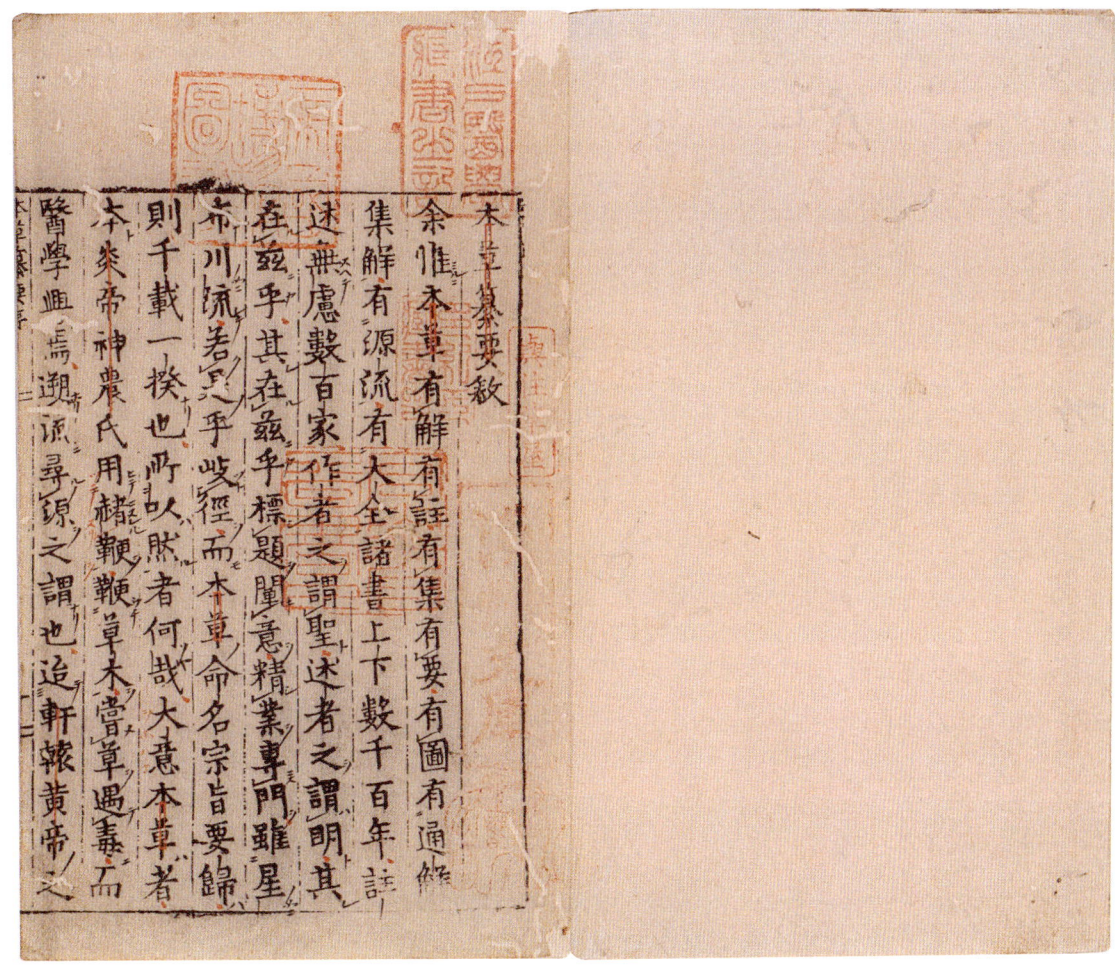

《本草纂要》叙

　　余惟本草有解，有注，有集，有要，有图，有通解、集解，有源流，有大全诸书，上下数千百年，注述无虑数百家。作者之谓圣，述者之谓明，其在兹乎，其在兹乎！标题阐意，精业专门，虽星布川流，若是乎歧径，而本草命名，宗旨要归，则千载一揆也。所以然者何哉？大意本草者，本炎帝神农氏，用赭鞭鞭草木，尝草遇毒而医学兴焉，溯流寻源之谓也。追轩辕黄帝之临天下也，虑人之生，负阴抱阳，食味被色，而寒暑荡于外，喜怒侵于中，天札昏瘥，有不免焉者，乃与岐伯穷天纪，极地理，远取诸物，近取诸身，更相问难，而《内经》作焉。是儆贷季通其玄，岐伯契其妙，雷敦畅其情，俞跗识其旨，所以总会而提其纲者，则神农帝也、轩辕帝也。盖惟二帝，知性情之源，探五行之本，察色脉之真，通神明之奥，是以先后疏附，得意传心，诵而能解焉，解而能明焉，明而能彰焉，彰而能用焉，此《炮炙论》雷公所由作也。吁！微矣哉，卢扁、长桑君、淳于意，神品尚矣，若张仲景、华佗、王叔和、皇甫谧、葛稚川、孙思邈诸君子，出新意于法度之中，措奇方于理趣之外，岂易得哉，岂易得哉？吾杭龙潭子方氏名谷，邃医学有声于时久矣，暇日出《本草纂要》于余，乃手书所自得者，其源出于乃父乃祖之心传，间以己意参之。是编之出，后学不必披阅群书。脉有浮沉，症有虚实，味有厚薄，用有偏

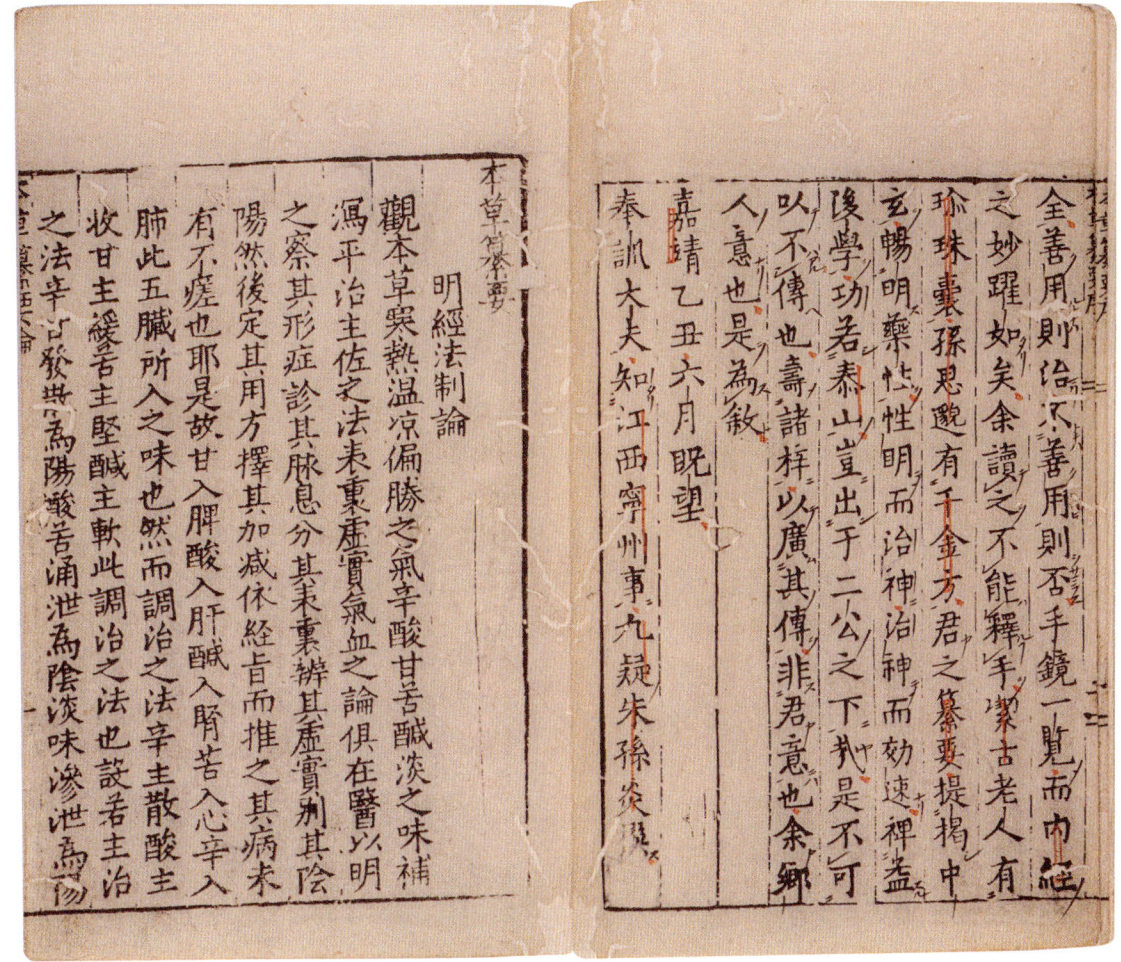

全，善用则治，不善用则否，手镜一览，而《内经》之妙跃如矣，余读之不能释手。洁古老人有《珍珠囊》，孙思邈有《千金方》，君之《纂要》，提揭中玄，畅明药性，性明而治神，治神而效速，裨益后学，功若泰山，岂出于二公之下哉？是不可以不传也。寿诸梓以广其传，非君意也，余乡人意也，是为叙。

嘉靖乙丑六月既望

奉训大夫，知江西宁州事九疑朱孙炎撰

本草纂要

明经法制论

观本草，寒热温凉偏胜之气，辛酸甘苦咸淡之味，补泻平治主佐之法，表里虚实气血之论，俱在医以明之。察其形症，诊其脉息，分其表里，辨其虚实，别其阴阳，然后定其用方，择其加减，依经旨而推之，其病未有不瘳也耶。是故甘入脾，酸入肝，咸入肾，苦入心，辛入肺，此五脏所入之味也，然而调治之法辛主散、酸主收、甘主缓、苦主坚、咸主软，此调治之法也。设若主治之法，辛甘发散为阳，酸苦涌泄为阴；淡味渗泄为阳，咸味濡泄为阴。轻之清者亲乎上，重之浊者本乎地。气之胜者取乎气，气之微者取乎味，气味全无难以取，自有性质取乎配，此主治大法也。然而用治之法，以寒治寒，以热治热，名曰正治；以寒治热，以热治寒，名曰反治。寒因热用，热因寒用，通因通用，塞因塞用。发表不远热，攻里不远寒；形不足者补之以气，精不足者补之以味。急则治其标，缓则治其本。木郁达之谓之吐，令其条达也；火郁发之谓之汗，令其疏散也；土郁夺之谓之下，令无壅碍也；金郁泄之谓渗泄，解表利小便也；水郁折之谓疏通，抑其冲逆也，此其用治之大法也。设或施治之法，近者奇之，远者偶之；汗者不可以奇，下者不可以偶；补上治上治以缓，补下治下治以急；急则气味厚，缓则气味薄，此施治之大法也。设或服治之法，凡用补剂不可骤，骤则助气盛；凡用下剂不可缓，缓则下必难。气之急者宜与缓，缓则气自下；气之呕者莫与急，急则呕返出。发散之药宜热顿，热顿频服邪自退；治火之药宜缓寒，缓寒徐服火难盛；治气之药阳分服，治血之药阴分用；在上之病食后服，在下之病食前应，此服治之大法也。设若理治之法，风从汗泄，以之而发散驱风，则风自解；

风从火化，以之而疏泄其风，则火自衰；风自热生，以之而通畅热郁，则热自清；风能胜湿，以之而燥湿行风，则湿自除。又有热从汗解，发汗可以清热；热自虚生，补虚而热亦自平；热自火生，非苦寒治热不退；热自阴虚，非滋阴治热不清；日晡潮热，非壮阳治热不退；往来寒热，非和解治热不清。热能耗液，清热而燥亦自止；风能胜湿，驱风而燥不自生。设或湿之为症，湿从水化，湿热而生水湿；湿自土生，水湿而聚阴凝；阴凝之症，宜以燥湿可也。湿热之病，亦以清热可生。如其火之为病，君火从其心，相火从其肾，阴火从其补，阳火从其泻，虚火从其补，实火从其泻，此理治之大法也。设若正治之法，风则散之，寒则温之，暑则清之，湿则燥之。燥者润之，火者泻之，热者凉之、寒之、清之；表者发之、清之、实之、升之、攻之；里者实之、下之；半表半里宜和解之。虚则补之，实则泻之，饮食不能健运，宜消导之，以辛散之。气之闭者，宜以散之，以甘缓之；气之急者，宜以缓之，以酸敛之、收之；气之虚者，宜以收之；气之散者，宜以敛之，以苦泄之；气之实者，宜以泄之，以咸软之；气之坚者，宜以软之；郁者开之，气之郁者，宜以开之。淡者渗之，谓渗泄湿也；苦者下之，谓下气也；下者上之，谓升提也；上者清之，谓清头目也；积者破之，如癥瘕积聚，破积是也。劳者温之，损者温之，温能除大热故也。轻清可以上升，重浊可以下降；清阳实四肢，浊阴走五脏；清阳发腠理，浊阴归六腑；阴中之阳发升上，阳中之阴利泄下，阳中之阳大温中，阴中之阴腹可通，阴中之阳清头目，阳中之阴利小便，此正治之大法也。设若五脏所宜之法，心苦缓，急食酸以收之；肝苦急，急食甘以缓之；脾苦湿，急食苦以燥之；肺苦气上逆，急食苦以泻之；肾苦燥，急食辛以润之。肝欲散，急食辛以散之；心欲软，急食咸以软之；脾欲缓，急食甘以缓之；肺欲收，急食酸以收之；肾欲坚，急食苦以坚之。此五脏所宜之法也。设若所食之宜，咸走血，血病毋多食咸；苦走骨，骨病毋多食苦；辛走气，气病毋多食辛；酸走筋，筋病毋多食酸；甘走肉，肉病毋多食甘。又曰：多食咸则脉凝泣而变色，多食苦则皮稿四而毛拔，多食辛则筋急则爪枯，多食酸则肉胝而唇揭，多食甘则骨痛而毛落，此所食可否之法也。设若六淫所胜，各有平治。风淫于内，治以辛凉，佐以苦甘，以甘缓之，以辛散之；热淫于内，治以咸寒，佐以甘苦，以酸收之，以苦发之；湿淫于内治以苦热，佐以酸淡，以苦燥之，以淡泄之；火淫于内，治以咸冷，佐以苦辛，以酸收之，以苦发之；燥淫于内，治以苦温，佐以甘辛，以苦下之，以甘润之；寒淫于内，治以甘热，佐以苦辛，以咸泻之，以辛润之，以苦坚之；风淫所胜，平以辛凉，佐以苦甘，以甘缓之，以酸泻之；热淫所胜，平以咸寒，佐以苦甘，以酸收之；湿淫所胜，平以苦热，佐以酸辛，以苦燥之，以淡泄之；火淫所胜，平以咸寒，佐以苦甘，以酸收之，以苦发之；燥淫所胜，平以苦温，佐以酸辛，以苦下之；寒淫所胜，平以辛热，佐以苦甘，以咸泻之。此六淫所胜，各有平治也。设若五运之主客，木位之主，其泻以酸，其补以辛；厥阴之客，以辛补之，以酸泻之，以甘缓之。火位之主，其泻以甘，其补以咸；少阴之客，以甘泻之，以酸收之；少阳之客，以咸补之，以甘泻之，以咸软之。土位之主，其泻以苦，其补以甘；太阴之客，以甘补之，以苦泻之，以甘缓之。金位之主，其泻以辛，其补以酸；阳明之客，以酸补之，以辛泻之，以苦泄之。水位之主，其泻以咸，其补以苦；太阳之客，以苦补之，以咸泻之，以苦坚之，以辛润之。是故客胜则泻客补主，主胜则泻主补客，随其缓急而治之。又有东垣引经之药，不得不记，实有益于十二经之见症也，实有备于十二经之脉络也。故曰：小肠膀胱属太阳，藁本羌活是本乡；三焦胆与肝包络，少阳厥阴柴胡强。大肠阳明并足胃，干葛白芷升麻当；脾经少与肺部异，升麻兼之白芍详。少阴心经独活主，肾经独活加桂良；通经用此药为使，岂有何病到膏肓。又有《本经》十法，不可不知：宣，可以去壅；通，可以去滞；补，可以去弱；泄，可以去闭；轻，可以去实；重，可以去著；燥，可以去湿；湿，可以去枯；寒，可以去热；热，可以去寒。此所谓十法也。又言其制，君一、臣二，制之小也；君一、臣二、佐五，制之中也；君一、臣二、佐九，制之大也。寒者热之，热者寒之，微者逆之，甚者从之，坚者削之，客者除之，劳者温之，结者散之，留者攻之，燥者濡之，急者缓之，散者收之，损者益之，逸者行之，惊者平之。上之、下之、摩之、浴之、开之、发之，适事为故，此《内经》之大法也。自始至终，不可舍其理，不可废其论，不可徒其读，务必用心于寒热温凉偏胜之气，辛酸甘苦咸淡之味，复审其补泻平治佐宜之法，明其表里虚实气血之论，诚为有学之明医也。谷尝求羲、农，读《内经》，观《本草》，访《汤液》，考《图经》，辨《证类》，学东垣、丹溪选择用治，效雷公法制修炼，以百十余味君臣佐使之药，合诸家治病之用法，足以痊百病，愈百疾，故纂之于首，名之曰《本草纂要》，使后之医者近而易至，简而易闻，可为初学之阶梯也。故叙之于便览尔。

用药权宜论

论本草气味之殊，合太极阴阳之理，何则？太极动而生阳，静而生阴。本草气本于阳，味本于阴，然气者动之机，味者静之体也。《经》曰：味为阴，味厚为阴中之阴；气为阳，气厚为阳中之阳；气厚而味薄，为阳中之阴；味厚而气薄，为阴中之阳。故清阳发腠理，浊阴走五脏。又曰：辛甘发散为阳，酸苦涌泄为阴者，此也。若曰药有用性，东垣曰升也降也，有谓性之设耳。殊不知阳邪下陷于阴经，非升麻之药不可升；胃火攻冲于头面，非石膏之剂不可降，此用性之法然也。又谓主治何如？《内经》曰：主病之谓君，佐君之谓臣，应臣之谓使。盖主者，君主也，而用药以此为君也；治者，平治也，如辅佐君主以治之也。又有使者，如在下之职听命于使令也。帝曰：有毒无毒，服有约乎？岐伯曰：病有新久，方有大小，有毒无毒，固宜常治矣。且如半夏有毒，宜姜制之；杏仁有毒，宜去皮尖；厚朴有毒，去粗皮而姜炒；桔梗有毒，去芦梗与稍头；芍药有毒，宜火煨而酒炒；官桂有毒，去粗皮而用心。此制毒之大法也。或者药有引经之用，假势力而归经；或者药欲治症而不投，必须制毒而治症。如其当归酒洗，可以行血而充元；白术土炒，可以健脾而不滞；芍药火煨，去酸寒，不能伐木；茯苓乳制，敛淡渗固可生津；黄芩治火，从酒炒而行上；熟苄滋阴，仗酒力而温经；牛膝生津，无酒洗不补；益智止溺，无盐制不神；黄连姜炒，治阴火而最佳；青皮醋煮，伐肝木而最妙；去湿固用苍术，无米泔而不能燥湿；开郁必用山栀，炒不黑而亦难散郁；干姜炮苦，能存中而自守；桑皮蜜炙，必止嗽而清痰。诸子宜炒，皆因口闭而未发生也；诸仁宜碎，恐发生而纵其性焉。此制药之法则也。雷公又云：药用酒洗，酒行血脉；药用醋制，酸敛收神。有盐炒者，从盐之咸，咸则入肾，咸可软坚；有姜炒者，得姜之辛，辛则散寒，辛从火去。土炒之剂，则壮之于脾；乳制之剂，则充其本元。火煨不寒，火炙温中。火炮则通行血脉，又守中而不散；火煅则去毒不寒，又收敛而和中。便制者壮精益神，能润下而滋阴；酥炙者取酥之力，有千斤之胜。此不易之法制也，知者当以理而求之，则动静之机，气味之本，闻一而推十可也。假以力而行之，则

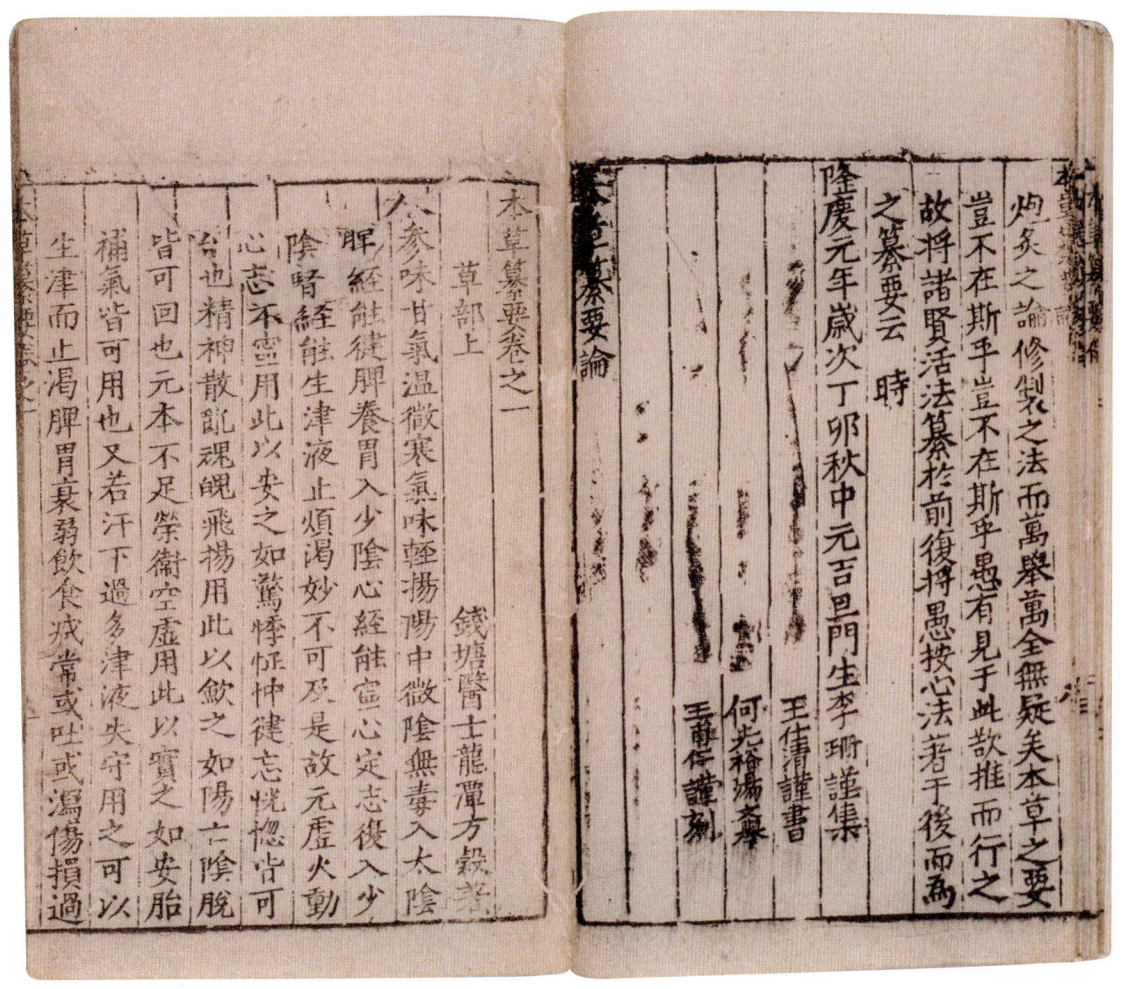

炮炙之论、修制之法，而万举万全无疑矣。本草之要岂不在斯乎，岂不在斯乎？愚有见于此，欲推而行之，故将诸贤活法纂于前，复将愚按心法著于后，而为之《纂要》云。

时　隆庆元年岁次丁卯秋中元吉旦门生李珊谨集

王仕清谨书

何先裕、汤文举、王甫仁谨刻

《本草纂要》论

《本草纂要》卷之一　草部上

钱塘医士龙潭方谷　著

人参

味甘，气温微寒。气味轻扬，阳中微阴，无毒。入太阴脾经，能健脾养胃；入少阴心经，能宁心定志；复入少阴肾经，能生津液，止烦渴，妙不可及。是故元虚火动，心志不宁，用此以安之，如惊悸怔忡，健忘恍惚皆可治也；精神散乱，魂魄飞扬，用此以敛之，如阳亡、阴脱皆可回也；元本不足，荣卫空虚，用此以实之，如安胎、补气皆可用也。又若汗下过多，津液失守，用之可以生津而止渴；脾胃衰弱，饮食减常，或吐或泻，伤损过多，用之可以和中而健脾。大抵人参之剂，补气之药，入太阴肺经，肺火动者，切宜忌之。又不可徒谓肺热之人，而不可服也。吾尝用法，参、芪并用，以之而固实元气；参、术并用，以之而和中健脾；参、苓并用，以之而安魂定魄；参、麦并用，以之而止渴生津。皆有明验。后之学者，不可以其峻补之剂，遂弃之不用；亦不可以其气得补而愈盛，遂舍之而不为也。丹溪曰：气虚不补，何由以行？但用参之法不可过多，服参之法不可太峻，必须服药之时徐徐饮之。此善处乎补泻者也，治当法之。

黄芪

味甘，气微温，无毒。入手少阳经，手、足太阴经，补三焦之药也。善能充实腠理，排托诸疮。是以自汗、盗汗，腠理虚也，虚则非芪不能实；溃脓溃血，腠理弱也，弱则非芪不能托。痼冷沉寒，乃元虚之不足，虽用姜、桂之属而无参芪之剂，则不能温经以回阳；阴虚不足，阳邪下陷于阴经，虽用升提之类而无实腠之药，则自上而复下也。是故补中益气汤用参芪为君，升麻、柴胡为使；诸疮托里散以黄芪独用，使腠理固密，而余毒不能妄攻于内。故治者果察其气有不足而与之，使正气复而邪气散矣，他症何由而生焉？苟不揣其气或有余，而概与补气之药，则不助其正而反助其邪，必变证为喘咳气急之患也，岂可乎？吾尝秘用之法：平补而用参、芪，必兼苦寒，使气不能以自盛，致生胸闷之症也；大补而用参、芪，必兼消导，使补不能以太速，致生气急之患也。如邪盛而用参、芪，必先治其邪而少加补剂，使邪不能以胜正；气虚而用参、芪，必当调其气而大加补剂，使气得以受补也。如是推之，他症治例亦可详矣。

当归

味甘、辛，气温，阳中微阴，无毒。入手少阴经，足太阴、厥阴经，乃生血、养血、止血、活血之剂也。盖吐血、衄血、溺血、便血，或痔漏失血，或产崩损血，皆血亏也，必用归头以补之；如阴虚不足，精神困倦，或惊悸怔忡，健忘恍惚，皆血少也，必用归身以养之；如疮疡目痛，痈疽肿毒，或跌蹼伤损，经闭、淋沥，皆血聚也，必用归须以破之。《本草》云：根升梢降，此之谓与四。若夫风寒之症有不可用，恐滞寒邪也；气郁之症有不可用，恐滞气不行也。予又闻之，归、芍同用，可以养血而敛血；归、芎同用，可以养血而行血；归、芪同用，可以养血而补血；归、术同用，可以养血而生血。或者用之凉血，非配生地、芩、连不能凉；或者用之破血，非配棱、术、姜、桂不能破；或者用之止血，非配地榆、乌梅不能止；或者用之清血，非配蒲黄、山栀不能清。此不易之良法也，诚可秘之。

川芎

味辛，气温，无毒。少阳经药，入手足厥阴经。上治头目，下调经水，中开郁结，血中气药也。是故川芎常为当归使，非谓治血有功，而治气亦神验也。何则？散风寒，破癥结，通宿垢，养新血，排脓溃，消瘀积，除胁痛，长肌肉，调经水，清寒湿，温中气，利头目，调胎前，益产后之圣药也。是以目痛赤肿，睛散荣热，非此莫疗；痛痒疮疡，痛疽寒热，非此莫和；太阳头痛，眉眶酸疼，非此莫去；验胎有无，鼓舞血室，非此莫知；开达心孔，调摄精气，非此莫通。吾尝芎、归同用，可以养心血而通瘀血；芎、芷同用，可以行头目耳鼻之经络，芎、苏同用，可以散初起之风寒；芎、芪同用，可以治诸疮，排脓托里；芎、苓同用，可以养心定志而开达心气；芎、术同用，可以温中快气而又通行肝脾。若夫咳嗽痰喘，有不可用，恐提气上行也；热剧火盛，有不可用，恐助气上腾也；中满肿胀，有不可用，恐引气上升也。然则眼科、产科、疮肿科，此其为要药，必须以好酒洗制用。

甘草

味甘，气平，生寒熟温，阳也，无毒。入太阴脾经，少阴心经，能实心脾；复入厥阴肝经、太阳小肠，能调下焦之气。生则泻火，熟则和中，是以气盛之人，用甘草以缓其气；气虚之人，用甘草以实其气。故《本草》云：甘以缓之，甘以实之是也。如中满之症，气之聚也；郁结之症，气之闭也。若用甘草，则非惟缓气而反助邪，此又所当慎者也。予又闻之，甘草乃缓中不行之剂。且如中满之症，脾之邪也，脾喜甘，用甘味以治脾，则非惟不能治症而反助邪矣。郁结之症，气之缓也，甘能缓结苟用甘味以治结，则非惟不能开结而反气缓矣。如斯二者奚可乎？是以吾家秘用之法，气之虚者宜以补之，故和中之剂用甘草以为君；气之盛者宜以缓之，故因心苦急，急食甘以缓之；气之实者宜以泻之，故用甘草稍降火而利小便也。由是观之，则凡症之类于此者，亦可放①此而例推乎。

山药

味甘，气温，无毒。入足太阴、阳明并手、足少阴，复入太阴肺经，益肺之不足；入少阴肾经，涩精之滑泄。上治心肺，下治腰膝，中能补中益气，开达心孔，润泽皮毛。或伤中羸弱，寒热交作；或阴虚咳嗽，有声无痰；或泄泻痢久不止，或惊悸恍惚不宁，或遗精浊带淋沥，如用此药，凉而能补。是以吾家秘法：治脾之症，同参

---

①放：疑是"仿"之讹。

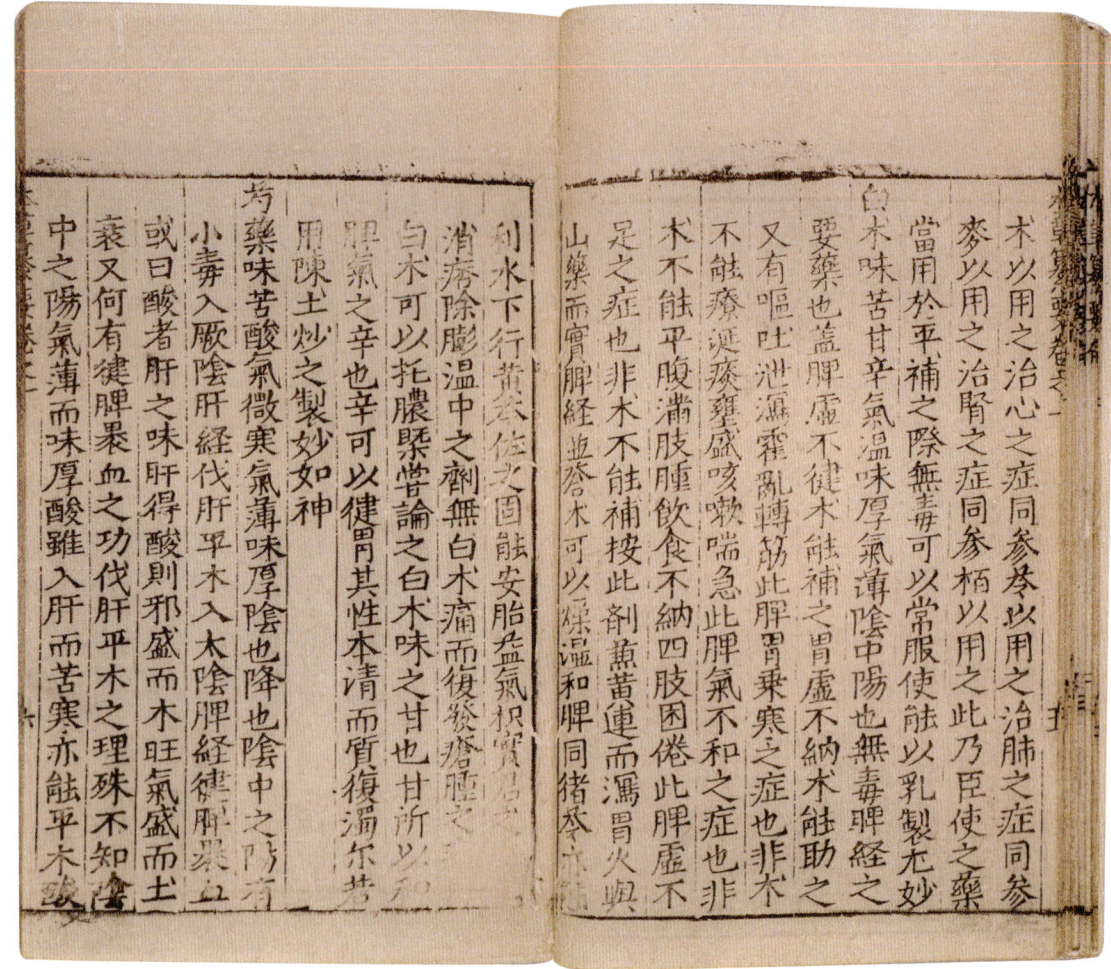

术以用之；治心之症，同参、苓以用之；治肺之症，同参、麦以用之；治肾之症，同参、柏以用之。此乃臣使之药，当用于平补之际，无毒可以常服。使能以乳制尤妙。

白术

味苦、甘、辛，气温，味厚气薄，阴中阳也，无毒。脾经之要药也。盖脾虚不健，术能补之；胃虚不纳，术能助之。又有呕吐泄泻，霍乱转筋，此脾胃乘寒之症也，非术不能疗；涎痰壅盛，咳嗽喘急，此脾气不和之症也，非术不能平；腹满肢肿，饮食不纳，四肢困倦，此脾虚不足之症也，非术不能补。

按：此剂兼黄连而泻胃火，与山药而实脾经，并苍术可以燥湿和脾，同猪苓亦能利水下行。黄芩佐之，固能安胎益气；枳实君之，犹能消痞除膨。温中之剂，无白术痛而复发；疮肿之症，用白术可以托脓。概尝论之，白术味之甘也，甘所以和脾；气之辛也，辛可以健胃。其性本清而质复浊尔，若用陈土炒之，制妙如神。

芍药

味苦、酸，气微寒。气薄味厚，阴也，降也，阴中之阳，有小毒。入厥阴肝经，伐肝平木；入太阴脾经，健脾裹血。或曰：酸者肝之味，肝得酸则邪盛而木旺，气盛而土衰，又何有健脾裹血之功，伐肝平木之理？殊不知阴中之阳，气薄而味厚，酸虽入肝，而苦寒亦能平木；酸能敛血，而气寒犹能生血。但赤者泻而白者补，赤入肝而白入脾，赤者利下焦而破结，白者补血气而和中，但用之者少分辨尔。大抵此剂，消痈肿，散疮毒，调血室，行荣卫，止崩漏，去瘀结，破坚消积，抑肝缓中，扶阳助阴，益气补血之圣药也。吾尝用治之法：与苓、术用，则能和脾而健胃；与归、芎用，则能养血而和血；与木香用，则能调胃而行肝；与青皮用，则能泻肝而平木，与萸、连用，则能治痢而止痛。若夫产后不可轻用，恐酸寒之味，而伐生发之性也。血虚生寒之人，禁用，恐酸苦之性，而反生其寒也。至如修制之法，又所宜知。补血之剂，必宜酒炒；破血之剂，止宜生用。血虚腹痛，非火煨不能达血以止痛；温经回阳，非姜、桂、附、萸不能佐芍以阳复；凉血滋阴，非苓、连不能并之以生阴；扶元益气，非参、术不能并之以归元。虽曰血家之要药，但为臣使之职，弗能单行独立，随当归用，治无不验。

地黄

味苦、甘，气微寒，味厚气薄，阴中之阳，无毒。夫地黄有生有熟，生入少阴心经，凉血而生血；熟入少阴肾经，补肾而滋阴。所以呕吐、咯衄之症，非此不除；惊悸怔忡、烦热之症，非此不效。盖心肾之要药也。又入厥阴肝经。生则凉血而明目，熟则补肝而益胆。复入少阴肾经，为阴分之药，宜熟而不宜生者也。是以阴虚不足，胎前产后，血气有亏，非熟地不能补。又入太阳小肠，为阳分之药，宜生而不宜熟者也。是以崩漏淋带，便赤溺血，气有偏胜，非生地不能凉。大抵此剂，生则止血而长肌肉，熟则养血而填精髓；生则降火而凉虚热，熟则滋阴而补心肾；生则泻脾中湿热，熟则退血虚劳热。生则利大肠，故凡产后、老人、久病虚人，大便秘结，而不行者，非此不通；熟则益气力，利耳目，大凡情欲斫丧，而五劳七伤、精髓竭者，非此不补。

愚按：生熟之剂，与当归同用则能补血，与芍药同用则能生血，与芩、连同用则能凉血，与参、芪同用则能补气而补血，与姜、桂同用则能温经而行血，与地榆同用则能止血而固血，与童便同用则能养血而和血，此血家之神药也。但脾虚者不可用，恐动脾泄也；胃寒者不可用，恐滞阴寒也；气结者不可用，恐滞气不行也。若夫气症当用而不可缺者，则以姜制可也；血症当用而不可无者，则以酒制可也。

贝母

味辛，气平，微寒，无毒。入手少阴太阴、足太阴经之药也。主开结气，散郁气，平中气，解毒气，清心气，破癥气，攻痰气，治火气，此气分理气之药也。吾见疮毒之症，以之托里，以之收敛，以之护心解毒，何也？盖疮毒所生，皆由气郁所聚，贝母为辛苦之药，辛可以散气，苦可以下气也；气散则毒自解，气下则毒自去，所以兼补气之药，而为托里；兼和解之药，而为收敛；兼发散破结之药，而为护心解毒之论也。大抵贝母之剂，气清而不浊，能润乎心肺者也。是以胸膈窒塞，气挟痰而上升，兹能疏通而不滞；咽喉壅盛，痰随火而上客，兹能利导而无虞。配知母以用之，可以清气而滋阴；配芩、连以用之，可以清痰而降火；配参、术以用之，可以行补而不聚；配归、芍以用之，可以行气而和荣；配二陈汤代半夏用，可以开结散郁，平气解毒，清心降火，破癥攻痰等症也，治不可缺。凡用去心，畏乌头。

知母

味苦、辛，气寒，无毒。足少阴本经之药也。主阴虚不足，发热自汗，百骨酸疼，咳嗽无痰，腿足无力，津液干少，头眩昏倦，小便黄赤，耳闭眼花，腰酸背折，是皆阴虚火动之症，惟此剂可以治之也。盖知母能补肾水，有滋阴之功；能泻肾火，有生津之妙；能固肾气，有实肾之理，此为肾家之药也。设若阴火攻冲，使咽痒而肺嗽；游火遍行，使骨蒸而有汗，胃火燔烁，使消渴而

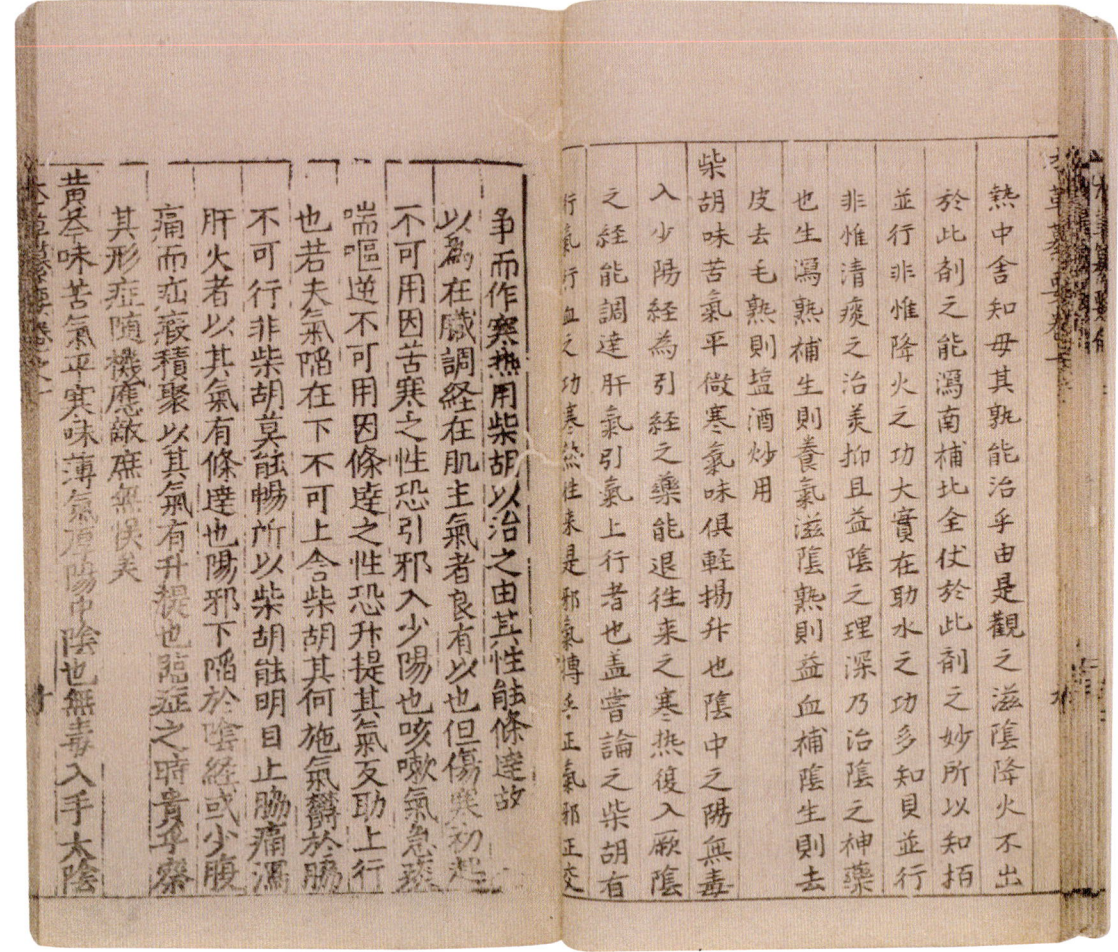

热中，舍知母其孰能治乎？由是观之，滋阴降火不出于此剂之能，泻南补北全仗于此剂之妙。所以知、柏并行，非惟降火之功大，实在助水之功多；知、贝并行，非惟清痰之治美，抑且益阴之理深。乃治阴之神药也。生泻熟补，生则养气滋阴，熟则益血补阴；生则去皮去毛，熟则盐酒炒用。

柴胡

味苦，气平，微寒，气味俱轻扬，升也，阴中之阳，无毒。入少阳经，为引经之药，能退往来之寒热；复入厥阴之经，能调达肝气引气上行者也。盖尝论之，柴胡有行气行血之功，寒热往来是邪气搏乎正气，邪正交争，而作寒热。用柴胡以治之，由其性能条达，故古者以为在脏调经，在肌主气者，良有以也。但伤寒初起不可用，因苦寒之性，恐引邪入少阳也；咳嗽气急，痰喘呕逆不可用，因条达之性，恐升提其气，反助上行也。若夫气陷在下不可上，舍柴胡其何施？气郁于胁不可行，非柴胡莫能畅。所以柴胡能明目，止胁痛，泻肝火者，以其气有条达也。阳邪下陷于阴经，或少腹痛而疝瘕积聚，以其气有升提也。临症之时贵乎察其形症，随机应敌，庶无误矣。

黄芩

味苦气平、寒，味薄气厚，阳中阴也，无毒。入手太阴肺经，上治肺火；入足太阳膀胱，下清化源；复入少阳胆经，能凉表里邪热；又入阳明大肠之经，润大肠之燥，降三焦之火。殆见痰火咳嗽，气急喘盛，舍黄芩莫能清；小便赤浊，小腹急疾，非黄芩莫能疗；大便秘结，壅塞不行，非黄芩莫能通。又曰：清肌退热，柴胡最佳，然而无黄芩不能凉达肌表；上焦之火，山栀可降，然而舍黄芩不能上清头目。《本草》云：气清而亲上，味浊而泄下。此剂味虽苦寒而有泄下之理，体质枯飘而有升上之情，盖善能治三焦之火者然也。又闻方脉科以之清肌退热，疮肿科以之解毒生肌，光明科以之退翳明目，妇人科以之安胎止经。并山栀用，降肺火从小便而出；并黄连用，泻脾火自大便而行；并大黄用，泻胃火而通利肠胃；并二陈用，祛湿痰而止嗽清金。此盖诸科半表半里之药也。

桔梗

味辛、苦，气微温，味厚气轻，阳中之阴，有小毒。入太阴肺经，为引经之药。主利肺气，通咽膈，宽中理气，开郁行痰之要药也。盖咳嗽痰喘非此不除，有顺气豁痰之功；头目之病非此不疗，有载药上行之妙。且如中膈不清，或痰或气之所郁，剂用二陈，佐以枳、桔治之，无有不愈；咽喉口齿，或火或热之所使，治用芩、连，佐以甘、桔用之，无有不痊。大抵桔配于枳，有宽中下气之妙；桔配于草，有缓中上行之功。又云：甘草之味缓，不可加枳、桔之性，上而复下。今也欲其下气，必当去甘草而配以枳壳；欲其上行，又必加甘草而去其枳壳。所以古方立甘桔汤、枳桔汤以治咽痛郁结之症者，良有义哉。

苍术

味甘、辛，气温性燥，气味辛烈，阳也，无毒。入太阴脾经，燥脾湿；复入阳明胃经，和胃气。主治霍乱、呕吐泄泻、疟痢、腹痛胀满、阴疝、痿厥及寒湿等症。何则？脾胃之药喜燥而恶湿，苍术乃大辛温之剂，能行气而燥湿者也。是以吾尝治症，欲令宽中顺气，开郁散结，必兼苍、朴而用之；欲使健脾和胃，温中进食，必兼苍、白而用之；欲其健行下焦，立清湿热，必兼苍、柏而用之；欲止心腹攻痛，温中利湿，必兼苍、萸而用之，此盖脾家治湿之妙药也。又曰：如欲补脾，必用白术；如欲清湿，必用苍术。若《本经》不分苍、白，以其土厚而人淳也；后人分而用之，以其多卑湿之居处也。世尝谓其有驱邪辟恶之说，每焚术以为美，然岂止于此乎？苟于山岚瘴气，烟雾杀厉所生之地，得闻术味，非惟去湿除恶，抑且开脾健胃，安神助气，长生不老，此无方之

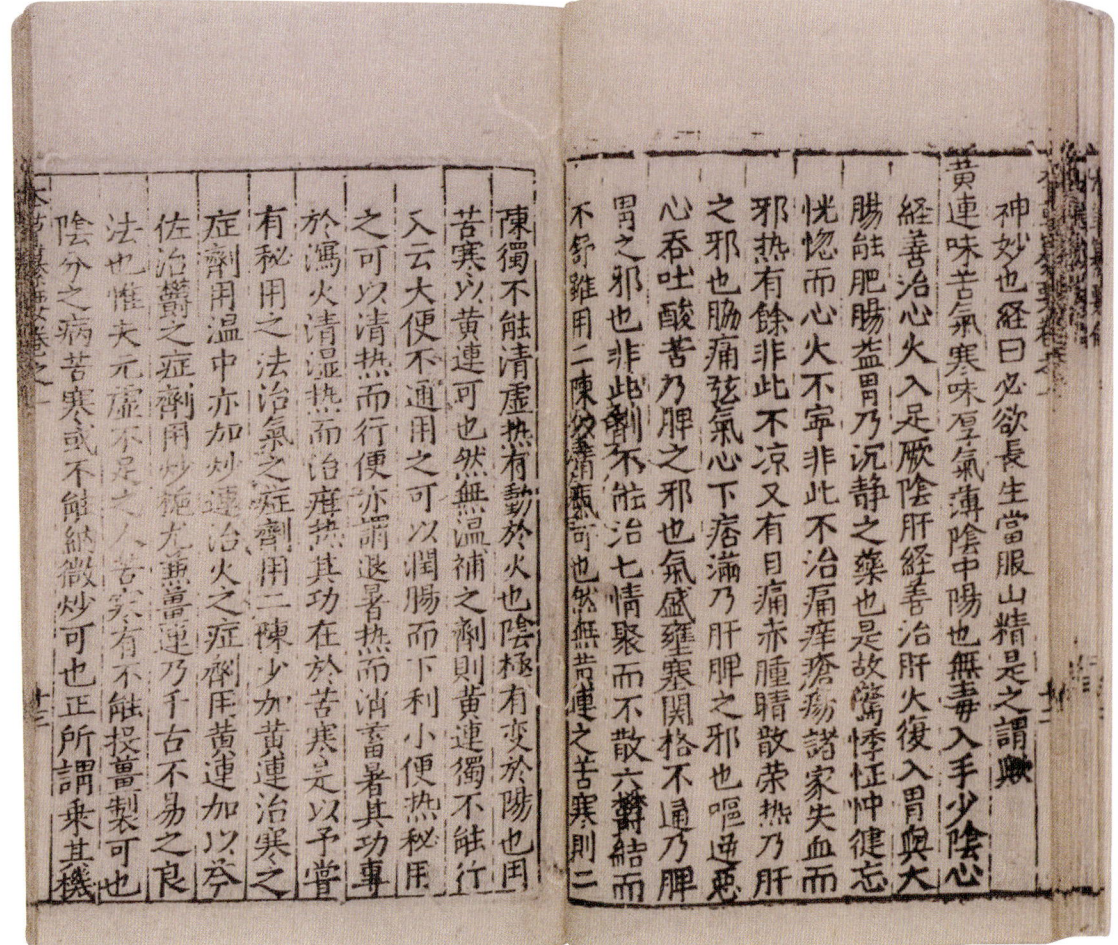

神妙也。经曰：必欲长生，当服山精。是之谓欤。

黄连

　　味苦，气寒，味厚气薄，阴中阳也，无毒。入手少阴心经，善治心火；入足厥阴肝经，善治肝火；复入胃与大肠，能肥肠益胃，乃沉静之药也。是故惊悸怔忡，健忘恍惚而心火不宁，非此不治；痛痒疮疡，诸家失血而邪热有余，非此不凉。又有目痛赤肿，睛散荣热，乃肝之邪也；胁痛弦气，心下痞满，乃肝脾之邪也；呕逆恶心，吞吐酸苦，乃脾之邪也；气盛壅塞，关格不通，乃脾胃之邪也，非此剂不能治。七情聚而不散，六郁结而不舒，虽用二陈以清气可也，然无黄连之苦寒，则二陈独不能清。虚热有动于火也，阴极有变于阳也，用苦寒以黄连可也，然无温补之剂，则黄连独不能行。又云：大便不通，用之可以润肠而下利；小便热秘，用之可以清热而行便。亦谓退暑热，而消蓄暑，其功专于泻火；清湿热而治疟热，其功在于苦寒。是以予尝有秘用之法：治气之症，剂用二陈少加黄连；治寒之症，剂用温中亦加炒连；治火之症，剂用黄连加以芩佐；治郁之症，剂用炒栀尤兼姜、连，乃千古不易之良法也。惟夫元虚不足之人，苦寒有不能投，姜制可也；阴分之病，苦寒或不能纳，微炒可也。正所谓乘其机而发之，矢至弓验；假以力而使之，药到病除者乎。

大黄

味苦，气大寒，味极厚，阴中之阴，降也，无毒。入足阳明经、手阳明经，能荡涤肠胃，通利秘结。故其用法，如蕴热之症，大便燥而不行，必用沉寒之剂，非此不能疏也；痈肿初发，肌欲溃而成脓，必须苦寒之药，非此不能散也。凡气实之人，气常有余，或因怒激气闭于中，或因郁结聚而不散，致令中气闷而大便结，与之枳、桔、二陈之剂，少加酒蒸大黄，妙不可述；又有好饮之人，酒常太甚，其脉大而有力，或弦洪大长，亦令中气满而大便闭，与之芩、连、二陈之剂，量加火煨大黄，妙亦难穷。或有跌蹼伤损，血瘀闭而不行，用桃仁、红花之剂，加以酒洗大黄可也；又有阳明胃火，涎痰壅盛，喉闭乳蛾，腮颊肿痛而连口齿，用清痰石膏之剂，亦加生大黄可也。若夫产后去血过多，血虚秘而不行，当用养血润肠之剂，必戒大黄为要。且如老人虚秘，当用麻仁丸；虚人痰秘，当用半硫丸，大黄亦不可用。若光明科以之治目，在初发时以泻火为佳；疮肿科以之散热拔毒，在红肿时而解毒为妙。治者以此剂不可畏之而不用，亦不可视之而轻用，大抵功效之速，杀人亦速。若夫元虚不足，必不可用，恐正气虚而亡阴也；脉势无力亦不可用，恐大便行而不止也；风寒表症未解不可用，恐阴与阳争而变症也；伤寒当下，脉势无力不可用，恐阴盛则毙也。故曰：阳症下之早者乃为结胸；阴症下之早者因成痞气，用大黄之误也。谨之，谨之。

天花粉

味苦，气寒，味厚于气，阴也，无毒。入手太阳小肠，足太阴、阳明经之药也。故肺火盛而咽喉蛾痹，脾火盛而舌口齿肿，或里热盛而气血不清，或郁烦扰而闷乱不安，或津液结靷而口舌干燥，或痰火壅盛而咳嗽不宁，或痈肿已溃未溃，而热毒不散，或虚热虚火而咽干不利，是皆郁结之所致也，惟此剂开郁破结，并能治之。又曰：天花粉能治渴，盖苦寒之性，从补药而治虚渴，从凉药而治火渴，从气药而治郁渴，从血药，而治烦渴，乃治渴之神剂也，但用治有不同耳。予尝考之治渴之药：花粉其性苦寒，故治里渴；干葛其性甘寒，故治表渴。至若汗下之后亡阳而作渴者，花粉不可妄投，必用人参之甘温，以生津治渴也；阴虚火动，津液不能上乘而作渴者，花粉不可概施，必用知母之甘辛以滋阴治渴也。又有五味子酸敛生津，其渴自止；麦门冬润燥生津，其渴不生；茯苓有利水活津之妙，乌梅有止水夺精之功，是皆生津止渴之药也，务宜斟酌。苟用之无法，反有害人者矣。虽然花粉乃中和之剂，其症当用人参之甘温，而反与花粉之沉寒，必亡阳而脱阴也；当用干葛之甘寒，而反与花粉之沉寒，必引邪而入里也。二者之间毫厘之差，千里之谬，可不慎乎！

半夏

　　味辛微苦，气平。生寒熟温，阳中之阴也，有毒，宜姜制。入太阴脾经，和脾理气；入阳明胃经，燥湿健胃。然风寒可散，痰涎可利，湿郁可燥，内寒可温。或泄泻肿满，或肠鸣喘嗽，或霍乱呕吐，或疟痢瘴气，脾虚不足，是皆寒湿之症，惟此剂可以治之。或中风中气，或惊悸怔忡，或痿痊癫痫，厥逆狂越，心烦闷乱，眩运动摇，是皆热痰之症，惟此剂可以除之。大抵半夏辛能理气开郁，温能攻表和中。与生姜用，其性散而不守，所以攻表；与干姜用，其性温而且守，所以温中；与苍术、厚朴用，可以燥湿，因其辛以导之也；与陈皮、甘草用，可以和中，因其辛以温之也；与香附、紫苏用，可以开郁解表，因其辛以散之也；与芩、连、山栀用，可以清热导湿，行痰降火，因其辛可散而苦可下也。所以风寒暑湿四气相搏，郁滞不清，非半夏不能和；七情六欲

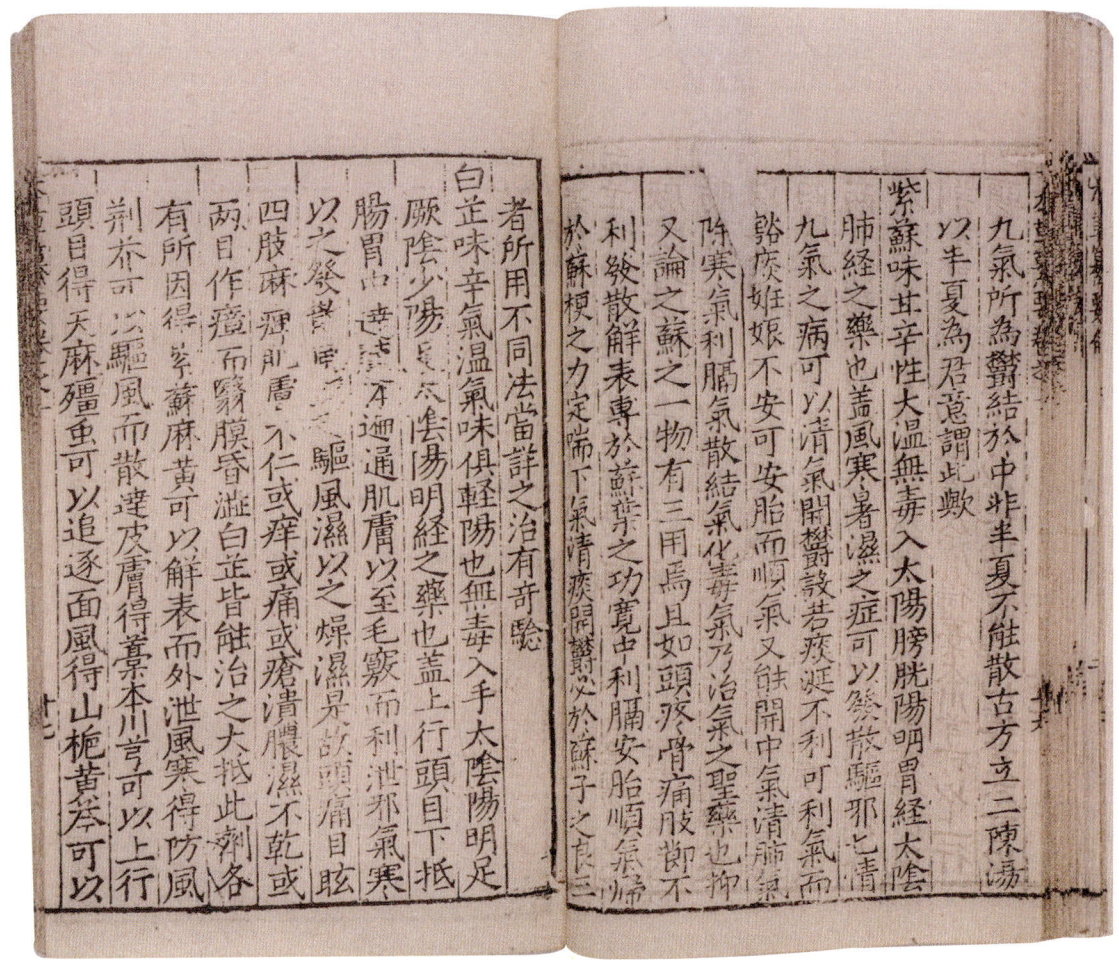

九气所为，郁结于中，非半夏不能散。古方立二陈汤以半夏为君，意谓此欤。

紫苏

味甘、辛，性大温，无毒。入太阳膀胱、阳明胃经、太阴肺经之药也。盖风寒暑湿之症，可以发散驱邪；七情九气之病，可以清气开郁。设若痰涎不利，可利气而豁痰；妊娠不安，可安胎而顺气。又能开中气，清肺气，除寒气，利膈气，散结气，化毒气，乃治气之圣药也。抑又论之，苏之一物有三用焉，且如头疼骨痛，肢节不利，发散解表，专于苏叶之功；宽中利膈，安胎顺气，归于苏梗之力；定喘下气，清痰开郁，必于苏子之良。三者所用不同，法当详之，治有奇验。

白芷

味辛，气温，气味俱轻，阳也，无毒。入手太阴、阳明，足厥阴、少阳，足太阴、阳明经之药也。盖上行头目，下抵肠胃，中达肢体，遍通肌肤，以至毛窍，而利泄邪气。寒以之发散，风以之驱风，湿以之燥湿。是故头痛目眩，四肢麻痹，肌肤不仁，或痒或痛，或疮溃脓湿不干，或两目作瘴，而翳膜昏涩，白芷皆能治之。大抵此剂各有所因，得紫苏、麻黄可以解表而外泄风寒；得防风、荆芥可以驱风而散达皮肤；得藁本、川芎可以上行头目；得天麻、僵虫可以追逐面风；得山栀、黄芩可以

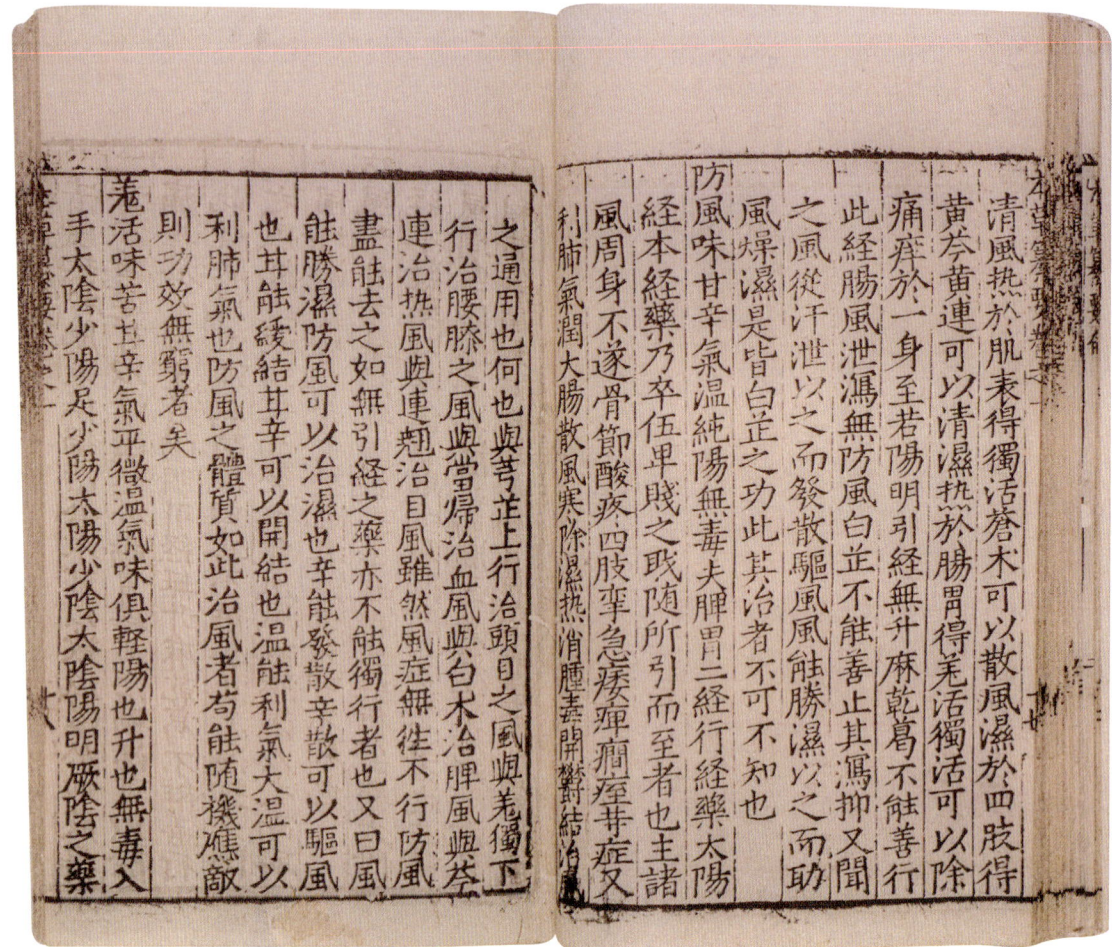

清风热于肌表；得独活、苍术可以散风湿于四肢；得黄芩、黄连可以清湿热于肠胃；得羌活、独活可以除痛痒于一身。至若阳明引经，无升麻、干葛不能善行此经；肠风泄泻，无防风、白芷不能善止其泻。抑又闻之，风从汗泄，以之而发散驱风；风能胜湿，以之而助风燥湿，是皆白芷之功，此其治者，不可不知也。

防风

味甘、辛，气温，纯阳，无毒。夫脾胃二经行经药，太阳经本经药，乃卒伍卑贱之职，随所引而至者也。主诸风周身不遂，骨节酸疼，四肢挛急，痿痹痈痤等症。又利肺气，润大肠，散风寒，除湿热，消肿毒，开郁结，治风之通用也。何也？与芎、芷上行治头目之风，与羌、独下行治腰膝之风，与当归治血风，与白术治脾风，与芩、连治热风，与连翘治目风。虽然风症无往不行，防风尽能去之。如无引经之药，亦不能独行者也。又曰：风能胜湿，防风可以治湿也；辛能发散，辛散可以驱风也；甘能缓结，甘辛可以开结也；温能利气，大温可以利肺气也。防风之体质如此，治风者苟能随机应敌，则功效无穷者矣。

羌活

味苦、甘、辛，气平，微温，气味俱轻，阳也升也，无毒。入手太阴、少阳，足少阳、太阳、少阴、太阴阳明、厥阴之药也。善行入经，能解表间之风寒，清理荣卫之邪热。如头痛目疼，身热恶寒，四肢拘急，乃风寒之症，以此辛温之剂而配发散之药，未有不瘥者也。或头痛目眩，四肢急惰，不能屈伸，腰膝拘急，不能挽仰，亦皆风湿之所致也。以此苦辛之剂，自能条达乎肢体，通畅乎血脉，攻彻乎邪气。是故疮症以之而发散，因其苦辛而微温也；目症用之而治羞明癍涩，肿痛难开，因其辛散而苦下也；风症用之而治痿痊癫痫，麻痹不仁，厥逆强仆，因其味辛以攻脏腑，气温以散肌表也。吾又闻之，羌活之剂，其体轻而不重，其气清而不浊，其味辛而能散，其性行而不止，故能上行于头，下行于足，遍达肢体，以清气分之邪，散风寒湿之神药也，善用者宜察之。

独活

味甘、苦，气辛、温，无毒。乃手太阴、少阳，足厥阴少阳，太阳、阳明经之药也。主善行血分，上至头项，下至腰膝，与羌活不同。羌活之气阳也，独活之气阴也；羌活之气清而不浊，独活之气浊而不清；羌活之气舒而不敛，独活之气敛而又舒；羌活行气而发散荣卫之邪，独活行血而温养荣卫之气；羌活有发表之功，独活有助表之力；羌活解表自头至足，所以通彻乎荣卫；独活助表自项至膝，所以条达乎气血。故羌活入太阳之经，独活入少阴之经也。且如颈项不能屈伸，腰膝不能俛仰，或痿痤难行，麻痹不用，皆风与寒之所致，暑与湿之所伤也，必用此剂之甘温，以荣养其气血，用此剂之辛温，以荡涤其邪秽。是以古之方书羌、独并用，《本草》所收一种，意在其中矣。

前胡

味甘、苦，气辛、温，无毒。手太阴，足太阴、太阳经之药也。何则？伤风之症，咳嗽，痰喘上气，盛而不息，此肺经之邪也，惟前胡味之甘辛，有以通畅乎肺气，使风可解。伤寒之症，头痛恶寒，身热，骨疼，此膀胱之邪也，惟前胡气之辛温，有以驱逐其风邪，使寒可清。又若小儿疳热，大人痰热，皆由脾经之湿也，舍此则不可治；妊娠寒热，疮肿发热，皆由邪闭腠理也，舍此则不能清。大抵前胡之剂与柴胡不同，柴胡气味苦寒，入少阳、厥阴，治在半表半里之间，以清往来之热；前胡味苦辛温，入太阳、太阴，专攻初表之时，以清肌表之热。假如伤寒初起，当用前胡以散表邪，若使用柴胡于初表，则苦寒之性必引邪入少阳矣。又如邪在半表之间，当用柴胡以清肌热，若使用前胡于半表，则汗多表虚，亡阳可立而待矣。二者之间，不可不审。

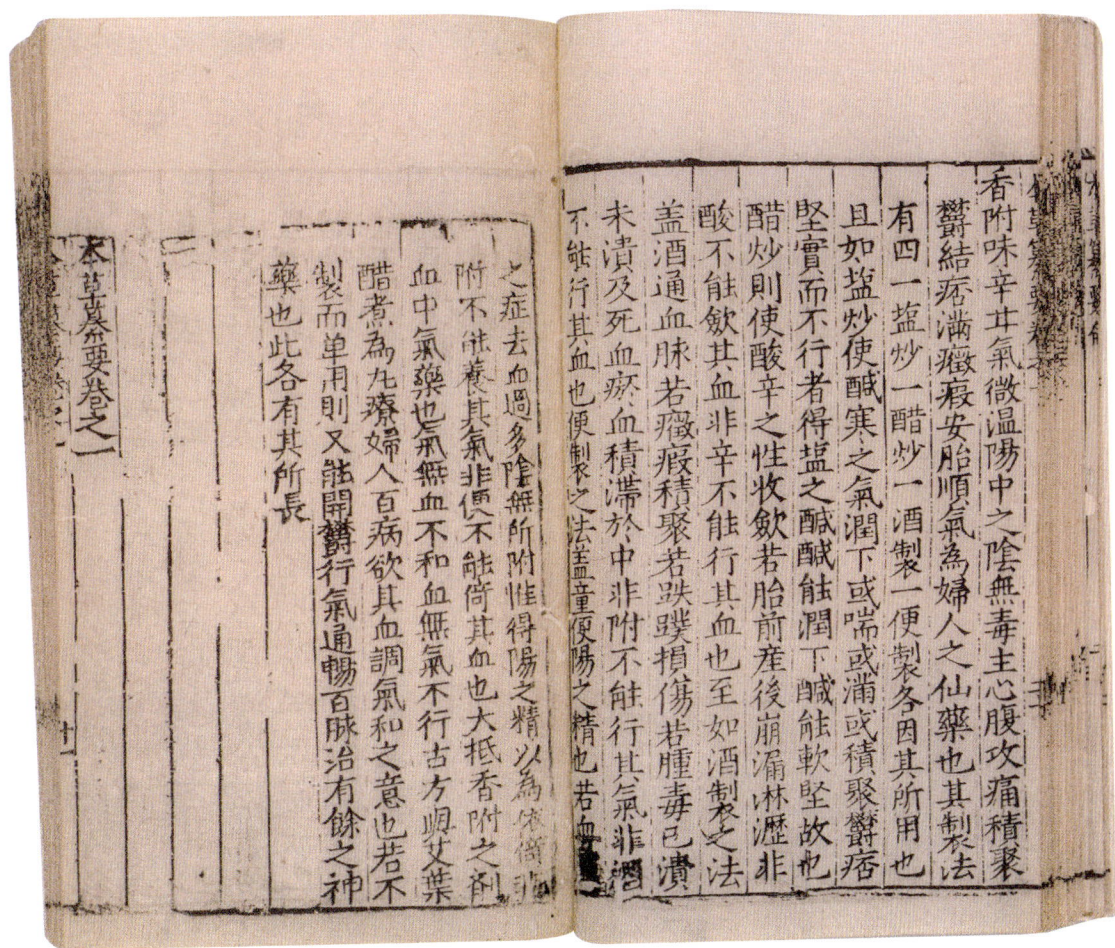

香附

　　味辛、甘，气微温，阳中之阴，无毒。主心腹攻痛，积聚郁结，痞满癥瘕，安胎顺气，为妇人之仙药也。其制法有四：一盐炒，一醋炒，一酒制，一便制，各因其所用也。且如盐炒，使咸寒之气润下，或喘或满，或积聚郁痞，坚实而不行者，一得盐之咸，咸能润下，咸能软坚故也。醋炒则使酸辛之性收敛，若胎前产后，崩漏淋沥，非酸不能敛其血，非辛不能行其血也。至如酒制之法，盖酒通血脉，若癥瘕积聚，若跌蹼损伤，若肿毒已溃未溃，及死血瘀血积滞于中，非附不能行其气，非酒不能行其血也。便制之法，盖童便阳之精也，若血虚之症，去血过多，阴无所附，惟得阳之精以为依倚，非附不能养其气，非便不能倚其血也。大抵香附之剂，血中气药也，气无血不和，血无气不行，古方与艾叶醋煮为丸，疗妇人百病，欲其血调气和之意也。若不制而单用，则又能开郁行气，通畅百脉，治有余之神药也，此各有其所长。

《本草纂要》卷之一　终

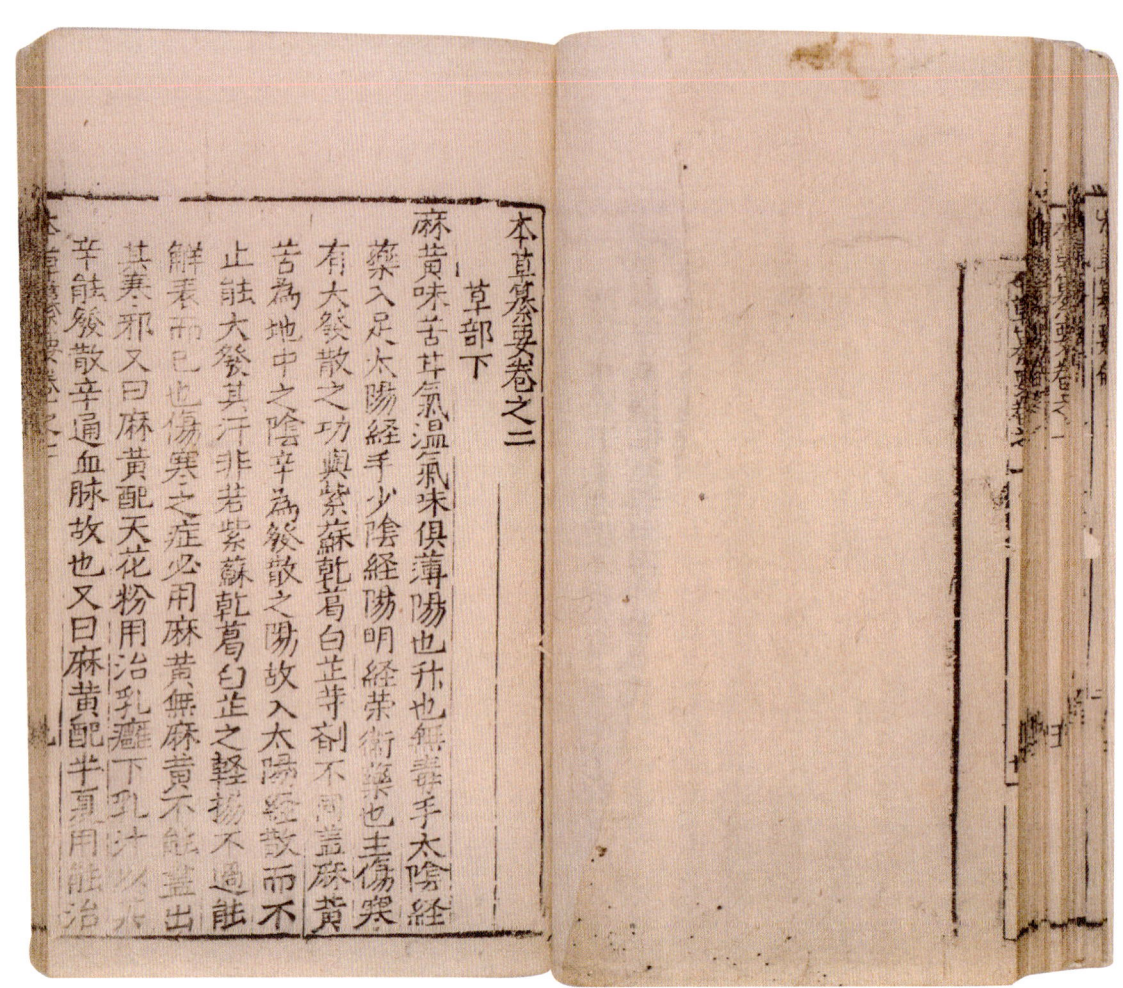

《本草纂要》卷之二　草部下

麻黄

　　味苦、甘，气温，气味俱薄，阳也，升也，无毒。手太阴经药，入足太阳经，手少阴经、阳明经荣卫药也。主伤寒，有大发散之功，与紫苏、干葛、白芷等剂不同。盖麻黄苦，为地中之阴，辛为发散之阳，故入太阳经，散而不止，能大发其汗，非若紫苏、干葛、白芷之轻扬，不过能解表而已也。伤寒之症，必用麻黄，无麻黄不能尽出其寒邪。又曰：麻黄配天花粉用，治乳痈下乳汁，以其辛能发散，辛通血脉故也。又曰：麻黄配半夏用，能治哮喘、咳嗽，以其气之闭者，宜以辛散之故也。抑又论之麻黄根亦能止汗，何也？根苦而不辛，盖苦为地中之阴也，阴当下行，而麻黄之根亦下行，所以根能止汗者此也。又苗何以发汗而升上？经云：味之薄者，乃阴中之阴；气之厚者，乃阴中之阳。所以苗能发散而升上，亦不离乎阴阳之体也，故入足太阳。

干葛

味甘、平，气寒，性轻浮，无毒。足阳明经行经药，又入足太阴经药也。主清风寒，解肌热，净表邪，止烦渴，泻胃火，除胃热。其功又与苏、麻迭用，何也？盖辛温可以攻表，甘寒可以泻火，然而干葛则甘寒者也，紫苏、麻黄则辛温者也。果何如以为迭用哉？彼伤寒之症，病在太阳之经，无麻黄之辛温不能汗解其表邪；风寒之症，病在分腠之间，无紫苏之甘温不能轻扬以发汗，至若干葛之甘寒，亦可以为攻表之剂者也。是以吾尝考之：伤风之症，风邪未解，其汗自生，苟欲发散，则不可投以再汗之药者也；温热之疫亦未表也，自汗大来而表邪尤甚，苟欲解表，亦不可投以辛温之药者也。二者之症，欲其解表，则何以为宜？必须干葛之甘寒清肌以退热可也，否则，舍干葛而用辛温，非惟表邪空虚亦且多汗亡阳也。然而当用辛温之药，

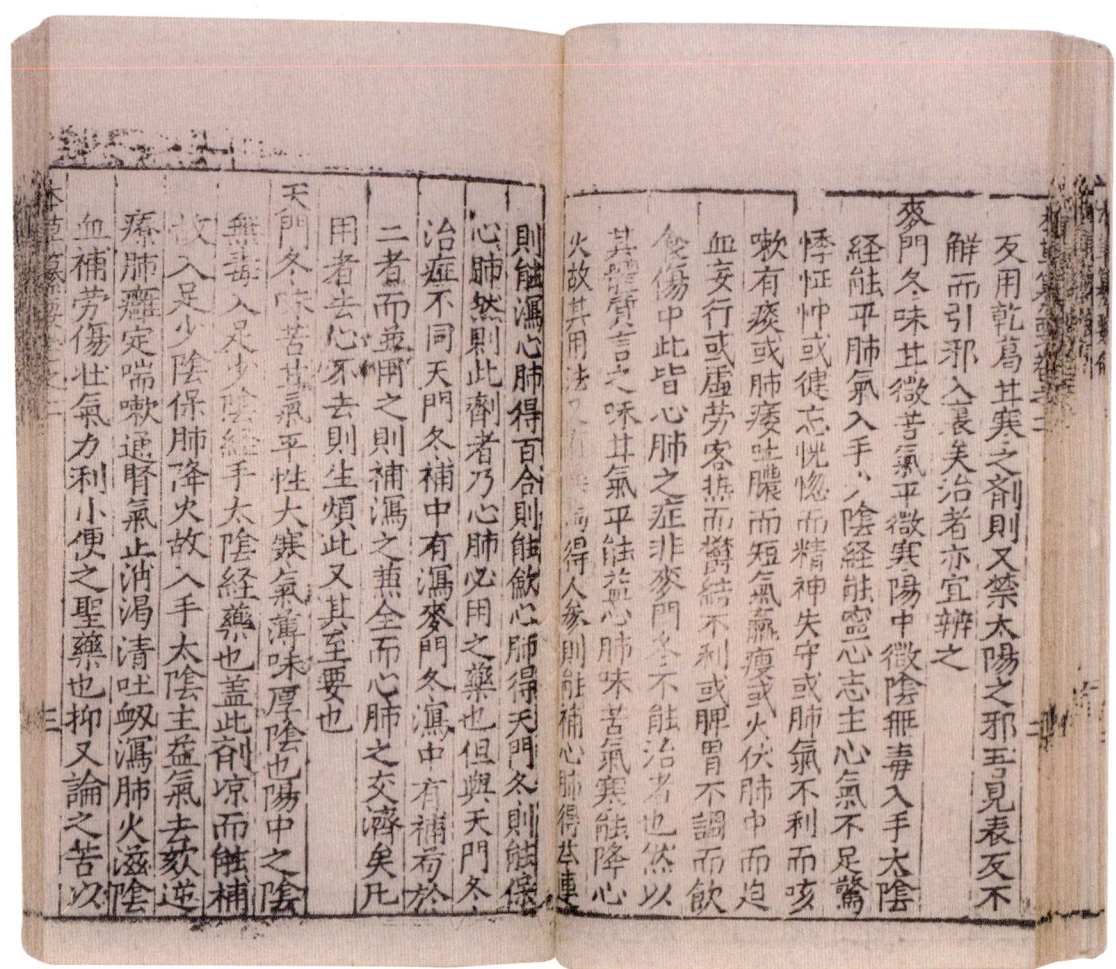

反用干葛甘寒之剂，则又禁太阳之邪，吾见表反不解而引邪入里矣。治者亦宜辨之。

麦门冬

味甘微苦，气平，微寒，阳中微阴，无毒。入手太阴经，能平肺气；入手少阴经，能宁心志。主心气不足，惊悸怔忡，或健忘恍惚而精神失守，或肺气不利而咳嗽有痰，或肺痿吐脓而短气羸瘦，或火伏肺中而迫血妄行，或虚劳客热而郁结不利，或脾胃不调而饮食伤中，此皆心肺之症，非麦门冬不能治者也。然以其体质言之，味甘气平，能益心肺；味苦气寒，能降心火，故其用法又有异焉。得人参则能补心肺，得芩、连则能泻心肺，得百合则能敛心肺，得天门冬则能保心肺。然则此剂者，乃心肺必用之药也，但与天门冬治症不同，天门冬补中有泻，麦门冬泄中有补，苟于二者而并用之，则补泻之兼全而心肺之交济矣。凡用者去心，不去则生烦，此又其至要也。

天门冬

味苦、甘，气平，性大寒，气薄味厚，阴也，阳中之阴，无毒。入足少阴经、手太阴经药也。盖此剂凉而能补，故入足少阴；保肺降火，故入手太阴。主益气，去咳逆，疗肺痈，定喘嗽，通肾气，止消渴，清吐衄，泻肺火，滋阴血，补劳伤，壮气力，利小便之圣药也。抑又论之苦以

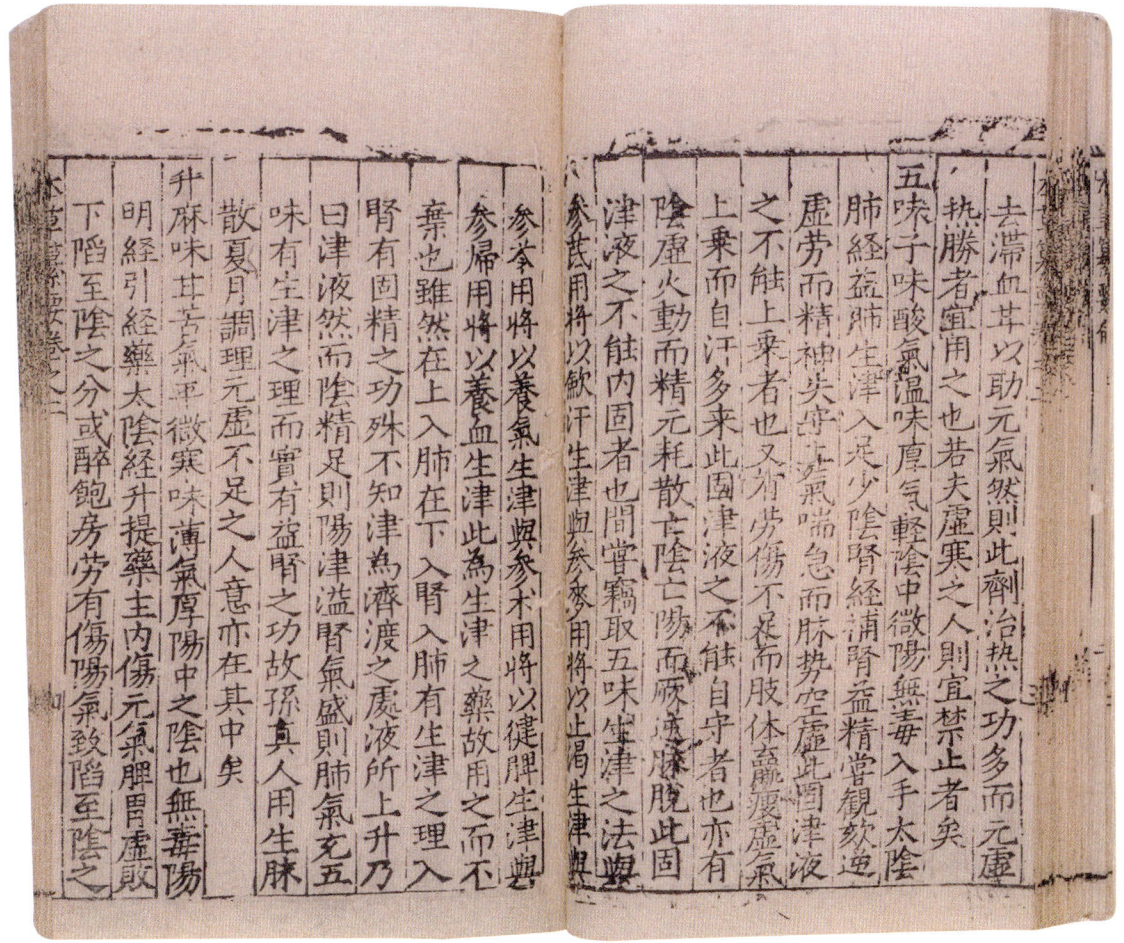

去滞血，甘以助元气，然则此剂治热之功多，而元虚热盛者，宜用之也，若夫虚寒之人，则宜禁止者矣。

五味子

味酸，气温，味厚，气轻，阴中微阳，无毒。入手太阴肺经，益肺生津；入足少阴肾经，补肾益精。尝观咳逆虚劳，而精神失守，上气喘急而脉势空虚，此固津液之，不能上乘者也；又有劳伤不足而肢体羸瘦，虚气上乘而自汗多来，此固津液之，不能自守者也，亦有阴虚火动而精元耗散，亡阴亡阳而厥逆脉脱，此固津液之不能内固者也。间尝窃取五味生津之法，与参、芪用，将以敛汗生津；与参、麦用，将以止渴生津；与参、苓用，将以养气生津；与参、术用，将以健脾生津，与参、归用，将以养血生津。此为生津之药，故用之而不弃也。虽然在上入肺，在下入肾，入肺有生津之理，入肾有固精之功，殊不知津为济渡之处，液所上升乃曰津液。然而阴精足则阳津溢，肾气盛则肺气充，五味有生津之理，而实有益肾之功，故孙真人用生脉散，夏月调理元虚不足之人，意亦在其中矣。

升麻

味甘、苦，气平，微寒，味薄，气厚，阳中之阴也，无毒。阳明经引经药，太阴经升提药。主内伤元气，脾胃虚败下陷至阴之分；或醉饱房劳，有伤阳气致陷至阴之中。二者之症不同，均之下陷者也，必须升麻以提之。又或呕吐下利，过伤脾胃，或小腹少腹急疾作痛，或大小便后重窘迫，或湿热镇坠腰膝，或疮肿下陷黑紫，或风寒发散无汗，亦皆元气下陷，邪气反盛之故，苟非升麻不能扶正驱邪也。大抵此剂升提之药，诸药不能上行，惟升麻可以升之，观其与石膏同治齿疼，意可见尔。古方又用于补中益气、升阳益胃、升阳除湿诸汤，亦可详矣。

藁本

味辛、苦，气温，气厚味薄，阳也，升也，无毒。乃太阳经本经药。主妇人疝瘕等症，或阴中肿痛，或腹中急疾，惟此药能利下焦之湿，能除小肠之气，故宜用之也。又或头风头痛，或巅顶痛，或大寒犯脑更连齿痛，惟此药能清上焦之邪，能除膀胱之气，故亦宜投之也。大抵藁本之剂，阳也，升也，在下之病可升，故入太阳小肠；在上之病可清，故入太阳膀胱。

细辛

味甘、辛，气大温，无毒。气厚于味，阳也，少阳经药，少阴经引经药。主头风脑痛，百节拘挛，风湿痹痛；又消死肌，破结气，治口臭，除鼻痛，止目泪，疗牙痛，散口疮，温中气，利九窍之圣药也。吾尝考之：此剂虽驱风逐冷，破气除寒尤为至截，然而开脏腑之寒，非佐姜、桂不能开；破诸积之冷，非佐姜、附不能破；除少阴头痛，非佐独活不能除；疗诸经之风，非佐防风不能疗。乃为至捷之药，亦不能单行独立而用治也。

连翘

味苦，气平，微寒，气味俱轻，阳也，无毒。手足少阳经、阳明经，入手少阴心经药也。主诸疮痈肿，未溃发散，已溃生肌；眼症，驱风明目，散肿止痛；喉症，开结气，去风热，清痰下气；或龈宣袒露，或舌肿破烂，或耳塞暴聋，或头风头痛，两腮作肿，或头目昏眩、斑疹疙瘩，是皆风热之症也。连翘气味轻扬，能消诸经之热，并宜用之。吾闻用之之法：从荆、防而治风热，从芩、连而治火热，从大黄而治燥热，从苍、柏而治湿热，从归、芎而治血热，从山栀而治郁热，从黄连而治烦热。此轻扬之剂，上行最多，若夫耳、目、口、鼻、咽喉、齿舌等症，随所从而用之，无不验者。

泽泻

味甘、咸，气寒，味厚，阴也，阴中微阳，无毒。入足太阳经少阴经。主通利下焦，去胞中之垢，消蓄积之水。是故遗精梦泄，癃闭淋沥，泄泻自利，湿热黄疸，寒湿脚气，阴汗湿痒，如三焦停水之症，并皆治之何也？以其味甘咸且厚，有固肾之理：阴中微阳，有滋阴生水之功。然而与猪苓所治，则一但所用不同者尔，盖猪苓

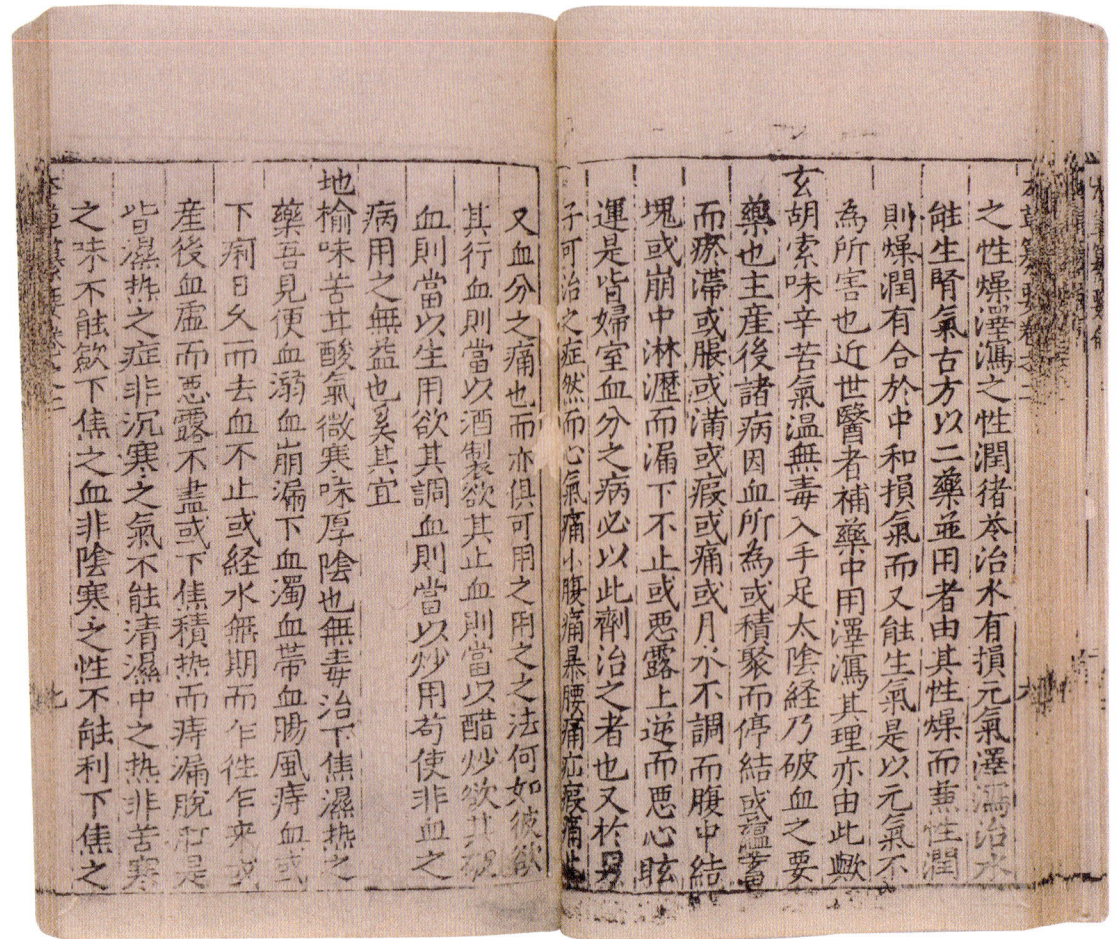

之性燥，泽泻之性润；猪苓治水有损元气，泽泻治水能生肾气。古方以二药并用者，由其性燥而兼性润，则燥润有合于中和，损气而又能生气，是以元气不为所害也。近世医者补药中用泽泻，其理亦由此欤。

玄胡索

味辛、苦，气温，无毒。入手足太阴经，乃破血之要药也。主产后诸病因血所为，或积聚而停结，或蕴蓄而瘀滞，或胀或满，或瘕或痛，或月水不调而腹中结块，或崩中淋沥而漏下不止，或恶露上逆而恶心眩运，是皆妇室血分之病，必以此剂治之者也。又于男子可治之症，然而心气痛，小腹痛，暴腰痛，疝瘕痛，此又血分之痛也，而亦俱可用之。用之之法何如？彼欲其行血，则当以酒制；欲其止血，则当以醋炒；欲其破血，则当以生用；欲其调血，则当以炒用。苟使非血之病，用之无益也，奚其宜。

地榆

味苦、甘、酸，气微寒，味厚，阴也，无毒。治下焦湿热之药。吾见便血溺血，崩漏下血，浊血带血，肠风痔血，或下痢日久而去血不止，或经水无期而乍往乍来，或产后血虚而恶露不尽，或下焦积热而痔漏脱肛，是皆湿热之症，非沉寒之气不能清湿中之热，非苦寒之味不能敛下焦之血，非阴寒之性不能利下焦之湿，所以必用地榆者也。然而施治之法抑又异焉：与归、芍用，敛血而甚速；与归、术用，实脾而有余；与归、连用，清热而不已；与归、苓用，治湿而有功；与归、萸用，止血中之痛；与归、姜用，温经而益血。大抵酸敛寒收之剂，得补则守，得寒则凝，得温暖而益血归经，在善用者，当自得之也。

汉防己

味辛、苦，气平、寒，阴也。虽通十二经，善治下焦，自腰以下至足之风湿必用之药也。此药能除风水之气、山岚瘴气、寒热邪气、湿热脚气、拘挛风气、喘嗽肺气、支满结气、疥疮毒气，皆风湿之所致也，并能治之。吾尝详其用法：若腿足肿痛，腰膝重坠，湿也，必兼燥湿之剂以用之；若四肢挛急，口眼㖞斜，风也，必兼驱风之剂以用之。苟外此而欲单行，宜用酒磨，假酒力而行之亦可。

常山

味苦、辛，气寒，无毒。治疟之神剂也。夫疟者，痰症也，古人谓无痰不成疟，可见常山能开胸中大结痰涩之气也。故凡温疟、寒热往来，蛊毒胀气，洒淅恶寒，是皆风寒不清，痰结脾家之证，用此开痰之剂治之，无不效者。若得甘草，用之尤妙，但体虚久病之人，慎不可服，盖其开痰甚速，使用之不当，令人大吐，岂可

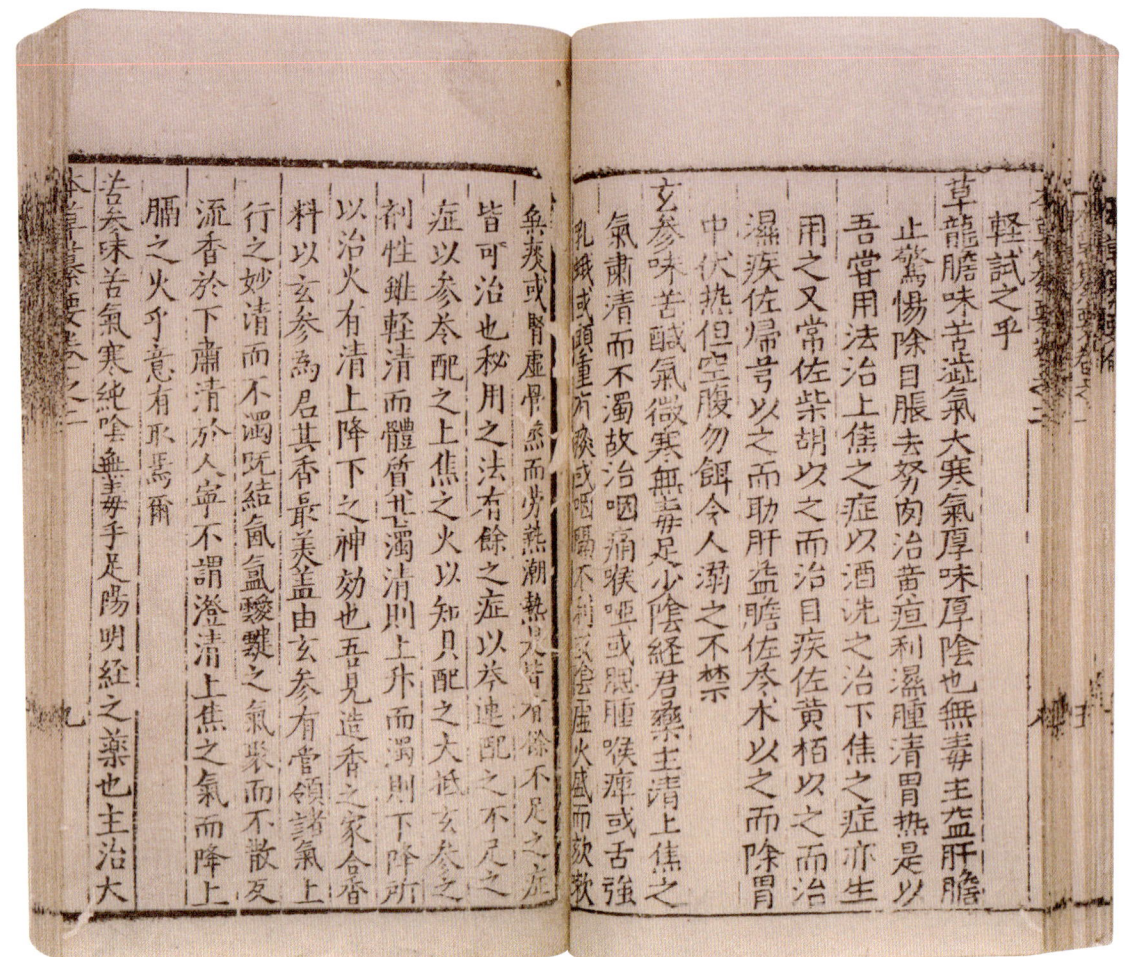

轻试之乎！

草龙胆

味苦、涩，气大寒，气厚，味厚，阴也，无毒。主益肝胆，止惊惕，除目胀，去努肉，治黄疸，利湿肿，清胃热。是以吾尝用法：治上焦之症，以酒洗之；治下焦之症，亦生用之。又常佐柴胡，以之而治目疾；佐黄柏，以之而治湿疾；佐归、芎，以之而助肝益胆；佐苓、术，以之而除胃中伏热。但空腹勿饵，令人溺之不禁。

玄参

味苦、咸，气微寒，无毒。足少阴经君药，主清上焦之气，肃清而不浊，故治咽痛喉哑，或腮肿喉痹，或舌强乳蛾，或头重有痰，或咽膈不利，或阴虚火盛而咳嗽无痰，或肾虚骨蒸而劳热潮热，是皆有余不足之症，皆可治也。秘用之法：有余之症，以苓、连配之；不足之症，以参、苓配之；上焦之火，以知、贝配之。大抵玄参之剂，性虽轻清而体质甚浊，清则上升，而浊则下降，所以治火有清上降下之神效也。吾见造香之家合香料，以玄参为君，其香最美，盖由玄参有管领诸气上行之妙，清而不浊，既结氤氲暖靆之气，聚而不散，反流香于下，肃清于人，宁不谓澄清上焦之气，而降上膈之火乎？意有取焉尔。

苦参

味苦，气寒，纯阴，无毒。手足阳明经之药也。主治大

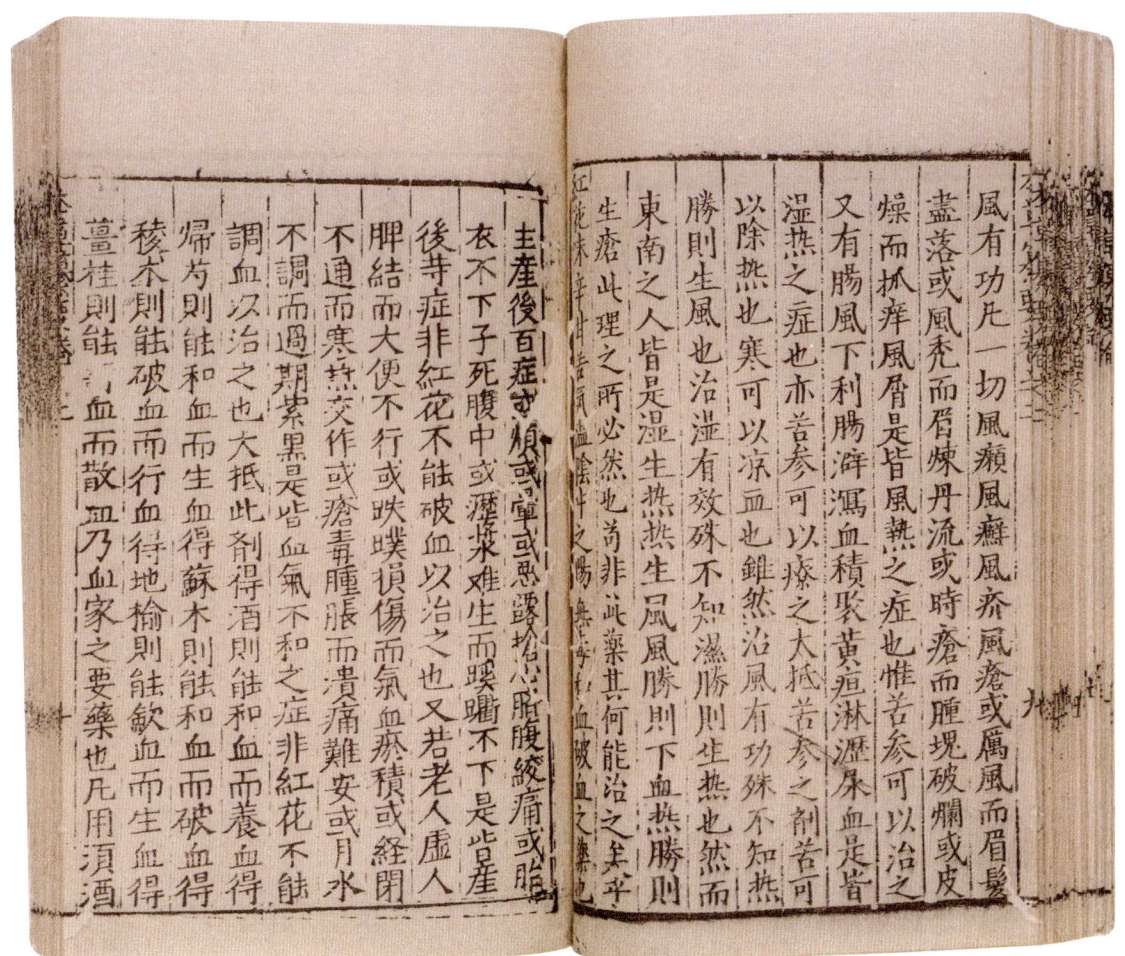

风有功，凡一切风癞、风癣、风疥、风疮，或厉风而眉发尽落，或风秃而眉炼丹流，或时疮而肿块破烂，或皮燥而抓痒风屑，是皆风热之症也，惟苦参可以治之。又有肠风下利，肠澼泻血，积聚黄疸，淋沥尿血，是皆湿热之症也，亦苦参可以疗之。大抵苦参之剂，苦可以除热也，寒可以凉血也。虽然治风有功，殊不知热胜则生风也；治湿有效，殊不知湿胜则生热也。然而东南之人，皆是湿生热，热生风，风胜则下血，热胜则生疮，此理之所必然也，苟非此药，其何能治之矣乎。

红花

味辛、甘、苦，气温，阴中之阳，无毒。和血破血之药也。主产后百症，或烦，或晕，或恶露抢心，脐腹绞痛，或胎衣不下，子死腹中，或沥浆难生而蹂躏不下，是皆产后等症，非红花不能破血以治之也。又若老人、虚人，脾结而大便不行，或跌蹼损伤而气血瘀积，或经闭不通而寒热交作，或疮毒肿胀而溃痛难安，或月水不调而过期紫黑，是皆血气不和之症，非红花不能调血以治之也。大抵此剂得酒则能和血而养血；得归、芍则能和血而生血；得苏木则能和血而破血；得棱、术则能破血而行血；得地榆则能敛血而生血；得姜、桂则能行血而散血，乃血家之要药也。凡用须酒洗之。

三稜

味苦、辛，气平，无毒。阴中之阳，血中气药也。盖血随气行，气聚而血不流，则生气结之患。惟三稜辛苦之剂，能破血中之气。若积，若沥，若结核，若痞块滞于关格郁结不散，致令心腹攻痛，下上无时，或癥或淋，或癃闭，或便涩，蕴蓄下焦，致使痛引小腹，急疾不利，非破气之药不能通，惟三稜可以治之。大抵此剂开结而至烈，破滞而不辞，有斩关夺将之功者也，元虚之人还宜忌之。虽用炮制，大伤正气，非气盛血实之人，不可用也。

蓬术

味苦、辛，气温，无毒，气中血药也。主霍乱、冷气，心腹攻痛，积聚痞块，每发无时；又破痃癖，通月水，消瘀血，开结气，治气中之血也。大抵此剂为破气血之药，其性猛励，虚人禁用，恐伤元气。制宜醋炒。

天麻

味辛、甘，气温，无毒。主头风头痛，诸风湿痹，四肢拘挛，小儿惊风，大人癫痫等症。大抵此剂，利腰膝，强筋力，通血脉，去肢满，开九窍，利周身，疗痈肿之神药也。《衍义》云：凡用天麻，须将别药相佐使，然后见功有效。仍须多用之为宜。

南星

味苦、辛，气平，有毒。主中风口眼㖞斜，风痰麻痹不

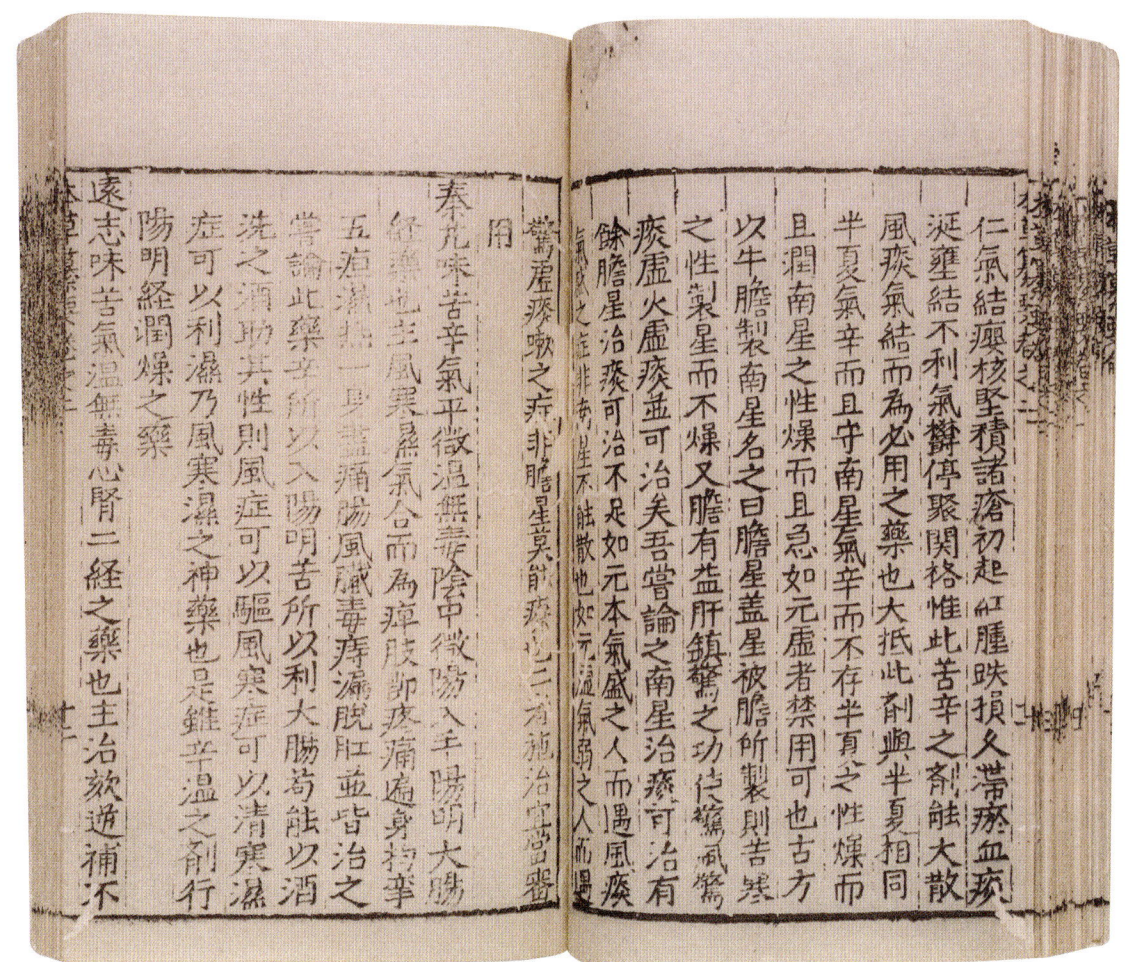

仁，气结瘿核坚积，诸疮初起红肿，跌损久滞瘀血，痰涎壅结不利，气郁停聚关格，惟此苦辛之剂，能大散风痰气结，而为必用之药也，大抵此剂与半夏相同，半夏气辛而且守，南星气辛而不存；半夏之性燥而且润，南星之性燥而且急，如元虚者禁用可也。古方以牛胆制南星，名之曰胆星，盖星被胆所制，则苦寒之性制星而不燥，又胆有益肝镇惊之功，使惊风惊痰，虚火虚痰，并可治矣。吾尝论之，南星治痰可治有余，胆星治痰可治不足，如元本气盛之人，而遇风痰气盛之症，非南星不能散也；如元虚气弱之人，而遇惊虚痰嗽之症，非胆星莫能疗也。二者施治，宜当审用。

秦艽

味苦、辛，气平，微温，无毒，阴中微阳，入手阳明大肠经药也。主风寒湿气合而为痹，肢节疼痛，遍身拘挛，五疸湿热，一身尽痛，肠风脏毒，痔漏、脱肛，并皆治之。尝论此药，辛所以入阳明，苦所以利大肠。苟能以酒洗之，酒助其性，则风症可以驱风，寒症可以清寒，湿症可以利湿，乃风寒湿之神药也。是虽辛温之剂，行阳明经润燥之药。

远志

味苦，气温，无毒，心肾二经之药也。主治咳逆，补不

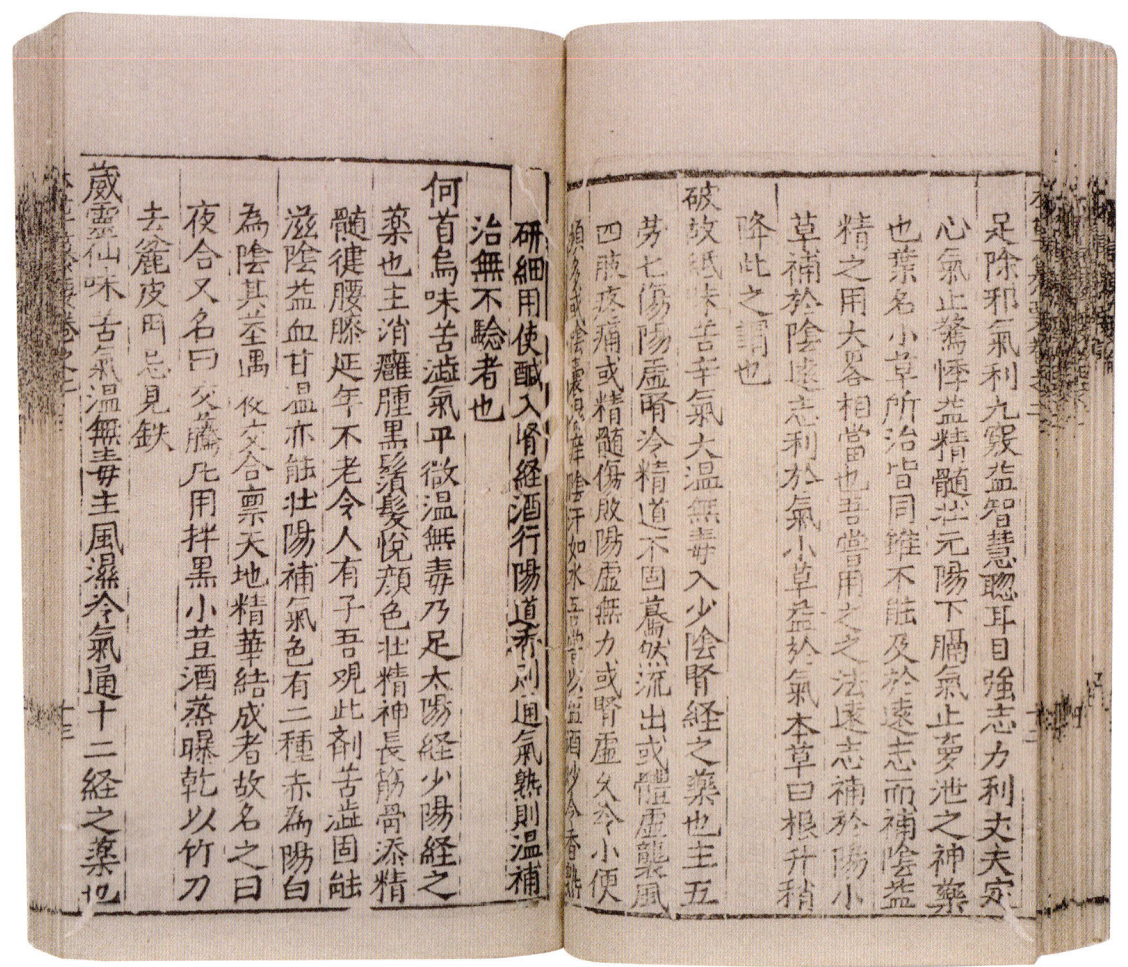

足，除邪气，利九窍，益智慧，聪耳目，强志力，利丈夫，定心气，止惊悸，益精髓，壮元阳，下膈气，止梦泄之神药也。叶名小草，所治皆同，虽不能及于远志，而补阴益精之用大略相当也。吾尝用之之法，远志补于阳，小草补于阴；远志利于气，小草益于气。本草曰：根升梢降，此之谓也。

破故纸

味苦、辛，气大温，无毒。入少阴肾经之药也，主五劳七伤，阳虚肾冷，精道不固，蓦然流出。或体虚袭风，四肢疼痛，或精髓伤败，阳虚无力，或肾虚久冷，小便频多，或阴囊湿痒，阴汗如水。吾尝以盐酒炒令香熟，研细用，使咸入肾经，酒行阳道，香则通气，熟则温补，治无不验者也。

何首乌

味苦、涩，气平，微温，无毒。乃足太阳经、少阳经之药也。主消痈肿，黑须发，悦颜色，壮精神，长筋骨，添精髓，健腰膝，延年不老，令人有子。吾观此剂，苦涩固能滋阴益血，甘温亦能壮阳补气。色有二种，赤为阳，白为阴，其茎遇夜交合，禀天地精华结成者，故名之曰夜合，又名曰交藤。凡用，拌黑小豆酒蒸，曝干，以竹刀去粗皮。用忌见铁。

威灵仙

味苦，气温，无毒。主风湿冷气，通十二经之药也。

治大风皮肤痛痒，去腹内冷滞结气，除脏腑积聚疰癖，驱膀胱宿积恶水。大抵此剂宣行五脏，通利腰膝之圣药也，其性走而不守，若多服疏人真气，虚者切宜禁用。

牛膝

味苦、酸，气平，无毒。入足少阴肾经之药也。主寒湿痿痹，四肢拘挛，不可屈伸，或肾气空虚而腰膝软弱，或精气不足而梦遗精滑，或下焦湿热而脚气腿肿，或产后去血而不时晕眩，或阴虚不足而精髓枯竭，是皆肾经不足之症，惟牛膝可以补之。又逐瘀血，通经脉，破癥瘕，除积聚，治乳痈，消肿毒，理内伤，续筋骨，是皆气盛血实之症，惟牛膝可以破之。大抵牛膝之剂，川淮者补，土产者破。川淮者所禀太厚，肥而且长；土产者所禀浅薄，短而且细。欲其补精益髓，当用川淮；欲其破血破气，当用土产。二者之间，随症用治。

蒲黄

味甘，气平，无毒。血分之药也。主诸家失血，若吐血衄血，若溺血便血，或崩漏下血，或跌蹼损血，或肠风下血，或肿毒出血，是皆血家之候，惟蒲黄可治之者也。大抵蒲黄之剂，清膀胱之源，利小肠之气。如血之上者，可以清之；血之下者，可以利之；血之瘀者，可以行之；血之积者，可以除之；血之闭者，可以破之；血之

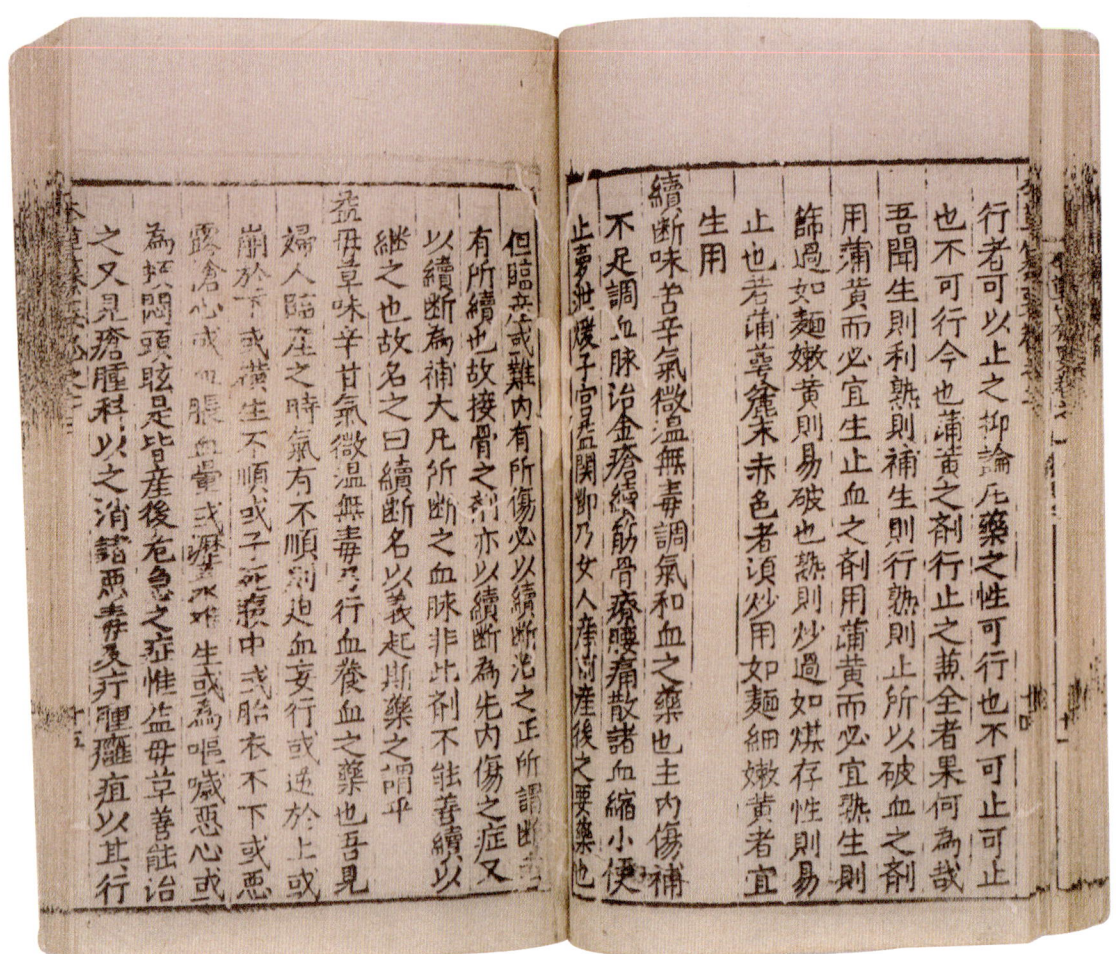

行者，可以止之。抑论凡药之性，可行也不可止，可止也不可行。今也蒲黄之剂行止之兼全者，果何为哉？吾闻生则利，熟则补；生则行，熟则止。所以破血之剂，用蒲黄而必宜生；止血之剂，用蒲黄而必宜熟。生则筛过，如面嫩黄则易破也；熟则炒过，如煤存性则易止也。若蒲萼粗末赤色者，须炒用；如面细嫩黄者宜生用。

续断

味苦、辛，气微温，无毒。调气和血之药也。主内伤，补不足，调血脉，治金疮，续筋骨，疗腰痛，散诸血，缩小便，止梦泄，暖子宫，益关节，乃女人产前产后之要药也。但临产或难，内有所伤，必以续断治之，正所谓断者有所续也。故接骨之剂亦以续断为先，内伤之症又以续断为补。大凡所断之血脉，非此剂不能善续以继之也，故名之曰续断。名以义起，斯药之谓乎。

益母草

味辛、甘，气微温，无毒。乃行血养血之药也。吾见妇人临产之时，气有不顺则迫血妄行，或逆于上，或崩于下，或横生不顺，或子死腹中，或胎衣不下，或恶露抢心，或血胀血晕，或沥浆难生，或为呕哕恶心，或为烦闷头眩，是皆产后危急之症，惟益母草善能治之。又见疮肿科，以之消诸恶毒及疗肿痈疽，以其行

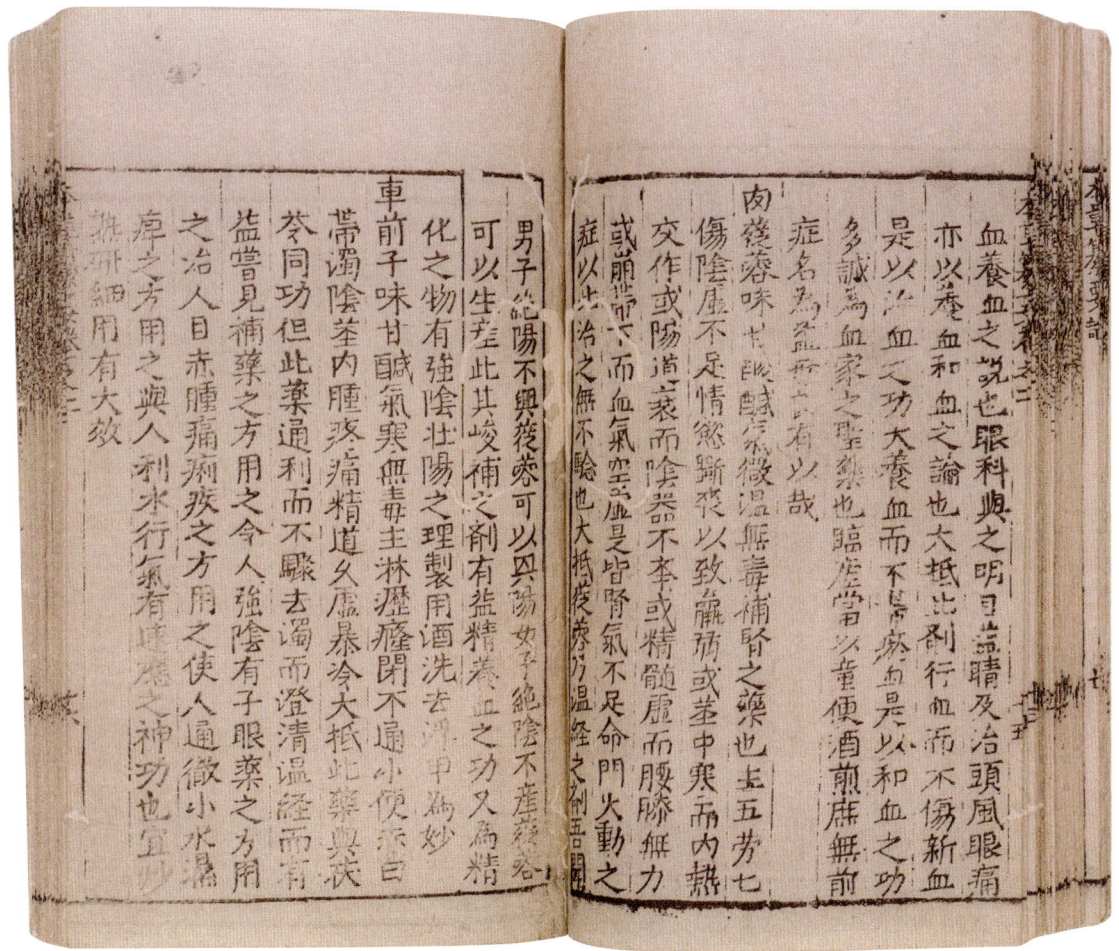

血养血之说也；眼科与之明目益睛及治头风眼痛，亦以养血和血之论也。大抵此剂行血。而不伤新血，是以治血之功大；养血而不滞瘀血，是以和血之功多，诚为血家之圣药也。临产当以童便酒煎，庶无前症。名为益母，良有以哉。

肉苁蓉

味甘、酸、咸，气微温，无毒。补肾之药也。主五劳七伤，阴虚不足。情欲斫丧以致羸弱，或茎中寒而内热交作，或阳道衰而阴器不举，或精髓虚而腰膝无力，或崩带下而血气空虚，是皆肾气不足命门火动之症，以此治之无不验也。大抵苁蓉乃温经之剂，吾闻男子绝阳不兴，苁蓉可以兴阳；女子绝阴不产，苁蓉可以生产。此其峻补之剂，有益精养血之功；又为精化之物，有强阴壮阳之理。制用酒洗，去浮甲为妙。

车前子

味甘、咸，气寒，无毒。主淋沥癃闭不通，小便赤白带浊，阴茎内肿疼痛，精道久虚暴冷。大抵此药与茯苓同功，但此药通利而不骤，去浊而澄清，温经而有益。尝见补药之方用之，令人强阴有子；眼药之方用之，治人目赤肿痛；痢疾之方用之，使人通彻小水；湿痹之方用之，与人利水行气；有速应之神功也。宜炒熟研细，用有大效。

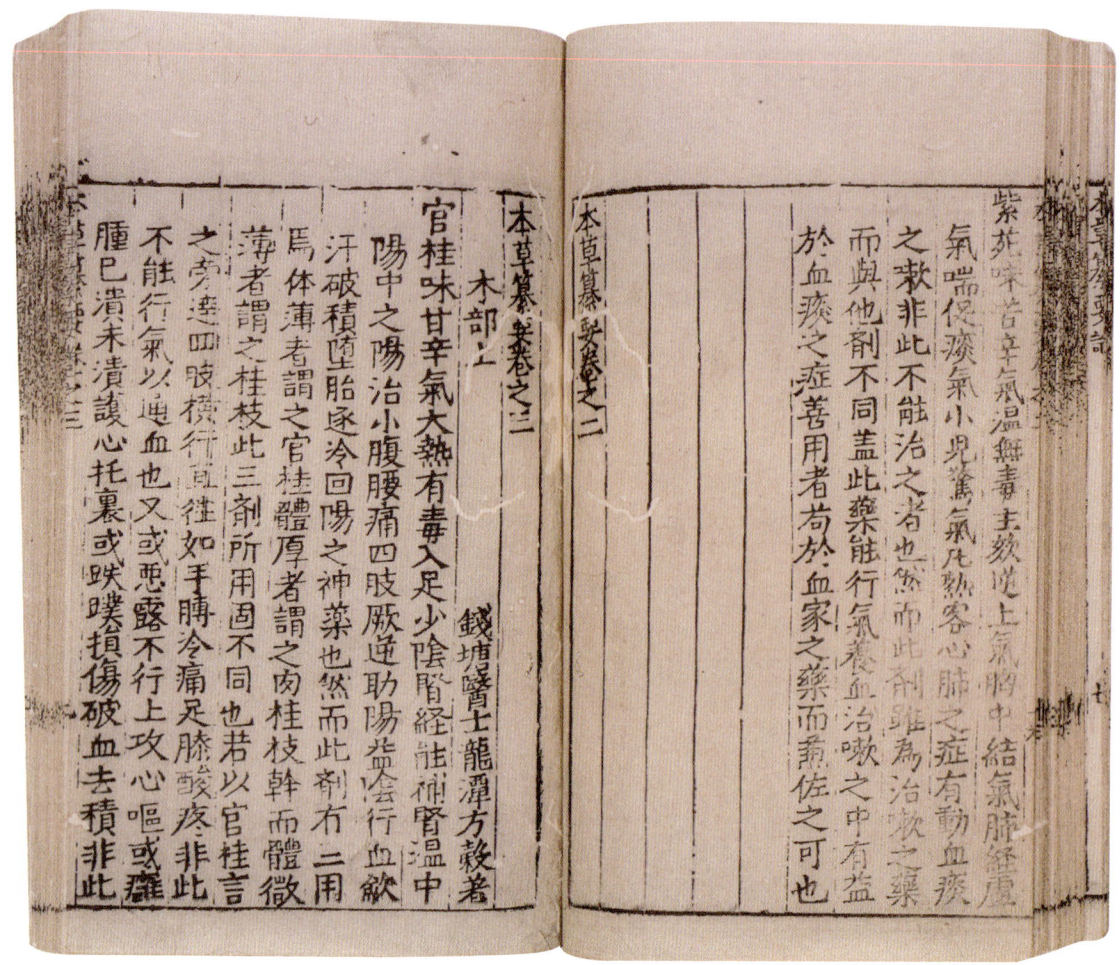

紫菀

味苦、辛，气温，无毒。主咳逆上气，胸中结气，肺经虚气，喘促痰气，小儿惊气。凡热客心肺之症，有动血痰之嗽，非此不能治之者也。然而此剂虽为治嗽之药，而与他剂不同，盖此药能行气养血，治嗽之中有益于血痰之症。善用者苟于血家之药，而兼佐之可也。

《本草纂要》之二 终

《本草纂要》卷之三 木部上

钱塘医士龙潭方谷 著

官桂

味甘、辛，气大热，有毒。入足少阴肾经。能补肾温中，阳中之阳。治小腹腰痛，四肢厥逆，助阳益阴，行血敛汗，破积堕胎，逐冷回阳之神药也。然而此剂有二用焉，体薄者谓之官桂，体厚者谓之肉桂，枝干而体微薄者，谓之桂枝，此三剂所用固不同也。若以官桂言之，旁达四肢，横行直往，如手膊冷痛，足膝酸疼，非此不能行气，以通血也，又或恶露不行，上攻心呕，或痈肿已溃、未溃，护心托里，或跌蹼损伤，破血去积，非此

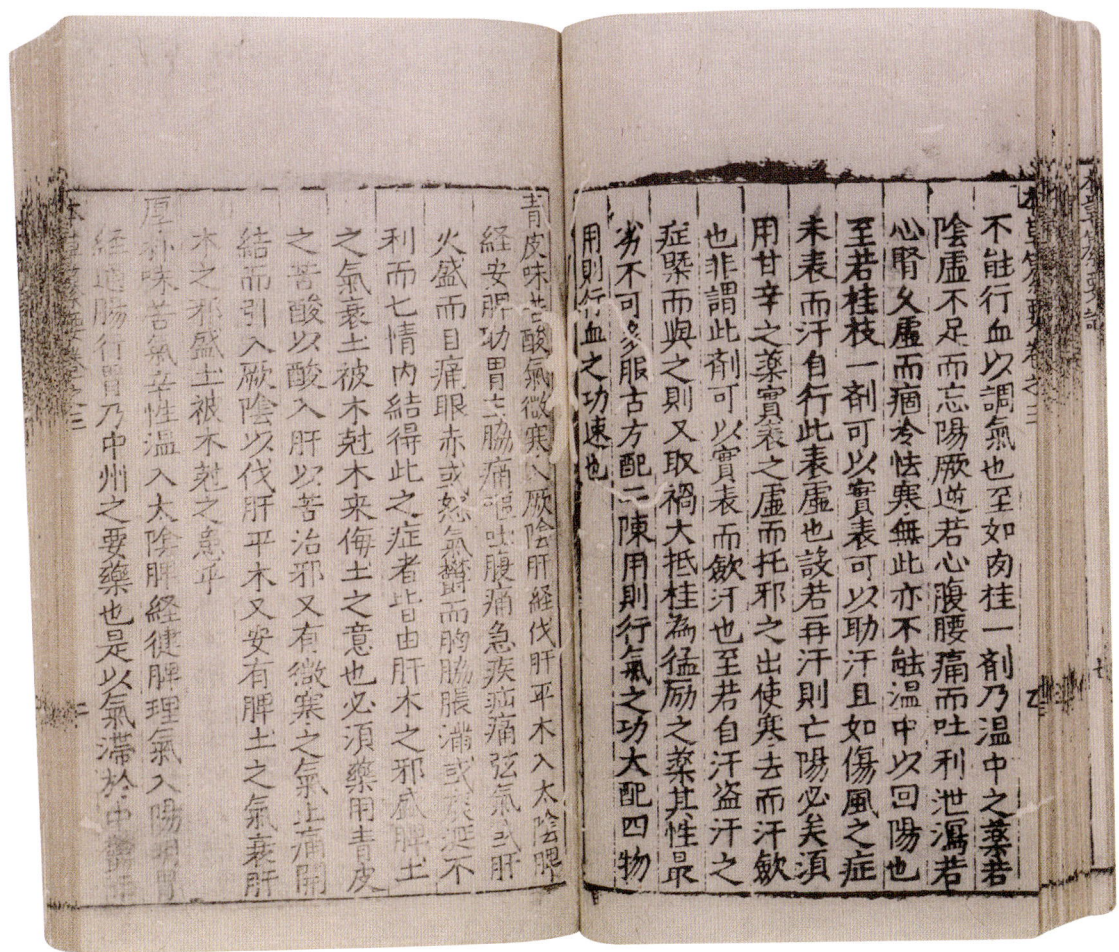

不能行血以调气也。至如肉桂一剂，乃温中之药，若阴虚不足而忘^①阳厥逆，若心腹腰痛而吐利泄泻，若心肾久虚而痼冷怯寒，无此亦不能温中以回阳也。至若桂枝一剂，可以实表，可以助汗，且如伤风之症，未表而汗自行，此表虚也，设若再汗则亡阳必矣，须用甘辛之药实表之虚而托邪之出，使寒去而汗敛也，非谓此剂可以实表而敛汗也。至若自汗盗汗之症，概而与之，则又取祸。大抵桂为猛厉之药，其性最劣，不可多服。古方配二陈用，则行气之功大；配四物用，则行血之功速也。

青皮

味苦、酸，气微寒。入厥阴肝经伐肝平木，入太阴脾经安脾助胃。主胁痛呕吐，腹痛急疾，疝痛弦气，或肝火盛而目痛眼赤，或怒气郁而胸胁胀满，或痰涎不利而七情内结。得此之症者，皆由肝木之邪盛，脾土之气衰，土被木克，木来侮土之意也。必须药用青皮之苦酸，以酸入肝，以苦治邪；又有微寒之气，止痛开结而引入厥阴，以伐肝平木，又安有脾土之气衰，肝木之邪盛，土被木克之意乎？

厚朴

味苦，气辛，性温，入太阴脾经健脾理气，入阳明胃经通肠行胃，乃中州之要药也。是以气滞于中，郁而

①忘：当作"亡"。

不散，食积于胃，羁而不行，非厚朴之辛温不能燥达以舒畅也。或湿积而不燥，或痰聚而不清，又见厚朴辛可以燥湿，苦可以清痰也。气之弗能上者，辛则益气而上；气之不能下者，苦则泄气而下，此其所谓中州之药乎。吾尝秘用之法：苍、朴同用，以之而健脾宽中；夏、朴同用，以之而燥湿清痰；草、朴同用，以之而和脾健胃；枳、朴同用，以之而下气宽肠；苏、朴同用，以之而发散邪气；桂、朴同用，以之而驱寒温中；楂朴同用，以之而清气消食；萸、朴同用，以之而行湿燥阴。盖非粗用之杂药，亦非猛烈有伤于气者也。而每用每效，实有理气行气之功，但气之盛者用无不验，气之弱者宜少用之。本草云：朴树最高，多为鹳宿，粪毒狼藉。宜去粗皮，姜炒备用。

茯苓

味甘、淡，气平，阳也，无毒。入太阴脾经，复入太阳膀胱、少阴心经，坚固荣卫，分理阴阳，疏通渗泄，利水实脾，化膀胱之源，宁心肾之气者也。故镇惊定志，非茯苓不能除，清血化气，非茯苓不能疗。若夫健脾之剂多用茯苓，盖脾喜燥而恶湿，茯苓淡渗以实脾也；镇惊之剂亦用茯苓，惊乃气之虚，茯苓气之实，今借气之实，而壮气之虚也，膀胱湿热不清，水道蕴蓄不利，

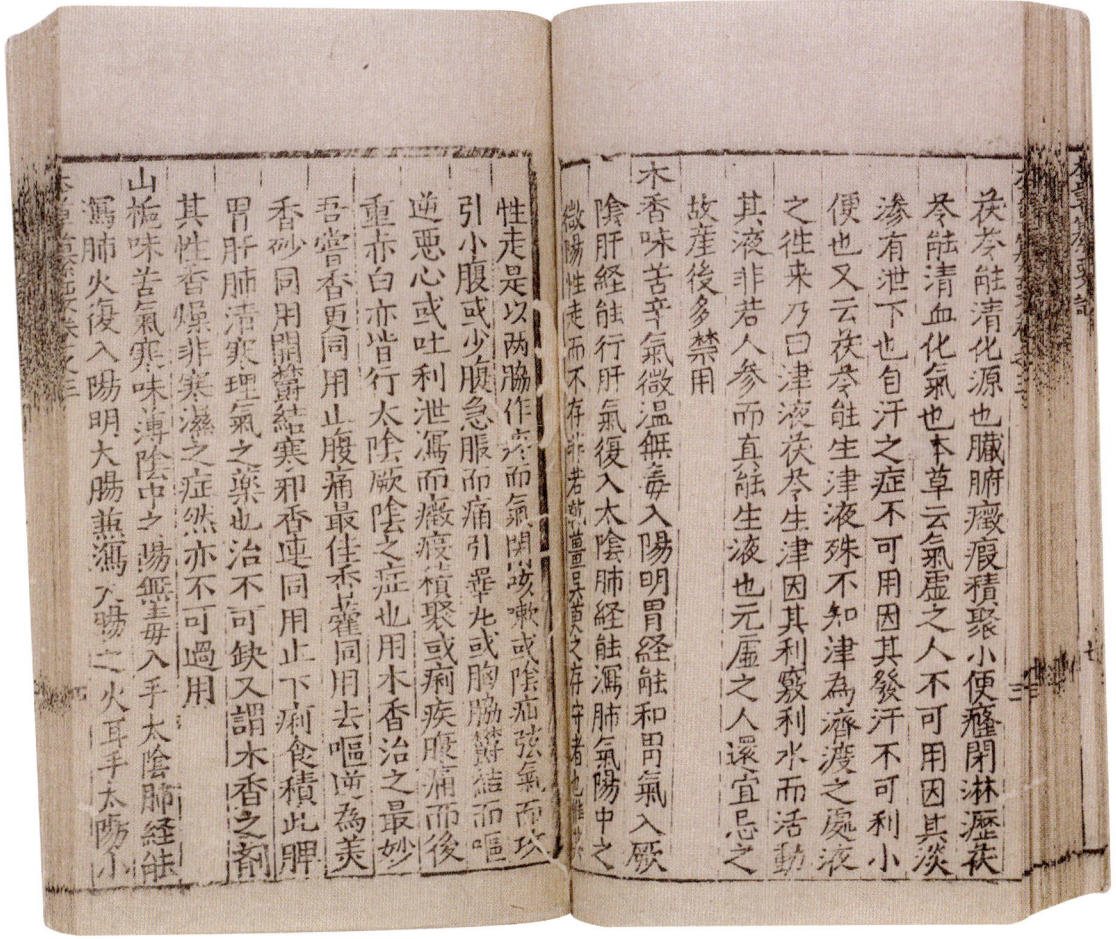

茯苓能清化源也；脏腑癥瘕积聚，小便癃闭淋沥，茯苓能清血化气也。本草云：气虚之人不可用，因其淡渗有泄下也；自汗之症不可用，因其发汗不可利小便也。又云：茯苓能生津液。殊不知津为济渡之处，液之往来，乃曰津液。茯苓生津，因其利窍利水，而活动其液，非若人参而真能生液也。元虚之人，还宜忌之，故产后多禁用。

木香

味苦、辛，气微温，无毒。入阳明胃经能和胃气，入厥阴肝经能行肝气，复入太阴肺经能泻肺气。阳中之微阳，性走而不存，非若干姜、吴萸之存守者也。惟其性走，是以两胁作疼而气闭咳嗽，或阴疝弦气而攻引小腹，或少腹急胀而痛引睾丸，或胸胁郁结而呕逆恶心，或吐利泄泻而癥瘕积聚，或痢疾腹痛而后重赤白，亦皆行太阴、厥阴之症也，用木香治之最妙。吾尝香、萸同用，止腹痛最佳；香、藿同用，去呕逆为美；香、砂同用，开郁结寒邪；香、连同用，止下痢食积。此脾、胃、肝、肺清寒理气之药也，治不可缺。又谓木香之剂，其性香燥，非寒湿之症，然亦不可过用。

山栀

味苦，气寒，味薄，阴中之阳，无毒。入手太阴肺经，能泻肺火；复入阳明大肠，兼泻大肠之火耳；手太阳小肠，通利膀胱能屈曲下行，泻火从小便出。盖山栀之性可升可降，气味虽居苦寒，而性本轻清者也，所以三焦浮游之火，六郁气结之火皆可清也。假若头皮疼而眉骨痛，白珠胀而腮颊肿，或牙疼喉闭，或衄血鼻血，或头皮肉内及耳后跳扯不时，或心烦郁闷而欲吐不吐，或五疸湿热而蕴蓄不利，或气郁壅塞而关格不清，或呕哕恶心而吞吐酸苦，或闪朒筋骨而壅滞气血，或小腹急疾而下水不利，或大便干燥而热结不通，或小便淋浊，而癃闭胀满，此皆湿热之所致也，惟山栀利湿清热，能屈曲下行者耳。吾尝秘用之法：气郁以动火，用之开郁以降火；火郁以行气，用之降火，以清气；湿郁以生热，用之清热以利湿；痰郁以生喘，用之定喘以下痰；热郁以作烦，用之清热以除烦；血郁以作疼，用之止疼以破血。大抵山栀之剂，治火之功得效最速。若夫虚火之人，饮食不纳者，须烧黑用之可也，郁烦之症；呕逆不受者，须姜制炒用可也，除此之外，并宜生用。

黄柏

味苦微辛，气寒，阴中之阳，降也，无毒。入足少阴肾经，泻阴中之火；复入太阳膀胱，清下焦之湿，须用盐酒炒之。凡湿热不清，或腿足沉重；步履艰难，胫膝疼痛，用此能清湿热也；凡阴火攻冲，或骨蒸劳热；小腹作痛，用此能滋阴火也。若夫诸疮收敛，黄柏有长肌之功；诸疮疼痛，黄柏有止痛之验，皆因泻阴中之火，以调血中之气也。是以阴虚不足；痿痹不行，非此不能济阴以健步；龙雷之火妄动于中，非此不能降火以益阴。又如下焦之火攻冲胃脘，哕因蛔出，是皆湿热之所致也，吾见黄柏可以清之；小便黄赤，大便干燥，亦皆内热之蕴蓄也，吾见黄柏可以除之。夫惟家秘之法：因其味苦；以之而利下焦之湿；因其气寒；以之而降下焦之火。设或血分之疼，用之酒炒固妙；骨间之痛，用之盐制若神。至于湿热不清而周身攻痛，瘫痪痿瘇而动难挠仰，以此剂微炒可也；小腹急疾而癃闭淋沥，下焦蕴湿而小便带浊，以此剂生用可也；脚气攻冲而呕逆恶心，阴虚血弱而火起于足，以此剂盐酒炒令褐色，亦莫可加者也，治者识诸。

桑白皮

味甘、辛，气温；无毒。入手太阴肺经，泻肺之药也。故咳嗽痰喘；肺气上逆，非此不能泻气以平逆；肺胀腹满，水道不利，非此不能行气以利水。若夫唾血虚劳，客热往来，此剂甘辛，可以清热而治劳；阴虚火动，上乘肺金，此剂辛温，可以泻肺而治火；七情伤中，六极羸瘦，此剂甘温，可以补肺而治羸。又曰：桑白皮蜜炙能杀虫者，以虫见蜜之甘而食之，殊不知泻肺之药而损其虫也。桑皮可以治金疮者，谓皮作线而缝疮，是线有益于疮也。大抵近世以为治劳之嗽，观其护血之药治疮有功，则治劳之意明矣；又为治风之嗽，观其辛温之剂泻肺有效，则治风之理见矣。吾尝考之，桑之一物有六用焉：桑虫攻毒甚效；桑叶止汗尤奇；桑耳能破癥瘕积聚；桑椹能染须发转黑；桑枝去风气痛痒；桑汁治鹅口舌疮。此桑为最美之物，而流通气血之药，所以桑上寄生亦为治风寒湿之圣药也。凡用桑白，去皮蜜炙。露沙土者勿用，恐杀人。

吴茱萸

味辛、苦，性大热，气温，气味俱厚，阳中之阴也，有毒。入足太阴经，温中快气；入足少阴经，逐冷散寒；入足厥阴经，除下焦之湿。攻至阴之寒，性存而不走者也。是以大腹、小腹、少腹阴寒之痛，或呕逆恶心而吞酸吐酸，或心脾郁结而胀满逆食，或疝瘕弦气而攻引小腹，或泄泻痢疟而脾寒胃冷，或关格积聚而膈食膈气，或呃噎短气而逆食不下，或生冷伤脾而呕吐厥逆，或脚气冲心而呕哕酸苦，或霍乱转筋而心腹绞痛，是皆心脾肝经之症也，惟吴萸并皆治之。大

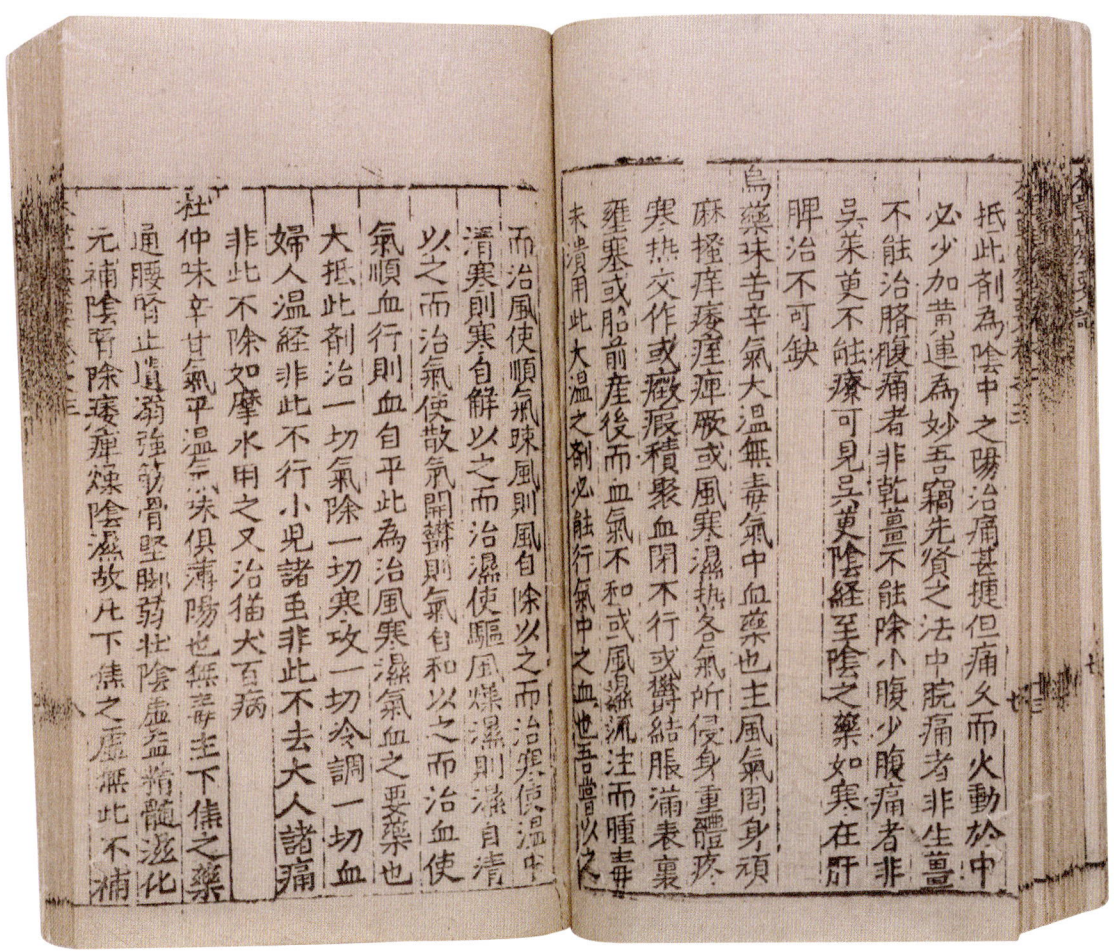

抵此剂为阴中之阳，治痛甚捷，但痛久而火动于中，必少加黄连为妙。吾窃先贤之法：中脘痛者，非生姜不能治；脐腹痛者，非干姜不能除；小腹、少腹痛者，非吴茱萸不能疗。可见吴萸阴经至阴之药，如寒在肝脾，治不可缺。

乌药

味苦、辛，气大温，无毒。气中血药也。主风气周身，顽麻瘙痒，痿痓痹厥；或风寒湿热，各气所侵，身重体疼，寒热交作；或癥瘕积聚，血闭不行；或郁结胀满，表里壅塞；或胎前产后而血气不和；或风湿流注而肿毒未溃，用此大温之剂，必能行气中之血也。吾尝以之而治风，使顺气疏风则风自除；以之而治寒，使温中清寒而寒自解；以之而治湿，使驱风燥湿则湿自清；以之而治气，使散气开郁则气自和；以之而治血，使气顺血行则血自平，此为治风寒湿气血之要药也。大抵此剂治一切气，除一切寒，攻一切冷，调一切血。妇人温经非此不行；小儿诸虫，非此不去；大人诸痛，非此不除。如摩水用之，又治猫犬百病。

杜仲

味辛、甘，气平、温，气味俱薄，阳也，无毒。主下焦之药，通腰肾，止遗溺，强筋骨，坚脚弱，壮阴虚，益精髓，滋化元，补阴肾，除痿痹，燥阴湿。故凡下焦之虚无此不补

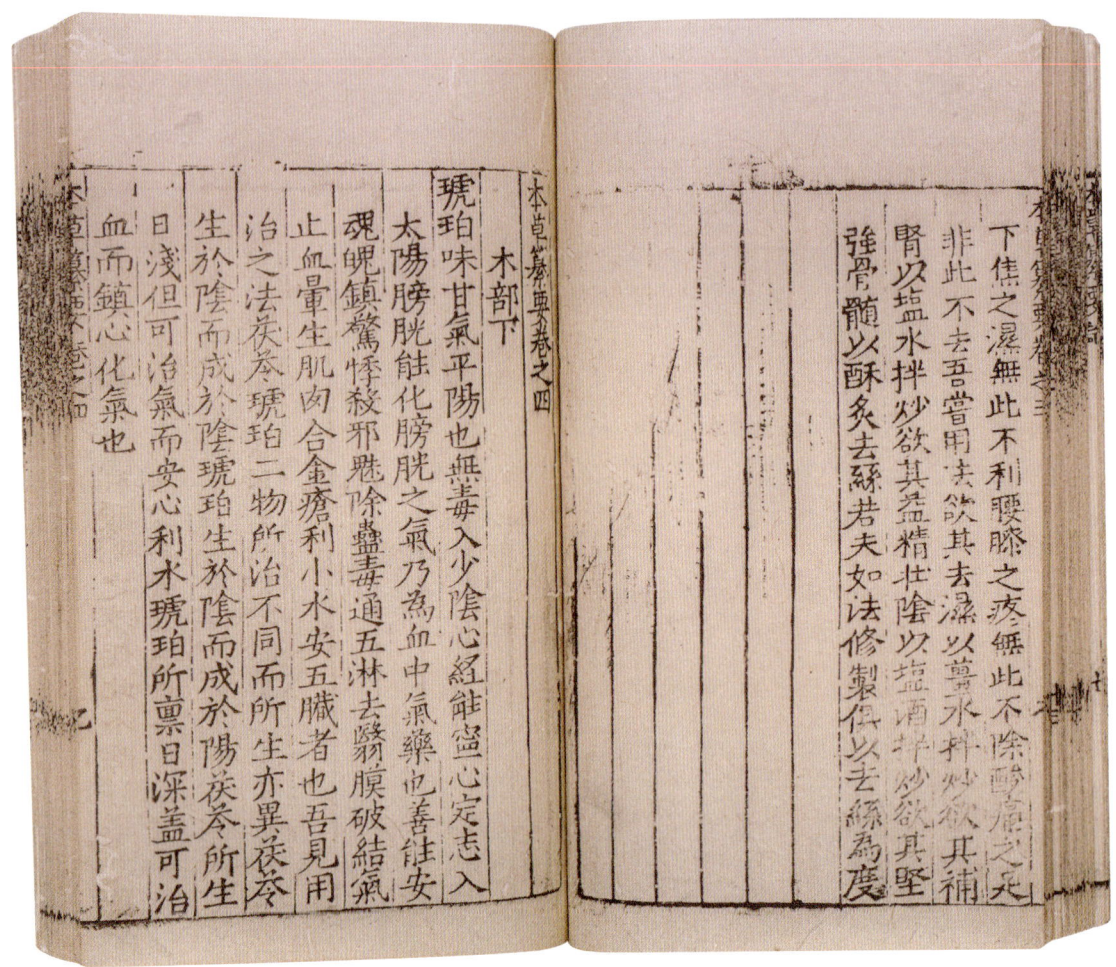

下焦之湿无此不利，腰膝之疼无此不除，酸痛之足非此不去。吾尝用法：欲其去湿，以姜水拌炒；欲其补肾，以盐水拌炒；欲其益精壮阴，以盐酒拌炒；欲其坚强骨髓，以酥炙去丝。若夫如法修制，俱以去丝为度。

《本草纂要》卷之三[①] 终

《本草纂要》卷之四　木部下

琥珀

　　味甘，气平，阳也，无毒。入少阴心经，能宁心定志。入太阳膀胱，能化膀胱之气，乃为血中气药也。善能安魂魄，镇惊悸，杀邪魅，除蛊毒，通五淋，去翳膜，破结气，止血晕，生肌肉，合金疮，利小水，安五脏者也。吾见用治之法，茯苓、琥珀二物所治不同，而所生亦异。茯苓生于阴而成于阴，琥珀生于阴而成于阳。茯苓所生日浅，但可治气而安心利水；琥珀所禀日深，盖可治血，而镇心化气也。

---

① 《本草纂要》卷之三：原无，据体例补。

龙脑膏香

即冰片也。味大辛，气温，阳也，无毒。主关格壅塞，热闭不通，痰涎壅盛，惊痫风热，目赤肿胀，翳膜昏涩，乳蛾喉闭，舌肿破烂，此皆积热之症，惟膏香可以散之。吾观诸香之剂皆属于热，而龙脑膏香有属于寒。世概以为寒凉而治下疳、喉闭、目疾等症，殊不知气闭生热而有此疾。今用辛散之剂，因其从治之法，否则人身阳易动，阴易亏，乌可骤与大辛香之药乎？

丁香

味甘、辛，气大温，阳也，无毒。入手太阴经，足阳明经、少阳经之药也。主温脾胃，止霍乱，除呕逆，攻冷气，理腹痛，散风毒，疗诸肿，去呃噎，截疟痢，治奔豚，止吐泻，壮元阳，暖腰膝，乃温中之圣药也。吾尝以此论之：且如吴萸温中，非若丁香之辛温也，盖辛则甘而且美，故入心脾之经；如干姜温中，非若丁香之大温也，盖大温则存而且守，故人脾胃之药。虽然甘辛之味，与桂心之味同，但桂心之性散而不守，丁香之味守而且存；大温之气与附子之气同，但附子之气烈而遍行，丁香之气温而存守，此为纯阳之剂，虽合中和之药也，大率性燥，苟非脾胃真寒之症，决不可轻用。

藿香

味甘、辛，气微温，阳也，无毒。入足太阴脾经，健脾开胃；入手太阴肺经，温中快气，此中州至要之药也。是

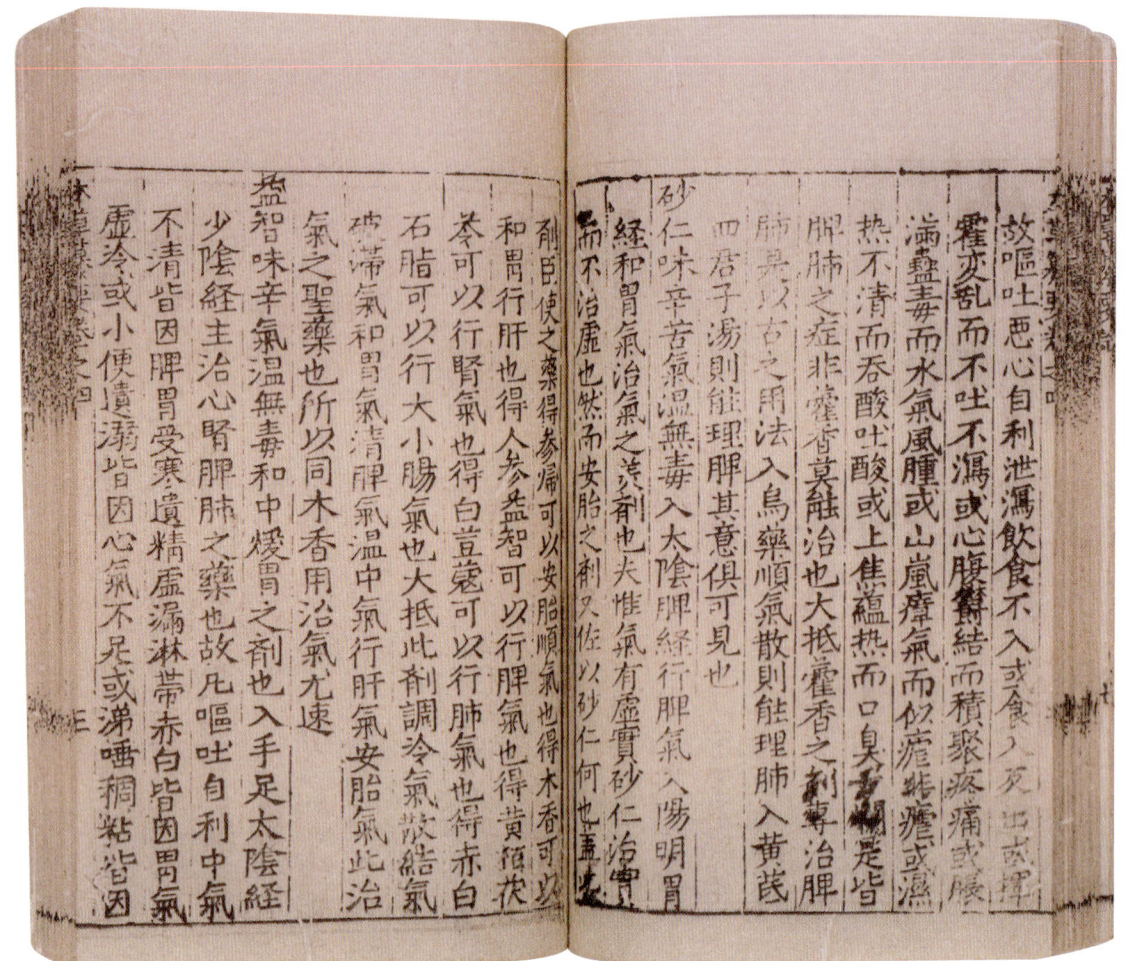

故呕吐恶心，自利泄泻，饮食不入，或食入反出，或挥霍变乱而不吐不泻，或心腹郁结而积聚疼痛，或胀满蛊毒而水气风肿，或山岚瘴气而似疟非疟，或湿热不清而吞酸吐酸，或上焦蕴热而口臭舌烂，是皆脾肺之症，非藿香莫能治也。大抵藿香之剂，专治脾肺，是以古之用法，入乌药顺气散则能理肺，入黄芪四君子汤则能理脾，其意俱可见也。

砂仁

味辛、苦，气温，无毒。入太阴脾经，行脾气；入阳明胃经，和胃气，治气之美剂也。夫惟气有虚实，砂仁治实而不治虚也。然而安胎之剂又佐以砂仁，何也？盖此剂臣使之药，得参、归可以安胎顺气也；得木香可以和胃行肝也；得人参、益智可以行脾气也；得黄柏、茯苓可以行肾气也；得白豆蔻可以行肺气也；得赤白石脂，可以行大小肠气也。大抵此剂调冷气，散结气，破滞气，和胃气，清脾气，温中气，行肝气，安胎气。此治气之圣药也，所以同木香用治气尤速。

益智

味辛，气温，无毒。和中暖胃之剂也，入手足太阴经、少阴经。主治心、肾、脾、肺之药也。故凡呕吐自利，中气不清，皆因脾胃受寒；遗精虚漏，淋带赤白，皆因胃气虚冷；或小便遗溺，皆因心气不足；或涕唾稠黏，皆因肺气不和。用此益智之剂，调摄君相之火，健理脾肺之气。若寒则温之，虚则补之，滑则涩之，滞则和之。此中和之药。如盐炒兼补剂用，其治更佳。

槟榔

味辛、苦，气温，味厚气轻，阴中阳也，无毒。主治诸气，逐水气，破滞气，祛瘴气，解恶气，除毒气，开郁气，坠痰气，去积气，消谷气，散瘿气，治脚气，杀虫气，通上气，宽中气，泄下气。又如巅顶至高之气不清，下焦后重之气不利，槟榔并皆治之。虽然此剂治气甚妙，而亦多伤元气，是以有余之气可用，而不足之气禁止。必须临治之际，斟酌用之可也。

草果

味辛，气温，无毒。入太阴脾经，治脾之要药也。盖脾喜燥而恶湿，草果气味辛温能胜湿也。吾见湿郁于中，胸满腹胀，湿积于胃，吞酸吐酸；湿聚于脾，呕吐恶心；湿蒸于内，黄疸黄汗，是皆湿之为症也，惟草果可以治之。又有元本不足，偶感山岚瘴气，或空腹早行，亦遇烟雾杀厉之气，或避暑受凉而为疟痢脾寒，或中寒感寒而为腹痛吐利，或受四时疫气而为湿温风温，或食瓜桃生冷而为痰涎积聚，亦皆湿之为症也，惟草果并皆治之。大抵草果之剂味辛，辛能散湿也；气温，温能胜湿也，治湿之功甚大，而治脾之效甚

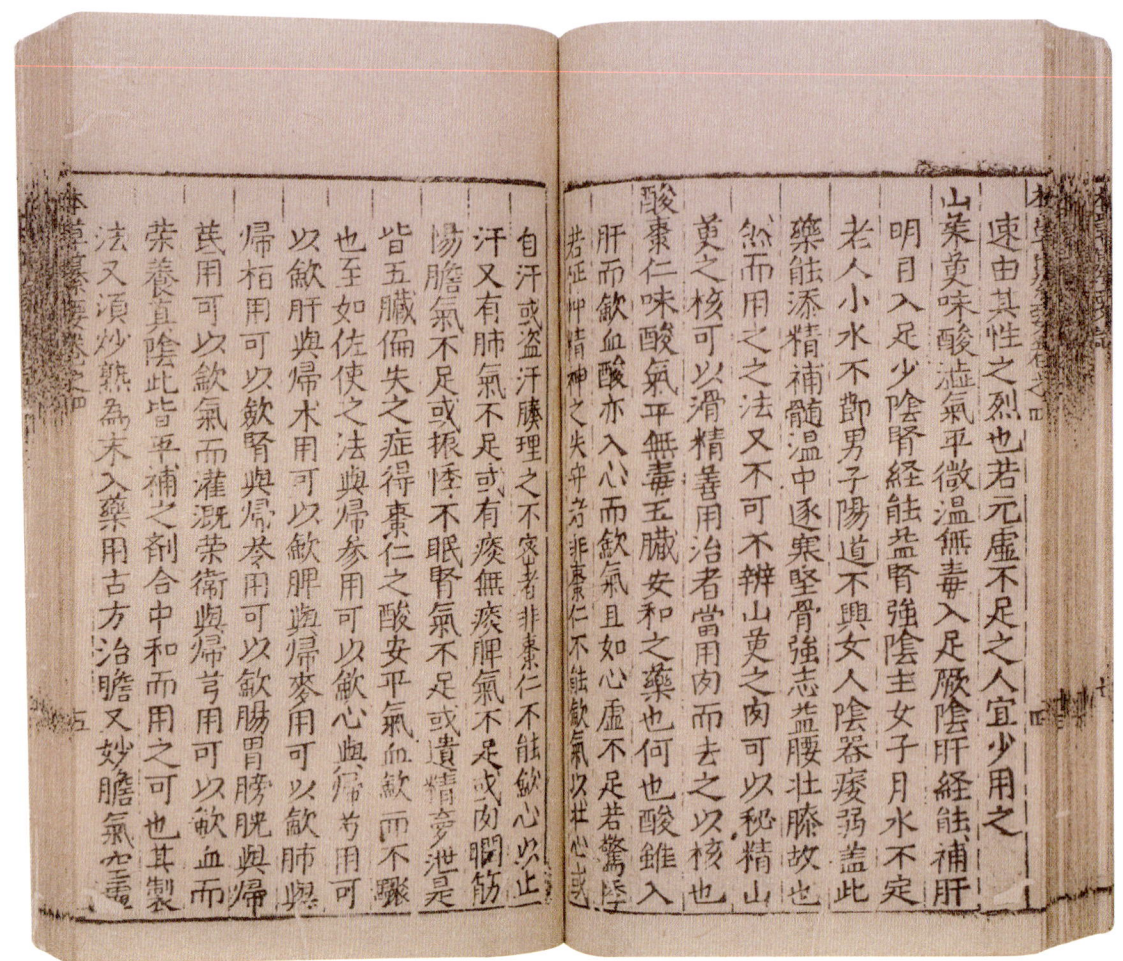

速。由其性之烈也，若元虚不足之人，宜少用之。

山茱萸

味酸、涩，气平，微温，无毒。入足厥阴肝经，能补肝明目；入足少阴肾经，能益肾强阴。主女子月水不定，老人小水不节，男子阳道不兴，女人阴器痿弱。盖此药能添精补髓，温中逐寒，坚骨强志，益腰壮膝故也。然而用之之法，又不可不辨，山萸之肉可以秘精，山萸之核可以滑精，善用治者当用肉，而去之以核也。

酸枣仁

味酸，气平，无毒。五脏安和之药也，何也？酸虽入肝而敛血，酸亦入心而敛气。且如心虚不足，若惊悸，若怔忡，精神之失守者，非枣仁不能敛气以壮心；或自汗，或盗汗，腠理之不密者，非枣仁不能敛心以止汗。又有肺气不足，或有痰无痰；脾气不足，或肉瞤筋惕；胆气不足，或振悸不眠；肾气不足，或遗精梦泄，是皆五脏偏失之症，得枣仁之酸，安平气血，敛而不骤也。至如佐使之法：与归、参用可以敛心；与归、芍用可以敛肝；与归、术用可以敛脾；与归、麦用可以敛肺；与归、柏用可以敛肾；与归、苓用可以敛肠胃、膀胱；与归、芪用可以敛气，而灌溉荣卫；与归、芎用可以敛血，而荣养真阴。此皆平补之剂，合中和而用之可也。其制法又须炒熟为末入药用，古方治胆又妙，胆气空虚

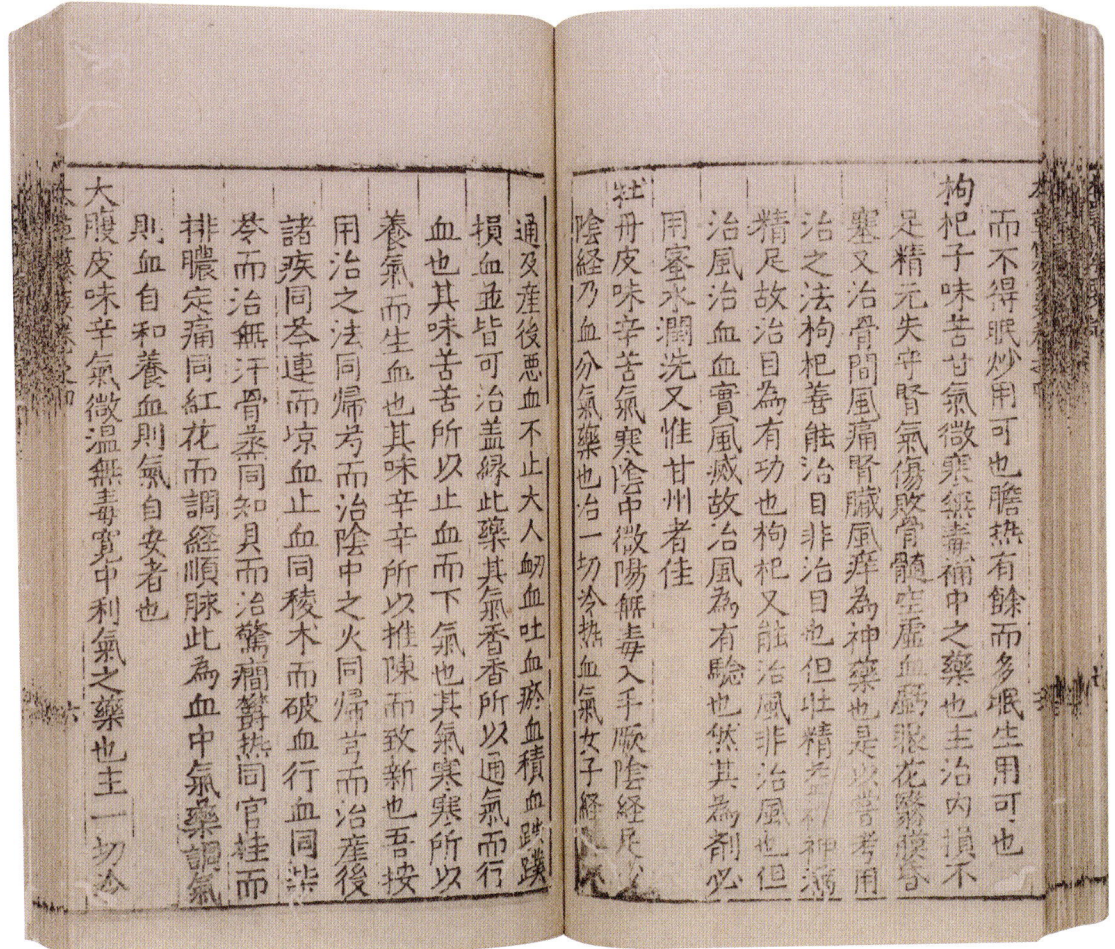

而不得眠，炒用可也；胆热有余而多眠，生用可也。

枸杞子

　　味苦、甘，气微寒，无毒，补中之药也。主治内损不足，精元失守；肾气伤败，骨髓空虚；血亏眼花，翳膜昏塞。又治骨间风痛，肾脏风痒，为神药也。是以尝考用治之法，枸杞善能治目，非治目也，但壮精益神，神满精足，故治目为有功也；枸杞又能治风，非治风也，但治风治血，血实风灭，故治风为有验也，然其为剂，必用蜜水润洗，又惟甘州者佳。

牡丹皮

　　味辛、苦，气寒，阴中微阳，无毒。入手厥阴经、足少阴经，乃血分气药也。治一切冷热血气，女子经闭不通，及产后恶血不止，大人衄血、吐血、瘀血、积血，跌蹼损血，并皆可治。盖缘此药其气香，香所以通气而行血也；其味苦，苦所以止血而下气也；其气寒，寒所以养气而生血也；其味辛，辛所以推陈而致新也。吾按用治之法：同归、芍而治阴中之火；同归、芎而治产后诸疾；同芩、连而凉血止血；同棱、术而破血行血；同柴、苓而治无汗骨蒸；同知、贝而治惊痫郁热；同官桂而排脓定痛；同红花而调经顺脉。此为血中气药，调气则血自和，养血则气自安者也。

大腹皮

　　味辛，气微温，无毒。宽中利气之药也。主一切冷

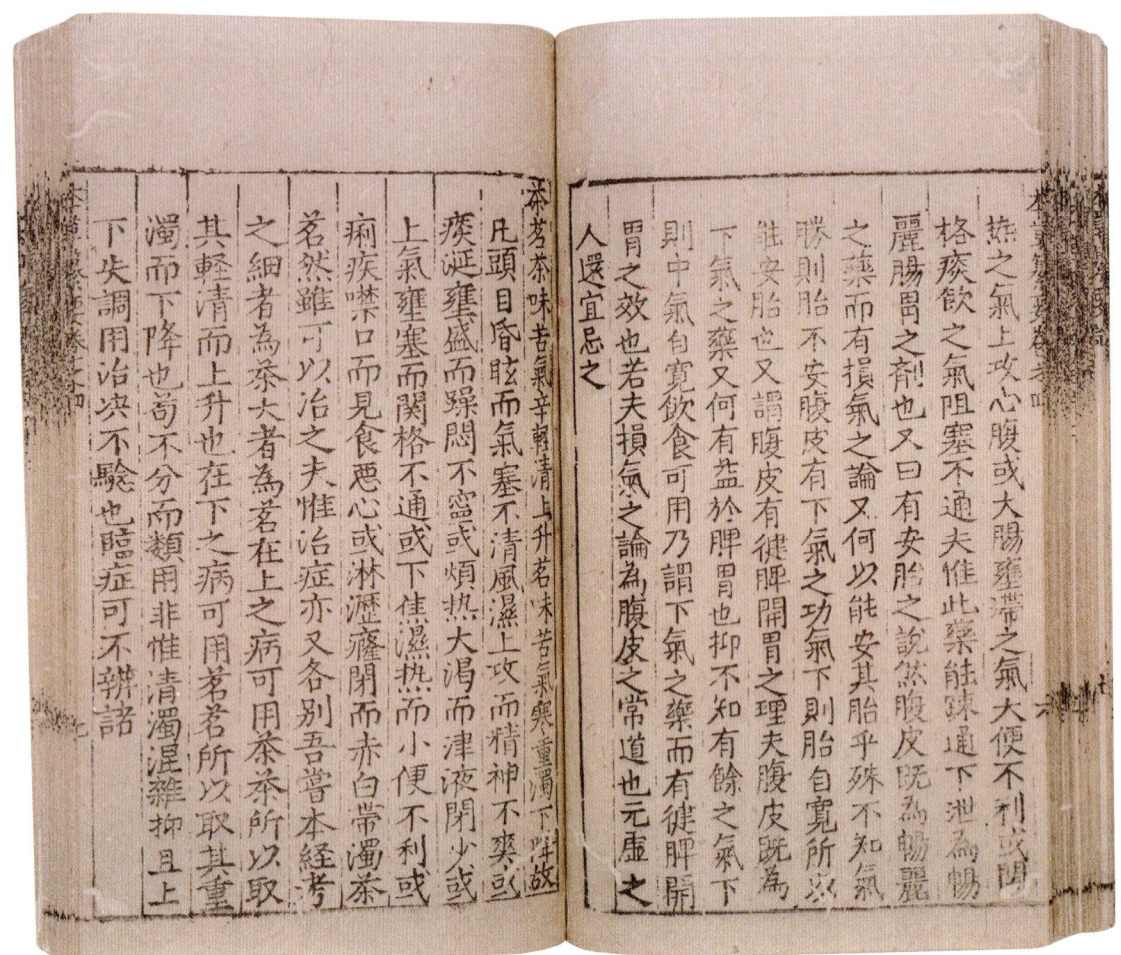

热之气上攻心腹，或大肠壅滞之气大便不利，或关格痰饮之气阻塞不通，夫惟此药能疏通下泄，为畅丽肠胃之剂也。又曰：有安胎之说，然腹皮既为畅丽之药，而有损气之论，又何以能安其胎乎？殊不知气胜则胎不安，腹皮有下气之功，气下则胎自宽，所以能安胎也。又谓腹皮有健脾开胃之理，夫腹皮既为下气之药，又何有益于脾胃也？抑不知有余之气下，则中气自宽，饮食可用，乃谓下气之药，而有健脾开胃之效也。若夫损气之论，为腹皮之常道也，元虚之人还宜忌之。

茶茗

茶，味苦，气辛，轻清上升；茗，味苦，气寒，重浊下降。故凡头目昏眩而气塞不清，风湿上攻而精神不爽，或痰涎壅盛而燥闷不宁，或烦热大渴而津液闭少，或上气壅塞而关格不通，或下焦湿热而小便不利，或痢疾噤口而见食恶心，或淋沥癃闭而赤白带浊，茶茗然虽可以治之，夫惟治症亦又各别。吾尝《本经》考之，细者为茶，大者为茗。在上之病可用茶，茶所以取其轻清而上升也；在下之病可用茗，茗所以取其重浊而下降也。苟不分而类用，非惟清浊混杂，抑且上下失调，用治决不验也，临症可不辨诸。

川椒

　　味苦、辛，气温，性大热，有毒。主温中益气，去湿散寒，除风止痛，解毒驱邪，行水实脾，缩阴壮阳之神药也。吾观此剂，世俗俱以食物之内，用椒伴之，取其香辣可食，殊不知椒有杀毒驱恶之功，食物之内有毒无毒，因宜而治之。又有日用之间，偏食奇物，或动风聚湿，或生寒发气，或起痰动火，或积聚郁结，或闭塞腠理，或骤行血脉等物，惟知一时可口，孰知病因而作。故古人以椒日用，非惟香辣为佳，而实有益于脏腑之留结，又杀百物之邪秽，而使百病之不生也耶。

猪苓

　　味甘、苦、淡，气平，无毒。入太阳膀胱，能清化源；入少阴肾经，能利水道。治水之圣药也。凡泄泻自利而谷道不实，或小腹急胀而小便不利，或四肢气结而上下浮肿.或湿热不清而脚气腰酸，或黄疸水肿而怠惰嗜卧，或山岚障气而吐利并行，惟此甘淡气平之药，行水而治水，渗泄而不骤也。其性大燥，多服则亡津液，以其行水之功盛也，所以肾虚之人，切勿用之。

木通

　　味辛甘，气平，味薄，性走，阳也，无毒。入手太阳小肠，通彻小水，复入少阴心经，宁心定志，此轻清之药也。主治惊痫，去邪恶，利九窍，除郁热。又治五淋，通血脉，定烦哕，散坚结，消痈肿，清鼻塞，疗耳聋，攻狂越，乃心

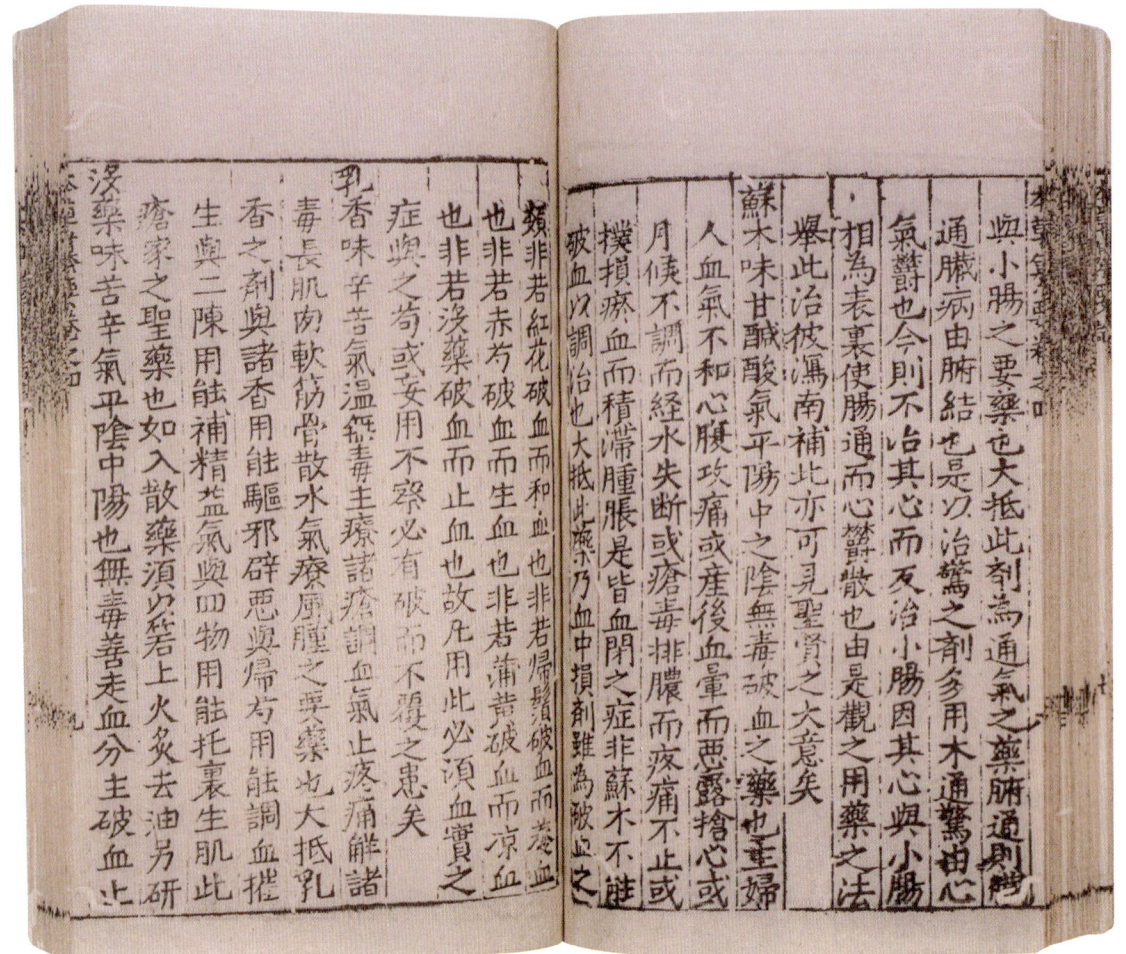

与小肠之要药也。大抵此剂为通气之药，腑通则脏通，脏病由腑结也，是以治惊之剂多用木通，惊由心气郁也。今则不治其心，而反治小肠，因其心与小肠相为表里，使肠通而心郁散也。由是观之，用药之法，举此治彼，泻南补北，亦可见圣贤之大意矣。

苏木

味甘、咸、酸，气平，阳中之阴，无毒。破血之药也。主妇人血气不和，心腹攻痛，或产后血晕而恶露抢心，或月候不调而经水失断，或疮毒排脓而疼痛不止，或扑损瘀血而积滞肿胀，是皆血闭之症，非苏木不能破血以调治也。大抵此药，乃血中损剂，虽为破血之类，非若红花破血而和血也；非若归须破血而养血也；非若赤芍破血而生血也；非若蒲黄破血而凉血也；非若没药破血而止血也。故凡用此，必须血实之症与之，苟或妄用不察，必有破而不覆之患矣。

乳香

味辛、苦，气温，无毒。主疗诸疮，调血气，止疼痛，解诸毒，长肌肉，软筋骨，散水气，疗风肿之要药也。大抵乳香之剂，与诸香用能驱邪辟恶；与归、芍用能调血催生；与二陈用能补精益气；与四物用能托里生肌，此疮家之圣药也。如入散药，须以箸上火炙去油，另研。

没药

味苦、辛，气平，阴中阳也，无毒。善走血分，主破血止

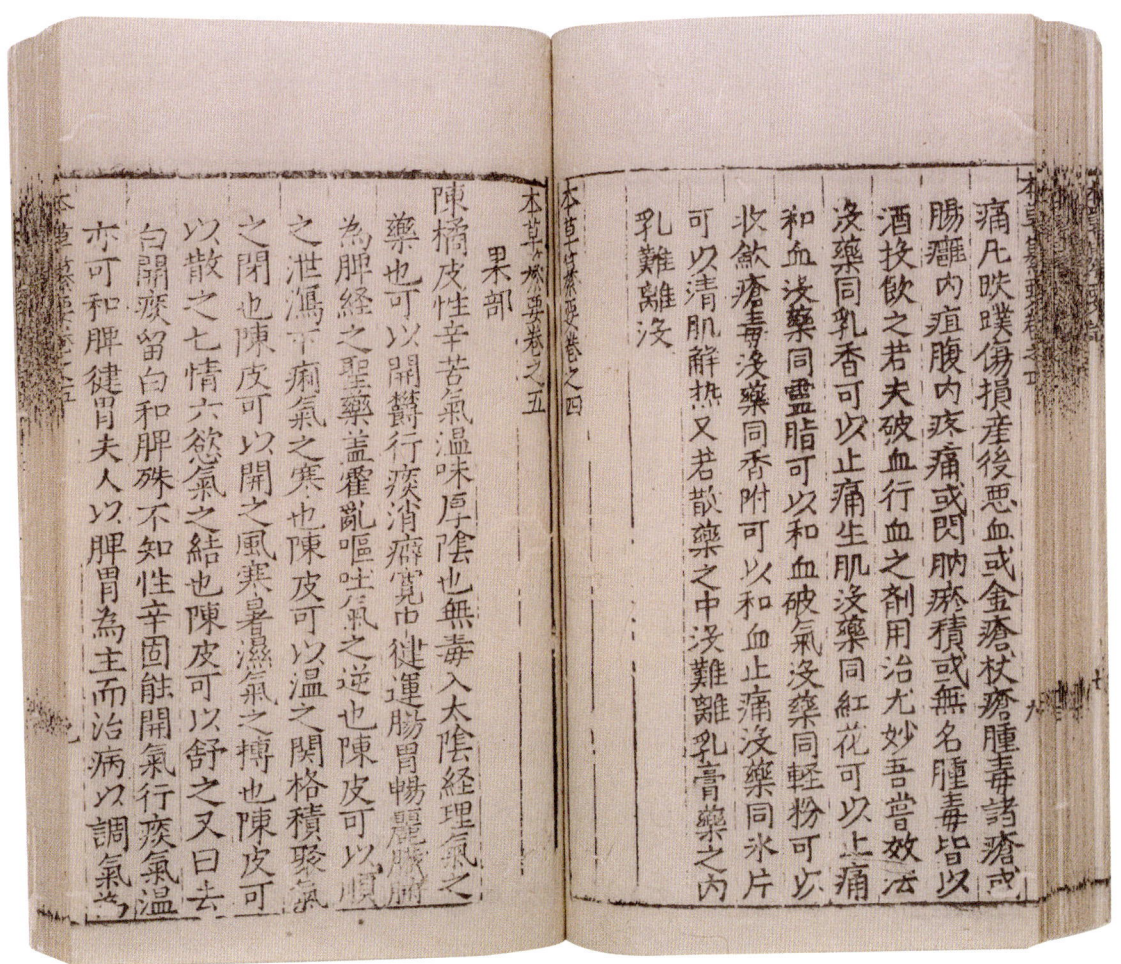

痛。凡跌蹼伤损，产后恶血，或金疮杖疮，肿毒诸疮，或肠痈内疽，腹内疼痛，或闪肭瘀积，或无名肿毒，皆以酒投饮之。若夫破血行血之剂，用治尤妙。吾尝效法：没药同乳香，可以止痛生肌；没药同红花，可以止痛和血；没药同灵脂，可以和血破气；没药同轻粉，可以收敛疮毒；没药同香附，可以和血止痛；没药同冰片，可以清肌解热。又若散药之中，没难离乳；膏药之内，乳难离没。

《本草纂要》卷之四　终

《本草纂要》卷之五　果部

陈橘皮

性辛、苦，气温，味厚，阴也，无毒。入太阴经，理气之药也。可以开郁行痰，消癖宽中，健运肠胃，畅丽脏腑，为脾经之圣药。盖霍乱呕吐，气之逆也，陈皮可以顺之；泄泻下痢，气之寒也，陈皮可以温之；关格积聚，气之闭也，陈皮可以开之；风寒暑湿，气之搏也，陈皮可以散之；七情六欲气之结也，陈皮可以舒之。又曰：去白开痰；留白和脾。殊不知性辛固能开气行痰，气温亦可和脾健胃。夫人以脾胃为主，而治病以调气为先。调气健脾，陈皮之功也；辛不能守位，陈皮之质也。吾见亡液之症不可用，因其辛以散之也；自汗之症不可用，因其辛不能敛也；元虚之人不可用，因其辛不能守也；吐血之症不可用，因其错经妄行也。大抵血症不可用气药，恐迫血妄行；气病不可用血药，恐滞气不行也，治者详之。

枳壳

气辛、温，味苦、酸，无毒。气分之药也。入足太阴脾经行脾气，入手太阴肺经理肺气。是以古方尝配二陈汤用，名之曰枳桔二陈，盖善治气分之病，其功甚速。且如痰涎壅盛，中膈不利，此剂辛温可以豁痰，苦酸可以下痰，然无二陈并治，用此独不能行；关格积聚，壅塞不通，此剂辛温可以通气，苦酸可以下气，然无二陈为君，用此塞不能开。至若癥痞有形之物，风湿有形之气，用二陈以清气可也，无枳壳固不能效；六郁结而不散，中满胀而不行，用二陈以理气可也，无枳壳亦不能通。盖枳壳之功，专于下气；二陈之功，专于行气。行气而不下气，则浊气妄行于上，而为喘嗽；气盛之症，下气而不行气，则清气妄行于下，而为肠鸣飧泄之症，二者不可不知。又《本草》云：枳壳不可多服，有损胸中至高之气。今则安胎之剂多用之，何也？

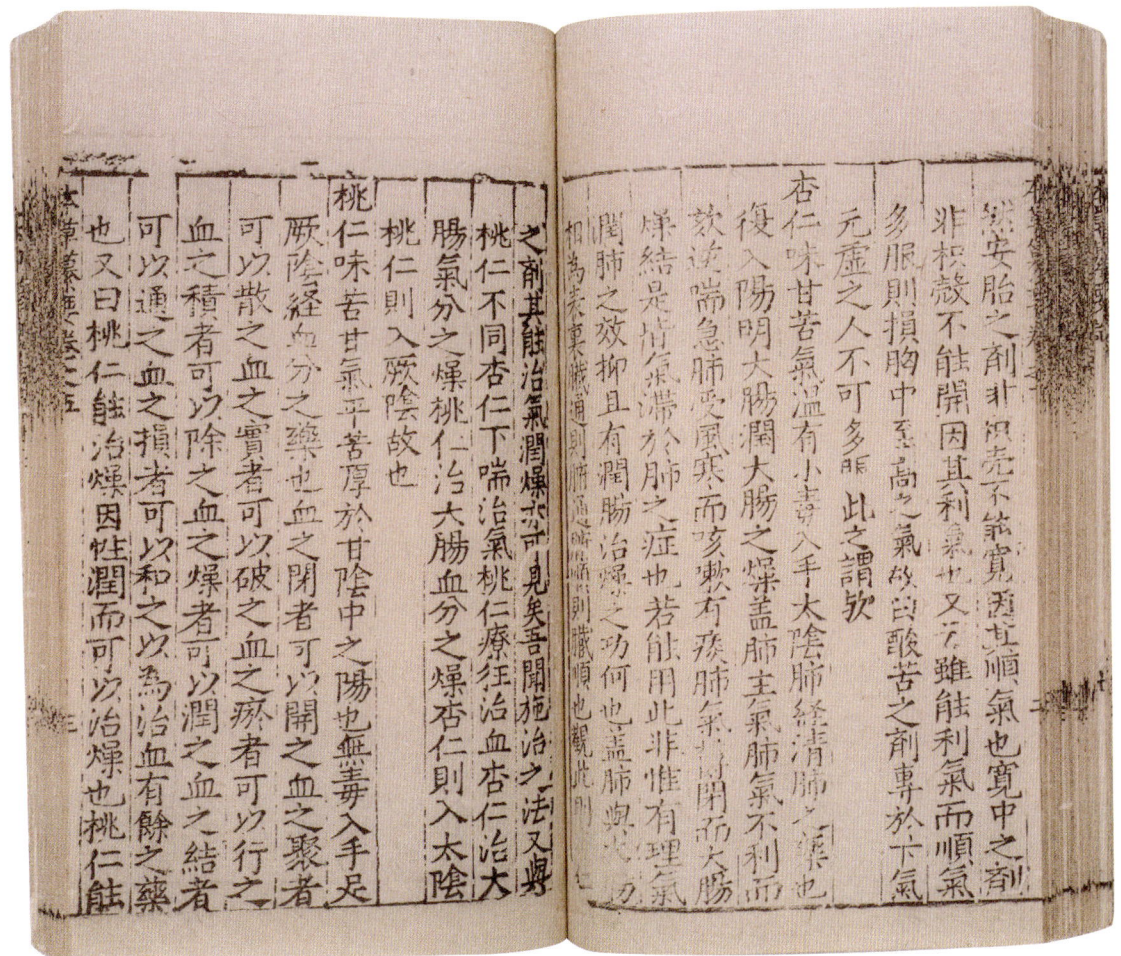

然安胎之剂，非枳壳不能宽，因其顺气也；宽中之剂，非枳壳不能开，因其利气也。又云：虽能利气而顺气，多服则损胸中至高之气。故曰：酸苦之剂，专于下气，元虚之人，不可多服，此之谓软。

杏仁

味甘、苦，气温，有小毒。入手太阴肺经，清肺之药也，复入阳明大肠，润大肠之燥。盖肺主气，肺气不利而咳逆喘急，肺受风寒而咳嗽有痰，肺气郁闭而大肠燥结，是皆气滞于肺之症也。若能用此，非惟有理气润肺之效，抑且有润肠治燥之功。何也？盖肺与大肠相为表里，脏通则腑通，腑顺则脏顺也。观此则杏仁之剂，其能治气润燥，亦可见矣。吾闻施治之法又与桃仁不同：杏仁下喘治气，桃仁疗狂治血；杏仁治大肠气分之燥，桃仁治大肠血分之燥；杏仁则入太阴，桃仁则入厥阴故也。

桃仁

味苦、甘，气平，苦厚于甘，阴中之阳也，无毒。入手足厥阴经，血分之药也。血之闭者可以开之，血之聚者可以散之，血之实者可以破之，血之瘀者可以行之，血之积者可以除之，血之燥者可以润之，血之结者可以通之，血之损者可以和之，以为治血有余之药也。又曰：桃仁能治燥，因性润而可以治燥也；桃仁能

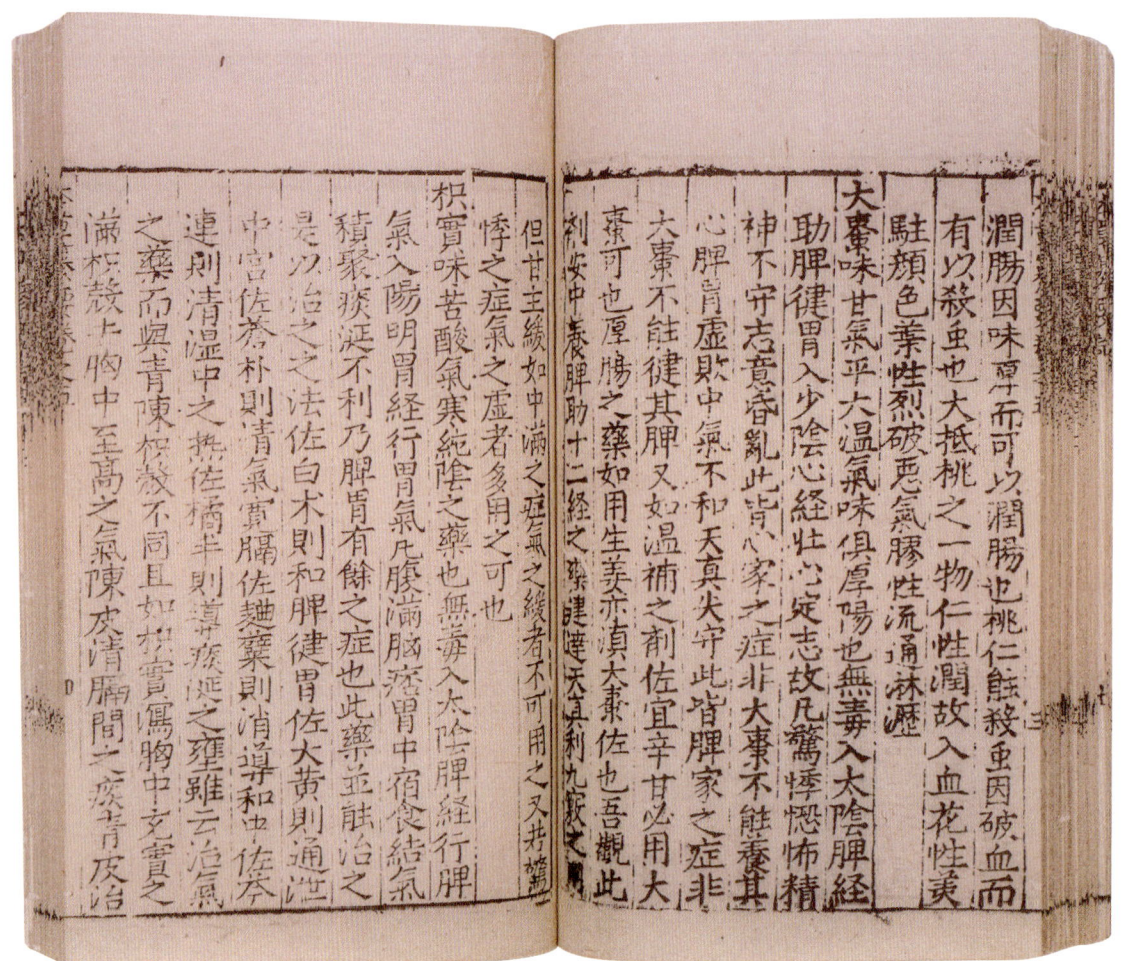

润肠，因味厚而可以润肠也；桃仁能杀虫，因破血而有以杀虫也。大抵桃之一物，仁性润，故入血；花性美，驻颜色；叶性烈，破恶气；胶性流，通淋沥。

大枣

味甘，气平，大温，气味俱厚，阳也，无毒。入太阴脾经，助脾健胃；入少阴心经，壮心定志。故凡惊悸恐怖，精神不守，志意昏乱，此皆心家之症，非大枣不能养其心；脾胃虚败，中气不和，天真失守，此皆脾家之症，非大枣不能健其脾。又如温补之剂，佐宜辛、甘，必用大枣可也；厚肠之药，如用生姜，亦须大枣佐也。吾观此剂：安中养脾，助十二经之药，建达天真，利九窍之用。但甘主缓，如中满之症，气之缓者，不可用之。又若惊悸之症，气之虚者，多用之可也。

枳实

味苦、酸，气寒，纯阴之药也，无毒。入太阴脾经行脾气，入阳明胃经行胃气。凡腹满脑痞，胃中宿食，结气积聚，痰涎不利，乃脾胃有余之症也，此药并能治之。是以治之之法，佐白术则和脾健胃，佐大黄则通泄中宫，佐苍、朴则清气宽膈，佐曲、蘖则消导和中，佐芩、连则清湿中之热，佐橘、半则导痰涎之壅。虽云治气之药，而与青、陈、枳壳不同，且如枳实泻胸中充实之满，枳壳去胸中至高之气，陈皮清膈间之痰，青皮治

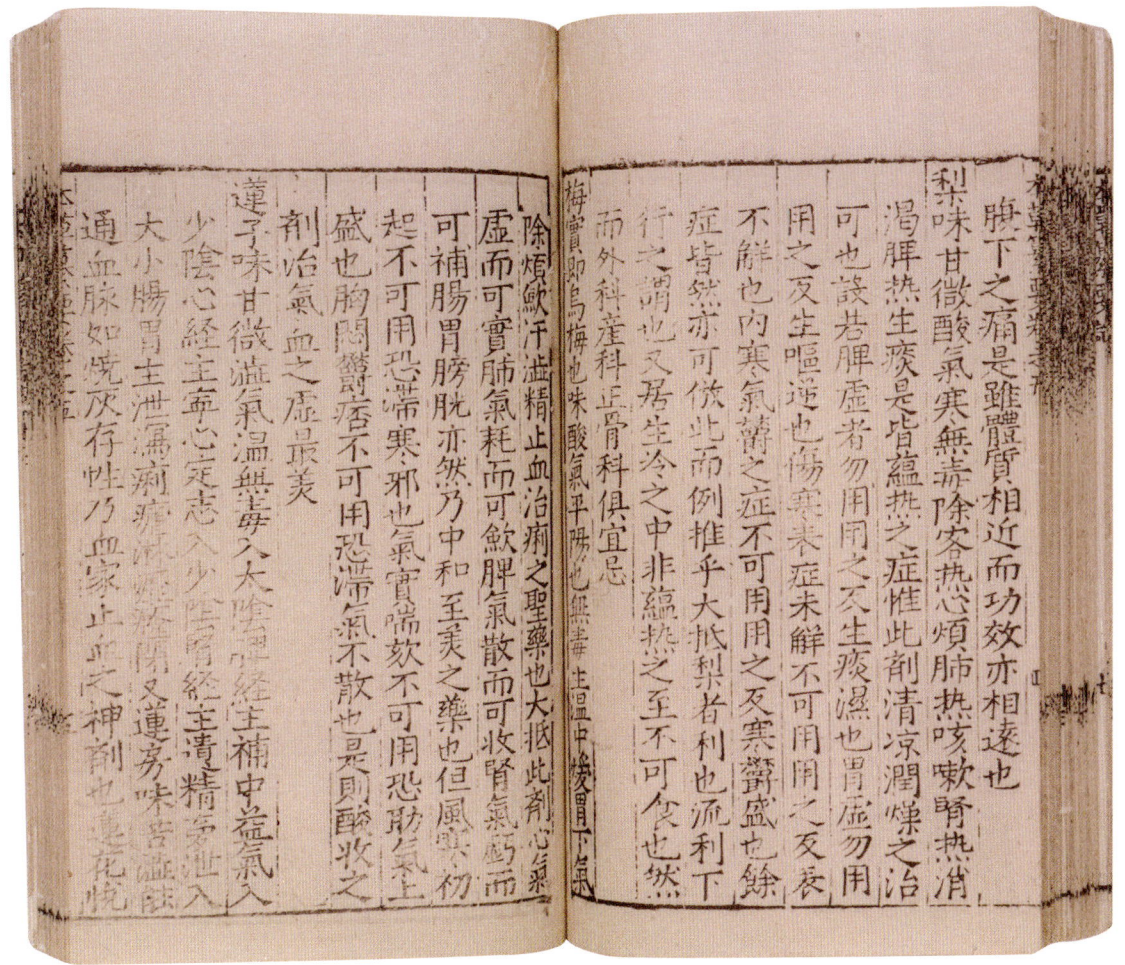

腹下之痛，是虽体质相近，而功效亦相远也。

梨

味甘，微酸，气寒，无毒。除客热心烦，肺热咳嗽，肾热消渴，脾热生痰，是皆蕴热之症，惟此剂清凉润燥之治可也。设若脾虚者勿用，用之反生痰湿也；胃虚勿用，用之反生呕逆也；伤寒表症未解不可用，用之反表不解也；内寒气郁之症不可用，用之反寒郁盛也。余症皆然，亦可仿此而例推乎。大抵梨者，利也，流利下行之谓也，又居生冷之中，非蕴热之至，不可食也，然而外科、产科、正骨科俱宜忌。

梅实

即乌梅也。味酸，气平，阳也，无毒。主温中暖胃，下气除烦，敛汗涩精，止血治痢之圣药也。大抵此剂心气虚而可实，肺气耗而可敛，脾气散而可收，肾气亏而可补，肠胃膀胱亦然，乃中和至美之药也。但风寒初起不可用，恐滞寒邪也；气实喘咳不可用，恐助气上盛也；胸闷郁痞不可用，恐滞气不散也。是则酸收之剂，治气血之虚最美。

莲子

味甘，微涩，气温，无毒。入太阴脾经，主补中益气；入少阴心经，主宁心定志；入少阴肾经，主遗精滑泄；入大小肠胃，主泄泻痢疟，淋沥癃闭。又，莲房味苦涩，能通血脉，如烧灰存性，乃血家止血之神剂也；莲花悦

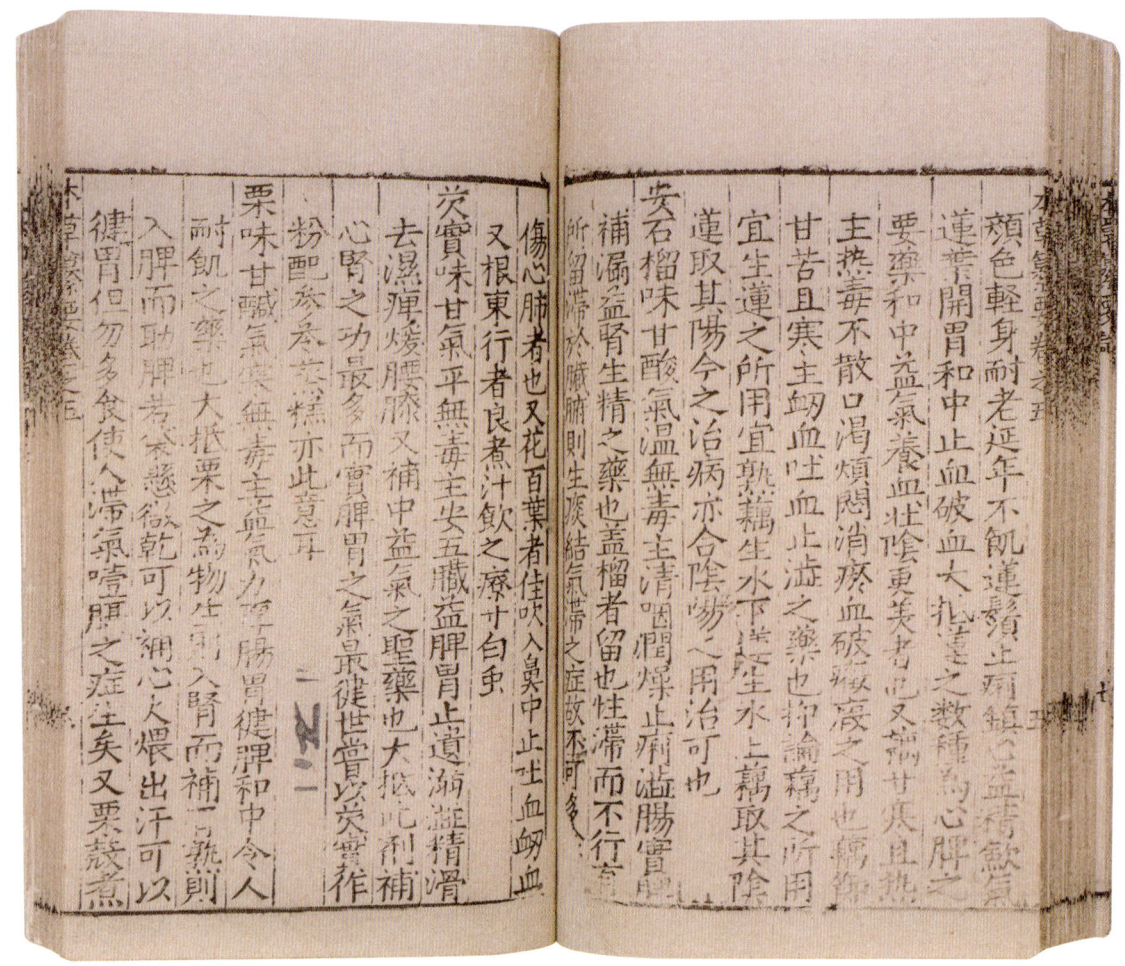

颜色，轻身耐老，延年不饥；莲须止痢镇心，益精敛气；莲叶开胃和中，止血破血。大抵莲之数种，为心脾之要药，和中益气，养血壮阴更美者也。又，藕，甘寒且热，主热毒不散，口渴烦闷，消瘀血，破癥瘕之用也；藕节，甘苦且寒，主衄血吐血，止涩之药也。抑论藕之所用宜生，莲之所用宜熟。藕生水下，莲生水上；藕取其阴，莲取其阳，今之治病，亦合阴阳之用治可也。

安石榴

味甘、酸，气温，无毒。主清咽润燥，止痢涩肠，实脾补漏，益肾生精之药也。盖榴者，留也，性滞而不行，有所留滞于脏腑，则生痰结气滞之症，故不可多食，恐伤心肺者也。又，花百叶者佳，吹入鼻中，止吐血、衄血。又，根东行者良，煮汁饮之，疗寸白虫。

芡实

味甘，气平，无毒。主安五脏，益脾胃，止遗溺，涩精滑，去湿痹，暖腰膝，又补中益气之圣药也。大抵此剂，补心肾之功最多，而实脾胃之气最健。世尝以芡实做粉，配参、苓蒸糕，亦此意耳。

栗

味甘、咸，气寒，无毒。主益气力，厚肠胃，健脾和中，令人耐饥之药也。大抵栗之为物，生则入肾而补肾，熟则入脾而助脾。若袋悬微干，可以补心，火煨出汗，可以健胃。但勿多食，使人滞气，噎膈之症生矣。又，栗壳煮

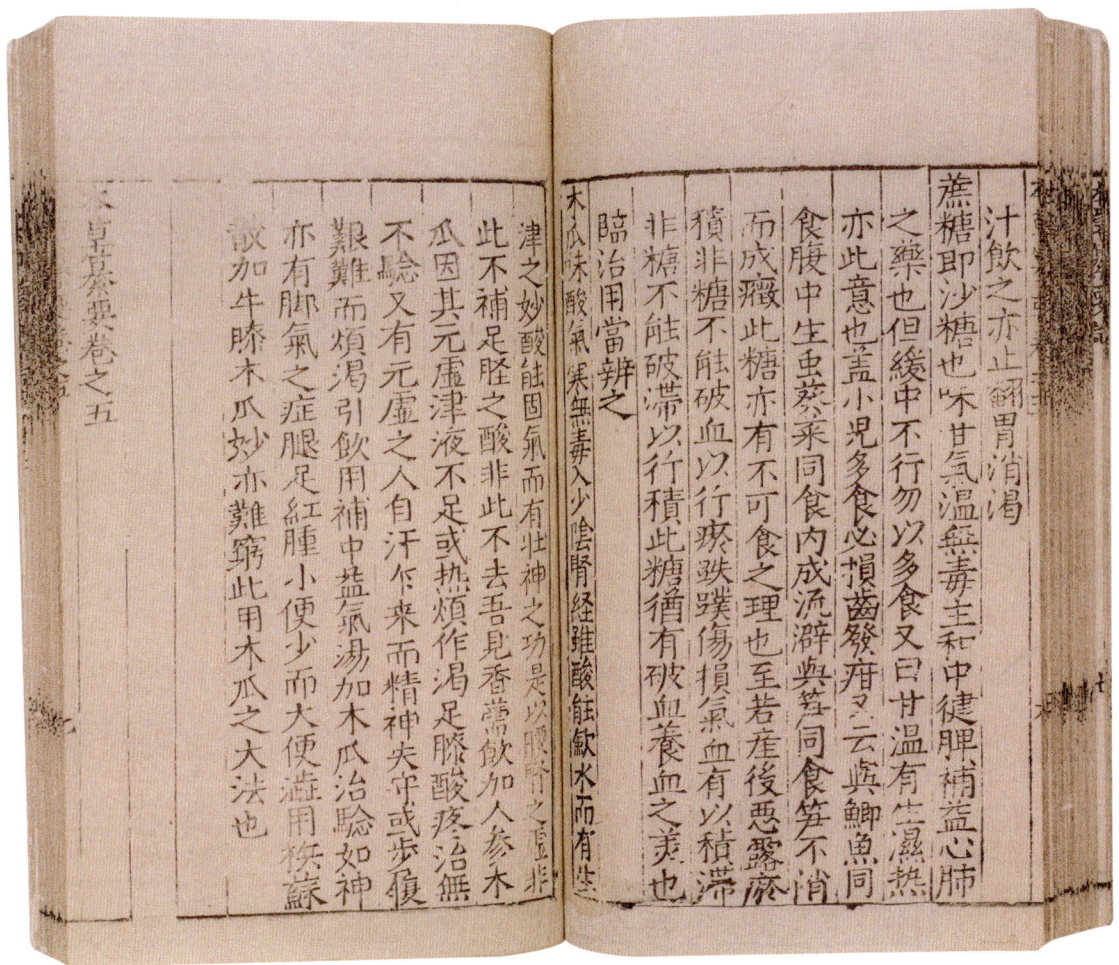

汁饮之，止翻胃消渴。

蔗糖

即沙糖也，味甘，气温，无毒。主和中健脾，补益心肺之药也，但缓中不行，勿以多食。又曰：甘温，有生湿热，亦此意也。盖小儿多食，必损齿发疳。又云：与鲫鱼同食，腹中生虫；葵菜同食，内成流澼；与笋同食，笋不消而成癥，此糖亦有不可食之理也。至若产后恶露瘀积，非糖不能破血以行瘀；跌蹼伤损，气血有以积滞，非糖不能破滞以行积，此糖犹有破血养血之美也，临治用当辨之。

木瓜

味酸，气寒，无毒。入少阴肾经。虽酸能敛水，而有生津之妙；酸能固气，而有壮神之功，是以腰肾之虚，非此不补；足胫之酸，非此不去。吾见香薷饮加人参、木瓜，因其元虚津液不足，或热烦作渴，足膝酸疼，治无不验。又有元虚之人，自汗乍来而精神失守，或步履艰难而烦渴引饮，用补中益气汤加木瓜，治验如神。亦有脚气之症腿足红肿，小便少而大便涩，用槟苏散加牛膝、木瓜，妙亦难穷。此用木瓜之大法也。

《本草纂要》卷之五 终

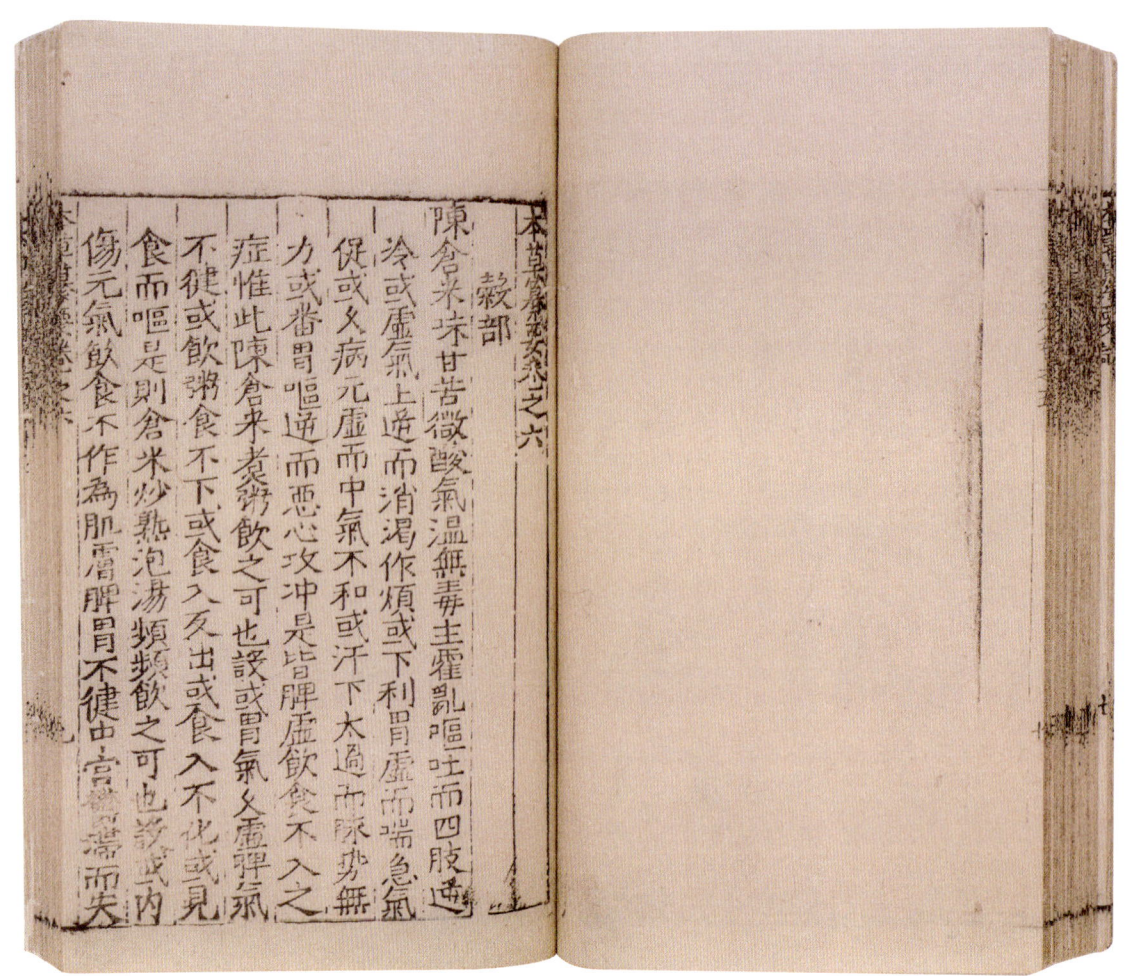

《本草纂要》卷之六　谷部

陈仓米

味甘、苦、微酸，气温，无毒。主霍乱呕吐，而四肢逆冷，或虚气上逆，而消渴作烦；或下利胃虚，而喘急气促；或久病元虚，而中气不和；或汗下太过，而脉势无力；或番胃呕逆，而恶心攻冲，是皆脾虚饮食不入之症，惟此陈仓米，煮粥饮之可也。设或胃气久虚，脾气不健，或饮粥食不下，或食人反出，或食人不化，或见食而呕，是则仓米炒熟泡汤，频频饮之可也。设或内伤元气，饮食不作回为肌肤，脾胃不健，中宫郁滞而失

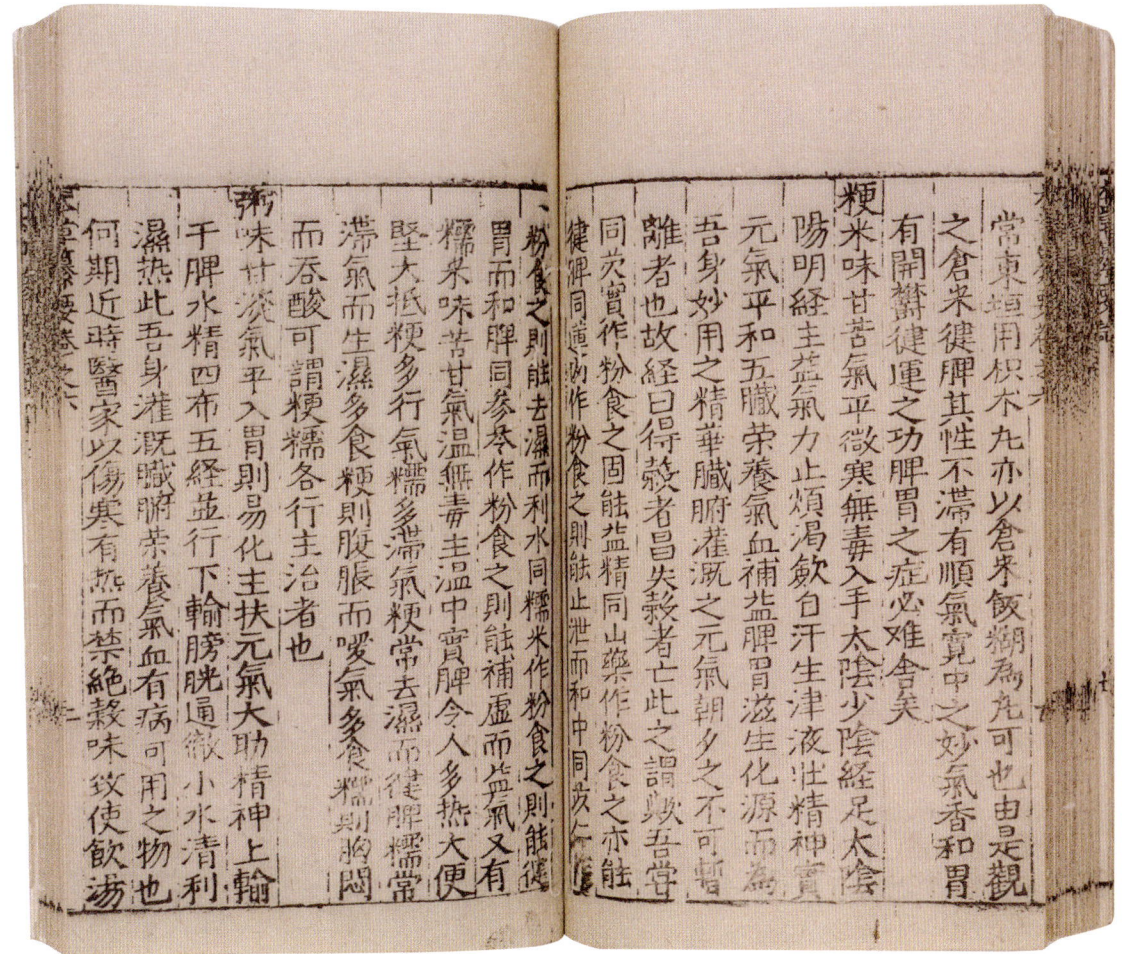

常，东垣用枳术丸，亦以仓米饭糊为丸可也。由是观之，仓米健脾，其性不滞，有顺气宽中之妙；气香和胃，有开郁健运之功。脾胃之症，必难舍矣。

粳米

味甘、苦，气平，微寒，无毒。入手太阴、少阴经，足太阴、阳明经。主益气力，止烦渴，敛自汗，生津液，壮精神，实元气，平和五脏，荣养气血，补益脾胃，滋生化源，而为吾身妙用之精华，脏腑灌溉之元气，朝夕之不可暂离者也。故《经》曰：得谷者昌，失谷者亡，此之谓歀。吾尝同芡实作粉，食之固能益精；同山药作粉食之，亦能健脾；同莲肉作粉，食之则能止泄而和中；同苡仁作粉食之，则能去湿而利水；同糯米作粉食之，则能健胃而和脾；同参、苓作粉，食之则能补虚而益气。又有糯米，味苦、甘，气温，无毒。主温中实脾，令人多热，大便坚。大抵粳多行气，糯多滞气；粳常去湿而健脾，糯常滞气而生湿，多食粳则腹胀而嗳气，多食糯则胸闷而吞酸。可谓粳、糯各行主治者也。

粥

味甘、淡，气平。入胃则易化，主扶元气，大助精神；上输于脾，水精四布，五经并行；下输膀胱，通彻小水，清利湿热，此吾身灌溉脏腑，荣养气血，有病可用之物也。何期近时医家，以伤寒有热而禁绝谷味，致使饮汤不可到口，待热清而方与食也，殊不知元本有余，固可禁止，元本不足，反为所害。不若临症之时，果视有余之症，食结中膈，腹满大热，大便不通，恐与之食，聚成胀满，诚为无益，固可禁止；设若元本不足，当此伤寒自汗自利，而荣卫空虚，或津液乍亡，而元气不续，或阳脱返阴，而厥逆肢冷，或下后不止，而大便遗泄；或汗后不收，而津液结燥；或吐后自汗，而脉来空脱；或类似伤寒，而时行疫症，是皆可食之。病赖谷味以养生，岂可禁绝谷味，而不与之食也。至若禁食日久，元本空虚，当下难下，当汗难汗，致使战而不复，下而生痰，遂致不救之患也，亦不知粥食之甚美。元虚之人，发汗而汗不来，饮可以助汗；行下而下不行，饮可以助下。此汗下之不可无者，而况于禁止之者乎。

大麦

味咸、甘，气温，无毒。主消渴除热，益气调中。小麦，味甘、咸，气微寒，无毒。除热烦，止燥渴，养肝气，利小便。大抵二麦生于东南者湿，生于西北者燥。东南地卑，所收之际多遇阴雨，然人食之，腹生胀满；西北地厚所禀燥气，麦乃喜燥而恶湿，脾土亦然，食之则充和元气而补养脾胃者也。又大麦水渍生芽，谓之麦蘖，炒杵用之，主益脾健胃，消化饮食，除心腹胀满，下气宽中，治产后之秘结，行上焦之血滞，虽胃虚者可服，以代戊己而腐熟水谷。殊不知消化之物，多伤元气，然水谷固有腐熟之理，而胃气亦有虚耗之情，《本草》云：多服则消肾，亦此理也。又云：小麦麸能宽中行气，去湿除膨。《衍义》云：面热而麸凉，炒而熨之，则收湿散气，其治更妙。西北之人，尝以面和饼，覆于痛处，上以火熨，亦能除肿散疼，皆此意也。再云麦之浮者，名曰浮麦，能达肌表而止盗汗，小儿肌热、妇人虚热并可治之，以其性本轻浮而达外，所以治热汗有功也。

青大豆

味甘，气平，无毒。主治痈肿，解诸毒，逐水胀，除胃热，散结气，下瘀血，与黑小豆所治皆同。但青豆走气，黑豆走血；青豆多食则伤脾败胃，黑豆多食则壮气充元。黑豆炒令烟断为末，酒调服。又主风痹瘫痪，口噤如痫，若产后诸风虚热血病，并皆治之，所以黑神散，用黑豆为使者此也。大豆黄卷味甘，气平，乃黄豆为芽蘖也，主湿痹筋挛，腰膝疼痛。豆豉味苦，气寒，乃煮豆作豉者，治寒热瘴气，烦躁满闷，恶毒攻心，懊憹喘吸。又云：伤寒可以发汗，呕逆可以除烦，仲景用栀子豉汤者然也。大抵豆之一物，解毒太多，吾见生豆可以验毒，生毒之人，食生豆而不哕；豆渣可以解毒，

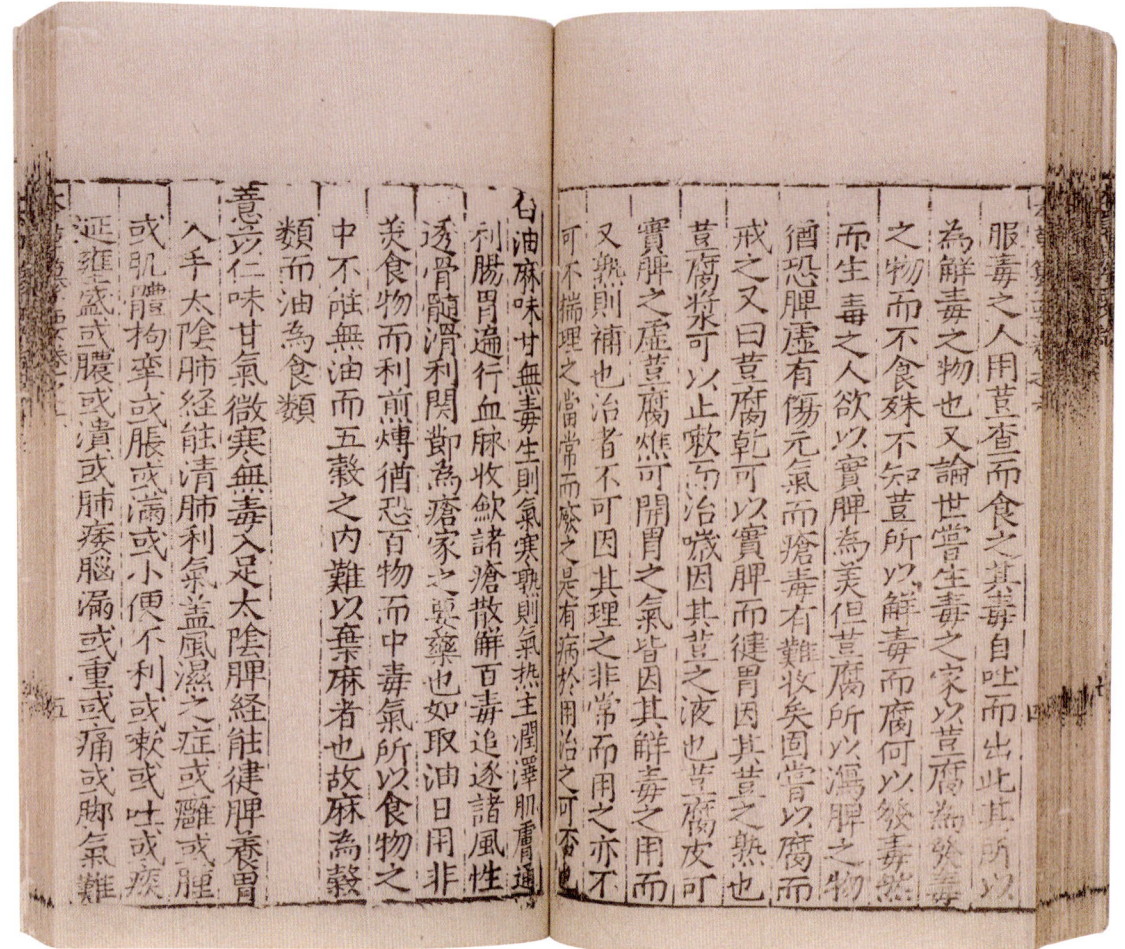

服毒之人，用豆渣而食之，其毒自吐而出。此其所以为解毒之物也。又论世尝生毒之家，以豆腐为发毒之物，而不食，殊不知豆所以解毒，而腐何以发毒？然而生毒之人，欲以实脾为美，但豆腐所以泻脾之物，犹恐脾虚，有伤元气，而疮毒有难收矣，固尝以腐而戒之。又曰：豆腐干可以实脾而健胃，因其豆之熟也；豆腐浆可以止嗽而治哕，因其豆之液也；豆腐皮可实脾之虚，豆腐燋可开胃之气，皆因其解毒之用，而又熟则补也，治者不可因其理之，非常而用之，亦不可不揣理之，当常而废之，是有病于用，治之可否也。

白油麻

味甘，无毒。生则气寒，熟则气热。主润泽肌肤，通利肠胃，遍行血脉，收敛诸疮，散解百毒，追逐诸风，性透骨髓，滑利关节，为疮家之要药也。如取油日用，非美食物而利煎熿，犹恐百物而中毒气，所以食物之中不能无油。而五谷之内，难以弃麻者也，故麻为谷类，而油为食类。

薏苡仁

味甘，气微寒，无毒。入足太阴脾经，能健脾养胃；入手太阴肺经，能清肺利气。盖风湿之症，或痛或肿，或肌体拘挛，或胀或满，或小便不利，或嗽或吐，或痰涎壅盛，或脓或溃，或肺痿脑漏，或重或痛，或脚气难履，或痿或痹，或腰膝酸疼，或癃或闭，或淋沥带浊，或泄或泻，或大便不实，是皆脾肺蕴热之症也，惟薏苡仁可以治之。吾见味甘而实脾，气平而通肺，为去湿之神药也。秘用之法：同天、麦而治肺；同苓、术而治脾；同苍、朴而治胃；同牛膝而治肾；同木瓜而治足；同人参而治心，同二陈而治痰；同平胃而治湿；同苍、柏而治痿；同归、芍而治痛肿；同槟榔而治脚气；同五苓而治水，湿蕴蓄之不利也。故北方之人多食之，则脾胃丰厚，元气壮盛，而无风湿之患；东南卑湿，脾胃弱薄，用此以去湿健脾最妙。

酒

有辛，有苦，有甘，有淡，味虽不同，性皆走而气皆升也。盖辛主散，苦主下，甘主缓，酸主收，淡主利小便。入肝经而消忧发怒，入心经而壮志益神，入脾经而和脾健胃，入肺经而遍达肌肤，肾与膀胱、肠胃皆然，此遍行之药也。秘用之法：先经肺分，得温中之寒以养肺；次入胃中，得寒中之温以养脾。酒制之剂，借酒力而遍行诸经；酒煎之剂，仗酒势而通调血脉。好饮之人，多酒而得病者，用药宜寒，酒生湿热故也；不饮之人，因酒而伤脾者，用药宜温，药温则脾湿行也。故曰：酒不可不饮，亦不可过饮；不饮则俗人，过饮则伤神。

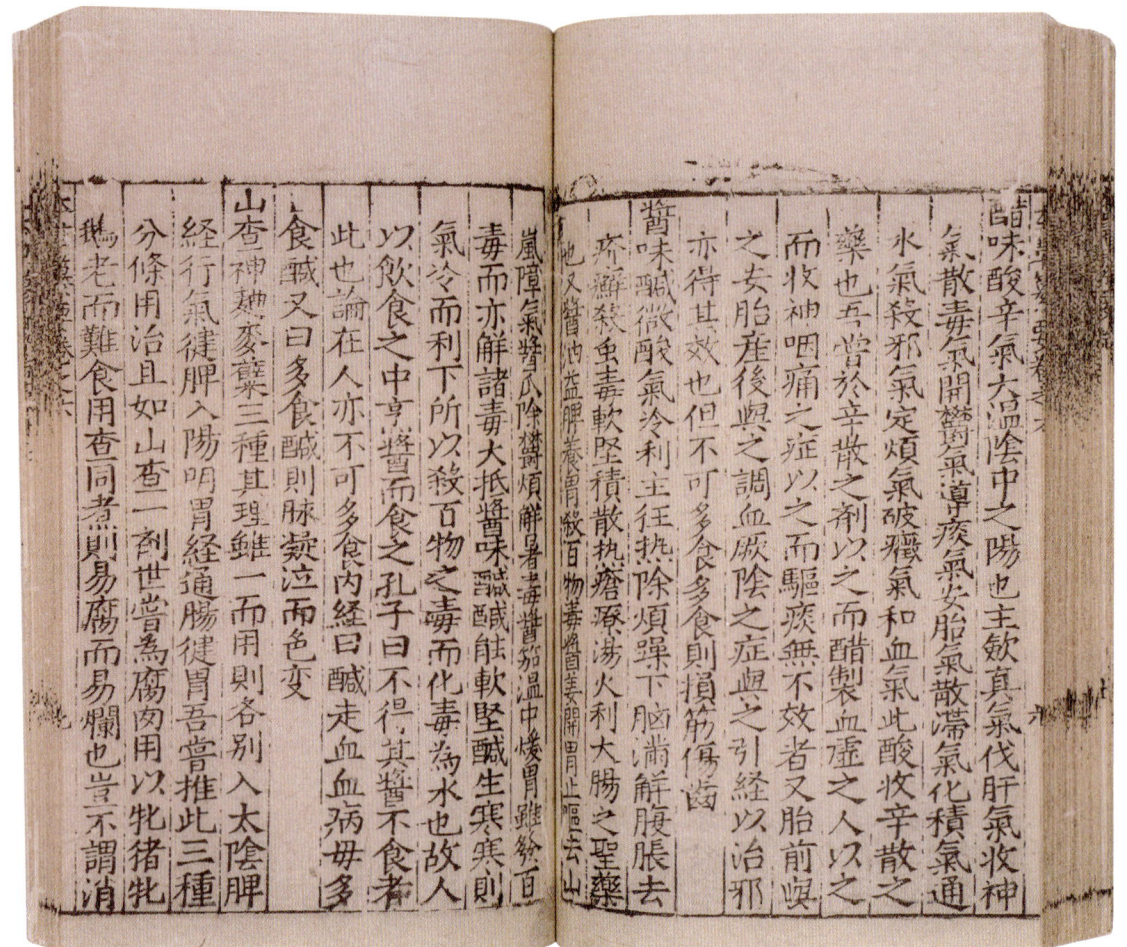

醋

味酸、辛，气大温，阴中之阳也。主敛真气，伐肝气，收神气，散毒气，开郁气，导痰气，安胎气，散滞气，化积气，通水气，杀邪气，定烦气，破癥气，和血气，此酸收辛散之药也。吾尝于辛散之剂，以之而醋制，血虚之人，以之而收神；咽痛之症，以之而驱痰，无不效者。又，胎前与之安胎，产后与之调血。厥阴之症，与之引经以治邪，亦得其效也。但不可多食，多食则损筋伤齿。

酱

味咸、微酸，气冷利。主狂热，除烦躁，下脑满，解腹胀，去疥癣，杀虫毒，软坚积，散热疮，疗汤火，利大肠之圣药也。又，酱油，益脾养胃，杀百物毒；酱姜，开胃止呕，去山岚瘴气；酱瓜，除郁烦，解暑毒；酱茄，温中暖胃，虽发百毒，而亦解诸毒。大抵酱味咸，咸能软坚，咸生寒，寒则气冷而利下，所以杀百物之毒，而化毒为水也，故人以饮食之中，烹酱而食之。孔子曰：不得其酱不食者，此也。论在人亦不可多食。《内经》曰：咸走血，血病毋多食咸；又曰：多食咸，则脉凝泣而色变。山楂、神曲、麦蘖三种，其理虽一而用则各别，入太阴脾经行气健脾，入阳明胃经通畅健胃。吾尝推此三种，分条用治，且如山楂一剂，世尝为腐肉用，以牝猪牝鹅，老而难食，用楂同煮，则易腐而易烂也，岂不谓肉食之物乎？神曲一剂，世尝以曲而作酒能腐谷食，今被五谷之所伤者，用此宁不谓消谷食之药乎？麦蘖一剂，能消面食，麦之萌蘖已出，发生之机已萌，今之面食伤者，阻而不行，故将已发之物，而治未发回之物，则未发随已发败也，孰谓麦蘖，而非解面食之伤乎？又谓山楂，健脾行气而消积，治诸积聚用之可也。又，山楂子，消阴子之作肿，盖以核而消核也。神曲，健脾清湿热，而实大肠，乃小儿惊疳泄泻之要药也。麦蘖之剂，但利而不能补，如腹之胀满，膈之郁结。或饮食之不纳，痰涎之不利，以此发生之物，而利关膈之气，则神不可测矣。至若生冷伤脾，用此三种，皆不能疗，须以吴茱萸配二陈汤，温中可也；油腻伤脾，用此三种亦不能治，须用半夏、干姜配平胃散，燥温可也。治者察之，不可概论混施，有伤元气。

茴香

味辛、甘，气平，性温，无毒。入手足少阴经、太阳经，主治心腹冷气，阴癫疝气，寒湿脚气，小肠弦气，膀胱水气，腰肾虚气，暴疼心气，呕逆胃气，肿满恶气，阴汗湿气，阴子冷气，阴肿木气，阴痿滞气。盖此药能温中散寒，故善行诸气，乃小腹、少腹至阴之分之要药也。

白扁豆

味甘，气微温，无毒。主和中下气，治霍乱吐利不

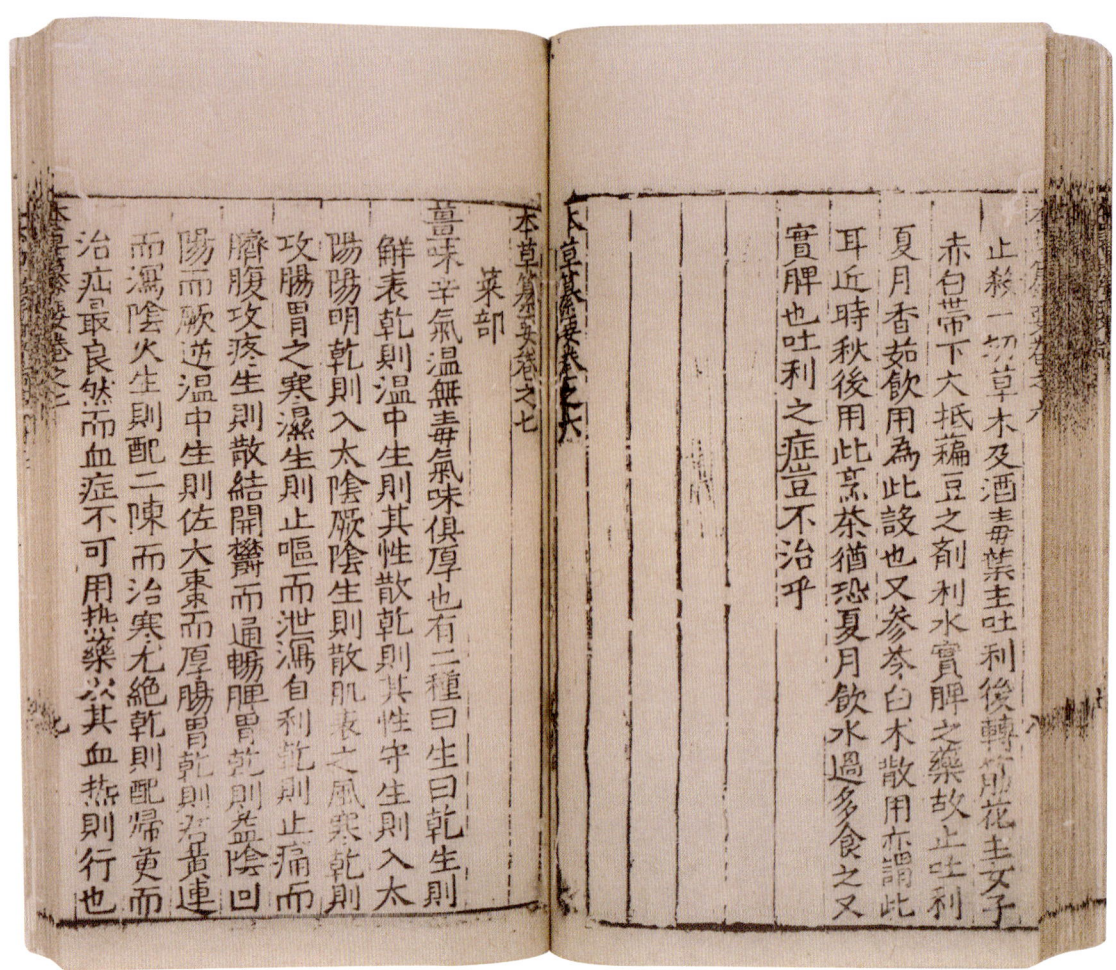

止，杀一切草木及酒毒。叶，主吐利后转筋；花，主女子赤白带下。大抵扁豆之剂，利水实脾之药，故止吐利。夏月香薷饮，用为此设也。又参苓白术散，用亦谓此耳。近时秋后用此烹茶，犹恐夏月饮水过多，食之又实脾也，吐利之症岂不治乎？

《本草纂要》卷之六 终

《本草纂要》卷之七　菜部

姜

味辛，气温，无毒。气味俱厚也。有二种，曰生，曰干。生则解表，干则温中；生则其性散，干则其性守；生则入太阳、阳明，干则入太阴、厥阴；生则散肌表之风寒，干则攻肠胃之寒湿；生则止呕，而泄泻自利；干则止痛，而脐腹攻疼；生则散结开郁，而通畅脾胃；干则益阴回阳，而厥逆温中；生则佐大枣而厚肠胃，干则君黄连而泻阴火；生则配二陈而治寒尤绝，干则配归、萸而治疝最良。然而血症不可用热药，以其血热则行也。

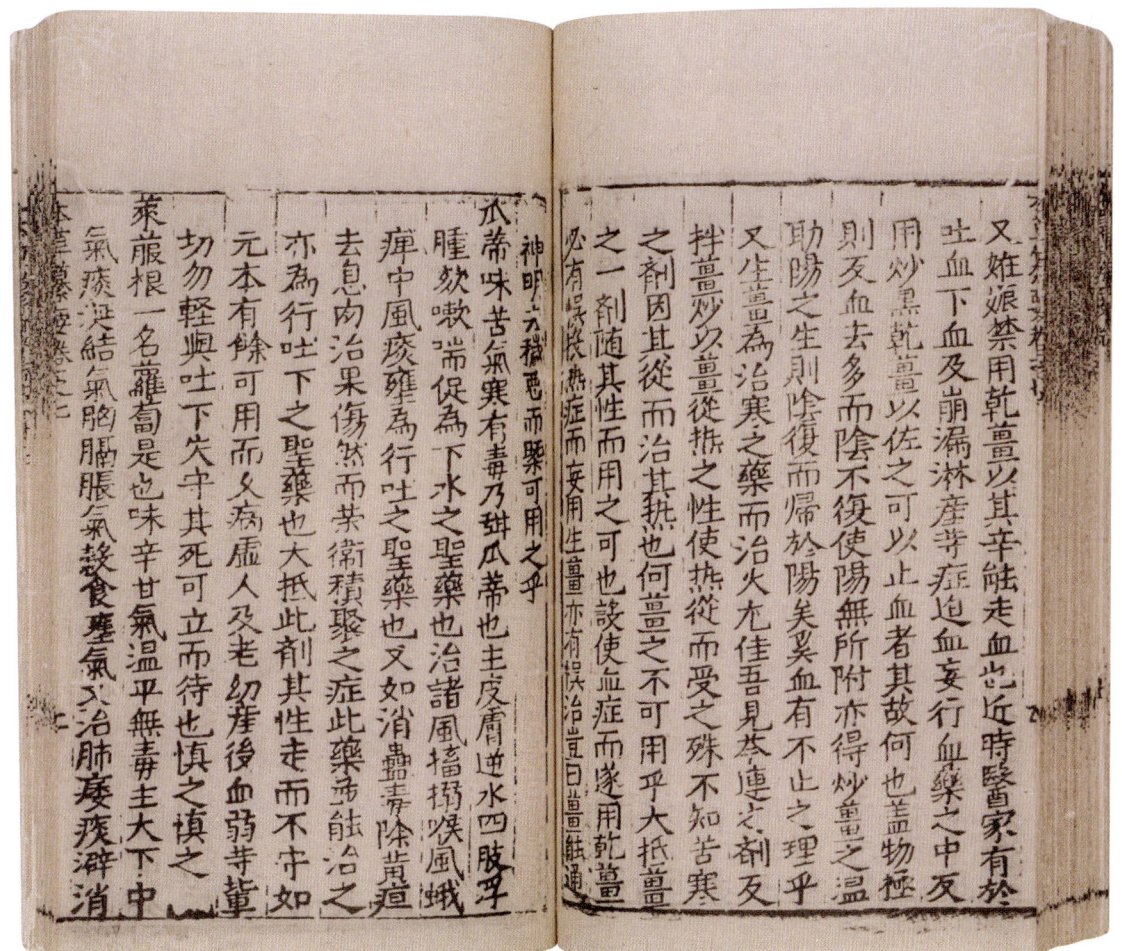

又，妊娠禁用干姜，以其辛能走血也。近时医家有于吐血下血，及崩漏淋产等症，迫血妄行，血药之中，反用炒黑干姜以佐之，可以止血者，其故何也？盖物极则反，血去多而阴不复，使阳无所附，亦得炒姜之温助阳之生，则阴复而归于阳矣，奚血有不止之理乎？又，生姜为治寒之药，而治火尤佳，吾见芩、连之剂反拌姜炒，以姜从热之性使热，从而受之，殊不知苦寒之剂因其从而治其热也，何姜之不可用乎？大抵姜之一剂，随其性而用之可也。设使血症而遂用干姜，必有误投；热症而妄用生姜，亦有误治，岂曰姜能通神明，去秽恶，而概可用之乎？

瓜蒂

味苦，气寒，有毒。乃甜瓜蒂也。主皮肤逆水，四肢浮肿，咳嗽喘促，为下水之圣药也。治诸风搐搦，喉风蛾痹，中风痰壅，为行吐之圣药也。又如消蛊毒，除黄疸，去息肉，治果伤。然而荣卫积聚之症，此药并能治之，亦为行吐下之圣药也。大抵此剂，其性走而不守，如元本有余，可用；而久病虚人及老幼产后血虚等辈，切勿轻与，吐下失守，其死可立而待也。慎之！慎之！

莱菔根

一名萝卜是也。味辛、甘，气温、平，无毒。主大下中气，痰涎结气，胸膈胀气，谷食壅气，又治肺痿痰澼，消

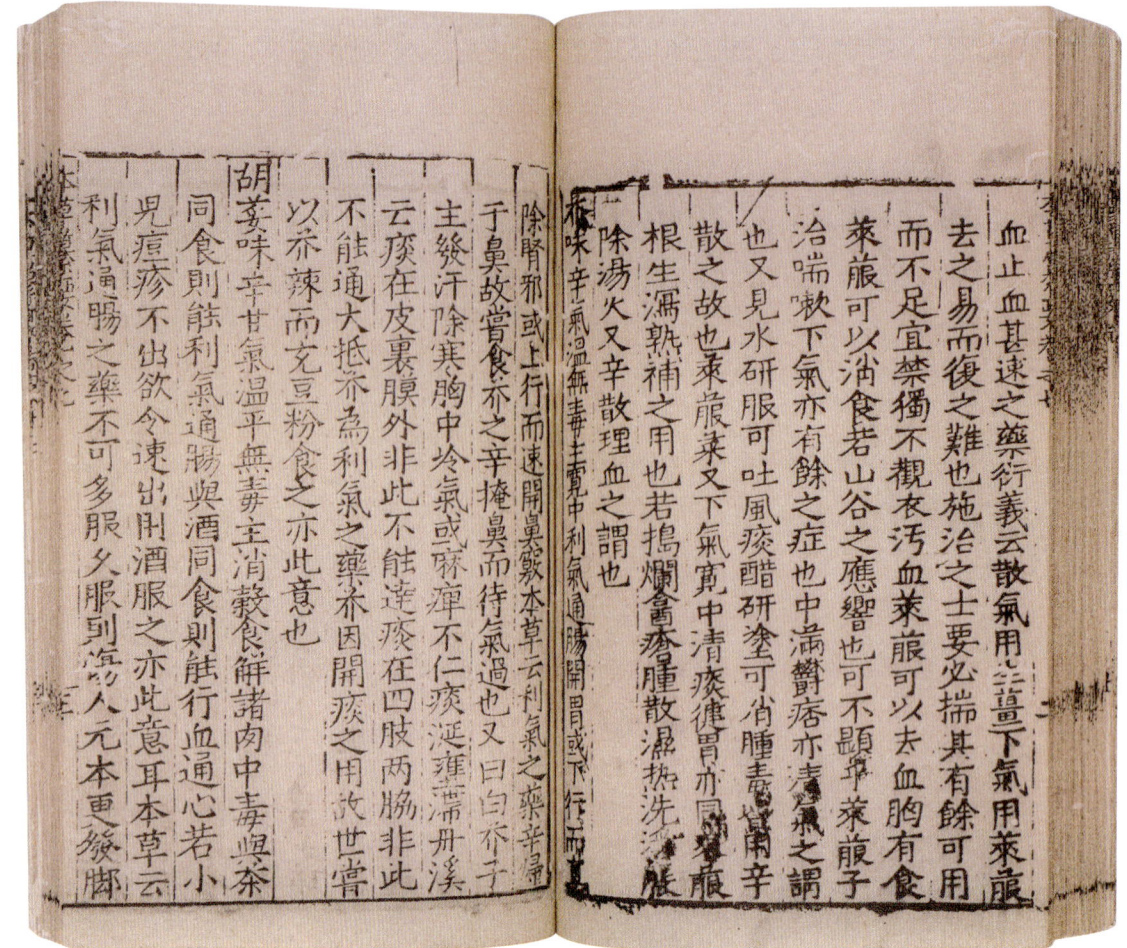

血止血甚速之药，《衍义》云：散气用生姜，下气用莱菔，去之易而复之难也。施治之士，要必揣其有余可用，而不足宜禁。独不观衣污血，莱菔可以去血；胸有食，莱菔可以消食，若山谷之应响也，可不显乎？莱菔子治喘嗽下气，亦有余之症也；中满郁痞，亦清气之谓也。又，见水研服，可吐风痰；醋研涂，可消肿毒，皆用辛散之故也。莱菔菜又下气宽中，清痰健胃，亦同莱菔根，生泻熟补之用也。若捣烂，盦疮肿，散湿热，洗浮胀，除汤火，又辛散理血之谓也。

芥

味辛，气温，无毒。主宽中利气，通肠开胃，或下行而直除肾邪，或上行而速开鼻窍。《本草》云：利气之药，辛归于鼻，故尝食芥之辛，掩鼻而待气过也。又曰，白芥子，主发汗除寒，胸中冷气，或麻痹不仁，痰涎壅滞。丹溪云：痰在皮里膜外，非此不能达；痰在四肢两胁，非此不能通。大抵芥为利气之药，芥因开痰之用，故世尝以芥辣而充豆粉食之，亦此意也。

胡荽

味辛、甘，气温、平，无毒。主消谷食，解诸肉中毒。与茶同食，则能利气通肠；与酒同食，则能行血通心。若小儿痘疹不出，欲令速出，同酒服之，亦此意耳。《本草》云：利气通肠之药，不可多服，久服则伤人元本，更发脚

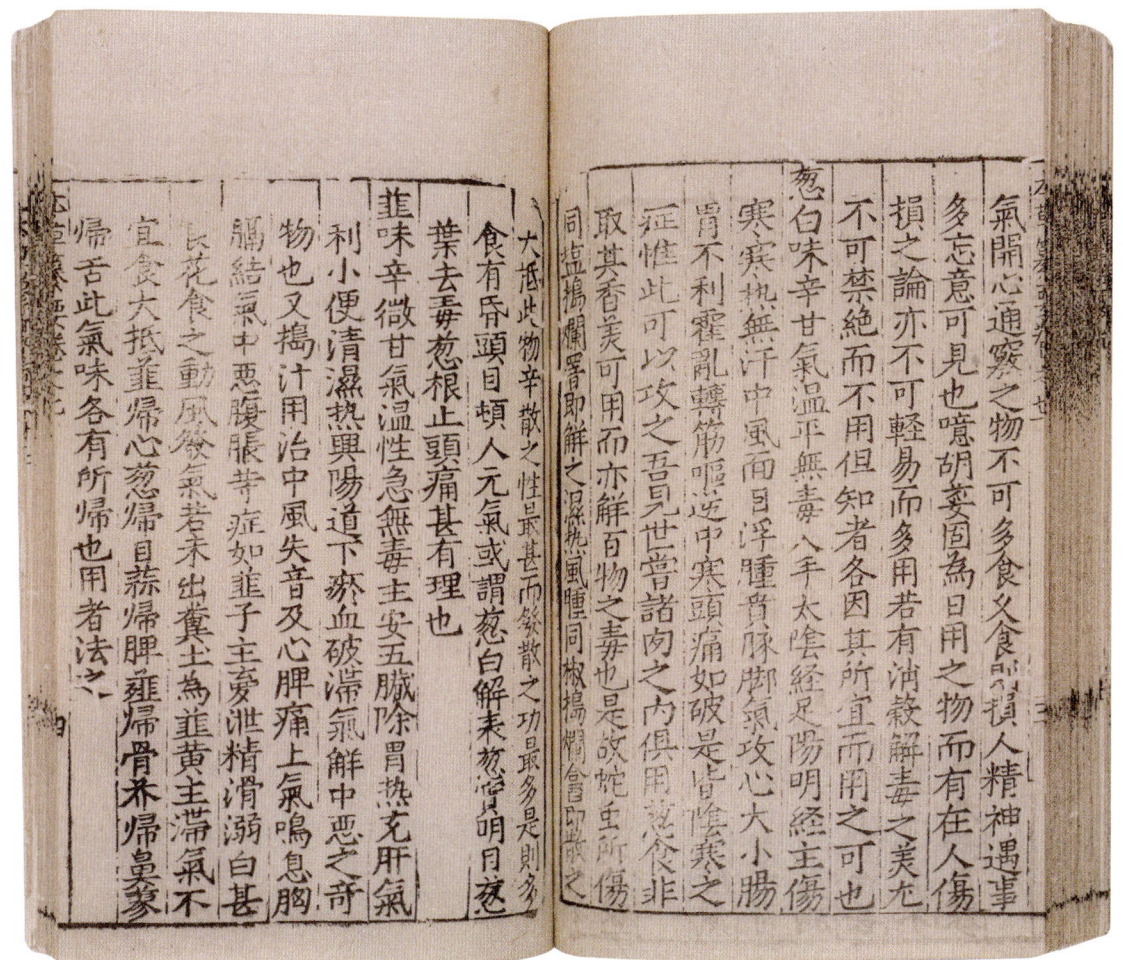

气；开心通窍之物，不可多食，久食则损人精神，遇事多忘。意可见也。噫！胡荽固为日用之物，而有在人伤损之论，亦不可轻易而多用。若有消谷解毒之美，尤不可禁绝而不用，但知者各因其所宜而用之可也。

葱白

味辛、甘，气温、平，无毒。入手太阴经、足阳明经。主伤寒寒热无汗，中风面目浮肿，贲豚脚气攻心，大小肠胃不利，霍乱转筋，呕逆中寒，头痛如破，是皆阴寒之症，惟此可以攻之。吾见世尝诸肉之内，俱用葱食，非取其香美可用，而亦解百物之毒也。是故蛇虫所伤，同盐捣烂，罨盦即解之；湿热风肿，同椒捣烂，罨盦即散之。大抵此物，辛散之性最甚，而发散之功最多，是则多食有昏头目，顿人元气。或谓葱白解表，葱实明目，葱叶去毒，葱根止头痛，甚有理也。

韭

味辛微甘，气温，性急，无毒。主安五脏，除胃热，充肝气，利小便，清湿热，兴阳道，下瘀血，破滞气，解中恶之奇物也。又，捣汁用，治中风失音及心脾痛，上气鸣息，胸膈结气，中恶腹胀等症。如韭子，主梦泄精滑，溺白甚良；花，食之动风发气。若未出粪土为韭黄，主滞气，不宜食。大抵韭归心，葱归目，蒜归脾，薤归骨，芥归鼻，蓼归舌，此气味各有所归也，用者法之。

蒜

　　味辛，署气温，属火，有毒。主散痛肿，破滞气，杀邪毒，除秽恶，定腹痛，烂疝癖，健脾胃，安中脘，止呕逆，驱瘴气，灸疽疖，消谷食之美物也。但生则可破，熟则可补，醋浸陈久者良。虚人勿用，虽起阳之物，而有妄动于中。又，南人勿食，多食则损目。

薄荷

　　味辛、苦，气凉，性温，无毒。入手太阴肺经、厥阴心主，乃辛凉清上焦之药也。主伤风喉痛，热壅痰盛，贼风关节不利，头风头皮作疼，脑风项筋牵扯，惊风小儿壮热搐搦。大抵辛凉之剂，行上逐下之药，能行诸药，善达荣卫。以其下气为甚速也，元本空虚之人及久病新瘥者，不可用之，辛散太盛，恐伤元气。

香薷

　　味辛、香，气微温，无毒。治水之圣药也，何也？吾见伤暑而用香薷，即消蓄水；霍乱而用香薷，即利水道；水肿而用香薷，即行小便。大抵香薷之剂辛温，治水有彻上彻下之功。肺得之则清气化行，而蕴热自下；脾得之则浊气不干，而水道流行。所以伤暑之人，得香薷而除烦热；夏月吐利之症，得香薷而调中暖胃；口臭之人，得香薷而清和甘美。盖此药《本经》收为馨香之剂，而专取彻上彻下之功故也。

菊花

　　味苦、甘，气寒、平，无毒。利气血之药也。吾见利血而治目，利气而治风。且如目欲脱，内障而肿痛；泪欲流，气涩而不止，是皆血之不利也；风行遍身，或痛或痒，或游走不定，或头风目痛，或八风上注，或热壅睛红而翳膜昏涩，是皆气之不利也。惟菊花之苦寒，可以利气血之轻清；菊花之辛平，可以清气血之重浊。然亦有甘、苦之分焉，此善治者则又不可不知。且如家菊味甘，野菊味苦，甘可以利气血，苦所以损气血。凡入药用，宜甘而不宜苦也。近时以甘菊烹茶最美，尤可法也。

菟丝子

味辛、甘，气温、平，无毒。入少阴肾经，补肾气之药也。主男子精髓不足，阴茎痿弱，遗精梦泄，小便滑涩；女子腰酸足寒，子宫久冷，小腹常痛，带下淋沥，是皆肾虚不足之症。惟此益肾之剂，内兼温补，用之其验如神者也。大抵此剂补而不峻，坚而不强，温而不燥，至和至美之药也。然而入肾之经，虚可以补，实可以泻，寒可以温，热可以凉，湿可以燥，燥可以润。非若黄柏、知母之性，苦寒而不温，有泻肾经之气；非若肉桂、益智之性，辛温而不凉，有动肾经之燥；非若苁蓉、锁阳之性，甘咸而滞气，有生肾经之温者比也。按：此剂若龟甲之实肾，实之而又能补髓也；若地黄之生肾，生

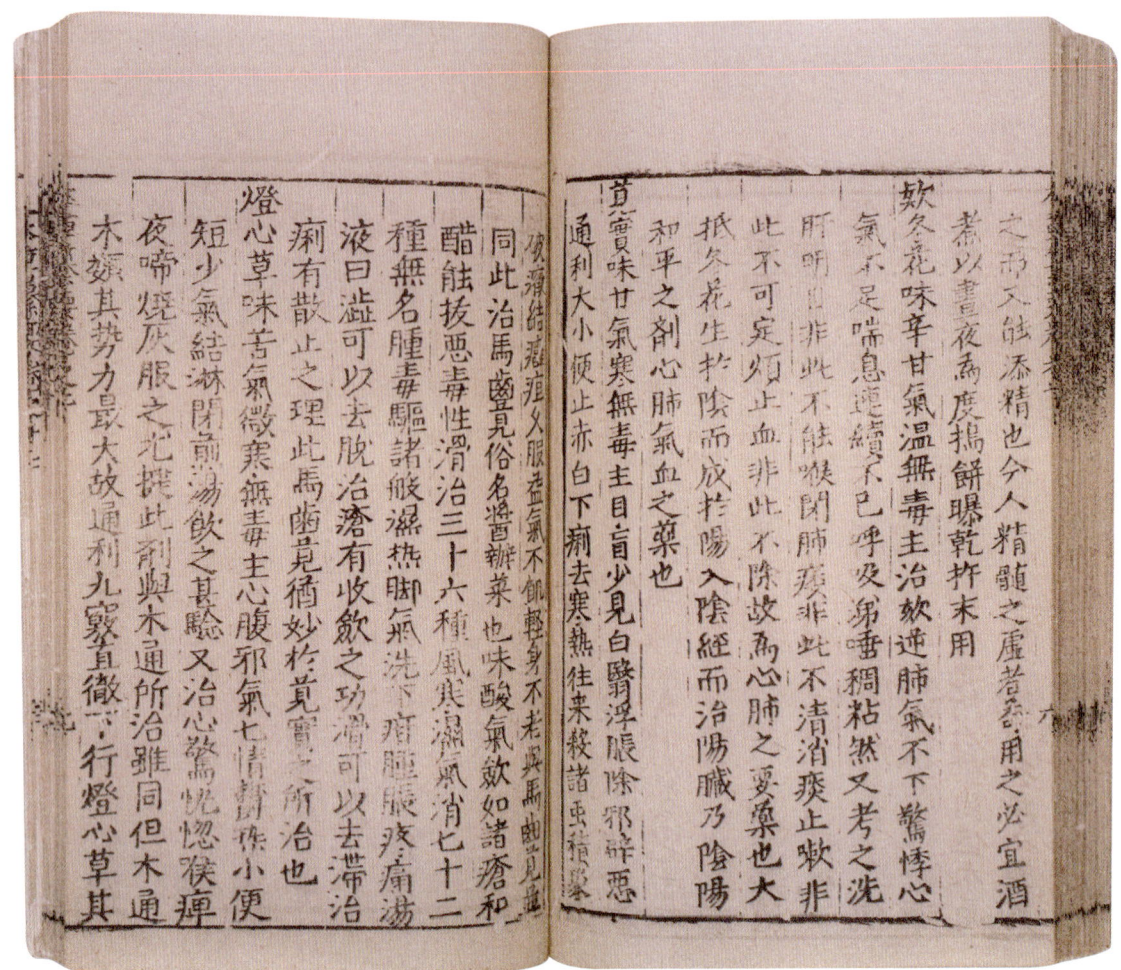

之而又能添精也。今人精髓之虚者，苟用之，必宜酒煮，以昼夜为度，捣饼曝干，杵末用。

款冬花

味辛、甘，气温，无毒。主治咳逆肺气不下，惊悸心气不足，喘息连续不已，呼吸涕唾稠黏。然又考之，洗肝明目，非此不能；喉痹肺痿，非此不清；消痰止嗽，非此不可；定烦止血，非此不除。故为心肺之要药也。大抵冬花生于阴而成于阳，入阴经而治阳脏，乃阴阳和平之剂，心肺气血之药也。

苋实

味甘，气寒，无毒。主目盲少见，白翳浮胀，除邪辟恶，通利大小便，止赤白下痢，去寒热往来，杀诸虫积聚，破癥结痈疽，久服益气不饥，轻身不老，与马齿苋并同此治。马齿苋，俗名酱瓣菜也。味酸气敛，如诸疮和醋能拔恶毒；性滑，治三十六种风寒湿气，消七十二种无名肿毒，驱诸般湿热脚气，洗下疳肿胀疼痛。《汤液》曰：涩可以去脱，治疮有收敛之功；滑可以去滞，治痢有散止之理。此马齿苋犹妙于苋实之所治也。

灯心草

味苦，气微寒，无毒。主心腹邪气，七情郁热，小便短少，气结淋闭，煎汤饮之甚验。又治心惊恍惚，喉痹夜啼，烧灰服之尤捷。此剂与木通所治虽同，但木通木类，其势力最大，故通利九窍，直彻下行；灯心草其

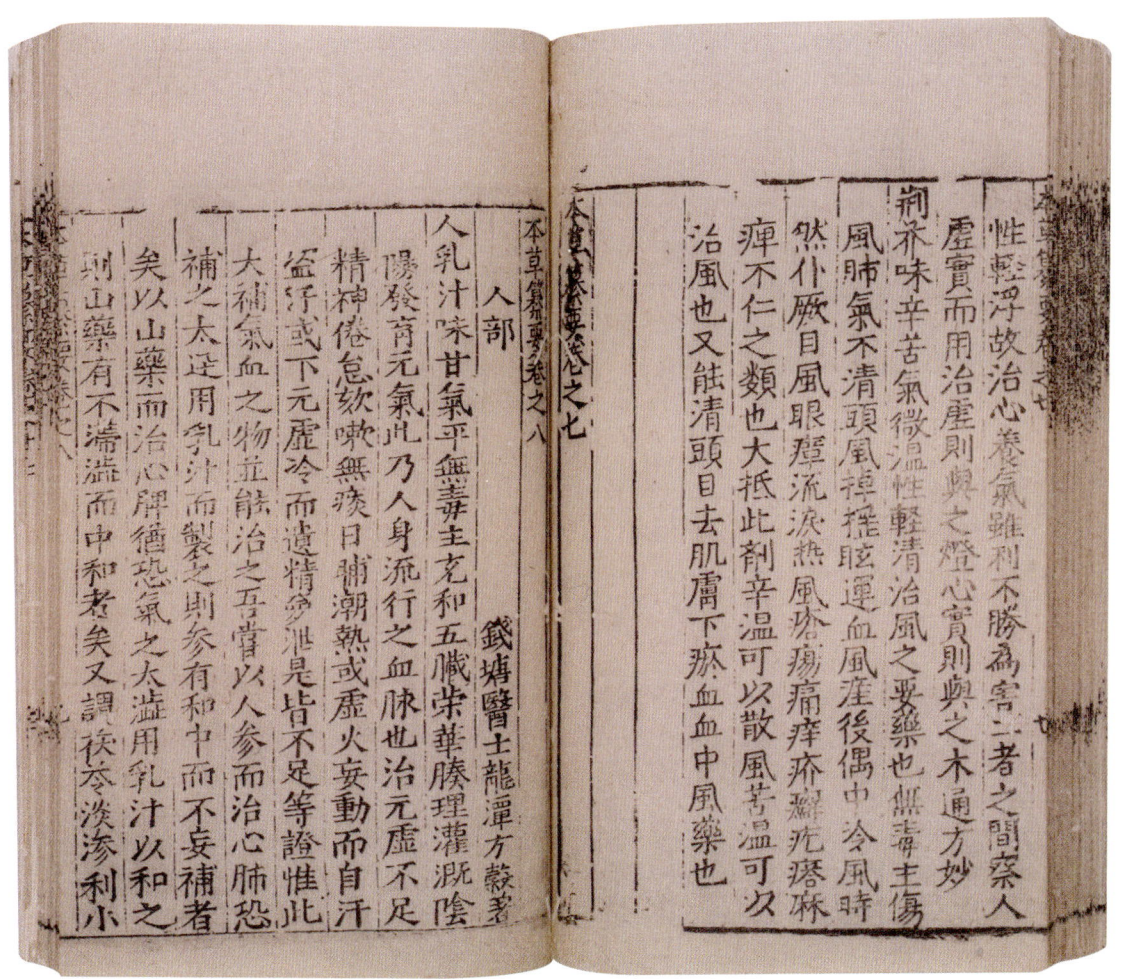

性轻浮，故治心养气，虽利不胜为害。二者之间，察人虚实而用，治虚则与之灯心，实则与之木通方妙。

荆芥

味辛、苦，气微温，性轻清，治风之要药也，无毒。主伤风肺气不清，头风掉摇，眩运血风，产后偶中冷风，时然仆厥，目风眼瘴流泪，热风疮疡痛痒，疥癣疙瘩，麻痹不仁之类也。大抵此剂，辛温可以散风，苦温可以治风也。又能清头目，去肌肤，下瘀血，血中风药也。

《本草纂要》卷之七　终

《本草纂要》卷之八　人部

钱塘医士龙潭方谷　著

人乳汁

味甘、平，无毒。主充和五脏，荣华腠理，灌溉阴阳，发育元气，此乃人身流行之血脉也。治元虚不足，精神倦怠，咳嗽无痰，日晡潮热，或虚火妄动而自汗、盗汗，或下元虚冷而遗精、梦泄，是皆不足等证，惟此大补气血之物，并能治之。吾尝以人参而治心肺，恐补之太迅，用乳汁而制之，则参有和中，而不妄补者矣；以山药而治心脾，犹恐气之太涩，用乳汁以和之，则山药有不滞涩，而中和者矣。又谓茯苓淡渗，利小

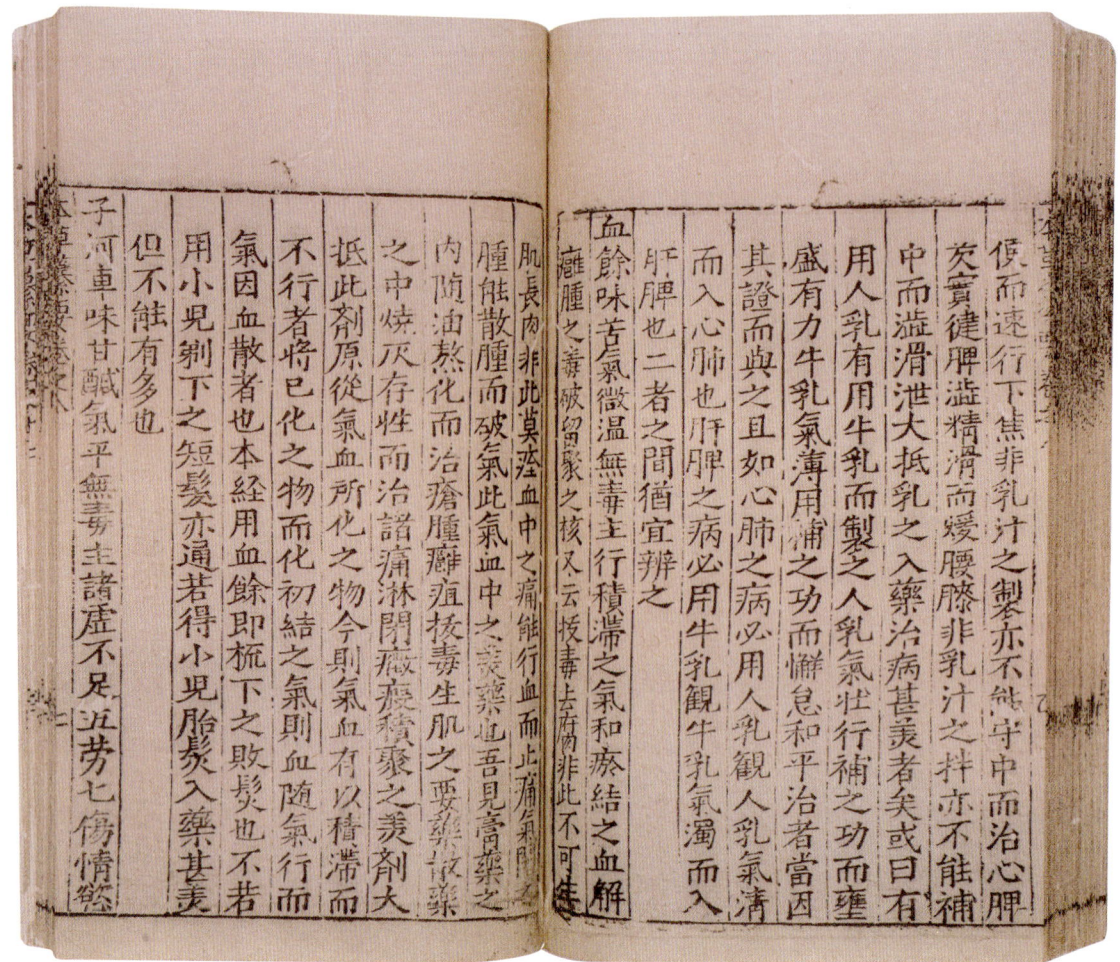

便而速行下焦，非乳汁之制，亦不能守中，而治心脾；芡实健脾，涩精滑而暖腰膝，非乳汁之拌亦不能补中而涩滑泄。大抵乳之入药，治病甚美者矣。或曰有用人乳，有用牛乳而治之。人乳气壮，行补之功，而壅盛有力；牛乳气薄，用补之功而懈怠和平。治者当因其证而与之。且如心肺之病必用人乳，观人乳气清而入心肺也；肝脾之病必用牛乳，观牛乳气浊而入肝脾也。二者之间，犹宜辨之。

血余

味苦，气微温，无毒。主行积滞之气，和瘀结之血，解痈肿之毒，破留聚之核。又云：拔毒去腐，非此不可；生肌长肉，非此莫痊。血中之痛，能行血而止痛；气闭之肿，能散肿而破气。此气血中之美药也。吾见膏药之内，随油熬化，而治疮肿痛疽，拔毒生肌之要药；散药之中，烧灰存性，而治诸痛淋闭，癥瘕积聚之美剂。大抵此剂，原从气血所化之物，今则气血有以积滞而不行者，将已化之物而化初结之气，则血随气行，而气因血散者也。《本经》用血余，即梳下之败发也，不若用小儿剃下之短发亦通，若得小儿胎发，入药甚美，但不能有多也。

紫[①]河车

味甘、咸，气平，无毒。主诸虚不足，五劳七伤，情欲斫丧，咳嗽无痰，日晡发热，或饮食少进，咳嗽有痰，自汗盗汗；或形瘦无力，四肢困倦，骨痿少气，是皆精血不足之症，用此精血所化之物，而补精血所亏之地，则精血已足，而诸虚之症皆无矣。大抵河车之用，当用头生男儿之胎，其车大而且厚，内结精华如脑髓者最多。用此须以新瓦上慢火收干，出火毒入药用；或以粗纸拭干取净，仍将砂锅内，用好酒煮烂食。

童便

味咸，气寒，无毒。主妇人血气有亏，阴无所附，或临产之时，血上抢心，恶心烦闷；或已产之后，头运眼黑，血崩不止；或产内血闭，恶露不行；或阿欠顿闷，精神困倦；或呕逆不止，谵语失笑；或自汗多来，乍寒潮热，是皆阴虚之症，与此至阳之物助之。设或血气有亏，与此咸寒之剂补之，使阴与阳和，阴有所亏，得阳所守。或冲逆于上，得咸寒之气而顺下；或妄崩于下，得纯阳之性而复上，此治妇人之圣药也。设若男子阴虚不足，此便固可以滋阴；阳虚不足，此便亦可以壮阳。殆见呕吐、咯衄之症，用童便而止之；血虚劳热之症，用童便而和之；阳虚肾冷之症，用童便而壮之；香燥性烈之药，用童便而制。可谓童便真阳之精也，阴中之阳也。阳可以附阴也，所以血见则止，气见则

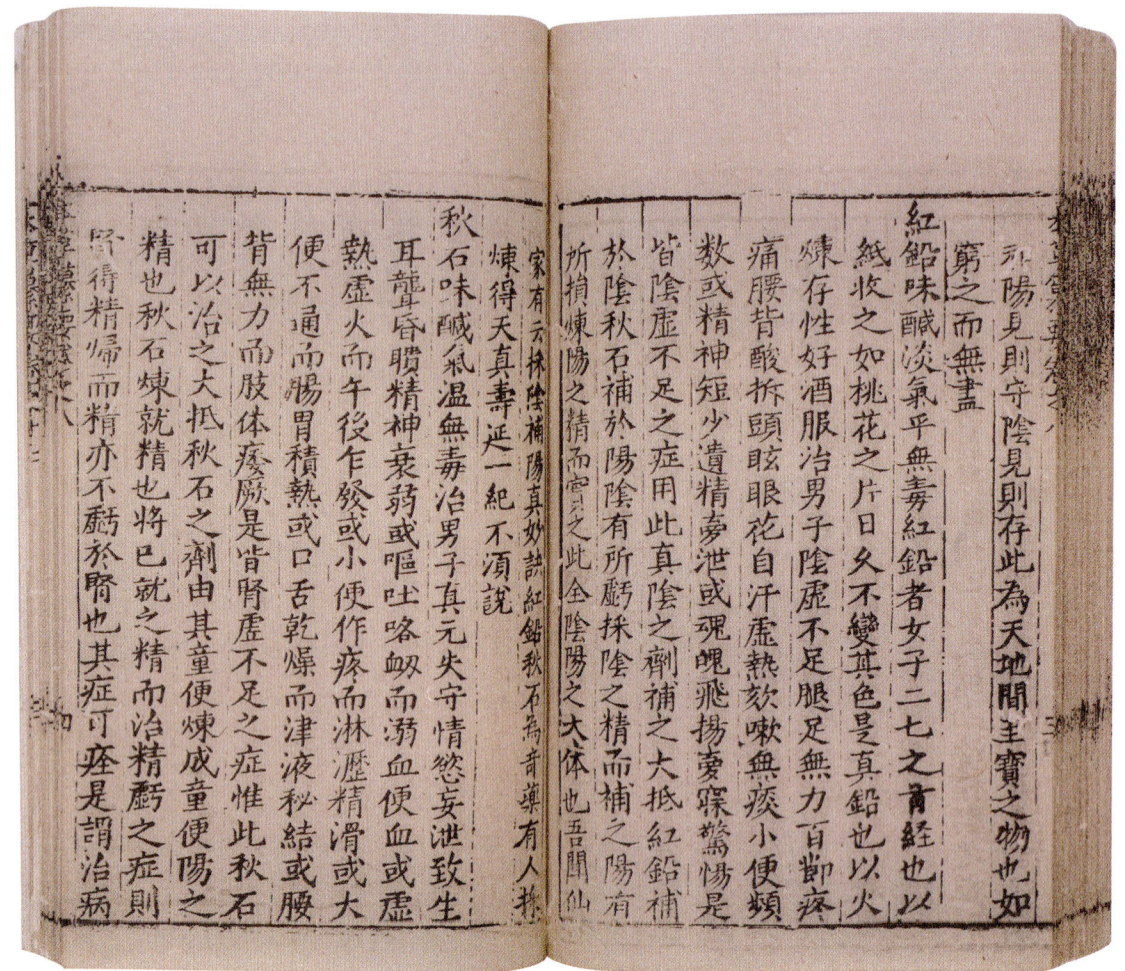

补，阳见则守，阴见则存，此为天地间至宝之物也，如穷之而无尽。

红铅

味咸、淡，气平，无毒。红铅者，女子二七之首经也。以纸收之，如桃花之片，日久不变其色，是真铅也。以火炼存性，好酒服，治男子阴虚不足，腿足无力，百节疼痛，腰背酸折，头眩眼花，自汗虚热，咳嗽无痰，小便频数。或精神短少，遗精梦泄；或魂魄飞扬，梦寐惊惕，是皆阴虚不足之症，用此真阴之剂补之。大抵红铅补于阴，秋石补于阳，阴有所亏，采阴之精而补之；阳有所损，炼阳之精而实之，此全阴阳之大体也。吾闻仙家有云：采阴补阳真妙诀，红铅秋石为奇药；有人采炼得天真，寿延一纪不须说。

秋石

味咸，气温，无毒。治男子真元失守，情欲妄泄，致生耳聋昏聩，精神衰弱，或呕吐、咯衄而溺血、便血，或虚热、虚火而午后乍发，或小便作疼而淋沥精滑，或大便不通，而肠胃积热，或口舌干燥而津液秘结，或腰背无力，而肢体痿厥，是皆肾虚不足之症，惟此秋石可以治之。大抵秋石之剂，由其童便炼成。童便，阳之精也；秋石，炼就精也。将已就之精而治精亏之症，则肾得精归，而精亦不亏于肾也，其症可痊，是谓治病

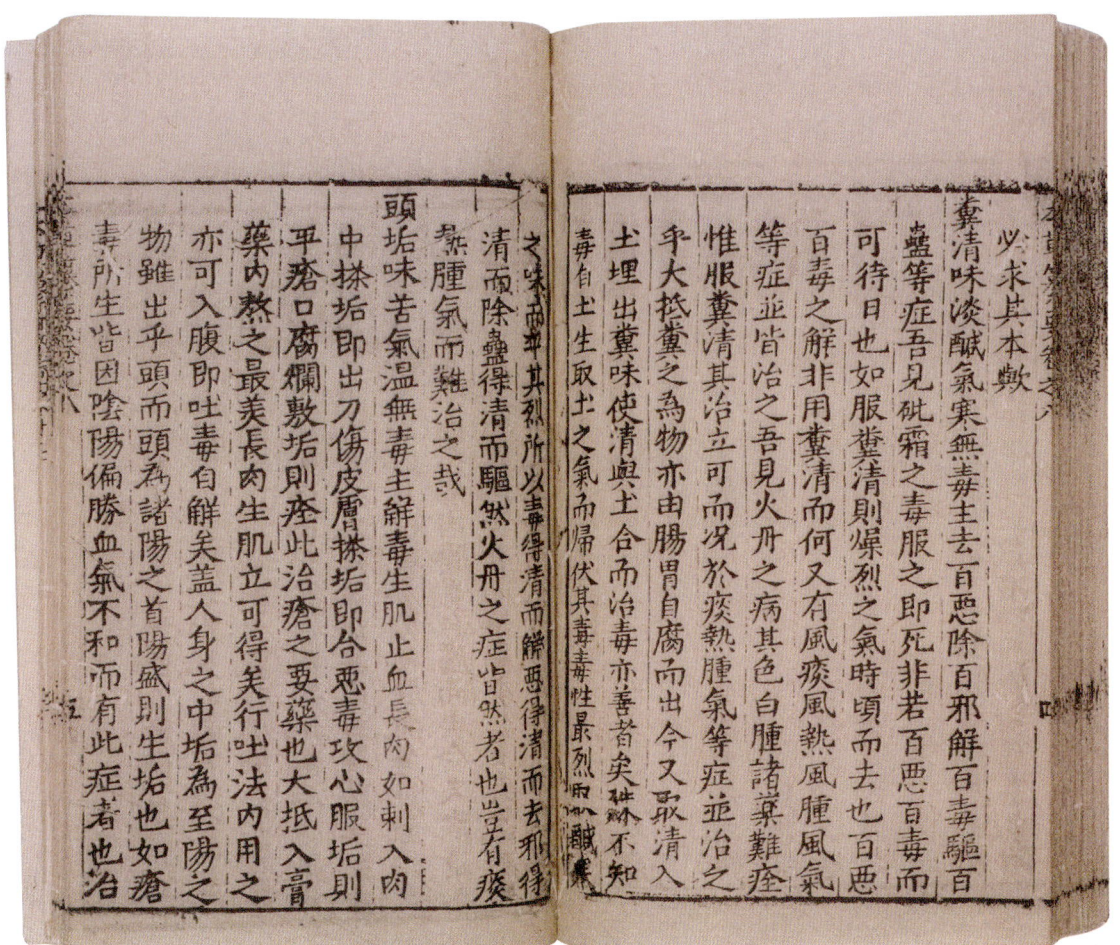

必求其本欤。

粪清

味淡、咸，气寒，无毒。主去百恶，除百邪，解百毒，驱百蛊等症。吾见砒霜之毒，服之即死，非若百恶百毒而可待日也。如服粪清，则燥烈之气，时顷而去也。百恶百毒之解，非用粪清而何？又有风痰、风热、风肿、风气等症，并皆治之。吾见火丹之病，其色白肿，诸药难痊，惟服粪清其治立可，而况于痰热肿气等症，并治之乎。大抵粪之为物，亦由肠胃自腐而出，今又取清，入土埋出粪味，使清与土合，而治毒亦善者矣。殊不知毒自土生，取土之气而归伏其毒，毒性最烈，取咸淡之味而平其烈，所以毒得清而解，恶得清而去，邪得清而除，蛊得清而驱。然火丹之症皆然者也，岂有痰热肿气而难治之哉？

头垢

味苦，气温，无毒。主解毒生肌，止血长肉。如刺入肉中，搽垢即出；刀伤皮肤，搽垢即合；恶毒攻心，服垢则平；疮口腐烂，敷垢则痊，此治疮之要药也。大抵入膏药内熬之最美，长肉生肌立可得矣；行吐法内用之亦可，入腹即吐，毒自解矣。盖人身之中，垢为至阳之物，虽出乎头，而头为诸阳之首，阳盛则生垢也，如疮毒所生，皆因阴阳偏胜，血气不和，而有此症者也。治

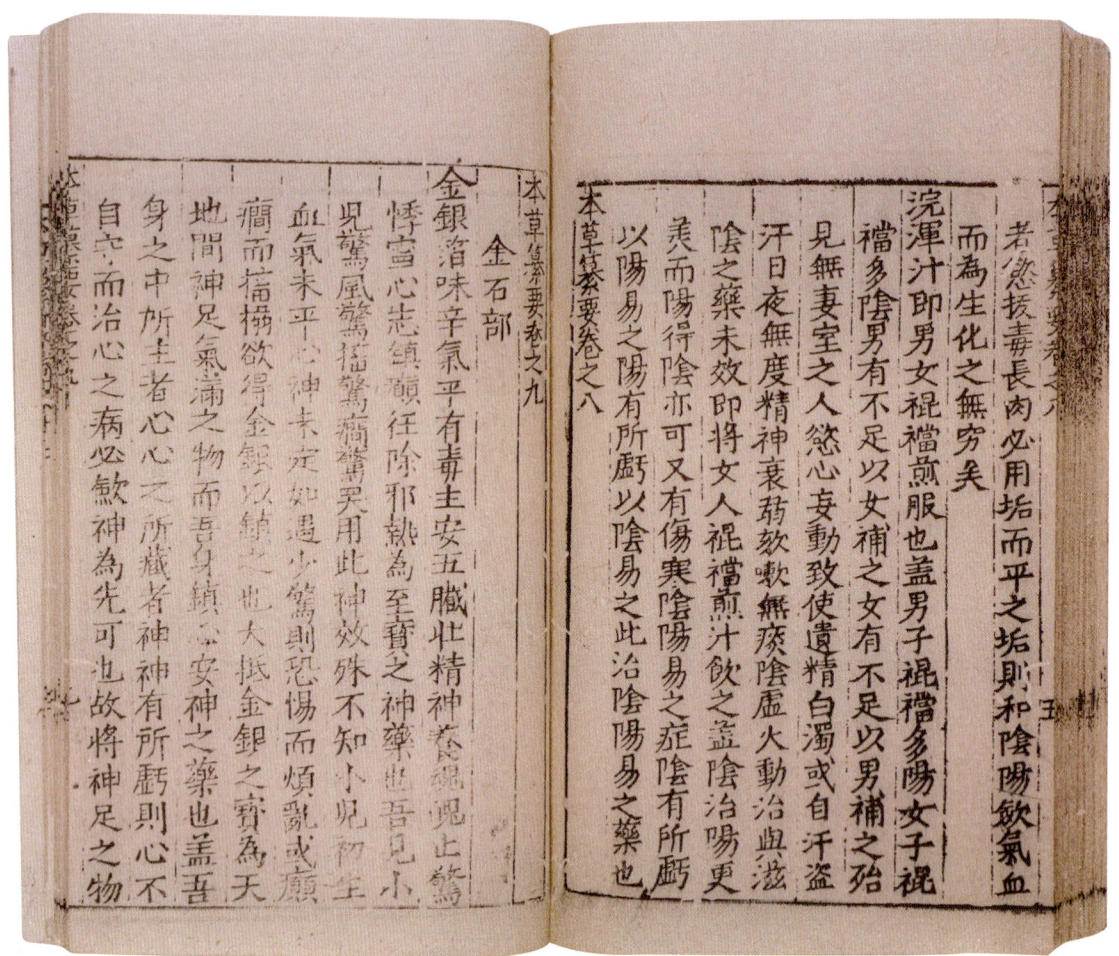

者欲拔毒长肉，必用垢而平之，垢则和阴阳敛气血，而为生化之无穷矣。

浣裈汁

即男女裈裆煎服也。盖男子裈裆多阳，女子裈裆多阴；男有不足，以女补之；女有不足，以男补之。殆见无妻室之人，欲心妄动，致使遗精白浊，或自汗盗汗，日夜无度，精神衰弱，咳嗽无痰，阴虚火动，治与滋阴之药未效，即将女人裈裆煎汁饮之，盖阴治阳更美，而阳得阴亦可。又有伤寒阴阳易之症，阴有所亏，以阳易之；阳有所亏，以阴易之。此治阴阳易之药也。

《本草纂要》卷之八 终

《本草纂要》卷之九　金石部

金银箔

味辛，气平，有毒。主安五脏，壮精神，养魂魄，止惊悸，宁心志，镇癫狂，除邪热，为至宝之神药也。吾见小儿惊风、惊搐、惊痫、惊哭，用此神效。殊不知小儿初生血气未平，心神未定，如遇少惊，则恐惕而烦乱，或癫痫而搐搦，欲得金银以镇之也。大抵金银之宝，为天地间神足气满之物，而吾身镇心安神之药也。盖吾身之中所主者心，心之所藏者神，神有所亏则心不自守，而治心之病，必敛神为先可也。故将神足之物

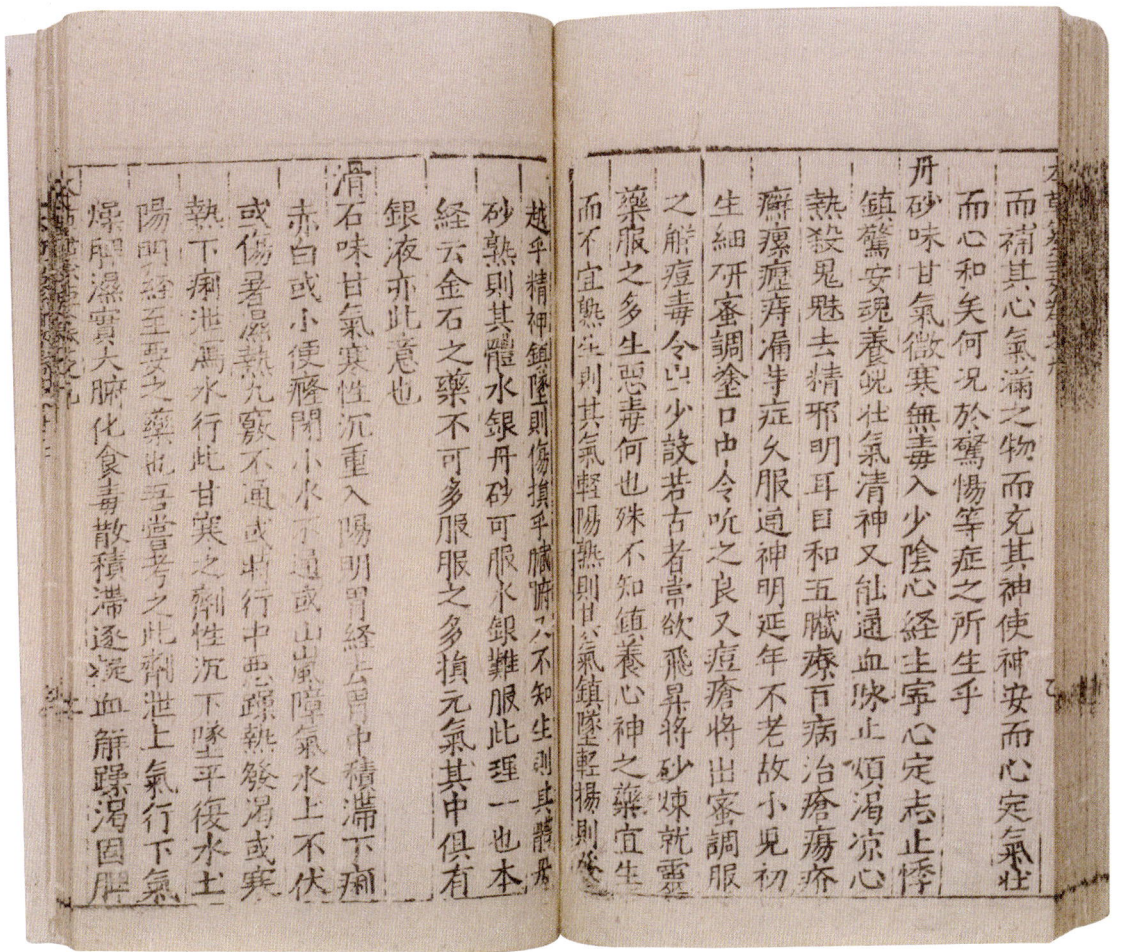

而补其心，气满之物而充其神，使神安而心定，气壮而心和矣，何况于惊惕等症之所生乎？

丹砂

味甘，气微寒，无毒。入少阴心经。主宁心定志，止悸镇惊，安魂养魄，壮气清神；又能通血脉，止烦渴，凉心热，杀鬼魅，去精邪，明耳目，和五脏，疗百病，治疮疡疥癣，瘰疬痔漏等症。久服通神明，延年不老。故小儿初生，细研蜜调，涂口中，令吮之良；又，痘疮将出，蜜调服之解痘毒，令出少。设若古者常欲飞升，将砂炼就灵药，服之多生恶毒，何也？殊不知镇养心神之药，宜生而不宜熟，生则其气轻扬，熟则其气镇坠，轻扬则发越乎精神，镇坠则伤损乎脏腑。又不知生则其体丹砂，熟则其体水银。丹砂可服，水银难服，此理一也。《本经》云：金石之药，不可多服。服之多，损元气。其中俱有银液，亦此意也。

滑石

味甘，气寒，性沉重。入阳明胃经，去胃中积滞，下痢赤白；或小便癃闭，小水不通；或山岚障气，水土不伏；或伤暑湿热，九窍不通；或时行中恶，燥热发渴；或寒热下痢，泄泻水行。此甘寒之剂，性沉下坠，平复水土，阳明经至要之药也。吾尝考之，此剂泄上气，行下气，燥脾湿，实大腑，化食毒，散积滞，逐凝血，解躁渴，固脾胃，去妄火，莫可加也。须用甘草和之，如凝脂软滑者佳。

石膏

味辛、甘，气微寒。入太阴肺经，清金制火；入阳明胃经，清胃解热。此辛甘寒之剂，亦去有余大热之症，甚有神功。殆见中热、发热、恶热、躁热、时行疫热、三焦大热、伤寒喘热、阳明胃热、消谷郁热、哮喘痰热、日晡潮热，是皆有余之症，俱可治之；又有头痛如裂，牙痛壅热，喉痛痰结，耳痛肿颊，项痛抽拔，腮痛红赤，是皆肺胃蕴热之症也，惟石膏亦可治之。大抵此剂不可轻用，金石之类有伤正气，量其虚实而与之。噫！虚则为人参使，实则为大黄使。古之用法，三黄石膏、人参白虎亦可见矣。

雄黄

味甘、苦、辛，气平，大温，有毒。主中恶蛊毒，腹胀攻痛，辟精物恶，如神见鬼；破骨节中风，时疮块烂；去鼻中息肉，黄水流出；杀诸虫百毒，中人肿痛；疗痔漏疥癣，杀虫生肌。大抵此剂甚若五兵，取其大雄而至宝也。服之鬼神不能近，佩之转女亦为男；入山林虎狼皆伏，涉川泽恶毒不侵。所以五月五日，当阳之首，遇阳之正，服阳之物，以雄黄饮酒也，使百恶难侵，诸毒难近，鬼神相畏，疮疖不生，岂不谓至雄之宝哉？

无名异

味甘，气平，无毒。主调血行气，止痛生肌之妙药也。或跌蹼伤损，致使血瘀内而不和，此药能推陈致新，殆见行瘀血而和新血也。或闪肭折挫，致令气积滞而不顺，此药能均平气血，殆见调荣卫而行积滞也。所以金疮伤者，则能掩其伤，使疮不腐；杖责瘀者，则能行其瘀，使肉转红。至若内损之痛，则能止痛而不损；肌肉之腐，则能去腐而生肌。此至妙之药也，用之须为细末，必用糖酒调服。

硫磺

味酸、甘，气温，大热，有毒。主妇人阴蚀疽痔，及下部䘌疮，杀诸虫恶癞，并疥癣湿毒，治心腹疹癖，冷气咳逆；疗下元虚冷，阳衰将绝；止脾胃久泄，饮食不纳；壮阳道虚弱，遗精白浊。又燥湿热而坚强筋骨，除疹癖而痛引小腹。大抵此剂金石之类，不可多服，又曰大热之剂，不可多服；又谓有毒之药，不可多服。《本经》亦云：至阳之精，能化金石。然金石可化，而况于脏腑，可多服者乎？

水银

味辛，气寒，性滑重，有毒。主杀虫疥，去蚤虱，堕胎气，除热毒，化五金，成丹药。大抵此药，还复为丹，得铅则凝，得硫磺则结，得火则去，得紫河车则伏，得枣肉则散，得香油、茶叶则复，此其所以为丹家之药也，其人不可轻服，服之坠肠欲死。《本经》云：重可以去怯，滑可以去著者，此也。

轻粉

味辛，性轻，有毒。主收敛疮口，生肌长肉；又除疥癣热风，痈疽瘰疬。如疠风疮肿，服之神效；燥痒诸疮，脓溃流血，此药用之，敛而无迹。大抵此剂，水银之升，有毒难制，亦戒服之，恐生后患。

白矾石

味酸、涩，气寒，有小毒，炼过无毒。主敛肿毒，化痰涎，清咽膈，开喉闭，散疽疖，除疥癣，去息肉，止泄泻，清烦热，疗风痰，杀虫毒，敷脚疮，为疮家之要药也。大抵此剂，治疮之功甚多，而治痰之功亦美，且如痰涎壅盛，牙关紧急，或喉痹乳蛾，或腮颊舌肿，乃为至急之症，用白矾与醋灌漱，则痰涎涌来，其病时痊者也。又，蜡矾丸治疮毒之症，在初发时，如用之，使毒不起，此药气寒，有解毒消化如水；若是疮家长肉之际，如用之，使疮易平，此药酸涩，有收敛生肌之妙。噫！白矾之剂，收敛神效，若染色之家用此，非惟美色而鲜润，抑且浸渍而不骤也，何况人身气血之分，有不若此乎？

芒硝

味苦、辛、咸，气寒，有毒。主五脏积聚，肠胃蕴热，大便不通，关格秘结；又通月水，破五淋，去痰积，行留血，软坚滞，散瘿核，为清热开结之要药也。《本草》云：辛能润

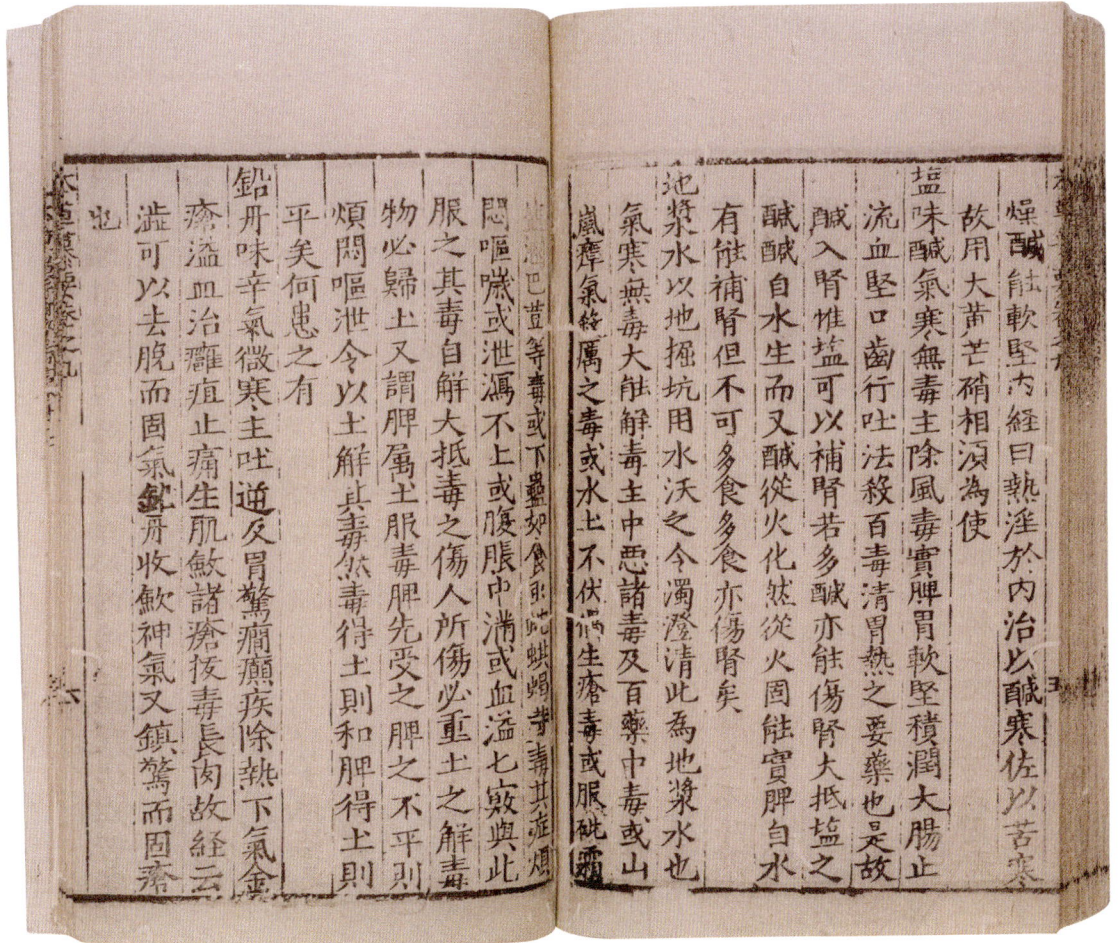

燥，咸能软坚。《内经》曰：热淫于内，治以咸寒，佐以苦寒。故用大黄、芒硝相须为使。

盐

味咸，气寒，无毒。主除风毒，实脾胃，软坚积，润大肠，止流血，坚口齿，行吐法，杀百毒，清胃热之要药也。是故咸入肾，惟盐可以补肾。若多咸，亦能伤肾。大抵盐之咸，咸自水生，而又咸从火化。然从火固能实脾，自水有能补肾。但不可多食，多食亦伤肾矣。

地浆水

以地掘坑，用水沃之，令浊澄清，此为地浆水也。气寒，无毒，大能解毒。主中恶诸毒及百药中毒，或山岚瘴气，杀厉之毒，或水土不伏，偶生疮毒，或服砒霜、盐卤、巴豆等毒；或下蛊，如食虫、蛇蜈蝎等毒。其症烦闷呕哕，或泄泻不止，或腹胀中满，或血溢七窍，与此服之，其毒自解。大抵毒之伤人，所伤必重，土之解毒，物必归土；又谓脾属土，服毒脾先受之，脾之不平，则烦闷呕泄，令以土解其毒，然毒得土则和，脾得土则平矣，何患之有？

铅丹

味辛，气微寒。主吐逆反胃，惊痫癫疾，除热下气，金疮溢血，治痈疽，止痛生肌；敛诸疮，拔毒长肉。故《经》云：涩可以去脱而固气。铅丹收敛神气，又镇惊而固疮也。

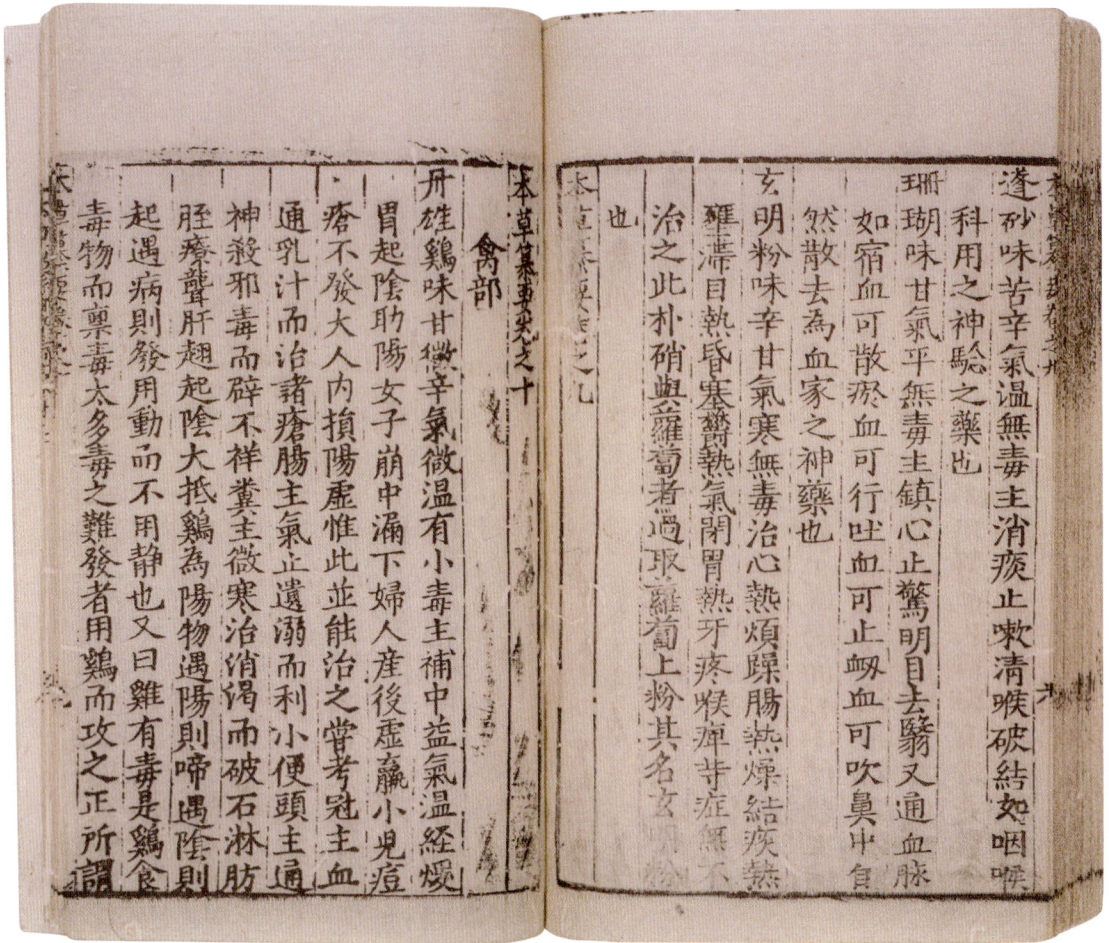

蓬砂

　　味苦、辛，气温，无毒。主消痰止嗽，清喉破结，如咽喉科用之，神验之药也。

珊瑚

　　味甘，气平，无毒。主镇心止惊，明目去翳，又通血脉，如宿血可散，瘀血可行，吐血可止，衄血可吹鼻中，自然散去，为血家之神药也。

玄明粉

　　味辛、甘，气寒，无毒。治心热烦躁，肠热燥结，痰热壅滞，目热昏塞，郁热气闭，胃热牙疼，喉痹等症，无不治之。此朴硝与萝卜煮过，取萝卜上粉，其名玄明粉也。

《本草纂要》卷之九　终

《本草纂要》卷之十　禽部

丹雄鸡

　　味甘、微辛，气微温，有小毒。主补中益气，温经暖胃，起阴助阳，女子崩中漏下，妇人产后虚羸，小儿痘疮不发，大人内损阳虚，惟此并能治之。尝考：冠，主血，通乳汁而治诸疮；肠，主气，止遗溺而利小便；头，主通神，杀邪毒而辟不祥；粪，主微寒，治消渴而破石淋；肪、胵，疗聋，肝、翅，起阴。大抵鸡为阳物，遇阳则啼，遇阴则起，遇病则发，用动而不用静也。又曰：鸡有毒，是鸡食毒物而禀毒太多，毒之难发者，用鸡而攻之，正所谓

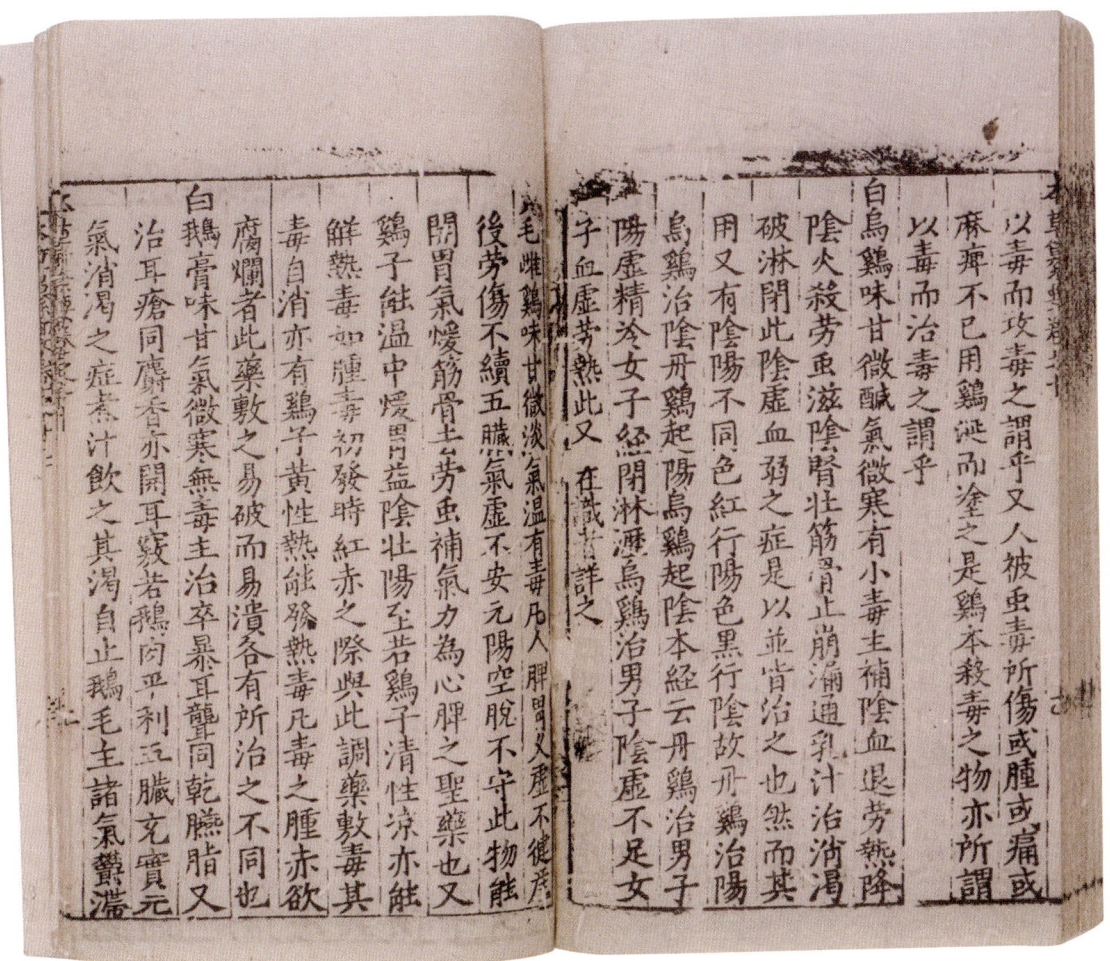

以毒而攻毒之谓乎。又，人被虫毒所伤，或肿或痛，或麻痹不已，用鸡涎而涂之，是鸡本杀毒之物，以毒而治毒之谓乎。

白乌鸡

味甘、微咸，气微寒，有小毒。主补阴血，退劳热，降阴火，杀劳虫，滋阴肾，壮筋骨，止崩漏，通乳汁，治消渴，破淋闭，此阴虚血弱之症，是以并皆治之也。然而其用又有阴阳不同，色红行阳，色黑行阴。故丹鸡治阳，乌鸡治阴；丹鸡起阳，乌鸡起阴。《本经》云：丹鸡治男子阳虚精冷，女子经闭淋沥；乌鸡治男子阴虚不足，女子血虚劳热。此又在识者详之。

毛雌鸡

味甘、微淡，气温，有毒。凡人脾胃久虚不健，产后劳伤不续，五脏气虚不安，元阳空脱不守，此物能开胃气，暖筋骨，去劳虫，补气力，为心脾之圣药也，又，鸡子能温中暖胃，益阴壮阳。至若鸡子清，性凉，亦能解热毒，如肿毒初发时，红赤之际，与此调药敷毒，其毒自消。亦有鸡子黄，性热，能发热毒，凡毒之肿赤欲腐烂者，此药敷之，易破而易溃，各有所治之不同也。

白鹅膏

味甘，气微寒，无毒。主治卒暴耳聋，同干胭脂又治耳疮；同麝香亦开耳窍。若鹅肉平利五脏，充实元元气，消渴之症煮汁，饮之其渴自止。鹅毛，主诸气郁滞，不行，闪胁积聚不利，腰脊有难俛仰，关节有难行动，用此鹅羽烧灰，好酒调服，惟血管者佳。吾观鹅羽，利水之物，利水即利气也；血管者，通血之物，通血则行血也。若夫小儿惊痫，大人惊悸，或跌蹼伤损，或积聚痞块，或噎食不利，或关格癥瘕，是皆气血所滞之症，惟羽灰可以治之，以其利气行血之太速也。又曰：湿热之症，不可食鹅，非鹅生湿热之谓，但利气行血之物，有动湿热之症者乎。

绿头雄鸭

味厚，气盛，属阳；黄毛雌鸭，味厚，气薄，属阴。凡人阳虚不足，食雄鸭而可以补阳；阴虚不足，食雌鸭而可以补阴。大率雄鸭所生，其头更绿，其声更哑，声有不出，则阳不妄发，而精锐之气皆聚于头矣，然群鸭中少得一二，则众鸭皆得其雄也，岂不为补阳之物乎？若谓雌鸭所生，其禀太厚，其子不断，未尝因子有余而欲求雏，未尝因禀少薄而欲少生，但纯阴之体有为生生不息之物，岂不为补阴之药乎？

乌骨白鸭

味甘，气寒，无毒。主安五脏，益脾胃，养气血，壮心肾，退劳热，理内伤，乃滋阴固本之圣药也。又曰：鸭欲水，吾观水肿之症，食鸭可也；鸭食虫，吾见腹中有虫而可以杀也；鸭禀寒，吾见蓄热之症，而可以散也。

大抵鸭之为物，与鸡不同，鸭本性寒，而鸡本性热；鸭无毒，而鸡有毒。又云：鸭不毒而鸭子甚毒，鸡更毒而鸡子不毒。

瓦雀

味甘、酸，气大温，无毒。主壮元阳，益气力，暖腰膝，起阴痿，治青盲，添精髓，乃兴阳补肾之神药也。其头主明目，脑主耳聋，卵主起阴，血主益血。又，粪名白丁香，一名两头尖，是其雄雀粪也。痈疽肿毒将溃而不出脓，欲使刀针犹恐伤内，必以此粪将膏药上敷之，名曰替针，得其易破而拔毒也。大抵此剂纯阳之物，遇毒可攻，遇阳可兴，遇努肉瘩块可破者也。

蝙蝠

一名伏翼。味咸，气平，无毒。主目暝不见，远视无光，癃闭不通，淋沥作痛，小腹胀满，小水不利。如久服令人喜乐，遇事无忧。若山谷中取得白色约重一斤者，服之延寿不老，身轻体健；如取血滴目中，令人夜中见物神鬼分明。又，粪名夜明砂，此砂乃蚊虫之目，原蝠日夜所行，好食其蚊，如粪内淘出光如针锋，明彩耀目者，是其砂也，研细入药服，治目盲不见，转明覆视；目病不痊，转视奇明。此治目之真奇物也，篡之。

五灵脂

味甘，气温，无毒。乃寒号虫粪也。主女子血闭不行，经水不通，产妇血晕不止，恶露上攻；又治妇人心

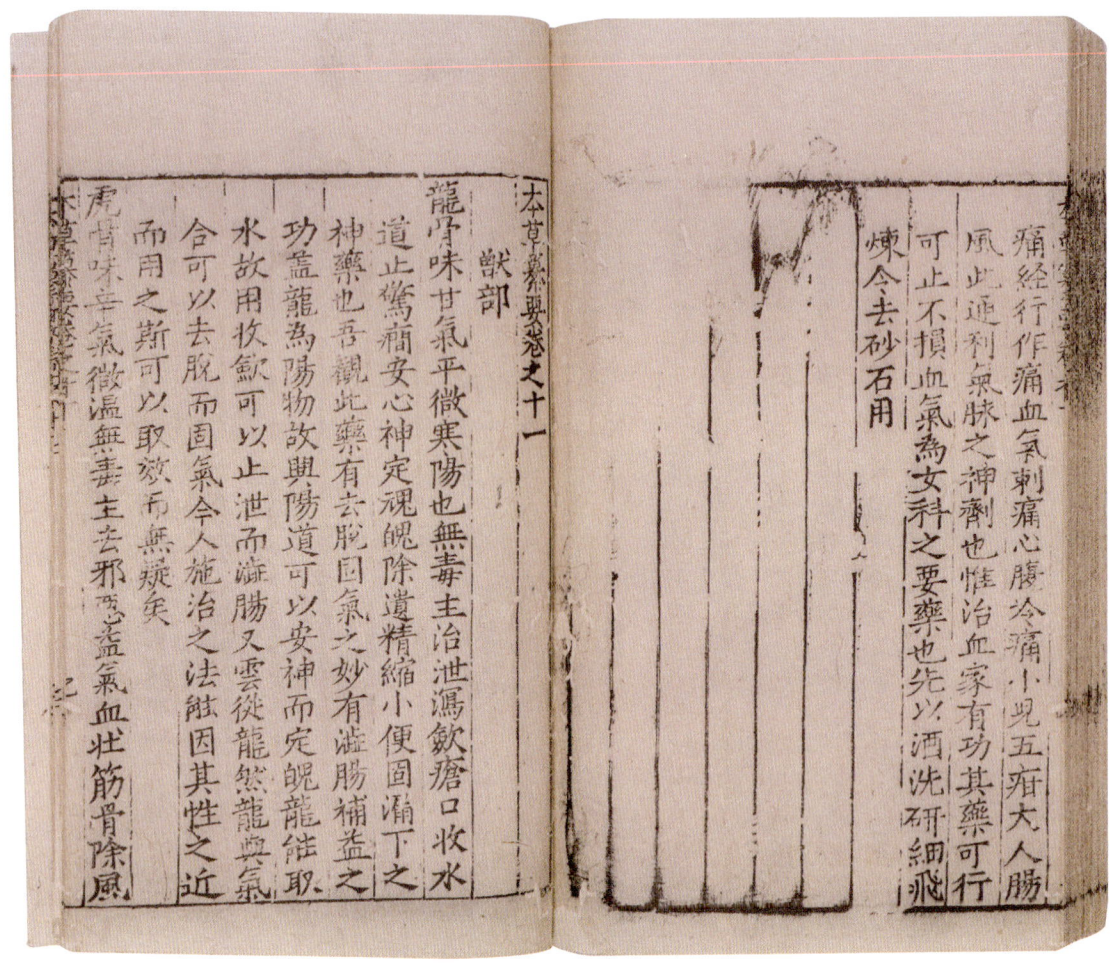

痛，经行作痛，血气刺痛，心腹冷痛，小儿五疳，大人肠风，此通利气脉之神剂也。惟治血家有功，其药可行可止，不损血气，为女科之要药也。先以酒洗，研细飞炼，令去砂石用。

《本草纂要》卷之十^① 终

《本草纂要》卷之十一　兽部

龙骨

味甘，气平、微寒，阳也，无毒。主治泄泻，敛疮口，收水道，止惊痫，安心神，定魂魄，除遗精，缩小便，固漏下之神药也。吾观此药有去脱固气之妙，有涩肠补益之功。盖龙为阳物，故兴阳道，可以安神而定魄；龙能取水，故用收敛，可以止泻泄而涩肠。又云从龙，然龙与气合，可以去脱而固气。今人施治之法，能因其性之近而用之，斯可以取效而无疑矣。

虎骨

味辛，气微温，无毒。主去邪恶，益气血，壮筋骨，除风

---

① 《本草纂要》卷之十：原无，据体例补。

挛、风痛、风痿、风痹等症，治诸风之要药也。又能止惊悸，镇心气，添精髓，增气力，扶元本。须以酥炙用之。吾观此剂之以治风，因其风从虎也；以之壮力，因其最有力也。然用必以胫骨为良，以其力皆出于胫也。夫所谓胫者，乃足胫之胫，非项颈之颈也，用宜详之。

犀角

味苦、酸、咸，气寒，性凉无毒。乃解毒之神药也。主治百毒蛊疰，邪恶瘴气，瘟疫大热，中风失音，小儿惊疳，大人失血，诸疮余毒不解。眼科镇肝明目，盖此药能安心定志，清神凉血，为至静之药也。然而用药取角之美，鹿取茸，犀取尖，牛取鳃，其精锐之气皆在是也。

羚羊角

味酸、苦，气寒，无毒。入厥阴肝经。主明目益气，起阴器痿弱，去恶血注下，辟蛊毒邪气，除骨间伏热，驱伤寒狂乱，治小儿搐搦，散山岚瘴气，下产血冲心，镇梦寐狂越，治一切肝家之症者也。大抵犀角镇心，羚羊镇肝；犀凉心血，羊凉肝血。虽为轻身益气之药，而血虚不足之人勿用，由其性凉，故有此戒也。

牛黄

味苦，气平，性凉，无毒。轻清之剂也。主惊痫不守而忽作狂迷，或魂魄飞扬而触事丧志，或寒热交作而痰迷心窍，或虚火妄攻而反见神鬼，此皆心虚不宁，而心气不足之病也，非牛黄安能治之，吾知牛黄为治心之药，必得佐使而后可，是故得丹砂而有宁镇之功，得参、苓而有保养之妙，得菖蒲、山药而有开达心孔之意，得远志、枣仁而有平安脏腑之理，得当归、生地而有生血凉血之能，得脑、麝、金银而有清神壮志之美。此治心之药，无尚于牛黄也。

麝香

味辛、甘，气温，阳也，无毒。主通利九窍，辟邪恶气，杀虫去痞，治痫镇惊，开气之药也。吾尝考之，麝香之妙能利耳目，开聪明，益元阳，宁心志，虽为清气之圣药，殊不知通利之速反有误用之害。且如小儿惊药之力，为必用之剂，然而痘疮将出，亦不得导泄其气，岂曰治惊之药而可轻用之乎？又如妇人难产，用麝香以催生，然而产后多用，则损真一之气，而迫血妄行。又如牛黄丸，用麝香可治风痰，苟用之无法，则引风入骨髓也。此皆麝香之误，切宜察之。

鹿茸

味甘、酸，气温.阳也，无毒。主漏下恶血、溺血，破腹内留血，散石淋、痈肿及骨中热，或羸瘦、四肢腰脊疼痛，及脚膝无力，或女人崩带下，及男子遗精梦泄，是皆伤中之症。鹿茸全阴阳之物，并皆治之。吾按：冬至阳生麋角解，夏至阴生鹿角解，观其所解，即知所治。麋可以补阳，鹿可以补阴，欲其阴阳之补，须通麋鹿而

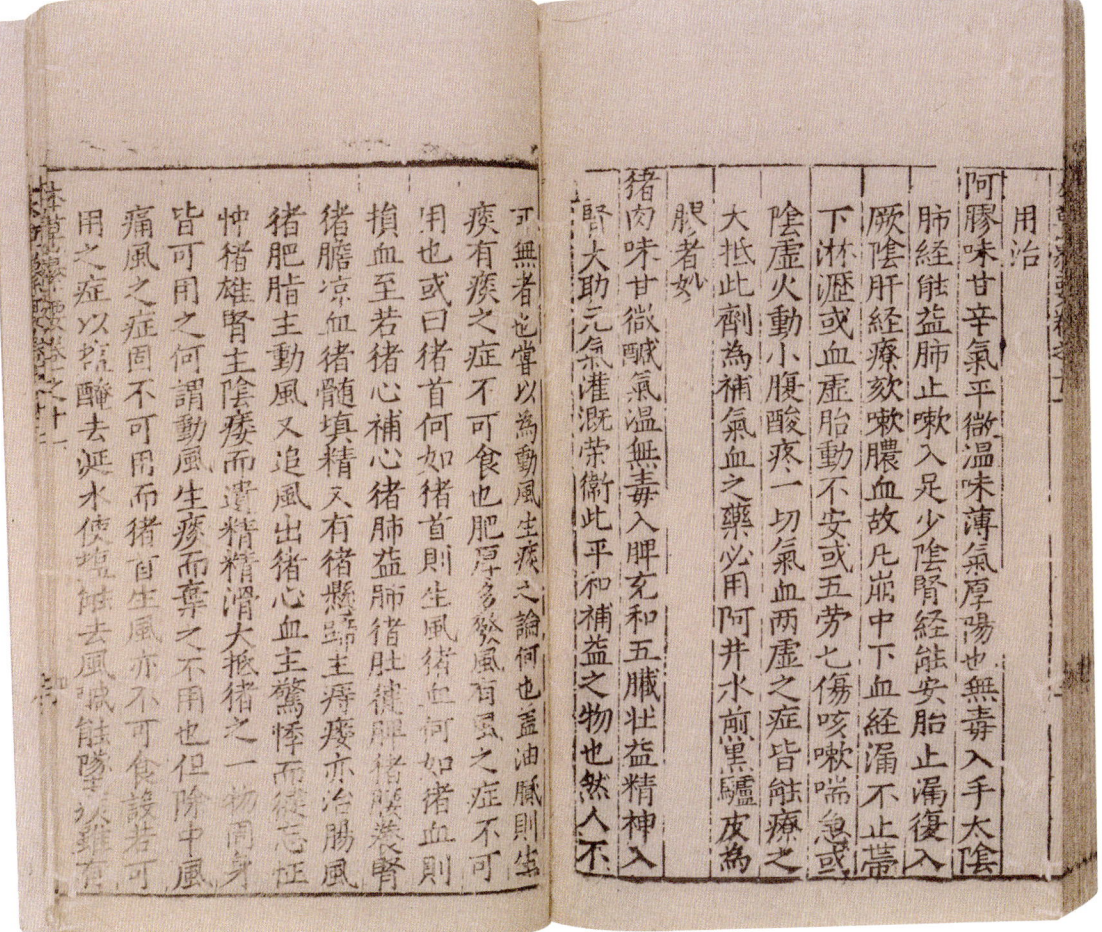

用治。

阿胶

味甘、辛，气平，微温，味薄气厚，阳也，无毒。入手太阴肺经，能益肺止嗽；入足少阴肾经，能安胎止漏；复入厥阴肝经，疗咳嗽脓血。故凡崩中下血，经漏不止，带下淋沥，或血虚胎动不安，或五劳七伤，咳嗽喘急，或阴虚火动，小腹酸疼，一切气血两虚之症，皆能疗之。大抵此剂为补气血之药，必用阿井水煎，黑驴皮为胶者妙。

猪肉

味甘、微咸，气温，无毒。入脾充和五脏，壮益精神；入肾大助元气，灌溉荣卫。此平和补益之物也，然人不可无者也。尝以为动风生痰之论何也？盖油腻则生痰，有痰之症不可食也；肥厚多发风，有风之症不可用也。或曰：猪首何如？猪首则生风；猪血何如？猪血则损血。至若猪心补心，猪肺益肺，猪肚健脾，猪腰养肾，猪胆凉血，猪髓填精。又有猪悬蹄，主痔瘘，亦治肠风；猪肥脂，主动风又追风出；猪心血，主惊悸而健忘怔忡；雄猪[1]肾，主阴痿而遗精精滑。大抵猪之一物，周身皆可用之，何谓动风生痰而弃之不用也。但除中风痛风之症，固不可用，而猪首生风，亦不可食。设若可用之症，以盐腌去涎水，使盐能去风，咸能坠痰，虽有

---

①雄猪：原倒作"猪雄"，据文理乙正。

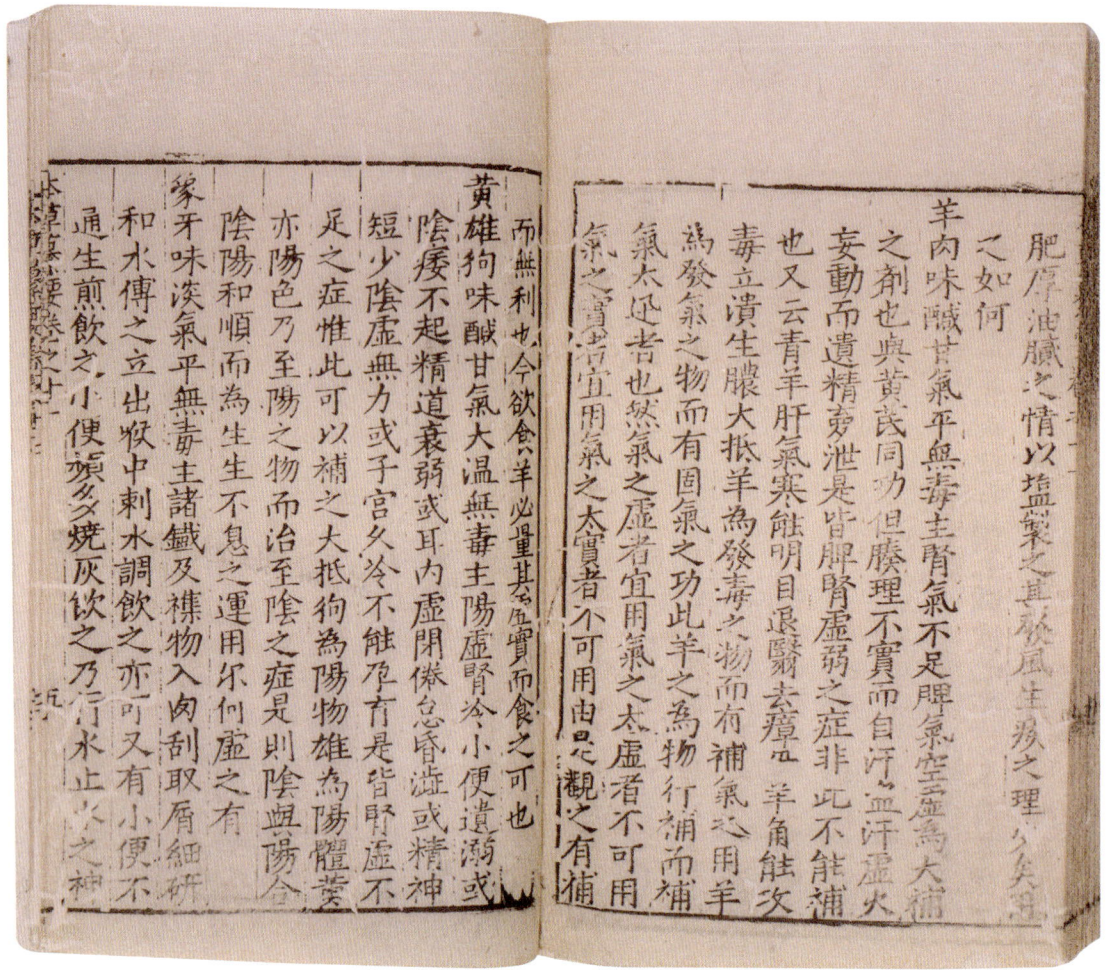

肥厚油腻之情，以盐制之，其发风生痰之理少矣，用之何如？

羊肉

　　味咸、甘，气平，无毒。主肾气不足，脾气空虚，为大补之剂也，与黄芪同功。但腠理不实而自汗盗汗，虚火妄动而遗精梦泄，是皆脾肾虚弱之症，非此不能补也。又云：青羊肝气寒，能明目退翳去瘴；殺羊角能攻毒，立溃生脓。大抵羊为发毒之物，而有补气之用；羊为发气之物，而有固气之功。此羊之为物，行补而补气太迅者也。然气之虚者宜用，气之太虚者不可用；气之实者宜用，气之太实者不可用。由是观之，有补而无利也。今欲食羊，必量其虚实而食之可也。

黄雄狗

　　味咸、甘，气大温，无毒。主阳虚肾冷，小便遗溺；或阴痿不起，精道衰弱；或耳内虚闭，倦怠昏涩；或精神短少，阴虚无力；或子宫久冷，不能孕育，是皆肾虚不足之症，惟此可以补之。大抵狗为阳物，雄为阳体，黄亦阳色，乃至阳之物，而治至阴之症，是则阴与阳合，阴阳和顺，而为生生不息之运用尔，何虚之有？

象牙

　　味淡，气平，无毒。主诸铁及杂物入肉，刮取屑细研，和水敷之立出；喉中刺，水调饮之亦可。又有小便不通，生煎饮之；小便频多，烧灰饮之，乃行水止水之神

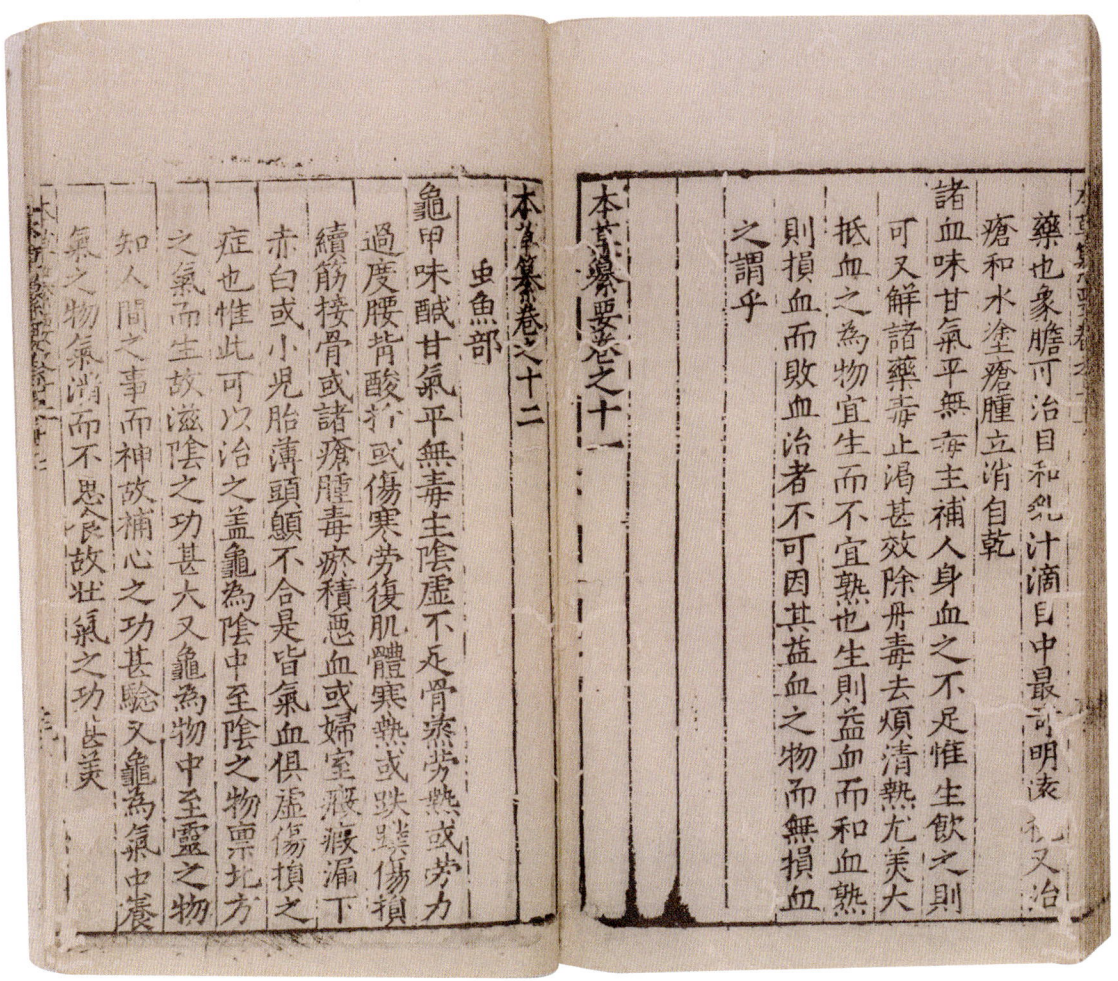

药也。象胆可治目，和乳汁滴目中最奇，明远视；又治疮，和水涂，疮肿立消自干。

诸血

味甘，气平，无毒。主补人身血之不足，惟生饮之则可；又解诸药毒，止渴甚效；除丹毒，去烦清热尤美。大抵血之为物，宜生而不宜熟也，生则益血而和血，熟则损血而败血，治者不可因其益血之物，而无损血之谓乎。

《本草纂要》卷之十一 终

《本草纂要》卷之十二　虫鱼部

龟甲

味咸、甘，气平，无毒。主阴虚不足，骨蒸劳热，或劳力过度，腰背酸折，或伤寒劳复，肌体寒热，或跌蹼伤损，续筋接骨，或诸疮肿毒，瘀积恶血，或妇室癥瘕，漏下赤白，或小儿胎薄，头囟不合，是皆气血俱虚伤损之症也，惟此可以治之。盖龟为阴中至阴之物，禀北方之气而生，故滋阴之功甚大；又龟为物中至灵之物，知人间之事而神，故补心之功甚验；又龟为气中养气之物，气满而不思食，故壮气之功甚美。

鳖甲

味咸，气平，无毒。主疟疾久截不住，或劳痹骨蒸虚热，或心腹癥瘕坚积，或妇人漏下五色，或伤中内损不足，或产难，烧服立出。是皆破血平气之剂，但忌与苋菜同食，惟用九肋者最佳。

白僵蚕

味咸、辛，气平，无毒。主小儿惊痫夜啼，治诸风遍行皮肤，封疔肿即时可出。去中风喉闭失音，攻妇室面生黑黯，拔诸毒痛痒痈疽，是皆气血风毒之症，惟此驱风解毒之药，用之无不立验。大抵此剂，真僵者少，近世以烂蚕灰伴作真僵用，故此不效。吾尝考之，僵者其体重实，身直而大，内如沥青，外似蝶粉，黑白可爱，此真僵也，用之无不立验。

蝉蜕

味咸、甘，气寒，无毒。主目内昏涩而翳膜胀痒，或风热内客而皮肤燥痒，或痘疹血虚而肌体掀痒，或头面诸风而头皮痛痒，是皆血气生痒之症，惟此可以治之。大抵蜕为蝉之退，有从气之化也；翳为目之气，亦由气之结也。今将气化之物，而行气结之气，使气去而翳退也。又痒者，皮肤之痒也，蜕亦皮肤之退也，但气虚而有所痒，气实而有所退，今将气实之物，而治气虚之症，则虚得实补，而痒得蜕治者矣。

蜜

味甘，气平，微温无毒。主安五脏，补不足，益气和中，止痛解毒，除百病，和百药，养脾胃，止泄澼，清痰涎，利咽膈之圣药也。但生于山谷间者良，名之曰石蜜；其色白如膏者佳，又名之曰白蜜。大抵蜜从百花所化，而治百病；和百药，而解百毒，然自百物精华之成，能助元气，悦颜色，安五脏，补不足，非若他药行此经，而治此脏也；非若他药益于此，而补于彼也。惟此不然，有为三焦十二经，充和补养之良剂，故难尽举之哉。尝见丸药之中，用蜜而和之，意亦在其中矣。

鲫鱼

味甘，气温，无毒。主健脾养胃，止痢除崩。中宫之气或瘀积而不利，鲫鱼可以行积也；阴虚之症或精血之两虚，鲫鱼可以补虚也。痘疹初发，用之可以实脾托里，而助溃生脓；肿毒已溃，用之可以去腐立溃，而长肉生肌。但胃弱者不可用，用之必生呕也；脾虚者不可用，用之必致泻也。大抵鲫鱼之性，与诸鱼不同，诸鱼皆属火，惟鲫鱼属土；诸鱼之性，皆喜于水面行者最多，惟鲫鱼其性沉静，生于水底，常居土中，此其所以属土者然也。盖有病之人，诸鱼并不可用，而鲫鱼亦可食者，此也。

石首鱼

味甘，气寒，无毒。主宽中利气，止泻实脾，必与胡椒同煮食之则可，否则多食亦生胀满。石首鱼鲞，主

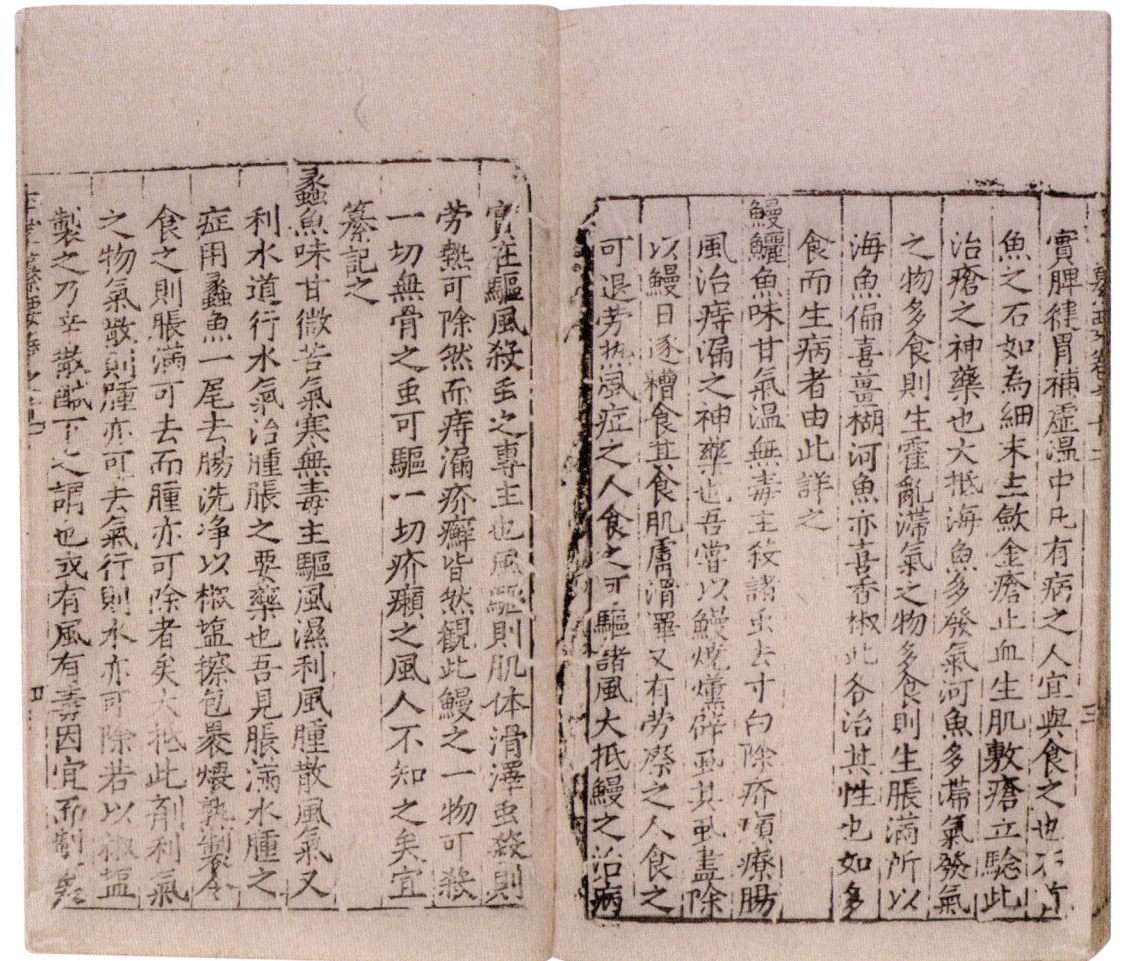

实脾健胃，补虚温中，凡有病之人，宜与食之也。石首鱼之石，如为细末，主敛金疮，止血生肌，敷疮立验，此治疮之神药也。大抵海鱼多发气；河鱼多滞气。发气之物，多食则生霍乱；滞气之物，多食则生胀满。所以海鱼偏喜姜、胡，河鱼亦喜香、椒，此各治其性也。如多食而生病者，由此详之。

鳗鲡鱼

味甘，气温，无毒。主杀诸虫，去寸白，除疥癞，疗肠风，治痔漏之神药也。吾尝以鳗烧熏辟虱，其虱尽除；以鳗日逐糟食，其食肌肤滑泽。又有劳瘵之人，食之可退劳热；风症之人，食之可驱诸风。大抵鳗之治病实，在驱风杀虫之专主也。风驱则肌体滑泽，虫杀则劳热可除，然而痔漏疥癣皆然。观此鳗之物，可杀一切无骨之虫，可驱一切疥癞之风，人不知之矣，宜纂记之。

蠡鱼

味甘、微苦，气寒，无毒。主驱风湿，利风肿，散风气；又利水道，行水气，治肿胀之要药也。吾见胀满水肿之症，用蠡鱼一尾，去肠洗净，以椒盐擦，包裹煨熟制，令食之，则胀满可去而肿亦可除者矣。大抵此剂利气之物，气散则肿亦可去，气行则水亦可除，若以椒盐制之，乃辛散咸下之谓也。或有风有毒，因宜而制矣，曾不谓治风驱水之药乎。

蟹

　　味甘、咸，气寒，有小毒。主滑肠利气，行血堕胎；又清中脘，解结气，愈漆疮，破宿血，为要药也。又与姜同食则能实脾，与醋同食则能养胃，与紫苏同煮则能解小毒。是以多食不制之蟹，则呕吐泄泻，胸胀腹痛等症生也。与之二陈理中之剂，加以紫苏，治无不痊。大抵蟹生水中，能行水最多；蟹食沙土，能动沙气最胜。得姜制之，可散土气；得醋制之，可驱水气，然无姜、醋，切勿食也，此古制之法。

牡蛎

　　味咸，气平，微寒，无毒。入足少阴经。主女子赤白带下，男子遗精梦泄。又软积去痞，开结下气之要药也。吾闻和杜仲服，可止盗汗；和黄芪服，可止自汗；和干姜服，可止阴汗；和麻黄根，可止头汗；至若柴胡为引，能去胁痛；茶清为引，能消结核；三棱为引，能破弦气，蓬术为引，能除疣癖；大黄为引，能疗股间之痛；甘草为引，能治瘰疬之核。又若益精止泄而不辞，莫非地黄为使可也；涩肠去澼而不继，亦非防风为使然也。大抵此剂，生则味咸，咸能软坚故也；煅则味涩，涩则止泻是也。以海水所化之物，而治痰涎郁结之症，则化可去结，而咸亦下气者矣，岂精汗之症，有不治之

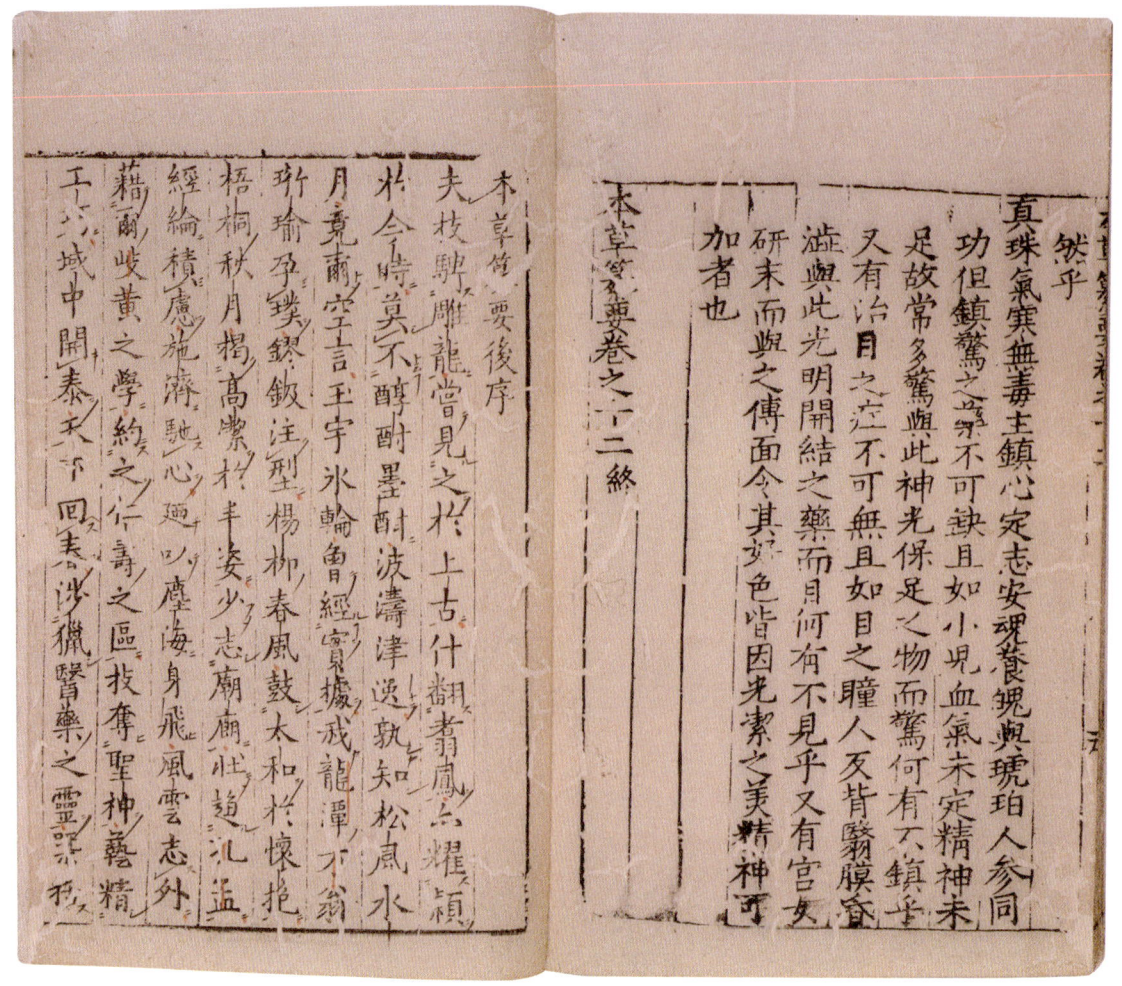

然乎。

珍珠

　　气寒，无毒。主镇心定志，安魂养魄，与琥珀、人参同功。但镇惊之药不可缺，且如小儿气血未定，精神未足，故常多惊，与此神光保足之物，而惊何有不镇乎？又有治目之症不可无，且如目之瞳人反背，翳膜昏涩，与此光明开结之药，而目何有不见乎？又有宫女研末而与之傅面，令其好色，皆因光洁之美，精神可加者也。

《本草纂要》卷之十二　终

《本草纂要》后序

　　夫技骋雕龙，尝见之于上古；什翻翥凤，亦耀颖于今时。莫不醇酊墨酊，波涛津逸；孰知松风水月，竟尔空言。玉宇冰轮，曾经实据。我龙潭方翁，珩瑜孕璞，镠级注型。杨柳春风，鼓太和于怀抱；梧桐秋月，揭高洁于风姿。少志庙廊，壮趋孔孟经纶；积虑施济，驰心乃以尘海。身飞风云志外，藉尔岐黄之学，约之仁寿之区。技夺圣神，艺精工巧，域中开泰，天下回春。涉猎医药之灵，概括

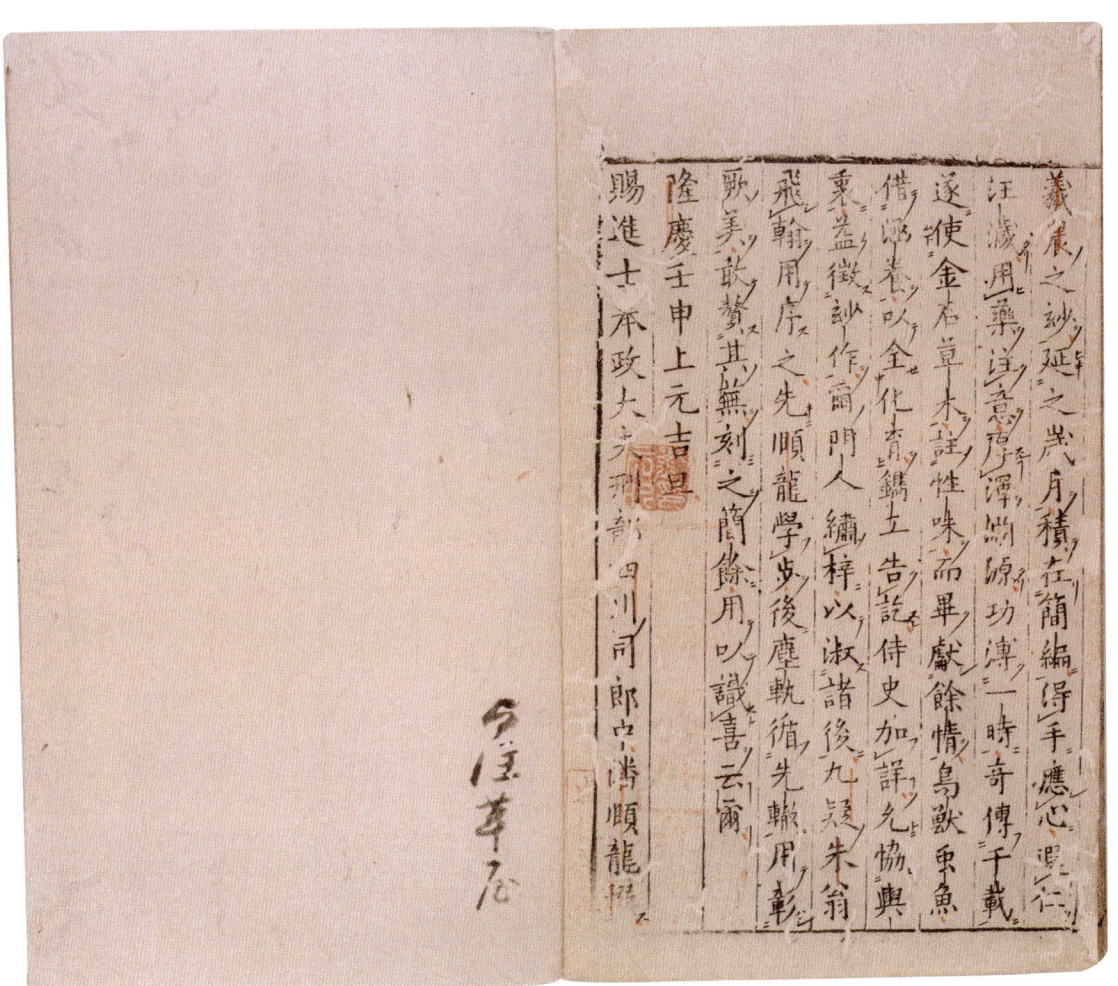

羲农之妙。延之岁月，积在简编，得手应心，退仁汪濊，用药注意，厚泽□源，功溥一时，奇传千载。遂使金、石、草、木注性味，而毕献余情；鸟、兽、虫、鱼借涵养，以全化育。镌工告讫，侍史加详，允协舆衷，益征妙作尔，门人绣梓，以淑诸后。九疑朱翁飞翰，用序之先；顺龙学步后尘，轨循先辙。用彰厥美，敢赘其芜，刻之简余，用以识喜云尔。

隆庆壬申上元吉旦

赐进士奉政大夫 刑部四川司郎中 潘顺龙 撰

图书在版编目（CIP）数据

新刊海外藏中医古籍传世珍本. 本草卷. 证治本草
本草纂要 / 王旭东，陈丽云主编. -- 长沙 ：湖南科学
技术出版社，2025. 6. -- ISBN 978-7-5710-3568-6

Ⅰ. R2-5

中国国家版本馆 CIP 数据核字第 2025TC5487 号

"十四五"时期国家重点出版物出版专项规划项目

新刊海外藏中医古籍传世珍本 本草卷
ZHENGZHI BENCAO BENCAO ZUANYAO
证治本草 本草纂要
主　　编：王旭东　陈丽云
出 版 人：潘晓山
责任编辑：李　忠
出版发行：湖南科学技术出版社
社　　址：长沙市芙蓉中路一段 416 号泊富国际金融中心
网　　址：http://www.hnstp.com
湖南科学技术出版社天猫旗舰店网址：
　　　　　http://hnkjcbs.tmall.com
邮购联系：0731-84375808
印　　刷：湖南省众鑫印务有限公司
　　　　　（印装质量问题请直接与本厂联系）
厂　　址：湖南省长沙市长沙县㮾梨街道梨江大道 20 号
邮　　编：410100
版　　次：2025 年 6 月第 1 版
印　　次：2025 年 6 月第 1 次印刷
开　　本：880 mm×1230 mm　1/16
印　　张：42.75
字　　数：968 千字
书　　号：ISBN 978-7-5710-3568-6
定　　价：870.00 元